"十二五"普通高等教育本科国家级规划教材

 国家卫生和计划生育委员会"十二五"规划教材
全国高等医药教材建设研究会"十二五"规划教材
全国高等学校教材

供 8 年制及 7 年制("5+3"一体化)临床医学等专业用

实验诊断学
Laboratory Diagnostics

第**3**版

主　审　王鸿利　张丽霞　洪秀华

主　编　尚　红　王兰兰

副主编　尹一兵　胡丽华　王　前　王建中

编　者　(以姓氏笔画为序)

王　前(南方医科大学)　　　　　　　周汉建(中山大学)

王　辉(北京大学医学部)　　　　　　府伟灵(第三军医大学)

王兰兰(四川大学华西临床医学院)　　郝晓柯(第四军医大学)

王传新(山东大学)　　　　　　　　　胡丽华(华中科技大学同济医学院)

王建中(北京大学医学部)　　　　　　胡翊群(上海交通大学医学院)

尹一兵(重庆医科大学)　　　　　　　侯治富(吉林大学)

吕时铭(浙江大学医学院)　　　　　　洪秀华(上海交通大学医学院)

仲人前(第二军医大学)　　　　　　　徐克前(中南大学湘雅医学院)

江　虹(四川大学华西临床医学院)　　郭晓临(中国医科大学)

李　艳(武汉大学医学院)　　　　　　涂建成(武汉大学医学院)

辛晓敏(哈尔滨医科大学)　　　　　　涂植光(重庆医科大学)

张丽霞(中国医科大学)　　　　　　　崔　巍(北京协和医学院)

欧启水(福建医科大学)　　　　　　　康熙雄(首都医科大学)

尚　红(中国医科大学)　　　　　　　潘柏申(复旦大学上海医学院)

人民卫生出版社

图书在版编目（CIP）数据

实验诊断学 / 尚红，王兰兰主编 . — 3 版 . —北京：人民卫生出版社，2015

ISBN 978-7-117-20396-8

Ⅰ.①实… Ⅱ.①尚… ②王… Ⅲ.①实验室诊断–医学院校–教材 Ⅳ.①R446

中国版本图书馆 CIP 数据核字（2015）第 042934 号

人卫智网	www.ipmph.com	医学教育、学术、考试、健康，购书智慧智能综合服务平台
人卫官网	www.pmph.com	人卫官方资讯发布平台

实验诊断学
第 3 版

主　　编：尚　红　王兰兰
出版发行：人民卫生出版社（中继线 010-59780011）
地　　址：北京市朝阳区潘家园南里 19 号
邮　　编：100021
E - mail：pmph @ pmph.com
购书热线：010-59787592　010-59787584　010-65264830
印　　刷：北京铭成印刷有限公司
经　　销：新华书店
开　　本：850×1168　1/16　印张：32　插页：4
字　　数：881 千字
版　　次：2005 年 8 月第 1 版　2015 年 5 月第 3 版
　　　　　2024 年 5 月第 3 版第 14 次印刷（总第 27 次印刷）
标准书号：ISBN 978-7-117-20396-8
定　　价：76.00 元

打击盗版举报电话：010-59787491　E-mail：WQ @ pmph.com
质量问题联系电话：010-59787234　E-mail：zhiliang @ pmph.com

修 订 说 明

为了贯彻教育部教高函〔2004-9 号〕文,在教育部、原卫生部的领导和支持下,在吴阶平、裘法祖、吴孟超、陈灏珠、刘德培等院士和知名专家的亲切关怀下,全国高等医药教材建设研究会以原有七年制教材为基础,组织编写了八年制临床医学规划教材。从第一轮的出版到第三轮的付梓,该套教材已经走过了十余个春秋。

在前两轮的编写过程中,数千名专家的笔耕不辍,使得这套教材成为了国内医药教材建设的一面旗帜,并得到了行业主管部门的认可(参与申报的教材全部被评选为"十二五"国家级规划教材),读者和社会的推崇(被视为实践的权威指南、司法的有效依据)。为了进一步适应我国卫生计生体制改革和医学教育改革全方位深入推进,以及医学科学不断发展的需要,全国高等医药教材建设研究会在深入调研、广泛论证的基础上,于2014 年全面启动了第三轮的修订改版工作。

本次修订始终不渝地坚持了"精品战略,质量第一"的编写宗旨。以继承与发展为指导思想:对于主干教材,从精英教育的特点、医学模式的转变、信息社会的发展、国内外教材的对比等角度出发,在注重"三基"、"五性"的基础上,在内容、形式、装帧设计等方面力求"更新、更深、更精",即在前一版的基础上进一步"优化"。同时,围绕主干教材加强了"立体化"建设,即在主干教材的基础上,配套编写了"学习指导及习题集"、"实验指导 / 实习指导",以及数字化、富媒体的在线增值服务(如多媒体课件、在线课程)。另外,经专家提议,教材编写委员会讨论通过,本次修订新增了《皮肤性病学》。

本次修订一如既往地得到了广大医药院校的大力支持,国内所有开办临床医学专业八年制及七年制("5+3"一体化)的院校都推荐出了本单位具有丰富临床、教学、科研和写作经验的优秀专家。最终参与修订的编写队伍很好地体现了权威性、代表性和广泛性。

修订后的第三轮教材仍以全国高等学校临床医学专业八年制及七年制("5+3"一体化)师生为主要目标读者,并可作为研究生、住院医师等相关人员的参考用书。

全套教材共 38 种,将于 2015 年 7 月前全部出版。

全国高等学校八年制临床医学专业国家卫生和计划生育委员会规划教材编写委员会

名誉顾问

韩启德　桑国卫　陈　竺　吴孟超　陈灏珠

顾　　问（按姓氏笔画排序）

马建辉　王　辰　冯友梅　冯晓源　吕兆丰　闫剑群　李　虹
李立明　李兰娟　杨宝峰　步　宏　汪建平　张　运　张灼华
陈国强　赵　群　赵玉沛　郝希山　柯　杨　桂永浩　曹雪涛
詹启敏　赫　捷　魏于全

主任委员

刘德培

委　　员（按姓氏笔画排序）

丁文龙　于双成　万学红　马　丁　马　辛　丰有吉　王　杉
王兰兰　王宁利　王吉耀　王宇明　王怀经　王明旭　王建安
王建枝　王庭槐　王海杰　王家良　王鸿利　尹　梅　孔维佳
左　伋　冯作化　刘艳平　江开达　安　锐　许能锋　孙志伟
孙贵范　李　和　李　霞　李甘地　李明远　李桂源　李凌江
李继承　杨　恬　杨世杰　吴　江　吴忠道　何　维　应大君
沈　铿　张永学　张丽霞　张建中　张绍祥　张雅芳　陆　林
陈　红　陈　杰　陈孝平　陈建国　欧阳钦　尚　红　罗爱静
金征宇　周　桥　周　梁　赵旭东　药立波　柏树令　姜乾金
洪秀华　姚　泰　秦　川　贾文祥　贾弘禔　贾建平　钱睿哲
徐志凯　徐勇勇　凌文华　高兴华　高英茂　诸欣平　黄　钢
龚启勇　康德英　葛　坚　雷健波　詹希美　詹思延　廖二元
颜　虹　薛辛东　魏　泓

	学科名称	主审	主编	副主编			
1	细胞生物学(第3版)	杨恬	左伋 刘艳平	刘佳	周天华	陈誉华	
2	系统解剖学(第3版)	柏树令 应大君	丁文龙 王海杰	崔慧先	孙晋浩	黄文华	欧阳宏伟
3	局部解剖学(第3版)	王怀经	张绍祥 张雅芳	刘树伟	刘仁刚	徐飞	
4	组织学与胚胎学(第3版)	高英茂	李和 李继承	曾园山	周作民	肖岚	
5	生物化学与分子生物学(第3版)	贾弘禔	冯作化 药立波	方定志	焦炳华	周春燕	
6	生理学(第3版)	姚泰	王庭槐	闫剑群	郑煜	祁金顺	
7	医学微生物学(第3版)	贾文祥	李明远 徐志凯	江丽芳	黄敏	彭宜红	郭德银
8	人体寄生虫学(第3版)	詹希美	吴忠道 诸欣平	刘佩梅	苏川	曾庆仁	
9	医学遗传学(第3版)		陈竺	傅松滨	张灼华	顾鸣敏	
10	医学免疫学(第3版)		曹雪涛 何维	熊思东	张利宁	吴玉章	
11	病理学(第3版)	李甘地	陈杰 周桥	来茂德	卞修武	王国平	
12	病理生理学(第3版)	李桂源	王建枝 钱睿哲	贾玉杰	王学江	高钰琪	
13	药理学(第3版)	杨世杰	杨宝峰 陈建国	颜光美	臧伟进	魏敏杰	孙国平
14	临床诊断学(第3版)	欧阳钦	万学红 陈红	吴汉妮	刘成玉	胡申江	
15	实验诊断学(第3版)	王鸿利 张丽霞 洪秀华	尚红 王兰兰	尹一兵	胡丽华	王前	王建中
16	医学影像学(第3版)	刘玉清	金征宇 龚启勇	冯晓源	胡道予	申宝忠	
17	内科学(第3版)	王吉耀 廖二元	王辰 王建安	黄从新	徐永健	钱家鸣	余学清
18	外科学(第3版)		赵玉沛 陈孝平	杨连粤	秦新裕	张英泽	李虹
19	妇产科学(第3版)	丰有吉	沈铿 马丁	狄文	孔北华	李力	赵霞

	学科名称	主审	主编	副主编
20	儿科学(第3版)		桂永浩 薛辛东	杜立中 母得志 罗小平 姜玉武
21	感染病学(第3版)		李兰娟 王宇明	宁 琴 李 刚 张文宏
22	神经病学(第3版)	饶明俐	吴 江 贾建平	崔丽英 陈生弟 张杰文 罗本燕
23	精神病学(第3版)	江开达	李凌江 陆 林	王高华 许 毅 刘金同 李 涛
24	眼科学(第3版)		葛 坚 王宁利	黎晓新 姚 克 孙兴怀
25	耳鼻咽喉头颈外科学(第3版)		孔维佳 周 梁	王斌全 唐安洲 张 罗
26	核医学(第3版)	张永学	安 锐 黄 钢	匡安仁 李亚明 王荣福
27	预防医学(第3版)	孙贵范	凌文华 孙志伟	姚 华 吴小南 陈 杰
28	医学心理学(第3版)	姜乾金	马 辛 赵旭东	张 宁 洪 炜
29	医学统计学(第3版)		颜 虹 徐勇勇	赵耐青 杨土保 王 彤
30	循证医学(第3版)	王家良	康德英 许能锋	陈世耀 时景璞 李晓枫
31	医学文献信息检索(第3版)		罗爱静 于双成	马 路 王虹菲 周晓政
32	临床流行病学(第2版)	李立明	詹思延	谭红专 孙业桓
33	肿瘤学(第2版)	郝希山	魏于全 赫 捷	周云峰 张清媛
34	生物信息学(第2版)		李 霞 雷健波	李亦学 李劲松
35	实验动物学(第2版)		秦 川 魏 泓	谭 毅 张连峰 顾为望
36	医学科学研究导论(第2版)		詹启敏 王 杉	刘 强 李宗芳 钟晓妮
37	医学伦理学(第2版)	郭照江 任家顺	王明旭 尹 梅	严金海 王卫东 边 林
38	皮肤性病学	陈洪铎 廖万清	张建中 高兴华	郑 敏 郑 捷 高天文

经过再次打磨,备受关爱期待,八年制临床医学教材第三版面世了。怀纳前两版之精华而愈加求精,汇聚众学者之智慧而更显系统。正如医学精英人才之学识与气质,在继承中发展,新生方可更加传神;切时代之脉搏,创新始能永领潮头。

经过十年考验,本套教材的前两版在广大读者中有口皆碑。这套教材将医学科学向纵深发展且多学科交叉渗透融于一体,同时切合了环境 - 社会 - 心理 - 工程 - 生物这个新的医学模式,体现了严谨性与系统性,诠释了以人为本、协调发展的思想。

医学科学道路的复杂与简约,众多科学家的心血与精神,在这里汇集、凝结并升华。众多医学生汲取养分而成长,万千家庭从中受益而促进健康。第三版教材以更加丰富的内涵、更加旺盛的生命力,成就卓越医学人才对医学誓言的践行。

坚持符合医学精英教育的需求,"精英出精品,精品育精英"仍是第三版教材在修订之初就一直恪守的理念。主编、副主编与编委们均是各个领域内的权威知名专家学者,不仅著作立身,更是德高为范。在教材的编写过程中,他们将从医执教中积累的宝贵经验和医学精英的特质潜移默化地融入到教材中。同时,人民卫生出版社完善的教材策划机制和经验丰富的编辑队伍保障了教材"三高"(高标准、高起点、高要求)、"三严"(严肃的态度、严谨的要求、严密的方法)、"三基"(基础理论、基本知识、基本技能)、"五性"(思想性、科学性、先进性、启发性、适用性)的修订原则。

坚持以人为本、继承发展的精神,强调内容的精简、创新意识,为第三版教材的一大特色。"简洁、精练"是广大读者对教科书反馈的共同期望。本次修订过程中编者们努力做到:确定系统结构,落实详略有方;详述学科三基,概述相关要点;精选创新成果,简述发现过程;逻辑环环紧扣,语句精简凝练。关于如何在医学生阶段培养创新素质,本教材力争达到:介绍重要意义的医学成果,适当阐述创新发现过程,激发学生创新意识、创新思维,引导学生批判地看待事物、辩证地对待知识、创造性地预见未来,踏实地践行创新。

坚持学科内涵的延伸与发展,兼顾学科的交叉与融合,并构建立体化配套、数字化的格局,为第三版教材的一大亮点。此次修订在第二版的基础上新增了《皮肤性病学》。本套教材通过编写委员会的顶层设计、主编负责制下的文责自负、相关学科的协调与蹉商、同一学科内部的专家互审等机制和措施,努力做到其内容上"更新、更深、更精",并与国际紧密接轨,以实现培养高层次的具有综合素质和发展潜能人才的目标。大部分教材配套有"学习指导及习题集"、"实验指导 / 实习指导"以及"在线增值服务(多媒体课件与在线课程等)",以满足广大医学院校师生对教学资源多样化、数字化的需求。

本版教材也特别注意与五年制教材、研究生教材、住院医师规范化培训教材的区别与联系。①五年制教材的培养目标:理论基础扎实、专业技能熟练、掌握现代医学科学理论和技术、临床思维良好的通用型高级医学人才。②八年制教材的培养目标:科学基础宽厚、专业技能扎实、创新能力强、发展潜力大的临床医学高层次专门人才。③研究生教材的培养目标:具有创新能力的科研型和临床型研究生。其突出特点:授之以渔、评述结合、启示创新,回顾历史、剖析现状、展望未来。④住院医师规范化培训教材的培养目标:具有胜任力的合格医生。其突出特点:结合理论,注重实践,掌握临床诊疗常规,注重预防。

以吴孟超、陈灏珠为代表的老一辈医学教育家和科学家们对本版教材寄予了殷切的期望,教育部、国家卫生和计划生育委员会、国家新闻出版广电总局等领导关怀备至,使修订出版工作得以顺利进行。在这里,衷心感谢所有关心这套教材的人们! 正是你们的关爱,广大师生手中才会捧上这样一套融贯中西、汇纳百家的精品之作。

八学制医学教材的第一版是我国医学教育史上的重要创举,相信第三版仍将担负我国医学教育改革的使命和重任,为我国医疗卫生改革,提高全民族的健康水平,作出应有的贡献。诚然,修订过程中,虽力求完美,仍难尽人意,尤其值得强调的是,医学科学发展突飞猛进,人们健康需求与日俱增,教学模式更新层出不穷,给医学教育和教材撰写提出新的更高的要求。深信全国广大医药院校师生在使用过程中能够审视理解,深入剖析,多提宝贵意见,反馈使用信息,以便这套教材能够与时俱进,不断获得新生。

愿读者由此书山拾级,会当智海扬帆!

是为序。

中国工程院院士
中国医学科学院原院长　　刘德培
北京协和医学院原院长

二〇一五年四月

王鸿利,主任医师、博士生导师、瑞金医院终身教授。1963年毕业于原上海第二医学院(现为上海交通大学医学院)医疗系,同年到原附属广慈医院(现为瑞金医院)内科工作。曾任瑞金医院检验科主任、副院长,瑞金临床医学院检验系主任、副院长,上海市医学检验重点实验室主任和上海血液学研究所副所长。曾任中华医学会检验教育分会、中华医学会检验分会血栓与止血专家委员会主任委员,上海市检验学会和血液学会副主任委员,卫生部医学检验教材编审委员会主任委员等职。研究方向是血栓与止血的基础和临床应用。以第一完成人获得国家科技进步二等奖2项、三等奖1项,国家级教学成果二等奖2项;省部级科技进步1等奖2项,二等奖4项,上海市教学成果一等奖2项。获得全国优秀教师、上海市教学名师和上海交通大学教学名师等荣誉称号。在国内外发表论文660余篇,主编(含副主编)学术著作和教材70余部;曾任《诊断学理论与实践》《中国实验诊断学》杂志主编。

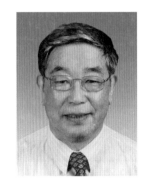

王鸿利

张丽霞,教授,国务院特殊津贴专家。中国医科大学实验诊断教研室教学督导,原教研室主任。从事实验诊断学教学30余年,先后做过参与大课主讲、实验课主讲等,教学中一直受到学生好评,多次被评为中国医科大学优秀教师,为国内实验诊断学病案教学的最早倡导者之一。主审和参编国家统编实验诊断学教材3部、主编实验诊断学统编辅助教材3部、主编及参编有关教材、CAI教材与图谱等多部,主审中华医学百科全书《实验诊断学》卷,为《全国临床检验操作规程》4版评审专家及编者。曾主持辽宁省自然科学基金项目、以主要成员参与国家自然科学基金项目。先后获辽宁省科技进步一等奖、辽宁省CAI教材一等奖、辽宁省教学成果二等奖、辽宁省科技进步3等奖等奖项。目前仍在参与实验诊断教学活动及创建国家级精品课程活动。曾任中国医科大学附属第一医院检验科主任,辽宁省检验学会主任委员,中华医学会检验学会委员、心脏标志物专家组及血脂专家组成员、教育学组委员,中国专业技术标准化委员会检验专业标准化委员,中国医药监督与管理总局评审专家;曾为中华医学检验杂志、中国实验诊断学杂志、实验诊断学理论与实践、国外医学临床检验与生化学分册等多本杂志的编委。

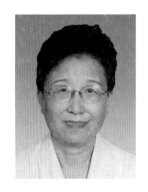

张丽霞

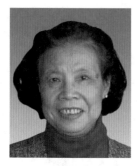

洪秀华

洪秀华,教授。毕业于上海第二医学院医疗系(六年制),至今从事临床医学、医学微生物学与临床实验诊断学教学已46年。近年来主编与参编了全国高等医学院规划教材:长学制《实验诊断学》(人民卫生出版社八年制第1、2、3版及七年制)、英语版《实验诊断学》(人民卫生出版社)、《医学检验仪器》(人民卫生出版社,第4版)、《临床微生物学与微生物检验》(人民卫生出版社,第2、3版)、《临床微生物学检验》(中国医药科技出版社,第1、2版)、《临床微生物学与微生物学检验实验指导》(人民卫生出版社,第2、3版)等;主编专著:大型参考书《现代实验诊断学》(上海图书出版公司)、《医学实验技术的理论与应用》(上海科学教育出版社,上海市教委研究生教材)、检验诊断手册(上海科技出版社)、《细菌耐药性监测与临床》(人民军医出版社)与《现代病原学检验与临床实践》(上海科技文献出版社)等。其中七年制高等医学院校规划教材《实验诊断学》与《现代病原学检验与临床实践》获上海市优秀教材二等奖。在任职期间发表论文40余篇,曾获2004年上海市科委科技三等奖与上海市医学科技三等奖,1999年宝钢基金优秀教师奖。

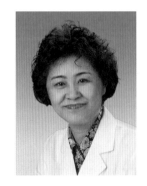

尚红，教授，博士生导师，现任中国医科大学副校长、附属第一医院／第一临床学院院长、检验系主任、检验科主任、国家卫生计生委艾滋病免疫学重点实验室主任。兼任中华医学会常务理事、国务院学位委员会学科评议组成员、中华医学会检验分会前任主任委员、中国合格评定国家认可委实验室技术医学专业委员会主任委员、中国性病艾滋病防治协会副会长、《中华检验医学杂志》主编等职。荣获全国优秀科技工作者（两次）、中国医师奖、卫生部有突出贡献中青年专家、全国"三八红旗手"、国务院政府特殊津贴等荣誉。先后主编参编国家规划教材、专著近 30 部。主持的《实验诊断学》获国家级精品资源共享课程、国家级精品课程，是国家级教学团队带头人。近年主持了"十二五"、"十一五"国家科技重大专项、国家自然科学基金等课题 60 余项。在 Nature、N Engl J Med、Lancet Infect Dis、Clin Chem 等杂志发表 SCI 论文 100 余篇；主持制定行业标准 8 项；获国家发明专利 5 项。获国家科技进步二等奖、辽宁省科技进步一等奖等多项奖励。

尚 红

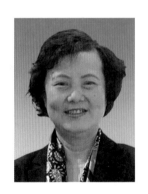

王兰兰，教授，医学博士生导师，工商管理学博士生导师，宝钢教育奖优秀教师。四川大学华西医院实验医学科主任，四川大学临床医学院医学检验系主任，四川省学术和技术带头人，四川省卫生厅学术技术带头人。任中国医师协会检验医师分会副会长、中国免疫学会临床免疫分会副主任委员、中华医学会检验分会常委／临床免疫学组组长、中国医院协会临床检验管理专业委员会委员、中国医院协会临床检验标准专业委员会委员、四川省医师协会检验医师分会会长等职务。全国高等学校医学研究生卫生部规划教材评审委员会委员。担任五年制本科教材《临床免疫学与检验》第 3 版、第 4 版和第 5 版主编，研究生教材《实验诊断学》主编，八年制教材《实验诊断学》第 2 版副主编、第 3 版主编。《医学检验项目选择与临床应用》第 1 版、第 2 版主编，《全国临床检验操作规程》第 4 版临床免疫检验专业主编，《中华医学百科全书-临床检验免疫分册》主编等。近 5 年以第一作者或通讯作者发表 SCI 收录文章 51 篇，核心期刊论文 20 余篇。作为第一负责人获四川省科技进步一等奖、四川省科技厅科技成果和成都市科技局科技成果三等奖各 1 次。

王兰兰

尹一兵,教授,博士生导师。现任重庆医科大学检验医学院院长,兼附属儿童医院临检中心主任。重庆市医学检验专委会名誉主任委员。全国高等教育学会医学检验教育研究会主任委员,中华医学会医学检验教育研究会主任委员,全国高等学校医学检验技术专业教材建设指导委员会主任委员,教育部医学技术类教学指导委员会副主任委员,临床检验诊断学教育部重点实验室主任,临床检验诊断学国家重点学科带头人。

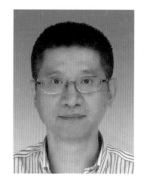

尹一兵

主要从事医学检验的临床、教学与科研工作,主、参编专著和教材 16 部。招收培养博、硕士研究生 53 名。研究方向是细菌致病与宿主免疫,以通讯作者发表 SCI 收录论文 34 篇,获得国家教学成果二等奖和重庆市自然科学二等奖各 1 项,国家发明专利 2 项。

胡丽华,二级教授,主任医师,博士生导师,国务院政府特殊津贴专家,中国输血协会临床输血委员会主任委员,中国医师协会检验医师分会副会长,中华医学会检验分会常委,湖北省检验学会主任委员,全国高等院校医学检验专业教材建设委员会副主任委员,全国高等医学教育诊断学指导委员会委员,《临床血液学杂志》主编等。

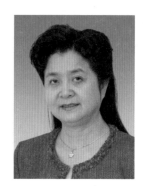

胡丽华

从事临床检验及输血 30 余年,被评为全国宝钢教育基金优秀教师、湖北省教学名师,主持的《临床输血检验》被评为国家精品资源共享课程,多次荣获湖北省及华中科技大学教学奖励。近年已主编全国高等医药院校规划教材 8 部,主持国家及省部级课题 10 余项,发表学术论文 150 余篇,其中 SCI 收录论文 40 余篇,培养博、硕士研究生 70 余名。

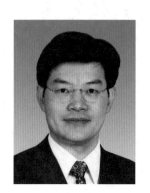

王　前

王前,教授、主任医师、博士生导师。现任南方医科大学副校长,中华医学会检验医学分会副主任委员,中国医师协会检验医师分会副会长,中国医院协会医疗保险管理专业委员会委员,中国国家实验室认可委员会技术委员会委员,广东省医师协会检验医师分会主任委员,广东省卫生经济学会副会长,广东省医师协会医疗保险管理委员会副主任委员等。

主持国家重点和省部级课题 20 余项;出版教材、专著 12 部;发表学术论文 280 余篇,其中 SCI 收录 23 篇;获得国家级、省部级奖项 6 项。培养博士后 4 人,博士研究生 35 人,其中 3 人获得"南粤优秀研究生"称号。成功创建"粤港澳"和"粤桂琼"检验医学大会等品牌学术交流平台,为广东省检验医学事业蓬勃发展做出重要贡献。

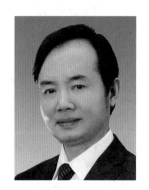

王建中

王建中,主任医师、教授,美国 Virginia 大学医学院高级访问学者;长期从事北京大学临床医学专业八年制的实验诊断学和医学检验专业本科的临床血液学检验教学,主编普通高等教育本科国家级规划教材《实验诊断学》第 1~3 版;主编国家卫生计生委规划教材《临床血液学检验》第 4、5 版;主编《现代血细胞学图谱》《临床流式细胞分析》《临床检验诊断学图谱》等多部学术专著,在国内外医学专业刊物上发表论文 50 余篇,获国家教育部科技进步二等奖 1 项(第一作者)、兼任中国医师协会检验医师分会委员及多个中华临床医学专业学会委员、专家组成员和中华检验医学杂志等多个核心期刊杂志编委。

本版《实验诊断学》是在第 2 版的基础上进行了修订。修订的指导思想是依据医学发展的趋势、思维模式的转变、精英人才的需求以及符合以人为本、继承发展和与时俱进的精神。因此，本版仍以培养八年制高级临床医学人才为对象，以培养学生的创新思维和实践能力为重点。更加强调"三高"（高标准、高起点、高要求）、"三基"（基础理论、基本知识、基本技能）和"五性"（科学性、先进性、实用性、启发性、逻辑性）的精神和要求。

在修订过程中，体现《实验诊断学》是医学桥梁课程及其与临床医学与基础医学联系密切和应用广泛的特点；编写模式仍以器官及系统常见疾病的实验诊断为主线；内容力求全面，但突出重点、强调实用。遵循全国高等院校八年制临床医学专业第三轮规划教材修订要求，本版与前版相比，篇幅相仿，但不失内涵。全书共分为二十五章，每章均包括"概述"、"疾病常用实验检测"和"常见疾病实验诊断"三部分内容，并且每章都设有"内容提要"与"本章小结"。在第 2 版的基础上，又增加了"其他代谢性疾病实验诊断"、"分子诊断与个体化医疗实验诊断"和"急重症实验诊断"等章节。

本版内容不仅有传统的继承性内容，而且有现代先进的实验诊断内容；强调了在循证医学指导下对各种实验检测及其临床应用进行全面评价，重点强调了理论 - 实验 - 临床的联系，推行实验诊断中检测项目的优化组合应用。为了提高学生的专业外语水平，本教材中的主要专业名词均配有英语专有名词，书中的图、表均用英文编著，各章均推荐了中、英文参考文献。

本版在修订过程中，得到了全国高等医药教材建设研究会、卫生部教材编审办公室及各编写者所在单位的大力支持，在此深表谢意。对本版教材修订过程中主审王鸿利、张丽霞和洪秀华教授所做的大量工作及全体编委的不懈努力，特别是洪秀华教授在本版教材的整理和完稿中付出的辛勤劳动，表示感谢。

限于编者水平及时间所限，书中难免存在不足之处，敬请专家和读者批评、指正。

编　者
2015 年 4 月

目　录

第一章 绪 论

内容提要

　　本章为《实验诊断学》学习的开启与铺垫,是学习《实验诊断学》首先必读的重要内容。主要包括三部分内容:实验诊断学概述(概念、内容及分类、应用及评价等),实验诊断质量保证(影响因素;质量控制;项目的临床评价等)与循证实验诊断。尤其实验诊断学概念、临床应用及实验诊断影响因素应作为学习中重点掌握内容。

第一节 概 述

　　本节对实验诊断学概念、内容及分类,实验诊断学发展史、现状及发展趋势,实验诊断学应用评价和实验诊断学学习重点与方法等问题进行阐述。特别是对实验诊断学概念、内容及分类和实验诊断学应用评价做了重点的解释与叙述。

一、实验诊断学概念与内容

(一)概念

　　实验诊断学是一门由基础医学(basic medicine)向临床医学(clinical medicine)过渡的桥梁课程,无论在临床诊断学(clinical diagnostics)或临床医学中都占有不可缺少的重要地位,是医学教育和医学生进入临床专业课学习前的必修课程之一。

　　实验诊断学(laboratory diagnostics)是以临床检验学提供的结果或数据,由医师结合临床病史/家族史、症状/体征、影像检查/病理检查等资料,经过逻辑思维与科学分析,应用于临床诊断、鉴别诊断、病情观察、疗效监测和预后判断;也可为科学研究、预防疾病、健康普查、卫生保健、个体化医疗和遗传咨询等提供重要的实验依据。

　　实验诊断学与临床检验学之间有密不可分的关系,但他们却是两个不同的、不可相互替代的、独立的学科。临床检验学(clinical examination)是根据医师的医嘱,对来自患者的标本(包括血液、尿液、粪便、胸腹水等浆膜腔积液、痰、精液、前列腺液、汗液、组织和脏器的病理标本等),利用先进的科学技术和现代化的仪器设备,按照严格质量控制,进行检测分析,并密切结合临床有关资料,为临床提供准确、可靠的检测分析结果。

(二)内容及分类

　　1. 按临床检验的分类 传统上按临床检验分类,这种分类方法贴近于临床检验,对检验专业技术人员和检验专业学生较为适用。其内容包括:

　　(1)临床基础检验(临床一般检验)与实验诊断:包括血常规、尿常规、粪便常规以及体液、分泌物、排泄物等检验。

　　(2)临床血液学检验与实验诊断:包括血细胞计数、骨髓细胞学、贫血、血栓与止血以及输血等检验。

　　(3)临床化学检验与实验诊断:包括氨基酸、蛋白质、肝脏/肾脏功能、血糖/血脂、钙磷/骨代谢、水电解质平衡/酸碱代谢失调、临床酶学以及内分泌激素等检验。

（4）临床免疫学检验与实验诊断：包括体液免疫、细胞免疫、感染免疫、肿瘤免疫、自身免疫、移植免疫和细胞因子等检验。

（5）临床病原学检验与实验诊断：包括细菌感染、病毒感染、真菌感染、性传播疾病感染、寄生虫感染和医院感染等检验。

（6）临床遗传病检验与实验诊断：包括染色体病、产前诊断和新生儿筛查等检验。

（7）分子生物学检验与实验诊断：包括通过 PCR 等分子生物学技术，对标本的 DNA 和 RNA 等进行检测，进行基因分析和分子诊断。

2. 按器官、系统疾病的分类　近年来，国内、外趋向于此种分类。这种分类方法更贴近于疾病和临床，对临床医师和医学专业较为适用。本教材即是按这一分类方法编写的。

（1）血液及造血系统疾病实验诊断：包括红细胞疾病、白细胞疾病、血栓与止血疾病和造血系统肿瘤的实验诊断；血型鉴定、交叉配血试验与输血反应性疾病的实验诊断等。

（2）临床常见脏器损伤及代谢性疾病实验诊断：包括心脏疾病、糖尿病、肝脏病、肾脏病、内分泌病等组织器官损伤的实验诊断。

（3）机体代谢失衡实验诊断：包括水电解质紊乱、酸碱平衡失调、骨代谢紊乱性疾病等的实验诊断。

（4）免疫性疾病及恶性肿瘤等实验诊断：包括风湿病、过敏性疾病、免疫缺陷病、免疫增殖病、恶性肿瘤和器官移植等的实验诊断。

（5）感染性疾病实验诊断：包括不同病原种类的感染（细菌感染、病毒感染、真菌感染与寄生虫系统感染）与各种系统感染等的实验诊断。

（6）遗传病与个体化医疗实验诊断：包括遗传病、产前（出生缺陷）诊断和新生儿筛查、分子诊断与个体化医疗等实验诊断。

（7）急重症实验诊断。

二、实验诊断学发展史、现状及发展趋势

人类历史上最早、最原始的实验诊断方法，开拓于公元前 400 年，希腊医生 Hippocrates 对尿液的外观（颜色、气味等）通过感官直视法进行观察，用以辅助诊断有关的疾病。经过了二十几个世纪的历程，目前实验诊断学在内容和形式等方面都有了很大的进展。

（一）发展史

1. 临床血液学实验诊断　该学科形成于 17 世纪后期荷兰人 Leeuwenhook 发明了显微镜，之后人们利用显微镜观察血细胞形态，随着骨髓穿刺针采血技术的发明和应用，进一步对各种血细胞的形态与功能进行了研究；由于特殊显微镜（位相显微镜、偏光显微镜、干涉显微镜、电子显微镜等）不断问世及各种血细胞分析仪和流式细胞仪的发明与应用，使临床血液学实验诊断的研究和临床应用更加充实和完善；同时，由于生物化学、免疫学、细胞生物学和分子生物学技术的不断发展及其在血液学中的不断渗透，使造血干、祖细胞及其调节、基因结构与功能的研究不断深入。

2. 临床生物化学实验诊断　起始于 19 世纪以前，人们开始研究人体内某些化学成分（蛋白质、糖、无机物等）的变化；但临床化学学科初步形成的标志是 1931 年 Peter 和 Van Slyke 的专著《临床化学》的出版；20 世纪 30 年代后，临床酶学的研究与应用，提高了对某些疾病诊断的灵敏度与特异性，通过治疗药物的临床监测，指导了临床医生正确合理用药，提高了药物的疗效，减少了药物的不良反应和对于人体的损害；20 世纪中、后期，由于微量、超微量自动生化分析仪及免疫学、分子生物学、核医学等技术的不断发展和应用，临床生物化学在检测项目、检测技术、临床应用和科学研究上，都有了更深、更高的进展。

3. **临床病原学实验诊断** 其发展亦与显微镜的发明与应用有关。17世纪末,人们利用显微镜发现了微生物;继之19世纪创建了巴氏消毒法,证明了微生物是传染病的致病原因,并创建了固体培养基培养技术及细菌染色技术;19世纪末和20世纪初,相继培养和分离出多种细菌和多种抗血清,使许多细菌感染病的病原体逐渐被明确;1929年发现青霉素以后,人们又相继开拓出诸多种类的抗生素,并对抗菌药物的敏感性和细菌的耐药性有了更为深入的研究和临床应用;20世纪中期以来,分子生物学技术在临床病原学实验诊断中不断应用,使临床病原学基因诊断得以实现。

4. **临床免疫学实验诊断** 临床微生物学的发展为其形成与发展奠定了有力的基础。19世纪后期和20世纪初期,先后提出了细胞免疫学说,发现了补体,建立并应用了凝集反应、沉淀反应和补体结合反应等血清学实验;20世纪中、后期,先后提出克隆选择学说,发现了腔上囊(又称法氏囊,是鸟类特有的产生体液免疫系统B淋巴细胞的结构)的作用和胸腺的功能,区分出B细胞和T细胞;与此同时体液免疫有了进一步发展,证明了抗体的分子结构,并制备出单克隆抗体,发现并研究了免疫球蛋白基因重排和众多的细胞因子,促进了分子免疫学的发展。

5. **临床分子生物学及遗传学实验诊断** 19世纪中期,人们先后发现了生物体内存在的遗传单位(或颗粒)即DNA和RNA。1900年将此遗传单位(颗粒)称为基因(gene);20世纪中期,建立了DNA双螺旋模型、研制了基因复制的机制,使生物学研究进入分子生物学时代;20世纪中、后期,聚合酶链反应(polymerase chain reaction,PCR)、DNA序列测定和基因重组表达等技术的建立,进一步促进了分子生物学技术的应用;1990年开始的人类基因组计划的国际性大合作,是分子生物学及遗传学实验诊断发展与应用的又一新的标志。21世纪以来,临床分子生物学及遗传学实验诊断理论、技术和应用,以及分子诊断的开展,在分子水平上对分子标志物进行检测,根据不同个体单核苷酸多态性等差异,针对"个体"进行疾病预测、预防、诊断,为个体化医学的实现提供了保证。

6. **床边检测(point-of-care testing,POCT)** 为由非专门技术人员操作、能快速检测并快速获得检测结果仪器或技术,亦称及时检测。系统开展POCT在西方国家也不过是近20年来的事。开展的项目从最初只有尿液分析、血糖分析等少数几个项目,目前已广泛应用于临床,包括血气分析、电解质分析、出凝血功能分析、急性心脏疾病诊断标志物分析在内的几十项分析项目;所采用的技术有免疫胶体金分析技术、干化学分析技术、生物化学传感器技术等;POCT具有及时诊断和缩短治疗执行时间、节省资源和节省用血量等优点;在检测方法学及测试性能上也在不断提高;但其准确性和实效性尚需不断完善。

(二)实验诊断学现状及发展趋势

至今,实验诊断学已形成了包括临床基础检验及实验诊断、临床血液学实验诊断、临床生物化学实验诊断、临床免疫学实验诊断、临床病原学实验诊断、临床分子生物学实验诊断和临床遗传学实验诊断等完整的实验诊断学体系。

1. **以21世纪医学新目标为指南,以循证医学为导向** 实验诊断学应用目的明确,应用范围广泛,体现"以病人为中心"、"预防、医疗、保健为一体",为病人提供最准确、最经济和最有意义的实验诊断结果。

2. **现代化的临床检验是实验诊断的坚实基础** 高水平的检测技术、现代化的实验设备、各种先进的自动化分析仪,实验室管理规范化,检测项目合理化、方法学标准化、试剂多样化、样品微量化等,可保证为临床提供准确可靠的检查结果。

3. **实验诊断密切结合临床** 实验诊断科室积极与临床沟通,重视临床反馈信息,注意了解临床科室的反映和要求,结合临床需要,及时解决临床问题,不断提高实验诊断水平。

4. **严密与加强实验诊断质量保证** 强调实验诊断的各种影响因素、重视实验检测的标准化、提倡全面/全过程质量控制。特别是近年来,为了做到实验室标准化和规范化,达到实验检

Notes

测的质量保证,国内外均开展了国家对实验室的"认可"工作,使被认可的实验室所提供的检查结果在一定范围内达到统一认可与应用。

5. 分子诊断及其在个体化医疗的应用 分子诊断学是实验诊断学的重要组成部分,也是正在迅速发展的分子医学(molecular medicine)的重要内容;是利用重组 DNA 技术、PCR 技术、生物芯片技术等分子诊断学技术,在分子水平上对分子标志物(生物大分子,主要是核酸 DNA 和 RNA,也包括蛋白质)进行检测,根据每个人的基因组信息和信息的变化对疾病进行预测、预防、诊断,实现个体化治疗,是对现有医学模式的巨大变革。

6. 高层次、高素质人才组成的实验诊断队伍逐渐形成并不断扩大 实验诊断学队伍中,不仅有大学本科和专科毕业生,更有大批硕士、博士、博士后及归国留学人员,不仅有医学检验专业人才,也有临床医学专业和及其他专业的高级人才,不断充实到实验诊断学队伍中。

7. 循证实验诊断的广泛应用 强调实验方法的渊源性以及对方法学作系统的评价,并要求实验诊断与临床医学密切结合;在认真评价实验性能的基础上,从全面、多项目的检测转向重点、必要项目的组合检测,临床专家与检验专家从患者及疾病的实际出发,对检验项目共同进行优化组合,为临床和患者提供最直接、最准确、最经济和最有价值的实验诊断依据。

三、实验诊断学应用及评价

(一) 应用范围

随着医学模式由疾病诊治单一方式向保健、预防、康复和心理多方向转化,实验诊断的应用范围也逐渐拓宽和不断充实。

1. 为临床医学服务 为疾病的确定诊断、鉴别诊断、辅助诊断、治疗方案的选择、病情及疗效观察、预后判断和复发监测等提供重要的实验诊断信息。

2. 为预防医学服务 通过流行病学调查,可及时发现传染病的传染源,包括不同菌株或毒株的血清型和基因型,为防止传染病的传播、流行,制定预防和控制措施。

3. 为健康普查和卫生保健服务 通过对普通人群或高危人群的定期或不定期地进行常规的或特殊的实验检查,对亚临床型代谢综合征(高血压、高血糖、血脂异常、高血黏度)、慢性肝炎、慢性肾病和恶性肿瘤等,可以早期发现、早期诊断和早期治疗;同时可了解社会人群的卫生和健康状况,以提高全社会对疾病的防治水平。

4. 为遗传咨询服务 为全社会提供健康咨询,特别对开展计划生育和优生优育有重大意义,可以减少和杜绝遗传性疾病的世代繁衍,以提高人口素质和健康水平。

5. 为个体化医疗提供保证 通过分子诊断,建立个人的基因信息档案,根据每个人的基因组信息及其变化对疾病进行预测、预防、诊断,针对不同个体进行个体化治疗。

(二) 实验诊断学的常用参数

1. 参考值(reference value)和参考区间(reference interval) 参考值是指对特定条件下(健康人群)抽样的个体进行某项目检测所得的值;参考区间既往被称为参考范围(reference range),是由 95% 抽样所测值的平均值($\bar{X}$)加减其标准差(s)而构成。参考区间受健康人群的年龄、性别、体重、饮食、活动、体位、习惯、职业、地理、区域、气候、种族、不同国家等因素影响,也受标本采集、实验方法、仪器试剂、技术人员素质等影响。因此,各实验室必须建立自己的参考区间。

2. 临床决定水平 临床决定水平又称为医学决定水平,指临床上必须采取措施的检测水平,即临床处理患者的"阈值",检查结果高于或低于"阈值"时,医生应采取相应对策。以参考区间为基础,根据早期诊断、疗效观察、流行病学调查等检测的不同目的,确定不同的临界值;综合分析参考区间与病理值的分布范围,并结合医生的临床经验,制定出医生应采取措施的临床决定水平(医学决定水平),使诊断性试验得到更好的应用。医学决定水平不同于一般的参考区间,同一检测项目可以有几个医学决定水平。例如需要进一步检查、采取治疗和急救措施、估计

Notes

预后等不同的医学决定水平。如甲胎蛋白（AFP）检测,参考区间是 AFP<25μg/L,而 AFP>25μg/L 可能为肝炎、肝硬化等疾病,AFP>400μg/L 为诊断原发性肝癌的阈值。

危急值（critical values）或紧急值（panic values）也是医学决定水平的一种。危急值是指某些检测结果出现异常,超过一定界值,预示病情严重,是医生必须采取紧急处理措施的检测值,如不立即采取处理措施可能危及患者生命。检测结果为危急值时,必须及时排除技术和人为因素,立即与临床医师直接沟通,以及时采取有效措施,避免意外发生。例如,血小板计数 <20×10^9/L,特别伴有临床出血时,需及时输注血小板悬液,严防出血加重和颅内出血;又如成年人血糖 >22.2mmol/L 或 <2.2mmol/L、血清钙高于 3.5mmol/L 或低于 1.75mmol/L 等属于危急值;血液、脑脊液、胸腹水等标本中发现病原微生物时也必须立即通知临床。

临界值（cut off value）是介于参考区间与临床决定水平之间的检测值,是指同一项目检测时健康人群与患病人群所得检测结果的分界值。临界值对医生及患者有一定的提示作用。临床上常以参考区间的上限值或下限值作为临界值。若临界值略高于或略低于参考区间的上限值或下限值时,对其意义的判断首先应排除技术或人为的误差,然后作动态观察并结合临床作出合理判断,或需进行"受试者工作特性曲线"（receiver operator characteristic curve,ROC）加以补充或验证。

3. **受试者工作特性曲线（receiver operation characteristic curve）**　即 ROC 曲线,是以敏感度为 Y 坐标,以 1- 特异度（即假阳性率）为 X 坐标进行作图所得出的曲线。由 ROC 曲线可以观察敏感度与特异度之间的关系（通常是敏感度增高,特异度降低,反之亦然）。ROC 曲线常用于确定最佳临界点（为曲线上最靠近左上的一点）,也用于比较不同诊断性试验的诊断准确性（曲线下边面积最大者诊断准确性高）。

（三）应用评价

1. **实验诊断存在的局限性**　实验诊断存在一定的局限性,必须密切结合临床　实验检测所得的结果或数据,仅反映患者届时一瞬间个体的现象或状况,用来判断个体动态变化中复杂的生理、病理和病理生理过程,存在一定的局限性。由于个体处于可变的生理或病理状态下,机体反应也因个体及时间的差异而不同;患同一疾病的不同个体检测同一项目,可因健康状况、病期、病情的不同,出现不尽相同的实验结果;然而,患有不同疾病的个体,进行同一项目的实验检测却会出现相似的结果。因此,在分析实验结果时必须紧密结合临床表现和治疗情况,才能恰当地作出合理的结论,才能正确指导临床诊治。

2. **实验诊断学的项目选择**　目前,实验诊断学的内容日趋丰富,检验项目日趋繁多。临床医师必须在详细询问病史、全面进行体格检查,得出初步诊断印象的基础上,有方向、有目的地选择检验项目,为临床诊断等获取有效的支持和依据。其选择原则:①满足临床诊断、治疗和预防的需求;②符合循证实验诊断和实验项目优化组合的要求;③减轻患者的负担和痛苦。选择顺序:可按筛查实验、直接诊断实验、鉴别诊断实验、辅助诊断实验和疗效监测实验等顺序进行项目选择。

（1）筛查实验:这些实验不能对某一特定疾病作出肯定性诊断,但对疾病的诊断有一定筛查意义。例如:血常规、尿常规、便潜血和血沉等临床基础检验;部分活化凝血活酶时间（APTT）、凝血酶原时间（PT）和凝血酶时间（TT）等凝血试验;网织红细胞、尿含铁血黄素、游离血红蛋白和结合珠蛋白等检测;某些肿瘤标志物（AFP、CEA、PSA、hCG 等）检测;抗核抗体（ANA）、C- 反应蛋白（C-RP）、类风湿因子（RF）和免疫球蛋白检测等。

（2）直接诊断实验:可以作为某一疾病的直接确定诊断的指标。例如,骨髓细胞形态学检查可以直接诊断白血病,某些细菌培养阳性可以直接诊断细菌感染病,人类免疫缺陷病毒（HIV）抗体 / 病毒核酸检查可直接诊断 HIV 感染,某些内分泌实验可以直接诊断相应的内分泌疾病,电解质和酸碱平衡指标可以直接反映它们的失衡状态等。

Notes

（3）鉴别诊断实验：有些实验可以作为鉴别诊断指标。例如细菌与病毒感染的鉴别，白血病与类白血病反应的鉴别，原发性纤溶与继发性纤溶的鉴别等。临床中白细胞计数增高，若伴中性粒细胞增高，多见于化脓性细菌感染；若伴淋巴细胞增多，多见于病毒性感染；中性粒细胞碱性磷酸酶积分增高多见细菌性感染，减低可见于慢性粒细胞白血病；白细胞计数增高，伴有 C-RP 阳性，多为细菌性感染，白细胞计数不增高，伴 C-RP 阴性，多为非细菌性感染；纤维蛋白和纤维蛋白原降解产物检测可以鉴别原发性纤溶与继发性纤溶等。

（4）辅助诊断实验：可以作为某些疾病或脏器功能状态的辅助诊断指标的实验，但不能作为确定诊断的指标。例如，肝功能和肾功能异常，可以作为肝脏病和肾脏病的辅助诊断指标，反映肝、肾损伤的程度，但不是具体肝病和肾病的确诊指标。

（5）治疗方案的选择依据：如通过病原学检查和临床药敏试验，对不同病原体引起的感染性疾病选用合适的抗生素治疗；确诊为不同类型白血病后，才可选择不同化疗方案等。

（6）疗效监测实验：是治疗监测时应选用的某些实验指标。例如，凝血酶原时间（PT）的国际正常比值（INR）是用于监测口服抗凝剂（如华法林）治疗无效（INR<1.5）、有效（INR 2.0~3.0）和过量（INR>3.0）的国际常用指标；糖化血红蛋白（HbA_{1c}）是监控糖尿病患者治疗过程中血糖水平的监控指标。

（7）预后判断：如肝功能和肾功能检查，可以分别判断肝衰竭和肾衰竭的预后等。

（8）复发监测：如肿瘤手术切除后，动态观察相应肿瘤标志物可早期发现肿瘤复发等。

3. 实验诊断项目应用临床思路 项目的应用须根据患者的临床情况、怀疑诊断、检验目的等确定。如必须考虑疾病的筛查、诊断、病情监测等不同临床状况；还应考虑试验的敏感度、特异度、患者的验前概率等；对检验的技术性能如灵敏度、分析误差等也应有所了解。临床医生应根据筛查、诊断、鉴别诊断、病情观察、治疗监测等不同目的的放矢地选择检验项目；还应考虑卫生资源情况、患者负担能力和检验人员的工作负担等。

（1）筛查试验：筛查试验指任何并非由于患者具有某种不适而寻求咨询所做的医学调查，即在无症状人群中筛查患有疾病的患者。由于无症状的人群中疾病的患病率一般很低，筛查试验应选择高敏感度的试验以减少漏诊；筛查所面对的人群数量很大，应选择操作简单、廉价、危害小的试验；应考虑试验的成本效益比、是否所有有危险因素的人都能接受检查等。筛查试验应符合以下条件：①疾病处于早期，可以识别，早期治疗可改善预后；②已有有效治疗措施；③试验较简单、无伤害性，为患者可以接受的试验；④应考虑到试验可能有假阳性及假阴性，误诊或漏诊对患者及医疗机构所带来后果的严重性有关。

（2）诊断试验：是指通过实验室的检查协助临床确诊的试验，如粪便检查发现有钩虫卵，即可诊断为钩虫病。因为是用于确诊疾病的试验，一般应有较高的特异性以减少误诊。

（3）监测试验：主要用于监测疾病发展过程或疗效。有效的监测试验应符合下列条件：①所选的试验应与疾病病程或其严重程度密切相关；②应选择和疗效密切相关并且比较敏感的试验，能够用于治疗效果的评价监测，如观察缺铁性贫血的治疗效果时，网织红细胞、红细胞计数或血红蛋白测定比红细胞体积分布宽度（red cell distribution width，RDW）准确，而在缺铁性贫血的鉴别诊断中 RDW 比红细胞计数或血红蛋白测定准确；监测肿瘤标志物变化，可了解肿瘤患者术后是否有复发或放疗、化疗后的病情变化；监测药物疗效时，应考虑药物作用机制，如华法林抗凝治疗时应监测 PT、INR，而肝素抗凝治疗时应监测 APTT。

（4）项目的优化组合：许多检验项目的敏感度、特异度有限，单独应用往往不能对疾病做出诊断。多数疾病的诊断需要结合患者的临床表现和多种实验检查，才能确诊。在诊断性试验的应用中，常需根据不同疾病的特点及医院的实际情况、医生的实践经验、患者的承受能力等，各种项目进行优化组合，采取多个试验联合检测。如：①为提高诊断敏感度或特异度而形成的组合，例如几种肿瘤标志物的联合应用以提高发现肿瘤的敏感性。平行试验（parallel test）（同时进行几项试验,其中任何一项试验结果阳性均认为试验结果阳性)可提高诊断性试验的敏感度,但同时降低了特异度;序列试验(serial test)(指依次相继的试验,每个试验都为阳性时,试验结果才为阳性)可提高诊断的特异度,但降低了敏感度。②为了解某个器官的功能情况或疾病病情信息而形成的组合:如肝功能检查、乙型肝炎各种血清标志物组合检测,尿常规检查、血细胞分析等。③根据标志物出现的不同时间形成的组合:如急性心肌梗死有时相变化,怀疑急性心肌梗死时,根据发病时间的不同,对肌红蛋白、肌钙蛋白 T 或 I 和 CK-MB、CK 等组合检测。

(尚 红)

第二节 实验诊断的质量保证

实验诊断是以实验检查信息为基础,并密切结合临床有关信息,对疾病进行诊断或预测、指导治疗、监测疗效、判断预后等。严格的实验室质量管理是实验诊断质量保证的重要内容。

一、实验诊断的影响因素

实验诊断的质量保证受许多因素的影响,如标本因素(检验标本的采集、运送、保存),实验室的因素(检测方法、仪器、试剂、检验人员的素质),患者的因素(受检者的生理与病理状态),医生的医嘱及实验室与临床之间的沟通等都会影响实验诊断的结果。

(一)来自检验标本的影响因素

1. 标本的类别 标本由离体的组织、排泄物、分泌物、血液和体液等组成,是临床检验的对象。

(1)血标本:分为全血、血浆和血清等。全血标本主要用于临床血液学检查,例如血细胞计数、分类、形态学检查等;血浆标本适合于血栓和止血、内分泌激素等检测;血清标本多适合于临床化学和免疫学的检测。按照血标本采集部位的不同,分为静脉血、动脉血和毛细血管血三种。因静脉血条件相对恒定且采血量大,为绝大多数检查采用,少数检查如血气分析、乳酸和丙酮酸测定等需要采集动脉血,毛细血管血主要用于各种微量法检查或大规模普查。真空采血法是最好的静脉血采集技术,标准真空采血管采用国际通用的头盖和标签颜色显示采血管内添加剂种类和检测用途,可根据需要选择相应的试管。

(2)尿标本:人体的许多生化变化、细胞等有形成分的变化和受感染情况等都可能在尿中直接或间接反映出来。尿液检验结果是否准确,与标本收集是否正确直接相关,不同的检查项目要求不同的标本采集方法。

1)随机尿:适用于门诊和急诊患者常规检验以及胆红素、酮体、尿胆原、尿淀粉酶、隐血等的测定。

2)首次晨尿:该标本为浓缩尿,其细胞和管型等形态完整,适合做各种有形成分的检查和尿蛋白、尿糖等项目的测定。

3)24 小时尿:通常用于尿液成分定量测定。其采集方法如下:患者早晨 8:00 排尿弃去,以后将每次排尿收集于同一洁净、干燥的较大容器内,至次日早晨 8:00 排最后一次尿亦收集于该容器内。测量并记录 24 小时尿液总量,然后混匀尿液并取适量尿液送检。

4)空腹或餐后尿标本:适用于糖尿病、尿胆原、蛋白尿等检查。

5)培养用的尿标本:尿道口消毒后,留取中段尿,用于细菌培养和鉴定。

(3)粪便:一般情况下采集自然排便的标本,尽量采集可疑阳性的部分,标本应新鲜,盛于清洁容器内,立即送检以免干枯。因检查内容不同,粪便采集方法和留取的量有所不同,常规检查只需要 5~10g;用于寄生虫检查,则需要留取全部或 24 小时粪便;微生物培养时,需将标本盛于清洁或消毒的容器中。

Notes

（4）脑脊液：脑脊液标本应由医生行腰椎穿刺术抽取，特殊情况下可从小脑延髓池或脑室穿刺。将标本分别收集在 3 个无菌小瓶中，每瓶 1~2ml。第一瓶标本常混有血液，可作细菌培养；第二瓶作化学检查；第三瓶做细胞学检查。标本采集后应立即送检，以免细菌形态破坏、糖分解或出现凝块。

（5）浆膜腔液：浆膜腔包括胸腔、腹腔、心包腔及关节腔等，一般由临床医生用浆膜腔穿刺技术采集获得标本。

（6）羊水：是产前实验检查的良好材料，由羊膜穿刺获得，根据不同的检查目的，选择不同的穿刺时间。诊断胎儿性别和遗传性疾病需要在妊娠 16~20 周，无菌操作行羊膜腔穿刺抽取羊水 20~30ml；了解胎儿成熟度则在妊娠晚期抽取羊水 10~20ml。

（7）前列腺液和精液：前列腺液标本应由临床医师进行前列腺按摩术采集，可直接滴在玻片上；若取不到前列腺液，可检查按摩后的尿液。疑为前列腺结核、脓肿或肿瘤的患者禁忌前列腺按摩。精液采集最好在实验室附近，采集标本前禁欲 3~7 天，采集精液前应排净尿液，可用手淫法或其他方法，将一次射出的全部精液直接排入洁净、干燥的容器内。

（8）痰液和支气管灌洗液：痰标本留取方法有自然咳痰、气管穿刺吸取、支气管镜抽取等。自然咳痰留取标本较为常用，但留取标本前必须做口腔清洁；后两种操作复杂且有一定的创伤性。支气管灌洗液由医生通过支气管灌洗术获得。

（9）其他：胃及十二指肠液、乳汁、眼房水、唾液、泪液和各种分泌物等。

2. 标本的采集   标本采集过程是保证标本质量的关键环节，整个过程涉及患者的准备、采集时间、采血的体位、止血带的正确使用，采集标本的器皿、采集标本量、使用的抗凝剂或防腐剂、标本采集顺序以及是否按标准程序进行操作等多种因素。

（1）患者的准备及患者身份识别：采集标本前，患者的准备非常重要。一般要求患者处于安静状态、避免剧烈运动，最好停服干扰检测的药物或刺激性食物，禁食 8~12 小时。有些检测项目对饮食、饮水有特殊要求，可参照各实验室的标本采集指南。药物对检验结果的影响十分复杂，在采集标本前以暂停各种药物为宜，如某种药物不能停用，则应了解可能对检验结果造成的影响。采集标本前必须通过患者姓名、唯一识别号码（如身份证号码、住院号）等信息正确识别患者的身份。

（2）采集时间：

1）清晨空腹标本：一般指空腹 8 小时后清晨采集的标本。清晨空腹血液标本，受饮食、体力活动、生理活动等影响较小，易于观察和发现病理情况，而且重复性较好，常用于临床生化定量测定。

2）随时或急诊标本：指无时间限制或无法规定时间而必须采集的标本，被检测者一般无法进行准备。随时和急诊标本主要用于体内代谢比较稳定以及受体内干扰少的物质的检查，或者是急诊或抢救患者必须进行的检查。

3）指定时间标本：即指定采集时间的标本。因人体生物节律在昼夜间有周期性变化，故在一天中不同时间所采的血标本，检验结果也会随着变化，不同的检测要求有不同的指定检测时间，如 24 小时尿蛋白定量、葡萄糖耐量试验、内分泌腺的兴奋或抑制试验、肾脏清除率试验、治疗药物监测试验等。

（3）采血的体位：人的体位变化会引起一系列生理变化，由于血液和组织间液因体位不同而平衡改变，则细胞成分和大分子物质的改变较为明显。卧位、坐位或立位等不同体位采集的标本，对有些检测指标的检测结果会有影响。

（4）其他：止血带的使用、采集标本的器皿、标本采集量、标本溶血等，都会对检测结果产生影响。

3. 标本运送   标本（尤其是血标本）采集后，应尽快送检。血液离体后，血细胞的代谢活动、

Notes

蒸发和升华作用、化学反应、微生物降解等,均会直接影响标本的质量。标本采样后须立即送检的常规项目有:血氨、血沉、血气分析、凝血、酸性磷酸酶、乳酸以及各种细菌培养,特别是厌氧菌培养。运送过程中应避免剧烈震荡。

4. **标本保存** 需要保存的标本,应根据不同的检测项目采用不同的保存条件。如测定ALT、AST 的标本在 4℃时仅能保存 3 天,-20℃下可保存 1 个月;ALP 只有先将血清酸化至pH 6.0,然后放置冰箱保存;CK、CK-MB 最不稳定,在室温下 2 小时后活力明显下降,不宜保存。各种不同的检测项目要求的存放条件不同,可参照试剂盒的说明书。

(1) 抗凝剂:应用物理或化学方法除去或抑制血液中的某些凝血因子,阻止血液凝固,称为抗凝。阻止血液凝固的化学试剂称抗凝剂(anticoagulant)。采集全血或血浆标本时需要加入抗凝剂,因检查项目不同,所添加抗凝剂也不同。对抗凝剂的一般要求是用量少、溶解度大、不影响测定。常用的抗凝剂有以下几种:

1) 肝素:肝素是一种含硫酸基团的黏多糖,其抗凝机制主要是对抗凝血活酶及凝血酶的生成和活性,阻止血小板聚集。肝素抗凝血常用于血气分析和部分生化项目的测定,使用 1.0g/L的肝素溶液 0.5ml 可抗凝 5ml 血液。

2) 乙二胺四乙酸(EDTA)盐:EDTA 盐对细胞形态的影响很小,通过螯合 Ca^{2+} 而抗凝血,用于血细胞计数分析。由于 EDTA 盐影响血小板聚集,不适合做凝血检查和血小板功能试验。1~2mg EDTA 盐可抗凝 1ml 血液。

3) 草酸盐:草酸盐可与血中 Ca^{2+} 形成草酸钙沉淀,从而阻止血液凝固,常用 0.1mol/L 浓度,与血液按 1:9 比例使用,主要用于凝血检查。

4) 枸橼酸钠:枸橼酸钠可与血中 Ca^{2+} 形成可溶性螯合物,从而阻止血液凝固,抗凝机制与草酸盐相似,由于对凝血因了 V 有较好的保护作用,常用于凝血检查,也可用于血沉检查。5mg可抗凝 1ml 血液。

5) 草酸钾 - 氟化钠:氟离子可抑制糖酵解酶,阻止糖酵解。因此,草酸钾 - 氟化钠是血糖测定标本常用的抗凝剂。

(2) 防腐剂:在留取 24 小时或 12 小时尿液时,尿液标本应置冰箱保存(最好的方式)或加入防腐剂,常用的防腐剂有:

1) 浓盐酸:盐酸使尿液保持酸性,阻止细菌繁殖,并防止一些化学物质因尿液碱化而分解,通常用量为 0.5~1.0ml 浓盐酸 /100ml 尿液,适用于 24 小时尿儿茶酚胺、香草扁桃酸、17- 羟皮质类固醇和 17- 酮类固醇等生化项目的测定。

2) 甲苯:甲苯可在尿液表面形成薄膜,防止细菌繁殖,用量为 1.0~2.0ml 甲苯 /100ml 尿液,适用于尿肌酐、尿糖、蛋白质、丙酮等生化项目的测定。

3) 冰醋酸:用量为 5~10ml 冰醋酸 /24h 尿液,适用于 24 小时尿醛固酮测定。

4) 麝香草酚:可抑制细菌生长。用量为 0.1g 麝香草酚 /100ml 尿液。用 10% 的麝香草酚异丙醇溶液可增加麝香草酚的溶解量,起到抑菌及保护代谢物的作用,适用于尿钾、钠、钙、氨基酸、糖、尿胆原、胆红素等测定。

5. **标本的及时分离和检测**

(1) 血标本分离:血清或血浆成分的检验,要求及时分离血清或血浆,以免细胞内物质渗入血清或血浆而改变待检测物质的浓度。

(2) 及时检测:实验室收到标本后应及时检测,放置时间与保存条件对结果的影响因检测项目不同而异,例如尿常规应在 2 小时内完成,否则应放置冰箱,但也必须在 4 小时内检测完毕。

(二)来自患者的影响因素

除病理因素外,患者生理因素的变化如年龄、性别、体型、饮食、运动、服用药物、应激状态等也会对检验结果产生影响。

1. **年龄**　不同的年龄阶段,一些体液成分的浓度有所不同。

(1) 新生儿期:血液成分受到新生儿成熟情况的影响。婴儿出生后几分钟肌酸激酶、γ-谷氨酰基转移酶、门冬氨酸氨基转移酶等酶活性升高;胆红素浓度也升高,第3~5天达高峰,但这种生理性血清胆红素浓度很少高于85μmol/L;由于新生儿糖原储存少,血糖浓度较低;婴儿出生时血脂浓度低,血浆钾浓度可高达7mmol/L,前者两周后达成人的80%,但后者将迅速下降;新生儿血浆尿素、氨基酸浓度较低,甲状腺激素、甲胎蛋白、α2-巨球蛋白及α1-抗胰蛋白酶活性较高。

(2) 儿童至青春期:从婴儿到青春期体液中许多成分含量会发生变化。从婴儿期开始,血浆蛋白浓度逐渐升高,10岁左右达成人水平;多数血清酶活性渐降,至青春期时达成人水平,但丙氨酸氨基转移酶活性持续升高直至中年;血清碱性磷酸酶活性在婴儿期较高,儿童期下降,在青春期前又将再次升高;血清尿酸浓度出生后下降,至7~10岁后又开始升高,此状态将持续到16岁。

(3) 成年期:女性青春期至绝经时和男性青春期至中年时,多数生化指标保持稳定,因此成年人体液的参考区间常常是青年人和老年人的参考区间。中年人血清总蛋白、白蛋白、钙浓度轻微下降;20岁之后男性血清磷明显降低,女性血清磷也降低,但绝经后又明显升高;男性20岁左右,女性中年时,血清尿酸浓度达峰值;中年之后,尿素浓度升高;血清总胆固醇和甘油三酯浓度随年龄增加而升高,50~60岁达峰值。

(4) 老年期:妇女绝经后血浆中许多成分的浓度显著升高。老年人肾脏浓缩能力、肌酐清除率、肾阈值下降,血尿素浓度升高,血浆三碘甲状腺原氨酸、甲状腺素浓度降低,醛固酮浓度降低50%左右;基础胰岛素浓度不受年龄影响,但胰岛素对糖的反应减弱;男性50岁后血浆睾酮浓度降低,老年女性血和尿中的促性腺激素浓度升高。

2. **性别**　性别对许多检查项目有影响。青春期之前,男性与女性的检验结果几乎无差异;青春期之后,男性血清碱性磷酸酶、氨基转移酶、肌酸激酶、酸性磷酸酶活性高于女性;成年男女的性激素差异更大。

3. **妊娠**　随着孕期的进展,孕妇各系统将发生一系列的生理性变化,血清中生化成分也会发生变化,如甲状腺素分泌增加、肾小球滤过率增高、甲胎蛋白升高、总蛋白和白蛋白降低。

4. **昼夜节律变化**　许多体液成分有昼夜节律变化,促使其变化的因素有体位、活动、膳食、紧张、日照以及睡眠状态等。

5. **运动**　运动使呼吸加快、出汗增多、体液分布发生改变,导致血液生化成分发生变化。因此,应嘱咐患者在标本采集前注意休息,避免剧烈运动。

6. **饮食的影响**　饮食对体液生化成分的影响取决于饮食的成分和进食时间。餐后血糖、铁、钾、甘油三酯、碱性磷酸酶的活性升高;高蛋白饮食可使血清尿素、磷、尿酸、胆固醇和血氨浓度增高,尿总氮排出增多;饮酒可使血浆乳酸、尿酸及乙醇的代谢物(乙醛及乙酸)立即增加,长期饮酒者甘油三酯和γ-谷胺酰转肽酶明显升高;富含嘌呤的饮食可使血和尿中的尿酸增高。除急诊或其他特殊原因外,一般应空腹12小时以后采血。

7. **药物和毒物的影响**　药物对生化结果的影响主要有两方面:①影响分析方法,即药物本身或其代谢产物干扰化学反应,如维生素C是一种还原剂,可干扰葡萄糖氧化酶法测定血糖;②药物可以通过其生理、药理及毒理作用改变生化参数,如吗啡可使血清淀粉酶、脂肪酶、转氨酶、碱性磷酸酶、胆红素等升高,使胰岛素、去甲肾上腺素等降低。

8. **情绪、遗传、生活环境和嗜好**　情绪激动或精神紧张也可使某些检查发生变化,白细胞、儿茶酚胺、肾上腺素等变化比较明显;种族、民族、家庭和个体等遗传因素对实验室检查有一定的影响,例如,黑色人种的肌酸激酶、乳酸脱氢酶较白色人种高,白色人种的红细胞和血红蛋白较黑色和黄色人种高;居住地区、温度、湿度、海拔高度、不良习惯和嗜好也会影响检验结果,如长期居住高原地区血红蛋白和红细胞增高,大量吸烟可使血氧饱和度降低,中性粒细胞、癌胚抗

Notes

原和碳氧血红蛋白升高等。

（三）来自实验室的影响因素

1. 试剂对检验质量的影响 实验室试剂来源有两种,自配试剂和商品化的试剂盒。

（1）自配试剂的要求:自配试剂应有详细的配制记录以及配制后试剂的质量检验制度。试剂规格、分子量、批号、厂名、称量、对水纯度的要求以及配制过程应有详细记录;配制后试剂的质量检验应包括试剂的化学、物理性能、特殊检查指标、前后试剂比对、阴阳对照。

（2）商品化试剂的选择原则:①所选试剂应经过国家食品药品监督管理局的批准,符合国家食品药品监督管理局颁布的《体外诊断试剂分类目录》中确定的名称和规格型号;②须根据实验室仪器要求、对疾病诊断的敏感度和特异度要求选择试剂;③试剂的稳定性非常重要,选用试剂盒时要详细查阅其说明书,注意试剂的质量、用法、保存方式和有效期等;④须对试剂盒的性能进行评估,包括准确性、敏感度、精密度、特异性、线性、抗干扰性、溯源性或方法比对结果等。所用试剂和仪器的分析性能经确认可接受后方能应用于临床。

（3）试剂保管:实验室应有专人妥善保管试剂,所有试剂应在有效期内使用。一旦认可使用的试剂盒,不要轻易更换。

2. 仪器对检验质量的影响 实验室仪器应有专人负责管理,仪器负责人应负责建立仪器档案、仪器的标准操作程序、使用记录,定期对仪器进行维护和保养,建立仪器的校准、检定程序,使仪器在常规使用中达到要求的性能标准,处于最佳工作状态。

3. 检验方法对检验质量的影响 经过综合判断,结合本实验的具体条件选择实验方法。实验室应评估方法的可靠性,参照临床的允许误差要求,判断这些特性引入误差的可接受性。方法学评价中还应考虑实用性,包括该方法对仪器设备的要求、标本预处理要求、对试剂的要求、对操作人员的要求、是否符合实验室生物安全要求等。

实验室必须确认以下分析性能指标可接受后,才能将其应用于临床。

（1）精密度(precision):常用重复性试验来评价精密度,表示测定结果中随机误差大小程度的指标,也表示同一标本在一定条件下多次重复测定所得到的一系列单次测定值的符合程度。用多次测定结果的标准差(standard deviation,SD)或变异系数(coefficient of variation,CV)表示,SD 或 CV 值愈大,表示精密度愈差。精密度较差的方法不可能获得正确的结果。

（2）准确度(accuracy):指测定结果与真值接近的程度,一般用偏差和偏差系数表示。通常用已知含量的标准品来检查分析方法的误差,确定分析方法的准确度。如没有标准品,可用已确认的标准方法的测定结果作为标准值,来对照被检验方法是否存在系统误差,以确定准确度。也可用回收试验、方法学比较或能力验证结果来判断方法的准确度。

（3）检出限(detection limit):指能与适当的"空白"读数相区别的能检出待测物的最小值。空白读数是指由基质、试剂所得的读数结果,以及由仪器测定过程所产生的影响测定步骤的其他偏差。

（4）灵敏度(sensitivity):检测限是实验方法对最小分析量的检测能力,也是分析灵敏度的一种指标,反映检测方法分析浓度增量的能力。

（5）特异度和干扰:特异度(specificity)即专一性,指在特定实验条件下分析试剂只对待测物质起反应、而不与非被测物质发生反应。分析方法特异度越高,测定结果越准确。干扰(interference)是指标本中某些非被测物质本身不与分析试剂反应,但以其他形式使待测物测定值偏高或偏低,这些非被测物质称为干扰物,可用干扰试验来确定某物质的干扰大小。

（6）分析范围(analytical range):是指采用某方法可以测定到准确结果的浓度范围,可用标准曲线来估计。

（7）介质效应(medium effect):分析标本中除了分析物以外的所有其他组分称介质,介质参与反应,可能加强反应,也可能抑制反应。

(8) 携带污染 (carry over):上一分析对下一个分析所引起的干扰。如生化分析仪由于不同浓度样品流经比色池进行比色,可能发生携带污染;同一采样探针采集不同浓度样品时也可能发生携带污染。

(9) 回收试验 (recovery):回收是将分析物定量加入被测标本中,分析所用检测方法对加入分析物的实际检出能力,用回收率表示。回收率越接近 100% 越好。

4. 检验人员对检验质量的影响　检验人员必须具备认真负责的职业道德和严谨踏实的工作作风,具备较好的基础和专业理论知识与熟练的操作技术。实验室应确保检验人员的资格和经历能够满足相应岗位的要求,检验人员的资格包括专业知识学习、岗位培训及继续教育,检验人员的经历是指具有从事这项工作所需的资历和经验,能够熟练操作并能对结果的有效性进行初步判断。

二、实验诊断质量控制

实验诊断的全部过程包括检验申请、患者的准备、样本采集与运送、样本检测与分析、报告审核与发出、临床咨询与意见处理等。为达到实验诊断质量保证必须实行分析前、中、后全过程的全面质量管理 (total quality management)。质量控制 (quality control,QC) 是实验诊断质量保证的重要内容,是全面质量管理中实现质量要求的措施、方法,目的是检测分析过程中的误差,控制与分析有关的各个环节,防止得出不可靠的结果。

（一）分析前质量控制

分析前过程指从医生开出检验医嘱开始,到实验室收到标本这一阶段,包括检验申请、患者准备、标本采集和运送到实验室。分析前过程大部分是由临床医护人员在实验室以外完成。分析前质量控制是全面质量管理的前提。据统计,在临床不满意的检验结果中,大部分是由分析前原因所造成。

（二）分析中质量控制

分析中的质量控制即分析过程的质量控制,包括标本接收、处理和分析测定,必须严格控制标本及实验室因素的影响。室内质量控制 (internal quality control,IQC) 和室间质量评价 (external quality assessment,EQA) 是做好分析中质量控制的重要措施和保证。

1. 室内质量控制　简称室内质控,指在实验室内部对影响质量的每个工作环节进行系统控制。室内质量控制包括标准化分析程序的建立和实施、仪器的校准和维护、统计质量控制等。室内质控通过控制物或质控品、控制图、控制品的检测频度、控制规则及控制值判断等,监控和保证本实验室检测结果准确无误。

2. 室间质量评价　室间质量评价又称为能力验证 (proficiency test,PT),指多家实验室分析同一标本,由外部独立机构收集、分析和反馈实验室检测结果,评价实验室常规工作的质量,观察试验的准确性,建立各实验室分析结果间的可比性。室间质量评价主要目的包括评价实验室的检测能力、发现实验室自身问题并采取相应改进措施、鉴定检测方法的可信性、为实验室执照评定或认可提供客观依据、评价实验室工作人员的能力、评价实验室结果的可比性等。

（三）分析后质量控制

分析后质量控制是全面质量管理的最终环节,指在完成样本检测后,为使检验结果准确转化为临床诊疗信息而采取的措施和方法。主要包括数据的处理、检验结果的审核、检验报告单的发送,有关问题与临床的沟通及对临床医师及患者的咨询服务。咨询服务是检验医学的重要内容,也是分析后质量保证的重要组成部分,检验医师或高级技术人员应帮助医生合理选择检验项目,根据检验结果提出进一步的实验诊断或处理建议。

Notes

三、实验诊断项目的临床评价

(一)实验诊断项目临床评价指标

一个新的实验诊断项目,在用于临床前必须对其诊断效能进行评价,即将该实验诊断项目和标准诊断(即金标准或参考标准)方法进行对比,以了解其敏感度、特异度等。实验诊断项目临床评价指标如下:

1. **敏感度(sensitivity,SEN)**　①真阳性率(true positive rate,TPR),金标准诊断为有病的人中,诊断性试验阳性者的比例;②假阴性率(false negative rate,FNR),即在金标准判断有病的人中,诊断性试验阴性者的比例。

2. **特异度(specificity,SPE)**　①真阴性率(true negative rate,TNR),金标准诊断为无病的人中,诊断性试验阴性者的比例;②假阳性率(false positive rate,FPR),即在金标准判断无病的人中,诊断性试验阳性者的比例。

3. **阳性预测值(positive predictive value,PPV/+PV)**　诊断性试验阳性者中有病者所占的比例,即如果患者诊断性试验阳性,其患病的可能性。阳性预测值等于阳性结果的验后概率,是临床医生得到检测结果后最为关心的问题。

4. **阴性预测值(negative predictive value,PPV/−PV)**　诊断性试验阴性者中,无病者所占的比例。即诊断性试验结果为阴性时,不患病的可能性。

5. **似然比(likelihood ratio,LR)**　是反映真实性的一种指标,属于同时反映灵敏度和特异度的复合指标。即有病者中得出某一筛检试验结果的概率与无病者得出这一概率的比值。

(1)阳性似然比(positive likelihood ratio,+LR):是筛检结果的真阳性率与假阳性率之比。说明筛检试验正确判断阳性的可能性是错误判断阳性可能性的倍数。比值越大,试验结果阳性时为真阳性的概率越大。

(2)阴性似然比(negative likelihood ratio,−LR):是筛检结果的假阴性率与真阴性率之比。表示错误判断阴性的可能性是正确判断阴性可能性的倍数。其比值越小,试验结果阴性时为真阴性的可能性越大。

6. **准确性(accuracy,ACC)**　诊断性试验结果正确者在总检测例数中的比例。

7. **患病率(prevalence,PREV)**　纳入诊断性试验的全部研究对象中,有病者所占的比例。患病率影响阳性或阴性预测值。

(二)实验诊断项目临床评价标准

实验诊断项目的评价应从实验的科学性或有效性、实验检测结果的重要性、对当前患者应用的可行性三个方面进行评价。

1. **实验的科学性或真实性(validity)**　主要从实验的设计和实施进行评价。

2. **实验检测结果的重要性**　实验结果是否重要,主要看该实验检测结果能否将患者与非患者区分开来,主要通过该实验诊断项目的临床评价指标(敏感度、特异度、似然比等)进行评价。

3. **应用的可行性**　该项目能否应用于当前患者,除患者本身的有关条件,主要取决于当地有无应用开展的条件,如设备条件、人力条件等。

四、实验室与临床沟通对实验诊断的重要性

随着医学科学的快速发展,医院各个专业分工越来越细化,不同专业之间相互了解越来越少。为保证实验诊断质量,必须保持实验室和临床之间的密切联系。

1. **实验室与临床共同努力保证分析前质量**　国内外统计资料表明,实验检测结果的系统误差主要来源于分析前误差,分析前质量保证至关重要。分析前工作大部分在实验室以外完成。实验室应向临床介绍实验检查项目对患者准备的要求,检验标本采集、保存、运送等要求,并应

Notes

定期向临床反馈标本不合格情况以保证标本质量,减少实验前误差。临床医生开出实验检查医嘱后,必须向患者及其家属明确交代有关患者准备的具体要求,护士及有关人员必须严格按有关规定规范性地进行标本采集和运送。

2. 实验室与临床共同完成检验项目的合理选择与应用 近年来新的实验诊断项目不断涌现,实验室有责任及时向临床推荐新的检验项目,并详细介绍其临床意义及应用价值,使临床及时获得新的检验项目信息。实验室工作人员与临床医护人员必须共同完成检验项目的合理选择与应用。

3. 坚持实验室与临床之间的沟通与信息反馈 不合格标本的处理、异常结果(特别是危急值)的出现,实验室均应及时与临床沟通以做到及时处理;实验室应注意经常了解临床对实验室的要求,以不断改进实验室工作,不断提高实验诊断质量;由于多数检验项目敏感度、特异度并不很高,实验室与临床对于检验结果的解释及进一步检查的建议,都要根据患者的具体情况而进行分析。

4. 实验室人员和临床医护人员均应注意不断知识更新 通过检验和临床联系,检验人员可以学到更多的临床知识;而临床医护人员也可以从中获取更多相关的检验知识,及时了解新的检验信息。

第三节   循证实验诊断

一、概   念

循证医学是指在疾病诊治过程中,临床医生将个人临床专业知识与现有最好临床研究证据相结合,结合患者的需要及其实际情况,为每个患者做出最佳医疗决策。循证实验医学(evidence-based laboratory medicine)是将循证医学的概念用于实验医学,是将临床流行病学、统计学、社会科学与传统的分子、生化和病理相结合,更加有效地利用卫生资源。循证实验诊断归属于循证实验医学,是根据实验检查的最佳证据、结合医师的临床专业知识和患者的需求、期望、最关心的问题和患者的实际承受能力,做出最佳临床决策,以改善个体患者的医疗效果,以评价实验诊断在临床决策及患者结局中的作用和效果。

二、必要性和现状

随着医学科学的不断进步,疾病的诊断、治疗手段不断提高,实验诊断方法也越来越多。但卫生资源是有限的,需要对层出不穷的新实验诊断技术进行严格的科学评估,以证明其能改变患者的结局,真正使患者获益,从而使有限的资源得到充分利用,因此开展循证实验医学是非常必要的。

随着循证医学思想的逐步推广,循证实验医学也越来越受到从事实验诊断的医生及技术人员的重视。很多人已经认识到传统实验医学的局限性和循证医学方法在指导临床实践中的重要意义,积极学习和实践循证医学。对一些新的实验诊断项目,如 B-型利钠肽(B-type natriuretic peptide,BNP)在诊断心功能不全中的应用、铁蛋白在诊断缺铁性贫血中的价值等已有系统评价。循证医学方法正在指导从事检验工作及实验诊断工作的人员重新评价某些实验检测项目的意义,深入思考实验诊断和临床检验工作为临床所带来的价值及检验结果是否影响了对患者的决策、是否改善了患者的结局。但由于实验医学的特殊性和历史原因,循证实验医学的发展远远落后于循证医学在医学其他领域(如治疗)的应用。

三、研 究 内 容

循证实验医学的研究内容有:①按照循证医学的思想,进行诊断试验的设计、研究、评价及

Notes

应用,包括进行诊断性试验的系统评价,即为循证实验医学实践提供证据;②对诊断试验的应用所带来的效果、效益、患者功能恢复及生活质量改善的研究,即证明检验医学(包括临床检验预实验诊断)的发展和进步能够改善患者的最终结局;③开展卫生技术评估(heath technology assessment,HTA),即对诊断性试验和诊断技术的临床意义进行系统评价,为决策者提供科学信息和决策依据;④建立临床指南,指南代表建立临床路径的系统方法,临床指南是提高患者医疗质量的重要手段。

四、实 践 方 法

(一)提出问题

提出问题是实践循证医学的第一步。实验室检查也称为诊断性试验,其要回答的问题大多是诊断准确性问题。Sackett 等将诊断性试验的研究问题分为四类,代表了诊断性研究的不同层次。

1. **第一类问题** 某疾病患者的检测结果是否与正常人不同?
2. **第二类问题** 具有某种检测结果的人是否更容易患某病?
3. **第三类问题** 在临床上怀疑患某种疾病的患者中,诊断性试验能否将患者与非患者区分开?
4. **第四类问题** 进行了某项检测的患者与未做该检测的患者相比是否有更好的结局?

(二)检索证据

检索证据是循证实验医学实践的第二步。循证实验医学证据的检索与循证医学检索方法及途径相同。

(三)评价证据

第三步是对检索到的证据进行严格评价,如果是关于诊断性试验的原始研究,应按照诊断性试验的评价标准进行评价;如果是系统评价,则应根据系统评价的相应标准进行评价。

(四)临床应用

第四步是将证据应用于临床实践。例如:某怀疑缺铁性贫血的患者,铁蛋白检测结果为30g/L(参考区间:20~250g/L),估计该患者患缺铁性贫血的可能性有多大? 按传统实验医学方法,铁蛋白 30g/L 在正常区间内,不支持缺铁性贫血诊断。然而,通过系统检索有关铁蛋白对缺铁性贫血诊断准确性的文献,发现铁蛋白在 15~34g/L 时,似然比(LR)为 4.8,如该患者患缺铁性贫血的实验室诊断前患病概率为 50%,则其实验室诊断后患病概率约为 83%,对缺铁性贫血来说,此患病概率基本上能够确诊并开始补铁治疗。

(五)后效评价

实践循证医学的最后一步是证明证据的实施能够改变患者的结局,实验检查也是一种干预措施(intervention),如果其不能影响患者的结局,这些检查就没有意义。

五、基 本 应 用

(一)评价实验诊断技术

对诊断技术的评价可从诊断技术的技术性能、临床性能、临床效应、经济效益以及对卫生决策的影响五个方面进行。

(二)用循证医学的方法解决实验医学的问题

包括提出临床问题、检索证据、对所获得的证据进行严格评价、应用证据及后效评价五个部分。

(三)对已发表的实验诊断研究结果进行评价

应按照临床流行病学方法对已发表的诊断性研究从真实性、重要性、有用性三方面进行严

Notes

格评价。评价诊断性试验的真实性(validity)主要从试验设计和实施入手。诊断性试验的重要性是看其能否将患者与非患者区分开来,能否用于目前的医疗环境。

（四）诊断性实验的系统评价

诊断性试验的系统评价方法与其他系统评价方法相似。包括提出拟解决的问题,系统、全面地收集所有相关研究,进行系统地分析和评价。

（五）建立临床诊治指南

临床指南是提高患者医疗质量的重要手段,指南代表建立临床路径的系统方法。实验医学是临床医学的一个重要组成部分,不可能脱离患者及临床医生独立进行工作。因此,从事实验室工作的人员不可能独立制作循证实验医学指南,应积极参与到临床指南或临床路径的制作中,发挥自己的专长,为临床医生提供检验咨询。

本 章 小 结

本章第一节重点介绍了实验诊断学的概念、内容及分类,实验诊断学的临床应用与评价(应用范围、常用参数、实验诊断项目选择、评价及诊断思路),简述了实验诊断学发展简史、现状与发展趋势,介绍了实验诊断学学习方法;第二节重点介绍了实验诊断质量保证的影响因素(标本因素、患者因素、实验室因素等),介绍了实验诊断质量控制和实验诊断项目的临床评价(评价指标与评价标准),简述了实验室与临床沟通的重要性;第三节介绍了循证实验医学及循证实验诊断的相关知识,指出临床医生和实验室人员应按循证实验诊断要求,正确地应用实验诊断结果,为患者的诊断、治疗做出最佳决策。

(郝晓柯)

参考文献

1. 尚红,申子瑜,王毓三 . 全国临床检验操作规程 . 第 4 版 . 北京:人民卫生出版社,2015.

2. 王兰兰 . 医学检验项目选择与临床应用 . 北京:人民卫生出版社,2010.

3. 王鸿利 . 实验诊断学 . 第 2 版 . 北京:人民卫生出版社,2010.

4. Richard A. McPherson,Matthew R. Pincus. HENRY'S clinical diagnosis and management by laboratory methods. 22th edition.Philadelphia:Elsevier Saunders,2011.

Notes

第二章 临床一般检验与疾病

内容提要

临床一般检验是临床实验室最常用的检验项目,主要针对来源于血液、尿液、粪便、浆膜腔液、脑脊液等多种体液和分泌物标本中的细胞和其他成分进行定量、定性和形态学检验。它为疾病预防、疾病诊断、鉴别诊断、疗效监测及预后判断提供客观的实验室依据。临床一般检验既往多采用传统手工方法通过显微镜对细胞及其他有形成分进行检验,目前随着自动化分析仪的迅猛发展,现代检验仪器以其快速、操作简单、重复性好、参数多、易质控及信息大等优势越来越多地替代了手工方法。但是对于异常标本的检验,仪器检验还不能完全替代手工检验。

第一节 概 述

临床一般检验是临床实验室最常用的检查,主要针对血液、尿液、粪便、胸腹腔液、脑脊液等多种体液和分泌物标本进行细胞计数和细胞或其他有形物质的形态学检查,它是临床疾病诊断和治疗的基础指标,也是普通人群健康体检的必查项目。

一、临床一般检验的内容与意义

血液是由细胞成分(红细胞、白细胞和血小板)和非细胞成分(血浆)组成,血液一般检验是针对血液成分的一般特性,如血细胞种类、数量、形态及某些成分等方面的检查,为血液系统疾病及相关疾病的诊断和治疗提供重要依据。尿液一般检验包括尿液的理学参数、化学成分及尿沉渣中有形成分等参数的检查,对泌尿生殖系统疾病及相关疾病的诊断及疗效观察、职业病的辅助诊断及健康评估具有重要意义。粪便一般检验主要包括粪便的理学参数、化学成分和有形成分等检查。这一检验对了解消化系统有无炎症、出血、寄生虫感染、肿瘤等病症,了解肠道菌群分布是否合理、有无致病菌,尤其对消化道出血的鉴别和肿瘤筛查具有重要价值。除以上三大常规检验外,脑脊液、浆膜腔积液、阴道分泌物、精液、前列腺液等体液和分泌物中的理学特性、化学和有形成分等检测,对神经系统、呼吸系统、心血管系统、生殖系统等全身器官和系统的疾病的诊断和治疗均具有重要意义。

二、临床一般检验技术与现状

测定临床一般检验项目的方法主要包括显微镜镜检法和仪器测定法。显微镜镜检法主要用于血细胞形态、尿液有形成分、粪便常规、胸腹水及脑脊液常规、精子形态、阴道分泌物常规、痰液和肺泡灌洗液常规等项目的检查;仪器分析法主要用于全血细胞及白细胞分类计数、网织红细胞、血液沉降率、尿液干化学、尿液有形成分、精子活力和活动度等项目测定。有些检验项目,如血细胞形态、粪便常规、胸腹水及脑脊液常规等也逐渐采用仪器法测定。随着自动化分析仪的迅猛发展,现代检验仪器以其快速、操作简单、重复性好、参数多、易质控及信息大等优势越来越多地替代了手工方法。

全血细胞及白细胞分类计数(又称血常规)检测的自动化发展最快,并逐渐趋于成熟。二十世纪 50 年代,华莱士·库尔特采用电阻抗法发明了血细胞计数仪,从此开辟了血细胞计数的自动化进程,起初的血球计数仪原理被命名为库尔特原理。库尔特原理根据不同体积的血细胞(如红细胞、白细胞、血小板)通过恒电流状态下的小孔产生的电阻不同,从而产生的脉冲信号也不同而将血细胞进行分群计数。早期的血细胞分析仪通过电阻抗法将外周血白细胞分为 3 群,即中性粒细胞百分比和绝对值、淋巴细胞百分比和绝对值、中间细胞群百分比和绝对值,此时,中间细胞群由单核细胞、嗜酸性粒细胞和嗜碱性粒细胞所组成。二十世纪 70 年代,世界上第一台五分类血液分析仪 Hemalog D 诞生,随后,血细胞分析仪迅猛发展,激光、射频、化学染色等技术已融入血细胞分析检测技术中,单机的血细胞分析仪发展成为血细胞分析流水线,并增加了许多独特的分析和计算参数。血细胞分析仪也已经不局限在进行常规的血细胞分析,还增加了许多扩展功能,如网织红细胞测定、幼稚细胞和有核红细胞分析、甚至对血液细胞中某些寄生虫进行提示;更有一些仪器具有体液检测模式,可进行体液常规的细胞计数;还有一些仪器将流式细胞分析仪的某些功能合并到血细胞分析仪上,在进行常规血细胞分析时可得到淋巴细胞亚群的分析结果。较三分群血细胞分析仪相比,五分类仪器能将中间细胞群的三群细胞区分开,将白细胞分类分为 5 部分,即中性粒细胞、淋巴细胞、单核细胞、嗜酸性粒细胞及嗜碱性粒细胞,提高了血常规检测的可靠性。

尿液一般检验中的化学成分分析多采用干化学法,国内以半自动干化学分析仪法为主,近年来,全自动干化学分析仪也逐步进入临床实验室。其中,试带是干化学法重要的组成部分,试带上试剂模块的多少决定了检测参数,干化学法提供的检验参数通常在 8~10 种或更多,如酸碱度、比重、蛋白质、葡萄糖、酮体、胆红素、尿胆原、血红蛋白、白细胞、亚硝酸盐等。尿液一般检验中的有形成分分析包括显微镜镜检法和仪器法两种。根据检测原理不同,仪器法主要有 2 类,一类是影像式尿液有形成分分析仪,另一类是流式细胞术和电阻抗法相结合的尿液有形成分仪。仪器法较镜检法提供了更多的检测参数,除有形成分的主要参数(如红细胞、白细胞、上皮细胞、管型、细菌、结晶、精子等)外,还有一些报警提示。

血常规和尿常规的自动化分析技术已普遍用于各级医院的常规工作中,但是并不是说所有的结果都是准确无误的,仍然不能完全以仪器分类结果彻底取代显微镜镜检法。疑难的异常的检测结果还需借助于镜检法来解决问题。

第二节　实验检测

一、血液一般检验

血液一般检验包括全血细胞及白细胞分类计数(血常规)、血细胞形态检查、网织红细胞测定及血细胞沉降率等。

(一) 全血细胞及白细胞分类计数(complete blood cell and leukocyte differential count, CBC and DC)

自动化血细胞分析仪通常可检测 15 个以上血细胞相关参数。红细胞参数主要包括红细胞(red blood cell,RBC)计数、血红蛋白(hemoglobin,Hb)浓度、红细胞比容(hematocrit,Hct)、平均红细胞容积(mean corpuscular volume,MCV)、平均红细胞血红蛋白量(mean corpuscular hemoglobin,MCH)、平均红细胞血红蛋白浓度(mean corpuscular hemoglobin concentration,MCHC)、红细胞容积分布宽度(red blood cell volume distribution width,RDW)等。白细胞参数主要包括白细胞(white blood cells,WBC)计数和分类计数(differential count,WBC DC),白细胞分类分为 5 部分,即中性

Notes

粒细胞(neutrophil)百分比和绝对值、淋巴细胞(lymphocyte)百分比和绝对值、单核细胞(monocyte)百分比和绝对值、嗜酸性粒细胞(eosinophil)百分比和绝对值、嗜碱性粒细胞(basophil)百分比和绝对值。由于仪器检测原理不同,白细胞分类也被分成3群,即中性粒细胞百分比和绝对值、淋巴细胞百分比和绝对值、中间细胞群百分比和绝对值。血小板参数包括血小板(platelet,PLT)计数、平均血小板体积(mean platelet volume,MPV)、血小板比容(plateletocrit,PCT)、血小板体积分布宽度(platelet distribution width,PDW)等。

【原理】

1. 红细胞参数　①RBC计数是指单位容积血液中RBC的数量;②Hb浓度指单位容积血液中的血红蛋白含量;③红细胞比容(Hct)又称血细胞比容,指抗凝全血经离心沉淀后,测得下沉的RBC在全血中所占容积的百分比值;④红细胞平均指数是利用RBC计数、Hct、Hb浓度的数值计算得出,包括MCV、MCH、MCHC。MCV指平均每个RBC的体积,MCH指平均每个RBC内所含Hb的量,MCHC指平均每升RBC中所含血红蛋白浓度,三种参数有助于贫血形态学分类;⑤RDW反映了外周血RBC大小分布和异质性的总体变化,可通过红细胞容积分布宽度标准差(RDW-SD)和红细胞容积分布宽度变异系数(RDW-CV)来表示。

2. 白细胞参数　WBC计数是指单位容积血液中所含的白细胞数。健康成人外周血白细胞中,中性粒细胞所占比例最高,依次是淋巴细胞、单核细胞、嗜酸性粒细胞,嗜碱性粒细胞含量最低。通过白细胞分类计数,可以计数外周血白细胞各分类细胞的相对数量(百分比)和绝对数量(绝对值)。

3. 血小板参数　①PLT计数是指单位容积的血液中血小板的数量;②MPV是指单个PLT的平均容积,与血小板数量呈非线性负相关,与血小板功能呈正相关;③血小板比容(PCT)又称血小板压积,是指抗凝全血经离心沉淀后,下沉PLT在全血中所占容积的百分比;④PDW反映了外周血中血小板体积大小分布和异质性的总体变化,可通过血小板体积分布宽度标准差(PDW-SD)和血小板体积分布宽度变异系数(PDW-CV)来表示。

【检测方法】　血细胞分析仪法,五分类血细胞分析仪可计数白细胞五个分类,三分群血细胞分析仪可将白细胞分为3个群进行计数。人工显微镜法为传统方法,可进行红细胞计数、白细胞及其分类计数和血小板计数。

【参考区间】　血常规的参考区间与年龄、性别、地域分布等有关,也受采集血样的方式(如静脉血和末梢血)影响。成人静脉血血常规参考区间见表2-1(参考WS/T405—2012)。

Tab. 2-1　Reference values of CBC and DC from adult venous blood detected by automated hematology analyzer

Parameter	Reference values		Unit
	Male	Female	
RBC count	4.3~5.8	3.8~5.1	10^{12}/L
Hb	130~175	115~150	g/L
Hct	0.40~0.50	0.35~0.45	L/L
MCV	82~100		fL
MCH	27~34		pg
MCHC	316~354		g/L
RDW-CV	<15.4		%
WBC count	3.5~9.5		10^9/L
neutrophil count	1.8~6.3		10^9/L
lymphocyte count	1.1~3.2		10^9/L

Notes

续表

Parameter	Reference values		Unit
	Male	Female	
monocyte count	0.1~0.6		10^9/L
eosinophil count	0.02~0.52		10^9/L
basophil count	0~0.06		10^9/L
neutrophil percent	40~75		%
lymphocyte percent	20~50		%
monocyte percent	3~10		%
eosinophil percent	0.4~8.0		%
basophil percent	0~1		%
PLT count	125~350		10^9/L
MPV	7~13		fl
PCT	0.11~0.28		%
PDW-SD	10~18		fl

【临床意义与评价】

1. 红细胞参数

(1) RBC 计数、Hb 浓度及 Hct：是诊断贫血的重要指标。

1) 减少：①生理性减少：出生后 3 个月 ~15 岁，因生长发育迅速，血容量急剧增加而造血原料相对不足；部分老年人骨髓造血组织逐渐减少，其造血功能明显减退；妊娠中、晚期血容量剧增而引起血液稀释，均可使 RBC 计数及 Hb 浓度减少，称为生理性贫血；②病理性减少：见于各种贫血。小细胞低色素性贫血时，Hb 浓度减少比 RBC 计数减少明显；大细胞性贫血时 RBC 计数减少比 Hb 浓度减少明显，因此，同时观察 RBC 计数及 Hb 浓度对诊断更有意义。

2) 增多：①相对性增多：由各种原因导致的血浆量减少，使 RBC 计数相对性增多，多为暂时性增多，见于严重呕吐、腹泻、大面积烧伤、多尿等导致的脱水状态；②绝对性增多：由于缺氧等原因导致促红细胞生成素增多，使 RBC 生成增多，RBC 计数增多的程度与缺氧程度成正比。见于严重的慢性心肺疾患及肿瘤等。

(2) 红细胞平均指数：MCV、MCH 和 MCHC 可将贫血从形态学上分为正细胞性贫血、大细胞性贫血、单纯小细胞性贫血和小细胞低色素性贫血，详见第三章贫血及相关红细胞疾病实验诊断。

(3) RDW：用于大细胞和小细胞性贫血的鉴别诊断。RDW 与 MCV 结合，对贫血分类和鉴别诊断具有重要意义，见表 2-5（本章第三节）。

2. 白细胞参数

(1) WBC 计数：WBC 计数是监测机体发生感染和造血系统疾病的重要指标。

1) 生理性增多：主要见于月经前、妊娠、分娩、哺乳期妇女、剧烈运动、兴奋激动、饮酒、餐后等。新生儿及婴儿明显高于成人。

2) 病理性变化：主要受中性粒细胞数量的影响，其次受淋巴细胞数量的影响。

(2) 白细胞分类

1) 中性粒细胞：①中性粒细胞增多（neutrophilia）：见于急性感染（尤其是革兰阳性球菌感染）、严重外伤、大面积烧伤、白血病及恶性肿瘤等疾病。在生理情况下，外周血 WBC 及中性粒细胞存在着日内变化，下午较早晨高，妊娠后期、剧烈运动后、饱餐或淋浴后、高温或严寒等均可使其暂时性升高。新生儿 WBC 计数较高，平均为 15.0×10^9/L 左右，出生 3~4 天后降至

10.0×10^9/L 左右,约保持 3 个月,然后逐渐降低至成人水平;②中性粒细胞减少:中性粒细胞绝对值 $<1.5 \times 10^9$/L,称粒细胞减少症(neutropenia);中性粒细胞绝对值 $<0.5 \times 10^9$/L,称粒细胞缺乏症(granulocytosis)。见于革兰阴性杆菌、某些病毒或原虫等感染性疾病;再生障碍性贫血、非白血性白血病等血液系统疾病及单核 - 巨噬细胞系统功能亢进、自身免疫性疾病等。

2)淋巴细胞:①淋巴细胞增多(lymphocytosis):指外周血液淋巴细胞绝对值增多($>4.0 \times 10^9$/L)。淋巴细胞数量受某些生理因素的影响,如中午和晚上比早晨高;新生儿淋巴细胞占 35%,4~6 天后可达 50%,至 6~7 岁时,淋巴细胞比例逐至成人水平。病理性增多见于病毒或某些杆菌引起的感染性疾病、淋巴细胞性恶性疾病、再生障碍性贫血、粒细胞缺乏症、排斥反应等。②淋巴细胞减少(lymphocytopenia):见于接触放射线及应用肾上腺皮质激素、烷化剂、先天性和获得性免疫缺陷病。

3)单核细胞:①单核细胞增多(monocytosis):见于感染和血液系统等疾病,如亚急性感染性心内膜炎、活动性肺结核、恶性组织细胞病、单核细胞性白血病等;②单核细胞减少(monocytopenia):见于再生障碍性贫血、肿瘤浸润骨髓以及由于其他血细胞增多引起的相对性减少。

4)嗜酸性粒细胞:在劳动、寒冷、饥饿、精神刺激等情况下,嗜酸性粒细胞出现一过性减少。健康人嗜酸性粒细胞白天较低,夜间较高,上午波动较大,下午比较恒定,这与下丘脑 - 腺垂体 - 促肾上腺皮质激素轴的分泌有关。病理性改变如下:①嗜酸性粒细胞增多(eosinophilia):是指外周血嗜酸性粒细胞绝对值 $>0.5 \times 10^9$/L 或百分比 $>5\%$。见于过敏性疾病及寄生虫感染、某些恶性肿瘤、骨髓增殖性疾病等;②嗜酸性粒细胞减少(eosinopenia):用于观察急性传染病的病情及判断预后、垂体或肾上腺皮质功能的判断等。

5)嗜碱性粒细胞(basophil):嗜碱性粒细胞计数 $>0.1 \times 10^9$/L 为嗜碱性粒细胞增多。见于变态反应性疾病、嗜碱性粒细胞白血病等。

3. 血小板参数

(1)PLT 计数:是判断止血和凝血功能最常用的初筛指标。女性 PLT 计数呈生理性周期性轻度下降,剧烈活动和饱餐后 PLT 计数出现暂时性升高,新生儿 PLT 计数略有降低,2 周后显著增加,半年内达到成人水平。

1)PLT 减少:①生成障碍:见于造血功能受损,如再生障碍性贫血、急性白血病等;②破坏过多:见于特发性血小板减少性紫癜、脾功能亢进等;③消耗增多:见于弥散性血管内凝血、血栓性血小板减少性紫癜等;④分布异常:见于脾大、肝硬化,由于 PLT 潴留在脾脏内,导致外周血中 PLT 减少;⑤假性 PLT 减少:因使用 EDTA 抗凝剂诱导 PLT 聚集,或巨大血小板存在,引起血细胞分析仪不能计数聚集或体积增大的 PLT,出现假性 PLT 计数减少,通过显微镜人工计数 PLT 并观察 PLT 形态进行复检核实。

2)PLT 增多:①原发性增多:见于骨髓增殖性肿瘤等;②继发性增多:见于炎症、急性大失血及溶血后和脾切除术后等,PLT 反应性轻度增多或呈一过性增多。

(2)MPV

1)鉴别 PLT 减少原因:当骨髓造血功能损伤致 PLT 减少时,MPV 也减少;当 PLT 在周围血液中破坏增多导致 PLT 减少时,MPV 增大;PLT 分布异常致 PLT 减少时,MPV 正常。

2)评估骨髓造血功能恢复的早期指征:骨髓造血功能衰竭时,MPV 与 PLT 同时持续下降;造血功能抑制越严重,MPV 越小;当造血功能恢复时,MPV 增大先于 PLT 升高。

3)其他:MPV 增大见于骨髓纤维化、特发性血小板减少性紫癜、血栓性疾病及血栓前状态、慢性粒细胞白血病等;MPV 减小见于化疗后、再生障碍性贫血等。

(3)PCT:增高见于骨髓纤维化、脾切除、慢性粒细胞白血病等,PCT 减低见于再生障碍性贫血、化疗后、PLT 减少症等。

(4) PDW:增大多见于急性非淋巴细胞白血病化疗后、巨幼细胞性贫血、脾切除、巨血小板综合征、血栓性疾病等。

(二) 血细胞形态检查

血细胞形态检查是感染及造血相关等疾病的重要检测项目。外周血涂片染色显微镜检查法(常用 Wright-Giemsa 染色法)或自动化血细胞图像分析技术可对外周血中红细胞形态、白细胞形态、血小板形态及其他异常细胞等进行鉴定分析。

1. 红细胞形态   正常大小 RBC(normocyte)呈双凹圆盘型,平均直径为 7.2μm(6.0~8.5μm),瑞氏染色后为淡红色,中央着色较边缘淡。红细胞的形态变化主要表现在四个方面,即红细胞大小变化、红细胞形态改变、红细胞染色异常和细胞中出现异常结构等。

【临床意义与评价】

(1) 红细胞大小(red blood cell size)变化

1) 正常大小 RBC(normocyte):见于健康人、再生障碍性贫血、多数溶血性贫血、急性失血性贫血和骨髓病性贫血等。

2) 小细胞(microcyte):直径 <6.0μm,健康人偶见。染色过浅的小 RBC 出现较多时,提示 Hb 合成障碍,见于缺铁性贫血或珠蛋白代谢异常引起的血红蛋白病。

3) 大细胞(macrocyte):直径 >10.0μm,见于溶血性贫血及巨幼细胞性贫血。

4) 巨细胞(megalocyte):直径 >15.0μm,见于叶酸及维生素 B_{12} 缺乏所致的巨幼细胞性贫血。

5) 大小不均(anisocytosis):指 RBC 与 RBC 之间直径相差悬殊,常超过一倍以上。见于中度增生性贫血,如巨幼细胞性贫血或骨髓增生异常综合征。

(2) 红细胞形态改变

1) 球形红细胞(spherocyte):细胞直径 <6.0μm,厚度增加,无中心浅染色区,似球形,见于遗传性球形细胞增多症和伴有球形细胞增多的其他溶血性贫血等。

2) 椭圆形红细胞(elliptocyte):细胞呈椭圆形或杆形,长度至少是宽度的 3~4 倍,健康人占 1%。增多见于巨幼细胞性贫血、遗传性椭圆形细胞增多症。

3) 靶形红细胞(target cell):细胞中心部位染色较深,外围苍白,边缘深染,形如射击靶。健康人占 1%~2%,增多见于珠蛋白生成障碍性贫血(达 20% 以上)、溶血性贫血、缺铁性贫血等。

4) 口形红细胞(stomatocyte):细胞中央有裂缝,中心苍白区呈扁平状,颇似张开的口形或鱼口。健康人 <4%,增多见于遗传性口形红细胞增多症、弥散性血管内凝血及酒精中毒等。

5) 棘细胞(acanthocyte):细胞表面有针尖状突起,其间距不规则,突起的长度和宽度不一。当棘细胞 >25% 时为棘细胞增多症,见于脾切除后、酒精中毒性肝病及尿毒症等。

6) 泪滴形红细胞(dacryocyte,teardrop cell):形状似泪滴状或手镜状,见于骨髓纤维化、地中海贫血及溶血性贫血等。

7) 裂细胞(schistocyte):又称红细胞异形症(poikilocytosis),指 RBC 因机械或物理因素所破坏导致形状不规则。健康人血涂片中裂细胞 <2%,增多见于微血管病性溶血性贫血、血栓性血小板减少性紫癜、溶血尿毒症综合征等。

8) 细胞缗钱状形成(rouleaux formation):红细胞因血中带正电荷的球蛋白及纤维蛋白原增多,从而聚集呈串状,叠连成线状。见于浆细胞骨髓瘤、原发性巨球蛋白血症等。

(3) 红细胞染色异常

1) 正常色素性(normochmia):红细胞为淡红色圆盘状,中央有生理淡染区,称正常色素性。见于健康人、急性失血、再生障碍性贫血和白血病。

2) 低色素性(hypochromia):红细胞的生理性中心淡染色区扩大,甚至形成环圈形红细胞,提示 Hb 浓度明显减少,常合并小细胞增多。见于缺铁性贫血、珠蛋白生成障碍性贫血、铁粒幼细胞性贫血等。

3）高色素性(hyperchromia):红细胞内生理性中心浅染区消失,整个红细胞染成红色,胞体较大,见于巨幼细胞性贫血等。

4）嗜多色性(polychromatophilia):整个红细胞或其中一部分呈灰蓝色或紫灰色,为细胞残留的核糖体及核糖核酸,属于尚未成熟的红细胞,细胞较大,相当于进行活体染色检查的网织红细胞。嗜多色性红细胞增多提示骨髓造血功能活跃,红细胞系统增生旺盛,见于各种增生性贫血。

(4) 细胞中出现异常结构

1）嗜碱性点彩红细胞(basophilic stippling cell):简称点彩红细胞,胞质内存在嗜碱性褐蓝色颗粒的红细胞,属于未完全成熟红细胞,其颗粒大小不一,多少不等。增多见于巨幼细胞性贫血、金属中毒等,常作为铅中毒诊断的筛选指标。

2）染色质小体(Howell-Jolly body):红细胞内含有圆形紫红色小体,一个或数个,是核的残余物质,见于脾功能低下、红白血病等。

3）卡波环(Cabot ring):红细胞的胞质中出现的紫红色细线圈状结构,有时绕成8字形,为纺锤体的残余物或是胞质中脂蛋白变性所致。见于严重贫血、溶血性贫血、巨幼细胞贫血、铅中毒等。

4）有核红细胞(nucleated erythrocyte):健康成人有核红细胞存在于骨髓中,外周血中罕见,增多见于溶血性贫血、红白血病、骨髓纤维化及严重缺氧等。

2. 白细胞及其分类形态　正常形态中性粒细胞胞体呈圆形,直径为10~13μm,胞质丰富,染粉红色,含较多细小均匀的淡粉红色中性颗粒。胞核呈深紫红色染色,染色质紧密成块状。核形弯曲呈杆状者称杆状核;呈分叶状者称分叶核,通常为2~5叶,叶与叶之间以细丝相连。淋巴细胞分为大淋巴细胞与小淋巴细胞,前者正常形态直径在10~15μm,占10%;后者直径为6~10μm,占90%。胞体呈圆形或椭圆形。大淋巴细胞的胞质量丰富,呈蔚蓝色,内含少量紫红色嗜天青颗粒;小淋巴细胞胞质很少,甚至完全不见,呈深蓝色。胞核亦呈圆形或椭圆形,偶见凹陷,深紫色,染色质粒密聚集成块状。常见病理形态如下。

【临床意义与评价】

(1) 中性粒细胞形态:

1）中性粒细胞形态异常:①中毒性改变:表现为中毒颗粒(toxic granulation)、空泡形成(vacuolizatien)、杜勒小体(Döhle bodies)、核变性(degeneration of nucleus)等,这些变化可单独出现,亦可同时出现。见于严重感染性疾病,如化脓性感染、败血症、恶性肿瘤、中毒及大面积烧伤等;②分叶过多(hypersegmentation):细胞核分叶常超过5叶以上,甚至在10叶以上,核染色质疏松。见于巨幼细胞性贫血或应用抗代谢药物治疗后等;③与遗传有关的异常形态变化:Pelger-Hüet畸形(Pelger-Hüet anomaly)也称家族性粒细胞异常,表现为成熟中性粒细胞核先天性分叶功能减退,通常出现在常染色体显性遗传性缺陷者,也见于某些感染、白血病和骨髓增生异常综合征等疾病,后者称假Pelger-Hüet畸形。

2）中性粒细胞的核象变化:核象标志着中性粒细胞从新生细胞至衰老细胞的发育阶段。在病理情况下,中性粒细胞的核象可发生核左移(left shift)或核右移(right shift)。外周血中出现不分叶核粒细胞(包括杆状核粒细胞、晚幼粒细胞、中幼粒细胞或早幼粒细胞等)>5%时,称为核左移,见于急性化脓性感染、急性失血、急性中毒及急性溶血反应等。核轻度左移常伴WBC计数及中性粒细胞百分比增多,核显著左移但WBC计数不增高或降低者常提示严重感染,也见于白血病和类白血病反应。外周血中性粒细胞核分叶在5叶以上者>3%时,称为核右移,常伴WBC计数减少,见于巨幼细胞性贫血、恶性贫血及炎症恢复期等,如在疾病进展期突然出现核右移,则提示预后不良。

(2) 异型淋巴细胞(atypical lymphocyte):在传染性单核细胞增多症、病毒性肝炎、流行性出血热及过敏性疾病等病毒性感染或刺激下,淋巴细胞增生并发生形态上的变化,称为异型淋巴细胞。

（3）单核细胞形态与异常：单核细胞胞体大，呈圆形或不规则形；胞质较多，呈淡蓝或灰蓝色，内含较多的细小灰尘样的紫红色颗粒；胞核大，核形不规则，呈肾形或马蹄形，常折叠扭曲，淡紫红色，染色质细致，疏松如网状。异常单核细胞的胞浆内颗粒较少，并出现空泡、吞噬等现象。

（4）嗜酸性粒细胞形态与异常：胞体呈圆形，胞质内充满粗大、整齐、均匀、紧密排列的砖红色或鲜红色嗜酸性颗粒，折光性强。胞核多为 2 叶，深紫色。

（5）嗜碱性粒细胞形态与异常：胞体呈圆形，胞质紫红色，内有少量粗大但大小不均，排列不规则的黑蓝色嗜碱性颗粒，常覆盖于核表面。胞核一般为 2~3 叶，因被颗粒遮盖，着色较浅，分叶有模糊不清感。

3. 血小板形态　正常血小板呈两面微凸的圆盘状，无细胞核，直径约 2~4μm，散在或成簇分布，胞质呈淡蓝或淡红色，有细小分布均匀的紫红色颗粒。常见病理形态如下。

【临床意义与评价】

（1）大小异常：PLT 明显的大小不均，巨大 PLT 直径可以达到 20~50μm 以上，见于特发性血小板减少性紫癜、髓性白血病及某些反应性骨髓增生活跃性疾病。

（2）形态异常：可见无颗粒型 PLT，即血小板内无颗粒，呈灰蓝色或淡蓝色，见于骨髓增生异常综合征和毛细胞白血病。

（3）聚集性和分布情况：

1）PLT 卫星现象：血小板黏附围绕于中性粒细胞周围（或偶尔黏附于单核细胞）的现象，有时可见血小板吞噬现象。血小板卫星现象偶见于 EDTA 抗凝血中，可导致 PLT 计数假性降低；

2）血小板聚集异常：功能正常的 PLT 在外周血涂片上可聚集成团或成簇。原发性血小板增多症，PLT 聚集可占满整个视野；再生障碍性贫血时，PLT 聚集明显减少；在血小板无力症时则不出现凝集成堆的现象。

（三）网织红细胞（reticulocyte，Ret）

网织红细胞是尚未完全成熟的 RBC，是晚幼红细胞脱核后到完全成熟之间的过渡型细胞。RBC 由骨髓释放入外周血，尚需 24h~48 小时合成最后 20% 的 Hb，残存的核糖体、核糖核酸等嗜碱性物质才能完全消失，成为成熟红细胞。通过 Ret 计数和网织红细胞血红蛋白含量测定，可以反映骨髓红细胞的生成能力。

1. Ret 计数

【原理】　由于网织红细胞胞质内尚残存少量的嗜碱性物质，用煌焦油蓝或新亚甲蓝等染液进行染色，嗜碱性物质凝聚成颗粒，其颗粒又连缀成线，构成浅蓝或深蓝的网织状结构。通过显微镜和（或）血细胞分析仪可以进行 Ret 相对计数和绝对计数。

【检测方法】　血涂片染色显微镜法；血细胞分析仪法。

【参考区间】　显微镜法：相对计数 0.5%~1%，绝对计数 (24~84)×10⁹/L；仪器法：0.8%~2.0%。

【临床意义与评价】　Ret 主要用于筛查溶血性贫血及红细胞减少性疾病，监测放化疗或移植后的骨髓造血功能变化。

（1）增多：提示骨髓红系增生活跃，见于溶血性贫血、急性失血等，出血停止后 Ret 逐渐恢复正常，临床上应用这一特点来判断出血是否停止。

（2）减少：提示骨髓红细胞系的增生减低，见于再生障碍性贫血、溶血性贫血再生障碍危象、急性白血病、某些化学药物引起骨髓造血功能减退等。

2. 网织红细胞血红蛋白含量（reticulocyte hemoglobin content，CHr）

【原理】　CHr 是由网织红细胞平均体积和网织红细胞平均血红蛋白浓度相乘而得来的计算参数，由于网织红细胞的寿命（1~2 天）明显短于红细胞的寿命（平均 120 天），故 CHr 较红细胞血红蛋白含量更能敏感地反映新生红细胞中 Hb 的合成变化。

Notes

【检测方法】　血液分析仪法。

【参考区间】　29.0~35.0pg。

【临床意义与评价】　CHr 是判断铁缺乏的一项早期和灵敏的指标,可用于铁缺乏普查(尤其是儿童和孕妇隐性铁缺乏的筛查)、慢性病贫血和透析等疾病功能性铁缺乏的筛查,亦用于监测铁剂和 EPO 的疗效。

(四)红细胞沉降率(erythrocyte sedimentation rate,ESR)

【原理】　ESR 指在一定条件下,离体抗凝全血中的红细胞在第一小时末下沉的距离,即红细胞沉降速度。将抗凝血静置于垂直竖立的小玻璃管中,由于红细胞的比重较大,受重力作用而自然下沉。正常情况下红细胞下沉缓慢,但在某些病理情况下,血沉可明显增快。

【检测方法】　魏氏法;自动血沉仪法。

【参考区间】　男性 0~15mm/h;女性 0~20mm/h。

【临床意义与评价】　血沉用于诊断疾病缺乏特异性,但具有动态观察病情和疗效的价值。

1. ESR 增快

(1)生理性增快:12 岁以下的儿童或 60 岁以上的高龄者、妇女月经期、妊娠 3 个月以上 ESR 可加快,其增快可能与生理性贫血或纤维蛋白原含量增加有关。

(2)病理性增快

1)炎症性疾病:见于急性细菌性炎症、风湿热、结核病等。可用于观察疾病的活动性,活动期 ESR 加快,稳定期 ESR 恢复正常。

2)组织损伤及坏死:见于较大的组织损伤、手术创伤及脏器梗死后造成的组织坏死等。ESR 可帮助鉴别功能性与器质性疾病,如急性心肌梗死时 ESR 增快,而心绞痛则无改变。

3)恶性肿瘤:增长迅速的恶性肿瘤 ESR 增快,良性肿瘤 ESR 多正常。恶性肿瘤治疗明显有效时,ESR 渐趋正常,复发或转移时可增快。

4)其他:见于各种原因导致的贫血、胆固醇高或血浆球蛋白增高等疾病。

2. ESR 减慢　临床意义不大,严重贫血、球形红细胞增多症、纤维蛋白含量严重缺乏时,ESR 可减慢。

(崔　巍)

二、尿液一般检验

泌尿系统的主要功能是生成和排泄尿液,从而调节内环境的酸碱和电解质平衡。血液中某些成分经肾小球滤过,肾小管和集合管的重吸收、排泌及离子交换后形成尿液。尿液一般检验可以初步反映泌尿系统病变,也可间接反映全身代谢及循环等系统的功能状态,是实验诊断中最常用的检验项目之一。尿液一般检验中的化学成分分析多采用干化学法,国内以半自动干化学分析仪法为主,近年来,全自动干化学分析仪也逐步进入临床实验室。尿液一般检验中的有形成分分析包括显微镜镜检法和仪器法两种。

(一)外观和理学参数

1. 24 小时尿量　由肾小球滤出的原尿每日达 180L 之多,而经过肾小管重吸收、排泌,最后排出的尿液不到原尿的 1%。

【原理】　由于尿液并非匀速生成,故需完整收集连续 24 小时尿测定其体积,称 24 小时尿量,亦称昼夜尿量,简称尿量。

【参考区间】　成人为 1000~2000ml/24h;儿童按体重计算,比成年人多 3~4 倍。

【临床意义与评价】

(1)增多:24 小时尿量超出 3L 称多尿(polyuria)。见于水摄入过多、尿崩症、溶质性利尿(如糖尿病、使用利尿剂或脱水剂)等。

（2）减少：成人尿量 <400ml/24h 或 <17ml/h 称少尿(oliguria)，而 <100ml/24h 则称无尿(anuria)。少尿和无尿为极严重的症状，必须及时诊断其病因并处理。根据病因分为肾前性、肾性和肾后性少尿，肾前性少尿见于各种原因引起的有效循环血量减少导致的肾小球滤过减少，肾性少尿见于各种肾实质病变，肾后性少尿见于各种原因引起的尿路梗阻或排尿功能障碍等。

2. 尿气味(urine odor)　健康人尿液具有微弱芳香气味，并受食物影响。尿久置后因尿素分解可产生氨臭味，若新鲜尿出现氨臭味，见于慢性膀胱炎或慢性尿潴留；烂苹果气味尿见于糖尿病酮症酸中毒；有机磷中毒时出现蒜臭味尿；苯丙酮酸尿症尿呈鼠臭味。

3. 尿外观(urine appearance)　包括尿液的颜色和透明度。

【原理】　尿透明度一般以尿液浑浊度表示，分为清晰透明、轻微浑浊(雾状)、浑浊(云雾状)、明显浑浊 4 个等级。尿液浑浊程度与其含有混悬物质的种类和数量有关。

【参考区间】　淡黄色、清晰透明。

【临床意义与评价】　尿外观随机体生理或病理因素而发生变化。

（1）生理性变化：某些食物的代谢产物、饮水量的多少、尿量的多少和酸碱度等均可影响尿色。

（2）病理性变化：因疾病不同表现各异，深红色尿见于发热或脱水等引起的浓缩尿；浓茶色尿见于肝细胞性黄疸或胆汁郁积性黄疸等引起的胆红素增高；红色尿见于出血或溶血性疾病等；棕黑色尿见于标本放置过久、服药或黑色素瘤等；黄白色尿见于泌尿系感染等引起的脓尿；绿蓝色尿见于肝胆疾病；乳白色尿见于丝虫病和淋巴管破裂等引起的乳糜尿和脂肪尿；云雾状尿于尿结石、血尿和尿路感染等；膜状尿见于肾综合征出血热等；絮状尿见于细菌感染等；乳状浑浊尿见于丝虫病、淋巴管破裂或肾病等。

1）血尿(hematuria)：RBC≥3 个 / 高倍视野(HP) 称血尿。RBC 量少时，尿色可无异常，需靠显微镜检验做出诊断，称显微镜下血尿。若出血量超过 1ml/L 尿，随 RBC 量多少，尿可呈淡红色、洗肉水色乃至血样尿，称肉眼血尿。血尿见于肾脏疾病(如肾小球肾炎、泌尿系感染、结石、肿瘤及创伤等)、全身出血性疾病(如血友病、PLT 减少)、剧烈运动及药物等。

2）血红蛋白尿(hemoglobinuria) 及肌红蛋白尿(myoglobinuria)：血红蛋白尿是发生血管内溶血，血浆中大量游离 Hb 滤入原尿，超过肾小管的重吸收阈值所致。肌红蛋白尿是因肌红蛋白自受损伤的肌肉组织中释放出来，其分子量仅 17 000，极易从肾小球滤过而致。正常尿隐血试验为阴性，当出现血红蛋白尿和肌红蛋白尿时，尿隐血试验呈阳性。

血红蛋白尿见于溶血性贫血、血型不合输血、恶性疟疾(黑尿热)、大面积烧伤及阵发性睡眠性血红蛋白尿等。肌红蛋白尿见于挤压综合征、缺血性肌坏死、先天性肌细胞磷酸化酶缺陷及正常人剧烈运动后。

3）脓尿(pyuria) 及菌尿(bacteriuria)：尿中混有大量脓细胞等炎性渗出物及细菌时，呈现白色浑浊状脓尿，或云雾状菌尿。正常尿清澈，尿沉渣镜检 WBC<5 个 /HP。尿 WBC 明显增多时，提示肾盂肾炎、膀胱炎、尿道炎等泌尿系统感染性疾病。感染性前列腺炎、精囊炎亦可见脓尿及菌尿。

4）乳糜尿(chyluria) 和脂肪尿(lipiduria)：尿中混有淋巴液而呈稀牛奶状称乳糜尿，若同时混有血液称乳糜血尿(hematochyluria)，尿中出现脂肪小滴则称脂肪尿。乳糜尿及乳糜血尿见于丝虫病、腹腔淋巴管结核、肿瘤压迫胸导管和腹腔淋巴管等。脂肪尿为脂肪组织挤压损伤、骨折、肾病综合征、肾小管变性坏死等，导致脂肪小滴出现于血和尿中的表现。

5）胆红素尿(bilirubinuria) 及尿胆原尿(urobilinogenuria)：尿胆红素来自血浆中结合型胆红素，正常情况下，结合型胆红素在肝细胞中生成后随胆汁排入肠道，被肠道细菌代谢为无色的胆素原族化合物，故尿中无胆红素出现。而尿胆原则是肠道中生成的胆素原被重吸收后从尿中排出的部分。尿中出现胆红素时，呈深黄色乃至棕黄色，振荡后形成黄色泡沫。

尿胆红素和尿胆原为反映机体胆红素代谢的重要指标,健康人尿胆红素阴性;尿胆原为阴性至弱阳性(+),1∶20 稀释后应为阴性,不同类型的黄疸其尿胆红素和尿胆原的变化见表 2-2。

Tab. 2-2　Urine analysis in various types of jaundice

Item	Reference range	Hemolytic jaundice	Liver cellular jaundice	Obstructive jaundice
color	lightly yellow	dark yellow	dark yellow	dark yellow
urobilinogen	1∶20 or negative	strong positive	positive	negative
urobilin	negative	positive	positive	negative
bilirubin	negative	negative	positive	positive

4. 尿比密(specific gravity of urine)　又称尿比重或相对密度,指 4℃下同体积尿与纯水的重量比。

【原理】　尿比密受肾小管重吸收和浓缩功能影响,与尿可溶性物质的数目和质量成正比,与尿量成反比。

【参考区间】　成人为 1.015~1.025,晨尿最高,一般 >1.020。随机尿比重 >1.025 提示肾浓缩功能正常。

【临床意义与评价】　尿比密波动较大,应根据多次测定结果做出判断。

(1) 增高:见于急性肾小球肾炎、流行性出血热少尿期、肝功能严重损害、心衰和失水等导致的肾血流灌注不足,以及尿中含较多蛋白质或葡萄糖等。

(2) 降低:见于大量饮水、尿崩症、间质性肾炎、肾衰竭等影响尿浓缩功能的疾病。若持续排出固定在 1.010 左右的低比密尿,称为等张尿,见于肾实质严重损害的终末期。

(二) 化学分析

尿液的化学成分通常包括尿液的酸碱度、蛋白质、葡萄糖、酮体、胆红素、尿胆原和尿胆素、Hb、亚硝酸盐和白细胞酯酶等。

1. 酸碱度(urine acidity)　又称 pH,与尿液中排出的酸性或碱性物质有关。

【原理】　尿液酸碱度可通过测定尿液酸度总量或者尿液中所有能解离的氢离子浓度表示。

【参考区间】　新鲜尿 pH 为 6.0~6.5,亦可呈中性或弱碱性。

【临床意义与评价】　生理情况下膳食结构不同,尿酸碱度可有较大变化,肉食为主者尿液偏酸,素食者尿液则偏碱。病理性酸性尿见于酸中毒、高热、脱水、痛风及服用氯化铵、维生素 C 等酸性药物者。病理性碱性尿见于碱中毒、尿潴留、可分解尿素产氨的细菌所致泌尿系统感染、使用噻嗪类或保钾利尿药及碳酸氢钠等碱性药物、Ⅰ型肾小管性酸中毒及尿收集后放置过久等。

2. 蛋白质

【原理】　正常情况下,因肾小球滤过膜的孔径屏障及电荷屏障,只有分子量低于 70 000 的带正电荷的白蛋白可能滤入原尿中,其中大部分又由近端肾小管重吸收。

【参考区间】　尿蛋白定性试验阴性,定量试验 0~80mg/24h 尿。

【临床意义与评价】　尿蛋白定性试验阳性或定量试验 >120mg/24h 尿时称蛋白尿,分为轻度、中度和重度蛋白尿。轻度:尿蛋白为 120~150mg/24h 尿;中度:尿蛋白在 500~4000mg/24h 尿;重度:尿蛋白 >4000mg/24h 尿。

(1) 生理性蛋白尿:见于剧烈运动、发热、紧张等应激状态所致的一过性蛋白尿,又称功能性蛋白尿(functional proteinuria)。多见于青少年,定性试验尿蛋白多不超过(+),定量检验为轻度蛋白尿。

(2) 体位性蛋白尿(postural proteinuria):出现于直立尤其脊柱前突体位,而卧位消失的轻、中度蛋白尿,又称直立性蛋白尿,见于瘦高体型青少年。

(3) 病理性蛋白尿(pathological proteinuria):各种肾及肾外疾病所致的蛋白尿,根据尿蛋白的来源可分为:

1) 肾小球性蛋白尿(glomerular proteinuria):肾小球滤膜通透性及电荷屏障受损,血浆蛋白大量滤入原尿,超过肾小管重吸收能力而致。尿蛋白以白蛋白等中、高分子蛋白为主(占70%~80%),定量多>2g/24h尿。见于肾小球肾炎、肾病综合征等原发性肾小球疾患,以及糖尿病、高血压、系统性红斑狼疮等继发性肾小球疾病。

2) 肾小管性蛋白尿(tubular proteinuria):因近端肾小管病变,对原尿中蛋白重吸收功能受损为主要原因的蛋白尿。多为轻度蛋白尿,以 α- 微球蛋白、β- 微球蛋白等小分子蛋白为主(50%以上),白蛋白 <25%。见于间质性肾炎、肾毒性药物导致的肾小管损伤、肾移植后排斥反应等。

3) 混合性蛋白尿(mixed proteinuria):见于肾小球和肾小管同时发生病变的肾脏疾病或一些全身性疾病同时累及肾小球和肾小管(如糖尿病、系统性红斑狼疮)等疾病。

(4) 组织性蛋白尿(histic proteinuria):肾组织破坏或肾小管分泌的蛋白所致的蛋白尿。多为轻度蛋白尿,见于肾小管病变。

(5) 溢出性蛋白尿(overflow proteinuria):因血浆中出现异常增多的低分子蛋白,超过肾小管重吸收阈值所致的蛋白尿。多为小分子蛋白尿,定性试验常在(+)~(++)的范围。血红蛋白尿、肌红蛋白尿和本 - 周蛋白尿均为溢出蛋白尿,多见于浆细胞骨髓瘤、巨球蛋白血症等。

3. 葡萄糖(glucose) 尿中排出的糖包括葡萄糖及微量乳糖、半乳糖、果糖、核糖等。但临床关注的主要是葡萄糖。

【原理】 尿中是否出现葡萄糖取决于血糖浓度、肾血流量和肾糖阈等。

【参考区间】 阴性。

【临床意义与评价】 尿糖检测主要用于内分泌性疾病如糖尿病及其他相关疾病的诊断、治疗监测、疗效观察等。尿糖检测时应同时检测血糖,以提高诊断准确性。

(1) 血糖过高性糖尿:血糖超出肾小管重吸收阈值为主要原因,亦可同时伴有肾小管损伤而重吸收阈值下降。见于糖尿病、库欣综合征、嗜铬细胞瘤及胰腺疾病等。

(2) 血糖正常性糖尿:血糖正常,但肾小管病变导致葡萄糖重吸收阈值下降而致,也称肾性糖尿,见于各种原因引起的肾脏疾病等。

(3) 暂时性糖尿:非病理因素引起的一过性糖尿。见于饮食性糖尿、应激性糖尿、新生儿糖尿、妊娠性糖尿及药物性糖尿等。

(4) 非葡萄糖性糖尿:肾小管重吸收乳糖、半乳糖、果糖、核糖等的能力远低于葡萄糖,当上述糖类摄入过多或体内代谢紊乱大量生成时,可出现相应的糖尿,多见于哺乳期妇女。

4. 酮体(ketone body) 酮体为 β 羟丁酸、乙酰乙酸和丙酮三种脂肪代谢中间产物的总称。

【原理】 当糖代谢发生障碍、脂肪分解增多、酮体产生速度超过机体组织利用速度时,可出现酮血症,酮体血浓度超过肾阈值,就可产生酮尿。

【参考区间】 阴性。

【临床意义与评价】

(1) 糖尿病性酮尿:因糖利用障碍而致,并同时有酮体血症。见于糖尿病性酮症酸中毒、服用双胍类降糖药等。

(2) 非糖尿病性酮尿:见于高热、严重呕吐、长期饥饿、肝硬化、嗜铬细胞瘤等,菌尿、尿液久置或某些药物可致假阳性。

5. 胆红素(bilirubin)

【原理】 健康人血结合胆红素很低。当血中结合胆红素增高,超过肾阈值时,可从尿中排出。

【参考区间】 阴性。

【临床意义与评价】 见本节尿外观。

Notes

6. 尿胆原(urobilinogen)和尿胆素(urobilin)　见本节尿外观。

7. Hb浓度　见本节尿外观。

8. **亚硝酸盐(nitrite,NIT)**　主要来自大肠埃希菌、变形杆菌、产气杆菌、铜绿假单胞菌等泌尿道感染常见菌种对硝酸盐的还原反应,其次来源于体内的一氧化氮。体液中内皮细胞、巨噬细胞、粒细胞等使精氨酸在酶的作用下生成一氧化氮,而一氧化氮极易在体内有氧条件下,氧化成亚硝酸盐和硝酸盐。

【原理】　尿液中含有来源于食物或蛋白质代谢产生的硝酸盐,如果感染了大肠埃希菌或其他具有硝酸盐还原酶的细菌时,则可将硝酸盐还原为亚硝酸盐。

【参考区间】　阴性。

【临床意义与评价】　用于尿路感染的快速筛检,与大肠埃希菌感染的相关性很强,阳性结果常提示细菌存在,但阳性程度不与细菌数量成正比,结合尿WBC可用于判断是否存在尿路感染。

9. **白细胞酯酶**　反映尿中性粒细胞的变化,见本节尿外观。

(三)有形成分分析

尿液有形成分包括尿液中的细胞、管型、结晶、微生物等,指尿液不离心或离心后沉渣中的有形成分。

1. **细胞**

(1) RBC:

【原理】　浅黄色双凹圆盘状,受RBC来源、尿pH及渗透压的影响可发生不同变化。碱性尿中RBC边缘不规则;高渗尿中因脱水皱缩成表面带刺、颜色较深的桑椹状;低渗尿中因吸水胀大,并可有Hb逸出,呈大小不等的空环形,称红细胞淡影;肾小球源性血尿的RBC,因通过病损的肾小球滤膜,并受多种尿液因素影响,形态变化较大,呈多形性,特别是有胞膜向外或内、大小不一突起的棘细胞;而非肾小球源性血尿的RBC,来自肾单位以下及下尿路,形态多一致。可借此对血尿来源初步定位。

【参考区间】　玻片法平均0~3个/HP,定量检验0~5个/μl。

【临床意义与评价】　见本节尿外观。

(2) WBC及脓细胞(pus cell):尿WBC主要是中性粒细胞,未染色活WBC呈灰白色,胞膜完整,核分叶清楚,胞质中可见糖原颗粒及其运动(布朗运动)。

【原理】　在高渗及酸性尿中,WBC多皱缩,而低渗及碱性尿中多膨大。脓细胞即参与炎症过程而死亡破坏的中性粒细胞,常成团簇集,界限不明,胞质颗粒粗而少,无运动,亦因胞内成分外漏而呈戒指状或裸核。若出现布朗运动的闪光颗粒称闪光细胞(glitter cell),为炎症过程中发生脂肪变性的中性粒细胞,是肾盂肾炎诊断指标,膀胱炎、前列腺炎及低渗尿中亦出现。

【参考区间】　玻片法平均0~5个/HP,定量检验0~10个/μl。

【临床意义与评价】　见本节尿外观。

(3) 上皮细胞(epithelium):

【原理】　尿上皮细胞为肾脏到尿道口的整个泌尿系统的脱落细胞,根据其来源分为肾小管上皮细胞、移行上皮细胞和复层扁平上皮细胞。各类尿上皮细胞形态特征及临床意义介绍如下:

【参考区间】　无肾小管上皮细胞。移行上皮细胞偶见。鳞状上皮细胞:男性偶见/HP,女性0~5个/HP。

【临床意义与评价】

1) 肾小管上皮细胞(renal tubular epithelium):亦称肾细胞,由肾小管浅层立方上皮或移行上皮细胞变性脱落。为略大于WBC的多边形,仅有一大的圆形细胞核,胞质中可有不规则颗粒和小空泡。正常尿中为阴性,一旦出现提示肾小管病变。

2）移行上皮细胞(transitional epithelium)：来自肾盂、输尿管、膀胱及大部分尿道。表层移行上皮细胞充盈时脱落者，为 WBC 的 4~5 倍，多为不规则的类圆形，核圆形、膜厚、相对较小而居中。塌陷时脱落者仅为 WBC 的 2~3 倍，呈胞核居中的较规则圆形，又称大圆上皮细胞，主要来自膀胱。中层移行上皮细胞为大小不一的梨形或尾形，又称尾形上皮细胞，核较大，呈圆形或椭圆形，主要来自肾盂。底层移行上皮细胞来自输尿管、膀胱及尿道，形态较圆但小于其他移形上皮细胞而大于肾小管上皮细胞，胞核相对较小，正常尿中无或偶见。若较多出现甚至成片脱落，表明肾盂至尿道有炎性或坏死性病变。

3）复层扁平上皮细胞(stratified squamous epithelium)：亦称鳞状上皮细胞，来自近尿道外口段。呈大而扁平多角形，圆形或椭圆形胞核小，见于阴道上皮细胞脱落到尿中或尿道炎(尿中大量出现或片状脱落且伴 WBC)。

2. 尿管型(urine cast)

【原理】 以尿蛋白为基质，在肾小管和集合管腔中形成的圆管状体，为沉渣中最有临床意义的成分。

【参考区间】 0~ 偶见透明管型 /HP

【临床意义与评价】 由于构成管型的成分不同而形态特征不同，可在显微镜下分为不同类型：

（1）透明管型(hyaline cast)：主要由 T-H 蛋白、白蛋白、氯化钠构成，多为两端钝圆的较规则圆柱形，无色半透明。复合性透明管型，见于正常晨尿或应急状态及肾小球肾炎、肾病综合征、肾盂肾炎、肾毒性药物引起的肾实质性病变。复合性透明红细胞管型和透明白细胞管型分别是肾出血和肾炎症的标志，复合性透明脂肪管型则是肾病综合征的重要标志物。

（2）颗粒管型(granular cast)：颗粒总量超过 1/3 表面积的管型。颗粒为肾实质病变崩解的细胞碎片或血浆蛋白及其他有形物凝聚于 T-H 蛋白上而成。比透明管型粗而短，淡黄褐色或棕色。按颗粒大小分为粗颗粒管型和细颗粒管型，少量细颗粒管型见于健康人，特别在应激、运动后、发热或脱水时，大量出现则见于肾小球肾炎等肾病变。粗颗粒管型见于慢性肾小球肾炎、肾病综合征及药物毒性所致肾小管损害。

（3）细胞管型(cellular cast)：细胞成分超过管型表面积的 1/3 者。按细胞种类分为：肾小管上皮细胞管型，见于各种原因所致肾小管损伤；红细胞管型，见于肾小球肾炎等所致肾实质出血；血红蛋白管型，见于血管内溶血；白细胞管型，见于肾盂肾炎等肾实质感染性疾病，为上尿路感染的标志物；混合管型，见于肾小球肾炎、狼疮性肾炎、肾梗死、肾缺血性病变及肾病综合征等；肾移植后出现上皮细胞和淋巴细胞混合性管型，提示急性排斥反应发生。

（4）蜡样管型(waxy cast)：由肾小管中长期停留的颗粒管型、细胞管型变性，或直接由淀粉样变性上皮细胞溶解后形成。呈强折光性、质地厚的浅灰或浅黄色蜡烛状，有切迹或扭曲。见于严重肾小管变性坏死、肾小球肾炎晚期、肾衰竭等。

（5）脂肪管型(fatty cast)：外观与透明管型类似，但含有大小不一、折光性强的卵圆形脂肪小球。当脂肪小球较多遮盖基质时，称卵圆脂肪体管型(oval fat body cast)。见于肾病综合征、慢性肾小球肾炎急性发作及肾小管损伤性疾病等。

（6）肾衰竭管型(cast of renal failure)：在明显扩大而尿流速慢的集合管中，由凝聚蛋白及坏死脱落的上皮细胞碎片组成。直径为一般管型的 2~6 倍，又称宽管型，见于慢性肾衰竭少尿期，提示预后不良。

（7）细菌管型(bacterial cast)：含大量细菌、真菌及 WBC 的管型。见于感染性肾疾病。

（8）其他：包括含盐类、药物等化学物质结晶体的晶体管型(crystal cast)，其临床意义同相应的尿结晶。

3. 尿结晶体(urine crystal) 原尿中溶解的各种物质在不同 pH、胶体(主要是黏蛋白)浓度

Notes

及温度下,溶解度不同。当某溶质浓度超出所处环境的溶解度时,将形成晶体析出。含晶体的尿称晶体尿(crystaluria)。可根据普通或偏振光显微镜下晶体形态特征,结合溶解条件及尿 pH 鉴别其种类。

(1) 易在碱性尿中出现的尿晶体:包括磷酸盐晶体、碳酸钙晶体和尿酸盐晶体,一般情况下无特殊临床意义。

(2) 易在酸性尿中出现的尿晶体:尿酸晶体见于痛风及食入富含嘌呤食物者等;草酸钙晶体见于尿路结石(90% 左右的尿路结石为草酸钙性)及常进食植物性食物者;胆红素晶体见于胆汁淤积性和肝细胞性黄疸者;酪氨酸、亮氨酸晶体见于急性肝坏死、白血病、急性磷中毒等有大量组织坏死病变时;胱氨酸晶体见于遗传性胱氨酸尿症患者;胆固醇晶体见于肾淀粉样变性、尿路感染及乳糜尿患者;磺胺及其他药物晶体见于服用磺胺类药物、解热镇痛药及使用造影剂。

(辛晓敏)

三、粪便一般检验

粪便由未被吸收的食物残渣、消化道分泌物、黏膜脱落物、细菌、无机盐和水等组成。粪便检验用于诊断和筛查消化系统炎症、出血、寄生虫感染及肿瘤等。

(一)外观和理学参数

1. 粪便量　正常成人排便次数不等,但以每日一次多见。排便量为 100~300g,随食物种类、食量和消化器官的功能状态而异。肠道上部疾病可见排便次数减少、排便量增加;肠道下部疾病可见排便次数增多、每次排量减少。

2. 性状　正常成人便为成形柱状软便,病理情况下形状和硬度发生改变。黏液便见于各类肠道炎症、细菌性痢疾、阿米巴痢疾、急性血吸虫病、肿瘤等;鲜血便见于痔疮、肛裂、直肠损伤、直肠息肉、结肠癌;脓性及脓血便见于细菌性痢疾、溃疡性结肠炎、局限性肠炎、结肠或直肠癌、结核等;米泔样便见于霍乱、副霍乱。

3. 颜色　正常成人便为黄褐色,婴儿便呈黄色或金黄色,可因进食种类不同而异,但明显的粪便颜色改变具有临床意义。

4. 结石　粪便中排出的结石主要是胆结石,较大者肉眼可见,见于使用排石药物或碎石术后。

5. 气味　正常粪便有臭味,主要因细菌作用的产物吲哚、硫化氢、粪臭素等引起。粪便恶臭见于慢性肠炎、胰腺疾病、消化道大出血、结直肠癌溃烂或重症痢疾;鱼腥味见于阿米巴性肠炎;酸臭味见于脂肪酸分解或糖类异常发酵。

6. 酸碱反应　正常便 pH 为 6.9~7.2,细菌性痢疾、血吸虫病粪便常呈碱性,阿米巴痢疾便呈酸性。

7. 寄生虫　肠道寄生虫感染可从粪便排出蛔虫、蛲虫、钩虫、绦虫等虫体或节片,粪便寄生虫检验有助于寄生虫感染的确诊。

(二)化学分析

粪便的化学分析包括酸碱度反应、隐血试验、粪胆素、粪胆原脂肪等,其中隐血试验最有临床意义。

1. 隐血试验(fecal occult blood test,FOBT)　隐血指消化道出血少、肉眼和显微镜均不能证明的出血,主要应用于消化道出血的筛查和鉴别。健康人 FOBT 为阴性,阳性见于各种原因引起的消化道出血,如药物致胃黏膜损伤、溃疡性结肠炎、钩虫病、胃溃疡、消化道恶性肿瘤等。FOBT 也用于消化性溃疡和消化性肿瘤的鉴别,消化性溃疡的 FOBT 呈间断性阳性,治疗好转后,即可转阴。消化道恶性肿瘤的 FOBT 呈持续性升高。

2. 消化吸收功能试验　是一组用于检验消化道功能状态的试验,包括脂肪消化吸收试

Notes

验、蛋白质消化吸收试验和糖类消化吸收试验。脂肪定量测定可以了解肝脏、胰腺和肠道的功能。粪便中脂肪增加见于肠道梗阻、吸收不良综合征、慢性胰腺炎、胰腺癌、胰腺囊性纤维化、Whipple病、肝胆疾病等,婴儿粪便中排出的脂肪 >6g/d 即为脂肪泻。

3. 胆汁成分检验

(1) 胆红素:正常成人粪便中不含胆红素。溃疡性腹泻、慢性肠炎、大剂量抗生素使用后可见胆红素阳性。

(2) 粪胆原:溶血性黄疸时,大量胆红素排入肠道被细菌还原导致粪胆原明显增加;胆汁淤积性黄疸时由于排向肠道的胆汁减少而导致粪胆原明显减少,肝细胞性黄疸时粪胆原可增加也可不增加,因肝内梗阻情况而定。粪胆原定性或定量对于黄疸类型的鉴别有一定价值。

(3) 粪胆素:粪胆原在肠道停留后进一步被氧化成粪胆素,当结石、肿瘤而导致胆总管阻塞时,粪便中因无胆色素而呈白陶土色。

(三) 有形成分分析

通过粪便直接涂片显微镜镜检,可以发现细胞、寄生虫卵、真菌、细菌和原虫等各种病理成分,以及用于了解消化吸收功能的食物残渣。

1. 细胞   肠道有炎症时,WBC增多,且以中性分叶核粒细胞增多为主,WBC的多少与炎症的程度和部位有关;变性和坏死的中性粒细胞即脓细胞多见于细菌性痢疾、溃疡性结肠炎、出血性肠炎、肠变态反应性疾病、阿米巴痢疾等。肠道下段炎症或出血时可查见RBC,见于痢疾、结肠癌、溃疡性结肠炎、直肠息肉、急性血吸虫病等。细菌性痢疾时RBC少于WBC,多分散存在且形态正常。上皮细胞见于肠壁炎症,如假膜性肠炎。巨噬细胞为一种吞噬较大异物的单核细胞,其增多见于细菌性痢疾、急性出血性肠炎、溃疡性结肠炎和直肠炎。肠道肿瘤的血性粪便可见成堆的异形性细胞。

2. 食物残渣   常在镜下观察淀粉颗粒、脂肪滴、肌纤维、结缔组织和弹力纤维、植物细胞和植物纤维等。

3. 结晶   正常粪便中可见多种结晶,均无病理意义。而夏科 - 雷登结晶常与阿米巴痢疾、钩虫病等肠寄生虫感染及过敏性肠炎有关,同时可见嗜酸性粒细胞。如为棕色晶体,提示胃肠道出血。

4. 微生物和寄生虫卵   病理情况下菌群失调可发生假膜性肠炎。见于长期使用广谱抗生素、免疫抑制剂和各种慢性消耗性疾病所致。真菌检出见于长期使用广谱抗生素、免疫抑制剂、激素和化疗后患者,以白色假丝酵母菌最常见。

寄生虫卵见于寄生虫感染,常见的有蛔虫卵、血吸虫卵、钩虫卵、蛲虫卵、华支睾吸虫卵,多伴有夏科 - 雷登结晶。阿米巴原虫滋养体见于急性阿米巴痢疾的脓血便中;隐孢子虫为 AIDS 病患者及儿童腹泻的重要病原;蓝氏贾第鞭毛虫主要引起儿童慢性腹泻。

(辛晓敏)

四、浆膜腔积液和脑脊液一般检验

(一) 浆膜腔积液一般检验

【原理】   人体的胸腔、腹腔和心包腔及关节腔统称为浆膜腔。在生理状态下,浆膜腔内存在少量液体,由浆膜壁层毛细血管内静水压作用而产生,起润滑作用。在病理状态下,浆膜腔内的液体增多,称为积液。这些积液随部位不同而分为胸腔积液、腹腔积液和心包腔积液等。根据积液的性质,浆膜腔积液又分为漏出液和渗出液。

漏出液因含纤维蛋白原少,一般不易凝固。渗出液因含较多的纤维蛋白原、细胞和组织碎解产物,往往会自行凝固。但渗出液中如含有大量纤维蛋白溶解酶将纤维蛋白降解时,可导致积液不发生凝固。在行浆膜腔穿刺术收集样本的过程中,推荐使用抗凝剂,应尽快送检,否则标本可能出现细胞裂解、细胞变性及微生物生长,从而影响检测结果。抗凝剂选择见表2-3。

Tab. 2-3　Specimen requirements for serous fluids

Test	Anticoagulant	Volume（mL）
cell count and differential cell counts	EDTA	5~8
total protein，LD，glucose，amylase	heparin，none	8~10
Gram stain，bacterial culture	SPS*，none，or anticoagulant without bactericidal or bacteriostatic effect	8~10
AFB culture	SPS，none，or anticoagulant without bactericidal or bacteriostatic effect	15~50
PAP stain，cell block	none，heparin，EDTA	5~50

*SPS=Sodium polyanetholsulfonate

【检测方法】 显微镜法;自动化分析仪法。

【参考区间】 外观:清亮,淡黄色。比重:漏出液<1.015,渗出液>1.018。RBC:无。有核细胞:少许,以单核细胞为主。黏蛋白定性试验:阴性。

【临床意义与评价】 浆膜腔积液一般检验主要用于判断积液性质,帮助寻找导致积液的病因。

1. 细胞计数　RBC计数对渗出液与漏出液的鉴别意义不大。当积液中的RBC计数>100 000×10^6/L时考虑恶性肿瘤、肺栓塞、结核病及穿刺损伤等。WBC计数对渗出液和漏出液和鉴别有参考价值,80%漏出液中WBC计数<100×10^6/L,超过100×10^6/L为渗出液。约90%自发性细菌性腹膜炎的患者WBC计数>500×10^6/L,结核性积液与癌性积液中的WBC计数通常>2000×10^6/L,化脓性积液时往往>1000×10^6/L。

2. 细胞分类　比细胞计数更有意义,漏出液中细胞较少,以淋巴及间皮细胞为主;渗出液中细胞较多,分类如下:

(1) 中性分叶核粒细胞增多:见于化脓性渗出液,细胞总数常>1000×10^6/L。在结核性胸膜炎早期、肺梗死、膈下脓肿的渗出液中,也可以中性粒细胞增加为主。

(2) 淋巴细胞增多:见于慢性炎症,如结核、梅毒、肿瘤或结缔组织病所致的渗出液。若胸水中见到浆细胞样淋巴细胞,考虑增殖型骨髓瘤,少量浆细胞则无临床意义。

(3) 嗜酸性粒细胞增多:嗜酸性粒细胞计数>10%为增多,见于变态反应性疾病和寄生虫感染所致的渗出液,也见于多次反复穿刺刺激、结核性渗出患者的吸收期、人工气胸和手术后积液、系统性红斑狼疮、间皮瘤等引起的积液,并伴有夏科 - 莱登(Charcot-Leyden)晶体。

(4) 间皮细胞增多:见于炎性积液,提示浆膜刺激或受损。间皮细胞在渗出液中退变,使形态不规则。

3. 其他　炎症的浆膜腔积液偶见红斑狼疮细胞,陈旧性出血的积液中可见含铁血黄素细胞。若发现癌细胞或可疑癌细胞时,应涂片染色查找癌细胞,积液中找到癌细胞是诊断恶性肿瘤的有力证据,但难以确定其来源。乳糜样积液可见寄生虫感染,如包虫病患者胸膜腔积液可出现棘球蚴头节和小钩;阿米巴积液可出现阿米巴滋养体。

(二) 脑脊液一般检验

【原理】 脑脊液(cerebrospinal fluid,CSF)主要产生于脑室的脉络丛,经脑内静脉系统进入体循环。健康成人的CSF总量为120~180ml,平均为150ml。在病理状态下,CSF的性状和成分发生变化。

【检测方法】 显微镜检查法;自动化分析仪法。

【参考区间】 外观:无色透明。RBC:偶见,成人(0~5)×10^6/L。WBC:成人(0~5)×10^6/L,儿

Notes

童(0~7)×10⁶/L,新生儿(0~27)×10⁶/L。白细胞分类以单个核细胞为主,多为淋巴细胞和单核细胞。

【临床意义与评价】　CSF 一般检验对神经系统相关疾病的诊断和治疗具有一定的临床意义。

1. 细胞计数　正常 CSF 中可见少量 WBC,主要为单个核细胞,淋巴细胞与单核细胞的比例约为 3:1,还可见腔壁细胞,穿刺损伤时偶尔可见皮肤上皮细胞、软骨细胞、RBC 和中性粒细胞等。

(1) 中性粒细胞增多:见于各种神经系统感染,化脓性脑膜炎时 WBC 计数常在(1000~20 000)×10⁶/L 之间,分类以中性粒细胞为主;病毒性脑膜炎早期 WBC 计数一般≤1000×10⁶/L。也见于中枢神经系统出血、多次腰穿、脑室造影、白血病、肿瘤转移以及脑血管栓塞等非感染性疾病。

(2) 淋巴细胞增多:结核性脑膜炎、真菌性脑膜炎时 WBC 中度增加,早期以中性粒细胞为主,中晚期以淋巴细胞为主;病毒性脑膜炎以淋巴细胞为主。

(3) 浆细胞:健康人 CSF 中无浆细胞。神经系统病毒感染、结核、寄生虫病、格林 - 巴利综合征、蛛网膜下腔出血等疾病时,CSF 中可查见浆细胞。

(4) 巨噬细胞:健康人 CSF 中无巨噬细胞,脑膜炎、蛛网膜下腔出血、脑外伤、造影时 CSF 中可见巨噬细胞。巨噬细胞常单个或成簇出现,一般存活数天或数周,可作为病情演变过程的监测指标之一。通过检查巨噬细胞的有无和多少,以及吞噬物是 RBC 还是含铁血黄素,可估计出血时间的长短,为穿刺误伤性出血提供佐证。

(5) 其他:CSF 中找到肿瘤细胞是诊断神经系统肿瘤的重要依据;脑寄生虫病时可见嗜酸性粒细胞增加。

2. 细菌学检验　正常 CSF 未检出细菌,检出细菌(排除污染)均视为病原菌。

(崔　巍)

五、精液和前列腺液一般检验

(一) 精液一般检验

1. 理学检查

(1) 量

【原理】　精液量的增多或减少提示相应病理改变。

【检测方法】　量筒测量法或天平称重法。

【参考区间】　1.5~6.0ml。

【临床意义与评价】　精液量的异常变化主要见于三种情况。精液减少:若 5~7d 未射精,精液量少于 1.5ml 者,为少精子症,见于雄激素分泌不足及副性腺感染等。无精症:3d 不排精液,精液量少于 0.5ml 者,为无精症,见于不射精或逆行射精等。精液增多症:精液量超过 6.0ml 者,为精液增多症,见于附属性腺功能亢进。

(2) 外观

【原理】　精液外观改变直接提示生殖系统异常病变。

【检测方法】　目测。

【参考区间】　灰白或乳白色,久未射精者可呈淡黄色;不透明,液化后半透明。

【临床意义与评价】　黄色脓样精液见于前列腺炎和精囊炎;血性精液见于精囊腺炎、前列腺炎、结核、结石或肿瘤;黄疸患者和服用维生素或药物者的精液可呈黄色。

(3) 黏稠度

【原理】　精液完全液化后的黏度与生殖系统附属腺体功能异常相关。

【检测方法】　玻棒法或滴管法。

Notes

【参考区间】　正常精液形成不连续液滴从滴管口滴下,形成小于 2cm 的拉丝。

【临床意义与评价】　黏稠度增加见于附属性腺功能异常,如附睾炎、前列腺炎。高黏稠度精液干扰精子力、精子浓度、精子表面抗体和生化指标的检测。黏稠度减低见于先天性精囊腺缺如所致精液稀薄、精子浓度太低或无精子症。

（4）液化时间

【原理】　正常新排出的精液立即凝固,检测精液从凝固到完全液化所需要的时间。

【检测方法】　计时法。

【参考区间】　液化时间 <60min。

【临床意义与评价】　精液凝固障碍见于精囊腺炎或输精管缺陷,这是由于凝固蛋白分泌减少引起精液凝固障碍。液化不完全见于前列腺炎,因前列腺分泌纤溶酶减少所致,液化时间延长,甚至不液化,精液不液化可抑制精子活动力而影响生育能力。

（5）酸碱度:

【原理】　精液酸碱度由检测液化后精液的 pH 值来表示。

【检测方法】　pH 试纸法或 pH 计法。

【参考区间】　7.2~8.0。

【临床意义与评价】　pH<7.0 并伴少精症,见于输精管阻塞、精囊腺或射精管发育不全;由于精液的自然缓冲能力降低,精液的 PH 值会随时间延长而升高,因此 H 值升高不能提供有用的临床信息。

2. 化学检查

【原理】　精液中化学成分和酶可以反映附属腺的分泌功能,对疾病的病因分析有重要临床意义。

【检测方法】　果糖:吲哚比色法;锌:比色法;中性 α- 葡萄糖苷酶:比色法。

【参考区间】　果糖:>13μmol/l 次射精;锌:>2.4μmol/L 次射精;中性 α- 葡萄糖苷酶:>20mU/L 次射精。

【临床意义与评价】　精浆中附属腺的分泌物可以检验腺体的分泌功能,果糖反映精囊腺的分泌功能,其含量减低见于精囊腺炎和雄性激素分泌不足,含量缺如见于先天性精囊腺缺如或逆行射精。精浆中锌含量反映前列腺的分泌功能,青春期缺锌影响男性生殖器官和第二性征发育,严重缺锌可致不育症,其可作为评价男性生殖功能和诊治不育症的指标之一。精浆中中性 α-葡萄糖苷酶含量反映附睾分泌功能。

3. 有形成分分析

（1）精子存活率

【原理】　精子存活率是指活精子占总精子的比率。精子死亡后细胞膜完整性受损,失去屏障功能易于着色。可以通过染色加以区分活精子和死精子,计数 200 个精子,计数精子存活率。

【检测方法】　伊红染色法。

【参考区间】　≥58%。

【临床意义与评价】　精子存活率降低是男性不育症的重要原因之一。当死精子超过 50% 时,诊断为死精子症,可能与附属性腺炎症和附睾炎有关。

（2）精子活动力:

【原理】　精子活动力是指精子前向运动的能力。WHO 将精子活动力分为 3 级即前向运动（PR）、非前向运动（NP）和无运动（IM）。

【检测方法】　计算机辅助分析系统或显微镜法,前者是较为理想的分析方法。

【参考区间】　向前运动（PR）≥32%,总活动力（PR+NP）≥40%。

【临床意义与评价】　精子活动力下降见于精索静脉曲张、静脉血回流不畅,睾丸组织缺氧等,生殖系非特异性感染以及使用某些抗代谢药、抗疟药、雌激素、氧氮芥等也会导致精子活动力下降。

(3) 精子数量

【原理】　精子数量有两种计算方式,一种是指计算单位体积内的精子数量,即精子浓度。另一种是精子总数,以精子浓度乘以本次的精液量,即得到一次射精的精子总数。

【检测方法】　计算机辅助分析系统;显微镜法。

【参考区间】　精子浓度$\geq 20 \times 10^9$/L;精子总数$\geq 40 \times 10^6$。

【临床意义与评价】　精子数量可以衡量睾丸产生精子的能力和男性输精管道畅通的程度,其与受精率和妊娠率升值结局相关以备广泛认可。精子浓度持续$<20 \times 10^9$/L 见于少精子症,精液多次检查无精子时为无精子症。精子数量减少见于精索静脉曲张、有害金属和放射性损害、先天性和后天性睾丸疾病、输精管或精囊缺陷、逆行射精、老龄及应用抗癌药物等。

(4) 精子形态

【原理】　将液化精液涂成薄片,经干燥、固定后染色,油镜下观察计数 200 个精子,报告正常形态的精子百分率。

【检测方法】　染色法(巴氏染色法、Shorr 染色、Diff-Quik 染色法)

【参考区间】　正常形态精子$\geq 4\%$。

【临床意义与评价】　异常精子形态包括头部异常、颈中段异常和尾部异常,畸形的精子会导致较低的受孕潜能。精液中正常形态的精子减少称畸形精子症,与睾丸、附睾的功能异常密切相关,见于生殖器官感染、精索静脉曲张、雄性激素水平异常、某些化学药物等。另外,精子畸形率也与辅助生殖的结局相关。

(5) 其他细胞:成熟的男性生殖细胞(精原细胞、初级精母细胞、次级精母细胞、发育不完全的精子细胞)胞体较大,无尾部。有时易与中性粒细胞相混淆,尤其是用未染色精液镜检时不易识别,可用过氧化物酶染色鉴别,未成熟的生精细胞为阴性,中性粒细胞为阳性。健康人生精细胞$<1\%$。曲细精管基膜异常时,生精细胞发育异常导致无精子症;受到药物或其他因素的影响或损害时,生精细胞形态异常,可见未成熟的生精细胞。

4. 微生物学检验　微生物感染可使精子凝集和制动,男性生殖道任何部位感染均可从精液中检出微生物,包括细菌、支原体、病毒和原虫等。若炎症部位有较多的上皮细胞脱落,可能在细胞内查见沙眼衣原体的包涵体、单纯疱疹病毒及巨细胞病毒包涵体等。由生殖道感染所致不育症发病率比非感染所致不育症高 4 倍。

(二) 前列腺液一般检验

1. 外观和理学参数

(1) 量:健康人前列腺液为数滴至 2ml。前列腺液减少见于前列腺炎,当合并前列腺分泌功能严重不足或性功能低下时,前列腺液减少至采集不到。前列腺液增多见于前列腺慢性充血或过度兴奋时。

(2) 颜色和透明度:健康人前列腺液呈乳白色、稀薄、不透明而有光泽的液体。前列腺炎和精囊炎时可变黏稠、黄色混浊、呈脓性,有时含絮状物或黏液丝。若有出血可呈不同程度的红色,见于精囊炎、前列腺炎、前列腺结核、结石、恶性肿瘤及用力过重按摩等。

2. 有形成分分析　正常前列腺液中卵磷脂小体呈圆形或卵圆形,折光性强,大小不均,均匀分布于满视野;RBC 偶见,少于 5 个/HP;WBC 数<10 个/HP,呈散在分布。前列腺炎时卵磷脂小体减少,分布不均,有成簇分布现象,严重者卵磷脂小体可消失,这是巨噬细胞吞噬大量脂类的结果。RBC 增多见于前列腺炎、结核、结石、恶性肿瘤及用力过重按摩。WBC 增多达 10 个/HP 以上,而且成簇分布,见于慢性前列腺炎。正常前列腺液中含卵磷脂颗粒的巨噬细胞不超过 1 个/HP,此类细胞增多见于前列腺炎患者及健康老年人。

Notes

3. 微生物学检验　革兰染色可检出前列腺或精囊感染的病原菌,以葡萄球菌最常见,其次是链球菌、大肠埃希菌和淋病奈瑟菌。抗酸杆菌检验有助于对慢性前列腺炎与结核的鉴别诊断。涂片检验细菌阳性率一般 <50%,且不易确定细菌种属,有必要做细菌培养和药敏试验以提高检出率。

（崔　巍）

六、阴道分泌物一般检验

(一) 外观和理学参数

正常阴道分泌物呈白色稀糊状,无气味,量多少不等,并与雌激素水平高低及生殖器官充血有关。近排卵期白带量多,清澈透明、稀薄;排卵期 2~3 天后白带量少、浑浊、黏稠,行经前量又增加,妊娠期白带量较多。

白带异常可表现为色、质、量的改变。无色透明黏性白带增多见于应用雌激素药物后和卵巢颗粒细胞瘤。脓性白带见于滴虫性或化脓性感染、老年性阴道炎、慢性宫颈炎、幼儿阴道炎、阿米巴性阴道炎、子宫内膜炎等。豆腐渣样白带见于真菌性阴道炎。血性白带伴特殊臭味,见于宫颈息肉、子宫黏膜下肌瘤、老年性阴道炎、慢性宫颈炎、阿米巴阴道炎、恶性肿瘤等。黄色水样白带因病变组织变性坏死所致,见于子宫黏膜下肌瘤、宫颈癌、宫体癌、输卵管癌等。

(二) 清洁度分析

根据阴道分泌物中 WBC、上皮细胞、阴道正常菌群(多为革兰阳性杆菌)与病原菌的多少划分清洁度,阴道分泌物清洁度分级见表 2-4。正常阴道分泌物的清洁度为Ⅰ~Ⅱ度,无致病菌和特殊细胞。当清洁度为Ⅲ度及以上,但未发现病原菌,为非特异性阴道炎。当清洁度为Ⅲ~Ⅳ度同时发现病原菌,提示为感染性阴道炎。

Tab. 2-4　Classification of clarity

Clarity	Normal flora	Epithelium	WBC	Pathogen	Significance
Ⅰ	a lot	a lot	0~5/HP	no or few	normal
Ⅱ	middle	middle	10~15/HP	few	normal
Ⅲ	few	few	15~30/HP	middle	infected
Ⅳ	no	few	>30/HP	a lot	infected seriously

(三) 有形成分分析

1. 真菌　真菌在阴道中存在但无害。在阴道抵抗力减低时,阴道中真菌容易致病,引起真菌性阴道炎。阴道真菌多为白念珠菌,偶见阴道纤毛菌、放线菌等,在低倍镜下可见到白念珠菌的卵圆形孢子和假菌丝。如取阴道分泌物涂片并进行革兰染色后在油镜下观察,可见到卵圆形革兰阳性孢子或与出芽细胞相连接的假菌丝成链状及分支状。

2. 阴道毛滴虫或阿米巴　健康阴道无阴道毛滴虫和阿米巴原虫,阳性者见滴虫性阴道炎或阿米巴性阴道炎。滴虫性阴道炎患者的阴道分泌物呈稀脓性或泡沫状,显微镜低倍下可见波动状或螺旋状运动的虫体,顶宽尾尖倒置梨形,虫体顶端有前鞭毛 4 根,后端有后鞭毛一根,体侧有用于移动的波动膜。阴道毛滴虫生长繁殖的适宜温度为 25~42℃,可观察到阴道毛滴虫的活动。阴道分泌物中查到滴虫是诊断滴虫性阴道炎的依据。

3. 病毒　健康阴道没有病毒检出。病毒阴道炎常见的致病病毒为单纯疱疹病毒Ⅰ型和Ⅱ型、人巨细胞病毒(先天性感染的主要病原)及人乳头瘤病毒(生殖道鳞状上皮肉瘤样变和宫颈癌的常见致病原)。

4. 其他　淋病奈瑟菌见于淋病;阴道加德纳菌(*Gardherella vaginalis*,GV)和某些厌氧菌共同引起的细菌性阴道病、早产、产褥热、新生儿败血症、绒毛膜羊膜炎、产后败血症和脓毒血症

Notes

等;衣原体见于泌尿生殖道沙眼衣原体感染。

（辛晓敏）

七、痰液和肺泡灌洗液一般检验

（一）痰液一般检验

1. 理学检查

（1）量：正常人痰液少或无。急性呼吸系统感染者较慢性炎症时痰少;细菌性炎症较病毒感染时痰多;支气管扩张、慢性支气管炎、肺脓肿、空洞型肺结核和肺水肿患者痰量可显著增多。

（2）颜色：正常痰液颜色呈无色或灰白色。黄色或黄绿色脓性痰见于化脓性支气管炎、金黄色葡萄球菌肺炎、支气管扩张、肺结核及感染铜绿假单胞菌或患干酪样肺炎者等。红色或棕红色痰见于肺癌、肺结核、支气管扩张、肺水肿等疾病。痰中带鲜血见于肺结核早期或病灶散播。铁锈色痰多见于大叶性肺炎、肺梗死。粉红色泡沫痰常为左心功能不全、肺瘀血致毛细血管通透性增加的特征表现。烂桃样痰见于卫氏并殖吸虫病引起肺组织坏死分解时。棕褐色痰见于阿米巴性肺脓肿、慢性充血性心力衰竭肺瘀血时。灰色或黑色痰因吸入尘埃或烟雾所致,见于锅炉工、矿工和长期吸烟者。

（3）性状：正常痰液呈泡沫状或黏液状。浆液性痰见于肺水肿;黏液性痰见于急性支气管炎、支气管哮喘等;脓液痰见于支气管扩张、肺脓肿、进行性肺结核等;血性痰见于支气管扩张、肺癌、肺梗死等。

（4）气味：正常痰液无特殊气味。粪臭味多见于膈下脓肿与肺相通时;恶臭味见于肺脓肿、支气管扩张、晚期恶性肿瘤的痰液;血腥味见于肺结核、肺癌、支气管扩张等血性痰。

（5）异物：正常痰液中不可见。支气管管型见于纤维蛋白性支气管炎、肺炎链球菌性肺炎和累及支气管的白喉;Dittrich 痰栓见于肺坏疽、腐败性支气管炎和肺结核等;硫磺样颗粒见于肺放线菌病;肺钙石为肺结核干酪样物质的钙化产物,亦可由肺内的异物钙化而成;库施曼螺旋体见于支气管哮喘和某些慢性支气管炎等。

2. 有形成分分析

正常痰液中可见少量白细胞、鳞状上皮细胞或柱状上皮细胞,痰液中的微生物种类较多,大部分是上呼吸道的正常菌群。

【临床意义与评价】

（1）红细胞：咯血见于支气管扩张,痰中带血见于肺部肿瘤或肺结核,脓痰带血见于严重肺部感染等。

（2）白细胞：中性粒细胞增多见于呼吸系统化脓性炎症,嗜酸性粒细胞增多见于支气管哮喘、过敏性支气管炎及肺吸虫病等,淋巴细胞增多见于肺结核等。

（3）上皮细胞：见于炎症或其他呼吸系统疾病。

（4）肺泡巨噬细胞：吞噬含铁血红素的肺泡巨噬细胞又称含铁血红素细胞,即心力衰竭细胞,见于心力衰竭引起的肺淤血、肺梗死及肺出血等,吞噬炭末者称为炭末细胞,见于吸入大量烟尘者。

（5）细菌：痰涂片革兰染色可识别感染细菌的种类,抗酸染色可识别分枝杆菌,细菌培养加药物敏感试验可指导临床用药。

（6）脱落细胞：肺癌患者痰中可带有脱落的癌细胞,如取材适当,检验方法正确,则阳性率较高,对肺癌的诊断和分类有重要价值。

（7）其他：硫磺样颗粒见于放线菌病,肺吸虫卵见于肺吸虫病,溶组织阿米巴滋养体见于阿米巴肺脓肿等。

（二）肺泡灌洗液（bronchoalveolar lavage fluid, BALF）检验

1. 细胞学检验

（1）有核细胞计数和分类计数:

Notes

【参考区间】 健康人 BALF 中有核细胞总数为 $(5{\sim}10){\times}10^6$/L,其中肺泡巨噬细胞占 85%~90%,淋巴细胞占 10%~15%,中性粒细胞和嗜酸性粒细胞仅占 1% 以下。

【临床意义与评价】 中性粒细胞增多见于特发性肺纤维化、胶原血管性疾病伴肺间质纤维化及石棉肺等。淋巴细胞增多见于结节病、过敏性肺泡炎及慢性铍肺等。

（2）淋巴细胞亚群分析

【参考区间】 CD4/CD8 比值 1.0~1.8。

【临床意义与评价】 CD4/CD8 比值明显增高,见于结节病活动期。CD4/CD8 比值明显降低,常见于过敏性肺泡炎。

（3）癌细胞:正常 BALF 中无癌细胞,BALF 中找到癌细胞常见于支气管肺癌和转移性肺癌。

2. 微生物学检验 正常 BALF 中无致病菌,可含少量非致病菌。BALF 中微生物检出阳性提示下呼吸道感染性疾病,抗酸染色阳性高度怀疑肺结核,卡氏肺孢子虫阳性见于卡氏肺孢子虫肺炎,石棉小体见于石棉沉着病,卫氏并殖吸虫见于肺吸虫病,含铁血黄素吞噬细胞见于肺淤血和肺出血等。

（崔 巍）

第三节 实 验 诊 断

一、血液一般检验与疾病

血液一般检验提供的外周血细胞数量和质量的变化,可以反映骨髓造血的病理变化和应激反应性变化。高质量的血常规结果,为某些疾病尤其是血液病的诊断提供了重要依据。

（一）RBC 异常

1. 贫血（anemia） 贫血是由多种原因引起外周单位容积内 Hb 浓度、RBC 计数及 Hct 低于参考区间下限的一种症状,见于造血系统疾病或其他系统疾病。贫血的诊断首先要确定患者是否存在贫血及贫血的程度,随后进行贫血病因和类型的分析。血常规结合临床表现可以确定有无贫血,贫血是否伴有白细胞或血小板数量的变化。MCV、MCH 和 MCHC 反映红细胞大小及血红蛋白改变,为贫血的病例机制诊断提供依据。Hb 浓度为贫血严重程度的判定提供依据。网织红细胞计数反映了骨髓红系增生情况。外周血涂片可观察红细胞、白细胞、血小板数量或形态学改变,有无异常细胞或疟原虫等（详见第三章贫血及相关红细胞疾病实验诊断）。

（1）贫血的血常规诊断:成年男性 Hb 浓度 <120g/L,RBC 计数 <$4.0{\times}10^{12}$/L,Hct<0.40;成年女性 Hb 浓度 <110g/L,RBC 计数 <$3.5{\times}10^{12}$/L,Hct<0.35;孕妇 Hb 浓度 <100g/L,RBC 计数 <$3.5{\times}10^{12}$/L,Hct<0.30。

（2）贫血程度分级:根据 Hb 浓度减低的程度分为 4 级,轻度贫血:Hb 浓度 >90g/L;中度贫血:Hb 浓度（60~90）g/L;重度贫血:Hb 浓度（30~60）g/L;极重度贫血:Hb 浓度 <30g/L。

（3）贫血 MCV/RDW 分类法:联合 RDW 与 MCV 对贫血进行分类,具有一定的临床意义,见表 2-5。

Tab. 2-5 Classification of anemia with MCV and RDW

RDW	MCV		
	Low	Normal	High
normal	thalassemia chronic disease	normal, chronic disease blood loss anemia	aplastic anemia, liver disease
high	iron deficiency, S-β-thalassemia HbH	early iron, B$_{12}$ or folate deficiency, hemoglobinopathy, myelofibrosis, sideroblastic anemia	B$_{12}$, folate deficiency hemolytic anemia cold agglutinin

Notes

2. 真性红细胞增多症（polycythemia vera，PV）   PV 是一种克隆性的以 RBC 异常增殖为主的慢性骨髓增殖性肿瘤，根据 RBC 计数持续增多、多血症及脾大等临床表现，可以进行确诊。PV 诊断的必备标准：Hct 增高，比正常平均值高出 25%，或 Hb 浓度男性 >185g/L 或女性 >165g/L。此外，RBC 计数大多明显升高，为 $(6\sim10)\times10^{12}/L$，并呈小细胞低色素性贫血。

（二）白细胞异常

1. 白血病   大多数急性白血病患者的外周血 WBC 增多，甚至高达 $100\times10^9/L$，外周血涂片可见原始及幼稚细胞，称为高白细胞性白血病。少数急性白血病患者的 WBC 计数正常或减少，低者可 $<1.0\times10^9/L$，外周血涂片很难发现原始或幼稚细胞，称为 WBC 不增多性白血病。慢性粒细胞白血病的外周血 WBC 计数明显增高，可达 $(10\sim200)\times10^9/L$ 或更高，外周血涂片中性粒细胞显著增多，可见各阶段粒细胞，以中幼粒、晚幼粒和杆状核粒细胞为主，原始粒细胞和早幼粒细胞低于 5%，嗜酸性粒细胞和嗜碱性粒细胞增多。慢性淋巴细胞白血病的外周血 WBC 计数也增多，以小淋巴细胞增多为主，中性粒细胞计数减少。

2. 类白血病反应   机体对某些刺激因素所产生的类似白血病表现的血象反应，又称类白反应。多数病例有感染、恶性肿瘤、药物或中毒等诱因，原发疾病好转或解除后，类白反应也随之迅速消失，预后良好。骨髓象变化不大，血象中 RBC 计数、Hb 浓度和 PLT 计数可正常，以 WBC 变化为主。根据典型的 WBC 分类变化特点可分为如下类型：

（1）粒细胞型：WBC 计数高达 $30\times10^9/L$ 以上，或外周血出现幼稚细胞、中性粒细胞中毒颗粒和空泡变性。

（2）淋巴细胞型：WBC 计数轻度或明显增多，分类中成熟淋巴细胞达到 40% 以上，出现幼稚淋巴细胞。

（3）单核细胞型：WBC 计数高达 $30\times10^9/L$ 以上，单核细胞 >30%，并出现幼稚单核细胞。

（4）嗜酸性粒细胞型：嗜酸性粒细胞明显增加，以成熟型细胞为主。

（5）红白血病型：外周血出现幼红细胞及幼稚粒细胞。

（6）WBC 不增多型类白反应：WBC 计数不增多，但血象中出现幼稚细胞。

（三）PLT 异常

特发性血小板减少性紫癜（idiopathic thrombocy-topenic purpura，ITP）是一种由于自身抗体与 PLT 结合后导致的免疫性血小板减少的疾病。根据发病缓急分为急性型 ITP 和慢性型 ITP，PLT 参数是诊断 ITP 的重要指标之一，见图 2-1；目前称为原发免疫性血小板减少症（ITP）。

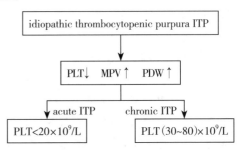

Fig. 2-1   Detection scheme of ITP with PLT, MPV and PDW

（崔 巍）

二、尿液一般检验与疾病

（一）尿路感染（urinary tract infection，UTI）

UTI 指各种病原微生物在泌尿系统生长繁殖所致的尿路急慢性炎症反应，分为肾盂肾炎、膀胱炎和尿道炎。

1. 尿液一般检验变化   尿外观浑浊伴腐臭味，尿比密降低，尿蛋白阴性或轻度阳性，尿 WBC 增高，>5 个 /HP，干化学显示尿白细胞酯酶阳性及 NIT 阳性，可见白细胞管型和（或）上皮细胞管型，偶见颗粒管型，肉眼或镜下血尿，尿中 RBC 呈均一正常形态。

2. UTI 诊断   新鲜中段非离心尿革兰染色后，油镜下可见 >1 个菌 / 视野或新鲜清洁中段尿细菌培养计数 $\geq10^5/ml$，均是确诊依据。

（二）肾小球疾病

是一组以血尿、蛋白尿、高血压和水肿为特征的肾脏疾病，原发性肾小球疾病原因不明，其尿常规变化提供了重要的诊断依据。

1. **急性肾小球肾炎**　镜下血尿或肉眼血尿，尿中 RBC 为畸形红细胞；尿沉渣亦可见 WBC、上皮细胞、红细胞管型和颗粒管型；尿蛋白阳性，持续蛋白尿提示转为慢性肾炎。

2. **急进性肾小球肾炎**　尿蛋白阳性，尿 RBC 及 WBC 增多，可见红细胞管型。

3. **慢性肾小球肾炎**　尿蛋白阳性，血尿，可见红细胞管型。

4. **肾病综合征**　大量蛋白尿（>3.5g/d）是诊断肾病综合征的必备条件。

（三）肾血管疾病

肾血管疾病是指肾动脉或肾静脉病变而引起的疾病。

1. **肾动脉狭窄**　尿常规改变轻微，有轻度蛋白尿，可出现少量红细胞及管型。

2. **肾动脉栓塞和血栓形成**　可出现蛋白尿和血尿。

3. **小动脉性肾硬化症**　良性小动脉性肾硬化症尿常规检查出现轻度异常，有轻度蛋白尿，少量红细胞及管型，随着肾小球功能渐进受损，可逐渐进展至终末期肾病。恶性小动脉性肾硬化症尿检明显异常，出现血尿、大量蛋白尿、管型尿及无菌性白细胞尿，常于发病数周至数月后出现少尿，进入终末期肾病。

4. **肾静脉血栓形成**　尿检异常，出现镜下或肉眼血尿及蛋白尿（原有蛋白尿增多）。

（四）急性肾损伤

也称急性肾衰竭，是指由多种病因引起的肾功能快速下降而出现的临床综合征。可发生于既往无肾脏病者，也可发生在原有慢性肾脏病的基础上。尿蛋白多为 ±~+，常以小分子蛋白为主。尿沉渣检查可见肾小管上皮细胞、上皮细胞管型和颗粒管型及少许红、白细胞等；尿比重降低且较固定，多在 1.015 以下。应注意尿液指标检查须在输液、使用利尿药、高渗药物前进行，否则会影响结果。

（辛晓敏）

三、粪便一般检验与疾病

（一）慢性腹泻

腹泻是指排便次数增多（>3 次／日），粪便量增加（>200g/d），粪质稀薄（含水量 >85%）。粪便检查对腹泻的诊断非常重要，一些腹泻经粪便检查就能作出初步诊断。常用检查有大便隐血试验，涂片查白细胞、红细胞、脂肪滴、寄生虫及虫卵，大便细菌培养等。

（二）炎症性肠病

炎症性肠病是一类多种病因引起的、异常免疫介导的肠道慢性及复发性炎症，有终生复发倾向，溃疡性结肠炎和克罗恩病（Crohn disease，CD）是其主要疾病类型。

1. **溃疡性结肠炎**　大便次数及便血的程度与病情轻重有关，轻者排便 2~4 次／日，便血轻或无；重者 >10 次／日，脓血显见，甚至大量便血。粪便性状多为糊状，重症可呈稀水样大便。

2. **克罗恩病**　粪便多为糊状，一般无脓血和黏液。

（三）结直肠癌

包括结肠癌和直肠癌，是常见的恶性肿瘤。粪便隐血试验可作为普查筛检或早期诊断的线索。该试验对本病的诊断虽无特异性，亦非确诊手段，但方法简便易行。排便习惯与粪便性状改变常为本病最早出现的症状。多以血便为突出表现，或有痢疾样脓血便伴里急后重。有时表现为顽固性便秘，大便形状变细。也可表现为腹泻与糊状大便，或腹泻与便秘交替，粪质无明显黏液脓血，多见于右侧结直肠癌。

Notes

（四）消化性溃疡

消化性溃疡指胃肠道黏膜被自身消化而形成的溃疡,可发生于食管、胃、十二指肠、胃-空肠吻合口附近以及含有胃黏膜的 Meckel 憩室。当消化性溃疡合并出血,可表现为黑粪,粪便隐血试验呈阳性。治疗好转后,粪便隐血试验转阴。

（辛晓敏）

四、其他一般检验与疾病

（一）漏出液和渗出液

根据积液性质不同,浆膜腔积液分为漏出液和渗出液。漏出液常见于充血性右心力衰竭、肝硬化腹水、肾病综合征、黏液性水肿、上腔静脉阻塞、缩窄性心包炎及药物过敏等。渗出液多见于感染性疾病(如结核性胸膜炎、细菌性肺炎等)、恶性肿瘤(肺癌、胸膜间皮瘤、淋巴瘤等)及肺栓塞等。渗出液和漏出液的性质及鉴别见表2-6。当根据积液的常规参数难以判断积液的性质时,需要综合考虑。

Tab. 2-6   Differentiating transudate from exudate

	Transudate	Exudate
occur	when the systemic factors influencing the formation of pleural fluid are altered such that pleural fluid accumulates	when the local factors influencing the accumulation of pleural fluid are altered such that a pleural effusion develops
main cause	increased capillary permeability, etc.	infection malignant cancer, etc.
pleural fluid/serum protein	<0.5	>0.5
pleural fluid/serum LDH	<0.6	>0.6
pleural fluid LDH	<two-thirds of upper normal limit for serum	>two-thirds of upper normal limit for serum
serum- pleural fluid albumin gradient	>1.2g/dl	<1.2g/dl
cell count (10^6/L)	often <100	often >100
pH	>7.4	<7.2
specific gravity	<1.015	>1.018
protein	<25g/l	>30g/l
glucose	>3.3mmol/l	<3.3mmol/l
rivalta test	negative	postive
common diseases	hepatocirrhosis, congestive heart failure, etc.	rheumatic fever, tuberculous pleuritis, lung cancer, SLE, etc.

（二）神经系统疾病

正常脑脊液为无色透明液体,如有穿刺损伤可混有鲜血,可见新鲜完整的红细胞。脑脊液混浊见于白细胞数量增多或含大量细菌时,如化脓性脑膜炎(脓性)、结核性脑膜炎(毛玻璃样)等。脑脊液细胞数增多的程度及细胞的种类与病变的性质有关。中枢神经系统病毒感染、结核性或真菌性脑膜炎时,细胞数可中度增加常以淋巴细胞为主;细菌感染时(化脓性脑膜炎),细胞数显著增加,以中性粒细胞为主;脑寄生虫病时,可见较多的嗜酸性粒细胞;脑室或蛛网膜下腔出血时,脑脊液内可见多数红细胞。

（崔　巍）

Notes

(三) 男性不育

男性不育指夫妇不采用任何避孕措施有规律性生活 1 年以上,并由于男方因素造成女方不孕者。男性不育症不是一种独立的疾病,而是由某一种或很多疾病与因素造成的结果。精液的实验室诊断在男性不育症的诊治中起到了重要的作用。对于判断男性不育的项目主要有常规体检、精液常规分析、生殖内分泌激素测定、免疫性不育筛查等。基于患者精液特点、病史等可以按图 2-2 所示诊断分析流程对男性不育症进行逐级筛查诊断。

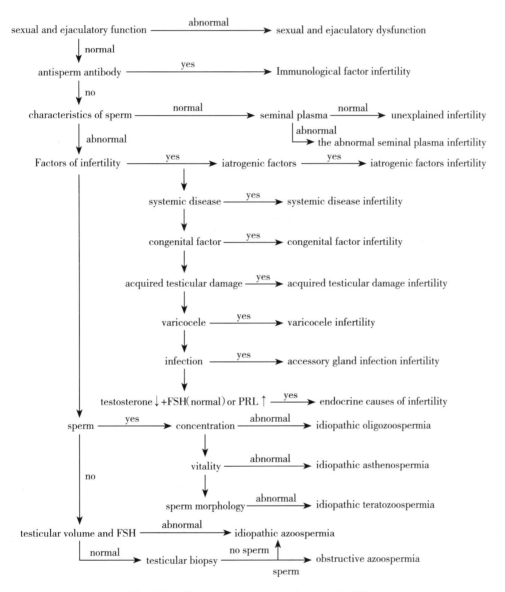

Fig. 2-2　Diagnosis flowchart of male infertility

(崔　巍)

(四) 妇科疾病

外阴及阴道炎症是妇科最常见疾病,各年龄组均可发病。外阴及阴道炎症的共同特点是阴道分泌物增加及外阴瘙痒,但因病原体不同,分泌物特点、性质及瘙痒轻重不同。

1. 滴虫性阴道炎　由阴道毛滴虫引起,主要症状是阴道分泌物增多及外阴瘙痒。分泌物典型特点为稀薄脓性、黄绿色、泡沫状、有臭味。分泌物呈脓性是因为分泌物中含有白细胞,若合并其他感染则呈黄绿色;呈泡沫状、有臭味是因滴虫无氧酵解碳水化合物,产生腐臭气体。典型病例容易诊断,若在阴道分泌物中找到滴虫即可确诊。

Notes

2. 外阴阴道念珠菌病　主要表现外阴瘙痒、灼痛,还可伴有尿频、尿痛。部分患者阴道分泌物增多。分泌物特征为白色稠厚呈凝乳或豆腐渣样,因其由脱落上皮细胞和菌丝体、酵母菌和假菌丝组成。典型病例不难诊断。若在分泌物中找到白念珠菌即可确诊。若有症状而多次湿片检查为阴性,或为顽固病例,为确诊是否为非白念珠母菌感染,可采用培养法。pH 值测定具有重要鉴别意义,若 pH<4.5,可能为单纯念珠菌感染,若 pH>4.5,并且涂片中有多量白细胞,可能存在混合感染。

3. 细菌性阴道病　为阴道内正常菌群失调所致的一种混合感染,但临床及病理特征无炎症改变。有症状者主要表现为阴道分泌物增多,有鱼腥臭味。分泌物特点为灰白色,均匀一致,稀薄,常黏附于阴道壁,但黏度很低,容易将分泌物从阴道壁拭去。下列 4 项中有 3 项阳性即可临床诊断为细菌性阴道病:①匀质、稀薄、白色阴道分泌物,常黏附于阴道壁;②阴道 pH>4.5;③胺臭味试验阳性;④线索细胞阳性。线索细胞即阴道脱落的表层细胞,于细胞边缘贴附颗粒状物即各种厌氧菌,细胞边缘不清。

4. 老年阴道炎　见于自然绝经及卵巢去势后妇女。主要症状为阴道分泌物增多及外阴瘙痒、灼热感。阴道分泌物稀薄,呈淡黄色,感染严重者呈脓血性白带。根据绝经、卵巢手术史或盆腔放射治疗史及临床表现,该病的诊断不难,应取阴道分泌物检查。对有血性白带者,应与子宫恶性肿瘤鉴别。

本 章 小 结

　　临床一般检验是诊断和监测疾病的基础检验项目,尤其是血液一般检验、尿液一般检验和粪便一般检验。浆膜腔积液和脑脊液、精液和前列腺液、阴道分泌物、痰液和肺泡灌洗液等一般检验在临床也是较为常见的检测项目。通过本章学习,掌握检验项目检测的临床意义与熟悉一般检验项目在临床疾患中的变化。

（崔　巍　辛晓敏）

参考文献

1. 刘成玉,罗春丽.临床基础检验.第 5 版.北京:人民卫生出版社,2012;21-267.

2. 王鸿利.实验诊断学.第 2 版.北京:人民卫生出版社,2010;29-54.

3. 尚红,陈文祥,潘柏申等.建立基于中国人群的临床常用检验项目参考区间.中国卫生标准管理,2013,4(1):17-21.

4. Richard A. McPherson, Matthew R. Pincus. HENRY'S clinical diagnosis and management by laboratory methods. 22th edition.Philadelphia:Elsevier Saunders,2011.

Notes

第三章　贫血及相关红细胞疾病实验诊断

内容提要

红细胞疾病可分贫血和红细胞增多症两大类。根据贫血的发病机制,可分为红细胞生成减少、破坏增加和丢失过多。本章主要介绍了红细胞疾病的分类和相关的实验室检测,重点阐述缺铁性贫血、巨幼细胞性贫血、再生障碍性贫血、自身免疫性溶血性贫血、红细胞葡萄糖-6-磷酸脱氢酶缺乏症、珠蛋白生成障碍性贫血、阵发性睡眠性血红蛋白尿症等常见贫血的实验检测项目的选择、实验诊断路径和实验的临床应用。

第一节　概　　述

由于各种原因导致红细胞的生成、结构、代谢或凋亡发生异常,造成各种与红细胞相关的疾病称为红细胞疾病(red blood cell disease)。红细胞疾病在临床上分为贫血(anemia)和红细胞增多症(erythrocytosis)。

一、红　细　胞

(一)红细胞的生成与破坏

人体内红细胞的数量与骨髓红系细胞的增殖、分化密切相关。生理情况下,正常红细胞的平均寿命为 120 天,红细胞的生成与破坏之间维持一种动态平衡。

1. **红细胞的生成**　正常人红细胞的生成包括造血干细胞阶段、红系祖细胞阶段、红系前体细胞(原始红细胞至晚幼红细胞)的增殖与分化阶段、网织红细胞的成熟及网织红细胞向外周血释放成熟红细胞的过程。红细胞生成调节较为复杂,主要通过骨髓内红细胞生成的自身调节以维持红细胞数量的衡定和生理性平衡,当机体内的红细胞数量改变时,造血组织通过各种途径不断对这种动态平衡起自身调节作用。如当外周血中红细胞数量减少和血红蛋白浓度降低时,红细胞携氧能力下降,血液和组织内氧张力减低,可刺激肾脏产生和释放红细胞生成素(erythropoietin,EPO),促进骨髓内红细胞的生成。

2. **红细胞的破坏**　成熟红细胞在存活过程中逐渐衰老,表现在细胞膜蛋白质与脂质含量、红细胞酶活性、糖酵解能力下降,物质交换及能量转换逐渐减少,对红细胞的重要生理功能有不良影响。红细胞主要因衰老而消失,衰老红细胞主要在肝、脾和骨髓中破坏,并由单核-巨噬细胞系统清除。脾脏是破坏衰老红细胞,清除受损伤红细胞,调控网织红细胞的重要器官。

(二)生理功能

红细胞具有多种重要的生理功能,除携带氧气和运输二氧化碳外,对维持体内平衡起重要作用。

1. **血红蛋白(Hb)的功能**　红细胞的主要功能是从肺把 O_2 带到组织,从组织把 CO_2 带到肺进行气体交换。大于 95% 的 O_2 和 CO_2 是由血红蛋白携带运输,这是一种可逆的化学反应过程。一个 Hb 分子能结合 4 个 O_2 分子,以与 O_2 结合的方式携氧并转运。CO_2 在红细胞中可自由扩散,氨甲酰的形成和 Bohr 效应是 Hb 转运 CO_2 的主要形式。

2. 红细胞膜的功能 红细胞膜在红细胞生存过程中起重要作用,红细胞内外物质交换、信息传递和药物作用等都需通过红细胞膜。

3. 红细胞的免疫功能 红细胞表面有补体 C3b 受体,其和补体的作用是红细胞具有免疫功能的重要因素。红细胞的免疫功能主要有清除免疫复合物、对淋巴细胞调控、促进巨噬细胞的吞噬和对补体活性的调节。

二、红细胞疾病

红细胞疾病中,最常见和最主要的是贫血。贫血不是一种独立的疾病而是一种临床综合征,其发生率相当高,应引起充分重视。本章主要阐述贫血的实验诊断。贫血的准确定义应是全身循环红细胞总量的减少。但由于检测条件和技术限制,现定义为外周血单位容积内血红蛋白(Hb)浓度、红细胞计数(RBC)和血细胞比容(Hct)低于本地区、相同年龄和性别人群参考区间下限的一种症状。

(一) 临床特征

贫血的临床表现主要是由体内器官组织缺氧和机体对缺氧的代偿机制所引起,同时由于贫血可影响机体全身器官和组织,故导致临床症状和体征可涉及全身各系统。

1. 一般临床表现 疲乏、无力,皮肤、黏膜和甲床苍白。

2. 心血管及呼吸系统 心悸,心律加快及呼吸加深(运动和情绪激动时更明显),重者可出现心脏扩大,甚至心力衰竭。

3. 神经系统 头晕,目眩,耳鸣,头痛,畏寒,嗜睡,精神萎靡不振等。

4. 消化系统 食欲减退,恶心,消化不良,腹胀,腹泻和便秘等。

5. 特殊表现 溶血性贫血常见黄疸、脾大等。引起贫血不同基础疾病的相应临床表现。

(二) 贫血分类

临床常用的贫血分类主要为:按病因和发病机制、按血细胞形态学变化和按骨髓增生程度分类。不同分类法各有特点,临床常将病因及发病机制和形态学分类相结合应用,对贫血进行诊断。

1. 病因和发病机制分类 分为红细胞生成减少、红细胞破坏增多和红细胞丢失过量三类。

(1) 红细胞生成减少:①骨髓衰竭,如再生障碍性贫血,范可尼贫血等;②红系祖细胞增殖、分化障碍,如纯红细胞再生障碍性贫血,慢性肾衰竭所致贫血(肾性贫血)等;③无效造血,如骨髓增生异常综合征(MDS),先天性红系造血异常性贫血等;④造血功能受抑,如抗肿瘤化疗治疗、放射治疗后贫血等;⑤骨髓浸润,如白血病和其他血液肿瘤、实体瘤骨髓转移所致贫血等;⑥ DNA 合成障碍,如叶酸和维生素 B_{12} 缺乏所致巨幼细胞性贫血;⑦血红蛋白合成障碍,如缺铁性贫血,原发性肺含铁血黄素沉着症,珠蛋白生成障碍性贫血等;⑧红系造血调节异常,如低氧亲和力血红蛋白病等;⑨原因不明的造血低下,如慢性病性贫血等。

(2) 红细胞破坏增多(溶血性贫血):①红细胞内在异常包括遗传性红细胞膜缺陷病(球形红细胞增多症、椭圆形红细胞增多症、靶形红细胞增多症、口形红细胞增多症等),先天性红细胞酶缺陷病(葡萄糖 -6- 磷酸脱氢酶缺陷病、丙酮酸激酶缺陷症等),异常血红蛋白病(地中海贫血、镰状细胞病、异常血红蛋白病,不稳定血红蛋白病等);②红细胞外在异常包括免疫溶血因素(自身免疫性有温抗体型自身免疫性溶血性贫血、冷凝集综合征、阵发性寒冷性血红蛋白尿症;同种免疫性有新生儿 ABO 溶血症、新生儿 Rh 溶血症、血型不合输血等;药物免疫性有药物诱发性免疫性溶血性贫血);机械性损伤(红细胞破碎综合征,行军性血红蛋白尿症,破碎性心源性溶血性贫血);物理性因素(烧伤所致溶血);化学性因素(化学物质所致溶血);生物性因素(微生物、寄生虫、蛇、蝰毒素所致溶血);脾功能亢进;微血管病性溶血性贫血(弥散性血管内凝血(DIC)、溶血尿毒症综合征(HUS)等)。

(3) 红细胞丢失过量:①急性失血性贫血(见于消化道大出血,大量咯血,创伤、手术失血,内脏破裂和宫外孕等失血);②慢性失血性贫血(见于月经过多、痔疮、慢性创面出血、疟疾病和出血

Notes

性疾病等)。

2. 细胞形态学分类 根据红细胞平均指数的变化,可将贫血从形态学上分为正细胞性贫血、大细胞性贫血、单纯小细胞性贫血和小细胞低色素性贫血(表3-1)。

Tab. 3-1 Classification of anemia with MCV、MCH and MCHC

	MCV(fl)	MCH(pg)	MCHC(g/L)	Disorders
normocytic anemia	82~100	27~34	316~354	acute blood loss anemia,hemolytic anemia,aplastic anemia
macrocytic anemia	>100	>34	316~354	megaloblastic anemia
microcytic anemia	<82	<27	316~354	anemia of chronic disease
microcytic hypochromic anemia	<82	<27	<316	iron deficiency,sideroblastic anemia,hemoglobinopathy

3. 骨髓增生程度分类 根据患者骨髓涂片红细胞系的增生情况和形态学变化将贫血分为:增生性贫血(见于溶血性贫血、失血性贫血、缺铁性贫血、巨幼细胞性贫血等)、增生不良性贫血(见于再生障碍性贫血、肿瘤骨转移等)。

三、贫血的实验诊断

贫血的诊断需要结合临床诊断、实验诊断等进行。临床诊断主要应进行详细、全面的病史收集和各系统和器官的临床表现分析。实验检测是诊断贫血的重要依据,诊断应包括:确定有无贫血;贫血的严重程度及类型;查明贫血的原因和原发病。

(一)实验诊断项目

贫血的诊断以查明贫血的性质和病因最为重要,在通过一般血液学检测确定贫血存在及其程度之后,贫血的诊断思路为评估各项实验室检查结果以确定贫血的类型,同时,紧密结合临床资料综合分析,确定进一步的检查以寻找贫血病因。

1. 一般血液学检测 应用 RBC、Hb 和 Hct 的检测结果可以确定有无贫血和贫血的严重程度。应用 MCV、MCH 和 MCHC 的检测结果可将贫血进行形态学分类。

2. 血细胞涂片检查 显微镜下直接观察血涂片中的红细胞、白细胞、血小板的数量、大小和形态等,可为诊断贫血提供重要的信息。当某类异常形态较多出现时对贫血的诊断有重要提示作用,如缺铁性贫血出现小细胞低色素性红细胞增多;地中海贫血常见靶形红细胞、小红细胞;巨幼细胞贫血常见大红细胞;自身免疫性溶血性贫血、微血管病性溶血等常出现球形红细胞、红细胞碎片;多发性骨髓瘤、巨球蛋白血症等疾病常见红细胞缗钱状排列。

3. 网织红细胞检测 包括网织红细胞计数(Ret%)、网织红细胞绝对数(Ret绝对数)、网织红细胞生成指数(reticulocyte production index,RPI)和网织红细胞血红蛋白含量(reticulocyte hemoglobin content,CHr)。网织红细胞测定是反映骨髓红细胞造血功能的重要指标,在贫血的诊断和鉴别诊断中起重要作用。网织红细胞计数和网织红细胞生成指数联合可鉴别贫血,如在正细胞性贫血中,若 Ret 减低常见纯红再障、肾性贫血、感染、药物性贫血等;若 Ret 增高常见于膜缺陷病、异常 Hb 病和自身免疫性贫血。网织红细胞检测还可用于观察贫血治疗效果、骨髓移植的恢复和放化疗骨髓抑制的情况等。

4. 骨髓涂片细胞学检查和骨髓组织病理学检查 骨髓检查是诊断红细胞疾病不可缺少的方法。根据骨髓增生情况可将贫血分为增生性贫血和增生低下性贫血。骨髓细胞形态学和组织病理学是否有异常可进行疾病的诊断,例如:巨幼细胞贫血时,可见红、粒、巨核三系细胞的巨幼变;MDS 时,可见红、粒、巨核三系细胞的病态造血;再障时,可见三系造血细胞减少、非造血细胞增多,且伴红骨髓(造血)减少、黄骨髓(脂肪)增多等。骨髓象检测可作为某些贫血疾病的确诊性实验,多在诊断困难时进行,但其为有创检查,许多贫血诊断可用 Ret 初步进行骨髓增生程度的判断。

Notes

（二）实验诊断路径

　　贫血的诊断路径是先进行血液学的一般检查，分析确定贫血的类型，结合临床资料，得出初步的诊断意见和明确进一步的检查方向，然后有目的地选择贫血确诊及病因检查的相关实验，以进行贫血的疾病诊断。

　　1. 确定有无贫血及贫血的严重程度　在确定有无贫血时，Hb 和 Hct 为最常用的诊断指标，我国诊断贫血的标准常界定为：男性成年人 Hb<120g/L，RBC<4.5×10^{12}/L，Hct<0.42；女性成年人 Hb<110g/L，RBC<4.0×10^{12}g/L，Hct<0.37；小儿定为：出生后 10 天 Hb<145g/L，10 天 ~3 个月 Hb<100g/L，3 个月 ~6 岁 Hb<110g/L，6~14 岁 Hb<120g/L；老年人定为：Hb<110g/L，RBC<3.5×10^{12}/L，Hct<0.35；妊娠中晚期定为：Hb<100g/L，Hct<0.30。按贫血程度大致可将贫血分为轻度（Hb>90g/L）、中度（Hb 61~90g/L）、重度（Hb 31~60g/L）和极重度（Hb<30g/L）。

　　2. 贫血的类型确定　贫血基于不同的临床特点有按细胞形态学变化、骨髓增生程度和据病因及发病机制进行的疾病分类。红细胞形态学分类法对贫血的诊断能提供线索，是最常进行和有实用价值的分类方法；病因及发病机制分类法对贫血的病因和发病机制有所分析，利于对贫血的诊断和治疗。引起贫血的原因多种多样，有关检查也十分复杂。因此在病史收集、体格检查和一般检测的基础上，医师须有目的、有步骤地由简入繁、由筛查试验到特殊试验、由常见贫血到少见贫血，逐步进行仔细地病因诊断。图 3-1 为根据血常规检测进行贫血的诊断的路径。

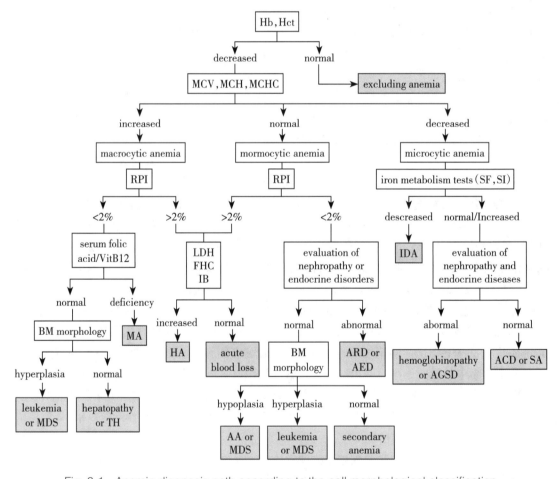

Fig. 3-1　Anemia diagnosis path according to the cell morphological classification
Hb：hemoglobin；Hct：hematocrit；MCV：mean corpuscular volume；MCH：mean corpuscular hemoglobin；MCHC：mean corpuscular hemoglobin concentration；RPI：reticulocyte production index；SF：serum ferritin；SI：serum iron；BM：bone marrow；MA：megaloblast anemia；MDS：myelodysplastic syndrome；TH：thyroid hypofunction；LDH：lactic dehydrogenase；FHC：free hemoglobin concentration；ID：indirect bilirubin；HA：hemolytic anemia；AA：aplastic anemia；IDA：iron-deficiency anemia；ARD：anemia of renal disease；AED：anemia of endocrine disease；AGSD：anemia of globin synthesis disorder；ACD：anemia of chronic disease；SA：sideroblastic anemia.

Notes

第二节　红细胞疾病的实验检测

红细胞疾病的检验主要针对贫血和红细胞增多症两大类疾病,贫血的检验项目可根据针对某种或某类贫血病因的检验,分为:骨髓造血功能障碍的检测;造血原料不足或利用障碍的检测;红细胞破坏过多即溶血性贫血的检验。本节主要介绍临床上常用的、有助于明确贫血病因的相关检测项目和技术。

一、造血相关试验

红细胞的生成经历了造血干细胞阶段、红系祖细胞阶段、原始红细胞至晚幼红细胞的增生与分化阶段、网织红细胞成熟至成熟红细胞阶段。生长发育过程任一环节出现异常,可导致红细胞生成减少出现贫血或红细胞增多症。临床常见的、与造血功能障碍相关的贫血是各种类型的再生障碍性贫血。以下为再生障碍性贫血的实验诊断所需的造血相关试验。

（一）血象和骨髓象检查

造血功能障碍时,外周血全血细胞减少、网织红细胞降低,骨髓细胞学检测及骨髓活检均显示造血组织减少。

（二）造血祖细胞培养

【原理】　血液、骨髓液或脐血中的单个核细胞(mononuclear cells,MNC)在适当的造血细胞因子(cytokine,CK)或集落刺激因子(colony stimulating factor,CSF)作用下培养 7~14 天,可以生成主要由不同造血细胞组成的集落,称为集落形成单位(colony forming units,CFU)。每个集落可视为由单一集落形成细胞增殖、分化而来,集落数的多少可反映一定单个核细胞(MNC)数量条件下的祖细胞数量及分化、增殖的能力。

【检测方法】　细胞培养。

【参考区间】　造血祖细胞包括多向造血祖细胞(CFU-GEMM)、粒 - 单系祖细胞(CFU-GM)、前祖红细胞(BFU-E)、后祖红细胞(CFU-E)和巨核祖细胞(CFU-Meg)等。

(1) 粒 - 单系祖细胞含量测定(琼脂培养):①成人:CFU-GM 集落$(178.5 \pm 9.5)/2 \times 10^5$,簇与集落比为 3~5;②儿童:CFU-GM 集落$(170.5 \pm 23.6)/2 \times 10^5$,簇与集落比小于 1。

(2) 红系祖细胞含量测定(甲基纤维素培养):①成人:BFU-E $(137.0 \pm 17.3)/5 \times 10^4$,CFU-E $(234.3 \pm 6.6)/5 \times 10^4$;②儿童:BFU-E$>20/1 \times 10^5$,CFU-E$>400/1 \times 10^5$。

(3) 淋巴系祖细胞含量测定:目前尚无统一的参考区间。

(4) 巨核系祖细胞含量测定(甲基纤维素培养):CFU-Meg$(1~35)/1 \times 10^5$。

(5) 多向性造血祖细胞(CFU-GEMM)含量测定:CFU-Mix$(10.8~30.6)/(2~8) \times 10^5$。

【临床意义与评价】

(1) 粒 - 单系祖细胞培养:①白血病的辅助诊断、治疗监测与预后判断:白血病时,簇与集落比值和数量异常,疾病缓解后可恢复正常,复发前又出现异常;②按生长类型将骨髓增生异常综合征分型,Ⅰ型为非白血病生长型,Ⅱ型为白血病生长型,后者易转变为急性非淋巴细胞白血病,且多数生存期短;③再生障碍性贫血多数患者的集落、簇生长均减少,缓解病例可见 CFU-GM 上升;④真性红细胞增多症如伴白细胞增高,则 CFU-GM 增多;如转变为急性白血病,则 CFU-GM 减少。

(2) 红系祖细胞培养:①再生障碍性贫血,BFU-E、CFU-E 均减少,与疾病严重程度一致;②单纯红细胞再生障碍性贫血,CFU-E 减少,对 EPO 反应低下;③急性白血病细胞浸润明显时,CFU-E、BFU-E 均减少,对 EPO 反应低下;④慢性粒细胞性白血病,BFU-E、CFU-E 均增高并可分化成熟;⑤真性红细胞增多症,BFU-E、CFU-E 均增高,且后者对 EPO 感受性增强。

Notes

(三)红细胞生成素测定

【原理】　红细胞生成素(erythropoietin,EPO)是一种糖蛋白,应用抗 EPO 抗体可进行血液中 EPO 量的测定。

【检测方法】　化学发光、ELISA 或 RIA。

【参考区间】　12.5~34.5U/L(RIA)。

【临床意义与评价】

(1) EPO 降低:常见于肾性贫血(肾小球滤过率 <30ml/min 时,EPO 明显减低)、慢性肾病性贫血和真性红细胞增多症等。

(2) EPO 升高:常见于缺铁性贫血、溶血性贫血、再生障碍性贫血、继发性红细胞增多症、肿瘤性贫血和妊娠中后期等。

成人 80%~90% 的 EPO 由肾小球旁的成纤维细胞合成,其生理作用是调节红细胞的生成和分化,EPO 水平的升高对再障的诊断有重要意义,在重型再障的治疗过程中,EPO 水平降低表明治疗有效。

(四)集落刺激因子测定

【原理】　集落刺激因子(colony stimulating factor,CSF)是一组由糖蛋白或多肽类组成的活性物质,它们对血细胞的生成、分化、增殖、成熟有重要的调节作用。通常在集落培养或 CSF 依赖株细胞中测定 CSF 活性,也可用 ELISA 法测定 CSF 的抗原含量。

【检测方法】　ELISA 法等。

【参考区间】　多数实验室以测定 GM-CSF、G-CSF 和 M-CSF 为主,各种方法的参考区间有差异,各实验室应建立自己的参考区间。

【临床意义与评价】

(1) CSF 升高:见于再生障碍性贫血、急性白血病和细菌感染性疾病等。

(2) CSF 治疗:在肿瘤放化疗、骨髓移植、白细胞减少、艾滋病患者出现骨髓造血功能衰竭时,应用 GM-CSF 或 G-CSF 治疗可促进造血功能恢复。

血清 GM-CSF、G-CSF 水平升高对再障特别是重型再障诊断意义较大,G-CSF 还可作为重型再障治疗效果评价的一项指标,水平增高者疗效及预后较差。集落刺激因子对造血的调节作用是多系列、多层次的,缺乏针对性和特异性。

二、铁代谢试验

铁是合成血红蛋白(Hb)必需的元素,当机体铁的摄入不足、需求增多或铁的代谢障碍、丢失过多,导致铁呈负平衡状态时,便出现缺铁。缺铁是一个渐进的发展过程,最早是体内贮存铁耗尽称为隐性 / 潜在缺铁期;继之,红细胞内发生缺铁称为缺铁性红细胞生成期;最后发生缺铁性贫血(iron deficiency anemia,IDA)。

(一)血象和骨髓象检查

机体缺铁时血象呈典型的小细胞低色素性贫血特点,骨髓象以晚幼红细胞增生最为显著,细胞内外铁减少或缺乏。

(二)血清铁和血清总铁结合力测定

1. 血清铁

【原理】　血清中的铁一部分与转铁蛋白结合,另一部分呈游离状态,检测后者在血清中的含量即为血清铁(serum iron,SI)。

【检测方法】　亚铁嗪显色法。

【参考区间】　成年男性 11.6~31.3μmol/L,成年女性 9.0~30.4μmol/L。1 岁后小儿时期约为 12μmol/L。

Notes

【临床意义与评价】

(1) 降低:①生理性铁需要量增加:如生长快速的婴儿、青少年、妊娠和哺乳期妇女,血清铁常降低;②IDA:铁的摄入不足或吸收障碍;铁丢失过多;③感染或炎症:肝脏合成转铁蛋白减低,铁的转运机制障碍;④真性红细胞增多症:贮存铁减少,造血功能加强,血清铁降低。

(2) 增高:①红细胞产生或成熟障碍:如再生障碍性贫血、巨幼细胞性贫血;②铁的利用降低:如铅中毒、维生素 B_6 缺乏、铜缺乏、慢性酒精中毒等;③红细胞破坏增加:溶血,尤其是血管内溶血;④铁吸收增加:白血病、含铁血黄素沉着症、经常反复输血等;⑤肝脏贮存铁释放和转铁蛋白合成障碍:急性病毒性肝炎、慢性活动性肝炎、肝硬化等。

血清铁受生理、病理因素影响较大,一天中血清铁的浓度变化可大于12.9%,且受饮食影响大,其敏感性、特异性均低于血清铁蛋白。

2. 血清总铁结合力

【原理】　血清总铁结合力(total iron binding capacity test,TIBC)是指血清中转铁蛋白能与铁结合的总量,能与100ml血清中全部转铁蛋白结合的最大铁量(饱和铁)称为血清总铁结合力。正常情况下血清铁仅能与1/3的转铁蛋白结合。

【检测方法】　按血清铁测定方法检测。

【参考区间】　男性 50~77μmol/L,女性 54~77μmol/L。

【临床意义与评价】

(1) 降低:①生理性降低:新生儿减低,2 岁以后与成人相同;②转铁蛋白合成不足:遗传性转铁蛋白缺乏症;③转铁蛋白丢失:肾病、脓毒症;④其他:肿瘤、非缺铁性贫血、珠蛋白生成障碍性贫血、慢性感染等。

(2) 增高:①生理性增高:女青年和妊娠期妇女增高;②转铁蛋白合成增加:缺铁性贫血;③铁蛋白从单核 - 吞噬系统释放增加:急性肝炎、肝细胞坏死等。

血清总铁结合力较为稳定,但反映体内贮存铁的敏感性低于血清铁蛋白。

(三) 血清转铁蛋白和转铁蛋白饱和度测定

【原理】　血清转铁蛋白(serum transferrin,STf)是一种能结合 Fe^{3+} 的糖蛋白,主要由肝细胞和巨噬细胞合成,机体内有转铁蛋白受体,可识别和结合转铁蛋白。每毫克转铁蛋白可结合1.25mg 铁。正常情况下有 1/3 的转铁蛋白与绝大部分的血浆铁结合,结合后被转运至需铁组织再将铁释放,转铁蛋白自身结构不变。临床上常以血清铁与总铁结合力的百分比表示转铁蛋白饱和度(transferrin saturation,TS)。

【检测方法】　血清转铁蛋白用免疫散射比浊法。

$$转铁蛋白饱和度 =(血清铁 / 总铁结合力)×100\%。$$

【参考区间】　血清转铁蛋白浓度 28.6~51.9μmol/L;血清转铁蛋白饱和度为 20%~50%。

【临床意义与评价】

(1) 转铁蛋白:转铁蛋白增高见于妊娠中、晚期及口服避孕药、反复出血、铁缺乏等,尤其是缺铁性贫血。转铁蛋白降低见于遗传性转铁蛋白减低症、营养不良、严重蛋白质缺乏、腹泻、肾病综合征、溶血性贫血、类风湿关节炎、心肌梗死、某些炎症及恶病质等。

(2) 转铁蛋白饱和度:血清转铁蛋白饱和度低于 15%,结合病史可诊断缺铁,其准确性仅次于铁蛋白,比总铁结合力和血清铁灵敏;转铁蛋白饱和度增高见于血色病、过量铁摄入、珠蛋白生成障碍性贫血等。

血清铁不能准确反映体内铁缺乏状况,转铁蛋白饱和度减低对铁缺乏具有诊断意义。血清铁和转铁蛋白饱和度增高对铁负荷过多有诊断意义。但转铁蛋白测定的敏感性和特异性较血清铁蛋白测定差。

(四)血清铁蛋白测定

【原理】 血清铁蛋白(serum ferritin,SF)主要由肝合成,是铁的贮存形式之一,其含量能准确反映体内贮存铁的情况,与骨髓铁染色结果有良好的相关性。多应用免疫法检测血清铁蛋白量。

【检测方法】 固相放射免疫法或电化学发光免疫法。

【参考区间】 RIA:男性15~200μg/L;女性12~150μg/L,小儿低于成人。

【临床意义与评价】

(1)降低:见于①体内贮存铁减少:缺铁性贫血、妊娠;②铁蛋白合成减少,维生素C缺乏等。

(2)增高:见于①体内贮存铁增加:原发性血色病、继发性铁负荷过大(如依赖输血的贫血患者);②铁蛋白合成增加:炎症或感染,恶性疾病(如急性粒细胞白血病、肝肿瘤、胰腺癌等),甲状腺功能亢进;③组织内的铁蛋白释放增加:肝坏死、慢性肝病、脾或骨髓梗死,恶性肿瘤等。

血清铁蛋白在出生后1个月最高,3个月后开始下降,9个月时最低。十几岁时开始出现男、女差别,女性低于男性。在肝脏损伤或某些肿瘤(特别是急性白血病、消化道肿瘤)患者,铁蛋白是一种急性期反应物,血清铁蛋白水平亦可升高。血清铁蛋白水平降低表明缺铁,但可假性升高,对缺铁性贫血的敏感度为90%,特异度为85%。

(五)可溶性转铁蛋白受体测定

【原理】 铁在转运时需通过转铁蛋白和细胞表面的特异性转铁蛋白受体结合释放到细胞内。可溶性转铁蛋白受体(soluble transferrin receptor,sTfR)是存在于血清或血浆中组织受体的游离形式,转铁蛋白受体的数目反映了机体对铁的需求。

【检测方法】 酶联免疫测定、定时散射比浊测定等免疫方法。

【参考区间】 3.0~8.5mg/L(不同的方法可有不同的参考区间)。

【临床意义与评价】

(1)增高:常见于缺铁性贫血早期和红系造血增生时,可用于缺铁性贫血的诊断和鉴别诊断。SF反映铁的贮存部分,而sTfR反映功能性铁部分,这两个指数可以和sTfR/SF比率结合起来,用于评估整个机体铁贮存的情况。比率>1.8提示储存铁减少;比率>2.2提示IDA。

(2)降低:可见于再障、慢性病贫血、肾衰竭等。

铁供应减少可迅速导致转铁蛋白受体合成的调整,而感染或炎症性疾病不会引起血清中受体浓度的显著性变化,因此sTfR测定的临床意义比铁蛋白测定更简便、可靠,是提示缺铁性红细胞生成期的首选指标。

三、叶酸与维生素B$_{12}$代谢试验

叶酸(folic acid,FA)和维生素B$_{12}$(vitamin B$_{12}$,Vit B$_{12}$)是合成核蛋白参与核酸代谢的必需物质。由于机体的摄入不足、吸收不良、需求量增加或排泄量过多,导致叶酸缺乏引起脱氧胸腺嘧啶核苷酸合成减少;维生素B$_{12}$缺乏引起四氢叶酸生成障碍,影响脱氧胸腺嘧啶核苷酸的形成。因此,叶酸和维生素B$_{12}$缺乏时,核酸代谢障碍,幼红细胞DNA合成受影响,细胞增殖速度明显减慢,形成巨幼细胞,出现巨幼细胞贫血。

(一)血清和红细胞叶酸测定

【原理】 血清叶酸(serum folic acid,FA)应用于巨幼细胞性贫血的病因诊断,而红细胞叶酸(red blood cell folic acid)不受短期内叶酸摄入情况的影响,能反映机体叶酸的总水平及组织的叶酸水平。

【检测方法】 放射免疫法或电化学发光免疫法。

【参考区间】 血清叶酸:成年男性8.61~23.8nmol/L,女性7.93~20.4nmol/L;红细胞叶酸:成人340~1020nmol/L红细胞。

【临床意义与评价】

（1）降低：血清叶酸水平<6.81nmol/L 称叶酸缺乏，红细胞叶酸小于 227nmol/L 时表示有叶酸缺乏。常见于巨幼细胞性贫血、溶血性贫血、甲亢、营养不良、慢性腹泻、吸收不良、酒精中毒、重症皮肤病、恶性肿瘤、骨髓增生性疾病、肝脏疾病、正常妊娠等。

（2）升高：见于肠盲袢综合征、恶性贫血、长期素食者等。

红细胞与血清的叶酸浓度相差几十倍，身体组织内叶酸已缺乏但尚未发生巨幼细胞性贫血时，红细胞叶酸测定对早期诊断尤其有价值。标本溶血对血清叶酸的测定结果影响较大。

（二）血清维生素 B_{12} 测定

【原理】　维生素 B_{12} 缺乏时，影响脱氧胸腺嘧啶核苷酸的形成，间接导致 DNA 合成和神经髓鞘质合成障碍，进而出现有神经精神症状的巨幼细胞性贫血。

【检测方法】　放射免疫法或电化学发光免疫法。

【参考区间】　成人 148~660pmol/L。

【临床意义与评价】

（1）血清维生素 B_{12} 含量降低：见于巨幼细胞贫血、恶性贫血（内因子缺乏）、脊髓侧束变性、髓鞘障碍症。胃肠疾病导致的胃酸、胃蛋白酶分泌减少和胃切除术后，胃底壁细胞合成分泌的内因子减少，可影响维生素 B_{12} 的吸收和转运，引发巨幼细胞性贫血。服用拮抗剂或干扰维生素 B_{12} 利用的药物可引起血清维生素 B_{12} 降低。

（2）血清维生素 B_{12} 含量增高：见于白血病、真性红细胞增多症、恶性肿瘤、肝细胞损害等。

叶酸和维生素 B_{12} 测定常用的方法有放免法和化学发光法等，放免法测定快速、精确，但存在辐射污染等问题，化学发光免疫分析法灵敏性高、特异性好、检测快速，但检测成本较高。

（三）血清内因子阻断抗体测定

【原理】　维生素 B_{12} 要与胃壁细胞分泌的内因子形成复合物后才能被吸收，内因子阻断抗体（intrinsic factor blocking antibody，IFBA）通过阻断维生素 B_{12} 与内因子的结合而影响维生素 B_{12} 的吸收。

【检测方法】　放射免疫法检测 $VitB_{12}$ 与内因子形成的复合物量，推测是否有内因子抗体存在。

【参考区间】　阴性。

【临床意义与评价】　内因子阻断抗体阳性，多见于由维生素 B_{12} 缺乏引起的巨幼细胞性贫血、恶性贫血等。

血清内因子阻断抗体的检测有助于查找维生素 B_{12} 缺乏的原因，在恶性贫血病人血清中检测率高于 50%，可作为疾病的筛选方法之一。

（四）叶酸／维生素 B_{12} 治疗性试验

【原理】　临床高度怀疑叶酸或维生素 B_{12} 缺乏，但无条件测定叶酸或维生素 B_{12} 时，可用叶酸或维生素 B_{12} 治疗性试验。

【方法与判断】

（1）叶酸治疗性试验：试用小剂量叶酸（200μg/d 连续肌内注射 10 天），观察网织红细胞计数和血红蛋白含量，如网织红细胞上升，血象好转，可考虑叶酸缺乏，因为小剂量叶酸对维生素 B_{12} 缺乏常无效。

（2）如用维生素 B_{12} 1~2μg/d，连续肌内注射 7 日；然后加用叶酸肌内注射 200μg/d，连用 7 天。试验治疗期间隔日测定一次末梢血红蛋白计数、网织红细胞计数与血红蛋白浓度。①阳性：注射维生素 B_{12} 后网织红细胞、红细胞计数有一定程度的增加，形成第 1 个高峰，继之稳定；注射叶酸后再度上升，形成第 2 个高峰；②阴性：注射维生素 B_{12}、叶酸后网织红细胞、红细胞计数无增加。

【临床意义与评价】

阳性:提示叶酸、维生素 B_{12} 均缺乏。

阴性:提示贫血的原因非叶酸、维生素 B_{12} 缺乏。

单纯维生素 B_{12} 缺乏时第 1 个网织红细胞、红细胞计数高峰上升程度较高,且稳定,注射叶酸后不再形成第 2 个高峰。单纯叶酸缺乏第 1 个高峰不出现,仅有第 2 个高峰。

四、溶血筛查相关试验

溶血性贫血(hemolytic anemia)是由于先天性和获得性的原因导致红细胞破坏过多,超过骨髓的代偿造血能力的一类贫血,属于贫血病因和发病机制分类中的红细胞破坏过多性贫血之一。正常骨髓有 6~8 倍的造血代偿能力,当过多的红细胞破坏时,骨髓造血红细胞增加,若临床上不出现贫血称为溶血性疾病(hemolytic disease);若出现贫血则成为溶血性贫血。可通过实验室检测对溶血性贫血进行筛查。

(一)血浆游离血红蛋白测定

【原理】　当红细胞破坏后存在于红细胞中的血红蛋白释放入血,称血浆游离血红蛋白(plasma free hemoglobin,FHb),据血红蛋白中亚铁血红素具有类过氧化酶活性的作用进行相关检测。

【检测方法】　过氧化物酶法。

【参考区间】　0~40mg/L。

【临床意义与评价】　血浆游离血红蛋白的增加是血管内溶血的指征。输入血型不配合血液制品后血浆游离血红蛋白升高最为明显。G6PD、蚕豆病、PNH、阵发性寒冷性血红蛋白尿,冷凝集素综合征等血浆游离血红蛋白明显增高。自身免疫性溶血性贫血、镰状细胞贫血及地中海贫血等患者血浆游离血红蛋白的水平轻度或中度增加。

(二)血清结合珠蛋白测定

【原理】　血清结合珠蛋白(haptoglobin,Hp)是血红蛋白的转运蛋白,其作用是运输血管内游离的血红蛋白至网状内皮系统降解。血管内溶血后,1 分子的结合珠蛋白可结合 1 分子的游离血红蛋白,血清中结合珠蛋白减少,测定血清中结合珠蛋白的含量可反映溶血的情况。

【检测方法】　电泳法 / 免疫比浊法或比色法。

【参考区间】　0.5~1.5g Hb/L。

【临床意义与评价】

(1) 降低:各种溶血性贫血中无论血管内溶血或血管外溶血,血清中 Hp 含量都明显减低,这是因为 Hp 可与游离血红蛋白结合,清除了循环血中的游离血红蛋白所致。如果血管内溶血超出 Hp 的结合能力,即可出现血红蛋白尿。严重肝病 Hp 显著减少或缺乏可用于鉴别肝内和肝外阻塞性黄疸。传染性单核细胞增多症,先天性结合珠蛋白血症等 Hp 可下降,这类病人不能以此检测判断有无溶血。

(2) 增高:急性或慢性感染,结核病,组织损伤,风湿性、类风湿关节炎,恶性肿瘤、淋巴瘤、系统性红斑狼疮(SLE)等,血清 Hp 含量可增高。应用糖皮质激素和雄性激素后,也可使结合珠蛋白增高。

血清结合珠蛋白采用免疫法测定时,由于 Hp 有 3 种常见的遗传组型,建立测定方法时应考虑遗传组型间的差异,以保证结果的一致性和可比性。

(三)尿含铁血黄素试验

【原理】　病理情况下(血管内溶血时)肾脏在清除游离血红蛋白过程中,血红蛋白大部分随尿排出,产生血红蛋白尿。其中的一部分血红蛋白被肾小管上皮细胞吸收,并在细胞内代谢成含铁血黄素(hemosiderin),当这些细胞脱落至尿中时,可用铁染色法(普鲁士蓝)查出,此试验为尿含铁血黄素试验(Rous test)。

【检测方法】 铁染色法观察上皮细胞内是否有蓝色颗粒。

【参考区间】 阴性。

【临床意义与评价】 试验主要用于诊断慢性血管内溶血,阳性主要见于阵发性睡眠性血红蛋白尿(PNH),其他溶血性贫血也可呈阳性,反映近期曾有血管内血红蛋白尿;但急性血管内溶血初期,被肾小管上皮细胞吸收的血红蛋白尚未分解为含铁血黄素或吸收有含铁血黄素的上皮细胞尚未脱落,血红蛋白尿检查阳性,而 Rous 试验阴性。

(四)血红蛋白尿测定

【原理】 血管内有大量红细胞破坏,血浆中的游离血红蛋白超过 1000mg/L 时,血红蛋白可随尿排出,形成血红蛋白尿(hemoglobinuria)。特点为外观呈浓茶色或透明的酱油色,镜检无红细胞,但隐血试验呈阳性反应。

【检测方法】 尿隐血(干化学)检测及显微镜检查。

【参考区间】 阴性。

【临床意义与评价】 阳性见于血型不合的输血、大面积烧伤、恶性疟疾、某些传染病、溶血性中毒症等。遗传性或继发性溶血性贫血。

血红蛋白尿应与血尿、肌红蛋白尿鉴别,血尿在显微镜下观察到红细胞,肌红蛋白可溶于80% 硫酸铵溶液。

(五)红细胞寿命测定

【原理】 应用放射性核素在体内或体外标记红细胞,并观察这些标记的红细胞中的放射性消失的速率,从而获得红细胞每天死亡的百分数或称红细胞更新的百分数,红细胞 100% 更新所需的时间为红细胞寿命期。

【检测方法】 放射核素示踪红细胞。

【参考区间】 应用 ^{51} 铬标记红细胞(^{51}Cr-RBC)在循环血液中减少 50%,即 T_{50} 半衰期作为临床指标,正常人为 25~40 天,<20 天为缩短,<17 天为明显缩短。

【临床意义与评价】 溶血性贫血患者红细胞寿命明显缩短,如镰状红细胞性贫血缩短至5~15 天,阵发性睡眠性血红蛋白尿症(PNH)缩短至 10 天左右。

通过分析红细胞寿命缩短的原因,可确认是由于红细胞自身缺陷而致红细胞寿命缩短,还是由于患者体内某些外源因素而致细胞寿命缩短,而患者本身红细胞是正常的。目前常用的示踪剂为 ^{51} 铬 -RBC(^{51}Cr-RBC)酸钠及 ^{32} 氟 - 磷酸二异丙酯(^{32}P-DFP),方法优点是灵敏度高、可估计溶血的程度。应注意放射性核素过量不仅对人体有害,也可致红细胞酶缺陷而使红细胞寿命缩短。

五、红细胞膜缺陷检测

正常红细胞呈双凹圆盘状,有较大的表面积以利其变形而不被破坏,红细胞的变形性须依赖红细胞膜的双层磷脂,有膜缺陷的红细胞破坏过多可致溶血性贫血。

(一)红细胞渗透脆性试验

【原理】 红细胞渗透脆性试验(erythrocyte osmotic fragility test)是测定红细胞对不同浓度的低渗盐水溶液的抵抗力,其主要取决于红细胞表面积与其体积之比。表面积大而体积小对低渗盐水抵抗力较大(脆性较小),反之抵抗力较小(脆性增加)。而经 24 小时 37℃孵育消耗红细胞的 ATP 和能量,导致需要能量的红细胞膜对阳性离子的主动传递受阻,造成钠离子在红细胞内集聚,细胞膨胀,孵育渗透脆性增加。检测 37℃孵育 24 小时后的红细胞渗透脆性为红细胞孵育渗透脆性试验(erythrocyte incubated osmotic fragility test)。

【检测方法】 简易半定量法,比色观察红细胞溶解情况。

Notes

【参考区间】

开始溶血：3.8~4.6g/L Nacl 液；完全溶血：2.8~3.2g/L Nacl 液。

未孵育：50% 溶血为 4.00~4.45g/L Nacl 溶液；37℃ 孵育 24 小时：50% 溶血为 4.65~5.9g/L Nacl 溶液。

【临床意义与评价】

（1）脆性增加：见于遗传性球形红细胞增多症、遗传性椭圆形红细胞增多症、遗传性非球形红细胞溶血性贫血。

（2）脆性减低：见于地中海贫血、缺铁性贫血、镰形细胞贫血、脾切除术后。

本试验简便实用，但敏感性较差，需结合其他试验项目进行综合分析，对红细胞变形性轻型病例的诊断，红细胞孵育渗透脆性试验更敏感。

（二）蔗糖溶血试验

【原理】　对补体敏感的红细胞在低离子强度的蔗糖溶液中孵育后，细胞膜上形成小孔促使蔗糖进入红细胞而导致溶血。该试验为蔗糖溶血试验（sucrose hemolysis test，SHT）。

【检测方法】　观察溶液的颜色以了解红细胞溶解情况。

【参考区间】　定性试验：阴性；定量试验：溶血率 <5%。

【临床意义与评价】　蔗糖溶血试验可用于诊断不明的溶血性贫血与骨髓再生不良的患者，阵发性睡眠性血红蛋白尿症（paroxymal nocturnal hemoglobinuria PNH）患者常呈阳性，可作为 PNH 的筛查试验。部分自身免疫性溶血性贫血、巨幼细胞贫血、遗传性球形红细胞增多症患者可呈弱阳性。本试验对 PNH 的诊断特异性较低，应注意排除假阳性。

（三）酸溶血试验

【原理】　PNH 患者体内存在对补体敏感的红细胞。酸化血清溶血试验（acidified-serum hemolysis test），也称微量 Ham test。将红细胞在酸性（pH6.6~6.8）正常血清中孵育，补体被激活，PNH 红细胞破坏，产生溶血。

【检测方法】　比色观察红细胞溶解情况。

【参考区间】　阴性。

【临床意义与评价】　本试验阳性主要见于 PNH，某些自身免疫性溶血性贫血发作严重时可呈阳性。该检测可协助 PNH 的诊断，是 PNH 确诊最基本的试验。

本试验特异性高，为 PNH 确诊试验，但会产生假阴性。一般 PNH 患者的溶血度在 10% 以上，阳性率为 78%~80%；而正常红细胞不被溶解，无溶血现象出现。

（四）蛇毒因子溶血试验

【原理】　从眼镜蛇毒中可纯化提取一种蛇毒因子（C3b），可通过旁路途径激活补体，促使 PNH 患者补体敏感红细胞破坏、溶血。应用蛇毒因子进行红细胞膜缺陷的检测即为蛇毒因子溶血试验（venom hemolysis test）。

【检测方法】　通过观察红细胞是否溶解以分析红细胞膜的情况。

【参考区间】　溶血度 <5%。

【临床意义与评价】　溶血率增加 >10% 显示患者有 PNH 的可能。PNH Ⅲ型红细胞对蛇毒溶血试验敏感性最高；正常红细胞、PNH Ⅰ型和 PNH Ⅱ型等的红细胞均不发生溶血。本试验为特异性 PNH 试验，敏感性优于酸溶血试验，特异性高于糖水试验。溶血度越高，说明 PNH Ⅲ型红细胞所占比例越多。

（五）血细胞膜 CD55/CD59 表型分析

【原理】　PNH 患者是一种获得性造血干细胞基因突变引起血细胞膜缺陷所致的溶血性疾病，其异常血细胞膜上的糖化肌醇磷脂 - 锚（GPI-anchor）连接蛋白（包括一些补体调节蛋白如 CD55、CD59）表达减低。可应用带有荧光素的 CD55、CD59 单克隆抗体标记红细胞和中性粒细胞，

Notes

经流式细胞术分析细胞膜上 CD55/CD59 分子表达量,计算阴性细胞的百分率,对 PNH 进行诊断和鉴别诊断。

【检测方法】　流式细胞术。

【参考区间】　正常人外周血中 CD55 阴性和 CD59 阴性的红细胞和中性粒细胞均少于 5%。

【临床意义与评价】　以 CD55/CD59 阴性的红细胞 >5%,CD55/CD59 阴性的中性粒细胞 >10% 作为 PNH 诊断的临界值。本法是目前诊断 PNH 最直接、最敏感、最特异的方法。但溶血、输血后,由于原有红细胞破坏,而输入的红细胞寿命较长,PNH 细胞所占比例低,或检测不出。

(六) 红细胞膜蛋白电泳分析

【原理】　红细胞膜蛋白电泳分析(erythrocyte membrane protein group electrophoresis)是将制备的红细胞膜样品进行 SDS-PAGE 电泳,将膜蛋白按分子量大小不同进行分离,通过图谱来比对膜蛋白区带的电泳迁移率,扫描,并计算相对百分含量,从而对红细胞膜蛋白进行定性、定量分析。

【检测方法】　聚丙烯酰胺凝胶电泳。

【参考区间】　红细胞各种膜蛋白组分百分含量变化较大,应同时做正常红细胞膜蛋白电泳图谱作对照比较。各实验室应建立本实验室的参考范围。

【临床意义与评价】　许多先天性和遗传性溶血性贫血都伴有红细胞膜蛋白含量或结构异常。遗传性球形红细胞增多症常见带 4.1 和带 1.2 蛋白缺陷,带 1.2 缺陷也常见于遗传性椭圆形红细胞增多症。某些血红蛋白病和 PNH 等有骨架蛋白明显异常。

本试验可直接反映红细胞膜蛋白的缺陷,有助于溶血性贫血病因的诊断,是红细胞膜缺陷性疾病的主要诊断依据。

(七) 红细胞膜缺陷的基因检测

【原理】　应用聚合酶反应(PCR)技术和直接测序的方法可以确定导致红细胞膜蛋白缺陷的突变基因,以分辨原发缺陷与继发缺陷;隐形遗传或非显性遗传即新生突变。

【临床意义与评价】　膜蛋白缺陷的基因检测对红细胞膜缺陷病的诊断和鉴别诊断有很高的临床价值。如采用限制性内切酶片段长度多态性(RFLP)或串联重复数分析(RNTR)可确定遗传性球形红细胞增多症和某个基因的相关性,用单链构象多态性分析(SSCP)和 PCR 结合核酸测序等可检出膜蛋白基因的突变点。

六、红细胞酶缺陷检测

红细胞酶缺陷所致溶血性贫血称为红细胞酶病(erythrocyte enzymopathy),是指由于参与红细胞代谢(主要是糖代谢)的酶结构基因突变或缺陷,引起酶活性减低发生程度不等的溶血的一组溶血性疾病。葡萄糖 -6- 磷酸脱氢酶、丙酮酸激酶缺乏是临床常见的红细胞酶缺陷疾病。

(一) 高铁血红蛋白还原试验

【原理】　高铁血红蛋白还原试验(methemoglobin reducing test)是在血液中加入亚硝酸盐使红细胞中的亚铁血红蛋白变成高铁血红蛋白,正常红细胞的葡萄糖 -6- 磷酸脱氢酶(glucose-6-phosphate dehydrogenase,G6PD)催化戊糖旁路使氧化型辅酶Ⅱ(NADP)转变为还原型辅酶Ⅱ(NADPH),同时,通过递氢作用而使反应液中的高铁血红蛋白还原成亚铁血红蛋白。当 G6PD 缺乏时,NADPH 生成减少,高铁血红蛋白还原显著减慢,高铁血红蛋白还原率可间接反映红细胞 G6PD 酶活性。

【检测方法】　高铁血红蛋白还原为亚铁血红蛋白,溶液颜色从暗褐色变为红色,通过比色进行测定。

【参考区间】　外周血高铁血红蛋白还原率≥75%。

【临床意义与评价】　G6PD 缺乏时,高铁血红蛋白还原率下降,G6PD 严重缺乏(纯合子或半合子)还原率 <30%,中间缺乏(杂合子)还原率为 31%~74%。本试验简便易行,特异性较低,可用作 G6PD 缺乏的筛查试验或群体普查。但在 HbH 和不稳定 Hb 病本试验可为阳性,高脂血症、巨球蛋白血症等可出现假阳性。

(二)葡萄糖 -6- 磷酸脱氢酶活性测定

【原理】 红细胞中的 G6PD 可催化葡萄糖 -6- 磷酸转化为 6- 磷酸 - 葡萄糖酸。G6PD 催化的脱氢反应是以氧化型辅酶Ⅱ(NADP)为受氢体,转而生成还原性辅酶Ⅱ(NADPH),根据后者在 340nm 波长吸收峰数值的增加,通过计算单位时间生成的 NADPH 的量测定 G6PD 活性。

【检测方法】 比色法。

【参考区间】 (12.1±2.09)U/g Hb。

【临床意义与评价】 G6PD 缺乏见于蚕豆病、药物性溶血性贫血、感染等。男性杂合子酶活性显著下降,女性纯合子可能有中度到重度酶活性的下降。本法为 G6PD 缺乏症诊断的确诊实验,但对杂合子的患者检出率不高,而同时测定 G6PD 和 6-PGD 的活性可增加检测的敏感性。新生儿的红细胞和网织红细胞内的 G6PD 活性较高,临床结果分析时应考虑。

(三)丙酮酸激酶荧光斑点试验

【原理】 丙酮酸激酶(pyruvatekinase,PK)在二磷酸腺苷(ADP)存在的条件下催化磷酸烯醇丙酮酸(PEP)转化成丙酮酸,在 LDH 作用下丙酮酸转化为乳酸,同时 NADH(有荧光)氧化为 NAD(无荧光)。

【检测方法】 在长波紫外线照射下检测以上过程荧光斑点消失的时间可反映 PK 的活性。

【参考区间】 25 分钟内荧光斑点消失(37℃)。

【临床意义与评价】 PK 缺乏症杂合子荧光在 25~60 分钟消失;纯合子荧光在 60 分钟内仍不消失。本法作为 PK 缺乏症的筛查试验。

(四)丙酮酸激酶活性测定

【原理】 同丙酮酸激酶荧光斑点试验的检测原理,NADH 在 340nm 波长下有一特定吸收峰,而 NAD 没有吸收峰,在此波长下,检测 NADH 减少的速率,推算 PK 活性。

【检测方法】 比色法。

【参考区间】 (15.0±1.99)U/g Hb。

【临床意义与评价】 红细胞 PK 活性测定是诊断丙酮酸激酶缺乏症直接和可靠的证据,先天性丙酮酸激酶缺乏,PK 活性降低或消失,纯合子患者 PK 值在正常活性的 25% 以下,杂合子患者为正常的 25%~50%。继发性丙酮酸激酶缺陷如白血病、再生障碍性贫血、MDS 等,PK 活性也可减低。注意白细胞含有相当高的 PK 活性,必须在试验时从红细胞悬液中除尽可能除去白细胞。

(五)G6PD 的基因检测

基因突变是 G6PD 缺乏症的分子基础,随着 G6PD 基因结构的阐明和分子诊断技术的不断进步和发展,利用分子生物学技术对 G6PD 基因序列进行分析,对明确疾病诊断很有帮助。如利用限制性内切酶研究 G6PD 基因片段长度多态性分析变异型,采用聚合酶链反应确诊基因的酶缺陷型找出突变位点,利用分子生物学技术对 G6PD 基因序列进行分析。

七、异常血红蛋白检测

血红蛋白病是由于血红蛋白的合成障碍或由于血红蛋白结构异常而引起的溶血性贫血,前者也称珠蛋白合成障碍性贫血,后者也称异常血红蛋白病。

(一)变性珠蛋白小体生成试验

【原理】 变性珠蛋白小体(Heinz body)是血红蛋白经氧化变性后,变性产物沉淀析出并结合于红细胞膜而形成的圆形小体,反映血红蛋白具变性性和不稳定性。氧化剂可以加速不稳定

Notes

血红蛋白氧化形成,从而可以检出的 Heinz 小体,红细胞还原能力减弱也易形成 Heinz 小体,经甲紫染色后可以检出 Heinz 小体。

【检测方法】　煌焦油蓝染色法。

【参考区间】　有折光、圆形、紫色小体,直径 <3.0μm 为 Heinz 小体,含有 >5 个 Heinz 小体的细胞为阳性细胞。正常人 Heinz 小体阳性细胞 0~28%(均值 11.9%),正常与异常的临界值为 33%。

【临床意义与评价】

(1) 血红蛋白病:不稳定血红蛋白病(β 链或 α 链异常)的 Heinz 小体明显增多;β- 珠蛋白合成障碍性贫血、HbH、Hb Lepore 等可见不同程度的 Heinz 小体增多。

(2) 红细胞酶病:G6PD 可致 Heinz 小体明显增多,谷胱甘肽(GSH)代谢酶异常也可见 Heinz 小体试验阳性。

化学品、试剂、毒物中毒时,Heinz 小体呈假阳性。

(二)血红蛋白电泳

【原理】　不同 Hb 分子的等电点和带电荷不同,在电场作用下因电荷差异和分子量差异而表现为不同的迁移率,由此可将不同的 Hb 区分开来,并可检出异常 Hb 电泳区带,通过血红蛋白电泳(hemoglobin electrophoresis)可进行血红蛋白成分的定性或定量分析。

【检测方法】　醋酸纤维膜电泳(通常采用 pH8.6 缓冲液醋酸纤维膜)或毛细管电泳。

【参考区间】　HbA>95%、HbF<2%、HbA_2 1%~3%。

【临床意义与评价】

(1) 珠蛋白生成障碍性贫血的实验诊断:HbA_2 增高,见于 β 珠蛋白生成障碍性贫血,为杂合子的重要实验室诊断指标,HbA_2 增高、HbA 减少和 HbF 明显增加是诊断 β- 珠蛋白生成障碍性贫血的重要依据。HbA_2 2%~10%,多为轻型 β 珠蛋白生成障碍性贫血;HbA_2>10% 时,多见于 HbE;HbA_2 不增高、HbF 明显增高(15%~100%)时提示重型 β- 珠蛋白生成障碍性贫血。HbA_2 减少,见于 α 和 δ 珠蛋白生成障碍性贫血、遗传性胎儿血红蛋白持续增高综合征、重度缺铁性贫血等。HbA 完全缺失,主要见于 β 珠蛋白肽链合成量的不足(纯合子)或结构异常(融合基因)的血红蛋白病。

(2) 其他疾病:HbA_2 轻度升高可见于其他类型血液病、肿瘤、肝病等。HbF 轻度增高(2%~5%)可见于镰状细胞病、遗传性球形红细胞增多症、再障、白血病、骨髓转移癌等。

电泳技术无论是对珠蛋白肽链的结构异常还是肽链合成量的异常的诊断均有重要意义,是血红蛋白病的筛查试验,选择适当的血红蛋白电泳可检测出各类异常血红蛋白及各血红蛋白成分的相对含量。

(三)异丙醇沉淀试验

【原理】　不稳定血红蛋白较正常血红蛋白更容易裂解,在异丙醇这种能降低血红蛋白分子内部氢键的非极性溶剂中,不稳定血红蛋白更易裂解沉淀。通过观察血红蛋白在异丙醇中的沉淀现象对不稳定血红蛋白进行筛检,称为异丙醇沉淀试验(isopropanol precipitation test)。

【检测方法】　Hb 加到 17% 异丙醇溶液中后观察沉淀出现时间。

【参考区间】　正常 Hb 40 分钟后开始沉淀,但在 40 分钟以内不会浑浊。

【临床意义与评价】　本试验阳性提示存在不稳定 Hb 病或 HbH 病,需做进一步检查。不稳定 Hb 在 5 分钟时便显浑浊,20 分钟后会形成绒毛状沉淀。此外,HbF、HbE 及高铁血红蛋白也可有浑浊发生。

(四)热变性试验

【原理】　不稳定血红蛋白在体外加热后加速变性沉淀。由加温后血红蛋白溶液浓度的减低可以计算出被沉淀的不稳定血红蛋白含量,称为热变性试验(heat denaturation test),或热不稳

Notes

定试验。

【检测方法】　加热法,根据前后血红蛋白含量的变化,可以得出不稳定 Hb 的百分率。

【参考区间】　2 小时不会或仅有细微沉淀;热沉淀的血红蛋白 <5%。

【临床意义与评价】　沉淀的 Hb>5% 提示存在不稳定血红蛋白。此外,HbF、HbE 和 HbH 和 G6PD 也可阳性,必须加以鉴别。

(五)珠蛋白肽链聚丙烯酰胺凝胶电泳分析

【原理】　珠蛋白肽链检测包括珠蛋白电泳迁移率的变化、合成量和合成比值测定、肽链指纹图谱分析以及珠蛋白结构测定等,其中最常用的是珠蛋白肽链 SDS-PAGE 分析。用尿素解离血红蛋白内分子间的连接,生成珠蛋白多肽链,通过 SDS-PAGE 的电荷效应和分子筛效应,将各种肽链分离为不同区带,可对各区带进行定性分析和定量测定。

【检测方法】　聚丙烯酰胺凝胶电泳等。

【参考区间】　正常血红蛋白裂解后出现 β、HbA、HbA_2 和 α 四条肽链。如出现正常肽链区带之外的其他区带,提示有异常血红蛋白存在。

【临床意义与评价】

(1) 可以辨认在醋酸纤维膜电泳中与 HbA_2 电荷近似、泳速相近的异常 Hb 区带,尤其是不稳定 Hb 区带。

(2) 对珠蛋白生成障碍可以检出绝大多数 α- 珠蛋白生成障碍性贫血,并可区分 $β^+$ 和 $β^0$ 珠蛋白生成障碍性贫血。

(3) 从电泳区带的百分含量和区带间相互比值(如 α 链 /β 链,正常比值为 1.0),可以评价各珠蛋白肽链基因表达信息和比例失衡程度。

(六)珠蛋白基因突变检测

【原理】　目前已发现超过 1000 种的珠蛋白基因的变异,基因分析被广泛应用于遗传病的诊断。α- 珠蛋白生成障碍性贫血主要是 α 珠蛋白基因缺失或突变所致,可通过 Southern 印迹杂交分析法和 PCR 技术检测其基因缺失。β- 珠蛋白生成障碍性贫血主要为点突变型,寡核苷酸探针杂交技术和 PCR- 限制性内切酶解法可检出已知的突变基因。

【检测方法】　Southern 印迹杂交、Northern 印迹杂交、聚合酶链反应(PCR)等。

【参考区间】　阴性。

【临床意义与评价】　α- 珠蛋白生成障碍性贫血的基因改变以大片段缺失为主,β- 珠蛋白生成障碍性贫血则以点突变为主。Southern 印迹杂交可以检测基因缺失、插入、倒位等缺陷,Northern 印迹杂交用以检测珠蛋白生成障碍性贫血中珠蛋白基因中 RNA 表达量和 RNA 的长度,PCR 做 DNA 分析进行基因诊断。

八、免疫性溶血检测

免疫性溶血性贫血(immune hemolytic anemia,IHA)是由于机体免疫功能异常,产生抗自身红细胞抗体,导致红细胞破坏加速造成获得性溶血性贫血。据自身抗体的特点可分为温抗体型免疫性溶血性贫血(WAIHA)、冷凝集素综合征(CAS)、阵发性冷性血红蛋白尿(PCH)、混合型免疫性溶血性贫血。

(一)抗人球蛋白试验

抗人球蛋白试验检测自身免疫性溶血性贫血(AIHA)的自身抗体,主要有检测红细胞表面有无不完全抗体的直接抗人球蛋白试验(direct antiglobulin test,DAT)和检测血清中有无不完全抗体的间接抗球蛋白试验。相关试验见第六章输血不良反应与新生儿溶血病实验诊断第二节。

(二)自身红细胞抗体

【原理】　自身红细胞抗体(autologous red cell antibody)测定是利用荧光标记的羊或兔的抗

Notes

人 IgG 单克隆抗体,特异性结合红细胞膜上相应抗原,通过荧光强度测定,间接反映红细胞抗体含量和种类。

【检测方法】 间接免疫荧光法。

【参考区间】 根据与同期正常对照结果的比对,判断有无抗体、抗体的种类和抗体的含量。

【临床意义与评价】 对免疫性溶血性贫血诊断的敏感性高于抗人球蛋白试验,可提高免疫溶血性贫血的确诊率。当有些患者存在自身免疫性疾病,有溶血症状或无明显溶血的亚临床阶段,DAT 试验呈阴性,此时应用红细胞抗体测定可提高阳性检出率。

(三)冷凝集试验

【原理】 冷凝集试验(cold agglutinin test,CAT)是用来检查冷凝集素综合征(CAS)患者血清中存在的冷凝集素。这种凝集素是 IgM 完全抗体,在低温时能和自己体内的红细胞、"O"型血红细胞或与受检者血型相同的红细胞发生凝集。凝集反应的高峰在 0~4℃,当温度回升到 37℃时凝集消失。

【检测方法】 肉眼或显微镜观察红细胞凝集情况。

【参考区间】 血清抗红细胞抗原的 IgM 冷凝集素效价 <1∶16(4℃)。

【临床意义与评价】

(1)支原体感染的患者阳性率为 50%~60%,支原体肺炎患者感染后第 2 周可达 1∶40~1∶80 或更高,第 4 周达到高峰。

(2)冷凝集素综合征(CAS)的患者,冷凝集素滴度阳性(1∶100~1∶16 000)。

(3)传染性单核细胞增多症、重症贫血、疟疾、多发性骨髓瘤、腮腺炎、螺旋体病、淋巴瘤、肝硬化等疾病也可以有阳性反应。正常人血清中也有少量的冷凝集素。

(四)冷热双相溶血试验

【原理】 阵发性冷性血红蛋白尿症患者的血清中存在一种特殊的冷反应抗体即 D-L(Donath-Landsteiner)抗体,在 0~4℃时,该抗体与红细胞结合,并吸附补体但不溶血;当升温至 30~37℃则发生溶血,出现溶血症状,此试验称为冷热双相溶血试验(Donath-Landsteiner's test)。

【检测方法】 肉眼观察红细胞溶血情况。

【参考区间】 阴性。

【临床意义与评价】 阳性见于阵发性冷性血红蛋白尿症(PCH)。某些病毒感染如麻疹、流行性腮腺炎、水痘、传染性单核细胞增多症也可有阳性反应。

第三节 常见红细胞疾病的实验诊断

红细胞疾病的诊断与其他疾病一样,必须以病史、症状和体征为基础,以实验检测为依据,全面地进行诊断思维,同时要寻找病因,作出贫血病因诊断。然后根据诊断进行有效的预防、治疗。

贫血的实验诊断一般包括下列几个步骤:①应用 RBC、Hb 和 Hct 诊断有无贫血,应用 Hb 诊断贫血的程度;②应用 MCV、MCH、MCHC 决定贫血的形态学分类,必要时用骨髓象、骨髓活检和网织红细胞计数决定骨髓增生程度;③根据贫血的形态学类型(见表 3-1)进行进一步的实验室检测以确定贫血的疾病诊断,如:小细胞低色素性贫血进行铁代谢等检测诊断缺铁性贫血;大细胞性贫血用叶酸/维生素 B12 测定诊断巨幼细胞性贫血;正细胞性贫血用骨髓象/骨髓活检和祖细胞培养诊断再生障碍性贫血;④应用间接胆红素、尿胆素、血清游离血红蛋白、结合珠蛋白等溶血筛查试验诊断有无溶血,决定溶血的部位(表 3-2)。如确诊为溶血性贫血,应进行相关检测以明确病因。同时,应考虑引起贫血的原发疾病的诊断。

Tab. 3-2　The laboratory difference between intravascular and extravascular hemolysis

	Intravascular hemolysis	Extravascular hemolysis
erythrocyte morphology	normal or mildly abnormal	significantly abnormal
plasma free hemoglobin	significantly increased	normal or mildly increased
methemalbumin	increased	normal
Rous test	positive	negative
hemoglobinuria	positive	negative

一、缺铁性贫血

由于铁摄入不足、需求增多、吸收不良、转运障碍、丢失过多和利用障碍等原因,导致机体储存铁缺乏耗尽和红细胞生成障碍所形成的一种贫血,称为缺铁性贫血(iron deficiency anemia, IDA)。缺铁性贫血为小细胞低色素性贫血中最常见的疾病,其实验室检测主要是缺铁的诊断。

(一)检测项目选择与实验诊断路径

1. **血常规检测**　缺铁性贫血为小细胞低色素性贫血中最常见的疾病,血常规检测出现小细胞低色素贫血时应进一步评估患者的铁代谢。

2. **铁代谢检查**　铁代谢检查在诊断和鉴别诊断中起重要作用,缺铁性贫血时相关检测结果如下:①血清铁蛋白(SF)、血清铁蛋白含量能准确反映体内储存铁的情况,与骨髓铁染色结果有良好的相关性。SF 的减少只发生于铁缺乏症,且在铁缺乏早期就出现异常,是诊断缺铁性贫血敏感的方法;②血清铁(SI)、总铁结合力(TIBC)及运铁蛋白饱和度(TS):缺铁性贫血患者 SI 明显减少,TIBC 增高,TS 减低。SI、TS 受生理、病理因素影响较大,其敏感性和特异性均低于 SF。TIBC 较为稳定,但反映储存铁变化的敏感性低于 SF;③血清可溶性转铁蛋白受体(sTfR):sTfR 浓度升高与红细胞生成所需的铁缺乏一致,是一种可靠的反映红细胞内缺铁的指标。缺铁性红细胞生成时,sTfR 大于 8mg/L;④红细胞游离原卟啉(FEP):缺铁性贫血由于铁的缺乏,原卟啉不能与之结合为血红素,因此以游离方式积聚在红细胞中,FEP 增高。

3. **网织红细胞检测**　网织红细胞是反映骨髓红细胞造血功能的重要指标,可用于疾病的鉴别诊断。外周血网织红细胞血红蛋白含量的降低对铁缺乏的诊断灵敏性和特异性均较高,对铁缺乏的筛检和缺铁性贫血的诊断的作用均优于传统的血象检测指标。

4. **骨髓象**　骨髓象检查不一定在 IDA 诊断时需要,但当与其他疾病鉴别和诊断困难时需进行。IDA 为骨髓增生性贫血,主要以红系增生为主,增生的红系细胞以中、晚幼红为主,表现为“核老浆幼”的核浆发育不平衡改变。骨髓铁染色是诊断缺铁性贫血的一种直接而可靠的方法,缺铁性贫血患者骨髓单核-吞噬细胞系统的储存铁缺乏,即细胞外铁阴性。细胞内铁明显减少或缺如,且颗粒小着色淡。

(二)临床应用

1. **疾病诊断中的应用**　IDA 按病理生理过程,铁缺乏分为以下三个进展性阶段:①储存铁耗尽阶段:储存铁减少或消失,但血清铁和 Hb 含量仍保持正常,血清铁蛋白 <12μg/L 或铁粒幼红细胞 <10%,骨髓铁染色细胞外铁缺如;②缺铁性红细胞生成阶段:除储存铁耗尽外,出现红细胞容积分布宽度(RDW)升高,血清铁、转铁蛋白饱和度和网织红细胞血红蛋白含量降低,但无明显的贫血表现;③缺铁性贫血阶段:缺铁最终阶段,有铁耗尽和缺铁性红细胞生成的诊断标准,同时:转铁蛋白饱和度 <15%,血清铁 <8.95μmol/L(50μg/dl),血清铁蛋白 <12μg/L,红细胞游离原卟啉 >1.26μmol/L(70μg/dl)(WHO 制定的 IDA 诊断标准)。

2. **小细胞低色素性贫血的鉴别诊断**　小细胞低色素性贫血是 IDA 的形态学特征,但须与地中海贫血、慢性病性贫血、铁幼粒细胞性贫血、铅中毒和恶性肿瘤等引起的贫血作鉴别(表 3-3)。

Notes

Tab. 3-3　Identification tests of hypochromic microcytic anemias

	Iron in marrow	SF	Tf	TIBC	SI	FEP	TS	CHr	Characteristic
IDA	↓	↓	↑	↑	↓	↑↑	↓	↓	iron deficiency
ACD	↑↑	↑	N/↓	↓	N/↓	↑	N/↓	N/↑	abnormal iron metabolism
thalassemia	↑	N/↑	N/↑	↑	N/↑	↑	N/↑	↑	HbF↑/HbA$_2$↑
sideroblastic anemia	↑	↑	↓	N	↑	↑	↑	↑	sideroblast↑

IDA:iron deficiency anemia;ACD:anemia of chronic disease;SF:ferritin;Tf:transferrin;TIBC:total iron binding capacity;SI:serum iron;FEP:free erythrocyte protoporphyrin;TS:transferrin saturation;CHr:hemoglobin content of reticulocyte;↓:decrease;↑:increase;N:normal

二、巨幼细胞性贫血

巨幼细胞性贫血（megaloblastic anemia，MA）是由于叶酸和（或）维生素 B$_{12}$ 摄入减少、需求增多或利用障碍，引起血细胞脱氧核糖核酸（DNA）合成障碍，所导致的一种巨幼细胞性贫血，同时粒细胞和巨核细胞也呈巨幼变，甚至呈全血细胞减少。

（一）检测项目选择与实验诊断路径

1. **血常规检测**　本类疾病最重要的起始筛查试验，血象中红细胞的巨幼变与同时存在的中性粒细胞核右移，常可提示巨幼细胞贫血。患者血涂片上的红细胞形态明显大小不等，形态不整，以椭圆形大红细胞多见，着色较深。异形红细胞增多，可见巨红细胞、点彩红细胞、Howell-Jolly 小体及有核红细胞。

2. **骨髓象**　骨髓形态学检测对巨幼细胞性贫血的诊断起决定性作用，特别是发现粒系细胞巨幼变、分叶过多对疾病的早期诊断和疑难病例的诊断更有价值。骨髓增生明显活跃或活跃。巨幼细胞性贫血以三系细胞均出现巨幼变为特征。红细胞系统明显增生，粒红比值降低或倒置，各阶段的巨幼红细胞出现、其比例常大于10%；可见核畸形、碎裂和多核巨幼红细胞。由于发育成熟受阻，原巨幼红细胞和早巨幼红细胞比例增高，胞核的形态和"核幼浆老"的改变是识别巨幼样变的两大要点。

3. **叶酸缺乏的检验**　叶酸和维生素 B$_{12}$ 缺乏的检验是巨幼贫的病因诊断。①叶酸的测定：一般认为血清叶酸小于 6.81nmol/L（放免法），红细胞叶酸小于 227nmol/L（放免法）为叶酸缺乏；②其他相关检测：巨幼细胞性贫血时脱氧尿嘧啶核苷酸抑制试验不正常，组氨酸负荷试验的代谢中间产物亚氨甲基谷氨酸产生增加，血清同型半胱氨酸水平升高。

4. **维生素 B12 缺乏的检验**　①血清维生素 B12 测定：低于 75pmol/L（放免法）为 Vit B$_{12}$ 缺乏；②甲基丙二酸测定：含量增高。③维生素 B$_{12}$ 吸收试验：如内因子缺乏，尿中排出量减低。

5. **诊断性治疗试验**　巨幼细胞贫血对治疗药物的反应很敏感，用药 48 小时左右网织红细胞即开始增多，于 5~10 天达高峰。据此设计的试验简便易行，对不具备进行叶酸和维生素 B$_{12}$ 测定的单位可用以判断叶酸缺乏还是维生素 B$_{12}$ 缺乏。

（二）临床应用

具备一般慢性贫血症状和消化道症状，血象和骨髓象出现巨幼细胞贫血的形态学特征对疾病有确定诊断的意义，而叶酸和维生素 B$_{12}$ 的相关检测可明确其病因。血清叶酸和红细胞叶酸降低诊断为叶酸缺乏的巨幼细胞性贫血，维生素 B$_{12}$ 缺乏的巨幼细胞性贫血的血清 Vit B$_{12}$ 测定降低且红细胞叶酸降低。而 Vit B$_{12}$ 低于 29.6pmol/L、血清内因子阻断抗体阳性应怀疑恶性贫血，放射性维生素 B$_{12}$ 吸收试验为恶性贫血确诊试验。

三、再生障碍性贫血

再生障碍性贫血（aplastic anemia，AA），是由于化学、生物、物理或原因不明等因素引起的一种以骨髓造血功能衰竭为特征的贫血。

（一）检测项目选择与实验诊断路径

1. 血象及网织红细胞检测　患者外周血全血细胞减少，正细胞性贫血，网织红细胞绝对降低，应考虑再生障碍性贫血的可能，并进一步进行骨髓造血功能的检测。

2. 骨髓象检查　骨髓检查是疾病诊断及鉴别诊断的确诊实验。再生障碍性贫血的骨髓象多部位穿刺结果均显示三系增生不良或极度不良，有核细胞明显减少。造血细胞（粒系、红系、巨核系细胞）明显减少，非造血细胞比例增高，无明显的病态造血。

3. 骨髓活检　骨髓活检对再障的诊断比骨髓涂片更有价值。骨髓增生减低，造血组织与脂肪组织容积比降低。造血细胞减少，非造血细胞比例增加，并可见间质水肿、出血甚至液性脂肪坏死。

4. 造血祖细胞培养　造血祖细胞培养不仅有助于造血功能障碍性贫血的诊断和辅助诊断，也有助于了解发病机制和选择治疗方案。

（二）临床应用

血象以全血细胞减少，贫血呈正细胞性和网织红细胞绝对值减少为特征。骨髓至少1个部位增生低下或重度低下，骨髓小粒非造血细胞增多，骨髓活检可见骨髓增生低下或重度低下，且一般贫血治疗无效应考虑再生障碍性贫血的诊断，但要与引起全血细胞减少的其他疾病进行鉴别诊断。在不典型病例的诊断时还可选择体外造血祖细胞培养、外周血红细胞生成素检测、骨髓核素扫描判断等检测。

再障应注意根据疾病的实验室诊断特征与其他全血细胞减少症相鉴别，如骨髓增生异常综合征的难治性贫血（RA）、白细胞减少和低增生性急性白血病、单纯红细胞再障、阵发性睡眠性血红蛋白尿症、脾功能亢进等。

四、自身免疫性溶血性贫血

自身免疫性溶血性贫血（autoimmune hemolytic anemia，AIHA）是由于自身产生的抗红细胞抗体而导致自身红细胞破坏过多的一种获得性溶血性贫血，为获得性溶血性贫血中最多见的一种。根据病因主要分为自身免疫性、同种异体免疫性和药物免疫性溶血。本病临床根据抗体反应的血清学特征可分为温抗体和冷抗体型。前者绝大多数为抗IgG抗体，具有或不具有补体（C3）结合能力；后者包括冷凝集素，是抗IgM抗体，常结合补体（C3）或冷热溶血素（Donath-Landsteiner，D-L抗体），属完全抗体，能结合补体。

（一）检测项目选择与实验诊断路径

1. 血象和网织红细胞检测　多为正细胞正色素性贫血，可见多量球形红细胞和有核红细胞是AIHA有诊断意义的标志。网织红细胞多增高，但部分患者疾病早期出现短暂的网织红细胞减少。

2. 溶血相关检查　溶血性贫血的诊断主要诊断包括：红细胞寿命缩短或破坏过多的证据（如血中游离血红蛋白浓度增加、尿胆原阳性、血清LDH增加等）；骨髓红细胞系统代偿性增生的证据（如网织红细胞增多等）。一旦明确溶血存在，即应做直接抗球蛋白试验以明确是否为免疫性溶血。

3. 抗球蛋白试验　本试验是诊断AIHA的首选试验。直接试验（DAT）测定的是红细胞表面上的不完全抗体（多属IgG）和补体（C3），对诊断AIHA的阳性预测值为84%，但有时患者DAT阳性并不存在溶血，其意义在于明确有溶血的患者DAT阳性则很可能溶血是免疫机制介导。

4. 其他血清学检查　冷抗体型AIHA冷凝集素试验为阳性结果，阵发性冷性血红蛋白尿症患者冷热溶血试验为阳性。

（二）临床应用

根据临床表现、溶血性贫血证据和DAT阳性可诊断免疫性溶血性贫血。温抗体型AIHA实验室检测表现为：①贫血程度不一，有时很严重，可暴发急性溶血危象。外周血涂片可见较多球形红细胞及数量不等的幼红细胞,网织红细胞增多。②骨髓涂片呈幼红细胞增生象,偶见红系轻度巨幼样变。③DAT 阳性,(占 >95%),主要为抗 IgG 阳性 + 抗补体 C3 阳性型(占 63%),其次抗 IgG 阳性 + 抗 C3 阴性(20%),再次抗 IgG 阴性 + 抗 C3 阳性型(13%)。结合冷水诱发肢端发绀的临床表现,冷凝集素试验阳性、DAT(抗补体 C3)阳性可考虑冷凝集素综合征的诊断。冷热溶血试验阳性是阵发性冷性血红蛋白尿症诊断的重要依据。

五、红细胞葡萄糖 -6- 磷酸脱氢酶缺陷症

葡萄糖 -6- 磷酸脱氢酶(glucose-6-phosphate dehydrogenase,G6PD)缺陷症是指红细胞 G6PD 活性减低和(或)结构改变所导致的一种以溶血为特征的遗传性疾病。G6PD 是遗传性红细胞酶病中最常见的一种,多由食入蚕豆、感染、药物等因素诱发发病。

(一)检测项目选择与实验诊断路径

1. **溶血的诊断** G6PD 缺陷症多在诱因的作用下出现急性溶血,有血管内溶血共同的实验室检测特征。

2. **高铁血红蛋白还原试验** 为红细胞 G6PD 酶缺乏症较敏感的筛查试验,蚕豆病和伯氨喹啉型药物溶血性贫血等患者,均可出现还原率下降的结果。

3. **G6PD 荧光斑点试验和活性测定** G-6-PD 缺陷时,荧光斑点试验荧光很弱或无荧光,活性下降。荧光斑点试验是国际血液学标准化委员会(ICSH)推荐的 G6PD 缺乏筛查方法。特异性较高的 G6PD 活性测定临床作为疾病的诊断试验。在筛查试验中荧光斑点试验的特异性最高,高铁血红蛋白还原试验的敏感性最强。但筛查试验和 G6PD 活性检测均不能准确检出红细胞 G6PD 缺乏的杂合子。

4. **G6PD 的基因检测** 基因突变是 G6PD 缺乏症的分子基础,随着技术的进步,利用分子生物学技术对 G6PD 基因序列进行分析,对明确疾病诊断很有帮助。中国人群中的 G6PD 基因突变型常见 G6PD 基因 cDNA 1388(G→A)、1376(G→T)、95(A→G)、392(G→T)、1024(C→T)、1311(C→T)复合 11 内含子 93 位(T→C)突变。

(二)临床应用

1. **实验诊断** 检测结果符合下列任何一项即可诊断为 G6PD 缺乏症:①一项筛查试验示G6PD 属严重缺乏值;②一项 G6PD 活性测定较正常平均值降低 40% 以上;③两项筛查试验的 G6PD 均示为中间缺乏值;④一项筛查试验 G6PD 示属中间缺乏值,须伴明确家族史者。

2. **病因诊断** 除符合 G6PD 的实验诊断标准外,不同病因引起的 G6PD 缺乏症应有相应诊断依据:①新生儿高胆红素血症:出生后(多为 7 周内)出现黄疸,主要为间接胆红素增高;成熟儿 >205.2μmol/L,未成熟儿 >256.5μmol/L;有溶血的其他证据。②蚕豆病:2 周内有食蚕豆史;有急性溶血证据。③药物性溶血:2 天内有服用可疑药物史;有急性溶血的证据。

六、珠蛋白生成障碍性贫血

珠蛋白生成障碍性贫血,亦称地中海贫血(thalassemia),是由于基因的缺陷或缺失,导致相应珠蛋白肽链合成的减少或缺乏,或珠蛋白肽链结构异常所引起的一类遗传性溶血性疾病。根据珠蛋白肽链合成受到抑制的类型临床上分为 α 珠蛋白生成障碍性贫血、β 珠蛋白生成障碍性贫血等。

(一)检测项目选择与实验诊断路径

1. **一般溶血的检查** 珠蛋白生成障碍性贫血时,红细胞及血红蛋白降低,靶形红细胞和异形红细胞增多(多大于 10%)是本病的特征。网织红细胞检测显示为增生性贫血。

2. **血红蛋白电泳** 血红蛋白电泳无论是对珠蛋白肽链结构异常还是肽链合成量异常的诊断均有重要意义,是各类血红蛋白病的常规筛查试验。珠蛋白生成障碍性贫血时,可通过碱性

Notes

血红蛋白电泳进行实验室诊断和分类(见表3-4)。

Table 3-4　The results of hemoglobin electrophoresis in different types of thalassemia

Types	HbA$_2$(%)	HbF(%)	Abnormal Hb(%)
α-thalassemia			
HbH disease	Normal	Normal	HbH 5%~30%
Hb Barts syndrome	Decreased	Normal	HbBarts>90%
β-thalassemia			
minor	3.5%~7%	10%~30%	
major	1%~5%	60%~98%	
βδ mixed		100%	
HbE/β		15%~40%	HbE 60%~80%

3. 基因诊断　珠蛋白生成障碍性贫血均有基因突变,研究表明,基因检测对确诊病因、产前诊断和优生咨询都有重要意义。体外珠蛋白比率分析、基因探针及限制性内切酶图谱法、聚合酶链反应、特异性寡核苷酸杂交法等检测进行基因分析可用于疾病的诊断和分型、骨髓移植和基因治疗的研究等。α-地中海贫血主要是 α 珠蛋白基因缺失或突变所致,遗传突变可组成多种不同的基因型,如 -α$^{3.7}$/αα 或 -α$^{4.2}$/αα、--^{SEA}/αα 或 -α$^{3.7}$/-α$^{3.7}$、-α$^{3.7}$/--^{SEA} 或 -α$^{4.2}$/--^{SEA} 或 α^{CS}α/--^{SEA}、--^{SEA}/--^{SEA} 是 4 类临床分别导致 α$^+$-地贫、α^0-地贫、HbH 病和 Hb Bart 综合征的常见基因型。β-地贫致病基因为 HBB,目前鉴定的 HBB 致病突变类型超过 200 个,以点突变为主,中国人 HBB 基因常见致病突变有 c.-78A>G(-28A>G)、c.52A>T(17A>T)、c.124_127delTTCT(41/42-TTCT)、c.316-197C>T(ivs2-654C>T)等,占中国人 β 地贫突变类型的 91%~95%。

(二)临床应用

β 珠蛋白生成障碍性贫血是我国本病中发病率最高的类型,为第 11 号染色体上控制 β 型珠蛋白链合成的基因突变,β 型珠蛋白链合成受到抑制所致。使 HbA(α$_2$β$_2$)生成减低;代偿增高的 α 链与 δ 链组成 HbA2(α$_2$δ$_2$)和与 γ 链组成的 HbF(α$_2$γ$_2$)增多;然而仍有多余的 α 链沉着于红细胞内形成包涵体,形成的包涵体附着于细胞膜使红细胞僵硬易破坏而溶血。重型纯合子实验诊断常见:Hb 20~30g/L,明显呈小细胞低色素性,有靶形等异形红细胞。血红蛋白电泳的血红蛋白组分变化随基因型而异。而轻型杂合子多无临床症状,实验检查发现红细胞体积(MCV)减低,血红蛋白电泳异常是疾病诊断的依据。

α 珠蛋白生成障碍性贫血是由于 α 珠蛋白基因的缺失或缺陷所致,据 α 基因异常的情况进行分型,各型的主要实验诊断如下:①一个 α 基因缺失(αα/-α)或(α-/αα)的静止型,无症状、无体征,实验诊断指标无特异表现。诊断依赖于基因检测;②2 个 α 基因缺失(-α/-α)或(--/αα)的标准型,常无症状或轻度小细胞贫血,血红蛋白电泳显示 HbF 正常,HbA$_2$ 稍低;③3 个 α 基因缺失(--/-α),形成无 α 链配对的 β 链自行聚合成 β$_4$ 四聚体(HbH)的重型,为明显的小细胞低色素性贫血,靶形红细胞多见,新生儿期 Hb Bart 10%~40%,成人 HbH 5%~30%,HbA$_2$ 降至 1%~2%,HbF<3%,HbH 包涵体阳性;④4 个 α 基因都缺乏(--/--)的 Hb Bart 胎儿水肿综合征(hemoglobin Bart hydrops fetalis syndrome),无 α 链生成,不能合成正常的 HbF。胎儿期的 γ 链自聚成 γ$_4$ 的四聚体,称 Hb Bart 综合征。后者含大量 Hb Bart(占>80%)和少量 HbH,然而 HbA、HbA$_2$ 及 HbF 缺如。

七、阵发性睡眠性血红蛋白尿症

阵发性睡眠性血红蛋白尿症(paroxysmal nocturnal hemoglobinuria,PNH)是由于 X 染色体上的 PTG-A(Xp22.1)基因突变,糖化肌醇磷脂(GPI)锚连蛋白合成障碍而引起的一种获得性造血

Notes

干细胞良性克隆性溶血性疾病。PNH 血细胞克隆发生在造血干细胞,从而导致中性粒细胞、血小板和红细胞对自身补体 C3 敏感性提高,引起慢性血管内溶血。

（一）检测项目选择与实验诊断路径

1. **血象**　贫血为几乎所有患者的表现,呈正色素性或低色素性贫血(尿中铁丢失过多时),网织红细胞增高,可见有核红细胞及红细胞破片。半数患者为全血细胞减少。

2. **特殊溶血试验**　证实溶血存在和补体敏感的红细胞存在的实验是诊断的重要依据。尿含铁血黄素试验阳性为溶血存在的依据,热溶血试验、蔗糖溶血试验、酸溶血试验阳性是补体敏感的红细胞存在的依据。蔗糖溶血试验敏感但特异性较差是 PNH 的筛查试验。酸溶血试验特异性高,多数患者为阳性。

3. **血细胞 CD55/CD59 表型的流式细胞术检测**　发现 GPI 锚连接蛋白(CD55 或 CD59)低表达的异常细胞群,支持 PNH 诊断。本试验是目前诊断 PNH 特异性和敏感性最高且可定量的检测方法。

（二）临床应用

1. **溶血证据**　典型患者以发作性晨起酱油色或浓茶色尿发病,常有感染、药物、手术等因素促发,可见尿隐血、尿含铁血黄素和尿血红蛋白管型等。贫血占95%,网织红细胞呈轻度、中度增高。骨髓呈红细胞系统增生显著的增生象,发作时患者也出现黄疸(总胆红素升高,以间接胆红素、尿胆红素为主),血管内溶血(珠蛋白合成减少、游离血红蛋白升高,Rous 试验阳性)等溶血现象。

2. **诊断试验**　尿含铁血黄素试验(阳性率73%)、蔗糖溶血试验(阳性率88%)为 PNH 的筛查试验,标准化酸溶血试验(阳性率79%)和血细胞 CD55/CD59 表型的流式细胞术检测(阳性率100%)用于 PNH 的诊断试验。

八、真性红细胞增多症

真性红细胞增多症(polycythemia vera,PV)简称真红,是一种多能干细胞克隆性的,以红系细胞异常增生为主的慢性骨髓增殖性肿瘤。临床以外周血总容量和红细胞数绝对增高,伴白细胞和血小板增多,以及发现 *JAK2V617F* 基因突变为特征。相关实验诊断见第四章第四节造血与淋巴组织肿瘤实验诊断。表 3-5 是各类红细胞增多症的实验室检测结果。

Tab. 3-5　Identification tests of erythrocytosis

	PV	secondary polycythemia	relative erythrocytosis
RBC、Hb、Hct	↑↑	↑	↑
erythrocyte volume	↑↑	↑	N
WBC	↑	N	N
PLT	↑	N	N
bone marrow cellularity	erythroid/granulocytic/megakaryocytic lineages ↑	erythroid lineage ↑	N
NAP	↑	↑	N
EPO	↓/N	↑	N
JAK2V617F	(+)	(−)	(−)

本 章 小 结

　　常见的贫血主要有缺铁性贫血、巨幼细胞性贫血、再生障碍性贫血和获得性溶血性贫血(如自身免疫性溶血性贫血、阵发性睡眠性血红蛋白尿症)及遗传性溶血性贫血(如红细胞葡萄糖-6-磷酸脱氢酶缺乏症、珠蛋白生成障碍性贫血),实验检测是诊断贫血的重要依据,贫血的实验诊断应包括:确定有无贫血;贫血的严重程度及类型;查明贫血的原因和原发病。通过本章的学习主要应熟悉各类贫血的实验检测方法及其临床应用,并了解各类贫血的实验诊断特点和实验诊断思路。

(江　虹)

参考文献

1. 王兰兰,尚红.实验诊断学.北京:人民卫生出版社,2014.
2. 许文荣,王建中.临床血液学检验.第五版.北京:人民卫生出版社,2012.
3. 张之南,沈悌.血液病诊断及疗效标准.第3版.北京:科学出版社,2007.
4. Richard A. McPherson,Matthew R. Pincus. HENRY'S clinical diagnosis and management by laboratory methods. 22th edition.Philadelphia:Elsevier Saunders,2011.
5. Marsh JC,Ball SE,Cavenagh J,et al. British Committee for Standards in Haematology. Guidelines for the diagnosis and management of aplastic anaemia [J]. Br J Haematol,2009,147:43-70.

第四章 白细胞疾病实验诊断

内容提要

本章主要阐述骨髓细胞形态学检验、骨髓病理学检验、常用细胞化学染色、白细胞免疫表型分析、染色体分析和血液肿瘤分子遗传学检测等应用于白细胞疾病实验诊断的临床意义,并重点阐述了慢性髓系白血病、骨髓增生异常综合征、急性髓系白血病、急性淋巴细胞白血病、慢性淋巴细胞白血病和浆细胞骨髓瘤的 WHO 分类标准与实验诊断,特别突出了免疫表型与遗传学异常在造血与淋巴组织肿瘤诊断与分类中的应用。

白细胞(leukocytes)来源于骨髓造血干细胞,血液中的白细胞属于成熟阶段并发挥生理功能的细胞,骨髓中有多个系列及不同分化、发育阶段的白细胞,这些白细胞的良性与肿瘤性疾病都属于白细胞疾病。此外,红系细胞和巨核系细胞的肿瘤性疾病也被列为白细胞疾病的范畴,例如急性红白血病、急性巨核细胞白血病等。白细胞疾病的病种复杂,涉及造血、感染、免疫、肿瘤、遗传等多种因素。白细胞肿瘤几乎包括了绝大部分造血与淋巴组织肿瘤;白细胞疾病以获得性为主,也有少数先天性或遗传性疾病。白细胞疾病的临床诊断与鉴别诊断、治疗方案选择、疗效观察和预后判断等与实验诊断密不可分,有些实验检测常具有决定性的临床价值。

第一节 概 述

白细胞是参与机体免疫应答和免疫防御的最重要细胞。当病原体或某些抗原物质引起机体感染、炎症或异常免疫反应时,血液白细胞的数量、形态和功能迅速变化,常出现白细胞减少症、类白血病反应等白细胞良性疾病,当病因消除后白细胞恢复正常。当造血与淋巴组织发生异常并引起白细胞恶性病变时,骨髓或淋巴组织白细胞的分化、发育或成熟异常,从而导致血液白细胞的数量、种类、形态和功能等出现肿瘤性改变,机体可发生骨髓增殖性肿瘤、骨髓增生异常综合征、白血病(leukemia)和淋巴瘤(lymphoma)等造血与淋巴组织肿瘤。

一、白 细 胞

(一)种类

健康人血液中白细胞主要是成熟白细胞,也存在极少量的造血干细胞(hematopoietic stem cell,HSC),但形态学难以识别。健康人骨髓中造血细胞的种类较多,包括 HSC 和各种不同分化发育阶段的白细胞。除T淋巴细胞外,白细胞的前体细胞或早期细胞均在骨髓分化、增殖和成熟;成熟白细胞被释放到外周血,若遇到某些刺激反应(例如外源性病原体感染)时,则移至组织发挥吞噬和杀伤细菌、真菌、寄生虫及受损细胞和免疫防应答及防御等功能。

(二)生理功能

1. 造血干细胞(HSC) 由胚胎干细胞发育而来,在骨髓中含量极少,约占骨髓有核细胞的0.5%,形态类似小淋巴细胞样的异质性细胞群,具有高度自我更新和多向分化能力,又称多能造血干细胞(multipotential hematopoietic stem cell)。

2. 造血祖细胞(hematopoietic progenitor cell,HPC) 由 HSC 分化而来,在骨髓中含量比

HSC 多,约占骨髓有核细胞的 3%,但形态学难以识别,无自我更新能力,但具有较强的增殖和分化能力;但与 HSC 相比分化方向局限,可以向有限的几个或一个细胞系列分化与增殖。根据分化能力,HPC 可分为多向或多能造血祖细胞(multipotential progenitor cell,MPP)和单向祖细胞,MPP 可以分化为单向祖细胞。HPC 在体外培养上可生成由不同分化发育阶段的某一或几个系列的细胞群,称为集落;每个集落称为一个集落形成单位(colony-forming unit,CFU);生成 CFU 的最早期细胞称为集落形成细胞,多指 HPC。

3. **未成熟白细胞**　从各系白细胞的原始到成熟阶段之间的细胞(图 4-1/ 书末彩图 4-1)都属于未成熟白细胞。白细胞一般以有丝分裂方式增殖,粒细胞从原始至中幼粒细胞阶段具有有丝分裂、增殖能力,晚幼粒细胞以后失去有丝分裂能力;巨核细胞的增殖与其他系统不同,以连续双倍增殖 DNA 的方式,即细胞核成倍增殖,最终生成胞体巨大的多倍体巨核细胞。

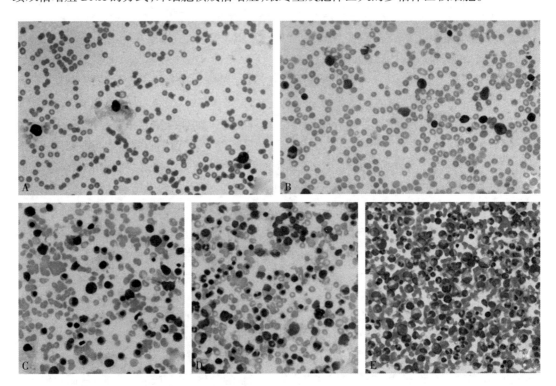

Fig. 4-1　The proliferation degree of bone marrow nucleated cells
(A) Extreme hypoplasia. (B) Hypoplasia. (C) Active proliferation. (D) Obvious proliferation. (E) Extreme active proliferation.

4. **中性粒细胞(neutrophil)**　是骨髓和血液中最多的细胞,具有粘附、迁移和吞噬能力,与单核 / 巨噬细胞一起统称为吞噬细胞。感染发生时中性粒细胞首先到达炎症部位,主要通过胞内大量溶酶体酶类对病原体杀伤,特别是对细菌的杀灭具有重要作用。

5. **嗜酸性粒细胞(eosinophil)**　主要参与抗寄生虫感染和超敏反应等。

6. **嗜碱性粒细胞(basophil)**　主要参与超敏反应等。

7. **淋巴细胞(lymphocyte)**　是一群形态学相似,但功能显著不同的异质性细胞群,根据免疫标志不同,可将淋巴细胞分为 T、B 和 NK 细胞三个主要类型:T 淋巴细胞因成熟于胸腺(thymus)而得名,主要功能是介导细胞免疫和调节机体的免疫功能;B 淋巴细胞因源于哺乳动物骨髓(bone marrow)而得名,主要功能是介导体液免疫;自然杀伤细胞(natural killer cell,NK cell)因具有细胞毒效应、不需抗原预先致敏,就能自发地杀伤靶细胞而得名。T 淋巴细胞具有多种亚群,在抗原的刺激下可发生母细胞化(blast transformation),分裂、增殖并形成效应细胞发挥作用;B 淋巴细胞在抗原的刺激下分裂、增殖,生成浆细胞(图 4-1),后者产生抗体介导体液免疫。

Notes

8. **单核 - 巨噬细胞**（monocyte-macrophage）　血液单核细胞进入组织后称为巨噬细胞,分布于不同器官组织,并赋予不同名称。单核 - 巨噬细胞在非特异性免疫中主要通过吞噬作用杀灭病原体(例如细菌、病毒、寄生虫等);在特异性免疫反应中主要发挥免疫调节和抗原加工、提呈功能,具有抗原提呈细胞(antigen presenting cell,APC)的功能。

9. **树突状细胞**（dendritic cells,DC）　因成熟阶段 DC 表面有许多树突状突起而得名,DC来源于淋巴系或单核系造血祖细胞,细胞内无溶酶体和吞噬体,其他细胞器也少见,其表面表达多种抗原提呈分子,是功能最强大的 APC,能摄取、加工并提呈抗原,参与 T 细胞亚群的分化、中枢和外周免疫耐受、调节 B 细胞功能和非特异性免疫功能。

10. **肥大细胞**（mast cell）　源于髓系祖细胞,主要分布于黏膜和组织中,参与 I 型超敏反应,并可作为 APC 加工、提呈抗原和促进 T、B 细胞活化等。

二、白细胞疾病

（一）临床特征

白细胞疾病的临床表现较为复杂,缺乏与疾病相关的特异性症状或体征。例如,良性白细胞疾病主要表现为白细胞数量或功能异常,粒细胞缺乏症患者通常有较严重的感染;急性白血病的患者主要表现为感染、贫血、出血和肝、脾、淋巴结肿大。一般情况下,白细胞疾病主要通过血液常规检验(全血细胞计数和血细胞形态学)发现,并通过进一步实验检查确诊。

（二）造血与淋巴组织肿瘤分类

造血与淋巴组织肿瘤包括多种类型的急、慢性肿瘤性疾病,主要涉及白细胞的病变。根据血液、骨髓和淋巴组织中增生的细胞种类、恶变程度和患者的病程、临床表现等可进行分类或分型。自从认识到血液肿瘤性病变以来,已经有多种分类或分型方案,最经典的是 1976 年法、美、英(FAB)三国 7 名血液学家组成的协作组在传统形态学的基础上结合细胞化学染色,制定的FAB 分型方案;最近的是 2008 年世界卫生组织(WHO)修订的第四版分类方案(简称 WHO 方案),代表了当前造血与淋巴组织肿瘤分类的发展趋势。

WHO(2008)分类方案造血与淋巴组织肿瘤分为 12 大类,分别是:①骨髓增殖性肿瘤(myeloproliferative neoplasms,MPN);②嗜酸性粒细胞增多和血小板衍生生长因子受体 α/β(PDGFRA/PDGFRB)或者纤维母细胞生长因子受体 1(FGFR1)异常的髓系和淋巴系肿瘤(myeloid and lymphoid neoplasms with eosinophilia and abnormalities of PDGFRA,PDGFRB or TGFR1);③骨髓增生异常 / 骨髓增殖性肿瘤(myelodysplastic/myeloproliferative neoplasms,MDS/MPN);④骨髓增生异常综合征(myelodysplastic syndrome,MDS);⑤急性髓系白血病和相关前体细胞肿瘤[acute myeloid leukaemia(AML)and related precursor neoplasms];⑥不明系列急性白血病(acute leukaemia of ambiguous lineage,ALAL);⑦前体淋巴细胞肿瘤(precursor lymphoid neoplasms);⑧成熟 B- 细胞肿瘤(mature B-cell neoplasms);⑨成熟 T 和 NK- 细胞肿瘤(mature T-cell and NK-cell neoplasms);⑩霍奇金淋巴瘤(Hodgkin lymphoma);⑪组织细胞与树突状细胞肿瘤(histocytic and dendritic neoplasms);⑫免疫缺陷相关淋巴细胞增殖性疾病(immunodeficiency-associated lymphoproliferative disordors)。本章所涉及造血与淋巴组织肿瘤的分类及实验诊断等均以 WHO 分类方案为标准。

三、白细胞疾病的实验诊断

（一）检测项目选择

一般情况下,通过全血细胞计数、血涂片细胞形态学检验可以筛查白细胞疾病,并对进一步检查提供线索。骨髓涂片细胞形态学检验是最重要的手段之一,可准确观察骨髓细胞的形态、数量及结构,对大多数白细胞疾病的诊断及疗效观察是必须的。骨髓病理学检查可以更真实地反映骨髓造血细胞的造血状态和纤维组织增生,对部分与造血相关疾病(例如再生障碍性贫血、

Notes

骨髓纤维化、MDS 等)的诊断可以补充骨髓细胞学检验的不足。

细胞化学染色、免疫细胞化学或免疫组织化学染色可以在细胞原位或组织原位显示细胞内或骨髓组织内的化学成分、酶活性或细胞免疫表型及各种细胞在骨髓组织内的分布特点,有助于白细胞疾病的诊断与鉴别诊断、分型。流式细胞术分析可通过多种荧光素标记单克隆抗体免疫染色,准确提供各种造血与淋巴组织细胞免疫表型,对造血与淋巴组织肿瘤诊断与分型、预后判断、微小残留病灶检测具有非常重要的临床价值。细胞与分子遗传学检测是造血与淋巴组织肿瘤诊断的重要指标,WHO 分类方案中将伴有重现性遗传学异常作为了首选的诊断与分型标志物,并且其分类与预后相关,极大地促进了造血与淋巴组织肿瘤的诊断与治疗的发展。

(二)实验诊断路径

白细胞疾病的实验诊断一般可按照如下路径,可初步完成对主要白细胞疾病的初步诊断。根据外周血白细胞计数(WBC)分为增高、正常(参考区间内)和降低三种类型;再通过外周血涂片白细胞的形态学(morphology)分类计数分成两种情况:正常和异常白细胞形态学。异常白细胞形态学又分为良性形态学改变(benign morphologic changes)和恶性形态学改变(malignant morphologic changes)两种类型:良性形态学改变主要指中性粒细胞毒性改变、核左移、核右移和异型淋巴细胞等非肿瘤性形态学异常;恶性形态学改变主要指原始细胞或幼稚细胞增多并伴有白血病性形态学异常(例如出现 Auer 小体、颗粒异常增多、细胞核形态异常、胞浆中异常包涵体等)。当血液白细胞出现恶性形态学改变时,后续诊断试验一般首选骨髓细胞形态学检验,并结合白细胞免疫表型分析(immunophenotypic analysis)、细胞遗传学(cytogenetics)或分子遗传学(molecular genetics)检测结果,可以诊断绝大部分急慢性白血病、MPN、MDS 等;对淋巴瘤常需要结合淋巴结或骨髓活检及其免疫组织化学染色,才能最后明确诊断。

对于临床疑为造血与淋巴组织肿瘤的患者,无论外周血白细胞数量或形态学有无异常变化,可以直接进行骨髓穿刺涂片,显微镜检查骨髓细胞形态,并同时送检流式细胞免疫表型分析,对绝大多数造血与淋巴组织肿瘤可以做出诊断,必要时再进行细胞或分子遗传学检测,或增加其他检测,例如淋巴结或骨髓活检、临床生物化学和免疫学试验等,结合临床表现,一般可获得最终诊断。

第二节　白细胞疾病的实验检测

白细胞疾病实验检测最常用的是血细胞常规检验和骨髓细胞形态学检验,在此检验的基础上,可选用骨髓病理学检查、细胞化学染色、流式细胞免疫表型分析,必要时进行染色体分析或基因诊断。

一、血细胞常规检验

血细胞常规检验参见第二章临床一般检验与疾病。

二、骨髓细胞形态学检查

当骨髓造血异常或某些局部及全身因素影响骨髓造血时,外周血细胞的数量、形态、功能等出现异常变化,通过血细胞常规检验(临床简称血常规或血象)可以部分地反映出来,但骨髓细胞的数量和形态(质量)出现的变化(常简称骨髓象)常更为典型或特异。因此,骨髓细胞形态学检查对血液系统及其相关疾病的诊断、治疗具有重要的临床价值。

【检测方法】　骨髓涂片经瑞氏(Wright)染色或瑞氏-吉姆萨(Giemsa)混合染色(简称瑞-吉染色)后显微镜检查。

【参考区间】

1. 骨髓有核细胞增生程度分级　常分为 5 级,根据成熟红细胞和有核细胞的大致比例确

Notes

定,判断标准见表 4-1 和图 4-1/ 书末彩图 4-1,多为增生活跃(active proliferation)。

Tab.4-1 Proliferative degree of bone marrow nucleated cells

Proliferative degree	Erythrocytes/nucleated cells	Usual causes
extreme active proliferation	1 : 1	leukemia , erythroleukemia
obvious proliferation	10 : 1	leukemia , hyperplastic anemia
active proliferation	20 : 1	normal bone marrow or some anemia
hypoplasia	50 : 1	some hypoplastic anemia
extreme hypoplasia	300 : 1	acute aplastic anemia

2. 粒系细胞 约占总有核细胞的 40%~60%。其中原粒细胞 <2%,早幼粒细胞 <5%,中性中幼粒细胞约 8%,中性晚幼粒细胞约 10%,中性杆状核粒细胞约 20%,中性分叶核粒细胞约 12%,嗜酸粒细胞 <5%,嗜碱粒细胞 <1%。细胞形态染色基本正常。

3. 红系细胞 约占 20% 左右。其中原红细胞 <1%,早幼红细胞 <5%,中幼红细胞和晚幼红细胞约各占 10%,细胞形态染色基本正常。成熟红细胞大小、形态、染色大致正常。

4. 粒红比值(M∶E) 粒系细胞和幼红细胞百分率之和的比值。M∶E 值为 2~4∶1。

5. 淋巴系细胞 约占 20%,主要为成熟淋巴细胞,原淋巴细胞、幼淋巴细胞很少见。

6. 单核细胞 <4%,原、幼单核细胞少见。浆细胞 <2%,原、幼浆细胞少见。

7. 巨核细胞 通常在 1.5×3cm² 骨髓涂片膜上可见 7~35 个,多为颗粒型和产血小板型巨核细胞,原巨核细胞、幼巨核细胞少见。

8. 其他细胞 可见少量骨髓基质细胞,包括成纤维细胞、内皮细胞、脂肪细胞、巨噬细胞等和骨髓特有的肥大细胞(组织嗜碱细胞)、成骨细胞、破骨细胞等。

9. 核分裂细胞 约为 0.1%。

【临床意义与评价】

1. 造血系统疾病 例如急性白血病、慢性白血病、巨幼细胞性贫血、再生障碍性贫血、浆细胞骨髓瘤、MDS、白细胞减少症等的分类、分型诊断与鉴别诊断,指导治疗方案选择,观察疗效及判断预后等。

2. 某些血液病及其相关疾病 如缺铁性贫血、溶血性贫血、脾功能亢进、MPN、原发免疫性血小板减少症等,可以表现出明显的骨髓细胞形态学改变,结合临床表现和其他的实验室检查,可以协助其诊断。

3. 某些寄生虫感染性疾病 如疟疾、黑热病、弓形体病和某些真菌感染等的诊断:由于骨髓中含有丰富的营养成分和大量单核 - 巨噬系统的细胞,一些血液寄生虫感染时,骨髓涂片中易于查找吞噬疟原虫、黑热病原虫、弓形虫等的巨噬细胞或细胞外病原体,对明确诊断具有重要意义。

4. 恶性肿瘤骨髓转移 如肺癌、乳腺癌、胃癌、前列腺癌、恶性淋巴瘤、黑色素瘤等发生骨髓转移时,可在骨髓涂片中查到相应的肿瘤细胞。有时,某些肿瘤的发现可能最早在骨髓中找到转移的癌细胞。

5. 某些类脂质沉积病 如戈谢病、尼曼 - 匹克病、海蓝组织细胞增生症等,骨髓涂片中可见到巨噬细胞中蓄积的类脂质而形成的特殊形态的戈谢细胞、尼曼 - 匹克细胞和海蓝组织细胞等,对诊断具有重要意义。

6. 应用评价

(1)骨髓象分析:骨髓象分析需要结合血象的变化分析。

辅助诊断:急性白血病时,尽管其血象与骨髓象变化有相当程度的差异,但二者关系密切,此时骨髓内大量低分化的白血病细胞在划分系统有困难时,可根据外周血中某些分化较好的细胞来推测其原始细胞的系列归属。

Notes

　　鉴别诊断:①某些疾病血象相似而骨髓变化显著不同:如非白血性白血病与再生障碍性贫血,外周血可均表现为全血细胞减少,淋巴细胞百分率相对增高,而骨髓变化却截然不同,前者呈白血病性增生,后者则可见有核细胞增生低下;②某些疾病骨髓象无明显变化而血象变化显著:如传染性单核细胞增多症等;③某些疾病血象无明显变化而骨髓变化显著:如多发性骨髓瘤、戈谢病、尼曼 - 匹克病等。

　　(2) 注意事项:①骨髓取材、涂片、染色良好时,才能进行骨髓象检查,否则不能准确进行形态观察;②对严重的凝血因子缺陷病,如血友病等禁忌骨髓检查。骨髓穿刺应在有经验的医师指导下完成,骨髓液抽取约为 0.2~0.3ml,过多易导致血液稀释;骨髓液应在采集后迅速涂片,避免凝固;③对不明原因的贫血、发热,肝、脾、淋巴结肿大和骨痛等患者,为明确诊断或排除某些疾病时,常需要进行骨髓细胞学检查。

　　(3) 原始细胞计数:在白血病标本分类计数时,一般分类计数≥500 个有核细胞。计数原始细胞百分率有两种方法:①原始细胞占全部有核细胞(all nucleate cell, ANC)的百分率;②原始细胞占非红系细胞(non-erythroid cell, NEC)的百分率;NEC 是指 ANC 中去除有核红细胞、淋巴细胞和浆细胞的骨髓有核细胞数量。

三、骨髓病理学检查

　　外周血和骨髓涂片细胞学检验是血液病诊断的主要依据,但主要反映血细胞形态、数量和比例的变化,不能反映骨髓组织结构及间质成分。例如,在骨髓纤维化或骨髓增生极度活跃 / 低下时,骨髓病理学检查(又称骨髓活检),能真实反映骨髓造血细胞的造血状态和纤维组织增生程度,对诊断具有重要意义。

　　【检测方法】　一般由临床医师采集骨髓或淋巴结组织,置于合适的标本保存液中及时送检。经冰冻或石蜡包埋切片,经 HE 染色后显微镜检查。

　　【参考区间】　骨髓造血组织增生活跃,在各类网状细胞和网状纤维构成的造血组织网眼状支架中充满处于不同分化发育阶段的各类造血细胞和少量巨噬细胞、肥大细胞等基质细胞。骨髓造血组织增生低下,造血组织(红髓)和造血细胞减少,非造血组织(黄骨髓)和非造血细胞增多,有助于造血功能的判断。

　　【临床意义与评价】

　　1. 较全面地衡量造血细胞增生程度以及造血组织、脂肪组织和纤维组织的容积比例,如再生障碍性贫血、骨髓增生性肿瘤,对其诊断有重要意义。

　　2. 当纤维组织增多及骨质增生时易发生"干抽"　骨髓活检可以反映造血状况及纤维组织增生程度,如骨髓纤维化、原因不明的髓样化生。

　　3. 协助某些血液病的诊断　如 MDS、毛细胞白血病,淋巴瘤累及骨髓时必须辅以骨髓活检才能确诊。

　　4. 活检比涂片有助于预测疾病的预后　如准确的反映白血病治疗效果。

　　5. 骨髓活检可以观察重要的骨髓组织学变化　如铁的储存增多及减少、炎性肉芽肿、转移瘤、骨小梁变化、血管栓塞、骨髓坏死、淀粉样变等。

　　6. 评价　骨髓切片经过固定和包埋等处理,细胞形态发生了变化,使其不如涂片中的形态结构清晰。骨髓活检并非白血病或淋巴瘤等恶性血液病诊断所必需,但对部分疾病有诊断意义。骨髓切片的免疫组织化学染色对观察各种细胞的免疫表型及组织分布特点更有意义。

四、常用细胞化学染色

　　临床常用细胞化学染色(cytochemical stain)项目主要包括:①髓过氧化物酶(myeloperoxidase, MPO),特异性存在于粒系细胞和单核系细胞;②酯酶(esterase):萘酚 AS-D 氯乙酸酯酶(naththol

Notes

AS-D chloroacetate esterase，CAE）为粒系细胞所特有，又称特异性酯酶（specific esterase，SE）或粒细胞酯酶；α- 乙酸萘酚酯酶（α-naphthyl acetate esterase，NAE）可存在于多种细胞中，故又称非特异性酯酶（non-specific esterase，NSE）；α- 丁酸萘酚酯酶（α-naphthyl butyrate esterase，NBE）主要存在于单核系细胞中，故又称单核细胞酯酶（monocytic esterase）；③过碘酸 - 雪夫反应（periodic acid-Schiff，PAS）：主要用于细胞内糖类物质染色；④中性粒细胞碱性磷酸酶（neutrophil alkaline phosphatase，NAP）染色主要反映成熟中性粒细胞碱性磷酸酶的活性；⑤铁染色（iron stain）主要反映骨髓中存储于幼红细胞外的骨髓基质中铁（细胞外铁）和幼红细胞内贮存的铁（细胞内铁）；并检测细胞内含铁颗粒的幼红细胞（铁粒幼细胞）；若含铁颗粒 5 颗以上，并绕核周排列成 1/3 圈以上，则称为环形铁粒幼细胞（ringed sideroblasts）；若成熟红细胞内含铁颗粒称为铁粒红细胞。

【检测方法】 利用具有较高特异性的化学反应对骨髓或血涂片中血细胞内的酶、化学成分、代谢产物等在细胞原位定性及半定量检查。

【参考区间】 MPO、CAE、NSE、NBE 和 PAS 染色：一般正常细胞染色反应作为对照观察白血病细胞的阳性反应程度或阳性率。NAP：阳性率 10%~40%；积分值 7~51。铁染色：细胞外铁：+~++；细胞内铁或铁粒幼细胞：19%~44%，以Ⅰ型为主，少数为Ⅱ型；无环形铁粒幼细胞。

【临床意义与评价】

1. MPO 染色 主要用于急性髓系白血病（acute myeloid leukemia，AML）的鉴别诊断，原始细胞阳性率≥3% 为阳性。急性早幼粒细胞白血病（acute promyelocytic leukemia，APL）强阳性；AML 成熟型和急性粒单细胞白血病阳性，AML 未成熟型阳性或阴性，急性单核细胞白血病（acute monocytic leukemia，AMoL）弱阳性或阴性；AML 微分化型、急性淋巴细胞白血病（acute lymphoblastic leukemia，ALL）、急性巨核细胞白血病阴性（阳性率 <3%）。

2. 酯酶染色 ①AML 成熟型：CAE 染色呈阳性或弱阳性，NAE 染色呈阴性或弱阳性，NBE 染色阴性；②APL：CAE 强阳性，NAE 阴性或弱性，其阳性反应不被氟化钠（NaF）抑制（称为 NaF 抑制试验阴性）；NBE 阴性；③AMoL：NAE 和 NBE 阳性或强阳性，其阳性反应能被氟化钠（NaF）抑制（称为 NaF 抑制试验阳性）；CAE 阴性或弱阳性；④急性粒单细胞白血病：CAE 阳性或弱阳性，单核系细胞的 NAE 和 NBE 染色阳性；部分病例可同时呈现 CAE 和 NAE 或 NBE 双阳性反应。

3. NAP 染色 ①鉴别感染性疾病的类型：细菌感染特别是化脓菌感染时，NAP 活性和积分值显著增高，急性感染比慢性感染增高明显；病毒感染时，NAP 一般不增高。②慢性髓系白血病（CML）和中性粒细胞类白血病反应的鉴别诊断：前者 NAP 活性显著降低或为阴性，病情缓解时可恢复正常，急变后活性增高；后者 NAP 染色阳性率和积分值明显增高。③再生障碍性贫血和阵发性睡眠性血红蛋白尿症：前者 NAP 染色阳性率和积分值增高，病情缓解后可降至正常；后者 NAP 活性常减低。④真性红细胞增多症和继发性红细胞增多症：前者 NAP 活性常增高，后者常无明显变化。

4. PAS 反应 ALL 或淋巴瘤细胞白血病：PAS 反应可呈粗颗粒或块状强阳性；急性红血病的幼红细胞 PAS 反应呈粗颗粒或块状阳性。其他急性白血病的 PAS 反应多为阴性。

5. 铁染色 ①鉴别缺铁性贫血与非缺铁性贫血：前者骨髓细胞外铁减少甚至消失，铁粒幼细胞减少；而非缺铁性贫血如巨幼细胞性贫血、溶血性贫血、再生障碍性贫血等细胞外铁和铁粒幼细胞正常或增高；感染性贫血时，细胞外铁正常或增高，但铁粒幼细胞减少，提示存在铁利用障碍。②诊断铁粒幼细胞性贫血：细胞外铁显著增高，骨髓中出现环形铁粒幼细胞，常≥15%，可作为诊断铁粒幼细胞性贫血的重要依据；③难治性贫血伴环形铁粒幼细胞增多的 MDS 患者，铁粒幼细胞明显增多，并且环形铁粒幼细胞多达幼红细胞的 15% 以上，铁粒红细胞也显著增多。

6. 评价

（1）细胞化学染色：鉴别急性白血病类型有一定的临床价值，一般阳性结果有诊断意义，阴性结果需结合其他检测分析。例如 AML 未成熟型和 AMoL 的 MPO 阳性，但也可呈阴性；ALL 的 MPO 一定阴性，若阳性结果即可除外 ALL。

Notes

（2）NAP 染色：对感染性疾病的诊断与鉴别诊断有一定意义，但由于操作繁琐，耗时长，临床常规应用逐渐减少。

（3）铁染色：是诊断铁粒幼细胞性贫血和难治性贫血伴环形铁粒幼细胞增多（RAS）的诊断试验。鉴别缺铁性贫血与非缺铁性贫血一般检测铁代谢指标即可，不需要骨髓铁染色；对疑难病例仍以铁染色为"金标准"。

五、白细胞免疫表型分析

白细胞在分化、发育与成熟过程中，细胞的免疫标志出现规律性的变化，使其适应各种细胞的功能需要，一旦正常的免疫标志表达出现异常，如过度表达、不规则表达、缺失或表达新抗原，都可能导致骨髓与血细胞的功能缺陷、减低或亢进，甚至发生肿瘤性改变。白细胞免疫表型（immunophenotypes）分析对一些血液病，如急性白血病、淋巴瘤等的诊断与分型、治疗方案选择、预后判断具有重要的临床意义。因此，分析骨髓与血液白细胞的免疫表型，对血液系统疾病、免疫系统疾病、肿瘤等疾病的诊断与治疗有重要价值。

EDTA-K2 抗凝的血液、骨髓液、淋巴结穿刺液、胸腹水、脑脊液、肺泡灌洗液等体液均可用于检测。

【检测方法】　常用流式细胞术 / 流式细胞分析（flow cytometry，FCM）。

【参考区间】　目前，除外周血淋巴细胞免疫表型分析有参考区间外，其他检测项目，包括白血病、淋巴瘤的免疫分型尚无公认的参考区间，一般以检测标本中的正常细胞作为内对照，比较抗原表达水平的高低。由于检测系统的差异，各实验室应建立自己的参考区间。

【临床意义与评价】

1. 临床意义

（1）急性白血病 / 淋巴瘤：①每一例都有必要进行免疫表型分析，是形态学与细胞化学分型基础上的补充和深化，可将白血病进一步分为不同系列和分化阶段，如 T 淋巴细胞型、B 淋巴细胞型、AML 微分化型和混合表型急性白血病等类型；②识别生物学和预后相关的白血病亚型并达到诊断与治疗标准化；③检测白血病细胞表达的某些与细胞黏附、增殖、分化、凋亡、耐药等相关的蛋白成分；④微量残留白血病检查、判断疗效或预后。

（2）成熟淋巴细胞肿瘤：组织病理学、形态学、免疫表型和遗传标志检查对 MLN 的诊断均是必须的，但在慢性 B 淋巴细胞白血病（B-chronic lymphocytic leukemia，B-CLL）、B- 幼淋巴细胞白血病（B-prolymphocytic leukemia，B-PLL）、外套细胞淋巴瘤（Mantle-cell lymphoma，MCL）、滤泡中心淋巴瘤（Follicle center lymphoma，FCL）、毛细胞白血病、伴微绒毛淋巴细胞的脾淋巴瘤（splenic lymphoma with villous lymphocytes，SLVL）的诊断中，免疫表型分析起着关键作用。通过免疫表型分析，十分容易将 MLN 与反应性淋巴细胞增多症（如传染性单核细胞增多症、巨细胞病毒感染等）相鉴别。

（3）淋巴细胞免疫表型分析：机体免疫细胞亚群比例及其绝对计数对判断机体的免疫功能和诊断 T、B 细胞缺乏症、NK 细胞增生症有重要意义。

（4）骨髓及血液中造血干 / 祖细胞计数：对造血干细胞或骨髓移植是必不可少的检查项目，尤其是判断经造血因子动员后外周血造血干细胞的最佳采集时期尤为重要。

2. 评价

（1）白细胞的免疫表型分析的应用：一般是在全血细胞计数或显微镜白细胞分类计数出现异常时，对异常细胞的进一步分析，包括对异常细胞的系列归属、分化阶段、抗原表达谱等分析；同时也可用某些细胞所表达的特有免疫标志准确地计数较少的细胞，如造血干 / 祖细胞、残留白血病细胞。此外，血液中免疫细胞亚群计数也早已成为常规检查。对原因不明的血液淋巴细胞或分类不明细胞增多，应进行血液或骨髓细胞的免疫表型分析，对排除或诊断血液系统及其相

Notes

关疾病十分重要。

（2）常用表型分析方法的选择：①多色流式细胞分析：通过多种荧光素标记的单克隆抗体染色白细胞，流式细胞仪多参数分析各种白细胞的免疫表型，一般作为首选；②免疫组织化学法：通过免疫酶组织化学染色显示各种标本中单克隆抗体标记的白细胞抗原分子等，主要用于病理切片；③免疫荧光显微镜法：通过免疫荧光组织化学染色显示各种标本中单克隆抗体标记的白细胞抗原分子等。

（3）FCM 分析的设门策略：通过多色免疫荧光染色后 FCM 分析，用 CD45 和侧向角光散射（side scatter，SSC）双参数设门，一般可将正常骨髓细胞分成淋巴细胞、单核细胞、幼稚和成熟粒细胞、原始细胞、幼红细胞 5 群。如果出现白血病性原始细胞，一般位于 CD45 低表达、SSC 较小的区域，选择异常细胞区的细胞群，分析其各类免疫标志表达，即可确定异常细胞的系列或分化程度（图 4-2/ 书末彩图 4-2）。

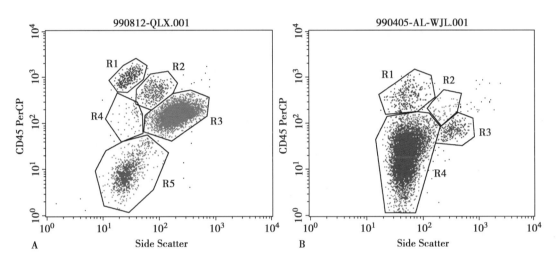

Fig. 4-2　Flow cytometric gating by CD45/sider scatter

（A）Normal specimen of bone marrow：R1-lymphocyte region. R2-monocyte region. R3-granulocyte region. R4-blast region. R5-Nucleated erythrocyte region.（B）The marrow specimen of acute T-lymphoblastic leukemia：R1-lymphocyte region. R2-monocyte region. R3-granulocyte region. R4-leukemic T-lymphoblasts.

六、染色体分析

染色体分析（chromosome analysis）主要包括染色体数目和结构分析，为临床提供有关何种染色体数量及结构畸变的细胞遗传学诊断依据。染色体分析常可作为白细胞疾病，尤其是恶性血液疾病诊断和预后评价的重要标志，也有助于发病机制的研究。肝素抗凝的血液、骨髓或淋巴结穿刺液及活检标本，胸腹水、羊水等体液标本均可用于染色体分析。

【检测方法】　细胞培养或直接制片法常用，近年来染色体荧光原位杂交、光谱染色体核型分析也开始应用。

【参考区间】　健康人染色体核型：男性 46,XY；女性 46,XX。

【临床意义与评价】

1. 造血与淋巴组织肿瘤的诊断与分型　在 WHO 的造血与淋巴组织肿瘤的最新分类方案中，将染色体异常作为最重要的诊断与分型指标，对某些伴有染色体和基因重现性异常的 AML，即使血象或骨髓象原始细胞的数量 <20%，也可诊断特定亚型的 AML。例如，AML 伴 t(8;21)(q22;q22)、AML 伴 inv(16)(p13.1q22)或 t(16;16)(p13.1;q22)、APL 伴 t(15;17)(q22;q12)等。几乎所有恶性血液病都有必要进行染色体分析，对辅助诊断、治疗及发病机制研究等有重要价值。例如，伴有 t(15;17)的 AML 患者，采用全反式维甲酸（ATRA）靶向治疗最有效。Ph 染色体，

Notes

即 t(9;22)(q34;q11.2)是慢性髓系白血病(CML)的标志性染色体畸变,约 90%~95% 的 CML 在诊断时可查到这种特异性染色体异常,经靶向药物治疗或异基因骨髓移植后 Ph 染色体阳性细胞可减少或消失,对 CML 的诊断及治疗有重要价值。

2. 监测造血与淋巴组织肿瘤的缓解、预后及复发 克隆性染色体异常是诊断造血与淋巴组织肿瘤的重要依据,一些特异性染色体数目或结构畸变与特定的恶性血液肿瘤亚型密切相关,并且具有独立的预后意义,对治疗方案选择也具有指导作用。例如,伴有 t(9;22)(q34;q11)的急性原淋巴细胞白血病患者,血液白细胞数量显著升高、化疗效果差、完全缓解率低,复发率高,应尽早进行异基因造血干细胞移植等治疗。

3. 监测遗传性疾病与血液病发生 例如,由于 21 号染色体增多引起的 21 三体综合征与髓系白血病发病密切相关,患者 5 岁前 AML 发病率高于无 21 三体综合征个体的 50 倍,而且通常易发生急性巨核细胞白血病。

4. 监测骨髓移植后细胞的嵌合状态 性染色体标记可监测异基因骨髓移植后细胞的嵌合状态,可判断移植成功与否或确定有无复发。当供者与受者为异性别时,若发现被移植者骨髓或血细胞被供者核型取代,即男性出现 XX、女性出现 XY 核型,提示两者完全嵌合,骨髓移植成功。若受者白血病复发,染色体核型恢复为原来的核型,提示受者原来残留白血病细胞增殖复发;若受者复发时染色体为供者核型,表明发生了供者源白血病。

5. 评价 染色体标本制备有一定技术难度,耗时长,结果分析要求高,导致发报告周期较长,常常滞后于临床需要,不能及时用于临床疾病的诊治。当危重患者需要及时采取治疗措施时,可配合其他检验手段,例如间期细胞荧光原位杂交(FISH)或基因分析。

七、血液肿瘤分子遗传学检测

研究表明遗传性血液病、恶性白细胞疾病的发生、发展与基因突变密切相关。已经证实部分造血与淋巴组织肿瘤染色体异常形成的融合基因在白血病的发病中起着重要作用,而且这些具有疾病特异性的融合基因对其诊断、治疗及疗效监测、预后判断等也有十分重要的临床意义。在 WHO 的造血与淋巴组织肿瘤分类方案中,已经明确了一部分肿瘤具有重现性基因异常,并以此作为了部分肿瘤分类诊断的依据。因此,对每一例形态学、免疫表型分析诊断为血液肿瘤的病例,均有必要检测相关融合基因、突变基因或重排基因。

一般用 EDTA 抗凝血液、骨髓标本或淋巴结或其穿刺液等均可用于基因诊断。

【检测方法】 荧光原位杂交(FISH)、实时 - 聚合酶链式反应(RT-PCR)等。

【参考区间】 无融合基因或相关基因突变。

【临床意义与评价】

1. RUNX1-RUNX1T1 融合基因 RUNX1 又称为 AML1 或 CBFA 基因,位于染色体 21q22;RUNX1T1 又称为 ETO 基因,位于染色体 8q22。t(8;21)(q22;q22)导致 RUNX1、RUNX1T1 基因断裂、重排,形成 RUNX1-RUNX1T1(AML1-ETO)融合基因,是急性粒细胞白血病(AML)中最常见的异常基因,引起造血干祖细胞分化成熟障碍,从而诱发 AML,白血病类型主要见于成熟型 AML(相当于 FAB 分类的 AML-M2)。查到 RUNX1-RUNX1T1 融合基因与 t(8;21)(q22;q22)具有相同的临床意义,当少数病例骨髓原粒细胞 <20%,但根据形态学和染色体和(或)基因突变特点,仍可诊断为 AML。伴有 t(8;21)(q22;q22);RUNX1-RUNX1T1 的 AML 通常有较好的化疗反应,在巩固化疗阶段用大剂量阿糖胞苷治疗后伴有长期无病生存的完全缓解率高。

2. PML-RARA 融合基因 PML 称为早幼粒细胞白血病基因(promyelocytic leukemia,PML),位于染色体 15q22;RARA 基因名为维甲酸受体 α(retinoic acid receptor alpha,RARA)基因,位于染色体 17q21。APL 染色体 t(15;17)(q22;q12)易位后,导致 PML RAR A 基因重排,形成融合基因。超过 90% 以上的 APL 伴有 t(15;17)(q21;q22);PML-RARA。APL 伴有 t(15;17)(q21;

q22);PML-RARA 用全反式维甲酸或亚砷酸治疗有较高的缓解率。

3. CBFB-MYH11 融合基因 核心结合因子 beta(core binding factor beta,CBFB)基因位于染色体 16q22;肌球蛋白重链 11(myosin heavy chain 11)位于染色体 16p13.1。inv(16)(p13.1q22) 或 t(16;16)(p13.1q22)形成 CBFB-MYH11 融合基因,主要见于伴有异常嗜酸性粒细胞增多的急性粒单细胞白血病(相当于 FAB 分类的 AML-M4Eo),异常嗜酸性粒细胞增加(>5%)或质的异常(嗜酸性颗粒中夹杂大而不规则的嗜碱性着色颗粒,糖原和氯醋酸酯酶均呈强阳性)。伴有 inv(16)(p13.1q22) 或 t(16;16)(p13.1;q22) 的 AML 通常有较好的化疗反应,在巩固化疗阶段用大剂量阿糖胞苷治疗后可长期完全缓解,但高龄患者生存时间较短。

4. BCR-ABL 融合基因 人类 9 号染色体上的一个基因与一种小鼠逆转录病毒基因 V-ABL 同源,被命名为 ABL1 基因,定位于染色体 9q34。在慢性髓细胞白血病(CML)患者 22 号染色体长臂断裂点集中于 9.8kb BgⅢ-BamHⅠ区域中,这一区域被命名为断点集聚区(breakpoint cluster region,BCR),定位于染色体 22q11.2。CML 患者的染色体 t(9;22)(q34;q11.2) 导致 ABL1 和 BCR 形成 BCR-ABL1 融合基因,导致骨髓干细胞异常增殖,最终发展为 CML。约 90% 以上的 CML 患者具有典型的 Ph 染色体 /t(9;22)(q34;q11) 和 BCR/ABL 融合基因,少数具有变异型、复杂型或隐匿型 Ph 易位。Ph 染色体或 BCR/ABL b2a2 和 b3a2 型已经成为 CML 的主要诊断标准。针对 BCR/ABL 融合蛋白已经发展出特效药物 - 格列卫,但治疗过程中 BCR/ABL 基因 ABL 激酶区的突变可导致耐药。BCR/ABL e1a2 型融合基因主要见于约 3%~5% 的儿童 ALL 和 1/3 的成人 ALL,是 ALL 患者预后较差的因素。

5. JAK2 基因突变 JAK2(Janus kinase 2,JAK2)是一种细胞内非受体酪氨酸激酶,基因位于染色体 9p24。获得性体细胞 JAK2 基因突变在一些 BCR-ABL1 阴性 MPN 的发病中起着关键作用,最常见的是 JAK2 V617F 突变,即 JAK2 蛋白的第 617 位缬氨酸被苯丙氨酸替代(JAK2 V617F),从而导致了骨髓对一些细胞因子的异常反应,例如对红细胞生成素的过度敏感,诱导异常造血细胞克隆生成,从而引起发病。

6. FLT3 串联重复 fms 样酪氨酸激酶受体 3(fms like tyrosine kinase receptor 3,FLT3)基因是Ⅲ型酪氨酸激酶受体家族成员中的原癌基因,在调节免疫细胞的正常发育中有重要作用。常见的 FLT3 基因突变是近膜结构域的 14 和 15 外显子间的一段区域的内部串联重复(internal tandem duplication,ITD),FLT3-ITD 常集于密码子 589~599 富含酪氨酸残基的一段区域,以首尾相接顺序插入若干个核苷酸,使近膜区延长引起细胞外区域免疫球蛋白构象改变和 FLT3 二聚体形成,从而导致配体非依赖性磷酸化。另一种是酪氨酸激酶区(tyrosine kinase domain,TKD)第 20 外显子的点突变,位于 FLT3 激酶活化环内,最常见的是第 835 个残基(GAT>TAT)的突变。临床常检测 FLT3 是否存在这两种突变作为 AML 诊断和靶向治疗的指标。FLT3 基因串联复制(FLT3-ITD)是 AML 中最常见的突变之一,约见于三分之一的 AML 患者。在 FAB 分型的 AML 中,AML-M3 的阳性率最高,其次为 AML-M5,AML-M2 和 AML-M6 的阳性率较低。FLT3-ITD 阳性的 AML 对化疗不敏感,易产生抗药性,预后差。较长的 FLT3-ITD 序列长度与不良预后相关,提示 FLT3-ITD 可用于预测 AML 的预后。

7. MLL 基因重排 混合系列白血病(mixed lineage leukemia,MLL)基因,即 MLL 基因可以发生自身串联重复(dupMLL),也可以和其他伙伴基因发生重排形成融合基因,例如与细胞核蛋白基因(AF4,AF9,AF10 等)重排形成 MLL-AF4、MLL-AF9 融合基因。MLL 基因突变通常具有单核细胞分化特征,且由于白血病细胞兼具髓系和淋巴系免疫学标志表达,因而被称为混合系列白血病基因。MLL 基因突变与儿童 AML 的发生密切相关,约占 14%,其中约 80% 患者为婴儿。MLL-AF9 融合基因是儿童和成年人 AML 患者最常见的 MLL 基因重排。急性 B 淋巴细胞白血病(B-ALL)婴儿患者最常见 MLL 基因重排,并常伴高白细胞计数(>100×10^9/L)和中枢神经系统白血病。除了 MLL-AF10 外,通常携带 MLL 基因重排的 AML 或 ALL 患者的预后均差。

Notes

8. 应用评价   目前,一些医院已经将恶性血液病相关的常见基因列为了常规检验项目,检测的基因数量达到了 100 多种,包括融合基因、突变基因和免疫球蛋白或 T 细胞受体基因重排等。由于试验成本高,技术要求高,所有基因一次全部检查尚有一定困难。如果选择性检验,但对于初诊血液肿瘤究竟该选择哪些基因也不易确定,部分白血病的形态学或免疫表型可以提供一些信息,例如形态学疑为 APL 时,可首选 PML-RARA 融合基因。

第三节　常见白细胞良性疾病的实验诊断

白细胞良性疾病主要是相对于造血与淋巴组织肿瘤而言,在临床比较常见,主要是由于原发病所导致的继发性异常,一般随着原发病去除后恢复。本节主要简述几种常见白细胞良性疾病的实验诊断。

一、白细胞减少症

由于各种原因导致成人外周血白细胞计数低于参考区间下限($3.5×10^9$/L)时,称为白细胞减少症(leucocytopenia)。当外周血中性粒细胞绝对计数 $<2.0×10^9$/L,称为中性粒细胞减少症(neutropenia);当中性粒细胞绝对计数 $<0.5×10^9$/L 时,称为粒细胞缺乏症。

1. 检测项目选择   白细胞减少症的诊断主要依赖于临床血液学常规检验,主要包括全血细胞计数、外周血细胞形态学检验;必要时依据骨髓涂片细胞形态学检验或其他相关试验,并结合临床除外恶性血液病、再生障碍性贫血等,有助于明确白细胞减少症的病因。

2. 临床应用   引起白细胞减少症的病因主要包括骨髓造血损伤和成熟障碍,以获得性减少为主。感染是引起急性中性粒细胞减少的主要病因。免疫性中性粒细胞减少症,包括新生儿同种免疫性减少、自身免疫性减少和自身免疫性相关的减少也不少见。患者病史、临床表现也有助于诊断。中性粒细胞抗体和粒细胞动力学检测对寻找病因有一定意义。

多次计数外周血白细胞和中性粒细胞数量均减少时,一般才可以明确诊断;但查明减少的病因更有助于治疗。骨髓细胞形态学检验最有助于了解粒细胞的增殖及成熟状况,排除有无原发血液系统病及肿瘤转移等所致的白细胞减少。

二、类白血病反应

类白血病反应(leukemoid reaction,LR)指并非由白血病引起的外周血白细胞计数显著升高和(或)出现未成熟白细胞,与某些白血病相类似,但随后病程或尸检证实无白血病。

1. 检测项目选择   LR 的检测项目主要包括全血细胞计数、外周血细胞形态学检验;必要时检测骨髓涂片血细胞形态或其他相关试验,辅助诊断与鉴别。

2. 临床应用   根据血象变化特点可将 LR 分为 5 种主要类型:①中性粒细胞型:外周血白细胞计数显著升高,可高达 $30×10^9$/L;或外周血出现未成熟中性粒细胞;成熟中性粒细胞出现中毒颗粒、空泡等中毒性形态学改变。②淋巴细胞型:外周血白细胞计数轻度或显著升高,分类计数出现幼淋巴细胞或异型淋巴细胞增多。③单核细胞型:外周血白细胞计数可高达 $30×10^9$/L 以上,单核细胞 $>30\%$,并可有幼单核细胞出现。④嗜酸性粒细胞型:嗜酸性粒细胞显著增多,以成熟嗜酸性粒细胞为主。⑤红白血病型:外周血出现幼红和幼粒细胞。⑥浆细胞型:外周血白细胞计数增高,分类计数浆细胞常 $>5\%$,并可见幼浆细胞;同时有中性粒细胞核左移、单核细胞增多。

LR 一般有明确的病因,例如严重感染、中毒、恶性肿瘤、大出血、急性溶血、过敏性休克、巨幼细胞性贫血、某些药物应用等。LR 绝大部分仅有血象变化,且仅限于白细胞变化(除失血、溶血所致病例外),很少有骨髓象的明显异常,一般不涉及红系和巨核细胞系;因此,患者一般无贫血或血小板减少。

Notes

三、传染性单核细胞增多症

传染性单核细胞增多症(infectious mononueleosis,IM),临床常简称为"传单",是一种由 EB 病毒感染所致的急性传染病。患者多有发热、咽喉肿痛、淋巴结肿大和肝脾大等症状,主要见于儿童或青少年发病,主要由飞沫与唾液经呼吸道传播,其次经密切接触传播。病程 1~4 周,常有自限性,预后良好。

1. **检测项目选择** IM 的实验诊断项目较多,主要包括血象、EB 病毒抗体、EB 病毒抗原和 EB 病毒(EBV)DNA 检测。

2. **临床应用** 外周血 WBC 增高,可达$(30\sim50)\times10^9$/L;单个核细胞(淋巴细胞、单核细胞和异型淋巴细胞)可高达 60% 以上;异型淋巴细胞(variant lymphocyte)高达白细胞总数的 10% 以上具有诊断意义。骨髓象一般无明显变化,异型淋巴细胞可增高,但低于外周血。血清嗜异性凝集试验(heterophil agglutination test)阳性是有助于 IM 的诊断,在病程的第一周约 40% 的患者呈阳性,第 2~3 周阳性率可达 60%~80%。直接测定血清 EBV 抗体对 IM 诊断更具特异性,抗 EBV 壳抗原(viral capsid antigen,VCA)的 IgM 型抗体(VCA-IgM)阳性是急性期 IM 的重要诊断指标;VCA-IgG 型抗体在发病时达高峰,效价≥1∶160,或 VCA-IgG 在恢复期比急性期升高 4 倍以上,且在疾病恢复期持续存在并维持终身;抗 EBV 早期抗原(early antigen,EA)的抗体在发病后 3~4 周达高峰,阳性率约 70% 左右。鼻咽拭子直接测定 EBV 抗原阳性也具有诊断价值。血液、唾液、口咽上皮细胞、尿液或组织中的 EB 病毒 DNA 阳性是 EBV 感染最特异的指标。

第四节　造血与淋巴组织肿瘤实验诊断

造血与淋巴组织肿瘤主要包括髓系肿瘤(myeloid neoplasms)和淋巴系肿瘤(lymphoid neoplasms),其他肿瘤相对较少见。造血与淋巴组织肿瘤诊断和分类的标准基于治疗前(包括生长因子治疗)标本所获得的结果,血液、骨髓或其他相关组织中原始细胞百分率对于诊断或分类、判断预后十分重要。

根据 2008 年 WHO 提出的分类方案,造血与淋巴组织肿瘤主要通过形态学、免疫表型和遗传学分析并结合临床进行实验诊断。形态学包括外周血细胞、骨髓细胞形态学检验、细胞化学染色和骨髓或淋巴结活检。免疫表型分析包括免疫组织化学染色和流式细胞术(FCM)检测免疫表型。遗传学检测主要包括细胞遗传学和分子遗传学两个水平,前者主要关注肿瘤细胞染色体的数量和结构异常,特别是具有特异性的染色体易位;后者主要通过对肿瘤细胞出现的融合基因、基因突变等检测,从分子水平诊断造血与淋巴组织肿瘤。

无论是髓系,还是淋巴系肿瘤,实验诊断共同点是检出肿瘤细胞的克隆性病变,并查出克隆性病变的遗传学本质。细胞遗传学和分子遗传学不仅对于识别特异的肿瘤细胞的遗传学异常,而且对评价疾病的预后可建立一个基准,也有助于疗效或复发监测。虽然目前只发现部分造血与淋巴组织肿瘤伴有重现性遗传学异常,但随着研究和临床实践的深入,将会逐渐从组织 - 细胞 - 免疫表型 - 染色体 - 基因水平揭示造血与淋巴组织肿瘤的病因、发病机制、实验诊断特点及其和治疗、预后的相关性,为最终攻克造血与淋巴组织肿瘤奠定基础。

一、髓系肿瘤

髓系肿瘤主要包括骨髓增殖性肿瘤(MPN)、骨髓增生异常综合征(MDS)、急性髓系白血病(AML)和相关前体细胞肿瘤,实验诊断主要依赖于肿瘤细胞的形态学和免疫表型特征,从而确定其细胞系列和分化、成熟程度,并判断细胞增生的性质属于良性或肿瘤性、有效造血或无效造血。细胞和分子遗传学对确定肿瘤的性质及诊断具有决定性意义。

（一）检测项目选择

1. 形态学

（1）血象：外周血涂片经瑞-吉染色后显微镜下检查白细胞、红细胞和血小板数量及形态有无异常，推荐手工分类计数 200 个白细胞。患者可有不同程度白细胞数量增高和贫血、血小板减少，少数病例可有白细胞减少或血小板增多。可查到数量不等的原始或幼稚白细胞及其形态异常。

（2）骨髓象：新鲜骨髓液涂片经瑞-吉染色后，显微镜下分类计数≥500 个骨髓有核细胞。一般情况下，骨髓有核细胞可增生活跃至极度活跃，以肿瘤性白细胞增生为主，其他系列细胞受到不同程度抑制。

（3）原始细胞（blasts）计数：AML 的血液或骨髓涂片中原始细胞≥20%（ANC）。髓系原始细胞，包括原粒细胞、原单核细胞和原巨核细胞的百分率，一般以显微镜下骨髓涂片分类计数为准；CD34 免疫组化染色虽然有助于识别，但一些髓系肿瘤的原始细胞可不表达 CD34；流式细胞术（FCM）计数骨髓原始细胞百分率容易受到血液稀释的影响，也不能替代形态学观察。原粒细胞（myeloblasts）根据胞质中是否含有少量嗜天青颗粒（azurophil granules）可分为无颗粒原粒细胞（agranular myeloblasts）和有颗粒原粒细胞（granulated myeloblasts）两类。幼单核细胞（promonocytes）可被视为原单核细胞等同体（equivalents）计数。发育不良的小巨核细胞（small dysplastic megakaryocytes）和微小巨核细胞（micromegakaryocytes）不作为原始细胞计数。

（4）异常早幼粒细胞：在 APL 时作为原始细胞等同体计数。

（5）原红细胞（proerythroblasts）：一般不包括在原始细胞计数中，只有在红白血病时可作为原始细胞等同体计数。

2. 骨髓活检　在血液肿瘤诊断中并非主要的，但它可提供一些对诊断、治疗及预后有帮助的信息，但对于 MPN 的诊断（如骨髓纤维化）是必不可少的手段。骨髓活检切片用于 IHC 染色、原位杂交或原位聚合酶链反应（PCR）也有十分重要的意义，例如原始细胞、巨核细胞数量与分布观察等。

3. 细胞化学染色　主要用于确定原始细胞的系列或辅助诊断。MPO 阳性可提示髓系分化。NBE 和 NAE 阳性并被氟化钠抑制提示单核系细胞。CAE 阳性主要见于中性粒细胞系和肥大细胞。NAE 和 CAE 双阳性见于粒单细胞系。PAS 染色块状阳性有助于白血病性红系细胞的鉴别。骨髓铁染色见到环形铁粒幼细胞有助于 MDS 的诊断。

4. 免疫表型分析　应用多参数 FCM 和 IHC 分析髓系肿瘤细胞免疫表型是必不可少的工具。①原始细胞表型确定：髓系肿瘤细胞各种分化阶段细胞的抗原表达谱有所不同，但主要用于确定 AML 和 MPN、MDS 转化为白血病时原始细胞的表型；②鉴别白血病细胞的分化阶段、评价抗原表达谱、不规则表型和微小残留病（minimal residual disease，MRD）具有重要意义；③免疫表型分析的中心作用：鉴别 AML 微分化型和急性淋巴细胞白血病（ALL）、慢性髓系白血病（CML）原始细胞期、混合表型急性白血病类型；④预后价值：一些研究表明 CD7、CD9、CD11b、CD14、CD56、和 CD34 表达可能与 AML 预后差相关，但其独立预后价值仍有待阐明。约有 75% 的 AML 出现不规则或不常见的免疫表型，例如交叉系列抗原表达、抗原不同步表达、抗原过表达、抗原缺失或低表达。

5. 细胞与分子遗传学检测　WHO 髓系肿瘤分类包括了由于染色体易位所致的基因重排和特异性基因突变。因此，如果可能，肿瘤细胞的遗传学特征必须确定。治疗前应该进行完全的骨髓细胞遗传学检测；随后，应在有规律的间隔时间检测遗传学演变的证据。由于染色体易位所产生的融合基因或一些特异性基因突变是肿瘤细胞最重要的标志之一，检测这些基因比染色体分析的速度快，敏感度也大大提高；一些患者未能检出特异的染色体异常，但却可检出相应的融合基因。

（二）实验诊断路径

主要髓系肿瘤，包括 MPN、MDS 和 AML，一般可根据外周血细胞形态学异常的原始细胞的数量分为≥20% 和 <20% 两类；前者进一步检测原始细胞的免疫表型、细胞和分子遗传学，可以确诊 AML 或 AML 伴遗传学异常；后者进一步选择骨髓细胞形态学检验，若原始细胞≥20%（ANC），结合免疫表型、细胞和分子遗传学异常，可明确 AML 或 AML 伴遗传学异常的诊断。若原始细胞 <20%（ANC）伴一系或多系细胞病态造血，结合细胞和分子遗传学检测（一般情况下不需检测免疫表型），可诊断 MDS；若原始细胞 <20%（ANC）伴一系或多系髓系幼稚及成熟细胞异常增生，结合细胞和分子遗传学检测，可诊断 MPN。一般情况下，原始细胞的系列通过形态学和免疫表型可以明确，遗传学检测可确诊 AML 伴重现性遗传学异常的病例或查到其他遗传学异常。

（三）临床应用

1. **慢性髓系白血病**（chronic myelogenous leukemia，CML）**伴 BCR-ABL1 阳性**　是一种原发于骨髓多能造血干细胞异常的 MPN，与定位于 Ph 染色体上 BCR-ABL1 融合基因密切相关。CML 按自然病程可分为两期或三期，早期为慢性期（chronic phase，CP）；晚期可急性变，转化为急性白血病，称为原始细胞期（blast phase，BP）或急变期；从 CP 向 BP 转化的过程称为加速期（accelerated phase，AP）。CML 的三个时期的血液学特点完全不同，并伴有一定的临床表现。

（1）CML—慢性期（CP）：

1）血象：WBC 显著增高，不同患者变异较大，可在（12~1000）×10⁹/L 之间。血涂片中粒系细胞百分率明显增高，以中性中幼粒细胞以下各阶段细胞为主，原粒细胞通常 <2%，伴嗜碱性和（或）嗜酸性粒细胞持续增多；单核细胞 <3%。粒系细胞形态类似正常，易见退行性变、核变性及胞核与胞浆发育不平行等形态学改变。RBC、Hb 多不减低。PLT 可明显增高，甚至可达 $1000×10^9$/L。

2）骨髓象：骨髓增生极度活跃，粒系细胞明显增生，以中性中幼粒细胞以下各阶段细胞为主，原粒细胞通常 <5%。嗜碱性和（或）嗜酸性粒细胞常明显增多，嗜碱性粒细胞有时可高达 15% 以上（图 4-3/ 书末彩图 4-3，4-4/ 书末彩图 4-4）。细胞形态学变化与外周血类似。40%~50% 患者巨核细胞增多，以成熟巨核细胞为主，易见微小巨核细胞和血小板增多。

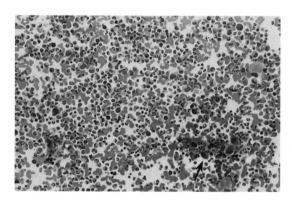

Fig. 4-3　The bone marrow smear of chronic myeloid leukemia in chronic phase
Nucleated cells are active proliferation extremely, and megakaryocytes increase in arrow direction.

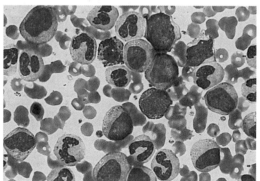

Fig. 4-4　The bone marrow smear of chronic myeloid leukemia in chronic phase
The main nucleated cells are immature and mature neutrophils, myeloblasts and promyelocytes may be found. Eosinophils and basophils increase.

3）细胞化学：NAP 染色阳性率显著减低甚至为零，治疗缓解或合并感染时此酶活性可增高。

4）染色体与基因检查：约 90%~95% 的病例在诊断时可检出 Ph 染色体，即 t(9;22)(q34;q11.2) 和 BCR-ABL1 融合基因，后者并编码一种分子量约为 210kD 的异常的融合蛋白（p210）；约有 5%~10% 的病例，由于变异易位，无 Ph 染色体，但能通过 FISH、RT-PCR 等技术可查到 BCR-ABL1 融合基因。

(2) CML-加速期(AP):诊断标准如下:①持续性或白细胞增高(>10×10⁹/L)或持续性治疗无反应性脾大;②治疗无法控制的持续性血小板增高(>1000×10⁹/L);③与治疗无关的持续性血小板减少(<100×10⁹/L);④出现与初始诊断时核型不同克隆性细胞遗传学异常;⑤外周血嗜碱性粒细胞≥20%;⑥外周血或骨髓原粒细胞 10%~19%。标准①~④更有可能与从 CP 转化为 AP 相关,而标准⑤和⑥表明 AP 向 BP 转化。

(3) CML-原始细胞期(BP):即急变期,诊断标准如下:①外周血白细胞或骨髓中原始细胞≥20%;②出现一个另外的原始细胞群增生,约 70% 的病例的原始细胞系列是髓系。大约 20%~30% 的病例,原始细胞是原淋巴系细胞。

2. JAK2 基因突变相关的骨髓增殖性肿瘤(MPN)   与 JAK2 基因突变相关的 MPN 主要包括真性红细胞增多症(polycythaemia vera,PV)、原发性骨髓纤维化(primary myelofibrosis,PMF)和原发性血小板增多症(essential thrombocythaemia,ET)。①PV:红细胞生成增多不依赖于正常红系细胞造血调节,红系细胞、粒细胞和巨核细胞均显著增生;②PMF:是一种克隆性 MPN,骨髓巨核细胞和粒细胞显著增生、反应性纤维结缔组织沉积伴髓外造血而导致肝、脾大。外周血可见幼粒细胞、幼红细胞增多(leukoerythroblastosis)伴泪滴形红细胞增多;③ET:是一种慢性 MPN,其特征是外周血血小板持续增多(≥450×10⁹/L),骨髓大量的成熟巨核细胞过度增生,临床有血栓形成或出血。

JAK2 V617F 突变是最常见的基因突变,几乎见于所有的 PV,约 50% 见于 IMF 和 ET。在一些 PV 患者缺乏 JAK2 V617F 突变,但 JAK2 exon 12 突变可被查到。在一小部分 PMF 和 ET 病例,MPL W515L 或 W515K 突变(MPL W515K/L)可检测到。JAK2 基因突变并非对 MPN 特异,也可见于一些 MDS/MPN 或少数 AML。

3. 骨髓增生异常综合征   骨髓增生异常综合征(myelodysplastic syndrome,MDS)是一组克隆性造血干细胞疾病,其特征为一种或多种血细胞减少伴病态造血(dysplasia)、无效造血(ineffective haematopoiesis)和凋亡(apoptosis)增强,从而导致患者血细胞减少。作为 MDS 风险分层的血细胞减少阈值是 HGB<100g/L、中性粒细胞计数 <1.8×10⁹/L、PLT<100×10⁹/L;但在这些阈值之上时,如果有形态异常和(或)细胞遗传学异常存在,也不能除外 MDS 的诊断。病态造血可能伴外周血和骨髓原粒细胞增多,但原粒细胞数量 <20%。当 MDS 患者原始细胞≥20% 时,表明已转化为急性白血病。部分 MDS 病例可有细胞或分子遗传学异常,虽其中多数未被证实具有特异性,但具有一定的临床意义,特别是 5q- 对 MDS 的诊断有价值并提示其预后较好,7q-者较易转化为白血病。WHO 分类诊断的 MDS 各型外周血和骨髓细胞形态学异常特点见表 4-2。

Tab. 4-2. The classification and morphology of myelodysplastic syndrome

Classification	Blood morphology	Bone marrow morphology
refractory cytopenias with unilineage dysplasia(RCUD): ①Refractory anemia(RA); ②Refractory neutropenia(RN); ③Refractory thrombocytopenia(RT)	unicytopenia or bicytopenia[1] no or rare blasts(<1%)[2]	unicytopenia dysplasia:≥10% of the cells in one myeloid lineage <5% blasts;<15% of erythroid precursor are ring sideroblasts
refractory anemia with ring sideroblasts(RARS)	anemia no blasts	≥15% of erythroid precursor are ring sideroblasts;Erythroid dysplasia only <5% blasts
refractory cytopenias with multilineage dysplasia(RCMD)	cytopenia(s) no or rare blasts(<1%)[2] no Auer rods <1×10⁹/L monocytes	dysplasia in ≥10% of the cellsin ≥two myeloid lineages; <5% blasts in marrow; no Auer rods; ±15% ring sideroblasts
refractory anemia with excess blasts-1(RAEB-1)	cytopenia(s) <5% blasts[2] no Auer rods <1×10⁹/L monocytes	unilineage or multilineage dysplasia; 5%~9% blasts[2] no Auer rods

续表

Classification	Blood morphology	Bone marrow morphology
refractory anemia with excess blasts-2（RAEB-2）	cytopenia（s）;5%~19% blasts;Auer rods ±[3] <1×10^9/L monocytes	unilineage or multilineage dysplasia 10%~19% blasts[2] Auer rods ±[3]
MDS associated with isolated del（5q）	anemia;Usually normal or increased platelet count; No or rare blasts（<1%）	normal to increased megakaryocytes with hypolobated nuclei;<5% blasts;Isolated del（5q）cytogenetic abnormality;No Auer rods
myelodysplastic syndrome（MDS-U）	cytopenia（s） ≤1% blasts[2]	unequivocal dysplasia in less than 10% of cells in one or more myeloid cell lines when accompanied by a cytogenetic abnormality considered as presumptive evidence for a diagnosis of MDS;<5% blasts

[1]Bicytopenia may occasionally be observed. Cases with pancytopenia should be classified as MDS-U.

[2]If the marrow myeloblast percentage is <5%,but there are 2%~4% myeloblasts in theblood,the diagnostic classification is RAEB-1.Cases of RCUD and RCMD with 1% myeloblasts in the blood should be classified as MDS-U.

[3]Cases with Auer rods and <5%,myeloblasts in the bloodand <10% in the marrow should be classified as RAEB-2.

4. AML 伴重现性遗传学异常　AML 伴重现性遗传学异常（AML with recurrent genetic abnormalities）是一组具有重现性结构染色体易位并形成一种特异性融合基因的 AML,融合基因编码一种融合蛋白,从而对 AML 的发病、治疗和预后等产生影响。目前这一组 AML 包括 7 种类型:①AML 伴 t(8;21)(q22;q22);RUNX-RUNX1T1。②AML 伴 AML with inv(16)(p13.1q22);或 t(16;16)(p13.1;q22)。③APL 伴 t(15;17)(q22;q12);PML-RARA。④AML 伴 t(9;11)(p22;q23);MLLT3-MLL。⑤AML 伴 t(6;9)(p23;q34);DEK-NUP214。⑥AML 伴 inv(3)(q21q26.2);或 t(3;3)(q21;q26.2);RPN1-EVI1。⑦急性髓系(原巨核细胞性)白血病伴 t(1;22)(p13;q13);RBM15-MKL1。

（1）AML 伴重现性遗传学异常:这些病例类型具有特征性形态学表现和免疫表型特点,血液或骨髓中原粒细胞显著增多,≥20%(ANC)。在上述前 3 种 AML 中有少数病例血液或骨髓原粒细胞 <20%,但根据形态学、染色体和(或)基因突变特点,仍应诊断为 AML。其余几种 AML 伴重现性遗传学异常的病例,当血液或骨髓原粒细胞 <20% 时,目前还不能确认是否应诊断为 AML。

1）AML 伴 t(8;21)(q22;q22);RUNX1-RUNX1T1:此型 AML 通常表现为中性粒细胞系的分化成熟(图 4-5/ 书末彩图 4-5),相当于原 FAB 分型的 AML-M2。免疫表型:原始细胞表达 CD34 和 MPO、HLA-DR、CD13,CD33 相对弱表达,而且伴有粒系细胞分化成熟抗原,如 CD15 和(或)CD65 表达,一些原始细胞可共表达 CD34 和 CD15。

2）AML 伴 inv(16)(p13.1q22) 或 t(16;16)(p13.1;q22);CBFB-MYH11:此型 AML 通常表现为单核细胞和粒细胞的分化并伴有骨髓异常嗜酸性粒细胞增多(图 4-6/ 书末彩图 4-6),此型相当于原 FAB 分型的 AML-M4Eo。免疫表型:多数病例的白血病细胞免疫表型复杂,原始细胞高表达 CD34 和 CD117 以及粒细胞分化抗原(CD13、CD33、CD15、CD65,MPO 阳性)和单核系细胞抗原(CD14、CD4、CD11b、CD11c、CD64、CD36)。

3）急性早幼粒细胞白血病（acute promye-locyteic leukemia,APL）伴 t(15;17)(q22;q12);

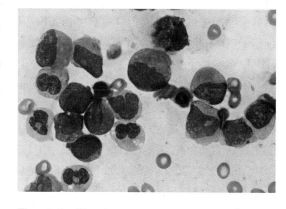

Fig. 4-5　The bone marrow smear of acute myeloid leukemia with t(8;21)(q22;q22);RUNX-RUNX1T1

The blasts increase and show abundant cytoplasm with orange-pink granules. Mature neutrophils show abnormal nuclear segmentation (pseudo-Pelger-Huët nuclei).

Notes

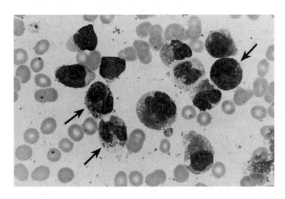

Fig. 4-6 The bone marrow smear of acute myeloid leukemia with inv(16)(p13.1q22) or t(16;16)(p13.1;q22);CBFB-MYH11

The blasts of acute myelomonocytic leukemia with abnormal eosinophils increase in bone marrow.

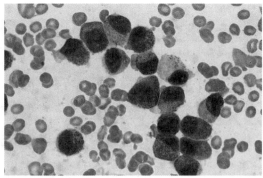

Fig. 4-7 The bone marrow smear of acute promyelocytic leukemia with t(15;17)(q22;q12);PML-RARA

Abnormal promyelocytes with abundant coarse azurophilic granules.

PML-RARA:此型 AML 主要是异常早幼粒细胞增多,包括颗粒增多的典型 APL(粗颗粒型)和细颗粒型 APL(图 4-7/ 书末彩图 4-7);部分病例 APL 细胞胞浆中有柴捆状 Auer 小体,称为柴捆细胞(Faggot cells)。此型相当于原 FAB 分型的 AML-M3。免疫表型:低表达或不表达 HLA-DR、CD34,均一性高表达 CD33,不均一性表达 CD13。多数病例可表达 CD117,但有时低表达。粒细胞分化标志 CD15 和 CD65 为阴性或弱表达,常见表达 CD64。

(2) 不另作特殊分类的 AML:这一组 AML 没有统一分类标准,一些亚型的临床意义也有待阐明。虽然没有确定的细胞遗传学或基因异常,但结合细胞遗传学或基因检查有助于提供比单纯形态学更多的预后意义。这一组 AML 各亚型分类主要依赖于白血病细胞的形态学、细胞化学和免疫表型特征确定白血病细胞的主要系列和分化成熟程度。有关这一组 AML 各亚型的流行病学调查数据主要来源于先前的 FAB 分类方案,但并非可以直接用于 WHO 的分类系统。

1) AML 微分化型(AML with minimal differentiation,AML-wmd):此型 AML 的形态学和光学显微镜细胞化学不能提供髓系分化证据(图 4-8/ 书末彩图 4-8),但通过免疫表型和(或)超微结构检查(包括超构细胞化学)可以证实原始细胞的髓系特征,原始细胞≥20%(ANC)。AML-wmd 相当于原 FAB 分型的 AML-M0。免疫表型:原始细胞通常表达早期造血细胞相关抗原(如 CD34、CD38 和 HLA-DR)和 CD13 和(或)CD117,大约 60% 病例 CD33 阳性,缺乏髓系和单核系细胞成熟相关抗原表达,T 和 B 细胞相关标志阴性。流式细胞术或免疫组化染色可有部分原始细胞 MPO 阳性。在大约 50% 病例末端脱氧核苷酸转移酶(TdT)阳性。部分病例表达 CD7,其他淋巴系相关免疫标志表达少见。

2) AML 未成熟型(AML without maturation,AML-wom):骨髓中原始细胞≥90%(NEC),但缺乏向中性粒细胞分化成熟的显著标志(图 4-9/ 书末彩图 4-9),原始细胞的髓系性质可通过 MPO 阳性或有 Auer 小体确认。此型相当于原 FAB 分型的 AML-M1。免疫表型:原始细胞表达一个或更多的髓系相关抗原如 CD13、CD33、CD117、CD34 和 HLA-DR,一般不表达成熟粒系标志如 CD15 和 CD65 或单核系标志如 CD14 和 CD64,一部分病例可表达 CD11b,最重要的标志是一部分原始细胞 MPO 阳性。原始细胞不表达 B 和 T 相关胞浆淋巴系特异标志。约 1/3 病例 CD7 阳性,少数病例可表达淋巴系相关标志。

3) AML 成熟型(AML with maturation,AML-wm):骨髓或外周血原始细胞百分率≥20%(ANC),并有中性粒细胞系成熟特征(≥10% 成熟中性粒细胞),但骨髓单核系细胞 <20%(图 4-10/ 书末彩图 4-10)。此型相当于原 FAB 分型的 AML-M2。免疫表型:部分原始细胞常表达 CD34 和(或)CD117、HLA-DR。大多数原始细胞表达髓系相关抗原 CD13、CD33 伴成熟粒细胞标志抗原,例

Notes

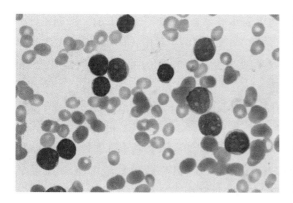

Fig. 4-8　The bone marrow smear of acute myeloid leukemia with minimal differentiation

The blasts with prominence of nucleoli and high nuclear/cytoplasmic ratio do not show differentiating features in morphology.

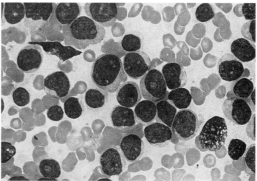

Fig. 4-9　The bone marrow smear of acute myeloid leukemia without maturation

All of blasts are predominantly myeloblasts without mature neutrophils.

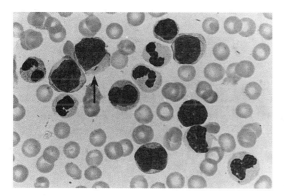

Fig. 4-10　The bone marrow smear of acute myeloid leukemia with maturation

In addition to the myeloblasts, which occasionally contain Auer rods (arrowhead), and an increase in immature and mature neutrophils.

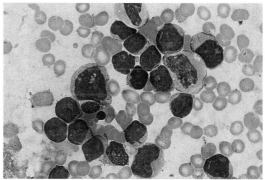

Fig. 4-11　The bone marrow smear of acute myelomonocytic leukemia

There are two kinds of the blasts, the large blasts are monoblasts and promonoblasts, the medium sized blasts are myeloblasts, and some of them contain Auer rods.

如 CD11b、CD15 和 CD65；一般不表达单核系标志如 CD14 和 CD64。

4）急性粒单细胞白血病（acute myelomonocytic leukemia, AMML）：同时有中性粒细胞系和单核系早期细胞增生，外周血或骨髓中原始细胞（包括幼单核细胞）≥20%（ANC），骨髓涂片中性粒细胞及其早期细胞之和与单核细胞及其早期细胞之和分别≥20%（图 4-11/ 书末彩图 4-11），外周血单核细胞数量通常≥5×10⁹/L。此型相当于原 FAB 分型的 AML-M4。免疫表型：早期原始细胞表达 CD34 和（或）CD117，大多数情况下 HLA-DR 阳性，大约 30% 表达 CD7；髓系原始细胞表达如 CD13、CD33、CD65 和 CD15；单核系细胞表达 CD4、CD11b、CD11c、CD14、CD36 和 CD64，可表达巨噬细胞限制性的 CD68 和 CD163；共表达 CD15 和高表达 CD64 是单核细胞分化的特异性免疫标志。

5）急性原单细胞和单核细胞白血病（acute monoblastic and monocytic leukemia, AMoL）：骨髓或血液涂片中白血病性原单核细胞、幼单核细胞和单核细胞之和≥80%，中性粒细胞系细胞 <20%。AMoL 包括急性原单核细胞白血病（Acute monoblastic leukemia）和急性单核细胞白血病（acute monocytic leukemia）两个亚型，前者白血病性单核系细胞中原单核细胞≥80%（图 4-12/ 书末彩图 4-12），常见于年轻患者；后者白血病性单核系细胞中主要为幼单核细胞，常见于成年患者。此型相当于原 FAB 分型的 AML-M5。细胞化学染色 NAE 阳性伴氟化钠抑制试验阳性和 NBE 阳性更有助于确定单核系细胞。免疫表型：白血病性原、幼细胞可表达造血细胞早期抗原

CD34 和 CD117,几乎所有病例 HLA-DR 阳性;同时可表达髓系标志,如 CD13、CD15 和 CD65,高表达 CD33;一般至少表达两种单核系分化的标志,如 CD4、CD11b、CD11c、CD14、CD36、CD64 和 CD68。通常原单核细胞白血病很少表达 MPO,而单核细胞白血病 MPO 可阳性。NAE 阴性的 AMoL 可通过免疫表型分析确认单核系细胞。

　　6)急性红白血病(acute erythroid leukemia,AEL):骨髓涂片中有明显的红系细胞异常,根据是否存在显著的髓系细胞(粒系细胞)可分为两个亚类,红白血病(erythroleukemia,EL)和纯红血病(pure erythroid leukemia,PEL)。EL 是指骨髓涂片中红系早期细胞占骨髓全部有核细胞(ANC)的 50% 以上,原粒细胞≥20%(NEC)(图 4-13/ 书末彩图 4-13)。PEL 是指骨髓细胞中红系早期细胞呈肿瘤性增生(≥80%),但原粒细胞无明显增多。此型相当于原 FAB 分型的 AML-M6。PAS 染色红系早期细胞可呈球形、粗颗粒状、大块状强阳性或散在点状阳性。免疫表型:红系细胞表达血型糖蛋白(glycophorin A,Gly A)和血红蛋白 A,早期细胞 Gly A 阴性,或仅在一小部分细胞中弱表达。原红细胞 HLA-DR 和 CD34 多为阴性,但 CD117 可阳性。红系早期细胞 CD36 阳性。原粒细胞的免疫表型通常与未分化型或微分化型 AML 一致。

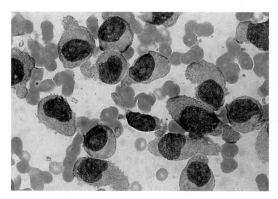

Fig. 4-12　The bone marrow smear of acute monoblastic leukemia

The majority of monoblasts with abundant cytoplasm and one or more large prominent nucleoli.

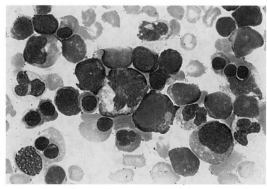

Fig. 4-13　The bone marrow smear of acute erythroid leukemia

Myeloblasts and erythroid precursors with dyserythropoietic changes.

　　7)急性巨核细胞白血病(acute megakaryoblastic leukemia,AMegL):骨髓原始细胞≥20%(ANC),在这些原始细胞中至少 50% 为巨核系细胞,原巨核细胞显著增多(图 4-14/ 书末彩图 4-14);可见微小巨核细胞(micromegakaryocytes)但不应被计数为原始细胞。此型相当于原 FAB 分型的 AML-M7。骨髓活检:在部分病例中,由于广泛的骨髓纤维化可造成"干抽",此时骨髓原始细胞百分数需根据骨髓活检估计,可见分化较差的均一性或混合性原始细胞群,有病态造血的成熟巨核细胞混合分布,可有不同程度的网状纤维化。原巨核细胞 PAS 和酸性磷酸酶可以阳性,非特异性酯酶呈点状或块状阳性,SBB、NASD-CE 和 MPO 阴性。免疫表型:巨核细胞表达一种或多种血小板糖蛋白:包括 CD41 和(或)CD61,CD36 和 vWF,胞浆比膜面 CD41 或 CD61 更加特异和敏感。更成熟的血小板相关抗原 CD42 较少表达。髓系相关

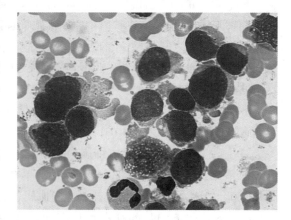

Fig. 4-14　The bone marrow smear of acute megakaryoblastic leukemia

The majority of blasts are megakaryoblasts with cytoplasmic pseudopod formation and nucleoli not obviously.

抗原 CD13 和 CD33 可阳性。原始细胞 CD34、CD45 和 HLA-DR 通常阴性,尤其在儿童病例中常见。

二、淋巴系肿瘤

(一) 检测项目选择

淋巴系肿瘤是成熟和未成熟 B、T 和 NK 细胞在不同分化阶段的克隆性肿瘤,主要包括前体淋巴系肿瘤和成熟淋巴系肿瘤。T 和 B 细胞肿瘤在许多方面具有与正常 T 和 B 细胞分化阶段的免疫表型特征,因此,在一定程度上可以根据相应的正常细胞分化阶段进行分类诊断。但是,一些肿瘤不能很清楚地按照正常细胞的分化阶段分类,也可能有系列异质性存在。淋巴系肿瘤按其发生的部位不同有差别,在中心淋巴组织(骨髓或胸腺)主要为前体 B 或 T 细胞肿瘤,例如 B 或 T 急性原淋巴细胞白血病 / 淋巴母细胞淋巴瘤;在外周淋巴组织(滤泡间、滤泡和滤泡周围)主要为成熟 B、T 或 NK 淋巴瘤 / 白血病。

1. 形态学

(1) 血象:当肿瘤细胞进入外周血时,根据淋巴系肿瘤的不同类型,原淋巴细胞、幼淋巴细胞和淋巴细胞的数量有差异,可有白细胞增高,易见白细胞的退化细胞,轻至中度贫血和(或)血小板减少。

(2) 骨髓象:原淋巴细胞 >25% 可诊断为急性淋巴细胞白血病(acute lymphoblastic leukemia,ALL),但这个数字并不像 AML 诊断时原始细胞百分率的上限或下限,当原淋巴细胞 <20%,一般不应诊断为 ALL。Burkitt 白血病 / 淋巴瘤不再作为 B-ALL 诊断。一般情况下,骨髓有核细胞可增生活跃至极度活跃,以肿瘤性白细胞增生为主,髓系细胞受到不同程度抑制。

(3) 淋巴结或骨髓活检:淋巴结病理学检查(活检)是诊断淋巴瘤的主要手段。当淋巴组织(淋巴结或节外组织)出现实质性病变,而骨髓或外周血没有或有极少的肿瘤细胞时,应诊断为淋巴瘤。当肿瘤性淋巴细胞浸润骨髓时,骨髓活检有助于诊断,但并非必需。

2. 免疫表型分析

流式细胞分析(FCM)或免疫组织化学(IHC)检测血液、骨髓或淋巴组织的细胞免疫表型,结合形态学检验,足以诊断大多数淋巴系肿瘤;虽然目前还没有一种抗原标志物对淋巴系肿瘤是特异的,但通过多种抗原标志物组合分析,可以正确诊断与分类大多数淋巴系肿瘤。然而,抗原标志物的不规则表达、交叉表达、过表达或表达缺乏在淋巴系肿瘤也比较常见,这也有助于良性与恶性淋巴系肿瘤的诊断。

3. 细胞化学染色

少数细胞化学染色对淋巴系肿瘤有一定的辅助诊断意义:髓过氧化物酶(MPO)阴性是淋巴系肿瘤细胞的共同特征,但并非 MPO 阴性即可确定为淋巴系细胞,MPO 阴性还可见于髓系细胞。PAS 染色块状或粗颗粒状阳性可见于淋巴系肿瘤细胞的表现。

4. 细胞与分子遗传学检验

少部分淋巴系肿瘤伴有重现性细胞和分子遗传学异常,并具有一定的免疫表型和临床特征。几种典型的 ALL/ 淋巴瘤与 t(9;22) (q34;q11.2);BCR-ABL1,t(v:11q23);MLL rearranged,t(12;21) (p13;q22);TEL-AML1 (ETV6-RUNX1),t(5;14) (q31;q32);t(1;19)(q23;p13.3);E2A-PBX1(TCF3-PBX1)有关。几种成熟 B 细胞肿瘤也具有特征性遗传学异常,包括套细胞淋巴瘤的 t(11;14)、滤泡淋巴瘤的 t(14;18)、Burkitt 淋巴瘤的 t(8;14) 等,对确定这些疾病的生物学特征和分类诊断有重要价值。此外,免疫球蛋白重链(IgH)和 T 细胞受体 γ、δ(TCRγ、TCRδ)基因重排(gene rearrangement)也是 B 和 T 细胞肿瘤诊断的分子标志。

(二) 实验诊断路径

由于淋巴系肿瘤的原发部位可能是淋巴组织或骨髓,加之病程的差异,患者的病变可能仅限于淋巴组织内,或有不同程度骨髓、外周血浸润,或者原发于骨髓的急性白血病等,使不同就诊患者的实验诊断路径可能有显著差异。临床疑似淋巴细胞白血病的患者,可通过外周血、骨髓形态学检查,并进一步通过流式细胞免疫表型分析,绝大部分病例可以确诊,必要时可检测染色体或基因突变。临床疑似淋巴瘤的患者,如果病变局限于淋巴结等淋巴组织内,血象或骨髓象一般无明显改变,淋巴结穿刺或活检有助于明确诊断。当淋巴瘤细胞浸润骨髓或外周血时,

Notes

实验诊断的路径同淋巴细胞白血病。

（三）临床应用

1. 前体淋巴细胞肿瘤

（1）B 原淋巴细胞白血病 / 淋巴瘤，不另作特殊分类（B-ALL/LBL，NOS）：属于前体 B-原淋巴细胞肿瘤，当肿瘤细胞浸润骨髓和外周血，骨髓中原淋巴细胞 >25% 时，称为 B- 急性原淋巴细胞白血病（B-ALL）；当肿瘤损害仅涉及淋巴结或节外组织，或者骨髓和外周血仅有少量原淋巴细胞时，称为 B- 淋巴母细胞淋巴瘤（B-lymphoblastic lymphoma，B-LBL）。

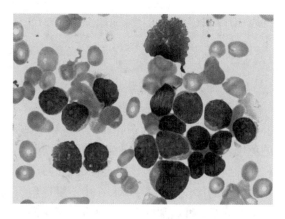

Fig. 4-15   The bone marrow smear of B lymph-oblastic leukemia/lymphoma

A large numbers of lymphoblasts with differing in size, and basket cells increase.

B-ALL/LBL 的原淋巴细胞形态变化多样（图 4-15/ 书末彩图 4-15）。细胞化学染色：原淋巴细胞 MPO 阴性；PAS 染色原淋巴细胞可呈粗颗粒状阳性。免疫表型：在 B-ALL/LBL 中，原淋巴细胞几乎都表达 B 淋巴细胞标志，CD19、cCD79a、CD22；虽然这些标志无特异性，但均呈阳性或高强度表达时，则支持 B 系列。大多数 B-ALL 病例，原淋巴细胞 CD10 阳性，表达 mCD22、CD24 和 TdT。CD20 和 CD34 的表达变异较大。CD45 可能缺乏。

（2）T-ALL/LBL：属于前体 T- 原淋巴细胞肿瘤，当肿瘤细胞浸润骨髓和外周血，骨髓中原淋巴细胞 >25% 时，称为 T-ALL；当肿瘤损害仅涉及胸腺、淋巴结或节外组织，或者骨髓和外周血仅有少量原淋巴细胞时，称为 T- 淋巴母细胞淋巴瘤（T-LBL）。

T-ALL/LBL 在形态学上很难与 B-ALL/LBL 区分（图 4-16/ 书末彩图 4-16）。免疫表型：原始细胞通常表达 TdT，不同程度表达 CD1a、CD2、CD3、CD4、CD5、CD7 和 CD8，其中 CD7 和 CD3 常表达，但只有 CD3 具有系列特异性。CD4 和 CD8 在原始细胞中常共表达，CD10 可阳性，但对于 T-ALL 并不特异。

2. 成熟淋巴细胞肿瘤

（1）B- 慢性淋巴细胞白血病 / 小淋巴细胞淋巴瘤（B-CLL/SLL）：B-CLL/SLL 是以外周血、骨髓、脾脏和淋巴结中形态均一、圆形或轻度不规则形 B 淋巴细胞增多为特征的成熟淋巴细胞肿瘤（图 4-17/ 书末彩图 4-17）。外周血 CLL 表型的单克隆性淋巴细胞 ≥5×10⁹/L，血涂片白细胞分类时可见以分化较好的白血病性淋巴细胞为主，常 >50%，可达 80%~90%；其形态类似正常淋巴细胞，破碎细胞（篮状细胞）多见；可见少量幼淋巴细胞，通常 <2%。

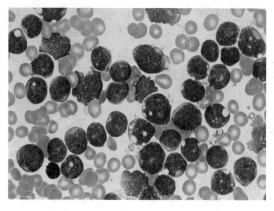

Fig. 4-16   The bone marrow smear of T lymph-oblastic leukemia/lymphoma

The lymphoblasts in T-ALL/LBL are of medium size with high nuclear/cytoplasmic ratio and no evident nucleoli, cytoplasmic and nuclear vacuoles can be seen.

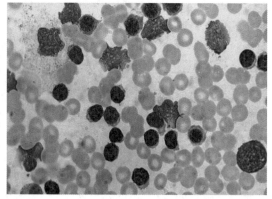

Fig. 4-17   The bone marrow smear of chronic lymphocytic leukemia/small lymphocytic lymphoma（CLL/SLL）

A large numbers of CLL cells with basket cells increase.

Notes

骨髓象骨髓增生极度或明显活跃,淋巴系细胞显著增生,以分化较好的白血病性淋巴细胞为主,>40%甚至高达90%以上。细胞形态特点同外周血。幼淋巴细胞数目增多与疾病进展相关。当幼淋巴细胞大于55%时,可诊断为B幼淋巴细胞白血病(B-PLL)。细胞化学PAS染色淋巴细胞阳性率及积分值常显著增高,并呈粗大颗粒状阳性反应。免疫表型:B-CLL主要表达CD19、CD20、CD79a、CD23、CD43、CD11c和SmIg,并且常共表达CD5,此为CLL的特异性免疫表型异常;一般不表达CD10。ZAP-70和CD38表达与预后负相关。

(2)浆细胞骨髓瘤(plasma cell myeloma,PCM):是源于骨髓并与血清和(或)尿液M-蛋白相关的多灶性浆细胞肿瘤,又称为多发性骨髓瘤(multiple myeloma,MM),主要见于中老年患者。由于骨髓克隆性浆细胞恶性增殖和广泛浸润,并分泌大量单克隆免疫球蛋白(M-蛋白),从而引起广泛性溶骨性骨质破坏、出现骨痛甚至病理性骨折和高钙血症、反复感染、不同程度贫血、血小板减少等,患者常可见皮肤粘膜甚至组织器官出血。高异常免疫球蛋白导致高粘滞综合征和肾脏损害等临床表现。

1)血象:①RBC、HGB多有不同程度的减低,多为正细胞正色素性贫血,由于血浆中的异常单克隆球蛋白增多而常可见红细胞缗钱状形成(erythrocyte rouleau formation);②WBC正常或轻度增高,也可见减低者。血涂片白细胞分类时可见少数骨髓瘤细胞,一般<5%;若骨髓瘤细胞>20%,或外周血浆细胞大于2.0×10⁹/L,则视为浆细胞白血病;③血小板数可减低,也可见正常者。

2)骨髓象:①骨髓增生活跃或明显活跃;②骨髓瘤细胞的数目不等,一般>10%,高者可达70%~90%或更高,骨髓瘤细胞大小悬殊,常成群簇集(图4-18/书末彩图4-18)。IgA型骨髓瘤时,由于其胞浆中充满富含糖原的异常IgA,瘤细胞胞浆可染成红色,称之为"火焰细胞"(flame cell)。另外,骨髓瘤细胞胞浆中可见病理性球蛋白形成的樱桃红色的球形包涵体(Russell bodies)和葡萄状排列的蓝色空泡(Mott细胞)等。PCM必须经过骨髓检查才可作出诊断。由于骨髓瘤细胞常呈灶性分布,有时某一部位穿刺结果不足以说明问题,有时需多次、多部位穿刺检查才可诊断。

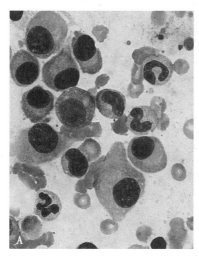
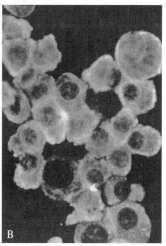

Fig. 4-18　The bone marrow smear of plasma cell myeloma (A) A large numbers of myeloma plasma cells. (B) Myeloma plasma cells show IgG positive in cytoplasm by immunofluorescence staining.

3)免疫表型:骨髓瘤细胞通常表达CD79a、CD38,CD138高表达,约67%~79%的病例CD56阳性。用CD19和CD56双染色可区分B淋巴细胞和骨髓瘤细胞,前者CD19⁺和CD56⁻,后者CD19⁻和CD56⁺。

4)血清和尿液蛋白成分异常:血清蛋白电泳与免疫固定电泳分析:>90%的患者血清蛋白电泳(serum protein electrophoresis,SPE)出现异常单克隆蛋白(monoclonal protein)区带,即M蛋白或称为M成分。免疫固定电泳(immunofixative electrophoresis,IFE)可对M蛋白进行免疫球蛋白(Ig)或轻链分类,多为单克隆性异常Ig和(或)轻链增多。结合血清Ig定量,可将MM分为IgG型、IgA型、IgD型、IgE型、轻链型及不分泌型等。其中IgG型最常见约占70%,IgA型约占

Notes

25%,IgD 型及轻链型也较易见到,其他型罕见。

　　血浆球蛋白增高而白蛋白常相对减低,由于骨髓瘤细胞能分泌 β_2 微球蛋白,使血清 β_2 微球蛋白增高,而且其增高的水平与全身瘤细胞的总量具有相关性。

　　轻链尿:骨髓瘤细胞所合成的异常 Ig 其轻链与重链的比例失衡,过剩的轻链可自肾小球滤过而从尿液中排出,即为轻链尿或称本-周蛋白尿(Bence-Jone protein urine)或 B-J 蛋白尿。因此,MM 可查见轻链尿,尿液蛋白电泳也可见到 B-J 蛋白,尿液免疫电泳分析可区分 κ 链或 λ 链。约 80% 的 MM 可查到轻链尿。

　　(3) 淋巴瘤细胞白血病:淋巴瘤细胞白血病(lymphoma cell leukemia)是指淋巴瘤晚期,瘤细胞浸润骨髓和(或)外周血。前体淋巴细胞或成熟淋巴细胞肿瘤并发白血病时的血象可见贫血、白细胞数增高,血小板减低,淋巴瘤细胞常≥25%。骨髓中有大量淋巴瘤细胞浸润,其他各系造血细胞可见减少。

　　Burkitt 淋巴瘤(Burkitt lymphoma,BL)是一种侵袭性 B 细胞肿瘤,临床上多以淋巴结外发病,少数可以急性淋巴细胞白血病起病。血液或骨髓中典型的 BL 细胞为中到大的原淋巴细胞,大小较一致并易见成堆分布,细胞质强嗜碱性并含有大量脂质空泡(图 4-19/ 书末彩图 4-19);以前 FAB 分类曾将 BL 细胞白血病分为 ALL-L3 型,此型白血病常发生中枢神经系统转移。

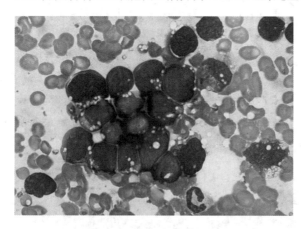

Fig. 4-19　The bone marrow smear of Burkitt lymphoma
A large numbers of lymphoblasts with cluster distribution, strongly basophilic cytoplasm and lipid vacuoles in the cytoplasm.

本 章 小 结

　　白细胞是循环血液中数量最少的血细胞,但却具有多种重要的生理功能。白细胞疾病时可表现为白细胞的质或量出现异常,通过血象、骨髓象、细胞化学、免疫表型分析、细胞或分子遗传学检测,可筛查、诊断、鉴别诊断各种白细胞的良性疾病或肿瘤。造血与淋巴组织肿瘤的临床表现无特异性,分类和实验诊断较为复杂,常需要通过多种检测技术综合分析,才能明确诊断。根据各种造血与淋巴组织肿瘤的形态学、免疫表型、细胞与分子遗传学特性制定实验诊断策略,有助于简便、快速、准确地确定诊断,并以此定制治疗措施、监测疗效和判断预后。

（王建中）

参考文献

1. 王建中.实验诊断学.第 3 版,北京:北京大学医学出版社,2013.
2. 王建中.临床检验诊断学图谱.北京:人民卫生出版社,2012.
3. Shirlyn B. McKenzie and J. Lynne Williams. Clinical Laboratory Hematology. Second Edition. Pearson Education Inc. New Jersey. 2010.
4. Swerdlow SH,et al. WHO Classification of Tumours of Haematopoietic and Lymphoid Tissues,IARC:Lyon 2008.

Notes

第五章　出血性与血栓性疾病实验诊断

内容提要

　　本章通过阐述生理止血机制,出血性与血栓性疾病的临床特征、分类和实验诊断策略,介绍临床常用的血栓与止血试验的原理、方法、参考区间和临床应用与评价,并应用于常见出血性与血栓性疾病的实验诊断。原发免疫性血小板减少症、血友病、血管性血友病等出血性疾病;抗磷脂抗体综合征、弥散性血管内凝血、易栓症、深静脉血栓形成、肺栓塞等血栓性疾病的实验诊断极为重要,通过选择不同的常规筛查与诊断试验,一般可以从细胞、功能和(或)蛋白分子水平获得诊断;对有明确分子遗传缺陷的病例,必要时可进行基因诊断。

　　出血性与血栓性疾病在临床较为常见,其病因较为复杂,临床表现多样。以自发性出血、轻度损伤后过度出血或出血难止为主要临床表现的一类疾病统称为出血性疾病(hemorrhagic disease)或出血病,如原发免疫性血小板减少症(ITP)、血友病、血管性血友病(vWD)等;由于心血管内自发性血栓形成而导致机体局部甚至全身组织或器官缺氧、缺血的一类疾病统称为血栓性疾病(thrombotic disease)或血栓病,如弥散性血管内凝血(DIC)、深静脉血栓形成(DVT)、肺栓塞(PE)等。出血病与血栓病的发病机制涉及血管及其内皮细胞、血小板、凝血因子、抗凝物质、纤溶成分和血流状态等多种因素。实验诊断有助于查明出血病与血栓病的病因、辅助诊断、制定治疗措施、疗效监测和预防等。

第一节　概　　述

　　生理状况下,血液在心血管系统中流动,既不会溢出血管壁而发生出血(hemorrhage),也不会在心血管内发生凝固而导致血栓形成(thrombosis),主要是由于机体的生理止血功能处于一种动态平衡;一旦因某些获得性或遗传性病理因素引起这种平衡紊乱,则可能发生出血病或血栓病。熟悉生理止血机制、出血病与血栓病的临床特征,采取正确、有效、快速的实验诊断策略,并结合患者的临床表现,有助于准确、及时诊断出血病与血栓病。

一、生理止血机制

　　生理止血平衡主要涉及血管壁及内皮细胞、血小板、凝血因子、抗凝物质、纤溶成分和血液的流动状态等因素。血管及其内皮细胞与血小板在止血过程中所起的作用称为一期止血或初期止血(primary hemostasis);凝血因子经过一系列活化后最终形成血凝块,并通过抗凝物的作用调节血液凝固的强度,称为二期止血(secondary hemostasis);纤溶系统活化后可溶解血栓,使血管再通。

　　(一)血管及其内皮细胞功能

　　1. **血管**　组织受损后,受损的血管收缩并使管腔变窄或闭合,减少伤口部位的血液流入和出血,暴露出内皮下成分,促进血小板黏附、聚集和启动凝血反应。

2. 血管内皮细胞

(1) 止凝血功能主要包括:①合成血管性血友病因子(von Willebrand factor, vWF):介导血小板粘附于受损的血管内皮下组织,并作为血浆中 FⅧ的载体蛋白,从而促进血小板粘附、聚集和血液凝固;②合成组织因子(tissue factor, TF)和凝血因子 V(FV)等,内皮细胞受损时放入血,促进外源性凝血途径的快速凝血;③抑制纤溶活性:合成纤溶酶原活化物抑制物(PAI),使纤溶活性降低,促进受损血管部位的血凝块形成。

(2) 抗血栓功能主要包括:①合成前列环素(PGI₂)、一氧化氮(NO)和 vWF 特异性蛋白裂解酶(vWF-specific cleaving protease, VSCP),松弛血管和抑制血小板聚集、释放反应;②合成血栓调节蛋白(thrombomodulin, TM):与凝血过程中产生的凝血酶(thrombin)1:1 结合,激活蛋白 C(protein C, PC)系统的抗凝功能,抑制凝血酶对纤维蛋白原(fibrinogen)的降解和对 FⅩⅢ 的激活作用;③合成肝素(heparin):肝素能增强抗凝血酶(antithrombin, AT)灭活凝血酶等活化凝血因子的作用;④合成和释放组织因子途径抑制物(tissue factor pathway inhibitor, TFPI),抑制外源凝血途径的活化;⑤合成组织型纤溶酶原激活物(tissue plasminogen activator, t-PA)和单链尿型纤溶酶原激活物,促进纤维蛋白(fibrin)溶解。

(二) 血小板功能

1. 粘附(adhesion) 当血管壁受损时,血浆 vWF 与内皮下组分(胶原或微纤维)结合后分子构型改变,继而与血小板膜糖蛋白(glycoprotein, GP)Ⅰb-Ⅸ-Ⅴ(GPIb-Ⅸ-Ⅴ)、GPⅡb/Ⅲa、GPⅥ、GPⅠa/Ⅱa 复合物结合,并迅速粘附于受损的血管内皮下。

2. 聚集(aggregation) 当血小板发生粘附或受到诱导剂(如 ADP、肾上腺素、凝血酶等)作用后则被活化,在 Ca²⁺ 存在下,活化血小板膜 GPⅡb/Ⅲa 复合物分子发生构型变化,暴露出纤维蛋白原等粘附蛋白的受体并与之结合,使血小板聚集,形成血小板血栓堵住伤口,达到暂时止血。

3. 释放反应(release reaction) 血小板激活后,花生四烯酸(arachidonic acid, AA)代谢增强,合成和释放的血栓烷 A₂(thromboxane A₂, TXA₂)促进血小板聚集和血管收缩。血小板致密颗粒中的 ATP、ADP、Ca²⁺、5-羟色胺(5-HT)等,α 颗粒中的 β 血小板球蛋白(β-thromboglobulin,β-TG)、血小板因子 4(PF4)、凝血因子 V(FV)、vWF、纤维蛋白原、凝血酶敏感蛋白、PAI 等释放至血浆中,促进血液凝固。

4. 促凝血(procoagulation) 血小板被活化后,原来分布于质膜内侧面的磷脂酰丝氨酸等转向外侧面,为凝血因子激活提供催化表面,加速血液凝固。

5. 血块收缩(clot retraction) 发生粘附、聚集和释放反应的活化血小板,在血凝块中伸出伪足,彼此连接于纤维蛋白网上,通过血小板骨架蛋白的收缩,血凝块加固,促进止血。

此外,血小板在动脉粥样硬化、炎症反应和免疫反应等病理生理过程中也起着重要作用。

(三) 凝血机制

自上世纪 60 年代初期 Davie 和 Ratnoff 等分别提出了凝血(coagulation)过程的"瀑布学说",经不断完善,该学说已被广泛认可。"瀑布学说"认为凝血过程实际上是一系列的酶促反应;在这一过程中,每个凝血因子都被前一因子所激活,直至最终形成凝血酶(thrombin),后者裂解纤维蛋白原(fibrinogen)使之形成纤维蛋白凝块。"瀑布学说"将凝血过程分为三条途径,即外源途径(extrinsic pathway, EP)、内源途径(intrinsic pathway, IP)和共同途径(common pathway, CP),最终完成血液凝固,见图 5-1。

EP 经组织因子(tissue factor, TF)入血后启动,TF 与 FⅦ或 FⅦa 形成复合物,可激活 FⅩ和 FⅨ;IP 由 FⅫ与血管内皮下成分(如胶原等)接触后转变为 FⅫa 启动,并与高分子量激肽原(HMWK)结合,促进激肽释放酶原(prekallikrein, PK)转化为激肽释放酶(kallikrein, KK),进一步促进 FⅫ转变为 FⅫa;EP 和 IP 最终均激活 FⅩ,故 FⅩ以后的凝血过程称为 CP,CP 使凝血酶原

Notes

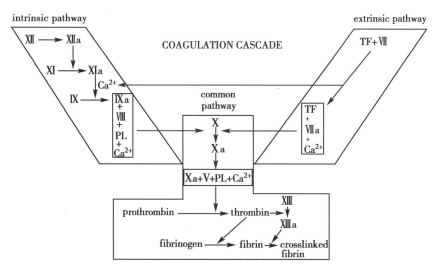

Fig. 5-1　A simplified coagulation cascade（PL：platelet phospholipid）

转变为凝血酶（thrombin），最终形成不溶性交联纤维蛋白。FV和FⅧ本身无活性，但可分别使凝血酶原（prothrombin）和FⅨ活化的速度加快数千倍以上，故当FV和FⅧ缺乏时，可导致机体明显的凝血障碍而出血。在生理性止血过程中，EP占主导地位，但EP和IP并非完全独立，TF同时可激活FⅦ和FⅨ而启动凝血反应。

（四）抗凝血机制

血浆中生理性抗凝物质主要通过抑制凝血过程中的活化凝血因子而调节凝血反应，但并不完全阻断血液凝固过程，而是将凝血活性限制在发生止血反应的局部。血浆中抗凝物主要有：①抗凝血酶（antithrombin，AT）：是体内最重要的抗凝蛋白，其抗凝活性大约占血浆中总抗凝活性的50%~70%，当其与肝素（heparin，Hep）结合后，能迅速与FⅡa、FⅦa、FⅨa、FⅩa、FⅪa、FⅫa等生成无活性复合物而使其灭活。②蛋白C系统：凝血酶生成后可与血管表面的血栓调节蛋白（thrombomodulin，TM）1：1结合，使血浆中蛋白C（protein C，PC）转变为活化蛋白C（activated protein C，APC），APC在蛋白S（protein S，PS）的辅助下，使FVa、FⅧa灭活，导致凝血反应速度迅速下降数千倍以上，起到有效的负反馈调节作用。③组织因子途径抑制物（tissue factor pathway inhibitor，TFPI）：可抑制FⅦ、FⅨ、FⅩ的活化，肝素（heparin）的存在可促进内皮细胞释放TFPI，使其抗凝效率增加5倍以上。④蛋白Z（protein Z，PZ）和蛋白Z依赖的蛋白酶抑制物（protein Z-dependent protease inhibitor，ZPI）：ZPI在PZ的协助下，可形成FⅩa-ZPI-PZ复合物而抑制FⅩa活性，从而起到抗凝作用。⑤其他：α2-巨球蛋白、α1-抗胰蛋白酶和C1-抑制剂也具有灭活部分活化凝血因子的作用。

（五）纤维蛋白溶解机制

纤维蛋白溶解系统（fibrinolytic system）简称纤溶系统，纤维蛋白溶解（fibrinolysis），简称纤溶，是指纤溶酶原（plasminogen，PLG）被激活后转变为纤溶酶（plasmin，PL）降解纤维蛋白、纤维蛋白原的过程。生理状况下，纤溶活性维持在一定水平，与凝血系统保持着动态平衡，对维护血管的畅通、防止血栓形成起重要的作用。纤溶系统的作用机制见图5-2。

二、出血病与血栓病

（一）临床特征

1. 出血病　患者一般有既往或近期反复出现、不易解释的自发性或轻度损伤后过度出血或出血难止的病史或家族史，但一些轻型或亚临床型患者仅在手术或创伤时才被发现。①初期止血缺陷：最主要临床表现是皮肤及黏膜出血，表现为瘀点与体表紫癜、鼻出血、牙龈出血，成年妇

Notes

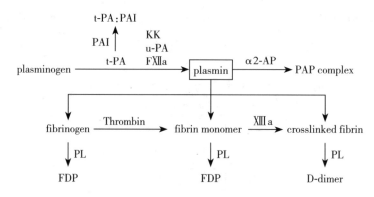

Fig. 5-2　The fibrinolytic mechanism.

t-PA:tissue plasminogen activator;KK:kallikrein;PAI:plasminogen activator inhibitor;α2AP:α2 antiplasmin;PAP:plasmin and α2-antiplasmin;FDP:fibrin or fibrinogen degradation products;PL:plasmin

女常有月经过多。②凝血因子缺陷:临床表现特征是迟缓性再发的渗血与深部组织血肿形成,如关节腔出血、内脏出血、小型手术或轻度外伤后渗血难止等。

2. **血栓病**　①静脉血栓形成:以下肢深静脉血栓形成最为多见,表现为局部肿胀、疼痛;皮肤颜色改变、腹水;血栓脱落后栓塞下游血管引起相关脏器功能障碍,如肺梗死的症状、体征等。②动脉血栓形成多:见于冠状动脉、脑动脉、肠系膜动脉及肢体动脉等,临床表现有:发病多较突然,可有局部剧烈疼痛,如心绞痛、腹痛、肢体剧烈疼痛等;相关供血部位组织缺血、缺氧所致的器官、组织结构及功能异常,如心肌梗死、心力衰竭、心源性休克、心律失常、意识障碍及偏瘫等;血栓脱落引起脑栓塞、肾栓塞、脾栓塞等相关症状及体征;供血组织缺血性坏死引发的临床表现,如发热等。③毛细血管血栓形成:常见于弥散性血管内凝血(DIC)、血栓性血小板减少性紫癜(TTP)及溶血尿毒症综合征(HUS)等,临床表现往往缺乏特异性,主要为皮肤黏膜栓塞性坏死、微循环衰竭及器官功能障碍等。

(二) 出血病与血栓病分类

1. **出血病分类**

(1) 血管壁异常:分为先天性与获得性两大类,前者如遗传性出血性毛细血管扩张症等;后者如血管性紫癜等。

(2) 血小板异常:①数量异常:原发性/继发性血小板减少症、免疫性/非免疫性血小板减少症;原发性/继发性血小板增多症等。②功能异常:遗传性,如血小板无力症、巨血小板综合征等。

(3) 凝血因子异常:①先天性:血友病 A/B、血管性血友病(vWD)和其他凝血因子缺陷症等。②获得性:依赖维生素 K 凝血因子缺乏症、肝病/肝移植、凝血因子破坏/消耗增多(DIC)、抗栓/溶栓药物应用、大量输血等。

(4) 循环抗凝物增多:类肝素物质、狼疮抗凝物、凝血因子抑制物等。

(5) 纤溶活性亢进:原发性纤溶亢进症、继发性纤溶亢进症(DIC)等。

(6) 复合性因素:弥散性血管内凝血(DIC)、恶性肿瘤、创伤/手术、器官移植等。

2. **血栓病分类**

(1) 遗传性/先天性:抗凝血酶、蛋白 S、蛋白 C 和组织因子途径抑制物缺陷症等。

(2) 获得性/继发性:①动脉血栓:动脉粥样硬化症(心脑血管病)、高血压、糖尿病等;②静脉血栓:深静脉血栓、肺栓塞等;③动、静脉血栓:自身免疫病、抗磷脂抗体综合征、恶性肿瘤等;④小动脉、微血管血栓:DIC、肾脏疾病、TTP、HUS 等;⑤心脏内/心瓣膜血栓:心瓣膜疾病、心房颤动、心瓣膜手术、充血性心力衰竭等。

Notes

三、出血病与血栓病的实验诊断

(一)出血病

出血病的实验诊断一般遵循以下原则:①密切结合病史、家族史和临床表现,有目的地选择筛查与诊断试验;②实验检测项目应从常用、简便试验开始,例如,血小板计数(PLT)、凝血酶原时间(PT)、活化部分凝血活酶时间(APTT)、凝血酶时间(TT)和血浆纤维蛋白原(FIB)5 项试验常用于筛查;有必要时再进行技术要求高、较复杂的试验;③对部分已认识较深入的疾病,例如血友病,可从筛查试验、凝血因子活性、基因缺陷等进行全面检查,最终得出准确诊断;④出血病的发病机制较为复杂,各种试验的灵敏度、特异性均有差别,所反映的病理变化既不相同但又可能有交叉,有时需要多次、定期复查,例如原发免疫性血小板减少症(ITP)和 DIC,并排除一些相关疾病或药物的干扰,切忌根据某一项试验或某一次检查就做出诊断,有些实验结果还需动态观察。

(二)血栓病

与出血病不同的是,没有更多的简单试验可用于血栓病的筛查,也没有更多的特异性试验可用于血栓病的诊断。一般是在临床表现、仔细询问病史、家族史的基础上进行有关实验检查,部分遗传性血栓病可借助于基因检测。

在血栓病实验诊断时,应注意遗传性与获得性缺陷的鉴别。遗传性缺陷者常有家族史、幼年发病、反复发病史,50 岁以上患者多有过血栓病病史;但也有部分患者终身无症状,仅在有创伤或被迫卧床等触发因素时才第一次发生血栓病。检测时应考虑妊娠和药物的影响:若患者正在进行口服抗凝药治疗,则很难准确测定患者血浆的实际 PC 和 PS 水平。AT 活性在肝素治疗时降低、口服抗凝药时则轻度升高;若患者正在妊娠、分娩或口服避孕药、雌激素治疗发生血栓,应考虑遗传性。获得性血栓病常伴一项或多项危险因素,如"四高"综合征(高血压、高血脂、高血糖、高黏度),恶性肿瘤伴手术、感染、化疗,肥胖伴制动和其他疾病等。

第二节　血栓与止血实验检测

血栓与止血试验较多,按照初期止血试验、凝血试验、抗凝血试验、纤维蛋白溶解功能试验和血液黏度检测分为五类,一般按筛查试验和诊断试验排序。

一、初期止血试验

(一)出血时间

出血时间(bleeding time,BT)是指将皮肤刺破后,让血液自然流出到自然停止所需的时间。BT 的长短反映血小板的数量、功能以及血管壁的通透性、脆性的变化;也反映血小板生成的血栓烷 A_2(TXA$_2$)与血管壁生成的前列环素(PGI$_2$)的平衡关系。

【检测方法】　WHO 推荐用模板刀片法或出血时间测定器法(template bleeding test,TBT)。

【参考区间】　4.8~9.0 分钟,超过 9 分钟为异常。

【临床意义与评价】

1. BT 延长见于　①血小板明显减少,如原发性或继发性血小板减少性紫癜;②血小板功能异常,如血小板无力症和巨血小板综合征等;③某些凝血因子严重缺乏,如血管性血友病(von Willebrand disease,vWD)、弥散性血管内凝血(disseminated intravascular coagulation,DIC);④血管异常,如遗传性出血性毛细血管扩张症;⑤药物影响,如应用抗血小板药(阿司匹林等)、抗凝药(肝素等)和溶栓药(重组组织纤溶酶原激活物,rt-PA 等)。

2. 评价　BT 主要反映毛细血管与血小板的相互作用,包括皮肤毛细血管的完整性、收缩功能;血小板数量与功能;内皮细胞释放的 PGI$_2$ 和血小板被激活后释放的 TXA$_2$ 之间的动态平衡以及血管性血友病因子(vWF)等黏附蛋白含量等。必要时可进行阿司匹林耐量试验(ATT),若 ATT 阳性有助于 vWD 和轻型血小板病的诊断。此外,出血时间测定的 Duck 法在我国已停止使用。

(二)血小板功能试验

血小板功能试验主要包括血小板聚集、代谢、释放和血块收缩功能试验,临床较为常用的有:①血小板聚集试验(platelet aggregation test,PAgT):在体外抗凝全血或富含血小板血浆中加入不同诱导剂,例如腺苷二磷酸(ADP)、花生四烯酸(arachidonic acid,AA)、肾上腺素、胶原和瑞斯托霉素(ristocetin,Ris)等,通过透光度聚集检测法(light transmittance aggregometry,LTA)可检测血小板的聚集功能。②血小板 AA 代谢试验:血小板激活后,在 AA 代谢中合成和释放的血栓烷 A$_2$(thromboxane A$_2$,TXA$_2$)可自发地转变为稳定而无活性的血栓烷 B$_2$(thromboxane B$_2$,TXB$_2$),TXB$_2$ 经肝脏脱氢酶代谢形成 11-脱氢-TXB$_2$(11-DH-TXB$_2$)并经肾脏排出。③血小板释放功能试验:血小板活化后,胞质内致密颗粒中的 ATP、ADP、Ca^{2+}、5-羟色胺(5-HT)等,α 颗粒中的 β 血小板球蛋白(β-thromboglobulin,β-TG)、P-选择素(又称 CD62P)等释放至血浆中,其含量可反映血小板释放功能。④血块收缩率:在体外,单位体积的血液在一定时间内凝固后所析出的血清量,可反映血小板的收缩功能。

【检测方法】　血小板聚集试验:光学法或电阻抗法;血小板 AA 代谢和释放功能试验:常用 ELISA;血块收缩试验:手工法。

【参考区间】

1. **不同诱导剂的血小板最大聚集率聚集率(LTA)**　①ADP:53%~87%(11.2μmol/L);②胶原:47%~73%(20mg/L);③AA:56%~82%(20mg/L);④Ris:60%~78%(1.5g/L)。

2. **血小板 AA 代谢试验(ELISA)**　血浆 TXB$_2$ 28.2~124.4ng/L;尿液:11-DH-TXB$_2$ 9.1~33.5ng/L。

3. **血小板释放功能试验(ELISA)**　血浆 β-TG:19.4~31.2μg/L;血浆 P 选择素:3.4~8.9ng/L。

4. **血块收缩率**　48%~64%。

【临床意义与评价】

1. **血小板聚集试验**　①血小板无力症(Glanzmann thrombasthenia,GT):ADP、胶原、AA 诱导的血小板聚集率减低或不聚集,Ris 诱导的血小板凝集率(RIPA)正常;②巨血小板综合征(Bernard-Soulier syndrome,BSS):ADP、胶原、AA 诱导的血小板聚集正常,但 RIPA 减低或不聚集;③血小板储存池缺陷症(storage pool defect,SPD):致密颗粒缺陷时,ADP 诱导的血小板聚集率减低,胶原和 AA 诱导的聚集率正常;α 颗粒缺陷时,血小板聚集率多正常;④血小板花生四烯酸代谢缺陷症(arachidonic acid metabolism defect,AMD):ADP 诱导的血小板聚集减低,胶原和花生四烯酸均不能诱导血小板聚集;⑤血栓前状态与血栓病:ADP、胶原、AA 诱导的血小板聚集率增高,即使用低浓度的诱导剂也可致血小板明显聚集;⑥肝硬化、异常球蛋白血症、部分急性白血病、骨髓增生异常综合征(MDS)、骨髓增生性肿瘤等,可见血小板聚集与释放功能减低,血块收缩不良;⑦药物影响:抗血小板药物治疗,如阿司匹林、氯吡格雷等可导致 AA、ADP 诱导的血小板聚集率下降;人工瓣膜、口服避孕药、吸烟可使血小板聚集率增高。

2. **血小板 AA 代谢与释放功能试验**　①血栓前状态与血栓病:血小板在体内活化,AA 代谢和释放反应增强,血浆 TXB$_2$、β-TG 和血浆中 P-选择素,尿液 11-DH-TXB$_2$ 增高;急性脑梗死或其他动脉血栓栓塞,β-TG 增高可达参考区间的 6~10 倍。②AMD 患者血浆 TXB$_2$ 含量显著减低。

3. **血块收缩试验**　主要用于辅助诊断血小板功能缺陷症,GT 患者的血块收缩率显著降低。

4. **评价**　①标本采集:血液采集后尽快送检,一般应在 4h 内完成测定。检测前 7~10 天应停用抗血小板药物,如阿司匹林、双嘧达莫、氯吡格雷等,但观察药物疗效时不用停药(见本章第

Notes

三节:抗栓与溶栓治疗的实验监测)。血小板显著减少患者一般不适于测定血小板功能。②在选用 PAgT 的诱导剂时,应根据目的不同选择不同种类及其浓度。检测血小板聚集功能亢进时,宜选用低浓度(2~3μmol/L)的 ADP。检测血小板聚集功能缺陷时,如诊断血小板无力症,应选用高浓度(如 10~20μmol/L ADP)的诱导剂,用多种诱导剂均出现血小板聚集减低或不聚集时,才能确定血小板聚集功能缺陷。③服用阿司匹林时,AA 比 ADP 诱导的血小板聚集减低更为敏感,适合于剂量与药效监测;服用氯吡格雷时,宜选用 ADP。④溶血、黄疸、血脂过高等因素可降低透光度,影响 LTA 检测血小板聚集率。

(三)血管内皮细胞功能试验

血管内皮细胞可以合成和释放血管性血友病因子(vWF)、前列环素(PGI$_2$)和血栓调节蛋白(TM)等多种促凝血和抗血栓等多种生物分子。当内皮细胞功能缺陷时(例如 vWD),血浆中 vWF 质或量可出现显著异常;若 vWF 的含量降低或功能缺陷,可显著降低血小板的黏附功能和血浆 FⅧ的稳定性,使初期止血功能和使内源凝血途径障碍。但血管内皮受损伤后,血浆中 vWF 和 TM 含量可显著升高;而 PGI2 的代谢产物,包括 6-酮-前列腺素 F1α(6-keto-PGF1α)或去甲基 6-酮-前列腺素 F1α(DM-6-keto-PGF1α)则显著降低。vWF 检测主要包括血浆 vWF 抗原(vWF:antigen,vWF:Ag)和血浆 vWF 活性(vWF:activity,vWF:A)检测;vWF 的功能分析主要包括血浆 vWF 瑞斯托霉素辅因子(vWF:ristocetin cofactor,vWF:RC)、瑞斯托霉素诱导的血小板凝集试验(ristocetin-induced platelet agglutination,RIPA)、vWF 的胶原结合试验(vWF:collagen binding capacity,vWF:CBc)和 vWF 的 FⅧ结合试验(vWF:FⅧ binding capacity,vWF:F8Bc);必要时可进行 vWF 多聚体分析和基因检测。

【检测方法】　①vWF 检测:vWF 抗原含量(vWF:Ag)胶乳颗粒浊度免疫分析(latex particle turbidimetric immunoassay,LPTIA);②PGI2 代谢产物检测:ELISA;③TM 检测:TM 抗原含量(TM:Ag)放射免疫分析法(RIA)。

【参考区间】

1. 血浆 vWF　Ag(LPTIA):平均 79%~117%。其中 O 型血型:41.1%~125.9%;A、B、AB 型血型:61.3%~157.8%;O 型明显低于 A、B、AB 型人群。

2. 血浆 6-keto-PGF1α　16.6~39.2ng/L;血浆 DM-6-keto-PGF1α:10.9~43.3ng/L;尿液 DM-6-keto-PGF1α:128~172ng/mg 尿肌酐。

3. 血浆 TM　Ag 20~50μg/L。

【临床意义与评价】

1. vWF 质或量的缺陷是导致遗传性或获得性 vWD 的主要原因。遗传性 vWD 分为 1、2、3 型,2 型又分为 2A、2B、2M 和 2N 四个亚型,不同亚型各项的检测结果有较大差别。血浆 vWF:Ag 检测最常用,1 型患者可减低至 5%~30%,2 型患者可减低或正常,3 型患者可完全缺乏或很少。一些自身免疫病,例如系统性红斑狼疮(SLE)、获得性单株 γ 球蛋白血症等产生 vWF 自身抗体,也可导致严重的获得性 vWD。当临床疑为 vWD,而血浆 vWF:Ag 正常时,可进一步选用 vWF:A、vWF:RC、vWF:CBc、vWF:F8Bc 和 vWF 多聚体分析,有助于诊断与分型。

2. PGI$_2$ 的代谢产物 6-keto-PGF1α 和 DM-6-keto-PGF1α 测定,有助于了解体内 PGI$_2$ 代谢状况。减低可见于血栓性疾病,如急性心肌梗死、心绞痛、脑血管病变、糖尿病、动脉粥样硬化、肿瘤转移、肾小球病变、周围血管血栓形成及血栓性血小板减少性紫癜等。

3. TM 在血浆中的浓度可反映血管内皮的完整性或一定的凝血动态改变,增高可见于糖尿病、DIC、TTP、SLE。此外,急性心肌梗死、脑血栓、肺栓塞和闭塞性脉管炎的部分患者也可增高。

4. 评价　①vWF:Ag 的检测在血栓与止血领域被广泛应用,这不仅因为 vWF 在出血病中的重要性,它往往与 FⅧ、FⅨ、FⅪ缺陷混杂在一起,尤其是一些轻型或亚临床型的患者。在一般凝血试验异常,怀疑血友病时,必须排除vWF的缺陷;在怀疑相关凝血因子抑制物存在时,也必须排除vWF的缺陷。vWD的分型复杂,并不是都存在vWF:Ag水平的减低。故临床诊断vWD的患者,必须检测vWF的功能或分析vWF多聚体,来判断是否存在vWF结构异常。②vWF是一种急性时相蛋白,在一些急性时相反应时,尤其是在类风湿病、血管炎、恶性肿瘤、器官移植后、大手术后等,血浆vWF:Ag常增加。③6-keto-PGF$_{1\alpha}$降低虽可作为血管内皮损伤的一个指标,但部分患者并不表现血栓病,可能还与一种PGI$_2$的稳定因子有关。

(四) 血小板膜糖蛋白检测

血小板膜糖蛋白(glycoprotein,GP)检测主要包括质膜和颗粒膜糖蛋白两大类。①质膜糖蛋白:GP I b/IX/V复合物(又称CD42)主要参与血小板粘附,GP II b/IIIa复合物(又称CD41/CD61)则是血小板聚集的必须成分;②颗粒膜糖蛋白:P-选择素(P-selectin)或CD62P是血小板α颗粒膜的分子标志物(molecular marker),CD63是血小板溶酶体膜蛋白的标志物;CD62P、CD63在质膜上高表达被视为血小板活化的分子标志。血小板膜GP检测是诊断血小板病和判断血小板活化水平的直接指标。

【检测方法】 流式细胞术。

【参考区间】

1. 静止血小板膜GP阳性百分率 ①质膜GP:GP I b(CD42b)、GP II b(CD41)、GP IIIa(CD61)、GPIX(CD42a)为95%~99%;②颗粒膜GP:CD62P为<2%,CD63为<2%。

2. 血小板膜糖蛋白分子数 静止与活化血小板部分糖蛋白分子数见表5-1。

Tab. 5-1　Reference interval of glycoprotein molecules on the platelet membrane

Glycoprotein	Resting platelets	Activated platelets by TRAP
GP I b(CD42a)	25 000~43 000	6000~22 000
GP II b/IIIa(CD41a)	30 000~54 000	46 000~80 000
GP IIIa(CD61)	42 000~60 000	52 000~80 000
CD62P	<500	>10 000

TRPA-Thrombin receptor activating peptide

【临床意义与评价】

1. 血小板质膜GP ①巨血小板综合征:GP GP I b/IX/V含量显著减少或缺乏,GP I b/IX/V复合物分子结构缺陷的变异型患者含量可正常,通过分子生物学检查可以确诊。②血小板无力症:GP II b/IIIa含量显著减少或缺乏,轻型患者可有部分残留(5%~25%),分子结构异常的变异型患者含量可正常或轻度减少,通过分子生物学检查可以确诊。

2. 血小板颗粒膜GP ①血小板致密颗粒缺乏患者,活化血小板膜CD62P表达正常;②血小板α颗粒缺乏或α颗粒与致密颗粒联合缺陷患者,活化血小板膜CD62P表达减低或缺乏。③血栓前状态与血栓病:循环血小板膜CD62P或CD63表达增加,可见于急性心肌梗死、心绞痛、急性脑梗死、脑动脉硬化、糖尿病、高血压病、外周动脉血管病等。

3. 评价 血小板膜GP测定对血小板功能缺陷病具有特异性诊断价值,CD62P对血小板活化检测具有较高的灵敏度与特异性。然而,在分析循环血小板活化时,必须注意血液采集与标本处理过程中可能导致的体外激活,采血后尽快送检,避免出现假阳性结果。

(五) 血小板自身抗体检测

在一些自身免疫性疾病、服用某些药物或同种免疫反应时,机体可产生针对血小板骨架蛋白或膜糖蛋白等产生抗血小板自身抗体(autoantibodies),这些自身抗体可导致血小板破坏增加或生成障碍,使循环血小板显著减少。血小板自身抗体可分为特异性自身抗体、血小板相关免疫球蛋白(platelet associated immunoglobulin,PAIg)、药物相关自身抗体和抗同种血小板抗体等。

【检测方法】　ELISA 或单克隆抗体血小板抗原固定试验(monoclonal antibody immobilization of platelet antigens,MAIPA)。

【参考区间】　抗血小板糖蛋白的自身抗体、药物相关抗体和抗同种血小板抗体:阴性。

【临床意义与评价】

1. **血小板特异性自身抗体**　①在一些自身免疫性疾病,如原发免疫性血小板减少症(immune thrombocytopenia,ITP)和继发免疫性血小板减少症(见于系统性红斑狼疮等)、服用某些药物或同种免疫反应时,血小板自身抗体可阳性。一些文献报道的 ITP 患者血小板自身抗体的阳性率不太一致,抗 GPⅡb/Ⅲa、GPⅠb/Ⅸ、GPⅠa/Ⅱa、GPⅣ、HLA-ABC 自身抗体阳性率通常分别为 20%~40%、15%~30%、10%~25%、20%、10% 左右,可以是一种或几种自身抗体同时阳性,总阳性率一般为 50%~70%。抗糖蛋白自身抗体阳性,对诊断 ITP 有较高的特异性。②血小板自身抗体的存在与否,可以协助指导临床治疗:在 ITP 等治疗过程中,可以对血小板自身抗体,尤其是抗 GPⅡb/Ⅲa 自身抗体水平进行监测;当治疗有效时,患者血小板自身抗体水平可下降,完全治愈的患者甚至可呈阴性;而复发时,血小板自身抗体水平常常回升。③药物相关抗体:少数患者应用某些药物(如奎宁、奎尼丁、金制剂、青霉素、氨苄西林、磺胺类药、肝素等)后可引起免疫性血小板减少,血清中可查到药物相关的自身抗体。

2. **PAIg 的局限性**　PAIg 可能来源于机体免疫系统针对血小板骨架蛋白或膜糖蛋白产生的自身抗体而结合在血小板膜上,也可能是血清中的抗体分子或抗原抗体复合物在血小板表面的粘着或覆盖。此外,血小板激活时,α 颗粒可释放 IgG 分子至血小板表面。因此,PAIg 测定的特异性较低,灵敏度较高,ITP 患者 PAIgG+PAIgM 的阳性率约为 70%~90% 左右。

3. **评价**　①由于 PAIg 的特异性低的原因,近年来 PAIg 的临床应用逐渐减少或停用,检测特异性血小板自身抗体更有临床意义。②血小板自身抗体的检测方法较多,其中 MAIPA 是公认的经典试验,而且各种方法的参考区间不尽相同,一般应以各实验室的为准。③在患者用药前(尤其是激素)检测的阳性率一般较高,用药后阳性率多显著下降,甚至可呈阴性。

二、凝　血　试　验

(一) 凝血酶原时间

在被检血浆中加入 Ca^{2+} 和组织凝血活酶(tissue thromboplastin),血浆发生凝固的时间称为血浆凝血酶原时间(prothrombin time,PT);它是外源性凝血途径较为灵敏和最常用的筛查试验。

【检测方法】　血浆凝固法(自动凝血分析仪或手工法检测)。

【参考区间】　①PT:一般为 11~13 秒,与对照血浆比较大于 3 秒以上有意义。②凝血酶原时间比值(prothrombin time ratio,PTR):受检血浆 PT 与对照血浆 PT 的比值为 0.86~1.15。③国际标准化比值(international normalized ratio,INR):$INR=PTR^{ISI}$,参考区间为 0.9~1.3。国际灵敏度指数(international sensitivity index,ISI)越小,组织凝血活酶的灵敏度越高。因此,PT 检测时必须用标有 ISI 值的组织凝血活酶。

【临床意义与评价】

1. **PT 延长**　①先天性 FⅠ(纤维蛋白原)、FⅡ(凝血酶原)、FⅤ、FⅦ、FⅩ 缺乏;②获得性凝血因子缺乏,如严重肝病、维生素 K 缺乏、纤溶亢进(hyperfibrinolysis)、DIC、服用抗凝药物(如口服抗凝药)和病理性抗凝血物(anticoagulants)增多。

2. **PT 缩短**　血液高凝状态(hypercoagulable state,HCS):如 DIC 早期、心肌梗死、脑血栓形成、深静脉血栓形成(deep vein thrombosis,DVT)、多发性骨髓瘤等。

3. **INR**　口服抗凝药(如华法林)的首选监测指标,WHO 推荐用 INR。其 INR 的参考区间以 2.0~3.0(国人以 1.8~2.5)为宜。

4. **评价**　①当上述 FⅡ、FⅤ、FⅦ、FⅩ 的缺乏或存在相应抑制物时,必须借助其他特殊试验

Notes

方能区别或诊断。②肾病综合征、某些抗生素、化疗、溶栓治疗时，PT 亦可延长，口服抗凝药治疗和肝素使用时，PT 延长，延长的幅度可用于监测药物剂量或疗效。PT 缩短不太常见，一般认为没有特别的临床意义；然而在高凝状态和血栓形成时，PT 可能缩短，但灵敏度和特异性较差。

（二）活化部分凝血活酶时间

在受检血浆中加入 APTT 试剂（接触因子激活剂和部分磷脂）和 Ca^{2+} 后，血浆发生凝固的时间称为活化部分凝血活酶时间（activated partial thromboplastin time，APTT）；它是筛查内源性凝血途径较灵敏和最常用的试验。

【检测方法】　血浆凝固法（自动凝血分析仪或手工法检测）。

【参考区间】　一般为 26~36 秒（仪器法），32~43 秒（手工法）；与对照血浆比较大于 10 秒以上有意义，使用不同 APTT 试剂的参考区间可有显著差异。

【临床意义与评价】

1. APTT 延长　①血浆 FXII、FXI、FIX、FVIII，FX 、FV 、FII，激肽释放酶原（PK）、高分子量激肽原（HMWK）和纤维蛋白原缺乏，尤其是 FVIII、FIX、FXI、FXII缺乏以及它们的抑制物增多；②APTT 也是监测普通肝素（uFH）和筛查狼疮抗凝物（lupus anticoagulants）的常用试验，可以通过 APTT 延长的纠正试验，初步筛查凝血因子缺乏或抗凝物（如 LA）的存在。

2. APTT 缩短　见于血栓病（thrombotic disease）和血栓前状态（prethrombotic state，PTS），但灵敏度、特异性较差。

3. 评价

(1) 与 PT 结果缩短相比，APTT 缩短的几率要高出许多，但除了少数因为 FVIII或 FXII的活性特别高，存在高凝状态，其余多是技术上的原因。如分离血浆时血小板去除不彻底，标本采集不当等所致。

(2) 因 APTT 对肝素的敏感性高，目前已广泛用于普通肝素（uFH）的抗凝治疗监测中，但对于低分子量肝素（LMWH）的检测，APTT 不敏感，可用抗因子Ⅹa 试验进行检测。

(3) APTT 和 PT 的同时检测是凝血因子缺陷的主要筛查试验。对 FVIII、FIX、FXI明显缺陷的患者，APTT 延长；但对于轻型或亚临床型（因子活性约正常人的 20%~40%）患者，APTT 可延长不明显或不延长。

（三）血浆纤维蛋白原定量

在受检血浆中加入一定量凝血酶，使血浆中的纤维蛋白原(fibrinogen，FIB)转变为纤维蛋白，通过血浆凝固的速率可计算出血浆 FIB 的浓度（Clauss 法）。

【检测方法】　Clauss 法（凝血酶法）。

【参考区间】　2.0~4.0g/L。

【临床意义与评价】

1. FIB 增高　见于糖尿病、急性心肌梗死、急性传染病、风湿病、急性肾小球肾炎、肾病综合征、烧伤、休克、大手术后、妊娠期高血压疾病、急性感染、恶性肿瘤以及血栓前状态等。

2. FIB 减低　常见于肝硬化和重症肝炎、DIC、原发性纤溶亢进症等。

3. 评价　①FIB 增高除了上述疾病外，生理情况下的应激反应、老年人和妊娠晚期也会增高。②除了止凝血功能方面的异常要考虑 FIB 检测外，FIB 增高的危险性还在于对于心血管疾病患者发生急性血栓栓塞的几率要远远高于 FIB 正常的人；FIB 增高还可诱发动脉粥样硬化。

（四）血浆单个凝血因子促凝血活性检测

当凝血筛查试验，如 PT、APTT 延长，需要明确是何种凝血因子异常时，或部分疑为轻型或亚临床型凝血因子缺陷的患者，可直接测定相应单个凝血因子的促凝血活性。结果以相当于对照血浆凝血因子的促凝血活性百分率表示。

Notes

【检测方法】　乏因子血浆纠正法(常用全自动凝血分析仪检测)。

【参考区间】　FⅡ:C、FV:C、FⅦ:C、FⅨ:C、FX:C、FⅪ:C 均为 70%~120%,FⅧ:C、FⅫ:C 均为 70%~150%。

【临床意义与评价】

1. 内源凝血因子　①减低:FⅧ:C 减低:见于血友病 A、血管性血友病(vWD)、血中存在 FⅧ抗体、DIC 等;FⅨ:C 减低:见于血友病 B、肝脏病、维生素 K 缺乏症、DIC、口服抗凝药物等;FⅪ:C 减低:见于 FⅪ缺乏症、肝脏疾病、DIC 等;FⅫ:C 减低:见于先天性 FⅫ缺乏症、肝脏疾病、DIC 和某些血栓病等。②增高:见于血栓前状态和血栓病,如静脉血栓形成、肺梗死、妊娠期高血压疾病、晚期妊娠、口服避孕药、肾病综合征、恶性肿瘤等。

2. 外源凝血因子　①减低:分别见于先天性 FⅡ、FV、FⅦ和 FX 缺乏症;获得性见于肝病、DIC、口服抗凝药和维生素 K 缺乏症等;②增高:见于血栓前状态和血栓病。

3. 评价　①内源凝血因子:当 FⅧ:C、FⅨ:C 和 FⅪ:C 的减低时,应考虑有无相关因子抑制物存在;对 FⅧ:C 的减低最好与 vWF:Ag 同时测定,或配合出血时间和瑞斯托霉素辅因子活性测定,与 vWD 鉴别。FⅨ:C 的减低,有条件时可做相应的抗原测定,或与 FⅡ、FⅦ、FX 促凝活性同时检测,以确定有无维生素 K 缺乏。对 FⅧ:C、FⅨ:C 和 FⅪ:C 均减低的要怀疑异常抗凝物增多,可用复钙交叉试验(APTT 交叉试验)来确定有无异常抗凝物存在。单纯因子 FⅫ缺陷少见,并且 FⅫ:C 的减低也不会有临床出血表现,此时更应注意观察纤溶活性的变化和血栓形成的可能。②外源凝血因子:一般来说,肝脏病和 DIC 时,最先影响的是 FⅦ和 FⅡ,而 FV 往往不受影响;相应的凝血因子抑制物虽然少见,但 FⅡ、FV、FⅦ、FX 促凝活性减低时,必须排除因子抑制物存在的可能。促凝活性的增高虽然是高凝状态的一个指标,但往往受影响的因素很多,不能以单独的因子促凝活性增高来确定高凝状态或血栓前状态,应该与生理抗凝蛋白和某些分子标志物测定同时进行。

(五)血浆因子ⅩⅢ定性试验

FⅩⅢ是一种存在于血小板、血浆、单核细胞中的一种糖蛋白。活化的 FⅩⅢ既可以使相邻的纤维蛋白共价交联形成不溶性的纤维蛋白多聚体,又可使 α_2 纤溶酶抑制物(α_2-PI)、纤维连接蛋白(Fn)和胶原等与纤维蛋白交联,从而形成稳固的纤维蛋白凝块,不但可增强对纤溶酶的抵抗性,还有利于伤口的愈合。

【检测方法】　凝块溶解法。

【参考区间】　24 小时内纤维蛋白凝块不溶解(5mol/L 尿素)。

【临床意义与评价】

1. 若纤维蛋白凝块在 24 小时内,尤其在 2 小时内完全溶解,表明因子 FⅩⅢ缺乏,见于先天性 FⅩⅢ缺乏症以及获得性 FⅩⅢ明显减低,如肝脏疾病、系统性红斑狼疮、DIC、原发性纤溶症、恶性淋巴瘤、恶性贫血、溶血性贫血等。

2. 评价　对于部分凝块溶解的病例,或需进一步分析 FⅩⅢ 四聚体缺陷作疾病分类的,可以测定 FⅩⅢ α 亚基和 β 亚基的抗原含量。在手术后伤口愈合差或自身免疫性疾病时,也可直接测定 FⅩⅢ各亚基的抗原含量,对于免疫功能的评价是有益的。FⅩⅢ缺乏引起的出血是很特殊的,通常情况下不被注意,用止血与血栓一般试验,如 APTT、PT、TT 以及凝血因子活性测定都不能诊断,当手术后或普通伤口发生愈合缓慢、不断渗血或瘢痕挛缩,而上述试验又表现正常时,要考虑 FⅩⅢ缺乏的可能。

(六)血浆凝血活化分子标志物检测

凝血酶原被凝血酶原酶转化为凝血酶时,凝血酶原分子的肽键被裂解生成凝血酶,并释放出大小不等的 3 个肽段,分别为 F1(fragment 1,F1)、F2(fragment 2,F2)和 F1+2(fragment 1+2,F1+2),统称为 F1+2,为凝血酶原被裂解的分子标志物。凝血酶使纤维蛋白原 α(A)链裂解,释

Notes

放出由 16 个氨基酸组成的纤维蛋白肽 A（fibrin peptide A，FPA），并生成纤维蛋白单体（FM）。血液中 FPA 增加表明凝血酶活性增高。F1+2 和 FPA 可以间接反映凝血酶的形成及活性，是血液处于高凝状态（hypercoagulable state）较灵敏的早期分子标志物。

【检测方法】 ELISA。

【参考区间】 血浆 F1+2：0.48~0.87nmol/L；血浆 FPA：男性不吸烟者 1.22~2.44μg/L，女性不吸烟者 1.18~3.26μg/L。

【临床意义与评价】

1. 血浆 F1+2 增高 ①大约 90% 的 DIC 病例可见血浆 F1+2 含量显著增高，由于 F1+2 的高敏感性，常常可在 DIC 的临床表现出现之前呈现升高，故对于早期 DIC 的诊断有意义。②急性心肌梗死（acute myocardial infarction，AMI）时，血浆 F1+2 含量仅轻度增高。溶栓治疗后，由于溶栓介导的凝血酶形成增加，F1+2 可进一步升高。若溶栓治疗有效，缺血的心肌成功实现再灌注，F1+2 可锐减。③易栓症患者血浆 F1+2 可轻度增高，肺栓塞（pulmonnary embolism，PE）和深静脉血栓形成（deep vein thrombosis，DVT）时血浆 F1+2 可明显增高。④口服避孕药、雌激素替代治疗、溃疡性结肠炎、老年性高血压、急性脑梗死等也可见血浆 F1+2 增高。

2. 血浆 FPA 增高 对 DIC 诊断有较高的灵敏度，被作为早期或疑难 DIC 病例的诊断试验之一。血浆 FPA 增高还可见于急性心绞痛和心肌梗死、脑血栓形成、深静脉血栓形成、肺栓塞、肾病综合征、尿毒症、恶性肿瘤转移、急性感染、蜂窝组织炎、急性粒细胞白血病等。

3. 评价 血浆中 F1+2 的浓度直接反映凝血酶原酶的活性，同时也是凝血酶生成的标志，所以 F1+2 被视为反映凝血活化的分子标志物之一。由于 FPA 是凝血酶作用于纤维蛋白原强度的直接反应，可以了解患者是否处于血栓前状态或 DIC 状态。血浆 FPA 含量检测对 DIC 诊断具有特异性，同时对抗凝治疗有监测作用，但不同实验室的参考区间差异较大。由于 F1+2 和 FPA 通过 ELISA 检测，加之成本高，一般不用于常规检测。

三、抗凝血试验

（一）凝血酶时间

在受检血浆中加入"标准化"凝血酶溶液后，血浆凝固所需的时间称为血浆凝血酶时间（thrombin time，TT）。TT 主要用于抗凝血酶物质和纤维蛋白原的筛查。

【检测方法】 血浆凝固法（全自动凝血分析仪或手工法检测）。

【参考区间】 16~18 秒，比对照血浆延长 3 秒有意义。

【临床意义与评价】

1. TT 延长 见于血液中抗凝血酶物质，例如纤维蛋白（原）降解产物（FDP）和肝素或类肝素物质（如肝素治疗中、SLE 和肝脏疾病等）增多；低（无）纤维蛋白原血症和异常纤维蛋白原血症（dysfibrinogenemia）时 TT 一般延长。TT 缩短一般无临床意义。

2. TT 纠正试验 在 TT 延长的受检血浆中加入少量甲苯胺蓝（甲苯胺蓝有中和肝素的作用）再测定 TT，若延长的 TT 恢复至正常或明显缩短，则表明受检血浆中有类肝素物质存在或肝素增多；若不缩短，则表示受检血浆中存在其他抗凝血酶类物质（如 FDP）或缺乏纤维蛋白原。因此 TT 纠正试验也称游离肝素时间测定。

3. 评价 ①循环中的病理抗凝物增多，包括过多的纤维蛋白（原）降解产物（FDP）对凝血酶的抑制作用；过高的纤维蛋白原可造成对纤维蛋白单体交联的抑制，是 TT 延长的原因。②凝血酶时间的延长，可以同时或加做爬虫酶时间测定，后者不受循环抗凝物质的影响，但对异常结构的纤维蛋白原或低纤维蛋白原则同样会延长凝固时间。③异常纤维蛋白血症和巨球蛋白血症时，也有造成 TT 缩短的可能。

Notes

(二) 血浆抗凝血酶检测

抗凝血酶(antithrombin,AT)是血浆中重要的抗凝物,当与肝素(heparin,Hep)结合后,能迅速与激活的凝血因子,尤其是与凝血酶结合后生成凝血酶抗凝血酶(TAT)等无活性复合物而使其灭活。AT 缺陷时导致机体凝血反应亢进,易引起深静脉血栓形成。AT 检测包括 AT 活性(AT:A)和 AT 抗原含量(AT:Ag)。

【检测方法】　发色底物法检测活性,免疫分析法检测含量。

【参考区间】　AT:A 80%~120%;AT:Ag 0.19~0.31g/L。

【临床意义与评价】

1. 临床意义　①减低:见于先天性和获得性 AT 缺陷症,后者见于血栓前状态、血栓病、DIC、肝脏疾病和用肝素治疗中等。②增高:见于血友病、白血病和再生障碍性贫血等的急性出血期;也见于口服抗凝药治疗过程中。

2. 评价　AT 检测目的在于评估受检者是否存在高凝状态的可能,对有家族性血栓形成的人群进行流行病学调查,对青少年型的血栓病和深静脉血栓等进行病因检查,也用于因肺梗死等致死病因的调查。另一方面对抗凝替代治疗的患者,AT 检测可作为一个实验监测指标。另一类为获得性 AT 缺乏,主要见于肝脏疾病的合成障碍;肾病综合征过多丢失;血栓病,例如心肌梗死、DIC、口服避孕药时的消耗过多等;这时的 AT 水平持续减低,往往提示预后极差。

(三) 血浆蛋白 C 和蛋白 S 检测

蛋白 C(protein C,PC)和蛋白 S(protein S,PS)是 PC 系统的最重要成分,由肝脏合成且属于 Vit.K 依赖的抗凝蛋白。血浆中 60% 的 PS 与 C4b 补体结合蛋白结合,40% 呈游离状态,只有游离 PS(FPS)才能作为 PC 辅因子发挥抗凝功能。PC 与 PS 缺陷时,血栓形成风险性显著增加。

【检测方法】　活性测定常用发色底物法或凝固法,含量测定常用 ELISA。

【参考区间】　①PC 活性(PC:A):70%~140%(发色底物法);PC 含量:70%~140%(免疫火箭电泳法)。②PS 活性(PS:A):65%~140%(凝固法),游离 PS(FPS)含量:70%~140%,总蛋白 S(TPS)含量:70%~140%。

【临床意义与评价】

1. PC 减低　见于先天性或获得性 PC 缺陷症,后者见于 DIC、肝病、手术后、Vit.K 缺乏症、急性呼吸窘迫综合征、口服抗凝药等。

2. PS 减低　见于先天性和获得性 PS 缺陷症,后者见于肝病、Vit.K 缺乏症、口服抗凝药等。

3. 评价　①临床遇 PC 或 PS 减低时,应注意排除 Vit.K 缺乏的影响;PC 和 PS 增多,可见于冠心病、糖尿病、肾病综合征、妊娠后期以及炎症等。②凝固法分析 PC 时,当 FⅧ:C>150%,或存在狼疮抗凝物时,PC 可能出现假性减低。发色底物法测定 PC 和 PS 较为可靠。

(四) 活化蛋白 C 抵抗试验

在正常人血浆中加入活化蛋白 C(activated protein C,APC)后,由于 APC 灭活 FⅤa 和 FⅧa,故可使 APTT 明显延长。若在待测血浆中加入 APC 后,其 APTT 不延长或延长不明显,则称为活化蛋白 C 抵抗(resistance to activated protein C,APCR)。造成 APCR 的原因可能是 ①FⅤa 和 FⅧa 结构异常而不被 APC 灭活;②存在 APC 的抗体或抑制物;③蛋白 S 缺乏。APCR 试验主要用于筛查可能导致 APCR 的因素,辅助深静脉血栓的诊断。

【检测方法】　血浆凝固法。

【参考区间】　APCR 试验一般以活化蛋白 C 敏感度比值(activated protein C-sensitivity ratio,APC-SR)表示,即通过比较加 APC(APTT+APC)和不加 APC(APTT−APC)的 APTT 比值来表示。将被检标本与对照血浆的 APC-SR 相除,可得标准化 APC-R(n-APC-SR)。n-APC-SR 误差更小。APC-SR>2.0,n-APC-SR>0.84。

【临床意义与评价】

1. APC-SR 或 n-APC-SR 异常即表明存在 APCR。这种情况可能表现在家族性或年幼起病的血栓性病变，也可能提示动脉血栓形成的机会要高于无 APCR 的人群。可能存在 FV 的 Leiden 突变或蛋白 C 抗体等情况。FV Leiden 突变导致的 APCR，其 APC-SR<2.0。纯合子患者 n-APC-SR<0.4，杂合子在 0.4~0.7 之间。

2. 评价　APCR 现象由荷兰人 B.Dahlbck 1993 年首先发现，1994 年证明了这种 APCR 现象是因 FV 第 506 精氨酸突变，被谷氨酸替代，而 APC 无法裂解 FVa，直接导致了 APC 对 FVa 灭活作用消失，被称为 FV Leiden 突变。随后大量的流行病学研究和对 FVa 的逐点分析证实，APCR 现象在普通人群中存在的概率至少为 2%~3%（欧洲），在血栓病患者中的比率高达 15%，在有家族史的病例中则更高，达到 30% 左右。上海地区已做过类似研究，结果发现 1% 左右的 APCR 现象，但未发现 FV Leiden 突变。有关研究表明：APCR 存在人种的差异，对东方人，包括中国、日本、韩国、东南亚，极少发现 FV Leiden 突变，也许更重要的在于蛋白 C 抗体或 FVⅢa 位点的改变。

（五）肝素定量检测

肝素（heparin）因首先从肝脏发现而得名，是一种酸性黏多糖，平均分子量为 15KD。普通肝素或未分段肝素（unfragmented heparin，UFH）：4~30KD；低分子量肝素（low molecular weight heparin，LMWH）：2~10KD。UFH 主要通过抗凝血酶（AT）结合后灭活凝血酶（FⅡa）等发挥抗凝作用，而 LMWH 与 AT 结合后则有更强的灭活 FXa 功能。正常人血浆中肝素含量极少。在一些血栓病的治疗中，UFH 和 LMWH 用于不同疾病的患者。病理状况下，一些患者血浆肝素样抗凝物可增多。检测血浆肝素浓度有助于监测治疗或查明肝素样抗凝物增多的疾病。

【检测方法】　UFH 检测常用 APTT、TT 及其纠正试验或发色底物法；LMWH 检测常用抗 FXa 试验（发色底物法）。

【参考区间】　血浆 UFH 0.005~0.1U/ml（通常认为是 0）；LMWH 0。

【临床意义与评价】

1. 肝素治疗监测　①UFH：在治疗和预防时都应监测，在用肝素防治血栓病以及血液透析时监测 UFH 的合理用量，以 0.2~0.4IU/ml 为宜。②LMWH：临床研究表明：抗 FXa 试验在 0.5~1.5U/ml（平均 0.4~0.7U/ml）作为辅助急性冠脉综合征抗凝治疗的有效范围，缺血或血栓及出血事件的发生率较低。

2. 肝素样抗凝物检测　自发性循环中肝素样抗凝物增多较为少见，已发现某些肿瘤细胞可以分泌肝素样物质，如肾上腺皮质肿瘤、多发性骨髓瘤等；在器官移植、药物不良反应、过敏反应、放射病、肾病综合征、出血热等造成肝脏严重损伤时，肝素在肝脏的降解作用下降、导致肝素样抗凝物增多，患者可有较明显的出血症状。直接抗 FXa 药物（如利伐沙班、阿哌沙班和依杜沙班等）也可应用抗 FXa 试验监测。

3. 评价　①UFH：通过 APTT、TT 及其甲苯胺蓝纠正试验可以检测肝素的存在或监测治疗肝素的用量，但均为间接试验。发色底物法直接测定血浆中肝素或肝素样抗凝物的准确含量则更具有临床意义，但实验中所用标准品应与临床使用的相同。②LMWH：在预防剂量时，对 BT、APTT、ACT 没有明显影响，故不能用这些试验评价 LMWH 的抗凝强度，应该用抗 FXa 试验。

（六）狼疮抗凝物检测

狼疮抗凝物（lupus anticoagulant）因最初发现于系统性红斑狼疮（SLE）患者而得名。LAC 是抗磷脂成分的抗体，在多种自身免疫性疾病和肿瘤患者血液中存在。LAC 可以干扰依赖磷脂的凝血或抗凝血反应，使体外测定 PT、APTT 延长，但不发生出血。LAC 与磷脂蛋白的复合物可干扰血栓调节蛋白（TM）与凝血酶结合而抑制 PC 系统活化，使 APC 灭活 FVa 和 FVⅢa 发生障碍，导致血液高凝状态；LAC 还能增强血小板聚集和抑制纤溶活性；故 LAC 阳性的患者易出现血栓并发症。

Notes

【检测方法】　改良 Russell 蝰蛇毒稀释试验。

【参考区间】　血浆 LAC 阴性。

【临床意义与评价】　①约有 24%~36% 的 LAC 阳性患者可有血栓形成,可见于自身免疫性疾病(如 SLE)、病毒感染、骨髓增生性肿瘤、自发性流产等。②若临床上有 APTT 延长并能除外凝血因子缺陷的病例,可能系异常抗凝物所致,可检测有无 LAC。

(七)血浆凝血因子抑制物检测

由于多种原因,机体可产生抗凝血因子的抗体,后者又称为因子抑制物(factor inhibitor,FI),通常以灭活 50% 某种凝血因子的活性(例如 FⅧ:C 降低 50%)作为 1 个 Bethesda 抑制单位来表示血浆中 FI 的含量。

【检测方法】　混合血浆法和因子平行稀释法。

【参考区间】　因子抑制物(FI):阴性。

【临床意义与评价】　①临床较常见的是 FⅧ抑制物,见于反复输血、FⅧ浓缩制剂应用的血友病患者;也可见于一些自身免疫病和妊娠期间(获得性血友病)。②不同检测方法,包括混合血浆法和因子平行稀释法对 FI 测定的敏感度有差异,后者可通过自动凝血分析仪检测。

(八)血浆凝血酶 - 抗凝血酶复合物检测

在凝血过程中,凝血酶与抗凝血酶(AT)1:1 结合,生成无活性的凝血酶 - 抗凝血酶复合物(thrombin antithrombin complex,TAT),从而调节凝血反应的强度。血浆 TAT 浓度升高,表明凝血酶大量生成,AT 被大量消耗,血液呈现高凝状态,血栓形成危险性增高。

【检测方法】　ELISA。

【参考区间】　1.05~1.85μg/L。

【临床意义与评价】　TAT 增高:见于急性心肌梗死、不稳定型心绞痛、DIC、深静脉血栓形成、脑梗死、急性白血病等。TAT 血浆水平的增高,既可表现在 DIC 等血栓形成病变时,也出现在复合损伤、肝功能异常、败血症、先兆子痫和某些恶性疾病。TAT 是一种敏感性与特异性较好的指标。

四、纤维蛋白溶解功能试验

(一)血浆纤维蛋白(原)降解产物检测

纤溶酶降解纤维蛋白原、可溶性纤维蛋白(soluble fibrin,SF)和纤维蛋白多聚体(fibrin polymer,FP)、交联纤维蛋白(cross-linked fibrin,CLF)生成纤维蛋白或纤维蛋白原降解产物(fibrin or fibrinogen degradation products,FDP)。FDP 是纤维蛋白(原)降解碎片的总称,包括多种不同分子量的肽段。血浆 FDP 增加是体内纤溶亢进的标志之一。

【检测方法】　定性或半定量试验:乳胶凝集试验(latex agglutination test,LAT);定量分析:胶乳颗粒浊度免疫分析(latex particle turbidimetric immunoassay,LPTIA)。

【参考区间】　血浆 FDP<5mg/L(LAT),0~3.2mg/L(LPTIA)。FDP>10mg/L(临界值)有临床意义。

【临床意义与评价】

1. FDP 增高　①DIC 时,血浆 FDP 显著升高,常常大于 20mg/L 或更高,其诊断的灵敏度和特异性可达 95% 以上,是 DIC 的诊断试验之一。②深静脉血栓形成、肺梗死、急性早幼粒细胞白血病、原发性纤溶亢进症(primary hyperfibrinolysis)和溶栓治疗时,可见 FDP 显著升高,可大于 40mg/L 或更高。③一些恶性肿瘤、肾脏疾病、肝脏疾病、某些急性感染、外伤及外科手术后,FDP 可轻度升高,一般在 20~40mg/L 之间。

2. 评价　①标本采集后及时送检,否则易出现假阳性。检验方法不同,参考区间有差异,各临床实验室应建立方法特异的参考区间。②尿液 FDP 升高,可见于肾小球肾炎或膀胱肿瘤;若肾移植后尿 FDP 升高超过两周,提示存在并发症。

Notes

（二）血浆 D- 二聚体检测

血浆 D- 二聚体（D-Dimer，DD）是纤溶酶降解交联纤维蛋白后生成的特异性降解产物，是体内活动性血栓形成和继发性纤溶亢进的分子标志物。

【检测方法】 半定量：乳胶凝集试验（LAT）；定量分析：胶乳颗粒浊度免疫分析（LPTIA）和 ELISA。

【参考区间】 定性或半定量试验：阴性；定量分析：<0.5mg/L。

【临床意义与评价】

1. 排除、诊断和监测血栓病

（1）排除静脉血栓栓塞（venous thromboembolism，VTE）性疾病，包括深静脉血栓形成（deep vein thrombosis，DVT）和肺栓塞（pulmonary embolism，PE），DD 检测对 VTE 患者具有高敏感度（82%~100%）、低特异（40%~43%）和高阴性预测值（>95%）的特点。当临床怀疑 VTE 时，若血浆 DD（ELISA）<0.5mg/L（临界值），则出现急性或活动性血栓形成的可能性较小。若患者已有明显的血栓形成症状与体征时，DD 仍 <0.5mg/L，应考虑有无纤溶活性低下的可能。当静脉血栓机化后，血浆 DD 可不增高。

（2）DIC 诊断与治疗监测：患者血浆 DD 可显著升高，而且增高的幅度较大，常 >2~3mg/L。

（3）其他伴随血液高凝状态的临床情况：妊娠、感染、炎症、恶性肿瘤、外科手术、外伤、大面积烧伤、外周血管病、缺血性脑梗死、缺血性心脏病（如冠心病、动脉粥样硬化，甚至急性心肌梗死）等血浆 DD 可增高，但增高的幅度一般较小。

2. 原发性与继发性纤溶亢进（hyperfibrinolysis）的鉴别诊断 原发性纤溶亢进时，由于无血栓形成，纤溶酶降解纤维蛋白原，仅有血浆 FDP 增高，DD 一般不增高。继发性纤溶亢进（例如 DIC）时，有微血栓形成，纤溶酶降解纤维蛋白（原），血浆 FDP 和 DD 均显著升高。

3. 评价 ①一些生理因素的变化和药物可使 DD 检测结果出现假阳性，如老龄、妊娠、溶栓药等。②不同测定方法测定血浆 DD 含量有差别，应建立本实验室方法特异的参考区间和临界值水平。血浆 DD 临界值水平并非参考区间的上限，WHO 推荐 0.5mg/L 为 DD 的临界值（ELISA 法），但不同检测方法有差异。③DD 检测易受类风湿因子（RF）、胆红素、肝素、血脂和血红蛋白等因素影响，出现假阳性或假阴性。④血浆 FDP 和 DD 检测有替代早期的 3P 试验和优球蛋白溶解时间（ELT）的趋势。

（三）血浆硫酸鱼精蛋白副凝固试验

在受检血浆中加入硫酸鱼精蛋白溶液，如果血浆中存在可溶性纤维蛋白单体（soluble fibrin monomer，sFM）与纤维蛋白（原）降解产物（fibrin degradation products，FDP）的复合物，则鱼精蛋白使其解离释出 sFM，sFM 自行聚合成肉眼可见的、絮状或胶冻状沉淀，这种不需加凝血酶使血浆发生的"凝固"，称为副凝固。因此，本试验被称为血浆鱼精蛋白副凝固试验（plasma protamine paracoagulation test，3P test），又称 3P 试验。

【检测方法】 手工法。

【参考区间】 阴性。

【临床意义与评价】

1. 3P 试验阳性 见于 DIC 的早、中期，晚期可呈阴性；3P 试验阳性也可见于静脉血栓形成、肺梗塞。此外，脓毒血症、严重感染、休克、多发性外伤、烧伤、急性溶血等也可阳性。本试验是原发性纤溶和继发性纤溶的鉴别试验之一，前者多呈阴性，后者多呈阳性。

2. 评价 3P 试验检测血浆中 FDP 的灵敏度约为 >50mg/L，主要反映血浆中可溶性 FM 和 FDP 中的较大的片段（X 片段）增多。与血浆 FDP 和 DD 测定相比，3P 试验的灵敏度较低，目前临床应用较少；但由于试验的成本较低，不需要特殊设备，有一些基层医院仍在应用。

Notes

（四）血浆纤溶酶原检测

纤溶酶原（plasminogen，PLG）主要在肝脏合成，通过一些丝氨酸蛋白酶激活形成纤溶酶（plasmin）发挥作用。了解血浆 PLG 含量变化对纤溶亢进、原因不明的血栓形成和溶栓治疗监测有一定临床意义。

【检测方法】 活性检测：发色底物法；含量检测：ELISA。

【参考区间】 PLG 活性 75%~140%，PLG 含量 0.16~0.28g/L。

【临床意义与评价】

1. **临床意义** ①PLG 增高：提示纤溶活性减低，见于血栓前状态和血栓病；②PLG 减低，提示纤溶活性增高，见于原发性纤溶症、继发性纤溶症和先天性 PLG 缺乏症；③某些恶性肿瘤、糖尿病时可见 PLG 增高；④异常纤溶酶原血症（dysplasminogenemia）：PLG 含量一般正常，但活性减低。

2. **评价** 由于血浆 PLG 水平受多种因素的影响，不能灵敏地反映纤溶亢进。PLG 减低，可能是因消耗而减低，也可能由于合成减少所致，测定血浆 α2-抗纤溶酶（α2-antiplasmin，α2-AP）比其反映纤溶活性更敏感。

（五）血浆组织型纤溶酶原激活物及其抑制物检测

血浆组织型纤溶酶原激活物（tissue type plasminogen activator，t-PA）及纤溶酶原激活物抑制物（plasminogen activator inhibitor，PAI），包括 PAI-1 和 PAI-2，主要由血管内皮细胞合成。t-PA 和 PAI 二者多以复合物形式存在，少量处于游离状态。当纤维蛋白形成后，t-PA 使纤溶酶原活化，但其很快又被 PAI 灭活，使纤溶活性不致于过强。t-PA 和 PAI 是体内最重要的纤溶活性调节剂，t-PA 释放增多或 PAI 减少，出血风险可增高；相反，t-PA 释放减少或 PAI 增多可导致血栓形成风险增加。检测血浆中 t-PA 与 PAI 对了解机体的纤溶调节有一定意义。

【检测方法】 活性检测：发色底物法；含量检测：ELISA 或聚丙烯酰胺凝胶电泳。

【参考区间】 t-PA 活性 0.3~0.6U/ml，t-PA 含量 1~12μg/L。PAI-1 活性 0.1~1.0IU/ml，PAI-1 含量 <1U/ml。

【临床意义与评价】

1. **t-PA** ①增高：表明纤溶活性亢进，见于原发性纤溶症和继发性纤溶症（如 DIC）等；②减低：表明纤溶活性减弱，见于血栓前状态和血栓病，如动脉血栓形成、深静脉血栓形成、高脂血症、口服避孕药、缺血性脑卒中等。

2. **PAI-1** ①约 30%~40% 的深静脉血栓患者有 PAI-1 释放增高，已有家族性 PAI 过多伴复发性静脉血栓的病例报道。一些研究发现，手术前血浆 PAI-1 水平与术后深静脉血栓形成有显著的相关性；PAI-1 水平升高可增加急性心肌梗死或再梗死的风险性；在不稳定心绞痛患者中也观察到有 PAI-1 升高。②血浆 PAI-1 属于一种急性相蛋白，急性感染、炎症、脓毒血症、恶性肿瘤及手术后可见其暂时性升高。肝功能异常时，因 PAI-1 清除减少，血浆浓度可增高。此外，还发现吸烟、肥胖、高脂血症、高血压病、体力活动较少，血浆 PAI-1 水平也相对增高；戒烟、减轻体重、加强体育锻炼可降低血浆 PAI-1 水平。

3. **评价** PAI 释放有明显的昼夜节律性，早晨最高、下午最低。t-PA 和 PAI 测定均应上午 8~10 时采血较为适宜，而且采血前患者应休息 20min 以上，尽量减少 t-PA 释放。t-PA 和 PAI 的测定方法较多，而且缺乏标准化，不同实验室的报告方式和参考区间有显著不同，每个临床实验室应建立方法特异的参考区间。

（六）血浆纤溶抑制物检测

纤溶酶原被激活后生成纤溶酶，但迅速与 α2-抗纤溶酶（α2-antiplasmin，α2-AP）结合，生成无活性的纤溶酶与 α2 抗纤溶酶复合物（plasmin α2-antiplasmin complex，PAP）而被灭活。凝血酶激活纤溶抑制物（thrombin activable fibrinolysis inhibitor，TAFI）通过抑制纤溶酶原与纤维蛋白

Notes

结合,减少纤溶酶的形成而抑制纤溶活性。测定血浆 α2-AP、PAP 和 TAFI 可以间接反映血浆纤溶酶的活性。

【检测方法】 活性检测:发色底物法;含量检测:ELISA。

【参考区间】 α2-AP 活性 80%~120%,α2-AP 含量 0.06~0.1g/L。PAP 含量 120~700μg/L。TAFI 含量 120~700μg/L。

【临床意义与评价】

1. α2-AP ①减低:见于肝脏疾病、DIC 和外科大手术、感染性疾病、溶栓治疗和遗传性 α2-AP 缺陷症等;②增高:可见于静脉或动脉血栓形成、恶性肿瘤等。

2. PAP 复合物 ①DIC 时,血浆 PAP 明显增高,尤其是 DIC 早期即可增高。②血栓病、系统性红斑狼疮、肾病综合征、溶栓治疗等,血浆 PAP 可增高。

3. TAFI ①升高:导致纤溶活性降低,可见于冠心病、心绞痛、深静脉血栓等。②减低:急性早幼粒细胞白血病、DIC 伴感染及脏器衰竭时,血浆 TAFI 可显著降低。

4. 评价 ①血浆 α2-AP 的含量通常较为恒定,若 α2-AP 减低,可较为灵敏地反映纤溶亢进,PAP 升高则更为灵敏和特异。对于一些伤口愈合慢,出血时间延长,PT、APTT 正常的患者,有可能是由于 α2-AP 缺乏所致。②由于检测方法的差异,各实验室应建立方法特异的 α2-AP、PAP 和 TAFI 的参考区间。

五、血液黏度检测

(一) 全血黏度

血液属于非牛顿流体,血液黏度(blood viscosity)为血液流动时所受切应力(τ)与切变率(γ)的比值,常用血液粘度计(viscosimeter)测定,根据公式($\mu=\tau/\gamma$)可计算出血液黏度(μ)。血液黏度是血液流变特性最重要和最基本的生理参数,它可以从整体水平了解诸多因素对血液黏度的综合影响,一旦血液黏度增高,可能提示机体处于一种无或有症状的病理状态,即高粘滞血症或高粘滞综合征。

【检测方法】 旋转式黏度计,例如锥板式黏度计。

【参考区间】 根据血液非牛顿流体性质,一般选用三种切变率条件下检测全血黏度,单位为毫帕·秒(mPa·s)。北京地区成年人,37℃条件下,锥板式黏度计测得的参考区间如下:

高切变率($200s^{-1}$):男 3.84~5.30,女 3.39~4.41;

中切变率($50s^{-1}$):男 4.94~6.99,女 4.16~5.62;

低切变率($<10s^{-1}$):男 8.80~16.05,女 6.56~11.99。

【临床意义与评价】

1. 临床意义 ①升高:常见于冠心病、心肌梗死、高血压、糖尿病、脑血栓形成、红细胞和血小板增多症,异常球蛋白血症、高纤维蛋白原血症等。②降低:各类贫血,例如缺铁性贫血、再生障碍性贫血等。

2. 评价 由于全血黏度受仪器检测切变率、温度及血细胞比容(Hct)、红细胞变形性、红细胞聚集性和血浆大分子蛋白(纤维蛋白原、免疫球蛋白)等的影响,全血黏度异常时应综合分析各种因素并结合临床判断,特别是参考区间与所选参考人群的性别、年龄、地区等因素。各实验室应建立测量系统特异的参考区间。

(二) 血浆黏度

血浆黏度(plasma viscosity)是影响全血黏度重要因素的之一,血浆黏度升高引起全血黏度增高,主要取决于血浆蛋白,尤其是纤维蛋白原、脂蛋白和球蛋白等大分子蛋白的浓度。

【检测方法】 由于血浆被视为牛顿流体,无切变率依赖性,多用毛细管黏度计测定。

【参考区间】 1.12~1.64mPa·s。

Notes

【临床意义与评价】 血浆黏度升高常见于高纤维蛋白原血症、浆细胞骨髓瘤、巨球蛋白血症、冷球蛋白血症、高脂蛋白血症、糖尿病、白血病和某些恶性肿瘤等。对血浆黏度升高的患者应进一步检查其病因。

第三节 常见出血病与血栓病的实验诊断

一、出 血 病

多数出血病患者可发现筛查试验结果异常,诊断试验常能明确止凝血成分等缺陷。患者一般有既往或近期反复出现、不易解释的自发性或轻度损伤后过度出血或出血难止的病史或家族史,但一些轻型或亚临床型患者仅在手术或创伤时才被发现。

初期止血缺陷最主要的临床表现是皮肤及黏膜出血,凝血因子缺陷的临床表现特征是迟缓性、再发的渗血与深部组织血肿形成。只有结合患者的临床特征,合理、及时地选择试验项目,才能准确、快速地做出诊断。

（一）检测项目选择

1. 初期止血缺陷筛查试验 初期止血缺陷是指血管或血小板存在所致的出血病。一般选用血小板计数(PLT)和出血时间(BT)作为筛查试验,根据筛查试验的结果,大致分为以下4种情况。

（1）BT 和 PLT 都正常:除正常人外,多数是由单纯血管壁通透性和(或)脆性增加所致的血管性紫癜所致。临床上常见于过敏紫癜、单纯性紫癜和其他血管性紫癜等。

（2）BT 延长,PLT 减少:多数是由血小板数量减少所致的血小板减少症。临床上多见于原发性或继发性血小板减少症,尤其以 ITP 常见。

（3）BT 延长,PLT 增多:多数是由血小板数量增多所致的血小板增多症。临床上多见于原发性或反应性血小板增多症。

（4）BT 延长,PLT 正常:多数是由血小板功能异常或某些凝血因子严重缺乏所致的出血病,如血小板无力症、贮藏池病以及低(无)纤维蛋白原血症、血管性血友病(vWD)等。

2. 二期止血缺陷筛查试验 二期止血缺陷是指凝血因子或病理性抗凝物存在所致的出血病。选用 APTT 和 PT 作为筛查试验,大致分为以下四种情况。

（1）APTT 和 PT 都正常:除正常人外,仅见于遗传性和获得性 FXⅢ缺陷症。获得性患者常由严重肝病、肝脏肿瘤、白血病、FXⅢ抗体、自身免疫性溶血性贫血等引起。

（2）APTT 延长,PT 正常:多数是由内源性凝血途径缺陷所引起的出血病,如血友病 A、血友病 B、因子XI缺陷症以及血液循环中有凝血因子Ⅷ抗体存在等。

（3）APTT 正常,PT 延长:多数是由外源性凝血途径缺陷所引起的出血病,如遗传性和获得性 FⅦ缺陷症。

（4）APTT 和 PT 都延长:多数是由共同凝血途径缺陷所引起的出血病。如遗传性和获得性 FX、FV、凝血酶原(FⅡ)和纤维蛋白原(FⅠ)缺陷症。

（5）临床应用肝素治疗时,APTT 也相应延长;应用口服抗凝药治疗时,PT 也相应延长。

3. 纤溶活性亢进性出血筛查试验 可选用 FDP 和 DD 作为筛查试验,大致有下列4种情况:

（1）FDP 和 DD 均正常:表示纤溶活性正常,临床的出血症状可能与纤溶无关。

（2）FDP 阳性,DD 阴性:理论上只见于纤维蛋白原被降解,而纤维蛋白未被降解,即原发性纤溶亢进。实际上这种情况多数见于肝病、手术出血、重型 DIC、纤溶初期、剧烈运动后、类风湿关节炎、抗 Rh(D)抗体存在等。

（3）FDP 阴性,DD 阳性:理论上只见于纤维蛋白被降解,而纤维蛋白原未被降解,即继发性纤溶亢进。实际上这种情况可能是 FDP 的假阴性,见于 DIC、静脉血栓、动脉血栓和溶血栓

Notes

治疗等。

（4）FDP 和 DD 双阳性：表明纤维蛋白原和纤维蛋白同时被降解，见于继发性纤溶，如 DIC 和溶栓治疗后，这种情况临床最为多见。

4. 血栓弹力图（thrombelastogram，TEG）试验　TEG 是血栓弹力仪把血液凝固及纤溶进程的粘弹性变化描绘出的特殊图形，通过分析 TEG 的相关参数，可总体评价止血功能。凝血因子、血小板功能和纤溶功能及其这些因素之间的相互作用，可以通过 TEG 反映出来。当 TEG 检测参数异常时，可进一步通过各种止血试验明确其原因。TEG 试验可作为一些不明原因出血检测的一项总体筛查试验，但一个正常的 TEG 试验结果并不能除外止血过程缺陷。

5. 诊断试验　一般可根据筛查试验结果，有针对性地选择诊断试验。

（二）临床应用

1. 原发免疫性血小板减少症（immune thrombocytopenia，ITP）　是一种获得性自身免疫性出血病，既往也称为特发性血小板减少性紫癜（idiopathie thrombocytopenic purpura，ITP），由于患者特异性自身抗体致敏的血小板被单核巨噬细胞吞噬并过度破坏，引起血小板减少。

（1）临床特征：患者以皮肤黏膜出血为主，严重者可有内脏出血，甚至颅内出血；部分患者仅有血小板减少，没有出血症状；一般没有脾脏肿大。

（2）实验诊断：①多次检查（至少两次）检测 PLT 明显减少，血小板形态常有形态异常、可见大血小板、畸形血小板等；但其他血细胞形态无异常。②骨髓巨核细胞正常或增多，有成熟障碍。③血小板自身抗体，尤其是血小板抗原特异性自身抗体，例如抗血小板膜糖蛋白的特异性自身抗体（如 GPⅡb/Ⅲa、GPⅠb/Ⅸ自身抗体）阳性，可鉴别免疫性与非免疫性血小板减少，有助于 ITP 诊断。④排除其他继发性血小板减少症。⑤血小板生成素（TPO）检测可鉴别血小板生成减少（TPO 水平升高）或破坏增加（TPO 水平正常），有助于 ITP 与不典型再生障碍性贫血和低增生性 MDS 的鉴别。

2. 肝病出血　在临床较为常见，主要实验诊断特点：①血小板数一般呈中度减少，血小板黏附、聚集和释放功能减低。②凝血因子（除 FⅧ外）和抗凝因子（AT、PC、PS）合成减少，导致凝血和抗凝血平衡失调。③凝血因子和抗凝因子的消耗增多，严重肝病常并发原发性纤溶亢进症或 DIC；④循环抗凝物和 FDP 增多，此外，高纤溶酶血症致使纤维蛋白（原）降解，产生高水平的 FDP，FDP 具有抗凝作用。

3. 维生素 K（vitamin K VK）依赖凝血因子缺乏症　FⅡ、FⅦ、FⅨ、FX 在肝内合成需要 VK 的参与，患者由于缺乏 VK 而出现凝血障碍和出血。VK 缺乏和肝病一般都是多种凝血因子的缺乏，以 FⅦ缺乏出现最早和最明显，其次是 FⅡ、FX，故以 PT 延长较为敏感。由于有 FⅨ、FX 等的减少，故 APTT 也延长。此外，如果依赖 VK 凝血因子缺乏是由于肝病所致，还可有血浆纤维蛋白原（FIB）、凝血酶原和血小板减少；如有循环抗凝物或纤溶活性增强，TT 也可延长。临床需结合 PT 和 APTT 的延长，以及 FⅦ：C、FⅨ：C、FX：C、FⅡ：C 和 FIB 水平的减低来明确诊断。

4. 肝素样抗凝物增多　见于抗凝血酶缺乏症、严重肝病、DIC、SLE、肾综合征出血热、氮芥治疗、急性白血病、恶性肿瘤、放射病和器官移植等。这类抗凝物作用类似于肝素，主要抑制 FⅧ、FⅨ、FX 和 FV，也可抑制凝血酶和 FⅩⅢ。临床上常见皮肤瘀斑、鼻出血、牙龈出血、胃肠道和泌尿道出血，月经量过多以及创伤、手术异常出血等。TT 延长是诊断本症常用的试验，延长的 TT 可被甲苯胺蓝或硫酸鱼精蛋白纠正，而不能被正常血浆纠正；同时 APTT 和 PT 也延长；BT 正常或延长。

5. 血小板无力症（Glanzmann thrombasthenia，GT）　是遗传性血小板功能缺陷中最常见的疾病。由于血小板膜 GPⅡb-Ⅲa 基因缺陷，使患者血小板膜上 GPⅡb-Ⅲa 分子数量减少或缺乏，或分子结构异常，导致血小板聚集功能不良而引起的出血病。

（1）临床特征：患者常自幼有出血症状，多表现为皮肤、黏膜中度或重度出血，手术出血难止，成年女性有月经或分娩出血过多。

（2）实验诊断：①BT延长，血小板计数正常，血涂片上血小板分散不堆集；②血小板功能缺陷：以ADP、肾上腺素、胶原、花生四烯酸作诱导剂均不能诱导患者血小板聚集或聚集功能减低；③血小板膜GPⅡb/Ⅲa定量分析和相关基因检测是本病的确诊试验。GT患者血小板膜GPⅡb/Ⅲa分子含量可有显著降低或结构异常。纯合子患者通过GPⅡb/Ⅲa分子检查即可确诊，杂合子携带者一般无出血，但其血小板膜GPⅡb/Ⅲa分子数约减少至参考区间的一半左右。此外，一些疾病可导致获得性GT，如多发性骨髓瘤、急性早幼粒细胞白血病、骨髓增生异常综合征等，在诊断时应注意鉴别。

6. 血管性血友病（von Willebrand disease，vWD） 是由于血管内皮细胞合成血管性血友病因子（von Willebrand factor，vWF）的基因缺陷而导致vWF的质或（和）量异常所引起的一种遗传性出血病。由于vWF分子缺陷，使初期止血反应中血小板对受损血管壁的黏附发生障碍，导致出血时间延长。又由于vWF分子多聚体的异常，致使FⅧ:C减低，导致内源凝血途径障碍。

（1）临床特征：患者可有皮肤（紫癜和瘀斑）、黏膜（鼻黏膜和牙龈）出血以及月经量增多等表现，但很少有关节腔和肌肉群等深部组织的出血倾向。

（2）实验诊断：临床上常以血小板计数正常、BT和（或）APTT延长为筛查试验；以FⅧ:C、vWF:Ag、vWF:RC和vWF多聚体分析等试验为确诊试验；vWD的分型诊断见表5-2。且应与获得性vWD相鉴别。

Tab. 5-2 Laboratory diagnosis of subtypes of von Willebrand disease（vWD）

Type	FⅧ:C	vWF:Ag	vWF:RC	RIPA	Multimers analysis
1	normal or decreased	decreased	decreased	normal or decreased	normal
2A	normal or decreased	normal or decreased	decreased	decreased	absence of large and intermediate
2B	normal or decreased	normal or decreased	normal or decreased	increased	absence of large
2M	normal or decreased	normal or decreased	decreased	decreased	normal
2N	decreased	normal	normal	normal	normal
3	severely decreased	adsent	absent	absent	absent

7. 血友病（hemophilia） 是一组遗传性FⅧ和FⅨ基因缺陷导致激活凝血酶原酶的功能发生障碍所引起的出血病。包括血友病A（hemophilia A）或称血友病甲；血友病B（hemophilia B）或称血友病乙。血友病的发病率A:B为5:1。血友病A和B为性连锁（伴性）隐性遗传。但是，约有50%的患者无遗传性家族史，用基因技术检测，可发现患者也有基因缺陷。

（1）临床特征：自发性或轻微外伤后出血难止；出血常发生于负重的大关节腔内和负重的肌肉群内。此外，尚可发生内脏出血和致命的颅内出血；皮肤、黏膜出血也较常见；创伤或手术出血更为严重；反复关节腔内出血常致关节腔纤维组织增生和粘连，造成关节畸形、残疾，甚至于血友病假瘤。

（2）实验诊断：①筛查试验：APTT延长，PT、TT正常。②诊断试验：FⅧ:C或FⅨ:C水平减低，按其减低的程度可将血友病A或B分为重型（<1%）、中间型（1%~5%）、轻型（>5%~40%）三型。③排除试验：BT、vWF:Ag和vWF:RC正常可排除vWD；无FⅧ和FⅨ的抑制物可排除伴抑制物的血友病和获得性血友病。④携带者和产前诊断：根据临床需要可用基因探针、DNA印迹技术、限制性片段长度多态性（RFLP）等技术做携带者诊断及产前诊断。⑤基因诊断：可通过直接基因检测和间接连锁分析诊断。FⅧ基因全长为186kb，定位于Xq28。可导致血友病A的FⅧ基因突变的种类较多，主要是基因点突变、缺失、插入和倒位等；已报道的点突变有487种，基因缺失185种，插入突变33种，目前所知的各种突变已达756余种。FⅨ基因全长为34kb，定位于Xq26.3-27.2；可导致血友病B的FⅨ基因突变的种类十分复杂，包括基因点突变、缺失、插入等约800余种，多为单个碱基突变。

二、血 栓 病

虽然血栓病的诊断一般是临床表现与物理检查（例如影像学、电生理检查等）等联合诊断为主，但实验诊断也起着极为重要的作用，例如抗磷脂抗体综合征、易栓症、DIC等。通过实验检测，常可以获得血栓病的病因学诊断，也有助于防治。对于静脉血栓栓塞性疾病，例如DVT、PE等，实验诊断则一般是排除性诊断；对于动脉血栓栓塞性疾病，例如急性心肌梗死，心肌损伤标志物等检测比血栓与止血试验则更有价值（见第七章第二节）。抗栓与溶栓治疗的实验监测有助于更客观地评估血栓病的用药剂量或疗效。

（一）检测项目选择

1. 无症状个体　一般没有必要对于普通人群进行血栓病筛查，但对于有某种血栓病患者的亲属进行检查常常是有价值的；如果不存在相同的缺陷，常可除外其血栓病。有阳性家族史的妇女在妊娠、分娩和口服避孕药时，应进行检查，避免增加血栓形成风险。普通外科小手术前和恶性肿瘤早期，一般也不必检查；对于大型外科手术前和恶性肿瘤晚期，可选择适当的筛查试验，例如APTT、TT、D-二聚体（DD）3项试验，如果有异常可选择有关诊断试验。

2. 血栓病患者

（1）筛查试验：APTT、TT、DD 3项试验具有一定意义。例如狼疮抗凝物、FⅫ缺陷可使APTT延长；异常纤维蛋白原血症患者TT可明显延长；有PC、PS缺陷时，机体存在活动性血栓形成时，血浆DD增高。

（2）诊断试验：①筛查试验异常可进一步进行有关成分的含量或活性测定；但筛查试验正常并不能除外某些异常。②对已经确认的一些基因点突变所致的血栓病，例如FV Leiden突变、FⅡ20210基因突变等，可以进行基因诊断。对于一些有复杂基因异常的病例，如AT、PC、PS缺陷，一般不必做基因检查，从蛋白水平检查即可结合临床表现作出诊断。

（二）临床应用

1. 抗磷脂抗体综合征（antiphospholipid antibody syndrome，APS）　是由一组作用于磷脂和（或）磷脂结合蛋白的抗磷脂抗体（antiphospholipid antibodies，APAs）介导的，以动、静脉血栓形成和病态妊娠为特点的自身免疫性疾病。APS患者血栓的发生率约为30%~50%，血栓形成是APS患者的突出临床表现，也是导致其死亡的重要病因。APS被认为是获得性血栓病的主要病因。由于APS的临床表现缺乏特异性，其诊断和鉴别诊断主要依赖于APAs的实验检测。APLs的主要类型包括：抗心磷脂抗体（anticardiolipid antibodies，ACAs）、狼疮抗凝物（lupus anticoagulant）和抗 β_2-糖蛋白 I 抗体（anti-β_2-GPI antibodies，antiβ_2-GPI），其中ACALs和抗β_2-GPI抗体至少应同时检测IgG和IgM型抗体，IgA型抗体的临床价值还未定。部分患者也可能存在抗磷脂酰乙醇胺抗体等其他APAs抗体。APS诊断至少具备下列一项临床和一项实验诊断指标。

（1）临床特征：①血管栓塞：≥1处任何组织或器官出现经影像学等证实的动、静脉血栓。②妊娠疾病：不能解释的连续3次以上流产；一次以上不能解释的形态无异常的死胎；一次以上由于重度子痫前期或胎盘供血不足、形态正常的早产儿。

（2）实验诊断：APAs≥2次阳性，间隔12周。①ACAs：IgG 或 IgM 型抗体阳性（ELISA）；

Notes

②LA 阳性(按 ISTH 指南);③抗 β_2-GPI 抗体:IgG 或 IgM 型抗体阳性(ELISA)。

2. **深静脉血栓形成和肺栓塞** 深静脉血栓形成(deep vein thrombosis, DVT)是由于静脉血流淤滞、静脉壁损伤以及血液呈高凝状态等原因导致血液在深静脉腔内异常凝固而形成的血栓栓塞。DVT 后血栓可脱落,随血循环进入肺动脉及其分支,引起急性肺血栓栓塞(acute pulmonary thromboembolism, APTE),APTE 是肺栓塞(pulmonary embolism, PE)的主要病因,是 DVT 的主要并发症,但 PE 也可由于其他例如羊水、脂肪或细菌等栓塞引起。

(1) 临床特征:①DVT:下肢 DVT 主要表现为患肢疼痛、肿胀和浅静脉曲张等;②PE:轻者可无明显症状,重者常表现为呼吸困难、胸痛、咯血,甚至昏厥、猝死。

(2) 实验诊断:DVT 或 PE 的诊断主要依赖于影像学并结合临床诊断,实验诊断仅有辅助诊断意义。①血浆 D- 二聚体(DD):对急性 DVT 或 APTE 的辅助诊断具有高敏感度(92%~100%)、低特异度(40%~43%)和高阴性预测值(>95%);当临床诊断为低度可疑的患者时,当血浆 DD<0.5mg/L(ELISA)时,一般可排除 APTE 或急性 DVT;但对于高度可疑患者,无论血浆 DD 检测结果如何,都不能排除 APTE 或急性 DVT。②动脉血气分析:是诊断 APTE 的筛查指标,约 80% 的患者有低氧血症。

3. **弥散性血管内凝血**(disseminated intravascular coagulation, DIC) 是在多种疾病基础上,致病因素损伤微血管体系,导致凝血活化,全身微血管血栓形成、凝血因子大量消耗并继发纤溶亢进,引起以出血及微循环衰竭为特征的临床综合征。DIC 不是一种独立疾病,是众多疾病复杂病理过程的中间环节,其主要基础疾病包括严重感染、恶性肿瘤、病理产科、手术和外伤等。

(1) 临床特征:随着基础疾病不同,临床表现差异较大,但在 DIC 病理生理过程中相关的临床表现有一定特点,包括出血、休克或微循环衰竭、微血管栓塞和微血管病性溶血。

(2) 实验诊断:DIC 诊断必须存在基础疾病,结合临床表现和实验检测,才能做出正确诊断。常用诊断试验应同时有下列 3 项以上实验诊断指标异常,结合临床表现,才可以诊断 DIC。①PLT<100×10⁹/L 或呈进行性下降;②血浆 FIB<1.5g/L 或呈进行性降低,或 >4.0g/L;③血浆 FDP>20mg/L,或血浆 DD 升高或阳性,或 3P 试验阳性;④PT 缩短或比对照延长 3s 以上,或 APTT 缩短或比对照延长 10s 以上。

4. **易栓症**(thrombophilia) 是指存在抗凝蛋白、凝血因子、纤溶蛋白等遗传性或获得性缺陷,或者存在获得性危险因素而具有高血栓栓塞倾向的一类疾病。遗传性易栓症主要包括:抗凝蛋白(AT、PC、PS 等)缺陷、凝血因子缺陷(FV Leiden、FⅡ G20210A 突变和部分异常纤维蛋白原等)、纤溶蛋白缺陷(异常纤溶酶原血症、t-PA 缺陷症和 PAI 增多等)、代谢缺陷(高同型半胱氨酸血症)以及凝血因子(Ⅷ、Ⅸ、Ⅺ)水平升高等。对疑为遗传性易栓症的患者或亲属,建议进行相应遗传性缺陷筛查。

(1) 临床特征:遗传性易栓症患者的主要表现为反复发生的静脉血栓栓塞症(VTE),可以是自发性的,也可因妊娠、产后、手术、创伤、肿瘤和药物等诱发。临床表现与发生血栓栓塞的部位有关,DVT 主要表现为患肢疼痛、肿胀和浅静脉曲张等。

(2) 实验诊断:抗凝蛋白缺陷是中国人群最常见的遗传性易栓症,建议筛查的项目包括抗凝血酶、蛋白 C 和蛋白 S 的活性。存在抗凝蛋白活性下降的个体,有条件时应进行相关抗原水平的检测,明确抗凝蛋白缺陷的类型。对哈萨克、维吾尔等高加索血统的少数民族人群,除了筛查上述抗凝蛋白外,还应检测 FV Leiden 和 FⅡ G20210A 突变。上述检测未发现缺陷的 VTE 患者,建议进一步检测血浆同型半胱氨酸、FⅧ、FⅨ、FⅪ和纤溶蛋白缺陷等。

三、抗栓与溶栓治疗的实验监测

临床上常用抗凝血药以预防或治疗血栓病,常用溶栓药治疗血栓栓塞。但是,这些药物应用过量可造成出血,用量不足则达不到预期疗效。因此,在应用这些药物的过程中,应选择相应试验进行监测。

1. **抗血小板治疗**   临床上常用阿司匹林(aspirin)、氯吡格雷(clopidogrel)和替格瑞洛(tieagrelor)等药物作为血小板功能的抑制剂,但不同个体对于抗血小板药物存在血小板反应多样性(variability of platelet response,VPR),即不同个体对于抗血小板药物治疗反应存在差异;低反应性可能存在高血栓风险,反之亦然。对存在高血栓风险的患者,可应用传统的透光度聚集检测法(TLA)或新型快速血小板功能检测(例如 VerifyNow 法)法监测血小板聚集功能。采用 TLA 检测血小板聚集率时,不同药物所用诱导剂不同,阿司匹林须选用花生四烯酸(AA),氯吡格雷或普拉格雷须选用 ADP;监测血小板聚集率降至未用药前的 40%~50% 为宜;基因多态性所致 VPR 对抗血小板药物临床结果的影响,目前还不能肯定;CYP2C19 基因型检测的临床价值有限,不推荐常规检测。

2. **抗凝血治疗**

(1) 肝素:①普通肝素(uFH)的出血发生率为 7%~10%,血小板减少发生率 0~5%;较大剂量的低分子量肝素(LMWH)也存在着出血的危险性。uFH 首选 APTT 作为监测试验,使 APTT 测定值维持在对照值的 1.5~2.5 倍;也可选用 uFH 血浆浓度测定,使其维持在 0.2~0.5U/ml。但在体外循环和血液透析应用 uFH 抗凝时,由于使用的剂量较大,故需选用活化的凝血时间(activated clotting time,ACT),参考区间为 60~120 秒,使其维持在 300~350 秒为宜。部分患者肝素治疗后可致血小板减少,治疗期间血小板数量应维持在 $100~300 \times 10^9/L$,当血小板数量 $<50 \times 10^9/L$ 时需暂停药或更换抗凝药,必要时检查肝素相关抗体或肝素诱导的血小板聚集试验,以排除肝素诱导的血小板减少症(heparin-induced thrombocytopenia)。②LMWH 治疗,可选用抗因子 Xa(AFXa)试验;预防性用药使其维持在 0.2~0.4AFXa U/ml;0.5~1.5AFXa U/ml 作为辅助 ACS 抗凝治疗的有效范围,缺血或血栓及出血事件的发生率较低。

(2) 口服抗凝药:华法林(warfarin)较常用,由于剂量过大、受食物、药物影响或个体差异性的缘故,口服华法林的出血率为 7.1%~20.5%。WHO 推荐应用国际正常化比值(international normalized ratio,INR)作为首选口服华法林的监测指标,一般 INR 维持在 2.0~3.0 之间为宜。每个用药的患者均需要监测。

3. **溶栓治疗**   主要并发症是出血,轻度出血的发生率为 5%~30%,重度出血为 1%~2%。可选用 FIB、TT 和 FDP 作为出血的监测指标。目前多数作者认为维持 FIB 在 1.2~1.5g/L,TT 维持在对照值 1.5~2.5 倍,FDP 在 300~400mg/L 较为适宜。

本 章 小 结

生理止血机制较为复杂,涉及血管及其内皮细胞、血小板、凝血因子、抗凝物质、纤溶成分和血流状态等多种因素,其中任一或多种因素异常,可能引起机体的止凝血功能紊乱,导致临床出血与血栓性疾病。这两种疾病均可分为获得性与遗传性两大类,应分别采取不同的实验诊断策略,并结合临床和相关检查,才能正确、及时诊断。血栓与止血试验较多,筛查与诊断试验具有不同的适用范围,只有掌握了它们的原理、参考区间及临床意义,才能合理、快捷地选择并应用于出血与血栓病的诊断、治疗、监测疗效和预防等。

(胡翊群)

Notes

参考文献

1. 王建中.实验诊断学.第 3 版.北京:北京大学医学出版社,2013.
2. 中华医学会心血管病分会.抗血小板治疗中国专家共识.中华心血管病杂志,2013,41:183-194.
3. 王鸿利.实验诊断学.第 2 版.北京:人民卫生出版社,2010.
4. Shirlyn B. McKenzie and J. Lynne Williams. Clinical Laboratory Hematology. Second Edition. New Jersey: Pearson Education Inc,2010.

Notes

第六章 输血不良反应与新生儿溶血病实验诊断

内容提要

临床输血前应作免疫血液学检查,包括 ABO 和 RhD 血型鉴定、意外抗体筛选与鉴定、交叉配血试验等。选择与受血者血型配合的各种血液成分,使之能在其体内有效存活,不被抗体破坏,达到相容性输血。母婴血型不合所致的新生儿溶血病(HDN),常见的主要有 ABO 和 Rh 血型不合 HDN,通过产前抗体效价监测和患儿血清学检测可以预测 HDN 的发生及严重程度。另外,介绍了输血不良反应的实验诊断。

第一节 概　　述

广义的血型是指血液各成分以抗原为表现形式、由血型基因所决定的遗传性状,是血液系统的一种遗传多态性,不仅包括红细胞血型,还包括血小板血型、白细胞血型等。狭义的血型一般是指红细胞血型。

一、红细胞血型

红细胞血型是指存在于红细胞表面的遗传标志,一般是指红细胞表面的抗原结构。红细胞血型抗原是用相应抗体检测到的红细胞表面抗原。目前红细胞上已发现 33 个血型系统,300 多个红细胞血型抗原,其中以 ABO 血型系统发现最早,应用最广,与临床输血关系最密切,其次是 Rh 系统,再次为 MNS、Lewis、P1PK、Kell、Kidd、Duffy、Diego 等血型系统。

(一) ABO 血型系统

1. ABO 血型的分型　　ABO 血型系统包括 A、B 血型抗原,主要有四种基本血型:A 型、B 型、O 型和 AB 型。ABO 血型抗体多数为 IgM,在妊娠或输 ABO 不相容血液后也可产生 IgG 类免疫抗体。ABO 血型系统的抗原、抗体与基因型见表 6-1。

Tab. 6-1　Classification of ABO blood group system

Blood group	Erythrocytic surface antigen	Serum antibody	Genotype
O	H	anti-A, anti-B, anti-A, B	O/O
A	A	anti-B	A/A OR A/O
B	B	anti-A	B/B OR B/O
AB	A and B	—	A/B

2. ABO 亚型　　ABO 血型抗原有多种变异体,统称为 ABO 亚型。其中 A 抗原的亚型最多,如 A_1、A_2、A_3、A_m、A_x、A_{int}、A_{el}、A_y 等,主要是 A_1 和 A_2 两种亚型,构成全部 A 亚型的 99.99%;其他的 A 亚型较少见或罕见,且表达时抗原数目较少,与抗 -A 凝集弱。A_1 细胞上有 A、A_1 抗原,A_2 细胞上只有 A 抗原;若 A_1、A_2 基因共同遗传时,红细胞表型为 A_1;当 A_2 基因与 B 或 O 基因配对

时,则表型为 A_2B 或 A_2 型。B 抗原的亚型比 A 亚型少,较常见的有 B_3、B_m、B_x、B_{el} 等亚型。常把孟买型、类孟买型和一些 H 缺失型、H_m 表型等归类为 H 抗原的亚型。

3. **ABO 血型抗体**　ABO 血型抗体有天然抗体和免疫抗体。天然抗体是指机体并未明显经特定抗原刺激,而血清中却有与该抗原相对应的抗体,以 IgM 为主。凡经可查知的抗原刺激而产生的抗体,称为免疫抗体,一般通过输血、妊娠、注射三种方式引入抗原,以 IgG 为主。只有 IgG 类抗体能通过胎盘,导致新生儿溶血病(hemolytic disease of the newborn, HDN)等。

并非所有血型抗体都有临床意义。一般来说,在 37℃ 不与红细胞发生反应的抗体无临床意义。能够导致红细胞存活期缩短、HDN、溶血性输血不良反应等的抗体具有临床意义。对于有临床意义的抗体,输血时应选择相应抗原阴性、交叉配血相合的红细胞。对于无临床意义的抗体,输血时选择交叉配血相合的红细胞。

(二) Rh 血型系统

因人的红细胞表面有一种与恒河猴红细胞表面相同的抗原,故以恒河猴(Rhesus)的头两个字母命名为 Rh 血型。

1. **Rh 血型抗原**　Rh 血型抗原中与临床关系最为密切的包括 D、C、E、c、e 抗原,其中 D 抗原免疫性最强,临床上通常将 D 抗原阳性称为 Rh 阳性,D 抗原阴性称为 Rh 阴性。50%~75% Rh 阴性个体,通过输血或妊娠免疫而产生抗 -D。

2. **Rh 抗体**　Rh 抗体主要通过输血或妊娠免疫产生,常为 IgG 类。一般在初次免疫后 2~6 个月内出现。大约 1/3 Rh 阴性者,受 Rh 阳性抗原免疫后,不产生抗 -D。除抗 -D 外,常见的 Rh 抗体还有抗 -E、抗 -e、抗 -C、抗 -c 等。

3. **Rh 血型的变异型**　Rh 血型抗原存在大量的变异体,包括各种弱 D 表型(weak D type)、部分 D 表型(partial D type)及 DEL 等,由不同的等位基因所编码。弱 D 表型是指 D 抗原全部表位都存在,但表达减弱。弱 D 型红细胞上有 D 抗原,属于 Rh 阳性红细胞,但 D 抗原量减少。但是弱 D 型人与 RhD 阳性者一样,输给 D 抗原阴性受血者可能使其产生抗 -D。部分 D 表型缺乏 D 抗原的某些表位,可产生抗 -D。在输血时,部分 D 供者作 Rh 阳性,部分 D 受者作 Rh 阴性处理。在中国及日本的 Rh 阴性者中,有相当一部分是 DEL 型,即存在着 RHD 基因,仅通过敏感的血清学放散技术可检出很弱的 D 抗原,若将 DEL 细胞输给 D 阴性患者,也可能产生抗 -D。

二、白细胞血型

白细胞血型一般指由父母双方遗传的白细胞表面的抗原结构,大致可分为红细胞血型抗原、白细胞特有的血型抗原如人类粒细胞抗原(human neutrophil alloantigen, HNA)、人类白细胞抗原(human leukocyte antigen, HLA)三类。目前已经发现的 HNA 有 10 种,归属于 5 个粒细胞抗原系统;HNA 抗体可引起多种免疫性粒细胞减少症、输血相关性急性肺损伤(transfusion-related acute lung injury, TRALI)和发热性非溶血性输血反应(febrile non-hemolytic transfusion reaction, FNHTR)等。HLA 是白细胞与其他组织细胞共有的抗原,在移植医学、输血医学及法医学等领域都有极其重要的意义,其实验检测及应用见"第十八章　器官移植实验诊断"。

三、血小板血型

血小板血型一般指血小板表面的抗原结构。血小板血型抗原是指用同种免疫抗体检测出的血小板表面抗原,在临床输血治疗中具有重要作用,主要有两大类,一类是与其他细胞或组织共有的抗原,称血小板相关抗原,主要为 ABO 血型系统以及 HLA-Ⅰ类抗原;另一类则为人类血小板抗原(human platelet antigen, HPA),存在于血小板膜糖蛋白,由血小板特有的抗原决定簇组成,表现出独特的遗传多态性。其中 HPA-1~5 对人类影响最大,与新生儿同种免疫血小板减少性紫癜、输血后紫癜以及血小板输注无效(platelet transfusion refractoriness, PTR)等疾病密切相关。

第二节　常用实验检测

输血前应作免疫血液学相容性检查,包括受血者和供血者 ABO 和 RhD 血型鉴定、意外抗体筛选与鉴定、交叉配血试验等,这是保障临床输血安全必不可少的重要步骤。

一、ABO 血型鉴定

【原理】　临床常规采用红细胞凝集试验进行 ABO 血型鉴定(ABO typing),要求同时进行正定型(forward grouping)和反定型(reverse grouping)。只有被鉴定红细胞上的血型抗原和血清中的抗体符合 ABO 血型系统特有的血清学规律时才能确定血型。

正定型(细胞定型)是鉴定红细胞上的抗原,即用标准抗 -A 和抗 -B 分型血清来测定红细胞上有无相应的 A 抗原或(和)B 抗原;反定型(血清定型)是用已知血型的试剂红细胞鉴定血清中的抗体,即用标准 A_1 型红细胞和 B 型红细胞来测定血清中有无相应的抗 -A 和(或)抗 -B。

【检测方法】　盐水介质法、抗人球蛋白法、微柱凝胶法、酶法等。常用方法主要为盐水介质法和微柱凝胶法。

【参考区间】　正、反定型结果判定见表 6-2。

Tab. 6-2　ABO blood group typing

Forward grouping(antiserum+tested RBC)		Reverse grouping(reagent RBC+tested serum)			Blood group
Anti-A	Anti-B	A_1 RBC	B RBC	O RBC	
–	–	+	+	–	O
+	–	–	+	–	A
–	+	+	–	–	B
+	+	–	–	–	AB

+:agglutination;–:no agglutination

【临床意义与评价】

(1)输血:ABO 血型鉴定是所有输血前免疫血液学检查的基础,是保证 ABO 相容性的前提。输血前必须准确鉴定供血者与受血者的 ABO 血型,以便选择 ABO 同型血液输血。对于所输注血液成分 ABO 血型的最低要求见表 6-3。

Tab. 6-3　Blood component ABO requirements

Blood component	ABO requirements
red blood cells	must be compatible with the recipient's plasma.
fresh frozen plasma	must be compatible with the recipient's red blood cells.
platelets	ABO-identical platelets are preferred,components compatible with the recipient's red cells are recommended.

(2)ABO 血型不合新生儿溶血病(ABO-HDN):是指母亲与胎儿 ABO 血型不合而出现血型抗原抗体免疫反应所致的 HDN。90% 以上 ABO-HDN 发生于母亲为 O 型而胎儿为 A 型或 B 型。

(3)器官移植:ABO 血型是器官移植中的天然屏障,若器官移植中供、受者 ABO 血型不合,可引起超急性排斥反应。

(4)亲缘关系鉴定:ABO 血型鉴定还可用于亲缘关系鉴定、法医学检查等。

(5)ABO 血型正反定型不一致:ABO 血型抗原可能因肿瘤、白血病、感染或造血干细胞移植

Notes

等改变或表达受抑;血浆中白蛋白/球蛋白比例异常、高浓度的纤维蛋白原等可导致红细胞缗钱状形成,造成假凝集;近期输过其他血型的血液、低丙种球蛋白血症、获得性 B、意外抗体等;导致 ABO 血型鉴定中正、反定型不一致,也可使交叉配血试验不相容。另外,新生儿和出生 6 个月之内婴儿由于血液中无 ABO 抗体或抗体很弱,可只做正定型。

(6) 急性溶血性输血反应(acute hemolytic transfusion reaction,AHTR):若由于 ABO 血型鉴定错误而输入不相容的血液时,可能导致受血者发生急性血管内溶血、肾衰竭甚至死亡。

(7) 免疫性输血不良反应:ABO 亚型不合输血可刺激产生意外抗体(unexpected antibody),导致免疫性输血不良反应的发生。

二、Rh 血型鉴定

(一) RhD 血型鉴定

【原理】　临床输血中,因 RhD 抗原的免疫原性最强,出现频率高,故一般只做 RhD 血型鉴定。应用单克隆抗 -D 混合血清(IgM+IgG)通过凝集反应对红细胞上 RhD 抗原进行鉴定。

【检测方法】　盐水介质法、抗人球蛋白法、微柱凝胶法等。

【参考区间】　我国汉族人群中,Rh 阳性占 99.66%,Rh 阴性占 0.34%。

【临床意义与评价】

(1) 输血:Rh 血型系统在输血中的重要性仅次于 ABO 血型系统。输血前必须准确鉴定供血者与受血者的 RhD 血型,以便选择 RhD 同型血液输血。

(2) Rh 血型不合新生儿溶血病(Rh-HDN):是指母亲与胎儿 Rh 血型不合引起血型抗原抗体免疫反应所致的 HDN。

(二) 弱 D 型鉴定

【原理】　临床上检查受血者为 Rh 阳性还是阴性,用抗 -D 血清进行检测,若为 Rh 阴性反应,应进一步排除弱 D 型。弱 D 型红细胞与某批或几批抗 -D 血清在盐水介质及酶试验中不发生凝集,但在间接抗人球蛋白试验中均发生凝集。因此,当用盐水介质或酶试验检查发现与抗 -D 不凝集,不应轻率地定为 Rh 阴性,需进一步排除弱 D 型的可能。

【检测方法】　盐水介质法、抗人球蛋白法、微柱凝胶法等。

【参考区间】　阴性。

【临床意义与评价】

(1) 弱 D 人群作为献血者按照 RhD 阳性对待,其血液只能给 Rh 阳性受血者输注;作为受血者按照 RhD 阴性对待,只能接受 RhD 阴性血液。

(2) 弱 D 型妇女与 Rh 阳性丈夫生育的婴儿可能发生 Rh-HDN。

(3) 某些弱 D 型需通过抗人球蛋白试验、吸收放散试验或基因分型等才能检出。

(4) 弱 D 型、部分 D 表型与不同的抗 -D 反应有时呈阴性,故必须做确认试验。分子生物学技术是鉴定弱 D 型红细胞上 D 抗原的最可靠方法。

三、血小板血型检测

【原理】　以已知抗原的血小板作阴性、阳性对照,根据血小板特异性抗体与待测血小板的反应情况来判断血小板抗原的特异性。

【检测方法】　血小板免疫荧光试验、简易致敏红细胞血小板血清学技术、流式细胞仪检测技术等。

【参考区间】　健康人群中 HPA-1、HPA-2、HPA-3 和 HPA-4 的表达率分别为 97.90%、99.9%、80.95% 和 99.99%。

Notes

【临床意义与评价】

（1）准确鉴定出血小板的 HPA 型,有助于 HPA 同型血小板输注,预防和减少血小板输注无效和输血后紫癜的发生。

（2）易受 HPA 分型抗血清来源的限制。

四、意外抗体筛查与鉴定

（一）意外抗体筛查

【原理】　意外抗体筛查(unexpected antibody screening)主要是利用 3 个筛选红细胞与待检血清反应,如果待检血清中存在意外抗体,则可以和这 3 个细胞中至少一个出现反应。筛选红细胞通常是用 3 人份 O 型红细胞组成一套试剂,每套筛选红细胞中至少有以下常见的抗原:D、C、E、c、e、M、N、S、s、P1、Le[a]、Le[b]、K、k、Fy[a]、Fy[b]、Jk[a] 和 Jk[b]。

【检测方法】　盐水介质法、聚凝胺法、酶法、间接抗人球蛋白试验、微柱凝胶法等。

【参考区间】　阴性。

【临床意义与评价】

（1）临床上对于有输血史、妊娠史或交叉配血不相合的受血者应做意外抗体筛查试验,以发现其体内具有临床意义的意外抗体。

（2）意外抗体筛查试验不一定能检出所有存在临床意义的抗体,一些低频率抗原的抗体或存在剂量效应的抗体,可能会被漏检,此时可应用免疫原性更完全和特异性更强的筛选红细胞,或用敏感度更高的技术检测。对于存在剂量效应的抗原(特别是 Rh 系统),所用的筛选红细胞最好是纯合子,以便检出较弱的意外抗体。

（3）意外抗体筛查试验阴性不一定意味着血清中没有意外抗体,只是提示缺乏与筛选红细胞起反应的抗体。

（二）意外抗体鉴定

【原理】　当意外抗体筛查试验阳性时,可以进一步做抗体鉴定试验以确定意外抗体的特异性。意外抗体鉴定是使待检血清与一组谱细胞(panel cell)发生反应,根据其反应格局鉴定出意外抗体的特异性。谱细胞一般是由 8~12 人份已知血型表型的 O 型红细胞组成,应尽可能包括最多的抗原决定簇以及一些缺乏某种抗原决定簇的红细胞,以便检出大多数单一抗体和多种混合抗体。

【检测方法】　盐水介质法、聚凝胺法、酶法、间接抗人球蛋白试验、微柱凝胶法等。

【参考区间】　我国人群中最常见的意外抗体为 Rh 系统抗体,包括抗 -E、抗 -D 等。

【临床意义与评价】

（1）意外抗体鉴定是输血前免疫血液学检查的重要组成部分,其目的就是确保合适的抗原阴性的血液输入患者体内。

（2）为了保证意外抗体鉴定的正确性,要求每个抗原有足够的阳性和阴性细胞,从而使血清学检查的结果表现出客观的规律而不是偶然的结果。

（3）意外抗体鉴定时,必须灵活应用盐水介质法、酶法、抗人球蛋白试验及微柱凝胶法等各种技术,结合吸收、放散等血清学检测技术,对抗体的特异性作综合分析。

（4）当患者体内已产生针对 Rh 血型系统特异性意外抗体,需要输血时应准确鉴定受血者和供血者的 Rh 表型,选择无相应 Rh 抗原的、交叉配血相合的供血者血液输注。

五、交叉配血试验

（一）红细胞交叉配血试验

【原理】　交叉配血试验也称相容性试验,通常包括:①受血者血清对供血者红细胞,一般称

Notes

"主侧"配血,主要是检查受血者血清中有无破坏供血者红细胞的抗体;②受血者红细胞对供血者血清,一般称"次侧"配血,检测供血者血清中有无对受血者红细胞起反应的抗体;③自身对照,受血者红细胞对受血者血清,目的是检测自身抗体、致敏红细胞及红细胞缗钱状凝集的存在。

【检测方法】　盐水介质法、抗人球蛋白法、酶法、聚凝胺法、微柱凝胶法等。常用方法主要有聚凝胺法和微柱凝胶法。

【参考区间】　阴性。

【临床意义与评价】

(1) 血清中如含有溶血性抗体及补体,则出现溶血而不是凝集,交叉配血试验应视为阳性。

(2) 当主侧、次侧均不凝集或无溶血,提示两者血液相容,供血者的血液成分可以输注给受血者。

(3) 用于红细胞交叉配血试验的受血者标本应为72小时内血标本,以反应其当前免疫状态。

(二) 血小板交叉配血试验 (platelet crossmatching)

【原理】　以献血员血小板和患者血清反应,根据反应结果选择交叉反应阴性血小板进行输注。

【检测方法】　血小板免疫荧光试验、简易致敏红细胞血小板血清学技术、流式细胞仪检测技术等。

【参考区间】　阴性。

【临床意义与评价】

(1) 选择交叉配血试验阴性的供者血小板,说明供、受者血小板血型相容,供者血小板在受者体内不被破坏。

(2) 理想的血小板交叉配血试验应该包括 HLA 型和 HPA 型均能达到配合,才能达到有效的血小板输注治疗的目的。

六、血型的基因分型

复杂多变的血型特征与其基因位点突变密切相关,某些疑难血型采用血型血清学的方法常难以确认,而基因分型方法可快速准确定型,在选择相容血液、亲子关系鉴定、HDN 基因型鉴定等方面具有重要意义。但是血型的基因分析不能完全取代血型血清学技术。目前常用的基因分型技术包括序列特异性引物 PCR(polymerase chain reaction sequence specific primer,PCR-SSP)、测序分型(sequencing based typing,SBT)技术等。

以血小板血型的基因分析为例,介绍 PCR-SSP 测定 HPA 基因。

【原理】　以待扩增的 DNA 双链为模板,应用序列特异性引物,通过 DNA 聚合酶链反应,快速扩增具有序列差异的等位基因特异性片段,根据基因产物表达,判断 HPA 特异性。

【检测方法】　PCR-SSP 等分子生物学方法。

【参考区间】　健康人群中 HPA-1、HPA-2、HPA-3 和 HPA-4 的表达率分别为 97.90%、99.9%、80.95% 和 99.99%。

【临床意义与评价】

(1) 准确鉴定出血小板基因型,有助于进行 HPA 相合血小板输注,为血小板同型输血提供了技术上的保障。

(2) HPA 基因分型技术突破了 HPA 分型抗血清来源限制的瓶颈,不受检测血小板数量的限制,还可用尿沉淀物、口腔黏膜细胞和羊水细胞作为基因组 DNA 的来源。

七、新生儿溶血病的实验检测

(一) 产前母体内 IgG 类抗 -A(抗 -B)效价检测

【原理】　ABO-HDN 是由于母体内的 IgG 抗 -A(抗 -B)经胎盘进入胎儿循环,包被并破坏胎

Notes

儿红细胞,故检测母亲血清中有无 IgG 类血型抗体并监测其效价改变,即可预计 ABO-HDN 发生的可能性。人血清中的抗 -A、抗 -B 常是 IgM 和 IgG 两类血型抗体的混合物,一般常用 2- 巯基乙醇或二硫苏糖醇处理血清后,IgM 分子裂解为 6~7S 亚单位,失去与相应红细胞凝集的作用;而 IgG 则不被灭活,保持与相应红细胞致敏的血清学特性,此时应用检测 IgG 抗体的方法如抗人球蛋白试验等,就可以检测 IgG 类抗 -A(抗 -B)及其效价。

【检测方法】　抗人球蛋白试验。

【参考区间】　IgG 类抗 -A(抗 -B)效价≤32。

【临床意义与评价】　当母体血清中 IgG 抗 -A(抗 -B)效价≥64,若母婴 ABO 血型不合,胎儿可能发生 ABO-HDN。

(二)新生儿血型血清学检查

新生儿血型血清学检测对于及时确诊和治疗 HDN 具有重要意义,主要是"三项试验",即直接抗人球蛋白试验、游离试验和释放试验。

1. **直接抗人球蛋白试验**(direct antiglobulin test,DAT)

【原理】　在盐水介质中,IgG 类不完全抗体只能致敏红细胞,而不能使红细胞凝集,加入抗人球蛋白后,抗人球蛋白分子的 Fab 段与包被在红细胞上的 IgG Fc 段结合,促使红细胞凝集,而未致敏的红细胞则不出现凝集。

【检测方法】　直接抗人球蛋白试验。

【参考区间】　阴性。

【临床意义与评价】

(1) DAT 用于检查红细胞是否已被不完全抗体所致敏,如 HDN、溶血性输血不良反应、自身免疫性溶血性贫血以及药物诱导产生的自身抗体等。

(2) 诊断 ABO-HDN 的最有力证据是证实患儿红细胞被来自母亲的 IgG 抗 -A(抗 -B)所致敏。

(3) DAT 可区别 ABO-HDN 和其他血型系统引起的 HDN。ABO-HDN 的 DAT 呈弱阳性甚至阴性,一般不会超过"+";而其他血型系统引起的 HDN,特别是 Rh-HDN,均在"+"以上,因此可通过 DAT 的强度判断 HDN 类型。

(4) DAT 阳性越强,通常意味着 HDN 病情越重。

2. **游离试验**

【原理】　游离试验是用间接抗人球蛋白试验检测新生儿血清中的血型抗体。

【检测方法】　间接抗人球蛋白试验。

【参考区间】　阴性。

【临床意义与评价】

(1) 新生儿血清中的 IgG 类抗体来自母亲,若在其血清中检测到可与其红细胞起反应的 IgG 类血型抗体,则游离试验阳性。

(2) 游离试验阳性常发生于新生儿早期或病情较严重时,其阳性说明病情还将持续一段时间,但阴性并不说明病情较轻。该试验在 HDN 中仅起辅助诊断作用。

3. **释放试验**

【原理】　致敏的患儿红细胞通过放散方法将抗体放散于放散液中,然后再加入酶处理的成人相应红细胞反应,经充分洗涤后,用抗人球蛋白试剂来促使凝集反应的发生。

【检测方法】　放散方法与间接抗人球蛋白试验结合。

【参考区间】　阴性。

【临床意义与评价】

(1) 释放试验与 DAT 相同,都是检测红细胞上致敏的血型抗体。只有当放散液中检出抗体,同时新生儿红细胞上又存在相应抗原时才认为释放试验是阳性,理论上可证实 HDN。

Notes

（2）释放试验是"三项实验"中敏感度最高的试验，也是判断 HDN 最有力的证据。即使 DAT 阴性，释放试验也可能阳性。

（3）不同类型的 HDN，可以选择相应的放散方法，一般 ABO-HDN 常采用冷冻放散或热放散，Rh-HDN 则采用乙醚放散法或磷酸氯喹放散法。

第三节　输血不良反应与新生儿溶血病的实验诊断

输血不良反应（adverse transfusion reactions），是指输血过程中或输血后，因输注血液或血液制品而发生的输血前不能预期的不良反应。由于人类的血型复杂，同型输血实际上输的还是异型血，可能作为免疫原输入而在受血者体内产生相应抗体，导致非感染性输血不良反应。另外，输血不良反应从广义上讲包括输血相关感染性疾病，即感染性输血不良反应。表 6-4 介绍输血不良反应的分类。

Tab. 6-4　Adverse transfusion reactions

	Acute transfusion reactions（<24h）	Delayed transfusion reactions（>24h）
immunologic transfusion reactions	febrile non-hemolytic transfusion reactions	delayed hemolytic transfusion reactions
	allergic reactions	transfusion-related graft-vs-host disease（TA-GVHD）
	acute hemolytic transfusion reaction	posttransfusion purpura
	transfusion-related acute lung injury（TRALI）	alloimmunization
		platelet transfusion refractoriness
		granulocyte transfusion refractoriness
nonimmunologic transfusion reactions	transfusion-related sepsis	iron overload
	circulatory overload	infectious disease by transfusion
	air embolism	
	hypothermia	
	coagulopathy	
	citrate toxicity（hypocalcemia）	
	hyperkalemia and hypokalemia	
	nonimmune-mediated hemolysis	

一、感染性输血不良反应

输血相关感染性疾病即感染性输血不良反应，是指输入携带病原体的血液而感染的疾病。从理论上讲，凡能发生病原体血症的疾病均可以通过输血传播。可经输血传播的病原体包括病毒、细菌和寄生虫，近年来还证实有一种仅由蛋白质组成的朊病毒（prions）（表 6-5）。

Tab. 6-5　Infectious pathogens by transfusion

Pathogen
classical transfusion-transmitted viruses
Hepatitis B virus（HBV）
Hepatitis C virus（HCV）
Human immunodeficiency virus（HIV-1，-2）

Notes

续表

Pathogen

cell-associated transfusion-transmitted viruses

    Human t-cell lymphotropic virus（HTLV-Ⅰ,-Ⅱ）

    Cytomegalovirus（CMV）

    Epstein-Barr virus（EBV）

    Human herpesvirus 8（HHV-8）

transfusion-transmitted viruses with Low transmission rates or lack of disease associations

    Hepatitis A virus（HAV）

    Hepatitis E virus（HEV）

    GB viruses

    Parvovirus B19

    SEN virus

    Torque Teno virus（TTV）

emerging transfusion-transmitted viruses and viruses with potential for transfusion transmission

    Dengue virus

    Lymphocytic choriomeningitis virus（LCMV）

    severe acute respiratory syndrome（SARS）

    simian foamy or spumavirus（SFV）

    West Nile virus（WNV）

bacteria

    coagulase-negative *Staphylococcus* spp,*Staphylococcus aureus*

    Streptococcus spp

    Bacillus cereus

    Serratia liquifaciens

    Yersinia enterocolitica

    Acinetobacter spp

    Enterobacter spp,*Escherichia coli*

    Pseudomo nas spp

    Providencia rettgeri

    Treponema pallidum

vector-borne bacteria and parasites

    Babesia spp.

    Borrelia burgdorferi

    Ehrlichia chaffeensis and *Anaplasma phagocytophila*

    Leishmania spp.

    Plasmodium spp.（*P. falciparum*,*P. malariae*,*P. ovale*,*P. vivax*）

    Rickettsia

    Trypanosoma cruzi

prions

Notes

常见感染性输血不良反应的实验诊断见"第十九章　感染性疾病实验诊断"一章。

二、非感染性输血不良反应

(一)溶血性输血不良反应

溶血性输血不良反应是指输血过程中或输血后,输入的红细胞或受血者本身的红细胞异常破坏引起的一系列病理反应。根据溶血发生的时间,溶血性输血反应分为急性溶血性输血反应(acute hemolytic transfusion reaction,AHTR)与迟发性溶血性输血反应(delayed hemolytic transfusion reaction,DHTR)。前者指输血 24 小时内发生的溶血性输血反应,后者指输血 1 天后至数周内发生的溶血性输血反应,其实验诊断见表 6-6。

Tab. 6-6　Diagnostic testing of adverse transfusion reactions

Type	Etiology	Diagnostic testing
acute(<24h)transfusion reactions—immunologic		
acute hemolytic transfusion reactions	red cell incompatibility	① DAT ② repeat patient ABO,pre-and posttransfusion sample ③ visual inspection(free Hb) ④ tests for hemolysis(Bilirubin,LDH,urinary hemosiderin,etc)
febrile nonhemolytic transfusion reactions (FNHTR)	① antibody to donor white cells ② accumulated cytokines	① rule out bacterial contamination and hemolysis ② white cell antibody screening
anaphylactic reactions	① antibody to donor plasma proteins(includes IgA,C4,etc) ② cytokines	① rule out hemolysis(DAT,repeat patient ABO,etc) ② quantitative IgA test ③ anti-IgA
transfusion-related acute lung injury(TRALI)	① WBC antibodies in donor ② other WBC-activating agents in components	① rule out cardiogenic pulmonary edema and hemolysis(DAT,repeat patient ABO,etc) ② WBC antibody screen in donor and recipient ③ WBC crossmatch
acute(<24h)transfusion reactions—nonimmunologic		
circulatory overload	volume overload	① chest x-ray ② rule out TRALI
nonimmune hemolysis	physical or chemical destruction of blood	① rule out patient hemolysis(DAT,repeat patient ABO,etc) ② tests for hemolysis(Bilirubin,LDH,urinary hemosiderin,etc)
delayed(>24h)transfusion reactions—immunologic		
delayed hemolytic reaction	anamnestic immune response to red cell antigens	① antibody screening ② DAT ③ tests for hemolysis(Bilirubin,LDH,urinary hemosiderin,etc)
transfusion-associated graft-versus-host disease (TA-GVHD)	donor lymphocytes engraft in recipient and mount attack on host tissues	① HLA typing ② skin biopsy ③ molecular analysis for chimerism

Notes

续表

Type	Etiology	Diagnostic testing
posttransfusion purpura（PTP）	recipient platelet antibodies destroy autologous platelets	platelet antibody screening and identification
delayed（>24h）transfusion reactions—nonimmunologic		
iron overload	multiple transfusions with obligate iron load in transfusion-dependent patient	① serum ferritin ② endocrine function tests ③ liver enzymes

（二）血小板输注无效

血小板输注无效（platelet transfusion refractoriness，PTR）是指由于免疫因素或其他因素使输入血小板受到破坏，患者在输注合适剂量的血小板后没有产生"适当的反应"，即连续两次输注足量随机供者血小板后，没有达到合适的校正血小板计数增加值（CCI），临床出血表现亦未见改善。

检测项目选择　判断 PTR 的常用实验诊断指标是校正血小板计数增加值（corrected count increment，CCI）和血小板回收率（percentage platelet recovery，PPR）。

$$CCI=\frac{（输注后血小板计数 - 输注前血小板计数）\times 体表面积（m^2）}{输入血小板总数（\times 10^{11}/L）}$$

$$PPR=\frac{（输注后血小板计数 - 输注前血小板计数）\times 血容量（L）}{输入血小板总数 \times 2/3}$$

临床应用　判断 PTR 的 CCI 标准为：输注 1 小时后 CCI<7.5×10^9/L，输注 20~24 小时后 CCI<4.5×10^9/L；PPR 标准为：输注 1 小时后 PPR<30%，输注 20~24 小时后 PPR<20%；

（三）输血相关移植物抗宿主病

输血相关移植物抗宿主病（transfusion-associated graft-versus-host disease，TA-GVHD）是指受者输入含有供者免疫活性淋巴细胞的血液或血液成分后，不被受者免疫系统识别和排斥，供者淋巴细胞在受者体内植活，增殖并攻击破坏受者体内的组织器官及造血系统，是致命的免疫性输血并发症。

检测项目选择　TA-GVHD 的诊断试验包括：①皮肤活检；②嵌合体分析；③HLA 配型等，见"第十八章　器官移植实验诊断"。

临床应用　外周血及组织浸润淋巴细胞中存在嵌合体细胞及 HLA 抗原特异性血清学分析是确诊 TA-GVHD 的重要依据（表 6-6）。

（四）输血相关性急性肺损伤

输血相关性急性肺损伤（transfusion-related acute lung injury，TRALI）是指从开始输注血液制品到完毕后 2~6h 内，由于输入含有与受血者 HLA 相应的抗 -HLA、HNA 相应的抗 -HNA 的全血或含有血浆的血液成分，发生抗原抗体反应，导致突然发生的急性呼吸功能不全或非心源性肺水肿。美国 FDA 报道 TRALI 是导致输血相关性死亡的首要原因。

检测项目选择　TRALI 的诊断试验包括：①HLA 抗体和（或）HNA 抗体；②淋巴细胞毒交叉配型等，见"第十八章　器官移植实验诊断"。

临床应用　输注的血液成分或血浆中的 HLA 抗体和（或）HNA 抗体是强的支持 TRALI 证据，供者血清和受者白细胞做淋巴细胞毒交叉配型也可为诊断 TRALI 提供重要依据（表 6-6）。

（五）其他输血不良反应

其他输血不良反应包括发热性非溶血性输血反应（febrile non-hemolytic transfusion reactions，FNHTR）、过敏反应（anaphylactic reactions）、非免疫性溶血（nonimmune hemolysis）和循环负荷过

Notes

重（circulatory overload）等，相关的实验诊断见表6-6。

三、新生儿溶血病

新生儿溶血病（hemolytic disease of the newborn，HDN）是指母婴血型抗原不一致，母血中存在针对胎儿或新生儿红细胞抗原的免疫性抗体（IgG类），通过胎盘进入胎儿血液循环，发生同种免疫反应导致红细胞破坏而溶血，出现早产、流产、黄疸、贫血、水肿、肝脾大，甚至死胎、新生儿死亡等。在我国，母婴ABO血型不合造成ABO-HDN者最为常见，约占HDN 85.3%；Rh血型不合造成Rh-HDN者较少，约占14.6%；其他如MNSs、Kell等血型系统造成HDN者少见。

检测项目选择　常用的血型血清学检查包括：①血型：父母与新生儿（胎儿）ABO血型、RhD血型；②抗体效价：ABO-HDN可行产前母体内IgG类抗-A（抗-B）效价检测，RhD-HDN可行抗-D效价测定；③抗人球蛋白试验：一般产前做母体内间接抗人球蛋白试验，产后做新生儿直接抗人球蛋白试验；④游离试验；⑤释放试验等。

临床应用　直接抗球蛋白试验、游离试验和释放试验的优化组合，可对新生儿溶血病作出诊断。HDN诊断必须符合下列条件：①母、婴血型不合；②患儿红细胞直接抗球蛋白试验阳性及（或）游离试验阳性及（或）释放试验阳性；③临床表现有溶血、黄疸、贫血等症状；④排除TORCH、乙肝病毒感染、窒息及先天性遗传代谢异常等疾病。

本 章 小 结

临床输血治疗前必须采用正、反定型法准确鉴定ABO血型，同时采用单克隆抗-D混合血清进行RhD血型鉴定。对于有输血史、妊娠史或交叉配血不相合的受血者应做意外抗体筛查试验，阳性者应进一步鉴定以确定意外抗体特异性。只有ABO和RhD血型相合、交叉配血试验阴性方可进行输血治疗。通过监测产前母体内IgG类抗-A（抗-B）效价以及新生儿血清学检测（DAT、游离试验和释放试验）可以预测和诊断HDN的发生及严重程度。通常采用CCI和PPR判定血小板输注无效。外周血及组织浸润淋巴细胞中存在嵌合体细胞及HLA抗原特异性血清学分析是确诊TA-GVHD的重要依据。输注的血液成分或血浆中的HLA抗体和（或）HNA抗体是强的支持TRALI证据，供者血清和受者白细胞做淋巴细胞毒交叉配型也可为诊断TRALI提供重要依据。

（胡丽华）

参考文献

1. 胡丽华.临床输血学检验.第3版.北京：人民卫生出版社，2012.

2. 王鸿利.实验诊断学.第2版.北京：人民卫生出版社，2010.

3. Mark K. Fung，Brenda J. Grossman，Christopher D. Hillyer，Connie M. Westhoff. Technical Manual. 18th ed. Bethesda：American Association of Blood Banks（AABB），2014.

Notes

第七章　糖代谢紊乱及代谢性疾病实验诊断

内容提要

糖代谢是人体最重要的代谢之一,其核心问题是维持血糖的相对恒定。如果血糖浓度过高或者过低,就会导致糖代谢紊乱,出现高血糖症或低血糖症,本章对血糖浓度的调节机制、糖代谢相关检测指标的临床应用及糖代谢紊乱的实验诊断进行了重点介绍;另外,还分别介绍了氨基酸、有机酸、黏多糖、血清铜的测定,并通过代谢综合征、苯丙酮尿症、痛风、糖原累积病、肝豆状核变性等常见病例,阐明了其他代谢性疾病的实验诊断。

代谢性疾病严重威胁人类健康,特别是糖尿病与脂质代谢紊乱。中国 1980 年糖尿病患病率仅为 0.6%,经过 16 年后,到了 1996 年达到 3.2%,翻了 5 倍,该年的患病人数是 4000 万,还有 4000 万的后备军。据 2010 年《英格兰医学杂志》上发表的一份报告称,中国患糖尿病的人数达至 9200 万,并以 9.7% 的发病率逐年增长,另外还有 1.48 亿糖尿病前期症状者。本章重点介绍糖代谢紊乱,并对其他代谢性疾病,如代谢综合征、苯丙酮尿症、痛风、糖原累积病、肝豆状核变性等进行介绍。脂质代谢紊乱在第八章心脑血管疾病实验诊断第一节脂质代谢紊乱实验诊断予以介绍。

第一节　糖代谢紊乱实验诊断

糖是机体中重要的能源和结构物质。血液中含有多种糖分,除葡萄糖外,还有果糖、半乳糖、甘露糖、乳糖、蔗糖等。临床上所称的血糖(blood glucose)一般是特指血液中的葡萄糖。在正常情况下,成年人空腹血糖的浓度维持在 4.1~5.6mmol/L 范围内。

正常人体内糖代谢的核心问题之一是维持血糖浓度的相对恒定。如果血糖浓度过高或者过低,就会导致糖代谢紊乱,出现高血糖症(hyperglycemia)或低血糖症(hypoglycemia)。

一、概　　述

正常人血糖浓度虽然有波动,但可保持相对恒定,主要是由于机体存在一系列调节机制保持血糖的来源和去路的动态平衡。

(一) 血糖的来源及去路

1. 血糖的来源　血糖主要来自以下几个方面:

(1) 食物中的糖:食物中的淀粉和糖原等糖类物质,它们在机体胃肠道中被消化,以单糖的形式被吸收,经门静脉入肝,大约60%被肝细胞摄取,其余则进入体循环。这是血糖的主要来源。

(2) 机体内储存的糖原分解:机体在饥饿状态下,肝脏储存的糖原经葡萄糖 -6- 磷酸酶分解成葡萄糖后入血。这是空腹时血糖的主要来源。

(3) 糖异生作用:肝脏可将生糖氨基酸、乳酸和甘油等非糖物质通过糖异生作用转变成葡萄糖以补充血糖水平。

(4) 单糖的转化:肝脏可将从饮食中摄取的其他己糖如半乳糖、果糖等转变为葡萄糖。

2. **血糖的去路** 血糖的去路主要是组织细胞对葡萄糖的摄取和利用,包括:

(1) 氧化供能:通过有氧氧化和无氧酵解产生 ATP。这是血糖去路的主要途径。

(2) 合成糖原:餐后葡萄糖在肝脏、肌肉组织细胞中合成糖原储存。

(3) 转化成非糖物质:当摄取超过需要时,血糖则转化成甘油、脂肪酸以合成脂肪,还可转化为氨基酸以合成蛋白质。

(4) 转化为其他糖或糖类衍生物:如核糖、脱氧核糖、氨基多糖等。

(二) 血糖浓度的调节

机体存在一套高效的调节机制维持血糖浓度的相对恒定。神经系统主要通过丘脑和自主神经,从整体水平进行调控。下丘脑的腹内侧核和外侧核具有相反效应,它们分别通过内脏神经和迷走神经,引起激素的释放,或直接作用于肝脏而发挥调控作用。肝脏从器官水平通过各种酶对血糖进行调节,具有双向调控作用,包括肝糖原的合成与分解,糖的异生和转化等。而激素和体液调节因子对血糖的调节作用是最直接、最精细的,因此,也认为是最重要的。

1. **胰岛素(insulin)** 胰岛素是调节血糖最重要的激素。它是由胰腺的胰岛 β 细胞所产生的多肽。胰岛素基因定位于 11 号染色体短臂上。在胰岛 β 细胞粗面内质网的核糖体首先合成前胰岛素原(preproinsulin);前胰岛素原再经过蛋白水解作用生成胰岛素原(proinsulin);胰岛素原随细胞质中的微泡进入高尔基体,经蛋白水解酶的作用,等分子的生成胰岛素和 C 肽,再分泌到 β 细胞外,进入血液循环中。未经过蛋白酶水解的胰岛素原,有一小部分也随着胰岛素进入血液循环,胰岛素原的生物活性仅为胰岛素的 10%。

胰岛 β 细胞中储备胰岛素约 200U,每天分泌约 40U。胰岛素的分泌主要受血糖的影响,呈双时相脉冲式分泌(图 7-1)。空腹时,血浆胰岛素浓度为 5~15μU/ml。进餐后血浆胰岛素水平可增加 5~10 倍。此外,氨基酸、胰腺及胃肠激素(如胰高血糖素等)和某些药物(如磺酰脲类)可刺激胰岛素的分泌;生长抑素和部分药物(如 α- 肾上腺素受体激动剂等)能抑制其释放。胰岛素的半衰期为 5~15 分钟。机体在肝脏先将胰岛素分子中的二硫键还原,产生游离的 A、B 链,再在胰岛素酶作用下将其水解成为氨基酸而灭活。

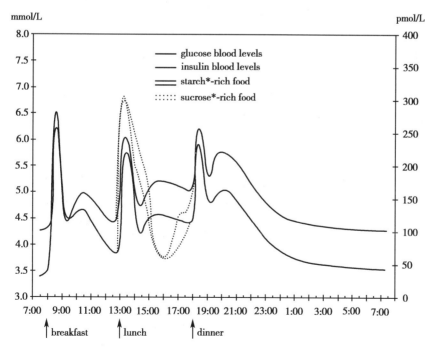

Fig 7-1 The diagram shows the fluctuation of sugar (red) and the sugar-lowering hormone insulin (blue) in humans during the course of a day with three meals. In addition, the effect of a sugar-rich versus a starch-rich meal is highlighted.

Notes

胰岛素主要是通过其在靶细胞上的受体发挥生理效应。胰岛素作用的总效应是降低血糖，作用的主要靶器官或组织是肝脏、肌肉和脂肪。胰岛素对血糖有很强的调节作用。如果其调节作用下降，就会导致胰岛素抵抗。胰岛素抵抗(insulin resistance,IR)是指单位浓度的胰岛素细胞效应减弱，即胰岛素作用的靶细胞对胰岛素敏感性下降或其作用降低的现象。在 IR 状况下，为维持血糖稳定，胰岛 β 细胞不得不代偿性分泌更多胰岛素，导致高胰岛素血症(hyperinsulinemia)，引发一系列代谢紊乱。目前认为 IR 是 2 型糖尿病和肥胖等多种疾病发生的主要原因。

2. **胰高血糖素(glucagon)**　胰岛 α 细胞分泌的一种多肽激素，主要通过肝脏增加糖原分解和糖异生作用升高血糖浓度。目前认为胰高血糖素是升高血糖的最重要的激素。

3. **肾上腺素(epinephrine)**　由肾上腺髓质分泌的一种儿茶酚胺类激素，通过刺激肝糖原和肌糖原的分解而升高血糖。肾上腺素还可刺激胰高血糖素的分泌，抑制胰岛素的分泌。肾上腺素在胰高血糖素分泌受损时(如 1 型糖尿病病人)是上调血糖水平的关键激素。运动或应激可促进肾上腺素分泌，提高血糖水平为机体供能。肾上腺髓质肿瘤可分泌过量的肾上腺素。

4. **生长激素(growth hormone)**　由垂体分泌的一种多肽激素，能促进糖异生和脂肪分解，因此一般认为它是胰岛素的拮抗激素。

5. **皮质醇(cortisol)**　在促肾上腺皮质激素刺激下由肾上腺皮质分泌的激素，可促进糖异生及蛋白质和脂肪的分解。肾上腺皮质功能亢进患者因肾上腺皮质的增生或肿瘤，血浆皮质醇浓度升高，可致高血糖症；相反，肾上腺皮质功能减退患者因肾上腺皮质的萎缩或破坏，皮质醇分泌减少，可致低血糖症。

6. **甲状腺素(thyroxine)**　由甲状腺分泌的激素。它主要通过促进糖原分解而升高血糖。此外，它也能促进胃肠蠕动和增加糖在肠道内的吸收率。甲状腺功能亢进患者其葡萄糖耐量会出现降低。

7. **生长抑素(somatostatin)**　又称生长激素抑制激素，是由胰岛 δ 细胞、胃肠道和下丘脑分泌的多肽激素。它主要通过抑制生长激素的释放，调节胰高血糖素和胰岛素的分泌而对血糖起调节作用。

8. **葡萄糖转运因子(glucose transporters,GLUTs)**　葡萄糖是极性分子，它不能直接通过细胞膜，必须通过葡萄糖转运因子的作用才能通过细胞膜。葡萄糖转运因子是一类协助葡萄糖从高浓度区跨膜转运到低浓度区的蛋白因子，包括 GLUT-1、GLUT-2、GLUT-3、GLUT-4、GLUT-5 等。其中 GLUT-2 和 GLUT-4 尤为重要。GLUT-2 是胰岛 β 细胞膜上的转运蛋白，血糖浓度升高促进 GLUT-2 对葡萄糖的转运，继而刺激胰岛素释放。GLUT-4 主要在脂肪细胞和肌细胞中表达。胰岛素刺激 GLUT-4 在脂肪细胞和肌细胞高表达，促进葡萄糖分子的转运过程。GLUT2 和 GLUT4 分子的研究对于糖尿病的胰岛素释放障碍和胰岛素抵抗有重要意义。

9. **胰岛素样生长因子(insulin-like growth factors,IGF)**　是氨基酸序列与胰岛素类似的蛋白质或多肽生长因子，是一类多功能细胞增殖调控因子。可促进细胞分裂，包括 IGF I 和 IGF II 两种。在细胞的分化、增殖、个体的生长发育中具有重要的促进作用。IGF-1 有降低血糖的作用。

二、糖代谢紊乱的实验检测

(一)葡萄糖检测

【原理】　葡萄糖是机体重要的组成成分、能量来源和代谢中间物。血糖浓度受神经系统和激素调节而保持相对稳定，当这些调节因素失去原有平衡时，则出现高血糖或低血糖。机体在一天中血糖波动很大，因此，一般采用空腹血糖。空腹血糖(fasting plasma glucose,FPG)是指在隔夜空腹(至少 8~10 小时未进任何食物，饮水除外)后，早餐前采的血所测定的血糖值。当然，也可在任何时间采血测定血糖，此时称为随机血糖(random plasma glucose,RPG)。临床上除了检测血液葡萄糖外，还检测尿液和脑脊液中的葡萄糖。

Notes

【检测方法】　常规方法是葡萄糖氧化酶法,参考方法是己糖激酶法。

【参考区间】

空腹血清/血浆:脐带血:2.5~5.3mmol/L;早产儿:1.1~3.3mmol/L;婴儿:1.7~3.3mmol/L;新生儿(1天):2.2~3.3mmol/L;新生儿(>1天):2.8~4.5mmol/L;儿童:3.3~5.6mmol/L;成年人:4.1~5.6mmol/L;>60岁:4.6~6.4mmol/L;>90岁:4.2~6.7mmol/L。

成人全血(肝素):3.5~5.3mmol/L。

24小时尿液葡萄糖:<2.8mmol;尿液葡萄糖:0.1~0.8mmol/L。

脑脊液葡萄糖(婴儿、儿童):3.3~4.5mmol/L;脑脊液葡萄糖(成人):2.2~3.9mmol/L。

【临床意义与评价】

(1)血液葡萄糖升高见于:①糖尿病:如1型、2型及其他类型糖尿病;②内分泌疾病:如巨人症、肢端肥大症、皮质醇增多症、甲状腺功能亢进、嗜铬细胞瘤、胰高血糖素瘤等;③应激性高血糖:如颅脑损伤、颅内压增高、脑卒中、心肌梗死等;④药物影响:如噻嗪类利尿药、口服避孕药;⑤肝源性血糖升高:如严重的肝病变,导致肝脏功能障碍,使葡萄糖不能转化为肝糖原贮存而出现餐后高血糖;⑥胰腺病变:如胰腺炎、胰腺癌、胰外伤、胰大部分切除等;⑦其他病理性升高:妊娠呕吐、脱水、缺氧、窒息、麻醉等;⑧生理性增高:如餐后1~2h、高糖饮食、情绪激动;⑨医源性因素,如大量服用激素等。

(2)血液葡萄糖降低见于:①胰岛素分泌过多:如胰岛β细胞增生或肿瘤、胰岛素瘤、口服降糖药等;②对抗胰岛素的激素分泌不足:如肾上腺皮质激素、生长激素等缺乏;③肝糖原贮存缺乏:如重型肝炎、肝硬化、肝癌等严重肝病时;④其他:如长期营养不良、长时间不能进食的疾病、急性酒精中毒等;⑤生理性低血糖:如饥饿、剧烈运动等。

(3)血糖定量测定的若干影响因素:包括有①标本的采集:标本采集后应尽快完成血浆或血清的分离;一般推荐用血浆作为葡萄糖检测的标本,因为加入抗凝剂(如氟化钠-草酸盐等)有防止糖酵解和凝血发生的作用。必须用全血作为检测标本时,应尽快完成测定,否则应将其于4℃保存,因为全血标本放置1小时,在25℃其葡萄糖的值会降低0.44mmol/L;②标本来源:空腹血糖全血葡萄糖浓度比血浆葡萄糖的浓度低12%~15%,静脉血比末梢血高0.22mmol/L,比动脉血高0.56mmol/L;③年龄:健康成人空腹血浆葡萄糖为4.1~5.6mmol/L,而小孩为3.3~5.6mmol/L,足月新生儿为1.7~3.3mmol/L;④测定方法:目前临床上都是采用酶法来测定血糖,己糖激酶法比葡萄糖氧化酶法特异性更强,轻度溶血、脂血、黄疸、氟化钠、肝素、草酸盐等不干扰其测定。

(二)口服葡萄糖耐量试验

【原理】　正常人服用一定量葡萄糖后,血糖浓度暂时升高,但由于刺激胰岛素分泌增多,促使大量葡萄糖合成肝糖原贮存,使血糖在短时间内即降至空腹水平,此现象称为耐糖现象。当内分泌失调等因素引起糖代谢失常时,口服一定量的葡萄糖后,血糖急剧升高(可明显或不明显升高),但在短时间不能降至原有水平,此称为耐糖异常。口服一定量葡萄糖后,间隔一定时间测定血糖水平,称为口服葡萄糖耐量试验(oral glucose tolerance test,OGTT)。服用葡萄糖后2小时血浆葡萄糖(2 hour plasma glucose,2h-PG)是诊断糖尿病的重要依据。

【检测方法】　口服葡萄糖耐量试验应严格按WHO推荐的方法进行:试验前3天,受试者每日食物中糖含量不低于150g,且维持正常活动,影响试验的药物应在3天前停用。对非妊娠成人,推荐葡萄糖负载量为75g,妊娠妇女为100g,对于儿童,按1.75g/kg体重计算,总量不超过75g。一般将葡萄糖溶解在300ml水中。试验前空腹10~16小时,首先测定空腹血糖。之后将葡萄糖溶液于5分钟内口服。每间隔30分钟抽取血液测定血浆葡萄糖,共5次,以时间为横坐标,血糖浓度为纵坐标可绘制OGTT曲线(图7-2)。

【参考区间】　健康成年人OGTT:FPG≤5.6mmol/L,2h-PG≤7.8mmol/L;服糖后0.5~1小时血

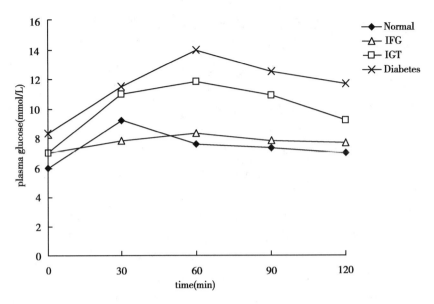

Fig.7-2　Curves of oral glucose tolerange test

糖升高达峰值,一般在 7.8~9.0mmol/L,应 <11.1mmol/L;服糖后 2 小时血糖≤7.8mmol/L;服糖后 3 小时血糖基本恢复至空腹血糖水平。

【临床意义与评价】

(1) 糖尿病诊断的依据:2h-PG≥11.1mmol/L 是诊断糖尿病的依据之一。

(2) 糖代谢紊乱阶段的指示:糖代谢紊乱的发生是一个动态变化的过程,可分为不同阶段,通过 OGTT 可以监测糖代谢是处于正常、糖尿病前期或是糖尿病。①正常糖耐量:2h-PG<7.8mmol/L;②糖耐量减退:2h-PG≥7.8mmol/L,但 <11.1mmol/L;③糖尿病:2h-PG≥11.1mmol/L。

(3) 评价

1) 采用空腹血糖诊断糖尿病会遗漏大约 30%~40% 的患者,因此,OGTT 是临床糖尿病诊断的依据之一。OGTT 2h-PG 比空腹血糖更灵敏。

2) 临床上为了简化操作,常常在服用葡萄糖后直接测定 2 小时血浆葡萄糖。此方法在临床常用,但并未标准化。

(三) 糖化蛋白检测

血液中的糖(主要是葡萄糖)可以和蛋白质发生渐进性的反应,最后生成渐进性糖化终产物(advanced glycation end products,AGEs)。由此生成的蛋白称为糖化蛋白(glycation protein)。在血糖水平正常情况下,被糖化的蛋白不多,而且,其中一些糖化后的蛋白也因降解而消失。但是持续的高血糖能增加血液和组织蛋白糖化的比率。血液中的血红蛋白、白蛋白、脂蛋白、纤维蛋白原等多种蛋白都可发生糖基化反应。目前临床上常测定的是糖化血红蛋白和果糖胺。

1. 糖化血红蛋白检测

【原理】 成人血红蛋白(Hb)由 HbA(97%)、HbA_2(2.5%)和 HbF(0.5%)组成。HbA 包括两条 α 链和两条 β 链,α 链和 β 链容易被葡萄糖、1,6-二磷酸果糖、6-磷酸葡萄糖和丙酮酸等糖基化(表 7-1)。HbA_{1c} 及其他血红蛋白糖基化产物合称为总糖化血红蛋白(total glycated hemoglobin,GHb)。临床上常测定 GHb 或 HbA_1c。由于 HbA_1c 是葡萄糖糖化血红蛋白的产物,而且占 GHb 的大部分,因此,HbA_1c 直接反映了机体内血糖的水平,HbA_1c 是比总 GHb 能更好地监控糖尿病患者血糖控制水平的指标。

Notes

Tab. 7-1　Nomenclature of selected hemoglobins

Name	Component(s)
HbA	constitutes 97% adult hemoglobin
HbA_0	synonymous with HbA
HbA1	consists of HbA1a, HbA1b, HbA1c
HbA1a	comprises HbA1a1 and HbA1a2
HbA1a1	HbA with fructose-1,6-diphosphate attached to the N-terminal of β-chain
HbA1a2	HbA with glucose-6-phosphate attached to the N-terminal of β-chain
HbA1b	HbA with pyruvic acid attached to the N-terminal of β-chain
	HbA with glucose attached to the N-terminal of β-chain
HbA1c	unstable Schiff base (aldimine)
Pre-HbA1c	consists of HbA1c and other hemoglobin-carbohydrate adducts
Total glycated hemoglobin	

【检测方法】　常用离子交换层析法、免疫法、亲和层析或电泳法。HbA_1c 的测定可用高效液相色谱、亲和层析或免疫学方法。

【参考区间】　健康成年人全血 GHb（用 GHb 占总 Hb 的百分比表示）:5.0%~8.0%。健康成年人全血 HbA_1c（用 HbA_1c 占总 Hb 的百分比表示）:4.0%~5.6%。

【临床意义与评价】

（1）监控糖尿病患者血糖水平的控制程度:糖化血红蛋白能够反映过去 6~8 周的平均血糖水平。当糖尿病患者血糖控制不佳时,糖化血红蛋白浓度可升高至正常的 2 倍以上。

（2）糖尿病诊断:美国糖尿病协会（ADA）2010 年将 HbA_1c≥6.5% 作为诊断糖尿病的新标准。

（3）糖化血红蛋白的形成是不可逆的,其浓度与红细胞寿命（平均 120 天）和该时期内血糖的平均浓度有关,不受每天葡萄糖波动的影响,也不受运动或食物的影响。糖化血红蛋白测定标本不一定采用空腹血,任何时候都可测定。其测定值较稳定,不像血糖受许多因素的干扰。由于糖化血红蛋白的形成与红细胞寿命有关,在有溶血性疾病或其他原因引起红细胞寿命缩短时,糖化血红蛋白明显减少。同样,如果近期有大量失血,新生红细胞大量生成,也会使糖化血红蛋白结果偏低。

2. 果糖胺检测

【原理】　在体内,葡萄糖除了与血红蛋白结合外,还可通过非酶糖基化反应与其他蛋白（如血清蛋白、膜蛋白、晶状体）结合形成酮胺（ketoamine）化合物。果糖胺（fructosamine）是血浆蛋白酮胺化合物的统称,主要是由白蛋白糖基化产物组成。因此,临床也可测定糖化白蛋白（glycated albumin）。

【检测方法】　高效液相色谱法、亲和层析以及分光光度法。

【参考区间】　血清果糖胺:205~285μmol/L;血清糖化白蛋白:191~265μmol/L。

【临床意义与评价】　糖尿病近期血糖控制水平的一个监测指标,可反映患者过去 2~3 周平均血糖水平。

果糖胺监测的是短期血糖的改变,因此,果糖胺应与糖化 Hb 结合应用而不是替代使用。当患者有血红蛋白异变体 HbS 或 HbC 时,会使红细胞寿命下降,此时糖化血红蛋白的意义不大,而果糖胺更有价值。但白蛋白浓度和半衰期发生明显变化时会对糖化白蛋白产生很大的影响,因此肾病综合征、肝硬化、异常蛋白血症或急性时相反应之后的患者,不宜采用果糖胺作为血糖的监测指标。

Notes

（四）β- 羟丁酸检测

【原理】　β- 羟丁酸（beta-hydroxybutyric acid，β-HB）是酮体的主要成分之一。健康人 β- 羟丁酸与乙酰乙酸以等摩尔浓度存在。严重糖尿病时，大量的 NADH 存在，促进 β- 羟丁酸的生成。

【检测方法】　临床上常用 β- 羟丁酸脱氢酶法。

【参考区间】　健康成年人空腹血清 β- 羟丁酸：0.02~0.27mmol/L。

【临床意义与评价】　升高常见于：糖尿病酮症酸中毒、各种原因所致的长期饥饿、妊娠毒血症、饮食中缺少糖类或营养不良等。

糖尿病患者酮症酸中毒时，葡萄糖的氧化作用遭受损害，酮体的生成加速，而利用降低。β- 羟丁酸的测定对酮症酸中毒的鉴别诊断和监测很有帮助。β- 羟丁酸检测的重要性在于酮症酸中毒使体内 NADH 生成增加，进而使乙酰乙酸形成 β- 羟丁酸。严重酸中毒患者，β- 羟丁酸与乙酰乙酸的比例可从正常人的 2：1 升高至 16：1，因此，监测糖尿病酮症酸中毒患者血液或尿液中的乙酰乙酸可能造成误诊。在酮症酸中毒的早期阶段，β- 羟丁酸与乙酰乙酸的比值可达到它的最高点。随着治疗，该比值将随着 β- 羟丁酸被氧化成乙酰乙酸而有降低。当只监测乙酰乙酸时，医生常可发现患者病情改善时，乙酰乙酸反而增加。因此，监测 β- 羟丁酸可以更真实地反映酮症酸中毒的状况。

（五）乳酸和丙酮酸检测

1. 乳酸检测

【原理】　乳酸（lactate）是糖代谢的中间产物，主要来源于骨骼肌、脑、皮肤、肾髓质和红细胞。血乳酸浓度与乳酸循环有关。乳酸循环是指葡萄糖在外周组织转化为乳酸，而乳酸在肝脏中又转化为葡萄糖。

【检测方法】　血中乳酸一般采用酶法测定。

【参考区间】　全血乳酸，静脉血：0.56~1.39mmol/L，动脉血：0.36~0.75mmol/L；儿童脑脊液：1.78~1.88mmol/L；24 小时尿液，成人：5.5~22mmol；0~1 个月：46~348mmol/mol 肌酐；1~6 个月：57~346mmol/mol 肌酐；6 个月 ~5 岁：21~38mmol/mol 肌酐；>5 岁：20~101mmol/mol 肌酐。

【临床意义与评价】

（1）高乳酸血症：主要见于①糖尿病乳酸酸中毒，糖尿病患者由于胰岛素绝对或（和）相对不足，机体不能有效利用血糖，丙酮酸大量还原为乳酸，导致体内乳酸堆积所致，临床上称之为糖尿病乳酸酸中毒；②血乳酸增高还见于休克的不可逆期、心肺功能失代偿期等；③脑脊液乳酸增多可见于脑血管意外、颅内出血、细菌性脑膜炎、癫痫等中枢神经系统疾病。

（2）评价：①血中乳酸增多是组织严重缺氧时，糖分解代谢中的丙酮酸无氧酵解途径生成乳酸作用加强所致。正常人乳酸 / 丙酮酸比值为 10：1，处于平衡状态。若血中乳酸浓度极度增高，标志着机体呈现低氧血症并伴有高乳酸血症；②中枢神经系统的疾病时，脑脊液中乳酸浓度也升高；③乳酸测定标本为全血、血浆和脑脊液，血标本采集时不可用止血带。

2. 丙酮酸检测

【原理】　丙酮酸（pyruvic acid）是糖代谢的中间产物，来自红细胞、肌肉和各组织细胞。红细胞中经常产生丙酮酸，休息状态血中丙酮和乳酸呈平行关系；当肌肉收缩使氧相对缺乏时，糖代谢以无氧糖酵解为主，乳酸增多，但乳酸 / 丙酮酸比值维持正常，它们均进入肝、脑和心脏等继续氧化。当组织严重缺氧时，血乳酸 / 丙酮酸比值增高，可导致高乳酸血症。

【检测方法】　可用酶法检测血浆或全血丙酮酸。

【参考区间】　成人全血，动脉血：0.02~0.08μmol/L，静脉血：0.03~0.10μmol/L；成人脑脊液：0.06~0.19μmol/L；成人 24h 尿液：<1.1mmol/d。

【临床意义与评价】　①升高见于维生素 B_1 缺乏症者，因维生素 B_1 缺乏使丙酮酸氧化障碍，导致血丙酮酸增高；②糖尿病、充血性心力衰竭、严重腹泻等消化性障碍，严重感染和肝病时也

Notes

可有血丙酮酸增高,并伴有高乳酸血症。

(六) 血糖调节物检测

1. 胰岛素检测

【原理】　胰岛素(insulin)由胰腺的 β 细胞分泌,血浆胰岛素的测定能反映胰岛 β 细胞的功能。

【检测方法】　放射免疫法(RIA)、化学发光免疫分析法(CLIA)和电化学发光免疫分析(ECLIA)等。

【参考区间】　空腹血浆胰岛素:RIA 法为 5~20mU/L;CLIA 法为 4.0~15.6U/L;ECLIA 法为 12~150pmol/L。

【临床意义与评价】

(1) 血浆胰岛素增高:常见于①2 型糖尿病,此类患者常较肥胖,其早期、中期均出现高胰岛素血症;②胰岛 β 细胞瘤、胰岛素自身免疫综合征、脑垂体功能减退征、甲状腺功能减退征及 Addison 病也有异常升高;③其他:妊娠妇女、应激状态下如外伤、烧伤等患者血浆胰岛素水平也升高。

(2) 血浆胰岛素下降:常见于①1 型糖尿病及 2 型糖尿病晚期患者;②胰腺炎、胰腺外伤、胰岛 β 细胞功能遗传学缺陷患者及服用噻嗪类药物、β 受体阻滞剂的患者。

2. 胰岛素释放试验

【原理】　胰岛素的分泌主要有两种形式,在无外来因素下空腹状态下的分泌为基础分泌,在各种刺激下的分泌称为刺激后分泌,葡萄糖是最强的胰岛素分泌刺激物。在 OGTT 的同时测定血浆胰岛素水平以了解胰岛 β 细胞的功能,此即胰岛素释放试验(insulin releasing test)。葡萄糖不仅可直接激发胰岛 β 细胞释放胰岛素,而且还可增强其他非葡萄糖物质的胰岛素释放作用。因此,葡萄糖激发胰岛素释放试验是了解胰岛 β 细胞分泌功能有无障碍、β 细胞数量和有无胰岛素抵抗的重要方法。

【检测方法】　在 OGTT 的同时测定血浆胰岛素水平,检测方法同 OGTT。

【参考区间】　糖负荷 0.5~1 小时,胰岛素达最高峰,为空腹的 5~10 倍;之后开始下降,3 小时后达到空腹时水平。

【临床意义与评价】　①胰岛素低水平曲线,常提示 1 型糖尿病;②低水平或延迟曲线,可见于 2 型糖尿病;③胰岛素高水平曲线,常见于胰岛 β 细胞瘤。

主要用于糖尿病鉴别诊断及与低血糖症的鉴别。

3. C 肽检测

【原理】　C 肽(C-peptide)是由胰岛素原降解时和胰岛素等分子分泌的一个多肽,其测定也能反映胰岛 β 细胞的功能。

【检测方法】　放射免疫法、化学发光免疫分析法和电化学发光免疫分析。

【参考区间】　空腹血清:0.25~0.6nmol/L。

【临床意义与评价】　①反映胰岛 β 细胞的功能。C 肽的测定不受注射胰岛素的影响,对于胰岛素治疗的患者,C 肽的变化更能反映胰岛 β 细胞的功能,以决定是否需继续治疗;②C 肽的测定也可鉴别低血糖的原因,是由于胰岛素瘤的过度分泌还是因为患者自己注射了胰岛素;③可用于判定胰岛素瘤的切除是否完全或是否转移;④用于胰岛移植手术后监测。

血胰岛素和 C 肽的测定对区分 1 型、2 型糖尿病及指导治疗具有重要意义。C 肽的检测比胰岛素具有更多优点:胰岛素经门静脉进入肝脏,其中 40%~50% 在肝内被分解,其余进入体循环,半衰期仅为 5~6 分钟。C 肽被肝脏摄取很少(<10%),半衰期长(10~13.5 分钟),外周血 C 肽摩尔浓度为胰岛素的 5~10 倍。而且,它不受外源胰岛素的影响,能较准确地反映胰岛 β 细胞的功能。C- 肽与胰岛素无免疫交叉性(与胰岛素原有免疫交叉性),其测定更能较完整地反映胰岛

β 细胞的分泌功能。

　　临床上测定胰岛素和 C 肽如果采用放射免疫分析法,此方法测定的胰岛素、C 肽与胰岛素原有交叉免疫反应,分别被称为免疫反应性胰岛素(immuno-reactive insulin,IRI)和免疫反应性 C 肽(immuno-reactive C-peptide,IRC),并非代表血液中真实胰岛素和 C 肽的水平。近年来采用的 CLIA 或 ECLIA 测定胰岛素,能够排除胰岛素原的干扰,所测胰岛素被称为真胰岛素(true insulin,TI),能真实反映血清胰岛素水平,更能反映胰岛 β 细胞的功能。

　　4. 胰岛素原检测

　　【原理】　胰岛素原(proinsulin,PI)胰岛素原是胰岛素在体内的贮存形式,测定胰岛素原有利于判断血浆胰岛素水平。胰岛素原由 86 个氨基酸残基组成,分子量为 9000,胰岛素原的生物学活性相当低,约为胰岛素的 10%。通常仅有少量的胰岛素原进入血液循环。因为肝脏清除胰岛素原的能力仅为清除胰岛素能力的 25%,所以胰岛素原的半寿期比胰岛素长 2~3 倍,并在禁食后其血浆浓度可达胰岛素血浆浓度的 10%~15%。

　　【检测方法】　常用放射免疫法等免疫学方法测定。

　　【参考区间】　1.1~6.9pmol/L。

　　【临床意义与评价】　升高常见于:①胰腺 β 细胞肿瘤,大多数 β 细胞瘤患者都有胰岛素、C 肽和胰岛素原浓度的增加;部分患者只有胰岛素原升高;②罕见的家族性高胰岛素原血症,其原因是胰岛素转化为胰岛素的能力减弱;③2 型糖尿病患者,胰岛素原比例和胰岛素原转化中间体都会增加,并且与心血管危险因子关联;④妊娠期糖尿病有明显高浓度的胰岛素原和分裂的 32、33 胰岛素原;⑤在慢性肾衰竭、肝硬化和甲状腺功能亢进患者也可见胰岛素原浓度增加。

　　5. 胰高血糖素检测

　　【原理】　胰高血糖素(glucagon)为 29 个氨基酸残基组成的多肽,是由胰岛 α 细胞分泌的 160 个氨基酸残基构成的胰高血糖素原转化而来。胰高血糖素的分泌受营养物质、自主神经、胰岛和胃肠道激素的调控。诱发胰高血糖素释放的典型因素是低血糖以及由应激引起的交感神经兴奋。进食后,食物中的氨基酸和脂肪均可引起胰高血糖素分泌增加。

　　【检测方法】　一般采用放射免疫法。

　　【参考区间】　放射免疫法:空腹血浆胰高血糖素 70~180ng/L。

　　【临床意义与评价】　升高常见于胰岛 α 细胞瘤、糖尿病患者使用肾上腺质激素和生长激素等。降低常见于慢性胰腺炎、肥胖等。

　　(七) 胰岛相关自身抗体检测

　　1 型糖尿病主要是因为胰岛 β 细胞的自身免疫损害导致胰岛素分泌绝对不足引起,多数患者体内存在自身抗体,这些自身抗体单独或共同出现在疾病过程的某个阶段,是胰岛细胞及功能遭到破坏的重要标志。目前发现并在临床上应用的胰岛相关自身抗体的检测介绍如下。

　　1. 胰岛素自身抗体检测

　　【原理】　胰岛素自身抗体(insulin autoantibodies,IAA)是胰岛素作为抗原在 1 型糖尿病发病过程中形成的,它是目前发现的 1 型糖尿病最早出现的自身抗体。

　　【检测方法】　放射配体法、放射免疫法、酶联免疫法。一般用 IAA 结合率表示。

　　【参考区间】　血清 IAA 结合率 <5% 为阴性;5%~7% 为可疑;>7% 为阳性。

　　【临床意义与评价】　胰岛素自身抗体可在 1 型糖尿病的亚临床期和临床期出现。<5 岁的患者 IAA 阳性率 90%~100%;>12 岁的患者 IAA 阳性率仅 40%,成人患者阳性率更低。

　　需要注意的是在使用外源性胰岛素后,机体也会产生针对外源性胰岛素的非自身免疫抗体,一般称之为胰岛素抗体(insulin antibodies,IA)。

　　2. 胰岛细胞自身抗体检测

　　【原理】　胰岛细胞自身抗体(islet cell autoantibodies,ICA)是一类在胰岛细胞损伤时产生的

Notes

多克隆混合型抗体,也是目前在胰岛相关自身抗体检测中唯一一个无明确抗原的抗体。ICA 的存在是胰岛 β 细胞遭到破坏的重要证据。

【检测方法】　放射配体法、放射免疫法、酶联免疫法。

【参考区间】　正常人血清 ICA 为阴性。

【临床意义与评价】　ICA 主要见于 1 型糖尿病,起病初期(多为青少年)阳性率可达 85%,成人为 70%~80%。随病程的延长 ICA 检出率下降,病程达 10 年时该抗体阳性率不到 10%。患者直系亲属如 ICA 阳性,则其 5 年内发生糖尿病的风险大于 50%。ICA 存在的时间较短,其峰值出现在胰岛炎发生前的无高血糖阶段。检测 ICA 的优点是同时可以检测多种抗原。

3. 谷氨酸脱羧酶自身抗体检测

【原理】　谷氨酸脱羧酶(glutamic acid decarboxylase,GAD)是将谷氨酸转化为抑制性神经递质 γ- 氨基丁酸的转化酶。哺乳动物的 GAD 有两种异构体,分别为分子量为 65kD 和 67kD 的 GAD_{65} 和 GAD_{67}。两者结构基本相似,但立体构象不同,抗原的表位也不一样。在胰腺中主要存在的是 GAD_{65},而在脑组织中主要是 GAD_{67}。1 型糖尿病患者的 GAD 自身抗原是胰腺组织的 GAD_{65},为 1 型糖尿病早期阶段的一个关键自身抗原。1 型糖尿病患者体内可检测谷氨酸脱羧酶自身抗体(glutamic acid decarboxylase autoantibodies,GADA)。

【检测方法】　放射配体法、放射免疫法、酶联免疫法。

【参考区间】　正常人血清 GADA 为阴性。

【临床意义与评价】　GADA 的存在提示胰岛 β 细胞遭到破坏及部分功能丧失。对 1 型糖尿病的预测、诊断和治疗具有重要意义。GADA 检测 1 型糖尿病的灵敏度较高,达到 70%~90%。GADA 阳性可稳定数年,时间相对较长,因此,对成人迟发性自身免疫性糖尿病有更大的诊断价值。在目前发现的胰岛相关抗体的检测中,GADA 被认为是灵敏度和特异性最高的项目。

4. 胰岛瘤相关抗原 -2 自身抗体检测

【原理】　胰岛瘤相关抗原 -2(insulinoma-associated antigen 2,IA-2)是一种近年来发现的重要的胰岛细胞自身抗原,由于最初是从胰岛瘤细胞裂解产物中检测到而得此名。它属于受体型蛋白酪氨酸磷酸酶超家族成员,因此有时亦称之为蛋白酪氨酸磷酸酶样蛋白(protein tyrosine phosphatase-like protein)。IA-2 有一异构体 IA-2β,它与 IA-2 分子有 42% 相同。IA-2、IA-2β 主要存于胰岛 α、β 细胞,胰岛 α、β 细胞肿瘤、垂体、脑组织、肾上腺髓质等神经内分泌组织中。用基因重组的 IA-2 和 IA-2β 分别作抗原,在 1 型糖尿病中可检测到胰岛瘤相关抗原 -2 自身抗体(insulinoma-associated antigen 2 autoantibodies,IA-2A)和胰岛瘤相关抗原 -2β 自身抗体(IA-2β autoantibodies,IA-2βA)。胰岛细胞抗原 512(islet cell antigen 512,ICA512)是 IA-2 的一个片段,其氨基端比 IA-2 少 388 个氨基酸,羧基端比 IA-2 少 65 个氨基酸,由于其抗原性明确,临床上也常检测 ICA512 自身抗体(ICA512 autoantibodies)。

【检测方法】　酶联免疫法。

【参考区间】　正常人血清 IA-2 抗体或 IA-2β 抗体或 ICA512 抗体为阴性。

【临床意义与评价】　上述几种自身抗体的意义基本相同。IA-2 自身抗体存在于 60%~80% 的新诊 1 型糖尿病患者血清,而在健康对照及 2 型 DM 患者中阳性率约为 1%。IA-2 及其抗体对 1 型 DM 的发病机制研究、诊断分型、预测筛查及早期防治均具有重要应用价值。

对于与胰岛细胞相关的 IAA、ICA、GADA 和 IA-2A 四种自身抗体,一般来说 IAA 出现较早,特别是对于年轻患者,是作为 1 型糖尿病筛查或早期诊断的重要标志物;但随着病情的发展,IAA 会逐渐下降,而 ICA、GADA 和 IA-2A 会逐渐增加,一般采用检测 ICA 或 GADA/IA-2A 组合,这样既有效又节省成本。

(八)尿微量白蛋白检测(见第十章肾脏疾病实验诊断)

Notes

三、糖代谢紊乱实验诊断

(一) 糖尿病

糖尿病(diabetes mellitus,DM)是一组由于胰岛素分泌不足或(和)胰岛素作用低下而引起的代谢性疾病。其特征是高血糖症。DM 的典型症状为多食、多饮、多尿和体重减轻。长期的高血糖症将导致多种器官,尤其是眼、肾、神经和血管系统的损害、功能紊乱和衰竭。引起糖尿病的原因有:①胰岛 β 细胞的自身免疫性损伤;②机体分泌胰岛素下降或对胰岛素的作用产生抵抗。WHO 根据病因将糖尿病分成四大类型,即 1 型糖尿病(type 1 diabetes mellitus,T1DM)、2 型糖尿病(type 2 diabetes mellitus,T2DM)、其他特殊类型糖尿病(other specific types of diabetes)和妊娠期糖尿病(gestational diabetes mellitus,GDM)。临床最常见的是 T1DM 和 T2DM。实验室检测指标在糖尿病诊断和管理方面具有重要价值(表 7-2)。

Tab.7-2　Role of the laboratory in diabetes mellitus

	Laboratory testing
diagnosis preclinical (screening)	immunologic markers(e.g.,ICA,IAA,GADA,IA-2A)
	genetic markers(e.g.,HLA)
	insulin secretion
	plasma glucose
	hemoglobin A1c
	plasma glucose
clinical	oral glucose tolerance test(OGTT)
	hemoglobin A1c
	ketones(urine and blood)
	other(e.g.,insulin,C-peptide,stimulation tests)
management acute	glocose(plasma,urine)
	ketones(blood,urine)
	acid-base status(pH,bicarbonate)
	lactate
	other abnormalities related to cellular dehydration or herapy(e.g.,potassium,sodium,phosphate,osmolality)
	glucose(plasma,urine)
chronic	glycated proteins(HbA1c,fructosamine,glycated serum albumin)
	urinary protein(urinary albumin excretion,proteinuria)
	evaluation of complications(e.g.,creatinine,cholesterol,triglycerides)
	evaluation of pancreas transplant(C-peptide,insulin)
	eligibility for insulin pump(C-peptide)

1. 糖尿病的早期筛查

检测项目选择　糖尿病的早期筛查指标包括:①血糖和 OGTT;②胰岛相关自身抗体(包括 IAA、ICA、GADA 和 IA-2 抗体);③胰岛素释放试验;④基因标志物(如 HLA 的某些基因型)。

实验诊断路径　按照糖尿病的诊断标准,当空腹血糖≥7.0mmol/L 或口服葡萄糖耐量试验 2 小时的血糖值≥11.1mmol/L 时即可诊断为糖尿病。目前将空腹血糖在 5.6mmol/L 至 7.0mmol/L 之间,称之为空腹血糖受损(impaired fasting glucose,IFG)。而将 OGTT 2 小时血糖(2h-PG)值在 7.8mmol/L 与 11.1mmol/L 之间称之为糖耐量减退(impaired glucose tolerance,IGT)。IFG 和 IGT 统称为糖调节受损。它们可以单独或合并存在,称之为糖尿病前期(prediabetes)(表 7-3)。单纯空腹葡萄糖受损和单纯糖耐量减退增加糖尿病危险性的趋势是相似的,而当空腹葡萄糖受损和糖耐量减退两者兼有时,发生糖尿病的危险性最高。

Notes

Tab. 7-3　Categories of increased risk for diabetes(prediabetes)*

Tests	Glycation rates	IFG	IGT
FPG		5.6~6.9mmol/L	
OGTT 2h-PG			7.8~11.1mmol/L
HbA1c	5.7%~6.4%		

*For all three tests,risk is continuous,extending below the lower limit of the range and becoming disproportionately greater at higher ends of the range.

临床应用　空腹血糖和 OGTT 是最基本的指标。对于有 1 型糖尿病家族史或怀疑者可进行自身抗体或相关基因的检测。

2. 糖尿病的实验诊断

检测项目选择　糖尿病的实验诊断主要指标包括空腹血糖、随机血糖、OGTT 和 HbA1c。

实验诊断路径　世界卫生组织(WHO)自 1965 年发布第一个糖尿病诊断和分型标准以来，于 1980,1985,1999 和 2006 年先后发布了一系列新的诊断标准。1999 年的标准最为经典，满足下面任何一条即诊断为糖尿病：①空腹血糖(FPG)≥7.0mmol/L；②口服葡萄糖耐量试验 2 小时血糖(2h-PG)≥11.1mmol/L；③有典型的糖尿病临床症状，随机血糖(RPG)≥11.1mmol/L。2006 年只是作了小的修订，引入了糖耐量受损和空腹血糖受损的标准。

美国糖尿病协会(ADA)2003 年对 WHO(1999)标准进行了修订，将成人空腹血糖正常上限由 6.1mmol/L 下调至 5.6mmol/L，目的是早期发现糖尿病高危人群，以减少心血管事件。ADA 于 2010 年又发布新的标准，除了 WHO(1999 年)的 3 条诊断标准外，新增加了 HbA1c≥6.5%(表7-4)。

Tab. 7-4　Criteria for the diagnosis of diabetes

Test	Remark
FPG ≥7.0mmol/L	Fasting is defined as no caloric intake for at least 8h.
OGTT 2h-PG≥11.1mmol/L	The test should be performed as described by the World Health Organization, using a glucose load containing the equivalent of 75g anhydrous glucose dissolved in water.
RPG≥11.1mmol/L	In a patient with classic symptoms of hyperglycemia or hyperglycemic crisis,a random plasma glucose(RPG)≥11.1mmol/L
HbA1c≥6.5%	The test should be performed in a laboratory using a method that is NGSP certified and standardized to the DCCT assay

临床应用　中国目前还没有形成自己权威的糖尿病诊断标准，一般采用 WHO 的标准，同时参考 ADA 的标准。

在糖尿病的诊断中，还应特别注意 T1DM 和 T2DM 的鉴别诊断。除了根据临床症状外，实验室检测指标的意义也不容忽视。特别是胰岛相关抗体、酮体、胰岛素、C 肽以及胰岛素分泌试验等对 T1DM 和 T2DM 的鉴别诊断具有重要临床意义。一般来说，只有是 T1DM，胰岛相关抗体、酮体的检测才呈阳性；而胰岛素或 C 肽的分泌在 T1DM 时大幅下降，在 T2DM 时可能会降低，但有时还会升高。

临床上还应特别注意成人迟发性自身免疫性糖尿病(latent autoimmune diabetes of adults,LADA)的诊断，LADA 又称成人隐匿性自身免疫性糖尿病，是 T1DM 的一个亚型，其临床表现酷似 T2DM，但本质上还是属于自身免疫性 T1DM，由于其常在成年发病，常被误诊为 T2DM。临床上如果用降糖药效果不明显时，可检测其胰岛相关抗体、胰岛素或 C 肽，这样有助于其正确诊断和治疗。

3. 糖尿病急性并发症　糖尿病急性并发症主要包括糖尿病酮症酸中毒、非酮症高渗性糖尿病昏迷、糖尿病乳酸性酸中毒昏迷。

检测项目选择　常用的实验检测项目包括：①血糖和尿糖；②血酮体和尿酮体；③酸碱失衡情况（pH 和碳酸氢盐）；④细胞内脱水或治疗中的异常情况（如钾、钠、磷酸盐和渗透压等）。

实验诊断路径

（1）糖尿病酮症酸中毒（diabetic ketoacidosis, DKA）：糖尿病常见的一种严重急性并发症。DKA 的发生与糖尿病的类型有关，与病程无关，大约有 20% 以上的新诊断的 1 型糖尿病和少量 2 型糖尿病患者可发生 DKA。DKA 具有典型的高血糖、酮症和代谢性酸中毒"三联症"。

DKA 诊断需进行的实验室检查包括血浆葡萄糖、血尿酸、肌酐、血酮体、电解质（阴离子间隙）、血渗透压、尿常规、尿酮体和动脉血气分析。发生 DKA 时，血糖大大升高，一般在 16.7~33.3mmol/L，超过 33.3mmol/L 时多伴有高渗状态或有肾功能障碍。尿酮体检查呈阳性。如果留取尿样有困难或者肝、肾功能可能对尿酮测定有影响时，最好检测血液酮体，包括 β- 羟丁酸、乙酰乙酸。检测血清或血浆中的 β- 羟丁酸更能反映机体酮体的水平，因为其生成速度是乙酰乙酸的 3 倍以上。DKA 时，最常见的酸碱平衡紊乱是代谢性酸中毒，血液 pH 和二氧化碳结合力下降，阴离子间隙明显增大。

（2）非酮症高渗性糖尿病昏迷：简称糖尿病高渗性昏迷，是糖尿病的严重并发症之一，多见于 60 岁以上老年（2 型）糖尿病。临床上多表现为严重的高血糖，而基本上没有酮症酸中毒，血浆渗透压升高、失水和意识障碍等精神神经系统症状，故名非酮症高渗性糖尿病昏迷（nonketotic hyperosmolar diabetic coma, NHDC）。NHDC 是体内胰岛素相对缺乏导致血糖升高，并进一步引起脱水，最终形成严重的高渗状态。因此，胰岛素相对不足、液体摄入减少是 NHDC 的基本病因。严重高血糖和高渗透压是 NHDC 的主要特征。

实验室检查项目包括血葡萄糖、血浆渗透压、电解质及血酮体，尿液葡萄糖糖、酮体及蛋白等常规检查。一般来说，血糖特别高（≥33.3mmol/L），血渗透压高 [≥330mOsm/（kg·H$_2$O）]，以及尿糖强阳性，血酮体可稍升高，但 pH 大多正常。本症血浆渗透压升高程度远比糖尿病酮症酸中毒明显，加上本症患者有一定量的内源性胰岛素，故在血糖极高的情况下，一般不易发生酮症酸中毒，而且脂肪分解和胰岛素拮抗激素增高程度不及酮症酸中毒突出。

（3）糖尿病乳酸酸中毒（lactic acidosis, LA）：是由于各种原因导致组织缺氧，乳酸生成过多，或者是由于肝脏病变导致乳酸利用减少，清除障碍，血液乳酸明显升高。血液乳酸浓度检测是诊断乳酸酸中毒的特异性指标，血液丙酮酸的测定也有一定的意义。

临床应用　应该特别注意的是，糖尿病酮症酸中毒、非酮症高渗性糖尿病昏迷、糖尿病乳酸性酸中毒昏迷与低血糖均可引起昏迷，临床上应注意它们的鉴别诊断。

4. 糖尿病慢性并发症　糖尿病慢性并发症已经成为糖尿病致残、致死的主要原因。糖尿病慢性并发症累及多种组织器官，如心脑血管、神经系统、视网膜、肾脏等。其共同特点是发生大血管（动脉粥样硬化及心、脑、肾等病变和高血压等）、微血管（肾脏、眼底和神经）病变。糖尿病的慢性并发症的发病机制目前还不十分清楚，可能的机制包括蛋白质非酶糖基化作用、多元醇途径激活、蛋白激酶 C 激活氧化应激等。糖尿病的慢性并发症包括糖尿病肾病、糖尿病心血管并发症、糖尿病脑血管并发症、糖尿病神经病变、糖尿病视网膜病变和糖尿病足等。

检测项目选择　糖尿病慢性并发症的检测指标很多，见表 7-2。

实验诊断路径

（1）糖尿病肾病（diabetic nephropathy, DN）：已成为糖尿病常见的慢性并发症之一，大约有 30% 的 T1DM 患者和 20%~50% 的 T2DM 患者发生糖尿病肾病。其发病机制主要是高血糖引起的生化代谢异常，包括蛋白非酶糖基化作用、多元醇和 PKC 途径的激活等。微量白蛋白尿（microalbuminuria, MA）是糖尿病肾病的重要诊断指标。表 7-5 为美国糖尿病协会（ADA）为糖尿病肾病制定的诊断标准。

Notes

Tab. 7-5 Criteria for the diagnosis of diabetic nephropathy

Types	Urine albumin/creatinine （μg/mg）	24h urine albumin （mg）	Urine albumin excretion （μg/min）
normal	<30	<30	<20
microalbuminuria	30~300	30~300	20~200
albuminuria	>300	>300	>200

（2）糖尿病心血管并发症（diabetic cardiovascular complications）：包括心脏和大血管上的血管病变、心肌病变和冠心病。T1DM 和 T2DM 患者心血管并发症的危险性明显增加，其发病机制不是十分清楚，危险因素包括年龄、性别、血压、家族史等外，还包括高血糖、高胆固醇、HDL-Ch 降低、LDL-Ch 升高、Lp（a）升高、高胰岛素血症、胰岛素抵抗、ApoB 升高、小而密 LDL 增高等。对于糖尿病冠心病还可检测血肌钙蛋白 T 或者 I 等心肌损伤标志物。

临床应用 目前糖尿病慢性并发症没有十分特异的检测指标，一般采用多项指标结合临床综合评价。糖尿病是一个长期存在的疾病，因此必须对其进行监控，以观察疗效和疾病进程。糖尿病监控的重点是血糖水平。患者可以在自己家里可采用便携式血糖仪采用毛细血管血进行自我血糖监控（self-monitoring of blood glucose，SGMS），也可定期到医院进行空腹血糖测定。反映较长时间段的血糖平均水平可用糖化血红蛋白和果糖胺。胰岛素和 C 肽水平能较好地反映机体胰岛 β 细胞的功能。

（二）低血糖症

低血糖症（hypoglycemia）是指血糖浓度低于空腹血糖参考水平下限，同时伴有相应的临床症状和体征。目前没有统一的界定值，多数人建议空腹血糖低于 2.5mmol/L（45mg/dl），老年人低于 3.0mmol/L 可诊断为低血糖。临床症状是与交感神经和中枢神经系统功能异常相关，患者多出现多汗、战栗、恶心、脉搏加速，轻度头痛头晕，饥饿和上腹不适等非特异性症状。当血糖1.1mmol/L 时会引起严重的中枢神经系统损伤，出现头痛、头晕、意识模糊，严重者可出现神志丧失甚至死亡。

检测项目选择 低血糖症的实验室检查包括：

（1）空腹血糖的测定：空腹血糖连续 3 次的测定值小于 2.5mmol/L，即可诊断为低血糖。

（2）延长空腹时间血糖测定：适宜于空腹血糖处于临界水平，未达 2.5mmol/L 者。采取空腹禁食不禁水，并可令患者起床活动，每 4~6h 测定血糖，患者出现低血糖症状或血糖值 <2.5mmol/L时可终止试验。此方法因禁食时间太长，患者难以接受，故多在禁食 24~36 小时即终止试验。

（3）禁食 + 运动试验：在空腹状态下，令患者做蹬自行车运动 30 分钟，之后每 5~10min 抽血测定血糖，运动可促发内源性胰岛素释放，易于诱发低血糖。

（4）5 小时 OGTT 试验：主要诊断餐后低血糖。空腹后，口服葡萄糖 75g，然后每小时测血糖，早期的 2 型糖尿病及特发性功能性低血糖患者，常在服糖后 2~4h 发生低血糖症状，血糖可低至2.5mmol/L，但在短时间内即恢复至服糖前水平。

（5）血胰岛素测定：低血糖时测定血胰岛素对胰岛素瘤有诊断价值。低血糖时血胰岛素增高，多数为胰岛素瘤。但服用磺酰脲类药物时，胰岛素分泌也增加。

（6）血 C 肽水平测定：对胰岛素瘤患者，其血糖降低而 C 肽增高。服用磺酰脲类降糖药者，由于刺激 β 细胞，血 C 肽水平也可增高。

（7）胰岛细胞相关抗体测定：有助于自身免疫异常病变的诊断。

（8）血酮体水平测定：低血糖时，可同时做血酮体水平测定，有助于病因的鉴别。胰岛素瘤患者血 β 羟丁酸可正常或低于 0.6mmol/L，而严重肝脏疾病、营养不良、饥饿时 β 羟丁酸超过0.6mmol/L。

(9) 其他实验室检查:根据病情,可做有关内分泌激素及肿瘤的免疫学诊断检查。血、尿中磺酰脲类药物及乙醇浓度等检测。

实验诊断路径 低血糖症的诊断主要通过血中葡萄糖的测定,但要根本性治疗则需要根据实验室检查进一步找出低血糖的发病原因(图 7-3)。

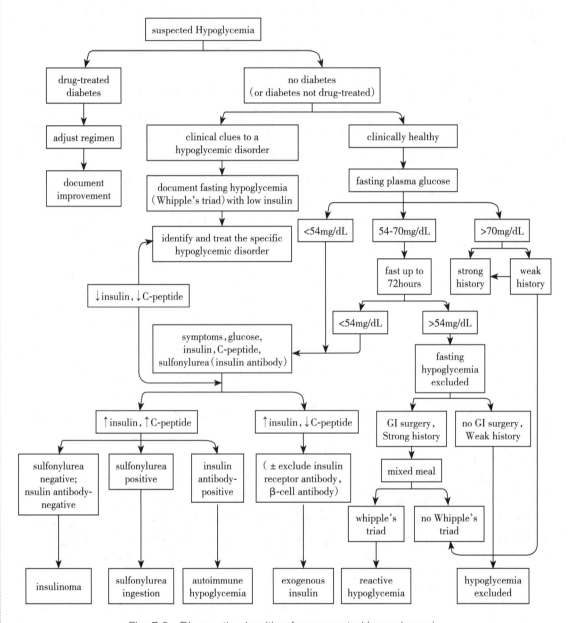

Fig. 7-3 Diagnostic algorithm for suspected hypoglycemia

临床应用 多种病因可引起低血糖症。科学的检查方法有助于其诊断。低血糖与饮食的关系常作为其分类的依据,这样既简单实用,又可从病史中获得较多信息,有助于病因诊断。下面是低血糖症的几种常见类型及其临床诊断。

(1) 新生儿与婴儿低血糖症:新生儿血糖浓度远远低于成人,平均为 1.94mmol/L(35mg/dl),并在出生后由于肝糖原的耗尽而迅速下降,所以在没有任何低血糖临床表现的情况下,新生儿血糖可降到 1.7mmol/L(30mg/dl),早产儿血糖可低至 1.1mmol/L(30mg/dl)。

新生儿低血糖症往往是短暂的,而在婴儿早期发生的低血糖很少是短暂性的,可能是由于遗传代谢异常或酮性低血糖引起,且多因禁食或发热性疾病而进一步降低。

Notes

（2）成人空腹低血糖症：成人低血糖症可能是由于肝脏葡萄糖的生成速率下降或机体对葡萄糖的利用增加所致。低血糖相当普遍，但真性低血糖（即低血糖紊乱）并不多见。真性低血糖常提示有严重的疾病并可能危及生命。通常血糖浓度低于 3.0mmol/L（55mg/dl）时，开始出现低血糖有关症状，血糖浓度低于 2.8mmol/L（50mg/dl）时，会发生脑功能损害。

诊断低血糖紊乱的经典试验是 72 小时禁食试验。血糖浓度降低合并低血糖的体征或症状，就可诊断为低血糖紊乱，但仅有血糖降低不能确诊。如果禁食期间未出现有关低血糖的体征或症状，则可以排除低血糖紊乱。

（3）餐后低血糖症：餐后低血糖症（postprandial hypoglycemia）可由多种因素引发。这些因素包括药物、胰岛素抗体、抗胰岛素受体抗体和先天性疾病（如果糖 -1,6- 二磷酸酶缺陷）等，也包括反应性低血糖症（reactive hypoglycemia）。反应性低血糖定义为一种临床病症，即患者在日常生活中出现的餐后低血糖症状，且血糖浓度低于 2.5~2.8mmol/L。其血糖标本的要求比较特殊，需要使用动脉化的静脉血或毛细血管血。

患者在餐后 1~3 小时有疲乏、心悸、肌痉挛等自觉症状，通过进食后可缓解 30~45min。有时也出现低血糖但无自觉症状，或血糖浓度正常却有自觉症状的情况。餐后低血糖比较少见，要确诊必须要在餐后出现自觉症状的同时出现低血糖，如果怀疑本病，则可进行 5 小时进餐耐量试验或 5 小时葡萄糖耐量试验。

（4）糖尿病性低血糖症：1 型和 2 型 DM 患者在药物治疗期间经常发生低血糖，称 DM 性低血糖症。使用胰岛素治疗的 1 型 DM 患者，每周出现 1~2 次症状性低血糖，每年大约 10 % 的患者受严重低血糖的影响。由于口服降糖药或使用胰岛素，2 型 DM 患者亦可发生低血糖，但其发生率低于 1 型患者。

（徐克前）

第二节　其他代谢性疾病实验诊断

本节对糖代谢紊乱以外的其他代谢性疾病进行阐述。主要包括代谢性疾病概述、实验检测和常见的其他代谢性疾病的实验诊断。

一、代谢性疾病概述

机体的物质代谢包括合成代谢及分解代谢。合成代谢是指机体吸收外界物质以转变成自身的组成成分；分解代谢是指将自身物质由生物大分子分解成小分子以提供机体所需的能量。主要的代谢物质有糖、脂类与蛋白质，通过三羧酸循环等机制，使三者的代谢互相联系、密不可分，构成生物体内普遍存在的有氧代谢途径。当机体代谢某一环节受阻，就会发生代谢紊乱。

（一）代谢性疾病的概念与分类

代谢性疾病是指机体物质代谢受阻或有缺陷，导致正常机体所需的物质缺乏或产生的有害物质的蓄积，引发一系列的临床症状、体征，甚至死亡。

代谢性疾病的分类尚不统一。常用的有：①病因分类，可分为遗传性代谢病、发育性代谢病、环境性代谢病；②代谢物质分类，如糖代谢紊乱、脂质代谢紊乱、氨基酸代谢紊乱等；③器官系统分类，如内分泌代谢疾病、神经系统代谢疾病、心血管系统代谢疾病等。

（二）机体物质代谢及调节机制

机体物质代谢系统是由许多连续且相关的代谢途径所组成。这些代谢途径的本质是系列的酶促化学反应。在正常情况下，各种代谢途径几乎全部按照生理的需求，有节奏、有规律地进行；同时，为适应体内外环境的变化，及时地调整，保持整体的动态平衡。

Notes

在生理状态下,机体的物质代谢表现为如下特征:

1. **物质代谢的整体性**　体内各种物质(包括糖、脂类、蛋白质、水、无机盐、维生素等)的代谢彼此相互联系,相互转变,相互依存,构成统一的整体。糖、脂类、蛋白质均可在体内氧化供能。糖是机体主要的供能物质;脂肪是能量的主要储存形式;蛋白质是机体的结构材料,在物质代谢中起主导作用。

2. **组织器官代谢途径及功能**　各具一定的特异性,因其所含有酶种类和含量各不相同。

3. **代谢调节的精细性**　机体的代谢调节分为三级:

(1) 细胞水平代谢调节:是机体物质代谢调节的基础,其本质是一系列的酶促化学反应,酶是核心因素。

(2) 激素水平代谢调节:激素是由特定的组织细胞分泌的化学信息传递物质,通过血液运输到特定靶组织,经特定的受体介导,发挥其组织特异性和效应特异性的调节作用,统称内分泌调控。详见第十三章内分泌疾病实验诊断。

(3) 整体水平代谢的调节:人体各种组织、器官和细胞,在功能上都处于一个严密的整体系统中,并在中枢神经的控制下,通过内分泌系统和神经系统,调节某些细胞的功能状态,实现神经-内分泌系统的调节,称为整体水平的调节。

二、其他代谢性疾病的实验检测

脂类代谢紊乱的部分内容在第八章心脑血管疾病实验诊断第一节作了介绍,糖代谢紊乱及内分泌代谢紊乱分别在本章第一节和第十三章内分泌疾病实验诊断做了介绍。本节着重阐述氨基酸、有机酸及嘌呤/嘧啶、黏多糖、铜代谢紊乱的常用实验检测。

(一)氨基酸测定

【原理】　氨基酸是构成蛋白质的基本单位。组成人体蛋白质的氨基酸有:①必需氨基酸,包括赖氨酸、色氨酸、苯丙氨酸、蛋氨酸(甲硫氨酸)、苏氨酸、异亮氨酸、亮氨酸、缬氨酸;②非必需氨基酸,包括甘氨酸、丙氨酸、脯氨酸、酪氨酸、丝氨酸、半胱氨酸、天冬酰胺、谷氨酰胺、天冬氨酸、谷氨酸。根据 R 基团的不同,氨基酸可分为含有二羧基-氨基的酸性氨基酸、含有二羧基-羧基的碱性氨基酸、含有一羧基的中性氨基酸。在临床上,检测氨基酸的目的是检查异常氨基酸代谢病。

【检测方法】　根据其等电点的差异,通常对可疑的氨基酸直接、间接的定量分析。临床常用的血浆氨基酸检测方法多数采用层析技术和高效液相技术等。

【参考区间】　见表 7-6。

Tab. 7-6　The reference of amino acid concentrations in plasma(μmol/L)

amino acid	Children		Adult	
	Average value	Interval range	Average value	Interval range
Glycine	166	117-223	231	120-553
Alanine	234	137-305	334	209-659
Serine	94	97-112	112	67-193
Threonine	76	42-95	162	79-246
Leucine	85	56-178	100	71-175
Isoleucine	43	28-84	54	35-97
Valine	162	128-283	169	16-315
Cysteine	60	45-77	74	48-141

续表

amino acid	Children		Adult	
	Average value	Interval range	Average value	Interval range
Methionine	14	11-16	21	6-39
Phenylalanine	42	26-61	57	37-115
Tyrosine	43	31-71	50	21-87
Aspartic acid	10	4-20	16	0-24
Glutamate	110	23-250	58	14192
Asparagine	295	57-467	603	413-690
Lysine	111	71-151	173	82-236
Arginine	53	23-86	81	29-137
Ornithine	33	27-86	69	29-125
Histidine	55	24-85	79	31-106
Proline	106	68-148	233	100-442

【临床意义与评价】　血浆中游离氨基酸浓度不高,但更新和交换速度快,有的氨基酸半衰期仅十几秒。组织中的氨基酸浓度比血浆高十几倍。氨基酸在体内分布以肌组织最多,约占50%,其次是肝脏占10%,肾脏占4%,血浆占1%~6%。血浆中氨基酸浓度呈昼夜周期变化,黎明前最低,傍晚时最高。

对氨基酸代谢病筛查,最好同时检测血浆和尿液,必要时做脑脊液检测。因为有些肾转运障碍引起的氨基酸蓄积,更易在尿液中检出。如肾源性的胱氨酸、精氨酸、赖氨酸和鸟氨酸在尿液中检出,是诊断氨基酸尿症的重要依据。

(二)有机酸及嘌呤/嘧啶测定

1. 有机酸测定

【原理】　有机酸是指氨基酸、脂肪、糖中间代谢过程中所产生的羧基酸。有机酸代谢病,是由于某种酶的缺陷导致相关羧基酸及其代谢产物的蓄积,引起代谢性酸中毒及脑、肝、肾、心脏、骨髓等脏器功能损害。因血液中有机酸的蓄积或尿液中有大量的有机酸排出,故又称有机酸尿症(Organic Aciduria)或有机酸血症(Organic Acidemia),是遗传代谢性疾病中较常见的病种。

有机酸代谢病除前驱物质蓄积外,旁路代谢产物也增加,体内常有多种有机酸异常。如甲基丙二酸血症、丙酸血症,此外还合并有甲基枸橼酸、甘氨酸、丙酮酸、谷氨酸的蓄积,使线粒体能量合成功能下降。脂肪酸β氧化异常导致脂肪酸及其相关代谢产物的异常增加,能量代谢障碍。

除了酶缺陷以外,辅酶的异常也可导致相关有机酸代谢异常。如维生素B12代谢障碍所致维生素B12依赖型甲基丙二酸血症、生物素代谢障碍所致多种羧化酶缺乏症。

【检测方法】　运用气相色谱-质谱联用分析尿有机酸可诊断多数有机酸代谢病。而脂肪酸代谢异常则需采用串联质谱进行酰基肉碱分析或酰基甘氨酸分析进一步生化诊断。血清氨基酸、有机酸、脂肪酸、肉碱测定亦有助于诊断。采用皮肤成纤维细胞或淋巴细胞可进行酶学诊断及基因分析。

【临床意义与评价】　通常以尿酮体、尿氨基酸、血糖、血气、血氨、血电解质、肝肾功能、心肌酶谱、乳酸、丙酮酸等作为筛查方法;尿有机酸分析,是临床常用的方法。

有机酸代谢异常患者的表现个体差异很大,由于缺乏特异性症状与体征,常常被漏诊或误诊。

Notes

2. 嘌呤 / 嘧啶测定

【原理】 嘌呤和嘧啶是合成核苷酸的原料,生理情况下在细胞内,不能在血浆和尿液中测得。核苷酸氧化后分解为嘌呤和嘧啶,其中,嘌呤在肝脏中再次氧化为 2,6,8- 三氧嘌呤,又称为尿酸。2/3 尿酸经肾脏随尿液排出体外,1/3 通过粪便和汗液排出,是常规血浆、尿液中唯一可测得的物质;嘧啶降解产生的 β- 丙氨酸和 β- 氨基异丁酸,它们分别参与肌肽 / 泛酸合成和进入三羧酸循环,这些氨基酸即使蓄积也无检测的标志。

【检测方法】 目前临床上最常用酶法检测血、尿中尿酸;嘌呤和嘧啶含量常用高效液相色谱分析方法。

【参考区间】 血清中尿酸:成年男性为 150~416μmol/L,成年女性为 89~357μmol/L(见表 7-7)。

Tab. 7-7　The reference of organic acid, purine, pyrimidine in urine(mmol/24h)

Material	Children	Adult	Material	Children	Adult
Uric acid	1.5 ± 0.3	3 ± 0.5	Orotic acid	<0.01	<0.01
Hypoxanthine	0.03 ± 0.01	0.07 ± 0.02	Orotidine	<0.01	<0.01
Xanthine	0.03 ± 0.01	0.05 ± 0.02	Uracil	7-33	0.04-0.1
Creatinine	<0.01	<0.01	Thymine	0-3	
Adenine	<0.01	<0.01			

【临床意义与评价】 尿酸是常规血浆、尿液中可测得的物质;而嘧啶降解即使蓄积也无检测标志。羊水的嘌呤、嘧啶检测具有产前诊断价值,如嘌呤核苷酸磷酸化酶缺乏症、二氢硫辛酰胺脱氢酶缺乏症。

(三)黏多糖测定

黏多糖是一种长链复合糖分子,由己糖醛酸和氨基己糖或中性糖组成的二糖单位彼此相连而成,可与蛋白质相连形成蛋白多糖。它是身体结缔组织的重要成分之一,可维持人皮肤及结缔组织的弹性。

【原理】 结缔组织中常见的黏多糖有透明质酸、软骨素、硫酸皮肤素、肝素及硫酸角质素等。正常情况下,黏多糖构成结缔组织中的非纤维成分,广泛地分布于软骨、角膜、血管壁和皮下组织。其降解依赖溶酶体中的糖苷酶、硫酸酯酶及蛋白酶所水解,其中任何一种酶的缺陷,都可影响某种黏多糖的分解,使黏多糖在溶酶体内积聚。如肝、脾、软骨、骨、心肌及神经组织内黏多糖大量堆积后,这些器官便发生营养障碍和功能异常。

【检测方法与临床意义】 由于黏多糖降解过程中缺陷的酶不同,器官组织中沉积的黏多糖种类亦不同,其临床表现亦异(表 7-8)。临床上常分为 7 型,其中一型为多种黏多糖病边缘性疾病。

Tab. 7-8　The etiology and Lab. index of various mucopolysaccharide diseases

Type	Etiology	Lab. index
I	α-1 iduronidase	positive of dermatin sulfate and heparan, lack of α-iduronidas In the urine
II	Iduronate-2-sulfatase	Urinary excretion of dermatin sulfate and heparan sulfate in the ratio of 1 : 1
III	Sulfuric acid amidase	The heparan sulfate increased, toluidine blue test is usually negative in urine
IV	IV A, Gal-6-sulfatase, IV B, β-Dgalactosidas	Toluidine blue sticky polysaccharide test is positive in urine

Notes

续表

Type	Etiology	Lab. index
VI	N- acetylgalactosamine-4-sulfatase	The main acid mucopolysaccharide is dermatin sulfate in urine
VII	β-D-glucuronidas	Urinary excretion of acid mucopolysaccharide increased. To determine the diagnosis requires a determination of β-D-glucuronidase lack in serum, tissue cells and urin

（四）铜测定

铜是人体必需的微量元素之一,在体内除参与构成铜蓝蛋白(ceruloplasmin,CER)外,还参与30多种酶和蛋白质的构成。如细胞色素 C 氧化酶、酪氨酸酶、赖氨酸氧化酶、多巴胺 β 羟化酶、单胺氧化酶、SOD 等,在人体内参与正常的造血功能、促进结缔组织形成、促进黑色素形成、维护毛发结构以及维持中枢神经系统正常结构和功能。

铜在正常成年人体内含 70~100mg,每日从食物和饮水中摄入量大约在 0.6~2.0mg。铜在小肠上段被吸收,入血液后 90% 以上与铜蓝蛋白结合,形成不可交换铜;5%~10% 与白蛋白、组氨酸结合,形成可交换铜。可交换铜可游离出来,经还原为 Cu^{2+} 后才可进入细胞。

【原理】 肝脏和小肠参与铜的代谢过程。通过铜转运有关的 P 型 ATP 酶(肠黏膜细胞含 ATP7A、肝细胞含 ATP7B),即铜离子转运磷酸化 ATP 酶 B(ATP7B),以协助铜离子以铜蓝蛋白的形式排出细胞进入胆汁。

在分子水平上构成的人体铜离子稳态调控系统包括:铜离子转运蛋白调控对铜的摄入,铜蓝蛋白作为铜离子储备与转运的载体,铜离子转运磷酸化 ATP 酶 B 调控铜的排出。

正常情况下,机体摄入铜的量远远超出需要的量。因而,机体铜的排出机制缺陷,在临床上更为常见,如肝豆状核变性。检测血清铜、铜蓝蛋白往往成为诊断肝豆状核变性的主要依据。还可以开展 ATP7B 突变位点分析等。

1. 血清铜测定

【检测方法】 常用原子吸收光谱分析方法。

【参考区间】 11.0~22.0μmol/L(70~140μg/dl)。

【临床意义与评价】 血清铜减低常见于肝豆状核变性;增高可见于甲状腺功能亢进、结核、风湿病和恶性肿瘤等。

2. 血清铜蓝蛋白测定

【检测方法】 一般采用免疫透射比浊法测定。

【参考区间】 成人,小儿 200~400mg/L。

【临床意义与评价】 铜蓝蛋白在血清中含量铰低,肝豆状核变性患者显著减低;慢性肝病(慢性肝炎、肝硬化)患者减低,但在疾病活动期反而可以增高;原发肝癌增高的概率 >8.3%,肝硬化增高的概率 >12.6%;重症感染、贫血时升高;胆道梗阻时也可增高;肾病综合征和营养不良时常降低。

三、常见的其他代谢性疾病实验诊断

（一）代谢综合征

代谢综合征(metabolic syndrome,MS)是一组相互联系的、以脂质代谢紊乱和糖代谢紊乱为主的代谢紊乱的组合,并经常同时出现于同一个体,故命名为代谢综合征。其最广为接受的症候群是促动脉粥样硬化的血脂异常、高血压和血糖升高,并且通常表现促凝和促炎状态,常伴有高尿酸血症、微量白蛋白尿等。促动脉粥样硬化血脂异常包括三酰甘油(TG)和载脂蛋白 B(apo B)

Notes

升高、高密度脂蛋白胆固醇(HDL-C)降低和小颗粒低密度脂蛋白(LDL)增加。绝大多数代谢综合征患者表现腹部肥胖和胰岛素抵抗,二者似乎是上述症候群的促成因素,但相关机制尚不清楚。临床采取控制体重、减低胰岛素抵抗、调整血脂、控制高血压等综合防治原则。

检测项目选择与实验诊断路径　除了测定血压、腰围及体重指数(BMI)等检查项目外,MS的诊断、预知、治疗和监控,均离不开实验检查。MS检测项目主要包括:①血清脂质检测(TG、HDL-C测定;有时也进行其他血脂测定);②血浆葡萄糖测定,有时也进行葡萄糖耐量试验、血清胰岛素测定;③其他:尿白蛋白测定、尿酸、炎症项目及血凝项目等测定。通过对血脂、血糖等代谢物的实验检测结果分析,结合病史、临床症状/体征及其他有关检查,即可对MS进行实验诊断。

临床应用　MS诊断标准一直存有争议,国内外多个学术组织曾先后提出多种MS诊断标准或定义。2009年IDF、AHA、NHLBI、WHF、IAS和IASO等组织就MS定义形成临时共识,使MS诊断标准可望趋于一致。

1. **世界卫生组织(WHO)标准(1998)**　胰岛素抵抗[定义为Ⅱ糖尿病,或空腹血糖受损(>5.56mmol/L或100mg/dl),或葡萄糖耐量受损],外加下列情况的2种或以上:①腹部肥胖(腰臀比男性>0.9,女性>0.85,或体重指数>30kg/m²);②TG≥1.69mmol/L(150mg/dl),和(或)HDL-C男性<1.03mmol/L(40mg/dl),女性<1.29mmol/L(50mg/dl);③血压≥140/90mmHg;④微量白蛋白尿(尿白蛋白分泌率≥30μg/min,或白蛋白/肌酐比≥30mg/g)。

2. **美国国家胆固醇教育计划成人治疗建议Ⅲ(NCEP ATP-Ⅲ)标准(2001)**　符合下列情况的任意3种或以上:①腰围男性>102cm,女性>88cm;②TG≥1.69mmol/L(150mg/dl);③HDL-C男性<1.03mmol/L(40mg/dl),女性<1.29mmol/L(50mg/dl);④血压≥130/85mmHg;⑤空腹血糖≥6.11mmol/L(110mg/dl)。美国心脏学会(AHA)和心肺血液研究所(NHLBI)2004年将空腹血糖改为≥5.56mmol/L(100mg/dl)。

3. **中华医学会糖尿病学分会(CDS)标准(2004)**　符合下列情况的3种或全部:①超重或体重指数≥25kg/m²;②空腹血糖≥6.11mmol/L(110mg/dl),或糖负荷后2小时血糖≥7.78mmol/L(140mg/dl),或已确诊为糖尿病并接受治疗;③血压≥140/90mmHg,或已确诊为高血压并接受治疗;④TG≥1.69mmol/L(150mg/dl),或HDL-C男性<0.9mmol/L(35mg/dl),女性<1mmol/L(39mg/dl)。

4. **国际糖尿病联盟(IDF)标准(2005)**　中心性肥胖(以种族特异的腰围定义,中国人男性>90cm,女性>80cm),外加下列情况的2种或以上:①TG≥1.69mmol/L(150mg/dl);②HDL-C男性<1.03mmol/L(40mg/dl),女性<1.29mmol/L(50mg/dl);③血压≥130/85mmHg;④空腹血糖≥5.56mmol/L(100mg/dl)。

5. **协议标准(2009)**　由IDF、AHA、NHLBI、世界心脏联盟(WHF)、国际动脉粥样硬化学会(IAS)、国际肥胖研究学会(IASO)等组织或机构商定,符合下列情况的任意3种或以上者为MS:①腰围加大(按种族特异标准,中国人男性>85cm,女性>80cm);②TG≥1.69mmol/L(150mg/dl);③HDL-C男性<1.03mmol/L(40mg/dl),女性<1.29mmol/L(50mg/dl);④血压≥130/85mmHg;⑤空腹血糖≥5.56mmol/L(100mg/dl)。

MS在21世纪更受到广泛关注。MS实验诊断是MS诊断的重要组成部分。MS是心血管病和糖尿病的重要危险因素,MS患者心血管病危险是常人的2倍,Ⅱ型糖尿病危险是常人的5倍,不同国家成年人MS患病率,一般在10%~40%范围内。MS产生与肥胖、少体力活动和遗传因素有关,前两者是可变因素,遗传因素可能也与环境因素共同产生作用。包括我国在内的世界上多数国家肥胖发生率呈上升趋势,造成较大心血管病和糖尿病危险,代谢综合征概念的提出及代谢综合征的诊断和治疗,具有重要公共卫生意义。

(二)苯丙酮尿症

苯丙酮尿症(phenylketonuria,PKU)又称高苯丙氨酸血症,是一种常染色体隐性遗传性疾病。因缺乏苯丙氨酸转化相应的酶,使苯丙氨酸不能转化为络氨酸,导致苯丙氨酸及酮酸蓄积并从尿中大量排出。临床主要表现为智能低下、惊厥发作、皮肤/毛发色素减低、鼠臭味尿。实验室检查血苯丙氨酸增高即可确定诊断。治疗上,以低苯丙氨酸配方奶,限制苯丙氨酸摄入为主。避免近亲结婚、高危家庭产前诊断为主要预防措施。尽早治疗,防止或减轻智力低下。

因缺乏的酶不同,临床分为两型:①经典型苯丙酮尿症是因苯丙氨酸羟化酶(phenylalanine hydroxylase,PAH)缺乏,苯丙氨酸转化为酪氨酸受阻;②非经典型苯丙酮尿症(只占10%~15%),因生物蝶呤代谢缺陷涉及多种酶,如辅酶四氢生物蝶呤(BH4)、三磷酸鸟苷环化酶(GTP-CH)、6-丙酮酰四氢生物喋呤合成酶(6-PTS)缺乏等,除了苯丙氨酸外,酪氨酸、色氨酸等芳香族氨基酸代谢均受影响,因而造成多巴胺、5-羟色胺等重要神经介质合成受阻,加重了神经系统损伤。

检测项目选择与实验诊断路径　根据患者的临床表现及有关的其他检查,选择相应的筛查试验项目(新生儿期筛查实验、尿三氯化铁试验、二硝基苯肼试验)和诊断试验项目(血浆苯丙氨酸浓度测定、尿蝶呤图谱分析、酶学诊断和DNA分析);结合患者的临床资料,对检测结果进行分析,即可对苯丙酮尿症进行实验诊断。

临床应用

(1) 筛查试验

1) 新生儿期筛查:新生儿喂奶3日后,采集足根末梢血,吸收滤纸上,晾干后采用Guthrie细菌生长抑制试验半定量测定。其原理是苯丙氨酸能促进已被抑制的枯草杆菌重新生长,以生长圈的范围测定血中苯丙氨酸的含量,亦可在苯丙氨酸脱氢酶的作用下进行比色定量测定,其假阳性率较低。当苯丙氨酸含量>0.24mmol/L时,应复查或采静脉血定量测定苯丙氨酸和酪氨酸。

2) 尿三氯化铁试验:用于较大婴儿和儿童的筛查。立即出现绿色为阳性,表明尿中苯丙氨酸浓度增高。

3) 二硝基苯肼试验:也可以测尿中苯丙氨酸,黄色沉淀为阳性。

(2) 诊断试验

1) 血浆苯丙氨酸浓度测定:增高可确定诊断。正常人苯丙氨酸浓度为0.06~0.18mmol/L,患儿血浆苯丙氨酸可高达1.2mmol/L以上,且血中酪氨酸正常或稍低。

2) 尿蝶呤图谱分析:应用高压液相层析(PHLC)测定尿液中新蝶呤和生物蝶呤的含量,用以鉴别各型PKU。典型PKU患儿尿中蝶呤总排出量增高,新蝶呤与生物蝶呤比值正常;6-PTS缺乏的患儿则新蝶呤排出量增加,其与生物蝶呤的比值增高;GTP-CH缺乏的患儿其蝶呤总排出量减少。

3) 酶学诊断:PAH仅存在于肝细胞,需经肝活检测定,不适用于临床诊断。其他酶的活性可采用外周血中红、白细胞或皮肤成纤维细胞测定。如干纸片法测定红细胞二氢蝶呤还原酶。

4) DNA分析:可对苯氨酸羟化酶、6-丙酮酰四氢生物蝶呤合成酶等进行基因突变检测。但对基因突变检测结果的分析应当考虑基因的多态性。

(三) 痛风

痛风(gout)是嘌呤代谢障碍所致的一组异质性慢性代谢病。其临床特点为高尿酸血症(hyperuricemia)、反复发作的小关节为主的急性关节炎、间质性肾炎和痛风石形成;严重者伴有关节畸形、尿酸性尿路结石;常伴随代谢综合征。临床上,根据病因和发病机制的不同,将其分为原发性和继发性两类,其中原发性痛风占绝大多数。秋水仙碱为痛风的特效治疗药物。如无肾脏受损,一般预后良好。减少摄入富含嘌呤的食物(如动物内脏、海鲜等),多饮水以促进尿酸排出是主要的预防措施。

检测项目选择与实验诊断路径　血尿酸测定为其必选的诊断试验项目;特殊检查项目可选择关节滑液检查和关节滑膜活检。结合前述之临床特点,根据高尿酸血症的诊断性试验结果,即可对痛风进行实验诊断。

临床应用　痛风实验诊断在考虑其临床表现的同时,主要依据血尿酸检测。

Notes

1. 尿酸检测　血中尿酸增高是本病的主要诊断依据。痛风时有明显的高尿酸血症(血液中尿酸浓度男性高于 420μmol/L,女性高于 360μmol/L)。但标本溶血和高尿酸饮食(如火锅)可使检测结果偏高。

2. 特殊检查　①关节滑液检查:急性发作时,抽取滑液检查,在光学及偏振光显微镜下显现白细胞内的针状尿酸钠结晶,中性粒细胞增高,通常为(5~75)×10^9/L,甚至高达 1000×10^9/L;②关节滑膜活检:证实有尿酸盐结晶存在。

3. 高尿酸血症　临床以原发性高尿酸血症为常见,但也见于其他原因引起的继发性高尿酸血症。如:各种类型的急慢性肾脏疾病、药物及毒物所致(如利尿剂、铅中毒和乙醇中毒等);糖尿病、长期禁食、肥胖等所致的酮症酸中毒或乳酸性酸中毒;肿瘤细胞大量增殖及抗癌药物化疗时;嘌呤代谢中特征性的酶原发性缺乏等。

(四) 糖原累积病

糖原累积病(glycogen storage disease,GSD)是一组由先天性酶缺陷所致的糖原代谢障碍疾病。这组疾病共同的生化特征是糖原分解代谢异常,使糖原在肝脏、肌肉、肾脏等组织中沉积而致病。临床以受累器官组织(肝脏、肾脏)增大和功能障碍为特征,如低血糖、肝肿大等。维持血糖正常水平是首选治疗方案,产前诊断是预防本病出生缺陷的主要措施。

因糖原合成和分解代谢中所必需的酶有多种。根据酶缺陷种类、糖原在体内沉积的部位不同,临床将糖原累积病分为多种类型,见表 7-9。其中 I、III、IV、VI 型以肝脏病变为主,II、V、VII型以肌肉组织受损为主。临床上,以 I a 型糖原累积病最常见。

Tab. 7-9　The main types and characteristics of glycogen storage disease

Type	Deficiency of the enzyme	Clinical characteristics
I a	Glucose-6-phosphatase	Severe hypoglycemia, Hepatomegaly, Hyperlipidemia
II	α-1,4 glucosidase	Hypotonia, Heart enlargement
III	Starch 1,6-glucosidase	Severe hypoglycemia, Hepatomegaly, Short stature, Myasthenia gravis, Hyperlipidemia
IV	Branching enzyme	Growth delay in childhood, Hypotonia, Hepatosplenomegaly, Liver cirrhosis
V	Muscle phosphorylase	Extreme fatigue after exercise, Muscle cramps
VI	Liver phosphorylase	Hepatomegaly, Mild hypoglycemia, Hyperlipidemia
VII	Muscle phosphofructokinase	Extreme fatigue after exercise, Muscle cramps, Hemolytic anemia

检测项目选择与实验诊断路径　常选择的检测项目包括:①筛查试验(血糖测定、肝功能测定、血脂测定、尿酸测定);②诊断试验(肾上腺素耐量试验、胰高血糖素试验、糖耐量试验);③分型诊断试验(肌肉组织或肝组织活检、DNA 分析)。根据实验室检查以糖代谢异常、受累器官功能减退等多指标异常的特点,结合临床受损脏器组织(肝、肾)肿大等临床特征,即可对糖原累积病进行实验诊断;但准确分型则需要酶学测定和基因诊断。

临床应用

1. 筛查试验

(1) 血糖测定:伴有低血糖症的肝肿大患儿,首选的筛查项目即是空腹血糖。 I a 型患者空腹血糖可降低至 2.24~2.36mmol/L,以肝脏病变为主的 III、IV、VI 型均有血糖不同程度的减低。

(2) 肝功能测定:以肝脏病变为主的 I、III、IV、VI 型均有不同程度的肝功能受损。

(3) 血脂及尿酸测定:血糖减低、血脂增高并伴有尿酸增高,表明多种物质代谢紊乱。

Notes

2. **诊断试验**　主要指反映机体糖代谢障碍的试验,即糖代谢功能试验。

(1)肾上腺素耐量试验:皮下注射 1 : 1000 的肾上腺素 0.02mg/kg,注射后 0 分钟开始到 60 分钟内,每隔 10 分钟进行血糖检测。60 分钟后,正常人血糖上升 40%~60%,而Ⅰ、Ⅲ、Ⅻ型患者血糖均不升高。

(2)胰高血糖素试验:肌肉注射胰高血糖素 30ug/kg,注射后 0 分钟、15 分钟、30 分钟、45 分钟、60 分钟、90 分钟、120 分钟分别测定血糖。正常人在 15~45 分钟内,血糖可升高 1.5~2.8mmol/L;Ⅰ、Ⅲ、Ⅳ型患者显示血糖反应低平;餐后 1~2 小时重复此试验,Ⅲ型血糖可转为正常。

(3)糖耐量试验:呈现典型糖尿病特征。

3. **分型诊断试验**

(1)肌肉组织或肝组织活检:活检组织作糖原定量和酶活性测定,可作为确诊的依据,但损伤性大。

(2)DNA 分析:目前研究较多的为葡萄糖 -6- 磷酸酶(G-6-Pase)基因,已检测出多种 G-6-Pase 基因突变,其中最多见于 R83C 和 Q347X,约占Ⅰa 型 GSD 的 60%;应用 PCR 结合 DNA 序列分析能正确地鉴定 88%Ⅰa 型糖原累积症患者携带的突变等位基因。

(五)肝豆状核变性

肝豆状核变性(hepatolenticular degeneration,HLD)又称 Wilson 病(WD)。是一种常染色体隐性遗传性疾病,因 P 型 ATP 酶(ATP7A 酶和 ATP7B 酶)异常导致铜在体内蓄积。P 型 ATP 酶是铜离子细胞内、外的转运体。ATP7B 酶将铜递交给铜蓝蛋白,并使多余的铜排入胆道;缺乏 ATP7B 酶是肝豆状核变性的病因;多余的铜在肝细胞内蓄积引起肝脏损害,沉积在角膜周边细胞内形成 K-F 环。故该病临床上以肝损害、眼角膜 K-F 环(角膜色素环)、锥体外系症状为主要表现。治疗上以减少铜的摄入、促进铜的排泄为原则。治疗越早,预后越好。对有家族史者进行产前检查是预防本病出生缺陷的主要手段。

检测项目选择与实验诊断路径　本病实验诊断所选择的筛查试验是:血清铜测定和尿铜测定;所选择的诊断试验是:血清铜蓝蛋白测定、血清铜蓝蛋白的氧化酶活性测定和 *ATP7B* 基因突变分析。结合临床肝损害、眼角膜 K-F 环、锥体外系症状为主的表现,实验室检查血清铜蓝蛋白、血清铜显著减低等特点,是肝豆状核变性实验诊断的重要依据。

临床应用及评价

1. **筛查试验**

(1)血清铜测定:正常人为 14.7~20.5mmol/L,90% 的 WD 患者血清铜降低;血清铜与病情和疗效无关,可能与饮食摄入铜有关,因此诊断价值有限,只能作为筛查项目;另外,原发性胆汁性肝硬化、慢性活动性肝炎、肾病综合征及严重营养不良等患者血清铜也可降低。

(2)尿铜测定:多数 WD 患者 24 小时尿铜量显著增加,服排铜药后尿铜进一步增高,体内蓄积铜大量排出后尿铜量渐降低,尿铜量可作为临床调整排铜药剂量参考指标;WD 患者通常尿铜量 >200μg/24h(正常 <50μg/24h),个别高达 1200μg/24h,少数患者正常或稍高;青霉胺负荷试验:口服青霉胺后正常人和未经治疗患者尿铜明显增高,但患者更显著;慢性活动性肝炎、原发性肝硬化等尿铜量也增高。

2. **诊断试验**

(1)血清铜蓝蛋白测定:血清铜蓝蛋白减低是诊断 WD 的重要依据之一。但有 5%~10% 的不典型 WD 血清铜蓝蛋白在正常低限或不低。

(2)血清铜蓝蛋白的氧化酶活性测定:该酶活性参考区间为 0.17~0.57(OD 值)。其活性间接反映血清铜蓝蛋白水平。用于 WD 的早期诊断。WD 早期即显著降低。

(3)*ATP7B* 基因突变分析:用于患者诊断、家系筛查和产前诊断。*ATP7B* 基因突变引起肝豆状核变性。

本 章 小 结

正常情况下,血糖水平在神经内分泌的调控下维持相对恒定,如胰岛素、胰高血糖素、葡萄糖转运因子、胰岛素样生长因子等都是重要的血糖调节因子。如果调控失常,在临床上则会导致高血糖症或低血糖症。糖尿病是一组复杂的代谢紊乱疾病,是由于胰岛素分泌缺陷和(或)生物学作用障碍而导致的以高血糖为特征的疾病。实验室检测在糖尿病的病因分类、临床诊断、疗效评估、并发症的鉴别诊断中起着十分重要的作用。血糖、OGTT、胰岛素等血糖调节物、酮体、糖化蛋白、自身抗体等都是临床上常用的检测指标。

其他代谢病虽不常见,随着人类生存环境、生活方式的改变呈增多趋势。这类疾病种类繁多、临床表现多样复杂,多数与遗传背景相关。在临床实践中,正确选择筛查方法十分重要,也是选择诊断试验、确定病因诊断的基础。

(侯治富)

参考文献

1. 徐克前. 临床生物化学检验. 北京:人民卫生出版社,2014.
2. 廖二元. 内分泌代谢病学. 第3版. 北京:人民卫生出版社,2012.
3. 王鸿利. 实验诊断学. 第2版. 北京:人民卫生出版社,2010.
4. Carl A. Burtis, Edward R. Ashwood, David E. Bruns. Tietz Textbook of Clinical Chemistry and Molecular Diagnostics. 5th Edition. Missouri: Elsevier Inc, 2012.
5. Nenad Blau, Marinus Duran, Milan E. Blaskovics, K. Michael Gibson. Physician's Guide to the Laboratory Diagnosis of Metabolic Diseases. Second Edition. Berlin: Springer, 2004.

Notes

第八章 心脑血管疾病实验诊断

第一节 脂质代谢紊乱的实验诊断

> **内容提要**
>
> 本章第一节简述了脂质的基本概念,重点阐述了临床常用脂质代谢紊乱指标的参考区间、临床意义和评价,在此基础上探讨了临床常见脂质代谢紊乱疾病的实验室检测,简述了国际和国内血脂指南和血脂检测的临床应用评级。第二节介绍了常用的急性心肌损伤和心衰的生物标志物以及主要心血管病危险因素的检测原理、方法、临床意义和评价,重点介绍了心肌损伤和心衰的生物标志物在急性冠脉综合征和心力衰竭实验诊断中的选择和应用。

脂类代谢紊乱及其相关的酶、受体的基因变异所致的代谢障碍综合性疾病,涉及人体许多器官和组织,其中以动脉粥样硬化性心脑血管疾病最为严重和常见。在临床上胆固醇、甘油三酯等血清脂质的检测是研究和处理动脉粥样硬化性心脑血管疾病风险的最重要的脂类指标。

一、概　述

(一)血浆脂质

血浆脂质包括甘油三酯(triacylglycerol/triglyceride,TG)、总胆固醇(total cholesterol,TC)、磷脂(phospholipid,PL)和游离脂肪酸(free fatty acid,FFA)等。血浆脂质以脂蛋白和乳糜微粒的形式存在于血液中,参与多种代谢性疾病的发生与进程。

(二)血浆脂蛋白

脂蛋白(lipoprotein,LP)是由脂质和蛋白质组成的复合物,一般以不溶于水的 TG 和 CE 为核心,表面覆盖有少量蛋白质和极性的 PL、FFA。依据超速离心技术可把血浆 LP 分成四大类:乳糜微粒(chylomicron,CM)、极低密度脂蛋白(very low density lipoprotein,VLDL)、低密度脂蛋白(low density lipoprotein,LDL)、高密度脂蛋白(high density lipoprotein,HDL)。

(三)载脂蛋白

载脂蛋白(apolipoprotein/apoprotein,Apo)构成并稳定 LP 的结构;修饰并影响 LP 代谢相关酶的活性;同时作为脂蛋白受体(lipoprotein receptor,LPR)的配体,参与 LP 与细胞表面受体的结合代谢过程。Apo 种类很多,一般分为 5~7 类,命名用英文字母顺序编码,每一类还有亚类。与动脉硬化关系最密切的是 ApoA、ApoB,其次为 ApoC、ApoE 等。

(四)脂蛋白代谢中重要的蛋白质

1. **脂蛋白受体(lipoprotein receptor,LPR)** 脂类在血液中以脂蛋白形式进行运送,并可与细胞膜上存在的特异受体相结合,被摄取进入细胞内进行代谢。目前发现的脂蛋白受体有低密度脂蛋白受体(LDL receptor,LDL-R)、极低密度脂蛋白受体(VLDL-R)和清道夫受体(scavenger receptor,SR)。

(1) LDL 或其他含 ApoB100、ApoE 的脂蛋白均可与 LDL-R 结合,内吞入细胞使其获得脂类,这种代谢过程称为 LDL-R 途径。大约 2/3 的 LDL 是依赖肝细胞的 LDL-R 清除的。

（2）VLDL-R 结构与 LDL-R 类似，对含有 ApoE 的脂蛋白残粒有高亲和性，对 LDL 则呈现低亲和性；不受细胞内 CHOL 负反馈抑制。

（3）SR 分为 A 类（SR-A）和 B 类（SR-B），配体谱广泛，对 oxLDL、LDL、HDL 以及 VLDL 都有较强的亲和性。

2. 脂质代谢酶类与特殊蛋白质　参与脂质代谢的主要酶系统有卵磷胆固醇酯酰转移酶、脂解酶、脂蛋白脂肪酶、肝酯酶和内皮细胞脂肪酶。脂类代谢过程中还有许多蛋白质如胆固醇酯转运蛋白和磷脂转运蛋白等参与。

（五）脂蛋白代谢与相关疾病

脂蛋白代谢可分为外源性脂质代谢和内源性脂质代谢。外源性代谢途径主要是从肠道摄入的食物脂质经一系列转变，生成 CM，经水解酶类作用通过相应受体被肝脏代谢的过程。内源性代谢途径包括：①由肝脏合成 VLDL，VLDL 转变为 IDL 和 LDL，LDL 被肝脏或其他器官代谢的过程；②HDL 的代谢过程。如图 8-1 所示。事实上，脂蛋白之间的相互作用远比上述的复杂，涉及许多载脂蛋白、酶类和目前还不清楚的一些其他因素。脂质与脂蛋白代谢紊乱可能导致人体多系统疾病的发生，从整体水平、细胞水平和基因水平探讨发病机制，寻找疾病实验诊断的新指标和新方法，此为该领域的研究方向。

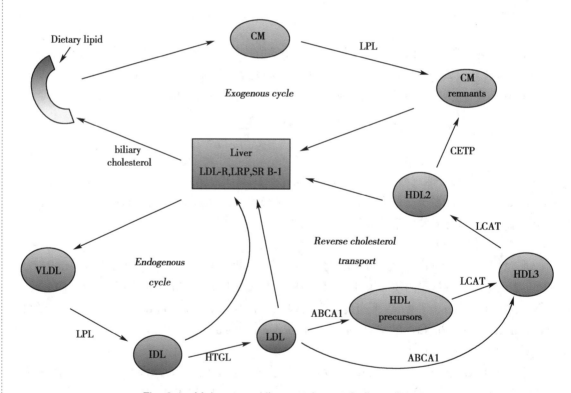

Fig. 8-1　Major normal lipoprotein metabolic pathways

CM, chylomicron; LPL, lipoprotein lipase; LDL-R, LOL receptor; LRP, LDL-R-related protein; SR B-1, scavenger receptor B1; VLDL, very low density lipoprotein; IDL, intermediate-density lipoprotein; LDL, low density lipoprotein; HDL, high density lipoprotein; HTGL, hepatic triglyceride lipase; ABCA1, ATP binding cassette transporter 1; LCAT, lecithin cholesterol acyltransferase; CETP, cholesteryl ester transfer protein.

二、脂质代谢紊乱的实验检测

血浆脂蛋白和脂质测定是临床生化检验的常规测定项目，主要用于早期发现与诊断高脂蛋白血症，协助诊断动脉粥样硬化症，评价动脉粥样硬化疾患的危险度，评价饮食与药物

Notes

治疗效果。

（一）常用血浆脂质检测

临床常用检测项目主要是:血清总胆固醇、甘油三酯和游离脂肪酸测定。

1. 总胆固醇（total cholesterol,TC）测定

【原理】　TC 是指血液中各脂蛋白所含 CHOL 之总和,分为酯化型胆固醇（CE）和游离型胆固醇（FC）,其中 CE 占 60%~70%,FC 占 30%~40%。

【检测方法】　酶法。

【参考区间】　合适范围:<5.18mmol/L（200mg/dl）;边缘升高:5.18~6.19mmol/L（200~239mg/dl）;升高:≥6.22mmol/L（240mg/dl）。

【临床意义与评价】　TC 主要作为心血管疾病高危险因素的评估指标和用于降脂治疗效果监测。血清TC 水平变化与以下因素有关:①性别与年龄（新生儿很低,哺乳后很快接近成人水平;中青年女性低于男性,女性绝经后 TC 水平较同龄男性高）;②饮食习惯（长期摄入高胆固醇、高饱和脂肪酸饮食）;③相关酶或受体基因发生突变。由于 TC 主要由 LDL 和 HDL 两种脂蛋白转运,而两者在脂类疾病发病机制中作用相反,故 CHOL 值并非越低越好。

2. 甘油三酯（triacylglycerol/triglyceride,TG）测定

【原理】　TG 构成脂肪组织,参与 TC、CE 合成及血栓形成。

【检测方法】　酶法。

【参考区间】　合适范围:<1.7mmol/L（150mg/dl）;边缘升高:1.7~2.25mmol/L（150~199mg/dl）;升高:≥2.26mmol/L（200mg/dl）。

【临床意义与评价】　受生理性因素如生活条件和饮食方式、年龄、性别等影响较大。

病理性升高见于:冠心病、急性胰腺炎等。病理性降低见于:低 TG 血症,指 TG<0.56mmol/L,原发性者见于无 β- 脂蛋白血症和低 β- 脂蛋白血症;继发性者见于继发性脂质代谢异常,如消化道疾病、内分泌疾患等。

轻至中度升高者（2.26~5.63mmol/L）患冠心病的危险性增加;当高 TG 同时伴有 TC、LDL-C 增高,HDL-C 减低,并同时存在冠心病其他危险因子时,对动脉粥样硬化和冠心病诊断更有意义;有研究表明,TG 水平与胰岛素抵抗有关,是糖尿病的独立危险因子;TG 重度升高有助于协助诊断急性胰腺炎。

3. 游离脂肪酸（free fatty acid,FFA）测定

【原理】　临床上将 C_{10} 以上的脂肪酸称为游离脂肪酸,主要由存储于脂肪组织中的 TG 分解释放入血,在末梢组织以能源形式被利用。其血中水平变化与许多生理及病理因素有关。

【检测方法】　滴定法、光度法、酶法、高压液相层析、气相层析法等。

【参考区间】　比色法 0.4~0.9mmol/L。

【临床意义与评价】　生理性改变:易受各种生理和病理因素的影响,饥饿、运动、情绪激动时,可使血中 FFA 水平升高;饭后及用葡萄糖后可使 FFA 降低。

病理性升高见于:任何能使体内激素水平升高的疾病、药物如咖啡因、避孕药等。

病理性降低见于:甲状腺功能低下、胰岛素瘤、垂体功能减低、艾迪生病及用胰岛素或葡萄糖后的短时间内、某些药物如阿司匹林、普萘洛尔等。

用于激素代谢异常疾病的协助诊断。多项研究结果提示降低饱和脂肪酸摄入和血浆水平对于心血管疾病有积极意义,但对于增加不饱和脂肪酸的摄入和水平仍然存在争议。

（二）常见血浆脂蛋白和载脂蛋白检测

目前以测定 LP 中胆固醇（CHOL）总量的方法作为 LP 的定量依据。对于 Lp(a),除了免疫学方法外,也可用电泳法测定血浆 Lp(a)中 CHOL。

1. 高密度脂蛋白胆固醇（high density lipoprotein cholesterol，HDL-C）测定

【原理】　高密度脂蛋白是血清中颗粒最小、密度最大的一组 LP。

【检测方法】　沉淀法、酶法。

【参考区间】　合适范围：≥1.04mmol/L（40mg/dl）；升高：≥1.55mmol/L（60mg/dl）；降低：<1.04mmol/L（40mg/dl）。

【临床意义与评价】　影响血浆 HDL-C 水平的因素很多，主要有：年龄和性别、种族、饮食、肥胖、饮酒与吸烟、运动、药物、疾病等。

HDL-C<1.29mmol/L 是诊断代谢综合征的指标。随着 HDL-C 水平升高，冠心病发病风险降低，HDL-C 每升高 1mg/dL，冠心病发病风险降低 2%~3%。血浆 HDL-C 水平高于 60mg/dL 是冠心病的一个相对独立的低风险因子。但是 HDL-C 水平也并不是越高越好。饮食、运动、药物或者并发的疾病都可能影响 HDL-C 的水平。美国临床内分泌学家学会的相关指南提示对于 HDL-C 偏低的冠心病高风险人群（已患冠心病或 10 年风险大于 20%）应尽可能提高 HDL-C 水平至少 40mg/dL 以上。

2. 低密度脂蛋白胆固醇（low density lipoprotein cholesterol，LDL-C）测定

【原理】　LDL 是富含胆固醇的脂蛋白，是作为 VLDL 代谢的终产物在循环中形成；也有一部分是由肝合成后直接分泌到血液中。LDL 与动脉粥样硬化的发生有一定关系。

【检测方法】　沉淀法、酶法、直接测定匀相法。

【参考区间】　合适范围：<3.37mmol/L（130mg/dl）；边缘升高：3.37~4.12mmol/L（130~159mg/dl）；升高：≥4.14mmol/L（160mg/dl）。

【临床意义与评价】　生理条件下 LDL-C 水平随年龄增高而上升，青年与中年男性高于女性，老年前期与老年期女性高于男性。LDL-C 水平增高见于家族性高胆固醇血症，Ⅱa 型高脂蛋白血症。

LDL-C 水平与缺血性心血管病发生相对危险及绝对危险上升趋势及程度与 TC 相似。低的 LDL-C 水平与低的冠心病风险直接相关，LDL-C 水平降低的患者粥样硬化程度趋于稳定和恢复。LDL-C 水平每降低 39mg/dL，冠心病的风险将降低 25%。

3. 脂蛋白（a）〔lipoprotein small a，Lp（a）〕测定

【原理】　Lp（a）由肝脏合成，是一种与纤溶酶原有显著同源性的富含胆固醇的脂蛋白，密度介于 HDL 和 LDL 之间，是一类与缺血性心、脑血管病有关的独立的脂蛋白。

【检测方法】　免疫透射比浊法、免疫散射比浊法。

【参考区间】　<300mg/L。

【临床意义与评价】　生理性改变：同一个体的 Lp（a）水平相当恒定，不同个体间差异很大。Lp（a）水平主要由遗传因素决定，不受性别、年龄、饮食、营养和环境影响；亦有报道女性闭经后有上升趋势，新生儿为成人水平的 1/10，6 个月后达成人水平；妊娠期妇女 Lp（a）出现生理性变动；黑人 Lp（a）水平明显高于白种人和黄种人。

病理性增高见于：①缺血性心、脑血管疾病；②外科手术、急性创伤和炎症；③肾病综合征和尿毒症；④除肝癌以外的恶性肿瘤等。病理性减低见于：肝脏疾病（慢性肝炎除外）。

Lp（a）升高是心血管疾病的独立危险因素，已在不同种族人群中得到验证。Lp（a）的浓度与冠心病风险呈现一个曲线的趋势。有研究表明，高浓度的 Lp（a）将心肌梗死的风险提高了 3~4 倍，并且 Lp（a）的基础水平与冠心病和其他血管疾病的死亡率显著相关。但是多项研究表明降低 Lp（a）水平并不能减轻冠心病的病情。目前 Lp（a）仅被看做一个与冠心病有因果联系的独立的风险因子。

4. 载脂蛋白（apolipoprotein/apoprotein，Apo）测定

【原理】　常见的载脂蛋白有 ApoA Ⅰ、A Ⅱ、B100、C Ⅱ、C Ⅲ、E 和（a），是利用相应的特异抗体

Notes

检测其含量。

【检测方法】　免疫透射比浊法、免疫散射比浊法。

【参考区间】　ApoA I 1.2~1.6g/L,ApoB 0.8~1.1g/L。

【临床意义与评价】　动脉粥样硬化(AS)和冠心病(CHD)时,ApoA I 下降,ApoB 升高;CHD 时 ApoB 升高比 TC、LDL-C 升高更有意义;而在脑血管疾病时,ApoA I 和 HDL-C 下降更明显, ApoB 往往正常或偏低。而 ApoB100 在大样本的 meta 分析中被证实比总胆固醇和 LDL-C 更能 作为冠心病的风险因子。ApoE 浓度与高脂血症、高血压及老年痴呆症有密切关系。研究表明 对接受他汀类药物治疗同时 HDL-C 水平低的人群,使用 ApoB/ApoA I 值能更好地提示第一次 急性冠脉事件。

(三) 脂蛋白代谢相关基因分析

脂蛋白代谢异常是多基因协调作用及环境因素共同作用的结果,有一定的家族性和遗 传性。

1. 常用载脂蛋白基因型分析

(1) ApoE 基因型分析:人类 ApoE 同一基因位点上存在着三个主要复等位基因:$\varepsilon2$、$\varepsilon3$、$\varepsilon4$, 编码产生 3 种基因即 E_2、E_3、E_4。大量人群调查发现,ApoE$\varepsilon4$ 等位基因可以显著升高健康人的 总 CHOL 浓度,使之易患动脉粥样硬化;相反,ApoE$\varepsilon2$ 等位基因的一般作用是降低 CHOL 浓 度,其降低效应是 ApoE$\varepsilon4$ 升高 CHOL 的 2~3 倍,临床研究发现,心血管疾病患者比起对照组的 ApoE$\varepsilon4$ 等位基因频率高;ApoE4/3 杂合子比 ApoE3/2 和 ApoE3/3 基因型者发生心肌梗死的年龄 更年轻。随着研究的深入,发现了其他少见的异构体(E_5,E_7)和一些 ApoE 的突变体,E_7 可能与 高脂血症和动脉粥样硬化有关。

(2) Apo C 基因型分析:经 DNA 测序证实,Apo C II 基因内含子 1 区含有二核苷酸重复序列 (TG)n(AG)m,具有高度的多态性。有文献报道,Apo C II 微卫星 DNA(TG)n(AG)m 某些等位基 因与冠心病具有一定的相关性。

(3) Apo(a)基因型分析:Apo(a)的基因位点调控 Lp(a)的浓度。在基因 5' 端侧翼 1.5kb 内 存在一个五核苷酸重复序列显示多态性即 (TTTTA)n 串联重复。研究表明,此多态性与血浆 Lp(a)浓度及 AS 发生有关。

2. 其他相关基因分析　载脂蛋白、脂蛋白和脂蛋白受体等基因缺陷的种类并非是单一 的,而是多位点多类型,多种基因突变。不同种族、不同人群基因缺陷的位点、性质及其突变点 可能不一样。目前使用 GWAS 和 Meta 分析探讨心血管疾病的易感多态性位点已有大量的文 献报道。比如 LPA 基因一些 SNPs 位点影响了 Lp(a)的浓度,与冠心病风险相关;HDAC9 基 因的亚型与缺血性休克的风险相关;ABCA1 基因和 APOA1 基因的亚型与 HDL-C 血浆浓度相 关等。甚至 HMGCR 基因和 PCSK9 基因已经作为高 LDL-C 浓度的药物治疗靶点。这些研究 验证了已知的一些位点,同时也发现了一些新的位点,大部分位点之间没有很强的联系,虽然 不断有新的报道,但是它们仅能代表一小部分的基因分型与疾病的风险,具体的机制和确切的 关系并不明确。

(四) 其他脂质测定

1. 过氧化脂质(lipid peroxide,LPO)测定

【原理】　LPO 是氧自由基与多聚不饱和脂肪酸反应的产物。

【检测方法】　荧光法、比色法。

【参考区间】　荧光法:男 2~4μmol/L;比色法:男(4.14 ± 0.781)μmol/L,女(3.97 ± 0.77)μmol/L。

【临床意义与评价】　生理性升高:LPO 水平有随年龄增高而增加的趋势。

病理性增高见于:肝疾患;糖尿病;脑梗死,心肌梗死和高脂血症;肾脏疾病;恶性肿瘤;骨质 疏松症等。LPO 测定有助于肝脏疾病的诊断和鉴别诊断。

Notes

2. 卵磷脂胆固醇脂酰转移酶(lecithin-cholesterol acyl transferase,LCAT)测定

【原理】 LCAT由肝合成并释放入血液,可催化HDL中的FC转变成CE,磷脂转变成溶血卵磷脂;参与胆固醇的逆向转运和组织中过量胆固醇的清除。

【检测方法】 放射免疫分析法、微脂粒底物法。

【参考区间】 放射免疫分析法:5.19~7.05mg/L;微脂粒底物法:262~502U/L。

【临床意义与评价】 病理性升高见于:原发性高脂血症、脂肪肝、胆汁淤积症初期、肾病综合征。病理性降低见于:急、重症肝炎、肝癌、肝硬化、先天性LCAT缺乏、无β-脂蛋白血症、阻塞性黄疸、尿毒症、甲状腺功能减退症、心肌梗死、低胆固醇血症、吸收不良综合征。

目前LCAT测定在临床并未普遍开展;关于LCAT的数据主要来自动物水平的研究。

3. 非高密度脂蛋白胆固醇(non-high density lipopmtein-cholesterol,非HDL-C)测定

【原理】 非HDL-C是指除HDL以外其他脂蛋白中含有的CHOL的总和,主要包括LDL-C和VLDL-C,其中LDL-C占70%以上。

【检测方法】 酶法。计算公式如下:非HDL-C=TC−HDL-C。

【参考区间】 <3.36mmol/L(130mg/dl)。

【临床意义与评价】 适用于TG水平在2.27~5.64mmol/L,特别适用于VLDL-C增高、HDL-C偏低而LDL-C不高或已达治疗目标的个体。有Meta分析表明非HDL-C水平的降低与冠心病风险的减少呈1:1的比例。

4. 小而密低密度脂蛋白(small dense low density lipoprotein,sd LDL)测定

【原理】 sd LDL是LDL中CHOL成分所占比例较小而蛋白质比例较大的一部分。其颗粒体积小、密度大,包含更少的CE,CHOL/ApoB比值更低,有更强的致动脉粥样硬化作用。

【检测方法】 沉淀法、均相法等。

【参考区间】 10.2~44.8mg/dl。

【临床意义与评价】 sd LDL-C水平是冠心病患者检测代谢综合征的有效指标。由于sd LDL与高TG在代谢上密切联系,并且高TG又与低HDL-C相伴,临床上常将高TG、低HDL-C及sd LDL增多三者同时存在合称为致动脉粥样硬化脂蛋白表型或脂质三联症。

三、常见脂质代谢紊乱性疾病的实验诊断

血浆脂类及脂蛋白的水平受多种基因及环境影响,脂蛋白代谢紊乱性疾病可归为原发性和继发性两类。

(一)原发性脂蛋白代谢紊乱症

患者多存在单个或多个基因缺陷。临床实验室可对载脂蛋白等进行基因分型,辅助对疾病的诊治。

1. 家族性高甘油三酯血症 多由LPL,APOC2,LMF1,GPIHBP1,APOA5,GPD1等基因的纯合或杂合突变所引发。临床常表现为高甘油三酯血症和反复发生的胰腺炎。

检测项目选择 其实验诊断必须结合上述的有关临床表现及家族史等,选择以TG、TC、VLDL和HDL为主的血脂检测项目,并对其相关基因进行检测分析。

临床应用 该病血脂异常主要表现为血浆TG显著升高,血浆TC通常正常,血浆TC/TG比值降低,其比值与疾病的严重程度呈负相关;血浆HDL-C降低,而载脂蛋白E水平升高。

2. 家族性高胆固醇血症(familial hypercholesterolemia,FH) 到目前为止,共发现6种可导致FH的致病基因,分别是LDL-R、Apo B$_{100}$、蛋白转化酶-枯草溶菌素9(proprotein convertase subtilisin/kexin type 9,PCSK9)、衔接子蛋白、胆固醇7-α-羟化酶、三磷酸腺苷结合转运蛋白G5和G8。纯合患者症状极为严重,表现为血浆LDL-C水平显著增高,皮肤多部位黄色瘤以及早发动脉粥样硬化,严重者儿童期即发生冠心病甚至心肌梗死而死亡;杂合FH患者的临床危险性不及

Notes

纯合 FH 患者严重。

检测项目选择　检测项目除常规的血脂检测(TC、TG)、脂蛋白和载脂蛋白检测外,还需选择上述导致 FH 的致病的基因检测。根据试验检测结果分析,结合其有关的临床表现及家族史,即可对 FH 进行实验诊断。

临床应用

(1) 在临床确诊的 FH 患者中约 50% 可检测到 LDL-R 基因突变,使患者血清 LDL-C 水平比正常范围升高了 2~3 倍。我国的 FH 患者 LDL-R 基因突变发生在 1-17 外显子,发生在第 4 外显子的突变类型最多,其次为第 13 号外显子,也有在内含子和启动子区的突变。

(2) LDL 中的载脂蛋白 95% 以上是 ApoB100,实验室检测表现为血浆 TC 浓度和 LDL-C 的浓度中度或中度以上增高。

(3) PCSK9 基因突变。该基因编码糖蛋白神经凋亡调节转化酶 1,可调节肝内外的 LDL-R 水平,影响血浆 LDL 水平。有两种突变类型,一是功能获得性突变,较罕见,可以使血浆 LDL 水平升高而导致严重高胆固醇血症和早发冠状动脉粥样硬化心脏病,如:D374Y,S127R,F216L,N157K,I474V,R306S,D129G,H553R,E670G,R128S;二是功能缺失性突变,较为常见,可以使血浆 LDL 水平降低而导致低胆固醇血症,如 C679X,Y142X,G106R,N157K,R237W,R46L,Q554E,L253F,A443T,S462P。

3. 高 HDL-C 血症　高 HDL 血症也属于一种病理状态。可由 CETP 缺陷、HTGL 活性降低引起。CETP 能够促进 HDL 中的 CE 转运到 VLDL 和 LDL 中,使 TG 得到交换。当 CETP 缺陷时,CE 的运输受到抑制。高 HDL-C 还可由 HTGL 活性降低或其他不明原因引起。研究表明极高的血浆 HDL-C 水平以及巨大 HDL 颗粒与冠心病的发生呈正相关。HDL 也有可能被蛋白修饰转变为促炎症微粒,促进心血管疾病的发生。

4. ApoCⅡ 缺陷症　由 ApoCⅡ 基因缺陷引起。ApoCⅡ 是 LPL 发挥催化作用的重要辅因子。其缺乏会使 LPL 功能降低,临床表现为高乳糜微粒血症。

5. ApoE 异常症　由 ApoE 基因缺陷引起。ApoE 通过与 LDL-R 或其他受体结合辅助清除循环中的 CM、VLDL、IDL 和 CM 残粒。$ApoE_2$ 与 LDL-R 亲和力很低,因而携带有纯合子 $ApoE_2$ 者的体内血液中有脂蛋白颗粒聚集,CM 残粒或 β-VLDL 易滞留而导致高 TC、TG 血症,高脂蛋白血症,易出现早期动脉粥样硬化。

6. 乳糜微粒潴留性疾病(chylomicron retention disease)　由 SARA2 基因缺陷引起。SARA2 基因编码的蛋白属于 GTPase 家族,支配细胞内蛋白质的囊泡运输。多发生于儿童期,表现为脂肪吸收不良和循环脂类水平低。

7. 其他家族性脂蛋白代谢紊乱疾病　包括家族性 CETP 缺陷症、ACAT 缺陷症、高 α 脂蛋白血症、高 Lp(a) 血症等。

(二)继发性高脂蛋白血症

某些原发疾病在发病过程中导致了脂质代谢紊乱,称继发性高脂蛋白血症,主要包括甲状腺功能减退(参见第十三章内分泌疾病实验诊断)、肾脏疾病(参见第十章肾脏疾病实验诊断)、糖尿病(参见第七章糖代谢紊乱及代谢性疾病实验诊断第一节)、酗酒、肥胖、药物等。大量饮酒者 VLDL 轻至中度升高,同时有高甘油三酯血症,严重者可伴有急性胰腺炎等。肥胖者游离脂肪酸的增加以及胰岛素抵抗引起 TG 增加,从而 VLDL、LDL-C、TC、sLDL 增加。而药物方面如肾上腺皮质激素用得不恰当,抗高血压药物等有可能对血脂水平产生影响。

(三)动脉粥样硬化(atherosclerosis,AS)

AS 是一种慢性进行性的疾病过程。其病因极其复杂,是遗传、环境、生活习惯等多种因素共同作用的结果。目前多数研究认为脂质代谢紊乱是 AS 的重要发病原因。AS 的预防和诊治,对减少缺血性心血管、脑血管疾病(CHD 及 AMI 等)临床事件的发生,有重要意义。

检测项目选择   主要检测项目为:血清脂质指标、炎症因素有关指标及凝血因子的检测。对上述实验检测指标的结果分析,结合患者的临床病史、家族史及症状、体征,可以对 AS 进行实验诊断。

临床应用

1. 血清脂质指标检测   主要表现为血浆高 TC、TG、LDL-C,低 HDL-C,Lp(a)、ApoCⅢ、ApoB 升高(详见本节中各相应项目检测的临床意义及评价)。

2. 炎症因素有关指标检测

(1) 超敏 C 反应蛋白(high sensitivity C-reaction protein,hs-CRP):hs-CRP 是 AS 病变活跃、斑块破裂、血栓形成或脑卒中的标志物之一,在 AMI 发生 3 小时后、卒中 12 小时后升高,未经溶栓治疗的 AMI 患者 hs-CRP 升高与梗死范围和心衰发生密切相关,hs-CRP 不高的 AMI 患者往往无并发症。

(2) 其他炎性细胞因子:可作为判断 AS 病变活跃或恶化的炎性因子,包括一些抗炎因子,也包括一些促炎因子。目前已证实的有:M-CSF、selectin family、MCP-1、IL-6、VCAM-1、ICAM-1、PDGF、TXA2、IL-6、IL-18、IL-10、TNF-alpha 等,均为非 AS 炎症特异性因子。

3. 凝血因子有关检测

(1) 纤溶酶原启动剂抑制物 Ⅰ(plasminogen activator inhibitor,PAI-Ⅰ)及相关基因检测:血浆 PAI-Ⅰ水平升高作为 AS 特别是预测冠心病发生 AMI 的 RR 升高。PAI-Ⅰ水平独立地与体重指数和腰臀围比值显著相关,并且与 TC 和 TG 水平也相关。4G/4G 等位基因型 PAI-Ⅰ水平高于 5G/5G 和 4G/5G 基因型,并易于发生年轻患者 AMI 等严重心血管事件。

(2) 纤维蛋白原(fibrinogen,Fg)检测:Fg 升高增加血流黏滞度,增强血小板聚集性,促血栓形成。Fg 的 RR 稍高于 TC,远高于 LDL-C,与体重指数、吸烟等风险因素相关,但与胆固醇水平的相关性比较低。冠心病患者血中 Fg 持续 >3g/L 是发生 AMI 和冠脉猝死的预兆。

(3) 凝血因子Ⅶ及相关基因检测:在中年男性中,因子Ⅶ的升高是冠心病独立的危险因素,水平上升 20%,5 年内发生冠心病的 RR 为 1.6。因子Ⅶ水平与 TC、TG 水平、吸烟、体重指数等密切相关。Arg353 等位基因的纯合子个体,血浆因子Ⅶ的水平高。

四、国际和中国血脂指南及血脂检测的临床应用评级

1988 年美国 NIH 的国家胆固醇教育计划公布了成人治疗组 Ⅰ(ATP Ⅰ)指南,此计划引起了国际重视;1993 年美国 NIH 公布 ATP Ⅱ,更加注重 HDL 水平,减轻体重,重视体力活动;2002 年,美国 NIH 公布 ATP Ⅲ,修正了主要 LP 新的目标值,临床调查统计表明,LDL-C 降低,确已减少急性冠状动脉事件的发生;2004 年 ATP Ⅲ补充报告中,建议对心血管病高危者,将 LDL-C 目标值降至 <70mg/dl。2014 年 Joint British Societies(JBS)发布了最新心血管疾病预防推荐指南,强调终身心血管事件风险评估,指出心血管结局由共同存在的危险因素联合作用决定;并将非空腹总胆固醇和 HDL 纳入心血管风险评估计算,非 HDL 将代替 LDL-C 成为临床实践和临床研究指标。2013 年美国心脏病学会 / 美国心脏协会(ACC/AHA)指南指出要以降低动脉粥样硬化性心血管疾病的风险为最终目标。

2007 年中国卫生部《中国成人血脂异常防治指南》制订联合委员会制订了《中国成人血脂异常防治指南》,认为在我国人群中血清总胆固醇升高不仅增加冠心病发生的危险,也增加缺血性脑卒中的发病危险,提出用"缺血性心血管病"危险,来反映血脂异常及其他心血管病主要危险因素的综合致病危险。这一新指标使得高 TC 对我国人群心血管健康绝对危险的估计上升至原来的 3~5 倍,更恰当地显示了血清胆固醇升高对我国人群的潜在危害。我国高脂血症开始治疗标准和治疗目标值划分建议见表 8-1。2013 年 ACC/AHA 的指南出台之后,我国部分学者专家就我国未来血脂异常防治的策略也进行了研讨,认为降低血 LDL-C 水平是防治动脉粥样硬化

Notes

性心血管疾病的基石,仍然是最主要的调脂治疗靶标,并且无论是从临床上的可操作性还是大众对调脂治疗及生活方式改变的理解方面,设立治疗目标值是很有必要的。在最新指南公布之前,2007 年血脂治疗标准和目标值仍可参照执行。有学者建议我们更应该参考国际动脉粥样硬化协会的建议,一级预防的 LDL-C 理想目标值 <100mg/dl,非 HDL-C<130mg/dl。在风险低的人群与个体可选接近理想的 LDL-C 水平 130mg/dl 和非 HDL-C<160mg/dl。二级预防的理想 LDL-C 水平为 <70mg/dl。

Tab. 8-1　Concentrations of TC and TG for dyslipidemia patients to start treatment and the target values

Danger level	Index	Therapeutic life-style change (mmol/L)	Drug treatment (mmol/L)	Target value (mmol/L)
low risk : 10-year risk (<5%)	TC	≥6.22	≥6.99	<6.22
	LDL-C	≥4.14	≥4.92	<4.14
intermediate risk : 10-year risk (5%~10%)	TC	≥5.18	≥6.22	<5.18
	LDL-C	≥3.37	≥4.14	<3.37
high risk : 10-year risk (10%~15%)	TC	≥4.14	≥4.14	<4.14
	LDL-C	≥2.59	≥2.59	<2.59
very high risk : ACS or ischemic cardiovascular disease with diabetes mellitus	TC	≥3.11	≥4.14	<3.11
	LDL-C	≥2.07	≥2.07	<2.07

表中数据摘自 2007 版中国成人血脂异常防治指南。

(涂建成)

第二节　心脏疾病的实验诊断

一、概　述

心脏和血管组成机体的循环系统,其主要功能是通过心脏有节律的收缩和舒张,将血液泵入血管并运送到全身各组织器官,完成体内的物质运输,保证人体正常新陈代谢的进行。心肌细胞和血管内皮细胞能分泌多种生物活性物质,如心钠肽、内皮素、内皮舒张因子等,说明循环系统也具有内分泌功能;心肌细胞所特有的受体和信号转导系统在调节心血管的功能方面起重要作用。

循环系统疾病包括心脏病和血管病,合称心血管病。心血管病是危害人民健康和影响社会劳动力的重要疾病。20 世纪初期全球心血管病死亡率仅占总死亡率的 10% 以下,21 世纪初期心血管病死亡率已占发达国家总死亡率的近 50%,发展中国家的 25%。在我国,心血管病已成为城乡人群的常见疾病和主要死亡原因之一。

冠心病是世界上最常见的死亡原因之一,其主要病理组织学基础是冠状动脉粥样硬化,粥样硬化斑块增大、破损或脱落导致冠状动脉供血不足甚至阻塞,引起心肌细胞的缺血、损伤甚至坏死。此外,心肌炎症、中毒、心脏移植、心肺复苏、风湿性疾病(如系统性红斑狼疮、多发性肌炎)等也可引起心肌细胞的损伤。高血压、风心病、心肌疾病以及心肌梗死存活的患者常常出现心力衰竭。心脏疾病的预防、早期发现和及时诊治,有极其重要的意义。

Notes

二、心脏疾病的实验检测

心脏疾病的实验室检查除常规血、尿检查外,多种生化、微生物和免疫学检查均有助于诊断。如感染性心脏疾病时心包积液或血液的微生物检查、细菌培养、病毒核酸及抗体等检查;风湿性心脏病时有关链球菌抗体和炎症反应(如抗"O"、血沉、C反应蛋白)的血液检查;动脉粥样硬化时血液各种脂质检查等,以上各项检测已在各有关章节中作了介绍。本节主要介绍急性心肌损伤的生物标志物检测(急性心肌梗死时血肌钙蛋白、肌红蛋白和心肌酶的测定,心力衰竭时血 BNP 或 NT-pro-BNP 等测定)。

(一)急性心肌损伤的生物标志物检测

心肌缺血损伤时的生物标志物较多,但反映心肌损伤的理想生物标志物应具有以下特点:①具有高度的心脏特异性;②心肌损伤后迅速升高,并持续较长时间;③检测方法简便迅速;④其应用价值已由临床所证实。冠心病是导致心肌缺血损伤最常见的病因,此外,心肌炎症、中毒、心脏移植、心肺复苏、风湿性疾病(如系统性红斑狼疮、多发性肌炎)等也可引起心肌细胞的损伤。急性心肌损伤的主要生物标志物如下所述。

1. 肌钙蛋白(troponin,Tn)测定

【原理】 肌钙蛋白是存在于骨骼肌和心肌细胞中的一组收缩蛋白。心肌肌钙蛋白(cardiac troponin,cTn)是肌钙蛋白复合体中与心肌收缩功能有关的一组蛋白,由肌钙蛋白 T(TnT,是调节蛋白的部分)、肌钙蛋白 I(TnI,含抑制因子,在骨骼肌中无表达)和肌钙蛋白 C(TnC,与钙结合的蛋白)三种亚单位组成,它们均由不同基因所编码。TnT 和 TnI 是心肌特有的抗原,当心肌损伤或坏死时,可因心肌细胞通透性增加和(或)cTn 从心肌纤维上降解下来而导致血清 cTn 增高。因此,血清 cTn 浓度变化对诊断心肌缺血损伤的严重程度有重要价值,可利用抗 cTnT 和 cTnI 的特异抗血清进行测定。

【检测方法】 放射免疫法或化学发光法。

【参考区间】 cTnT<0.1μg/L 为正常,>0.2μg/L 为诊断临界值,>0.5μg/L 可诊断急性心肌梗死;cTnI<0.2μg/L 为正常,>1.5μg/L 为诊断临界值。

【临床意义与评价】 肌钙蛋白(cTnT、cTnI)作为心肌损伤的标志物,对急性心肌梗死(acute myocardial infarction,AMI)、不稳定型心绞痛、围手术期心肌损伤、急性心肌炎等疾病的诊断、病情监测、疗效观察及预后评估,都具有较高的价值,其灵敏性和特异性均高于心肌酶,尤其对微小的、小灶性心肌梗死的诊断更有价值。

AMI 时,血清 cTnT、cTnI 开始升高时间为 3~6 小时,达峰值时间为 10~24 小时,恢复正常的时间分别为 10~15 天和 5~7 天,升高倍数分别为 30~40 倍和 20~50 倍,其诊断 AMI 的灵敏度分别为 50%~59% 和 6%~44%,特异性分别为 74%~96% 和 93~99%(见表 8-2,图 8-2)。由于肌钙蛋白升高在心肌梗死时的窗口期较长(cTnT 10~15 天、cTnI 5~7 天),不易诊断即时发生的再梗死,但对监测溶栓治疗和诊断胸痛发生后 1~2 周内的亚急性心肌梗死和隐匿性心肌梗死有一定意义。

Tab. 8-2　Cardiac marker of serum in AMI

	Start increases time(h)	Peak time(h)	Return normal time(h)	Sensitivity(%)	Specificity(%)
cTnT	3~6	10~24	10~15d	50~59	74~96
cTnI	3~6	10~24	5~7d	6~44	93~99
Mb	1~3	6~12	18~30	50~59	77~95
CK	4~10	12~36	72~96	—	—
CK-MB	3~6	12~24	48~72	17~62	92~100
FABP	0.5~3.0	—	12~24	78	—

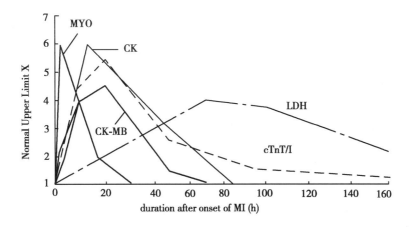

Fig. 8-2　The time course about rising of serum heart marker in AMI

不稳定性心绞痛时肌钙蛋白常升高,提示有小范围心肌梗死的可能。但骨骼肌疾病和肾衰竭时 cTnT 也可能升高,故 cTnT 升高时要注意排除非 AMI 的升高。

2. 肌红蛋白(myoglobulin,Mb)测定

【原理】 肌红蛋白是一种氧结合蛋白,和血红蛋白一样含有亚铁血红素,能结合和释放氧分子,因而有贮氧和运输氧的功能。Mb 存在于心肌和骨骼肌中,分子量小(17.8kD),易从坏死或损伤的肌细胞中快速释放出来,其血浆的半衰期为 8~10 分钟。正常时血中 Mb 含量很低,由肾脏排泄,当心肌和骨骼肌损害时,血中和尿中 Mb 水平升高,故测定 Mb 对心肌梗死和某些骨骼肌损害的诊断有意义。

【检测方法】 荧光免疫测定法、化学发光及电化学发光法等。

【参考区间】 男性:28~72μg/L;女性:25~58μg/L。

【临床意义与评价】 Mb 升高见于:

(1) 急性心肌梗死:AMI 发病后 3 小时内 Mb 开始升高,6 小时内阳性 75%,6~12 小时达峰值,12~24 小时阳性 59%,18~30 小时恢复到正常水平,其诊断 AMI 的灵敏度为 50%~59%,特异性为 77%~95%(见表 8-2,图 8-2)。由于 AMI 时 Mb 升高早于其他心肌标志物,故可用于 AMI 早期诊断和再梗死的发现,但其特异性较差。急性胸痛发作 6~10 小时 Mb 阴性可除外 AMI。

(2) 肌红蛋白尿症:主要见于遗传性肌红蛋白尿症(可伴有皮肌炎、肌营养不良、多发性肌炎)、挤压综合征和某些病理性肌肉组织变性、炎症等。

(3) 其他:急性骨骼肌损伤(挤压综合征)、肾衰竭、心功能衰竭和某些肌病。

3. 血清肌酸激酶(creatine kinase,CK)及其同工酶测定

【原理】 肌酸激酶也称为肌酸磷酸激酶(creatine phosphatase kinase,CPK),主要分布于骨骼肌和心肌,其次为脑组织,存在于细胞的胞质和线粒体中,肝脏和红细胞中测不到 CK 活性。CK 半衰期为 10~12 小时。CK 同工酶有三种:CK-MB(即 CK_2)主要分布于心肌中,是电泳时中速移动部分;CK-MM(即 CK_3)主要分布于骨骼肌和心肌,是电泳时慢速移动部分;CK-BB(即 CK_1)为脑型同工酶,主要分布于脑、前列腺、肠和肺等组织,是电泳时移动速率最快的部分。正常人血清中以 CK-MM 为主,CK-MB 少量(小于总 CK 活性 5%),CK-BB 极微量。因此,测定 CK 总活性,进一步分析 CK 同工酶的类型,对判断是否存在心肌梗死有一定意义。

【检测方法】 CK 总活性检测常采用速率法;CK-MB 检测方法较多,以免疫抑制法为主;CK-MB 质量(CK-MBmass)常用抗 CK-MB 的单抗测定。

【参考区间】 CK 总活性:男性 80~200U/L,女性 60~140U/L;CK-MB<15U/L;CK-MBmass<5μg/L。

Notes

【临床意义与评价】

(1) CK 总活性升高见于:

1) 急性心肌梗死:AMI 时 CK 在起病 4~10 小时内开始升高,12~36 小时内达高峰,3~4 天恢复正常(见表 8-2,图 8-2)。如果在 AMI 病程中 CK 再次升高,常表明有再次心肌梗死的发生。CK 是 AMI 早期诊断的较敏感的指标。

2) 心肌炎和肌病:病毒性心肌炎 CK 明显升高;Duchenne 肌萎缩时 CK 极度升高,但随病程延长而逐渐下降;多发性肌炎和各种原因引起的骨骼肌损伤、肌内注射氯丙嗪和抗生素以及剧烈运动等,CK 均可升高。

3) 手术:心脏手术或非心脏手术均可导致 CK 增高,其增高程度与肌肉损伤程度、手术范围、手术时间有密切关系。转复心律、心导管术及冠状动脉成形术等均可引起 CK 增高。

4) 其他:剧烈运动、某些药物等,亦可引起 CK 增高。

(2) CK-MB 升高见于:

1) 急性心肌梗死:AMI 时 CK-MB 在起病 3~6 小时内升高,12~24 小时内达高峰,2~3 天恢复正常,其灵敏度为 17%~62%,特异性为 92%~100%(见表 8-2,图 8-2)。如 AMI 发病后 CK-MB 一直升高不下降,说明心肌梗死在继续;若下降后又再次升高,常表明原梗死部位在扩展或有新的梗死的发生。AMI 时,CK-MB 变化早于 CK,对早期诊断 AMI 的敏感性也高于总 CK,其增高的程度能较准确地反映梗死的范围,高峰出现时间是否提前有助于判断溶栓治疗是否成功。CK-MBmass 是测定 CK-MB 蛋白浓度,可以提高对心肌损伤诊断的灵敏度和特异性。

2) 其他心肌损伤:心绞痛、心包炎、慢性心房颤动、心脏手术、安装起搏器、冠状动脉造影等,也可有 CK-MB 的升高。

3) 某些肌病和骨骼肌损伤:如肌营养不良、多发性肌炎、肌萎缩、挤压综合征、肌内注射等。

(3) CK-MB 亚型测定:对 AMI 诊断更有敏感性和特异性,对诊断 AMI 的敏感性高于 CK-MB 同工酶。CK 的 M 和 B 亚单位的羧基翻译后修饰(经血浆羧基肽酶水解除去了羧基端赖氨酸),即产生了 CK-MB 的各种亚型,虽然有 4 种亚型存在,但只有 3 种亚型存在于体内,其中血清 CK-MB_1 及 CK-MB_2 亚型对 AMI 诊断更有敏感性和特异性。正常时 CK-MB_1<0.71U/L,CK-MB_2<1.0U/L,MB_2/MB_1 比值 <1.4;若以血浆 CM-MB_2 活性 >1.0U/L、MB_2/MB_1 比值 >1.5 为临界值,则 AMI 发病后 2~4 小时诊断 AMI 敏感性为 59%,4~6 小时诊断 AMI 敏感性为 92%。MB_2/MB_1>3.8,提示冠状动脉再通,对诊断溶栓治疗冠状动脉是否再通也有一定价值。

4. 脂肪酸结合蛋白(fatty acid binding protein,FABP)测定

【原理】 脂肪酸结合蛋白存在于多种组织中,以心肌和骨骼肌中的含量最丰富。FABP 与清蛋白结合,是细胞内脂肪酸载体蛋白,在细胞利用脂肪酸的过程中起重要作用。

【检测方法】 主要有酶联免疫法、乳胶颗粒增强免疫测定、免疫传感器测定法等。

【参考区间】 <5μg/L。

【临床意义与评价】

(1) 急性心肌梗死:AMI 发病后 30 分钟~3 小时,血浆 FABP 开始升高,12~24 小时内恢复正常,其灵敏度为 78%,明显高于 Mb 和 CK-MB。故血浆 FABP 对早期诊断 AMI 较 Mb、CK-MB 更有价值,但尚未临床广泛应用。

(2) 其他:骨骼肌损伤、肾衰竭患者 FABP 也可升高。

(二)心力衰竭的生物标志物检测

1. B 型利钠肽(B-type natriuretic peptide,BNP)测定

【原理】 B 型利钠肽是心肌细胞分泌的一种神经激素利钠肽(亦称心钠肽),其主要功能是

Notes

增加尿钠排泄,降低血管紧张素-醛固酮引起的血管收缩及血压升高。心室肌细胞为 BNP 主要储存和释放部位,当心室压力增高,容积负荷增大时心肌细胞合成 B 型利钠肽前体(proBNP)释放入血,于心肌细胞外生成具有利尿利钠等生理活性的 B 型利钠肽(BNP)和非活性的 N-末端 B 型利钠肽前体(NT-proBNP)。BNP 和 NT-proBNP 是临床常用的、最稳定的心功能损伤标志物。

【检测方法】　免疫化学发光法。

【参考区间】　血 BNP 和 NT-pro-BNP 水平与年龄有关,老年人高于青年人。因检测方法不同,参考区间各家报道不一致。通常免疫化学发光法参考区间:①BNP:<65 岁者,BNP<50ng/L,>65 岁者,BNP<100ng/L;②NT-proBNP:<65 岁者,NT-proBNP<125ng/L,>65 岁者,NT-proBNP<250ng/L。

【临床意义与评价】　血 BNP 浓度不受肾脏功能影响,能更好反映心衰时心室压力的升高及容积的增加,而 NT-pro-BNP 具有半衰期长(NT-pro-BNP 为 60~120 分钟,BNP 为 20 分钟)、浓度较高、个体变异小、体外稳定性高、无需样品预处理等优点。由于不同检测系统间 BNP 和 NT-proBNP 测定结果具有良好的可比性,因此,目前认为 BNP 和 NT-proBNP 两者在心衰的排除诊断、诊断和预后评估中具有相同的应用价值。

(1) 心衰诊断和分级指标:心力衰竭患者无论有无心衰症状,BNP/NT-proBNP 水平均明显升高,且升高幅度与心衰严重程度呈正比,因此,BNP/NT-proBNP 水平升高可作为心衰早期诊断的筛选指标,结合临床表现和 BNP/NT-proBNP 升高水平可进一步对心衰严重程度进行分级。对于慢性心衰,如 BNP/NT-proBNP 水平小于年龄特异的参考区间,可除外心衰,阴性预测值可达到95%;对于急性心衰,双切点被应用于排除和诊断。美国心脏协会(AHA)对心衰分级及其相应BNP 水平见表 8-3,认为 BNP 是预测心衰有无及其严重程度的最准确的指标。

Tab. 8-3　NYHA class of heart failure

NYHA class	Clinical	BNP(ng/L)
NYHA Ⅰ	asymptomatic LV dysfunction	244 ± 286
NYHA Ⅱ	compensated CHF	389 ± 374
NYHA Ⅲ	decompensated CHF	640 ± 447
NYHA Ⅳ	refractory CHF	817 ± 435

注:①NYHA:纽约心脏病协会;②LV:左心室;③CHF:慢性心力衰竭。

应注意 BNP/NT-proBNP 的测定值与年龄、性别、体重和肾功能等有关,老龄、女性、肾功能不全时升高,肥胖者降低。除心衰外,临床可见 BNP/ NT-proBNP 升高的情形还有:①心肌梗死、心肌疾病;②心肌炎;③心脏瓣膜疾病;④心律失常;⑤贫血;⑥危重疾病;⑦肺心病;⑧急性或慢性肾衰;⑨肝硬化性腹水;⑩内分泌紊乱(如高醛固酮血症、肾上腺素瘤、甲亢)等。因此,当 BNP/NT-proBNP 水平升高或检测结果处于灰色区域时,需要临床医师结合相关病史和其他检查结果作出正确判断。

(2) 呼吸困难鉴别指标:心源性呼吸困难与肺源性呼吸困难很难鉴别,但前者 BNP 水平升高,后者不升高,以此可用于二者的鉴别诊断(图 8-3)。

(3) 心肌梗死后心功能监测和预后判断指标:AMI 发病早期(6~24 小时)BNP 水平即显著升高,1 周后达高峰,但此时临床可能不一定有心衰表现;BNP 水平还可以反映梗死面积和严重程度,对预后判断有一定意义。

(4) 左室肥厚、肥厚梗阻性心肌病和扩张性心肌病的判断指标:左心室肥厚是高血压性心血管疾病并发症的重要危险因素,高血压尤其是左心室肥厚者,血 BNP 水平明显高于血压正常者,其 BNP 升高与心肌肥厚程度有关,而与血压升高程度无关。BNP 水平与左心室射血分数呈明

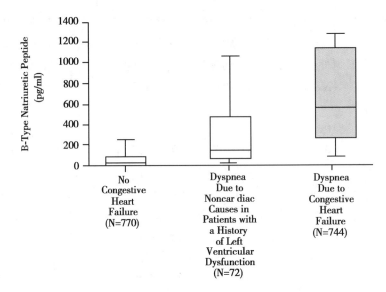

Fig. 8-3　Box plots showing median levels of BNP measured in the emergency department in three groups of patients（N=1586）

显的负相关,也是反映左心室超负荷(肥厚梗阻性心肌病、扩张型心肌病)的重要指标。

(5) 心衰治疗监测、病情观察的指标:BNP 是对容积敏感的激素,半衰期又短(18~22 分钟),可用于指导利尿剂及血管扩充剂的临床应用,以减少心衰临床死亡事件的发生率。

(6) 心脏手术病人心功能评估指标:通过对心脏手术病人术前和治疗中 BNP 检测,进行心功能评价,帮助临床选择最佳手术时机。

(7) 高危人群心衰的筛选指标:BNP 或 NT-pro-BNP 的检测可用于高危人群(肥胖、高血压、糖尿病、冠心病)心血管风险的早期发现,有助于在高危人群中早期发现心力衰竭,及时进行有效治疗从而显著地降低心衰的发病率和死亡率。

2. 半乳糖凝集素 -3(galectin-3,Gal-3)测定

【原理】 半乳糖凝集素 -3 属于半乳糖凝集素家族成员之一。Gal-3 存在激活的心肌巨噬细胞,在正常人心脏低表达,但在心肌纤维化和心力衰竭时,可检测到较高水平的 Gal-3。

【检测方法】 酶联免疫法。

【参考区间】 118~7500pg/ml。

【临床意义与评价】 Gal-3 与心脏纤维化和心脏重构直接相关,是心脏纤维化指标。对心衰长期预后的判断价值高于诊断价值。高浓度 Gal-3 增加心力衰竭的发生和死亡率的风险,是心力衰竭新兴的标志物。近年美国 FDA 已批准 gal-3 作为心衰患者预后判断的指标。

(三) 心脏疾病危险因素检测

危险因素虽然不是病因,也不是疾病诊断的依据,但危险因素常常与某些疾病的发生有关,可以提示某些疾病发生的危险性。因此,对心脏疾病有关的危险因素的研究和了解十分重要。世界卫生组织(WHO)预测,如果通过一系列方法减少心血管疾病的危险因素,可使人口健康预期寿命延长 5~10 年。心血管病主要的危险因素是:高血压、血脂异常、吸烟、糖尿病、肥胖和缺乏运动,其中前四项是当前心血管最主要的危险因素。文献报道,仅高血压可导致全球 50% 心血管患者死亡;高胆固醇血症可导致全球 33% 心血管患者死亡。

1. 血清脂质测定　血清脂质包括总胆固醇(TC)、低密度脂蛋白胆固醇(LDL-C)、高密度脂蛋白胆固醇(HDL-C)、甘油三酯(TG)、载脂蛋白、脂蛋白(a)［Lp(a)］等。脂质代谢紊乱是心血管疾病尤其是冠心病最重要预测因素。胆固醇水平与心血管疾病发生的危险性之间存在着密切的关系:TC 或 LDL-C 水平每降低 1%,冠心病的危险性可减少 2%;而 HDL-C 每增高 0.4mmol/L

Notes

(15mg/dl),则冠心病的危险性可降低 2%~3%。TG 是冠心病的独立预测因子,多伴有低 HDL-C 和糖耐量异常,后两者也是冠心病的危险因素。载脂蛋白 AⅠ(apoAⅠ)、载脂蛋白 B(apoB)、Lp(a) 的紊乱作为新显现的动脉硬化危险因素,也逐渐在临床上被用于冠心病风险程度的估计。因此, 血清脂质的检测对于冠心病的预测有重要意义,有关血清脂质的检测原理、方法、参考区间和临床意义,详见本章第一节。

【评价】　血脂水平的检测有利于了解是否有脂质代谢紊乱及高脂血症,对动脉粥样硬化和急性冠脉综合征的预防和诊治有重要意义。

2. **糖尿病及高血糖测定**　糖尿病在临床上最容易伴发的疾病是心脑血管疾病。研究表明,高血糖与心血管疾病密切相关,与无糖尿病的人群相比,男性糖尿病患者的心血管疾病危险升高 2~3 倍,女性糖尿病患者的心血管疾病危险升高 3~5 倍。糖化血红蛋白(HbA_{1c})每升高 1%,心血管疾病危险明显升高 11%。因此,2001 年美国胆固醇教育计划(NCEP)成人治疗组第三次报告(ATPⅢ)中就明确地把糖尿病从冠心病的危险因素提升为冠心病的等危症,其意义在于对糖尿病患者早期采取强化防治策略,强调减少心血管危险因素。有关血糖和糖代谢紊乱的检测原理、方法、参考区间和临床意义,详见第七章糖代谢紊乱及代谢性疾病实验诊断第一节。

【评价】　糖尿病是冠心病的等危症,糖尿病在临床上常伴发心脑血管疾病。因此,在心血管病患者或高危人群中,应常规进行血糖(空腹血糖、餐后 2 小时血糖)水平检测,以便早期诊断糖尿病,进一步采取强化防治策略。

3. **超敏 C- 反应蛋白(high sensitivity CRP,hs-CRP)测定**

【原理】　C- 反应蛋白(C-reactive protein,CRP)是一种能与肺炎双球菌的细胞壁 C 多糖发生反应的急性时相反应蛋白。CRP 是判断组织损伤的敏感指标,也是心血管炎症病变的生物标志物。由于健康人体内 CRP 水平通常 <3mg/L,因此筛查时应使用高敏感的方法检测,即超敏 C- 反应蛋白(hs-CRP)。大量研究显示,hs-CRP(与 LDL-C 相比较)是更为有效的、独立的心血管疾病预测指标,hs-CRP 在冠心病、卒中、周围血管栓塞等疾病的诊断和预测中发挥越来越重要的作用,是心血管病危险评估的重要指标。

【检测方法】　颗粒增强免疫比浊法、酶联免疫法。

【参考区间】　成人和儿童:0.068~8.2mg/L,中值 0.58mg/L;新生儿:≤0.6mg/L;出生后第 4 天至 1 个月的婴儿:≤1.6mg/L;分娩母亲:≤47mg/L。

【临床意义与评价】　多次检测血 hs-CRP>3mg/L,是炎症持续存在的信号,提示存在动脉粥样硬化的危险。因此,hs-CRP 也被用作心血管疾病危险性评估指标。美国心脏病协会(AHA)和疾病控制中心(CDC)联合委员会于 2003 年建议:hs-CRP<1.0mg/L 为低危险性;1.0~3.0mg/L 为中度危险性;>3.0mg/L 为高度危险性。如果 hs-CRP>10mg/L,表明可能存在其他感染,应在其他感染控制后再采血检测,以进一步除外心血管炎症性病变。

hs-CRP 是心血管炎症病变的生物标志物,是更有效的独立的心血管疾病预测指标。但 hs-CRP 是非特异性的,应注意排除其他感染、组织损伤、恶性肿瘤等。

4. **同型半胱氨酸(homocysteine,HCY)测定**

【原理】　同型半胱氨酸是蛋白质代谢过程中降解产物。正常时,血液中的 HCY 在酶和维生素 B_6、叶酸的存在下参与机体转硫基、转甲基过程,并被降解为半胱氨酸(cysteine,Cys),转换为部分蛋白质。当机体新陈代谢出现障碍时,HCY 因无法降解而在体内聚集,导致同型半胱氨酸血症(homocysteinemia)。高浓度的 HCY 可对血管内壁造成损害,使血管内膜增厚、粗糙、斑块形成,管腔狭窄甚至阻塞管腔,动脉供血不全,导致动脉粥样硬化和冠心病的发生。目前认为 HCY 与动脉粥样硬化性心脑血管疾病密切相关,是心脑血管疾病的独立危险因子。因此,血 HCY 水平的检测可用于心血管病危险性评估。

Notes

【检测方法】　主要方法有酶偶联法、酶联免疫法、荧光偏振免疫分析法等。

【参考区间】　5~15μmol/L。

【临床意义与评价】　高 HCY 与临床多种疾病有关，是心脑血管疾病发生独立的危险因素。流行病学资料显示：血 HCY 水平每升高 5μmol/L，冠状动脉疾病危险度增加 1.6 倍，脑血管疾病危险度增加 1.8 倍，外周血管疾病危险度增加 6.8 倍，其对心脑血管疾病危险性相当于胆固醇增加 0.5mol/L 所造成的危害。

（1）HCY 水平增高：以下疾病危险性可能增加：①动脉粥样硬化（AS）和心肌梗死（MI）；②中枢血管疾病（CVD）；③外周血管疾病（PVD）；④脑卒中、痴呆症和早老性痴呆（AD）；⑤糖尿病（DM）并发症。

（2）HCY 水平降低：可降低 AMI 等缺血性心肌损伤和其他缺血性血管疾病的发生。美国心脏协会（American Heart Association，AHA）建议控制血 HCY 水平 <10μmol/L，对于有多种高危因素的人群为合理目标。

三、常见心脏疾病的实验诊断

心脏病包括冠心病、心律失常、风心病、高血压心脏病、心肌炎、心肌病、先天性心脏病、慢性肺心病和心包炎等，其中冠心病、高血压、肺心病的患病率在逐年增加，而风心病的患病率则有降低趋势。心脏病的诊断应根据病史、体格检查、实验室检查和辅助检查等资料作出综合分析。心脏生物化学标志物的检测以及心血管危险因素的评估对心脏疾病的诊断、危险性分类和预后估计有较好的价值。

心脏生物化学标志物的应用原则：①应用目的在于帮助明确诊断，以避免漏诊和误诊，有助于及早进行有效治疗，减少其他不必要的检查和医疗资源的浪费，减少患者的痛苦和经济负担；②检测结果的解释，必须密切结合患者的病理生理改变、检测指标的时相变化和临床表现；③应同时注意其各项检测指标的标准化和方法学评价。

（一）急性冠脉综合征

急性冠脉综合征（acute coronary syndrome，ACS）是一组有关急性心肌缺血的临床表现的总称，其主要病理表现为动脉粥样斑块脱落或破裂、血小板聚集、血栓形成，引起心肌缺血和心肌坏死等；临床表现为不稳定型心绞痛（UAP）、非 ST 段抬高型心肌梗死（NSTEMI）和 ST 段抬高型心肌梗死（STEMI）以及心源性猝死。急性心肌梗死（AMI）具有发病急、进展快、死亡率高等特点，若未得到及时救助，可能会发生不可逆转的心肌损伤。

检测项目选择与实验诊断路径　ACS 实验诊断常选择的检测项目主要是心肌损伤标志物的检测：①首选反映心肌细胞损伤的 cTnT 或 cTnI、高敏肌钙蛋白（hs-cTn）检测；②不能查 cTnT 或 cTnI 时可查总 CK 和 CK-MB；③反映心脏功能损伤的 BNP 或 NT-pro-BNP；④主要心血管危险因素的检查，如血脂、血糖、超敏 C- 反应蛋白（hs-CRP）等；⑤必要时可查血常规、出凝血功能及肝、肾功能检测等。应结合患者的病史、临床症状和体征，特别是发病的时相因素及其他有关检查结果等，合理选择心肌损伤标志物的检测项目，正确分析心肌损伤标志物的检测结果，即可对 ACS 进行实验诊断。

临床应用　合理应用心肌损伤的生物标志物对 ACS 的正确诊断、危险性分类和预后评估有重要价值。

1. **怀疑 ACS 和 AMI 时应进行心肌损伤标志物检测**　目前 AMI 诊断仍沿用 WHO 标准，即临床表现、心电图和实验室化学检查，三者中有两项阳性即可诊断。对临床表现和心电图有明显改变者，在心肌损伤标志物检查结果报告前，应立即采取必要的诊治措施。

2. **心肌损伤标志物的时相变化**　AMI 诊断可应用两类标志物：①早期诊断标志物：如 Mb、CK-MBmass 和 FABP，在 AMI 发生 6 小时内血中即升高；②确诊标志物：如 cTnT 和 cTnI，在 AMI

Notes

发生后 6~12 小时血中升高。

3. **临床常用检测项目**　目前诊断心肌损伤(尤其是 AMI 和 ACS 危险分类)灵敏性和特异性最好的生物化学标志物是 cTnT 和 cTnI；了解 AMI 患者疗程中有无再梗死或梗死范围有无扩大时，CK-MB 和 Mb 是较好的标志物。因此，临床上 cTnT 或 cTnI 常与 CK 和 CK-MB 组合，用于 AMI 诊断。

4. **心肌酶**　对 ACS 和 AMI 诊断的灵敏性和特异性不如 cTn。在不能做 cTn 检测时，可以应用 CK-MB，或再加测总 CK。乳酸脱氢酶(lactate dehydrogenase，LDH)及其同工酶对诊断 AMI 具有较高的灵敏度，但特异性差，目前已基本上不作为 AMI 的检测指标。

5. **心肌损伤标志物检测结果判定**　①ACS 发病 6 小时内 Mb 阴性有助于除外 AMI；②发病 24 小时内 cTn 检测值至少应有一次超过参考范围的上限值(第 99 百分位点)；③CK-MB 检测至少两次超过参考范围的上限值(第 99 百分位点)；④如不能检测 cTn 或 CK-MB 时，总 CK 检测值应超过特定参考范围上限值的 2 倍以上。

6. **其他**　缺血修饰蛋白(IMA)、髓过氧化酶(myeloperoxidase)、CD40 配体、妊娠相关血浆蛋白等，也有在评价心肌缺血和 ACS 危险性分类方面的应用，但其临床应用极少，其特异性尚需进一步研究。

(二)心力衰竭

心力衰竭(heart failure，HF)是各种心脏结构或功能性疾病导致心室充盈及(或)射血能力受损而引起的一组综合征。由于心室收缩功能下降射血功能受损，心排血量不能满足机体代谢的需要，器官、组织血液灌注不足，同时出现肺循环和(或)体循环淤血，临床表现主要是呼吸困难、体力活动受限和水肿。HF 的常见病因是冠心病、高血压、慢性心脏瓣膜病、心肌炎和心肌病、糖尿病心肌病等。HF 的实验诊断对 HF 的预防和救治有重要意义。

检测项目选择与实验诊断路径　BNP 和 NT-proBNP 是 HF 诊断和鉴别诊断的首选检测指标。当患者有呼吸困难、体力活动受限和水肿，并有冠心病、高血压、慢性心脏瓣膜病、心肌炎和心肌病等心血管有关病史时，应尽早进行 BNP 或 NT-proBNP 检测。合理应用心衰的生物标志物检测，是 HF 实验诊断的重要途径。

临床应用　合理应用心衰的生物标志物对 HF 的正确诊断、危险性分级和预后估计有重要价值。

1. 怀疑 HF 时或对呼吸困难做鉴别诊断时，应检测血 BNP 或 NT-pro-BNP(但不需两者同时检测)，BNP 或 NT-pro-BNP 是检测心衰较好的生物标志物。

2. 除心衰外，临床可见 BNP/ NT-proBNP 升高的情形还有：①心肌梗死、心肌疾病；②心肌炎；③心脏瓣膜疾病；④心律失常；⑤贫血；⑥危重疾病；⑦肺心病；⑧急性或慢性肾衰；⑨肝硬化性腹水；⑩内分泌紊乱(如高醛固酮血症、肾上腺素瘤、甲亢)等。因此 BNP 或 NT-pro-BNP 在 HF 诊断和 HF 危险性分级应用中，必须紧密结合临床进行分析判断。

3. **影响因素**　BNP 或 NT-pro-BNP 水平可受多种因素(肥胖、肾小球滤过功能、甲状腺功能和某些激素水平等)影响，对结果分析时应考虑到有关因素的影响。此外，BNP 在体外稳定性差，采血后应尽快进行检测。

4. BNP 或 NT-pro-BNP 是否作为普通人群 HF 的筛查实验，尚无充分证据。

本 章 小 结

临床常用脂质代谢指标主要是：TC、TG、HDL-C、LDL-C、Apo(a)、ApoA 和 ApoB 等；常见的脂质代谢指标从不同角度反映人体脂质代谢改变，其异常往往提示相关疾病。脂质代谢血清学指标结合分子和遗传指标检测在原发性、继发性脂质代谢紊乱、心血管疾病诊治和预防中有重要的参考价值。

正确地应用心脏损伤标志物对急性冠脉综合征及心衰的及时诊断和救治十分重要：①在怀疑 ACS 和 AMI 时，应进行心肌损伤标志物检测；肌钙蛋白（cTnT、cTnI）作为心肌损伤的特异性标志，其灵敏性和特异性均高于心肌酶，对 AMI 尤其对微小的、小灶性心肌梗死的诊断更有价值；②BNP 或 NT-pro-BNP 是诊断心衰较好的心脏标志物，当怀疑 HF 时或对呼吸困难做鉴别诊断时，应检测血 BNP 或 NT-pro-BNP；③心血管危险因素虽然不是病因，也不是疾病诊断的依据，但常常与动脉粥样硬化的发生发展有关，可提示心血管疾病发生的危险性。

（周汉建）

参考文献

1. 万学红，卢雪峰 . 诊断学 . 第 8 版 . 北京：人民卫生出版社，2013.

2. 王鸿利 . 实验诊断学 . 第 2 版 . 北京：人民卫生出版社，2010.

3. 史旭波，胡大一 . 有关我国血脂异常防治策略专家会议纪要 . 中华内科杂志，2014，53（4）：316-317.

4. 中华医学会心血管病学分会，中华心血管病杂志编辑委员会 . 中国心力衰竭的诊断和治疗指南 2014. 中华心血管病杂志，2014，42（2）：98-122.

5. JBS3 Board. Joint British Societies' consensus recommendations for the prevention of cardiovascular disease (JBS3). Heart, 2014, 100 Suppl 2: ii1-ii67.

Notes

第九章　肝、胆、胰疾病实验诊断

内容提要

　　本章包括三个方面内容：概述了肝、胆、胰疾病主要相关基础理论；介绍了肝、胆、胰疾病临床常用实验检测项目(蛋白质检测、胆红素检测、酶学检测等)及其主要临床意义和临床评价；阐述了常见肝、胆、胰疾病及其重要症状(病毒性肝炎、自身免疫性肝病、酒精性肝病、肝硬化、原发性肝癌、肝性脑病、胰腺炎、胰腺癌、黄疸等)的主要实验诊断。其中后两个内容为本章重点。

第一节　概　　述

　　肝、胆、胰是腹腔内相毗邻的三个脏器，各具有独特的形态结构和特殊的生理生化特征，在维持机体正常生理功能、保证人体健康方面起着极其重要的作用；肝、胆、胰的损伤会引起人体一系列病理变化，导致疾病的发生。了解他们的正常组织结构、代谢特点、生理功能及其病理变化，对肝、胆、胰疾病及其有关症状的诊断、鉴别诊断、治疗、病情和疗效观察、预后判断，有重要意义。如了解蛋白质代谢功能、胆红素与胆汁酸代谢功能等，并对其进行实验检测(详见本章第二节肝、胆、胰疾病临床常用实验检测项目中蛋白质代谢功能、胆红素与胆汁酸代谢功能等检测原理及临床意义)，对了解肝胆胰的功能状态和进行肝、胆、胰疾病的实验诊断，有重要意义。

　　肝脏具有双重血液供应(肝动脉和门静脉)和两条输出通道(肝静脉与胆道系统)，从而有利于机体对氧和营养物质的吸收及对代谢产物和毒素的排泄。通过肝脏的实验检查，可以帮助了解是否有肝脏损害、肝脏受损程度及肝脏的功能状态。胆囊和胰腺在腹腔内与肝脏相互联通。胆汁是由肝细胞分泌的液体，经胆囊浓缩，促进脂类物质的消化吸收，胆囊及胆道疾病时会出现脂肪消化不良；胆道受阻胆汁流通不畅时，某些经胆道排泄的酶、胆红素等血液中的浓度会升高。胰腺参与合成淀粉酶(胰淀粉酶)，促进淀粉和糖类的消化吸收，胰腺病变时会出现血液和尿液中淀粉酶等浓度升高。

第二节　常用实验检测

　　通过肝脏的蛋白质代谢功能、胆红素和胆汁酸代谢功能、肝脏的酶学指标、脂质代谢功能、肝脏排泄和解毒功能等实验检测，可以帮助了解肝、胆、胰的功能状态，了解是否有肝、胆、胰的病变及其受损情况。临床常将了解肝脏功能状态的临床化学检测称为"肝功能试验(liver function test)"，但广义的肝功能试验应该包括所有能反映肝脏损伤及评估肝脏功能状态的试验检测。

一、蛋白质代谢功能检查

　　包括：血清总蛋白、白蛋白、球蛋白和白蛋白/球蛋白比值，血清蛋白电泳分析，血清前白蛋白,有关的特殊蛋白及血氨检测。临床最常用的是血清总蛋白、白蛋白、白蛋白/球蛋白比值测定,蛋白电泳和前白蛋白测定也较常用。肝脏在蛋白质代谢过程中起重要作用。

（一）血清总蛋白(total protein,TP)、清蛋白(albumin,ALB)、球蛋白(globulin,GLB)和清蛋白/球蛋白比值(albumin/globulin,A/G)检测

【原理】　血清总蛋白为血清所含的各种蛋白质的总称,包括清蛋白和球蛋白。所有血浆蛋白,除 γ-球蛋白由单核-巨噬细胞系统(非肝细胞)合成外,几乎均在肝脏合成。

清蛋白是主要血浆(清)蛋白,半寿期约为 19 天(15~21 天),为非急性时相蛋白,是机体的内源性营养物质和主要血浆载体蛋白,在维持血液胶体渗透压和评估机体各种膜屏障完整性上起重要作用。

球蛋白(亦称总球蛋白)由多种蛋白质组成,包括由肝细胞产生的补体、各种酶类、各种糖蛋白、各种脂蛋白、金属结合蛋白及由 B 淋巴细胞-浆细胞产生和分泌的免疫球蛋白等。球蛋白与机体免疫功能和血浆粘度密切相关。

【检测方法】　总蛋白常用双缩脲法,清蛋白常用溴甲酚绿法,球蛋白常为总蛋白减去白蛋白的计算值。

【参考区间】　与年龄有关(新生儿、婴幼儿与 60 岁以上的老年人稍低),与性别无关。成人血清、尿和脑脊液蛋白质检测参考区间,见表 9-1。各实验室应建立自己的参考区间。

Tab. 9-1　Protein reference range of serum and urine and CSF

	TP(g/L)	ALB(g/L)	GLB(g/L	A/G
serum	65~85	40~55	20~40	(1.2~2.4):1
urine	<0.15(g/24h)			
CSF	0.15~0.45			

成人血清 ALB(溴甲酚绿法)摩尔浓度换算:μmol/L=g/L × 15.2
成人血清 GLB 浓度(g/L)计算:GLB =TP−ALB

【临床意义与评价】　血清蛋白质检测是反映肝脏合成功能的重要指标。肝脏有很大的代偿能力,血清总蛋白和清蛋白检测主要反映慢性肝损害和肝实质细胞的储备功能。只有当肝脏损害达到一定程度或至一定病程后才能出现血清总蛋白和清蛋白的变化,急性或局灶性肝损害时他们多为正常。总蛋白减低常与清蛋白减低平行;总蛋白增高常同时有球蛋白增高。由于清蛋白和球蛋白在血清中常因增减相加或抵消而不易从总蛋白含量测定中判定其意义,因而计算清蛋白/球蛋白比值对诊断更有参考意义。

1. 血清蛋白含量的病理性变化及常见临床疾病

(1) 总蛋白:减低是指 TP<60g/L(低蛋白血症),常见于:①蛋白合成减少(中毒、坏死等严重肝损害和先天性抗体缺乏症等);②蛋白摄入不足(营养缺乏和营养不良);③蛋白丢失过多(肾病综合征、肾小球肾炎、大面积烧伤、蛋白丢失性肠病等);④慢性消耗性疾病(恶性肿瘤、甲状腺功能亢进、重症结核等);⑤血液稀释。

增高是指 TP>80g/L(高蛋白血症),常见于:①蛋白(主要是免疫球蛋白)合成增多(多发性骨髓瘤、巨球蛋白血症);②血液浓缩(脱水);③肝硬化(γ-球蛋白增高);④慢性感染性疾病(自身免疫性肝炎、脓毒症、梅毒、麻风、疟疾等)。

(2) 清蛋白:减低是指 ALB<25g/L(低白蛋白血症),临床较为常见。ALB 减低的原因及临床情况基本上同上述 TP 减低:①清蛋白合成减少(肝细胞严重损害);②蛋白摄入不足;③蛋白丢失增多;④蛋白消耗增多;⑤血液稀释(妊娠等)。

增高常伴 γ-球蛋白增高,常见于:①血液浓缩(严重脱水、饮水量不足、休克);②艾迪生病

Notes

（Addison's disease）。

（3）球蛋白：肝脏病变时常为 ALB 减低，GBL 增高。常见于：① 肝脏慢性炎症和纤维化；② M 蛋白血症（多发性骨髓瘤、巨球蛋白血症）；③自身免疫性疾病（SLE、风湿病等）；④肝外的慢性炎症和感染（结核、麻风等）。

球蛋白减低与肝脏疾病关系较少，常见于：①先天性 B 淋巴细胞缺陷、先天性无免疫球蛋白血症；②用免疫抑制剂及抗肿瘤治疗；③严重肝、肾疾病晚期；④ 3 岁以下婴幼儿。

2. 血清蛋白质检测的影响因素 除受测定方法的影响外，还受标本采集情况、机体状态、时间与季节等因素影响。分析检测结果时，必须考虑其有关影响因素。常见影响因素有：①激烈运动；②体位（卧位比直立位总蛋白浓度低，非卧位或站立时间大于 15 分钟，白蛋白浓度可增高）；③标本溶血（可引起总蛋白测定值增加）；④乳糜标本（结果偏高）；⑤止血带压迫静脉时间超过 3 分钟，总蛋白浓度可升高；⑥昼夜变化；⑦季节（6 月及 12 月可有低值与峰值之差）；⑧标本类型（血浆比血清总蛋白测定值高）。因此，血清蛋白质检测时，应在静止、空腹、卧位状态下采血，应避免标本溶血和乳糜血，通常用血清（也可用肝素抗凝的血浆）。

（二）血清蛋白电泳（serum protein electrophoresis，SPE）

【原理】 血清蛋白是由多种蛋白质组成，通过 SPE 可对血清蛋白的各种组分做定性及定量分析。SPE 时从阳极开始至少可分出五个区带：清蛋白、α_1 球蛋白、α_2 球蛋白、β 球蛋白和 γ 球蛋白。正常血清蛋白电泳扫描图形及其详细组分位置见表 9-2、图 9-1 和图 9-2。

Tab. 9-2 Electrophoresis area distribution of serum protein element

Prealbumin area	Albumin area	α_1 globulin area	α_2 globulin area	β globulin area	γ globulin area
prealbumin (pre-A)	albumin (A)	α1-lipoprotein (HDL)	α_2-macroglobulin (α_2-MG)	transferrin (Tf)	immunoglobulin IgA
		α_1-acid glycoprotein (α_1-AG)	Haptoglobin (Hp)	β-lipoprotein (LDL)	IgD IgE
		α_1-antitrypsin (α_1-AT)	Pre-β-lipo-protein (VLDL)	C-reactive protein (CRP)	IgG IgM
			Cholinesterase (CHE)	Complement	
			Ceruloplasmin (Cp)	Fibrinogen (Fib)	
				Hemopexin (Hpx)	
				Antithrombin Ⅲ (A-Ⅲ)	

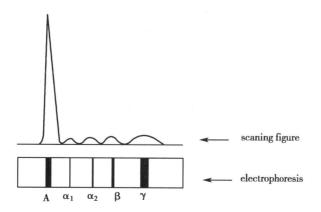

Fig. 9-1 Normal serum protein electrophoresis pattern

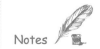

Notes

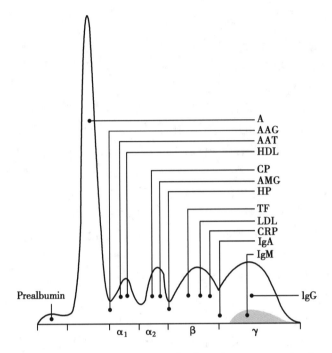

Fig. 9-2   Electrophoresis area distribution of serum protein element

【检测方法】 分析方法很多,临床常用醋酸纤维素薄膜法和琼脂糖凝胶法。

【参考区间】 最好用各组分蛋白百分率或实际浓度(绝对值)两种方式同时报告。各实验室应根据自己的实验条件建立参考区间。表9-3列出的参考区间引自《全国临床检验操作规程》第4版(醋酸纤维素薄膜法,丽春红S染色)。

Tab. 9-3   Typical serum protein electrophoresis reference pattern

Zone	g/L	Percentage of Total Protein	Zone	g/L	Percentage of Total Protein
Albumin	35~52	0.57~0.68	β	5.0~10.0	0.07~0.13
α_1	1.0~4.0	0.01~0.057	γ	6.0~13.0	0.098~0.182
α_2	4.0~8.0	0.049~0.112			

【临床意义与评价】
1. 临床常见病理的电泳图形　见图9-3及表9-4。

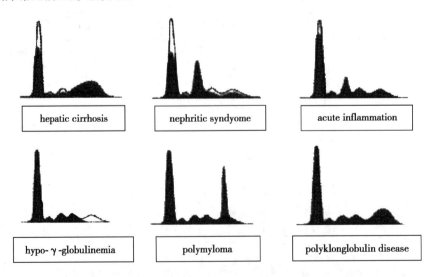

Fig. 9-3   Pathologycal electrophoresis pattern of serum protein

Tab. 9-4　Clinical commmon pathologycal electrophoresis pattern of serum protein

Disease	A	α_1	α_2	β	γ
hypoprotemia	↓↓	N,↑	N,↓	↓	↓,N
hepatitis	↓	N	N	N	↑
cirrhosis	↓↓	N	N	N	↑↑
severe damage of liver	↓↓	↓	↓	↓	↑
acute infection	↓	↑	↑	(↑)	N
chronic infection	↓	N	↑	N	↑
nephrosis syndrome	↓↓	N	↑↑	↑↑	↓
multiple myeloma, macroglobinemia	↓	N	N	N	↑↑
hyperlipidemia（hyperlipoproteinemia）	N	↑	↑	↑	N
malignant tumor	↓			↑	↑

（1）肝病型:表现为白蛋白减低,α_1、α_2和β球蛋白有减少倾向(高血脂时β球蛋白亦可增高),球蛋白增高。见于慢性肝炎、肝硬化、肝细胞癌(常合并肝硬化)。

（2）M蛋白血症型:表现为白蛋白轻度减低,单克隆γ球蛋白(亦有β球蛋)明显增高,偶有α球蛋白增高;在γ区带、β区带或β与γ区带之间出现致密浓集、峰型明显的M蛋白区带。见于多发性骨髓瘤、原发性巨球蛋白血症等。

（3）肾病型:表现为白蛋白及γ球蛋白减低,α_2及β球蛋白增高。见于肾病综合征和糖尿病肾病时。

（4）其他型:各种急、慢性炎症和应激反应时表现为α_1、α_2、β三种球蛋白均增高的炎症型;结缔组织病常伴有γ球蛋白增高;先天性低(或无)γ球蛋白血症时γ球蛋白减低(或消失);蛋白丢失性肠病表现为白蛋白及γ球蛋白减低,α_2球蛋白增高。

临床常见的几种疾病血清蛋白电泳图形变化,见图9-3及表9-4。

2. 单凭SPE不能确立诊断,但出现异常SPE图形时结合蛋白代谢紊乱和临床表现,可以对某些疾病或疾病组进行分类和评估其活动状况等。

3. SPE标本　必须用血清而不能用血浆(否则纤维蛋白原在β球蛋白区出现额外区带)。

（三）血清前白蛋白(prealbumin,PAB)测定

【原理】　PAB由肝细胞合成,分子量比ALB小,醋酸纤维膜电泳时向阳极泳动速度比ALB快,位于ALB前方,为一染色很浅的区带。PAB为一载体蛋白,能运输维生素A;与甲状腺素结合,故又称其为甲状腺素结合前清蛋白。

【检测方法】　目前临床多用免疫浊度法。

【参考区间】　成人(透射浊度法)为250~400mg/L(4.55~7.28μmol/L),儿童约为成人水平的一半,青春期急剧增加达成人水平。2种单位间可按 mg/L×0.0182=μmol/L 换算。各实验室应建立自己的参考区间。

【临床意义与评价】

1. PAB血清浓度　明显受肝功能改变和营养状况的影响。减低见于:①营养不良、慢性感染、恶性肿瘤晚期;②肝胆系统疾病(肝炎、肝硬化、肝癌及阻塞性黄疸),尤其早期肝炎和急性重症肝炎时有特殊诊断价值(其减低早于其他血清成分)。增高见于:Hodgkin病。

2. 肝脏损害的早期灵敏指标　PAB半寿期(约为2天),较其他血浆蛋白短,比清蛋白更能反映早期肝细胞损害。

(四) 与肝脏功能有关的特殊蛋白检测

除上述蛋白之外,还有多种特殊蛋白合成于肝脏,他们多属于急性时相反应蛋白(acute phase reactants 或 acute phase protein response)。当机体发生炎症、中毒和组织损伤等时,它们所发生的变化,一定程度上可反映肝脏的功能和状态。下面仅对 α_1-微球蛋白、α_1-抗胰蛋白酶、α_2-巨球蛋白、铜蓝蛋白予以介绍。

1. 血清 α_1-微球蛋白(α_1-microglobulin,α_1-MG)

【原理】 α_1-MG 为肝细胞和淋巴细胞产生的糖蛋白,电泳出现于 α_1 区带而得名。

【检测方法】 应用较多的是免疫比浊法。

【参考区间】 成人血清 α_1-MG 浓度(透射浊度法):10~30mg/L。各实验室应建立自己的参考区间。

【临床意义与评价】 ①降低:提示重度肝功能损害(其生成减少);②升高:多见于各种原因所致肾小球滤过功能损伤(目前更常检测尿 α_1-MG 浓度作为诊断近端肾小管损伤标志,(见第十章肾脏疾病实验诊断),也见于 IgA 型骨髓瘤、肝癌等;③定量免疫学方法,影响因素较多,对测定结果分析应考虑有关因素的影响。

2. 血清 α_1-抗胰蛋白酶(α_1-antitrypsin,α_1-AT 或 AAT)

【原理】 血清中最主要的糖蛋白酶抑制剂。调节内源性蛋白水解,对急性炎症性病变有一定限制作用,防止炎症引起的不恰当生化反应。

【检测方法】 多为免疫比浊法。

【参考区间】 成人血清 α_1-AT 浓度(透射浊度法):0.9~2.0g/L(16.6~36.8μmol/L)。2 种单位间换算公式为:g/L × 18.4=μmol/L。

【临床意义与评价】 增高见于:细菌性和病毒性炎症、肿瘤、急性胰腺炎、急性心肌梗死、外科手术后、妊娠和雌激素治疗后;减低见于:α_1-AT 缺乏症、重症肝炎、肝硬化、新生儿肝炎、阻塞性肺气肿等,α_1-AT<0.7g/L 应怀疑遗传性 α_1-AT 缺乏。测定标本为血清,采样后应尽快测定,必要时 4℃ 可保存 5 天;怀疑 α_1-AT 缺乏症的标本应保存于 -20℃以下。

3. 血清 α_2-巨球蛋白(α_2-macroglobulin,α_2-M)

【原理】 合成于肝细胞和网状内皮系统,是血浆中分子量最大的蛋白质。

【检测方法】 常用免疫比浊法。

【参考区间】 成人血清 α_2-MG:1.3~3.0g/L。

【临床意义与评价】 增高见于:①炎症性疾患、肝病、肾病综合征、早期糖尿病肾病等;②妊娠及口服避孕药;③更年期妇女及 2~4 岁小儿;④巨球蛋白血症。减低见于:①DIC;②类风湿性关节炎;③骨髓瘤;④恶性肿瘤晚期和进行期。

α_2-MG 属于急性时相蛋白。抑制纤溶,增强正常人外周血促凝活性,能与胰岛素结合并起活化作用,是锌的主要转运蛋白之一;除反应肝脏疾病外,还用于肾脏疾病和肾功能检测。

4. 血清铜蓝蛋白(ceruloplasmin,CP)

【原理】 由肝脏合成,主要由胆汁排出;是含铜的 α_2-糖蛋白,其纯品呈蓝色,因此又称为铜蓝蛋白;具有铁氧化酶活性(是亚铁氧化酶),故又称为铜氧化酶。

【检测方法】 多用免疫比浊法。

【参考区间】 成人血清:男性 0.15~0.30g/L(1.10~2.20μmol/L),女性 0.16~0.45g/L(1.17~3.30μmol/L)。2 种单位间换算公式为 g/L × 7.333=μmol/L。

【临床意义与评价】 减低主要见于:肝豆状核变性(Wilson 病)、营养性铜缺乏、严重肝病和严重低蛋白血症;增高见于:各种炎症等急性时相反应和各种胆道阻塞性疾病等。虽然 CP<0.2g/L 可能提示为 Wilson 病,但诊断 Wilson 病不能只观察 CP;肾性或肠道的丢失、大面积烧伤时从皮肤的丢失、肝病时的合成不足等,都可以引起 CP 下降。

Notes

（五）血浆凝血因子测定

人体凝血因子,除组织因子和钙离子均产生于肝脏。尤其维生素 K 依赖因子(Ⅱ、Ⅶ、Ⅺ、Ⅻ因子)能敏锐地反映肝脏蛋白合成功能。目前凝血因子检查多未被列入肝功能检查中。

（六）血氨测定

【原理】 正常人体中含有少量游离的氨(ammonia,NH₃)。氨是有毒物质,肝脏将氨合成尿素,是保证血氨正常的关键。当肝脏功能严重损害(80% 肝组织遭破坏)时,氨不能被解毒,在中枢神经系统聚集,会引起肝性脑病。

【参考区间】 18~72μmol/L。

【临床意义与评价】

1. 反映肝脏解毒功能　是重要的临床急诊检测项目。增高见于:①严重肝损害(肝性脑病、肝硬化、肝癌、重症肝炎等肝昏迷时);②尿毒症;③上消化道大出血;④肝外门脉系统分流形成;⑤过多进食高蛋白饮食和运动后可有生理性增高。减低见于:低蛋白饮食和严重贫血等。

2. 血氨测定受多重因素影响　标本应采集于经处理的无氨密闭的玻璃器皿中,采取后应立即置冰水中,并尽快送检,必须在采血后 15 分钟内分离出血浆进行测定。临床结果分析应注意排除血氨测定的各种影响因素:①血氨浓度很低,且标本中氨又极不稳定,易被外界污染;②溶血标本使血氨测定结果假性升高(红细胞内氨浓度是血浆的 23 倍);③吸烟使血氨浓度增高(标本采集前一天午夜后禁止吸烟);④高水平 GGT 使谷氨酸盐分解产生氨;⑤运动及采血时压迫肌肉会使静脉血浆氨浓度升高。

二、胆红素代谢功能检测

包括血清总胆红素、非结合胆红素及结合胆红素测定,尿液胆红素和尿胆原测定,粪胆原和粪胆素检查。

【原理】 胆红素是胆汁的重要成分之一,与脂类的消化吸收及黄疸的形成有重要关系。

1. 胆红素形成与转运　胆红素是各种含血红素蛋白中的血色素在一系列酶作用下的降解产物。非结合胆红素(unconnect bilirubin,UCB),又称为游离胆红素或间接胆红素(大部分来自于破坏或衰老红细胞的血红蛋白,少部分来源于骨髓和肝脏),在循环血中与清蛋白结合,经血循环进入肝脏前又与清蛋白分离,被肝细胞摄取,在一系列酶的作用下生成水溶性强的结合胆红素(connect bilirubin,CB),又称为直接胆红素。血清总胆红素(serum total bilirubin,STB)为非结合胆红素和结合胆红素的总量。正常成人每天生成胆红素 250~350mg。

2. 胆红素转化和肠肝循环(图 9-4)　在肝脏形成的 CB 随胆汁进入肠腔后,被肠道细菌作用分解形成尿胆原(urobilinogen,URO)等胆素原,进而被氧化成尿胆素、粪胆素等黄棕色的胆素,大部分随粪便排出体外;少部分由肠道吸收,经门静脉回肝;回肝后的 URO,大部分又被肝细胞摄取再转变为 CB 并再排入肠腔(此即胆红素的肠肝循环),少部分从门静脉入体循环,进入肾脏,随尿排出。尿中的尿胆素原被氧化为尿胆素,是尿液颜色的主要来源。

3. 黄疸　胆红素为脂溶性有毒物质,肝脏对胆红素有强大的解毒作用。正常情况下血中胆红素浓度保持相对恒定;当胆红素代谢发生障碍时,如:①非结合胆红素或 / 和结合胆红素生成增加;②肝细胞摄取非结合胆红素能力降低;③肝细胞转化胆红素能力降低;④肝细胞及肝内外胆红素分泌排泄功能障碍等,会引起血、尿胆红素和尿胆原发生变化。高胆红素血症(血 STB 增高)时会出现黄疸。临床常根据黄疸的原因不同,将黄疸分为三种类型:

(1) 溶血性黄疸(肝前性黄疸):由于红细胞的寿命缩短造成 UCB 增多,超过了肝细胞对胆红素的摄取、转化和排泄清除能力所致。表现为血液中 UCB 明显增高(CB 和 URO 虽也较正常增多,但不如 UCB 增高明显)。

(2) 肝细胞性黄疸(肝性黄疸):由于肝脏损伤,肝细胞对胆红素的摄取、转化和排泄清除能

Notes

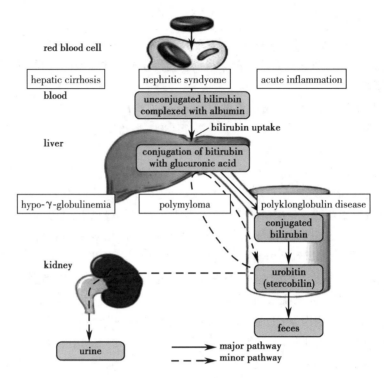

red blood cell

hepatic cirrhosis

blood

nephritic syndyome

acute inflammation

unconjugated bilirubin complexed with albumin

bilirubin uptake

liver

conjugation of bitirubin with glucuronic acid

hypo-γ-globulinemia

polymyloma

polyklonglobulin disease

conjugated bilirubin

kidney

urobitin (stercobilin)

feces

urine

major pathway

minor pathway

Fig. 9-4   bilirubin metabolism

力下降所致。表现为血液中 UCB 和 CB 增高,尿液中 URO 亦升高。

(3) 梗阻性黄疸(肝后性黄疸):由于胆汁排泄通道受阻,导致 CB 逆流入血;同时胆红素肠肝循环被不同程度的阻断,血中 CB 明显增高,尿液胆红素阳性、URO 减少或消失。

【检测方法】 血胆红素多采用自动分析仪重氮法和胆红素氧化酶法测定;高结合胆红素血症时用高效液相色谱(HPLC)法可将胆红素分为 α 胆红素、β 胆红素、γ 胆红素和 δ 胆红素;尿胆红素和尿胆原多用试纸法和尿液自动分析仪测定。

【参考区间】 成人血清STB 3.4~17.1μmol/L(0.2~1.0mg/dl),CB(10 min)0~3.4μmol/L(0~0.2mg/dl);UCB 1.7~10.2μmol/L;CB/STB 0.2~0.4。尿液胆红素定性试验阴性;URO 定量0.84~4.2μmol/24h尿,半定量 1∶20 倍稀释度以下阳性,定性弱阳性。

【临床意义与评价】

1. 血清 STB、CB 和 UCB 测定用于黄疸的诊断和鉴别诊断

(1) 判断黄疸有无及程度:STB>17.1~34.2μmol/L 为隐性黄疸或亚临床黄疸;STB>34.2μmol/L 为临床肉眼可见的显性黄疸;STB 为 34.2~171μmol/L 为轻度黄疸,STB 为 171~342μmol/L 为中度黄疸,STB 为 >342μmol/L 为重度黄疸。

(2) 推断黄疸原因:①溶血性黄疸通常为轻度黄疸,STB<85.5μmol/L,见于各种溶血及溶血性疾病、输血反应、大面积烧伤、大血肿吸收等;②肝细胞性黄疸常为轻、中度黄疸,STB 为 17.1~171μmol/L,见于各种肝实质性损伤,如急、慢性肝炎、肝硬化、药物性、中毒性或胆汁淤积性肝实质损害等;③梗阻性黄疸通常为中、重度黄疸,STB 增高较前两者明显,见于胆道阻塞性疾病和肝内胆汁淤积,如胆石症、胰头癌、胆道肿瘤、胆管炎、胆道闭锁及病毒性肝炎、原发性胆汁性肝硬化、肝内泥沙样结石和癌栓、华支睾吸虫病吸虫病等。

(3) 判断黄疸类型:各型黄疸时均有 STB 增高。溶血性黄疸时以 UCB 增高明显;梗阻性黄疸时以 CB 增高明显;肝细胞性黄疸时 CB 及 UCB 均增高。

(4) 解释临床难以解释的现象:有时肝炎恢复期,出现血清 STB 及 CB 很高(高结合胆红素血症),但尿胆红素阴性,其原因是因为血清中出现了与清蛋白牢固结合、分子量大、半寿期长(约

Notes

为 19 天)、代谢慢、不被肾小球滤过的 δ 胆红素。

2. 尿胆红素 阳性表明血 CB 增高,有利于黄疸原因及黄疸类型的鉴别:

(1) 尿胆红素阳性临床常见原因:①胆汁排泄受阻(CB 逆流入血进入肾血循环);②肝细胞损害(尿胆红素阳性为较早出现的阳性实验指标,有利于早期诊断);③严重的溶血性疾病(CB 产生增多)。

(2) 黄疸类型鉴别:梗阻性黄疸时尿胆红素增高明显、持续时间相对较长;肝细胞性黄疸时尿胆红素出现时间早,持续时间相对较短;在溶血性黄疸阴性;先天性黄疸中 Dubin-Johnson 和 Rotor 综合征时阳性,Gilbert 和 Crigler-Najjar 综合征时阴性。

3. 尿中 URO 增多减少均有临床意义。受饮食和尿液酸碱度影响,其尿液中含量可有生理性变化(如餐后或碱性尿时尿液尿胆原增多)。尿中尿胆原病理性变化如下:

(1) 病理性增多:见于:①肝细胞损害:病毒性、药物性或中毒性肝炎及门脉性肝硬化时;黄疸高峰期由于胆汁淤积尿胆原可暂时性减少,可与黄疸不平行;恢复期又升高;黄疸消退后又恢复正常;尿内尿胆原暂时缺乏后又出现,是肝内胆汁淤积减轻的早期证据。②胆红素产生增多:见于溶血性贫血或巨幼细胞性贫血时;也可见于旁路胆红素产生增多(旁路性高胆红素血症)时;③其他:内出血、顽固性便秘、肠道和胆道感染时。

(2) 病理性减少或缺如见于:①胆道梗阻:胆道结石、胆道肿瘤、胰头癌、Vater 壶腹癌等时。完全性梗阻时尿胆原缺如,不完全梗阻时尿胆原减少,均同时伴有尿胆红素增加;②新生儿及长期服用抗生素:肠道细菌缺乏或受抑制,尿胆原生成减少;③其他:见于小肠排泄过快、胆红素产生减少(严重再生障碍性贫血)、肾功能不全。

4. 胆红素代谢功能检测的临床评价

(1) 血 STB、CB 和 UCB 测定:结合尿胆红素及尿胆原的测定,对于黄疸的诊断和鉴别诊断、提示有无肝、胆、胰损害及病因分析、病情观察、指导治疗等有重要意义。

(2) 尿胆红素结合血清胆红素测定:对临床黄疸的诊断、鉴别诊断及病毒性肝炎早期诊断有一定意义;尿胆红素阳性仅见于高结合胆红素血症。

(3) 尿和血中 URO:增高是反映肝细胞损害更敏感的指标(其敏感性高于尿胆红素),是早期发现肝炎的简易而有用的方法。

(4) 粪胆原或粪胆素检查的临床意义:基本同血、尿胆红素及尿胆原检测,实际上通过对病人粪便颜色的观察,即可了解粪胆素产生的情况;粪便颜色越深,反映粪胆原和粪胆素产生量越多;粪便颜色变浅(浅黄、灰色或白色),反映粪胆原和粪胆素产生量变少或缺如。

(5) 胆红素及尿胆原测定标本:必须新鲜,应避免光线照射(否则会使胆红素变为胆绿素);被检尿液久置可致尿胆原测定结果假阴性。

三、胆汁酸代谢功能检查

【原理】 生成胆汁酸(bile acid,BA)和分泌胆汁是肝脏的主要功能之一。BA 是胆汁的主要成分。BA 能促进脂类的消化吸收,调节胆固醇的代谢和促进胆汁分泌(合成 BA 是胆固醇从体内清除的重要途径),肝脏是人体利用胆固醇合成 BA 的唯一器官,体内 50% 胆固醇以 BA 形式排泄,胆汁酸合成减少会导致肝内胆固醇性和胆色素性胆石形成。肝脏通过胆汁酸的肠肝循环,使有限的胆汁酸能发挥最大限度的作用,弥补了肝脏胆汁酸合成能力的不足并可解决肠道对脂质消化的需要。

【测定方法】 多为自动生化分析仪酶法。

【参考区间】 TBA(酶法)0~10μmol/L。

【临床意义与评价】 血清 TBA 测定可反映肝细胞的合成、摄取和排泄功能,是比其他指标更敏感的肝细胞损伤的诊断指标;也用于反映肠道、胆道及门脉系统病变。

Notes

1. **血清 TBA 增高**　见于:①肝细胞损害:TBA 增高是肝细胞损害的敏感指标,并有助于估计其预后和提示病情复发,急性肝炎、慢性活动性肝炎、乙醇肝、中毒性肝病、肝硬化和肝癌时 TBA 显著增高,尤其肝硬化时 TBA 阳性率明显高于其他指标;②胆道梗阻:胆石症、胆道肿瘤时;③门脉分流时血 TBA 升高;④进食后可有生理性的一过性增高。

2. 胆汁酸测定对肝胆系统疾病诊断的灵敏度和特异性高于其他指标;胆汁中 BA、卵磷脂和胆固醇的比例失调是胆固醇结石形成的重要原因;BA 测定方法不同结果差异较大,可作空腹或餐后 2 小时血清总胆汁酸(TBA)测定,后者比前者更灵敏。

四、酶 学 检 测

肝脏是人体含酶最丰富的器官。人体复杂的生物转化和物质代谢功能多是经一系列酶促反应而完成;肝脏的病理状态常导致酶血清浓度发生变化。酶活性测定可以反映肝脏某些疾病及肝脏的功能状态。以下对几种与肝、胆、胰疾病有关的酶,依应用目的不同,予以介绍。

(一) 反映肝细胞损害为主的酶

1. **丙氨酸氨基转移酶**(alanine aminotransferase,ALT)**和门冬氨酸氨基转移酶**(aspartate aminotransferase,AST)　均为氨基转移酶(aminotransferase)即转氨酶(transaminase),是一组催化氨基转移反应的酶类,为非特异性细胞内功能酶。

【原理】　ALT 广泛存在于机体组织细胞内,但以肝脏细胞质中含量最多(少量存在于线粒体内),其肝内活性较血清高 100 倍;AST 主要分布于心肌,其次为肝、骨骼肌和肾脏等组织中,在肝脏主要存在于肝细胞线粒体中(少量存在于胞质中)。正常时他们的血清含量很低,当肝细胞等损伤时,它们的血清浓度会发生变化:轻、中度肝损伤时,由于肝细胞通透性增高,胞质内的 ALT 和 AST 释放入血,ALT 升高远大于 AST 升高;当严重肝细胞损伤时,肝细胞线粒体受损,可导致线粒体内的酶被释放入血,此时以 AST 升高更明显。

【检测方法】　多利用自动生化分析仪(连续监测法)。

【参考区间】　连续监测法(37℃),①试剂中不含磷酸吡哆醛时:ALT 成年男性 9~50U/L,女性 7~40U/L;AST 成年男性 15~40U/L,女性 13~35U/L。②试剂中含磷酸吡哆醛时:ALT 成年男性 9~60U/L,女性 7~45U/L;AST 成年男性 15~45U/L,女性 13~40U/L。(引自《WS/T 404.1-2012:临床常用生化检验项目参考区间》)各实验室应建立自己的参考区间。

【临床意义与评价】

(1) 血清 ALT 和 AST 增高有临床意义

1) 急性病毒性肝炎:ALT 与 AST 均显著增高,但以 ALT 升高更明显,AST/ALT<1。ALT 和 AST 不仅是急性病毒性肝炎诊断指标,也是其病情及预后监测的参考指标。①通常在肝炎病毒感染后 1~2 周转氨酶达高峰,3~5 周逐渐下降,AST/ALT 比值恢复正常;②如急性病毒性肝炎恢复期 ALT 和 AST 仍不能恢复正常或再上升,提示急性肝炎转为慢性;③急性重症肝炎,病程初期即表现出 AST 和 ALT 同时升高,AST 升高比 ALT 更明显,说明肝细胞损伤严重(有线粒体损伤);④急性重症肝炎病情恶化时,可出现黄疸加重胆红素明显升高,但转氨酶却减低,即"胆酶分离"现象,提示肝细胞严重坏死,预后不佳;⑤通常黄疸型肝炎转氨酶升高幅度大于无黄疸型。

2) 慢性病毒性肝炎:血清转氨酶轻度升高或正常,ALT 一般高于 AST,AST/ALT<1;如 AST 升高较 ALT 明显,AST/ALT>1,则提示慢性肝炎可能转为活动期;慢性活动性肝炎在门脉周围区、肝小叶中央部发生坏死时,不仅 AST 增高,AST/ALT>1,而且可以伴有 GDH(谷氨酸脱氢酶)增高;如果转氨酶长期不正常或反复波动,持续数月或数年之久,说明是慢性迁延性肝炎。

3) 非病毒性肝炎:如药物性肝炎、脂肪肝和肝癌等非病毒性肝病时,转氨酶可正常或不同程度升高;酒精性肝病时 AST 升高明显,ALT 可能正常,AST/ALT>1,可以伴 γ-GT 和 GDH 增高;肝素治疗引起的药物性肝病,ALT 和 AST 均升高,并可伴有 γ-GT 升高。

Notes

4)肝硬化:此时转氨酶活性取决于肝细胞坏死和肝脏纤维化程度,并与肝硬化的原因和类型有关。肝硬化静止期转氨酶正常或轻度升高,病毒引起的肝硬化活动期转氨酶常轻度或中度升高,终末期血清转氨酶活性可能正常或稍低(详见本章第三节)。

5)肝细胞癌:ALT 和 AST 可轻、中度升高或正常;出现肝细胞坏死时可显著增高;少数开始即有 ALT 和 AST 明显升高。转移性肝癌 γ-GT 和 GDH 升高可早于和高于转氨酶。

6)胆汁淤滞:肝内、外胆汁淤滞时,转氨酶排泄受阻,血清转氨酶轻度升高或正常,此与肝细胞损伤所致的转氨酶明显或较明显升高不同,可做为二者鉴别诊断的参考。

7)其他:骨骼肌损伤、病毒感染、肺梗死、肾梗死、胰腺炎和进行性肌营养不良时。

(2)关于 ALT 和 AST 测定的临床评价

1)肝脏损伤是血清转氨酶升高的最常见原因。

2)血清转氨酶升高仍被视为肝细胞损害的敏感指标,诊断敏感性 ALT 高于 AST。

3)ALT 和 AST 升高多与肝细胞受损程度有关,但与肝细胞损伤程度并非为平行关系。

4)标本因素可影响 ALT 和 AST 测定结果:①测定标本为血清或血浆,推荐用血清标本;②标本贮存(ALT 和 AST 测定血清标本 4~8℃稳定 1 周,室温下不断轻度减低);③溶血(红细胞内的 AST 含量为血清的 40 倍以上,当血清血红蛋白 >1.5g/L 时,血清 AST 活性升高;当血清血红蛋白含量 >2.5g/L 时,可导致血清 ALT 活性升高 10%);④巨大 AST(是 AST 和免疫球蛋白形成的复合物)能导致血清 AST 升高。

2. 谷氨酸脱氢酶(glutamine dehydrogenase,GLDH 或 GDH)

【原理】 血清 GDH 是仅存在于细胞线粒体内的酶,主要来源于肝(主要分布于肝小叶中央区肝细胞线粒体中),其升高反映肝小叶中央区肝细胞坏死。

【参考区间】 连续监测法(37℃):男性 0~8U/L,女性 0~7U/L。

【临床意义与评价】

(1)GDH 活力显著升高:是肝细胞线粒体损伤的敏感指标。升高见于:①肝细胞坏死时(如卤烷中毒时,升高最明显;酒精中毒伴肝细胞坏死时,其增高比其他指标敏感);②急性爆发型肝炎时(虽无临床症状出现,GDH 和 AST 亦明显升高);③严重的慢性肝炎时;④肝硬化进展发生肝癌时;⑤原发性胆汁性肝硬化时(明显升高);⑥其他:脂肪肝、缺氧性肝损伤(右心衰、肝静脉血栓和肝动脉闭塞、肝移植排斥危期等)亦可升高。

(2)正常人血清 GDH:活力很低,一般的炎症性和病毒性肝炎并不升高,对肝脏疾病灵敏性只有 47%,不适合作为肝胆疾病的筛选试验。

(3)GDH 测定的血标本采集后应尽快测定,否则应放置 4℃保存。测定标本在室温(20℃)放置 24 小时,活性下降 10%;4℃放置 3d,活性下降 5%。

3. 胆碱酯酶(cholinesterase,ChE)

【原理】 包括分布于红细胞和脑灰质中的乙酰胆碱酯酶(AChE,又称真胆碱酯酶)和分布于肝、脑白质和血清中的丁酰胆碱酯酶(SChE,又称为假胆碱酯酶)。两种 ChE 均可催化酰基胆碱水解,有机磷对它们有强烈的抑制作用。SChE 是肝脏合成功能的标志。

【检测方法】 血清 ChE 测定主要采用速率法。

【参考区间】 成人血清 ChE:5000~12 000U/L。ChE 参考区间较大,但个体参考区间相对比较恒定。不同方法测定结果可能有一定差异,各实验室应验证所引用参考区间或建立本实验室的参考区间。

【临床意义与评价】 血清 ChE 是反映肝脏合成功能的重要指标。临床主要用于肝实质损害和有机磷中毒诊断,也作为有机磷农药接触的监测指标。

(1)减低见于:①肝实质损害时(ChE 合成减低);②有机磷中毒(酶活性受抑制);③恶性肿瘤、严重的营养不良、恶性贫血和某些药物作用等时。

Notes

（2）增高见于：①肾脏疾病（排泄障碍或合成亢进）；②脂肪肝（营养过低性或酒精性）；③肥胖、甲亢、遗传性高 CHE 血症等。

（3）标本溶血使 SChE 假性增加；怀孕时 SChE 下降；SChE 稳定性好，室温（20℃）和冰冻状态（-25℃）下，SChE 可在血清中稳定 1 年。

（二）反映胆汁淤滞为主的酶

1. 碱性磷酸酶（alkaline phosphatase，ALP）

【原理】　正常情况下，体内 ALP 是来源于肝和骨骼；也有 25% 的健康人血清 ALP 有 10% 来源于小肠；某些 O 型和 B 型血的人，饱餐后血中可有小肠型 ALP。各种原因引起的 ALP 合成增多或清除减少均可造成血清 ALP 升高。成人 ALP 升高多与骨骼或肝胆疾病等情况有关，儿童与孕妇由于骨骼或胎盘生长活跃可出现生理性血清 ALP 升高。在肝细胞内 ALP 与肝细胞膜紧密结合不易释放，故通常肝病时 ALP 升高不明显，胆汁淤滞时 ALP 明显升高。

【检测方法】　总 ALP 活性测定多用自动分析仪（速率法）。

【参考区间】　成年男性 45~125U/L；女性 20~49 岁 35~100U/L，50~79 岁 50~135U/L。实验室应建立自己的参考区间。

【临床意义与评价】

（1）某些病理性原因和生理性原因均可引起血清 ALP 水平改变。

1）病理性增高：几乎 60% 是由肝胆疾病引起的胆汁淤滞所致。临床常见于：

肝外胆管阻塞：早期 ALP 即升高，但 ALP 活性增高与胆红素水平增高不一定相平行。①胰头癌、胆管癌等恶性梗阻时，ALP 显著升高；②胆道结石和炎症所致的良性梗阻时，其增高程度低于恶性梗阻，呈波动性增高；③胆囊炎、胆石症、硬化性胆管炎时，虽可无黄疸、但 ALP 可单项增高。

肝内胆汁淤滞：胆汁淤滞性肝炎及药物和乙醇引起的肝内胆汁淤滞，ALP 增高程度往往低于肝外恶性胆道梗阻。

肝内占位性病变：原发性肝细胞癌时 ALP 升高比转氨酶升高明显；转移性肝细胞癌时可出现大分子量的巨 ALP。

病毒性肝炎、肝硬化等肝实质性病变：如无胆管系统阻塞和胆汁淤滞，ALP 一般正常或轻微增高；如果同时有胆管阻塞和胆汁淤滞发生，则黄疸的同时有 ALP 明显增高。

肝胆疾病以外的其他疾病：①骨骼疾病；②佝偻病和甲状旁腺功能亢进症；③风湿病；④遗传性高碱性磷酸酶血症。

2）减低：临床仅见于某些严重的疾病时（心肺旁路手术、蛋白供给不足、镁缺乏、严重贫血和甲状腺功能低下时）、Wilson 氏病（特别是伴有爆发性肝病和溶血性贫血时和家族性低碱性磷酸酶血症）。

（2）关于 ALP 临床应用评价

1）ALP 是肝胆、骨骼疾病（特别是胆汁淤滞）诊断的酶学指标：ALP 与 ALT 及 BIL 同时测定有助于黄疸的鉴别诊断：①阻塞性黄疸时，ALP 和 BIL 均明显增高、ALT 轻度增高；②肝细胞性黄疸时，ALP 正常或轻度增高、BIL 较明显增高、ALT 明显增高；③溶血性黄疸时，ALP 正常、BIL 轻度增高 ~ 较明显增高、ALT 正常；④肝癌时，ALP 明显增高、BIL 轻度增高或正常、ALT 轻度增高。

2）测定标本会影响 ALP 测定结果：①为血清或肝素抗凝血浆，不能用 EDTA、枸橼酸盐和草酸盐做抗凝剂（对 ALP 有抑制作用）；②应禁食 12 小时后空腹采血（脂血可导致结果偏低）；③血标本采集应注意避免溶血（可导致测定结果假性偏低）；④血清（浆）胆红素浓度增高（BIL>257μmol/L）时，对 ALP 测定也有干扰作用；⑤血清（或血浆）置室温（20℃）3 天，ALP 活性下降 3%；置 4~8℃ 1 周内，ALP 活性稳定。

Notes

2. γ- 谷氨酰基转移酶（γ-glutamyltransferase，γ-GT 或 GGT）

【原理】　γ-GT 主要分布于肾、肝、胰腺的细胞膜和微粒体上，肝脏中的 γ-GT 主要分布在肝细胞毛细胆管侧和整个胆管系统，部分 γ-GT 经胆汁排泄。胚胎期肝细胞和新生儿肝细胞合成 γ-GT 能力最强；生后肾 γ-GT 合成量大于肝。血清中 γ-GT 主要来源于肝胆系统。正常人肝脏 γ-GT 合成量明显增高（"返祖现象"），应考虑是否有肝脏恶性肿瘤发生。

【检测方法】　自动分析仪，速率法。

【参考区间】　成人血清 GGT，男性 10~60U/L，女性 7~45U/L。

【临床意义与评价】

（1）血清 γ-GT 增高：临床最常见于：

1）胆道阻塞性疾病：如原发性胆汁性肝硬化、硬化性胆管炎等胆汁淤滞；肝内胆汁淤滞时 γ-GT 升高与 ALP 升高接近且相平行。临床资料表明，γ-GT 升高恶性阻塞 > 良性阻塞、肝外阻塞 > 肝内阻塞、黄疸型阻塞 > 非黄疸型阻塞。

2）肝占位性病变：原发性肝癌和转移性肝肿瘤合成增多使 γ-GT 升高；肿瘤切除后可下降，如下降后又升高，提示肝癌复发；转移性肝癌 γ-GT 增高占 90%，但特异性不强，不适宜做转移性肝癌的筛选试验。γ-GT 与 AFP、CEA 联合检测可提高肝癌检出率。

3）急、慢性病毒性肝炎：急性肝炎时 γ-GT 轻、中度升高，常与 ALT 平行，但增高幅度小于 ALT，恢复期 γ-GT 可正常，但恢复正常时间晚于 ALT；γ-GT 持续升高，提示发展为迁延性肝炎；慢性肝炎 γ-GT 可正常，慢性肝炎活动期 γ-GTT 升高，临床常将 γ-GT 升高做为慢性肝炎活动性的标志；肝炎有胆汁淤积时 γ-GT 升高明显。

4）肝硬化：稳定型肝硬化 γ-GT 可正常，进行性肝硬化 γ-GT 可轻、中度升高。γ-GT 升高程度，酒精性肝硬化 > 胆汁性肝硬化 > 肝炎后肝硬化。

5）酒精性肝病：γ-GT 可作为酒精性肝损伤及戒酒的监测指标。长期过量饮酒所致酒精性肝损害或酒精性肝硬化时，γ-GT 明显升高；戒酒后 γ-GT 很快下降。

6）胰腺癌、胰腺炎时 γ-GT 升高。

7）其他：①药物性肝损伤（应用苯妥英和苯巴比妥等药物时）；②脂肪肝；③前列腺癌、急性心梗、脏器移植排斥、糖尿病、脑瘤、脑出血和肾脏疾病等时。

（2）关于 γ-GT 临床应用评价　① γ-GT 是肝胆疾病的敏感指标。②也是酒精性肝损伤及戒酒的监测指标。③ γ-GT 测定标本为血清或血浆（以肝素或 EDTA 抗凝；枸橼酸盐、草酸盐、氟化钠做抗凝剂可导致测定结果偏低）；标本应避免溶血（血红蛋白≥2g/L时，可使 γ-GT 活性减低）；血清标本置室温（20℃）可稳定 1 周。

3. 5′- 核苷酸酶（5′-nucleotidase，5′-NT）

【原理】　5′-NT 是一种专一水解核苷酸的碱性单磷酸酯酶，广泛存在于肝、胆、胰、心、脑、肠等组织细胞膜上，肝、胆、胰病变时血清 5′-NT 活性增高。

【检测方法】　自动分析仪速率法。

【参考区间】　速率法（37℃）：0~11U/L。

【临床意义与评价】　①胆道阻塞、肝内占位性病变或浸润性病变（阻塞性黄疸、肝内胆汁淤滞、原发性或继发性肝癌、急性肝炎）时，5′-NT 明显增高，与 ALP 测定值有较高的相关性；②妊娠时 5′-NT 升高（可能与胎盘释放 5′-NT 有关）；③ 5′-NT 与 ALP 相似，但骨骼疾病时 ALP 升高，5′-NT 不升高；⑤测定标本为血清，4℃贮存稳定 1 天，−20℃稳定数月。

（三）反映肝脏纤维化为主的酶

1. 单胺氧化酶（monoamine oxidase，MAO）

【原理】　MAO 能促进结缔组织的成熟，参与胶原成熟最后阶段架桥形成，使胶原与弹性硬蛋白结合。广泛分布于肝、肾、胃、小肠和脑等组织。肝脏 MAO 存在于线粒体中，少量存在于细

Notes

胞质可溶成分中。

【检测方法】 比色法与速率法(多用)。

【参考区间】 比色法 12 000~40 000U/L(12~40U/ml);速率法(37℃)0~3U/L。不同方法测定结果有差异,各实验室应验证所引用参考区间或建立本实验室的适宜参考区间。

【临床意义与评价】 MAO 增高见于:①重症肝硬化及肝硬化伴肝癌时,明显增高(其活性增高与肝脏纤维化程度呈正相关);②暴发性重症肝炎时 MAO 明显升高,一般急性肝炎和慢性肝炎轻度时 MAO 正常,慢性肝炎中、重度时 MAO 增高占 50%;③严重脂肪肝时可增高;④其他疾病:甲状腺功能亢进、糖尿病、肢端肥大症、结缔组织病、慢性充血性心力衰竭肝淤血时亦可见增高。MAO 是肝脏纤维化诊断的参考指标,但对早期肝硬化不敏感。

2. **脯氨酰羟化酶(prolyl hydroxylase,PH)**

【原理】 是胶原纤维合成酶,是肝纤维化的生化指标。肝脏纤维化胶原纤维合成亢进时,肝组织中及血清中 PH 活性均增高。

【检测方法】 放射免疫法(RIA)。

【参考区间】 (20.8~58.2)μg/L。各实验室应建立自己适合的参考区间。

【临床意义与评价】 用于肝脏纤维化的诊断、随访及预后判断。肝脏纤维化及伴有纤维化的肝脏病变时 PH 活性增高,如①肝硬化及血吸虫性肝纤维化,PH 明显增高;②原发性肝癌(多伴有肝硬化)PH 增高,转移性肝癌 PH 正常;③急性肝炎及轻型慢性肝炎 PH 多数正常,如肝坏死加重并出现胶原纤维合成亢进,则 PH 增高;④中、重度慢性肝炎 PH 增高;⑤PH 活性增高与肝细胞坏死及纤维化程度平行,慢性肝炎、肝硬化病人如 PH 进行性增高,提示肝细胞坏死和纤维化加重,如治疗后 PH 逐渐下降,提示治疗有效,病情好转。PH 水平与 PⅢP 水平相关,都是肝纤维化及伴有纤维化的肝病诊断的生化指标。

(四) 协助诊断原发性肝细胞癌的酶

肝肿瘤时许多酶可以升高,如 α-L-岩藻糖苷酶、5′-核苷酸磷酸二酯酶同工酶 V 等,但作为特异性强、敏感性好的肝癌诊断标志物的却不多。这里仅介绍 α-L-岩藻糖苷酶(fucosidase,AFU)。

【原理】 AFU 存在于肝脏等人体组织细胞溶酶体中,血清和尿液中含有一定量 AFU。肝癌等肝占位性病变时血 AFU 增高,岩藻糖苷蓄积病时 AFU 缺乏。

【检测方法】 目前使用较多的为速率法。

【参考区间】 成人血清 AFU<40U/L。不同方法测定结果有一定差异,各实验室应验证所引用参考区间或建立本实验室的参考区间。

【临床意义与评价】 AFU 主要用于肝癌和岩藻糖苷蓄积病的诊断。

AFU 增高是肝细胞癌和其他肝占位性病变及其他肝病的鉴别诊断:①肝癌时血清 AFU 活性升高,与 ALT 升高无相关性(其他非肝癌时 AFU 升高与 ALT 升高呈正相关);②肝癌时血清 AFU 活性升高,与肿瘤大小无相关性;③AFU 与 AFP 在肝癌诊断上无相关性,但有互补性,对 AFP 阴性的肝癌和小肝癌的诊断和鉴别诊断更有价值;④肝细胞癌手术切除后 AFU 减低,复发后 AFU 又升高,可用于肝癌术后复发的监测;⑤妊娠期间 AFU 可升高,分娩后下降。AFU 减低用于遗传性岩藻糖苷酶缺乏症的诊断。

(五) 反映胰、胆疾病的酶

1. **淀粉酶(amylase,AMY/AMS)**

【原理】 淀粉酶是在食物多糖类化合物消化过程中起重要作用的水解酶。人和动物体中 AMY 为 α-AMY,植物中为 β-AMY。人体中胰淀粉酶(P-AMY)含量最多,其次为唾液淀粉酶(S-AMY)。AMY 是胰腺外分泌功能的辅助诊断指标,分子量小、半寿期短(约 2 小时)、易从肾脏排出,因而胰腺等病变时,血清及尿液 AMY 可以增高。

【检测方法】 目前应用较多的是以修饰麦芽七糖为底物的方法。

Notes

【参考区间】　成人血清 AMY：35~135U/L。

【临床意义与评价】　主要用于急性胰腺炎的诊断和鉴别诊断。AMY 升高主要见于：①急性胰腺炎：血、尿 AMY 升高有时相性，且血 AMY 早于尿 AMY 升高，准确性好，但尿 AMY 升高明显、下降比血 AMY 慢（详见本章第三节胰腺炎实验诊断）；②其他多种临床情况：如胰腺癌、胆石症、急性阑尾炎、肠梗阻、溃疡穿孔、胆囊造影术后等亦可见升高。

AMY 测定结果分析必须密切结合临床。①血清 AMY 升高幅度一般和疾病严重程度无关，但愈高急性胰腺炎可能性愈大，AMY 水平正常也不能排除急性胰腺炎；②AMY 水平与预后关系不大；③急性胰腺炎时临床以血 AMY 检查（准确性更好）为主要依据，尿 AMY 检查为参考；④留取发病后 6 小时或 24 小时尿液检测更有诊断价值；⑤唾液腺炎症（如急性腮腺炎）血清 AMY 亦明显升高；⑥肾功能障碍时可见血清 AMY 升高。

2. 脂肪酶（lipase，LPS/LIP）

【原理】　胰腺含量丰富，是胰腺外分泌酶。胰腺疾病时大量释放入血，血清 LPS 升高。

【检测方法】　目前应用较多的是色原底物速率法和酶比色法。

【参考区间】　不同方法测定结果可能有一定差异，各实验室应验证所引用参考区间或建立本实验室的适宜参考区间。

【临床意义与评价】　①主要用于急性胰腺炎的诊断及与其他原因急腹症的鉴别诊断；②急性胰腺炎时，血清 LPS 检测的特异性高于血清 AMY，二者灵敏性相似，同时检测灵敏度可提高到 95%；③血清 LPS 检测对胰腺炎晚些时间的诊断更有意义；④胰腺癌、胆管癌、慢性胰腺炎、肝癌时可增高；⑤骨折、软组织损伤、手术等引起的脂肪组织破坏及少数乳腺癌可稍增高；⑥LPS 测定血清标本在 4~8℃或 –25℃至少稳定 1 周，–28℃稳定 1 年。

3. 亮氨酸氨基肽酶（leucine aminopepridase，LAP）

【原理】　为蛋白水解酶，广泛分布于肝、胆管、胰、小肠、肾和子宫肌层内。肝、胆管和胰腺疾病时血清 LAP 升高。

【检测方法】　速率法和比色法。

【参考区间】　不同方法测定结果可能有一定差异，各实验室应验证所引用参考区间或建立本实验室的适宜参考区间。

【临床意义与评价】　增高主要见于：①胰腺癌、原发性胆汁淤滞性肝癌、肝内胆汁淤滞、阻塞性黄疸等时，明显增高；②急性肝炎、脂肪肝时，中度增高；③慢性肝炎、肝硬化时，轻度增高；④妊娠 2 月开始 LAP 增高，分娩后恢复正常。LAP 测定缺乏组织特异性（与 ALP 大致相似，但骨骼疾病 ALP 增高，LAP 正常）。测定标本主要用血清，应避免溶血（重度溶血可使测定值偏低）；血清标本室温稳定 1 天，2~8℃冷藏稳定 1 周，冷冻贮存稳定 3 周。

五、肝脏纤维化相关标志物检测

肝脏纤维化时先后合成前胶原、原胶原和胶原，随着纤维化的形成胶原蛋白增加，主要为 Ⅰ 型和 Ⅲ 型胶原。

（一）Ⅲ 型前胶原末端肽（procollagen-Ⅲ-peptide，PⅢP）

【原理】　Ⅲ 型前胶原转变成原胶原的过程中，其氨基端和羧基端的肽被内切酶切下后游离在血液中，其血液中的含量随胶原合成活跃而增加。检测血清中前胶原及其末端肽和胶原的分解片断，能够从胶原代谢水平反映肝脏纤维化情况。Ⅲ 型胶原主要在肝纤维化早期增加，测定 Ⅲ 型胶原的代谢产物对肝纤维化早期诊断有意义。

【检测方法】　放射免疫法（RIA）。

【参考区间】　均值为 100ng/L，>150ng/L 为异常。各实验室应建立自己的参考区间。

【临床意义与评价】　PⅢP 是肝纤维化敏感的早期化学标志物，反映纤维化动态过程；也

Notes

是慢性肝炎活动性、预后和免疫治疗疗效判断与监测指标。①肝硬化早期，PⅢP升高早于光镜下形态学观察到的肝脏纤维增生发生之前；肝硬化晚期 PⅢP 减低或正常；伴纤维化的原发性肝癌 PⅢP 升高；②PⅢP 升高无器官特异性，也见于肝纤维化以外的肝病，但肝纤维化时升高幅度最大；③反映肝内炎症和灶性坏死（急性肝炎、慢性活动性肝炎、酒精性肝炎）。④慢性迁延性肝炎和脂肪肝 PⅢP 多正常或轻度升高；如慢性肝炎 PⅢP 持续升高，提示有肝硬化的趋势；⑤血清 PⅢP 水平随年龄增长有较大变化。儿童至青少年血清 PⅢP 水平高于成年人。

（二）Ⅳ型胶原（collagen type Ⅳ，CIV）及其分解片段（7S 片段和 NC_1 片段）

【原理】 CIV 分布于肝窦内皮细胞下，是肝基底膜的主要成分。7S 片段是 CIV 氨基末端的四聚体，NC_1 片段是 CIV 羧基末端的二聚体。血清 CIV、7S 及 NC_1 均主要是从肝基底膜降解而来，为反映胶原降解的指标，不断增高也是肝纤维化的早期指标。

【检测方法】 放射免疫法（RIA）。

【参考区间】 RIA 法：血清 CIV NC_1 片段（5.3 ± 1.3）μg/ml。

【临床意义与评价】 CIV、7S 和 NC_1 肝病时均增高，其中 7S 与肝纤维化关系更为密切。慢性迁延性肝炎、慢性活动性肝炎和肝硬化时三者水平依次递增；与基底膜相关的疾病（甲状腺功能亢进症、中晚期糖尿病、硬皮病等）三者也有升高。肝纤维化时血清 7S、NC_1 水平升高与血清 PⅢP 水平升高相平行，但仍以 7S 和 NC_1 增高更明显。

六、脂质代谢功能检测

肝脏是脂质代谢的重要器官，脂质的消化、吸收、合成、分解等过程，均与肝脏有密切关系，肝脏疾病也会引起血清脂质的改变（详见第八章心脑血管疾病的实验诊断第一节和第七章糖代谢紊乱及其他代谢性疾病实验诊断第二节）。

七、摄取排泄功能检测

肝脏具有摄取、排泄和解毒功能。靛氰绿（indocyainine green，ICG）滞留率试验和利多卡因试验，可用以了解肝脏的摄取、排泄功能。但介于实验方法等方面的原因，目前此类试验临床很少应用。

八、常用临床免疫学实验检测

免疫学检查对某些肝脏疾病的诊断和鉴别诊断，有一定意义。常用肝、胆、胰疾病的临床免疫学实验检测主要包括：①病毒性肝炎血清免疫学标志物检测（见第十九章感染性疾病实验诊断）；②甲胎蛋白（AFP）等肿瘤标志物检测（详见第十八章恶性肿瘤实验诊断）；③肝脏疾病的自身抗体检测（详见第十四章风湿性疾病实验诊断）等。

九、肝、胆、胰疾病常用实验检测项目应用的合理组合

肝、胆、胰疾病常用检测项目及其在临床实验诊断中的合理组合应用，可总结归纳如下：

1. **健康体检** ALT、AST，TP、ALB、A/G，肝炎病毒标志物，必要时做血清蛋白电泳。

2. **怀疑肝炎** ①急性无黄疸性肝炎：ALT、前清蛋白、胆汁酸、尿胆原、肝炎病毒标志物；②慢性无黄疸性肝炎：除急性期项目外，加查：AST、ALP、γ-GT、TAG、A/G、血清蛋白电泳；③自身免疫性肝炎：一般肝炎检查项目外加查血清自身抗体。

3. **黄疸的诊断和鉴别诊断** STB、CB、URO、尿胆红素、ALP、γ-GT、Lp-X、TBA。

4. **怀疑肝纤维化或肝硬化** ALT、AST；TP、ALB、A/G、血清蛋白电泳；血清胆红素；MAO、PH、PⅢP；怀疑原发性胆汁性肝硬化时应加查 AMA；必要时查肝炎病毒标志物。

5. **怀疑原发性肝癌** 首选检查项目为 AFP；同时可检测 ALP 和 ALP 同工酶、异常凝血酶原、

Notes

AFU 等。

6. **酒精性肝病** ①酒精性脂肪肝时：γ-GT、AST 和 ALT；②酒精性肝炎时：检测 AST、ALT、γ-GT、GDH；③酒精性肝硬化时：γ-GT、AST、MAO、PH、PIIIP、血浆蛋白检测和蛋白电泳分析。

7. **肝病病情观察和疗效判断** ①急性肝炎：ALT、AST、前清蛋白、STB、CB、URO、尿胆红素；②慢性肝病：ALT、AST、γ-GT、STB、CB、TP、ALB、A/G、蛋白电泳，必要时加查 MAO、PH；③原发性肝癌：AFP、γ-GT、ALP 和 ALP 同工酶。

8. **怀疑肝性脑病** ①血氨测定为主要指标；②肝功能检测(ALT 和 AST、胆红素、前白蛋白、凝血酶原时间等)；③慢性者可加查白蛋白。

9. **胰腺炎** AMY、LPS、血常规和 CRP。

10. **胰腺癌** CA19-9、CEA、LAP；胆红素、血糖、粪便检查。

11. **胆囊炎和胆石病** 血常规检查、STB、URO；ALP、γ-GT；观察粪便颜色。

第三节 常见肝、胆、胰疾病的实验诊断

本节对临床常见肝、胆、胰疾病及重要症状的实验诊断(包括检测项目选择和实验诊断路径、临床应用及评价)，进行重点讨论和阐述。

一、病毒性肝炎

病毒性肝炎(viral hepatitis)是由肝炎病毒感染引起的感染病。从病原学角度对病毒肝炎血清免疫学标志物检测对病毒性肝炎的诊断十分重要(详见第十九章感染性疾病实验诊断)。

二、自身免疫性肝炎

有关的自身抗体检测为其实验诊断的主要内容，详见第十四章风湿性疾病实验诊断第三节。

三、药物性肝病

药物性肝病(drug-induced liver disease)是在应用某种或几种药物之后，由药物本身或其代谢产物而引起的不同程度的急性或慢性肝脏损害。其临床及病理表现分别为：急、慢性肝炎样损伤、胆汁淤积性损伤、脂肪肝、肝纤维化和肝硬化等。

检测项目选择与实验诊断路径 临床用药史是药物性肝病诊断重要依据。结合临床用药史及临床其他资料，选择相应肝脏损伤有关实验检测项目进行实验诊断可以辅助其诊断。

临床应用 ①苯妥英、巴比妥药物，80% 的病人可见 γ-GT 升高；②抗甲状腺药和类固醇代谢药，γ-GT 升高，ALP 轻度升高；③肝素用药后可有 ALT、AST、γ-GT 不同程度升高，继续用药后，这些酶的活性水平又可以回到其用药前的基础水平。

四、酒精性肝病

酒精性肝病(alcoholic liver disease)是因长期大量饮用各种含乙醇的饮料所致的肝脏损害性疾病。其主要表现按其进展先后为：①酒精性脂肪肝；②酒精性肝炎；③酒精性肝硬化；④个别可见肝细胞癌。它们可以单独或混合存在。

检测项目选择与实验诊断路径 病因诊断非常重要(饮酒史是必备依据)，其次为实验检查。其实验检测项目选择与一般脂肪肝、肝炎和肝硬化基本相似，常用检测项目主要是 γ-GT、ALT、AST、ALP、GDH、血常规(包括血图片检查)；如果考虑有酒精性肝硬化，则还需要检测肝硬化的其他有关指标，如 MAO、PH、PIIIP、BIL、血浆蛋白检测等。

Notes

临床应用　①酒精性脂肪肝：γ-GT 明显增高（慢性嗜酒者 γ-GT 升高占大多数），AST 和 ALT 正常或轻度增高，戒酒 3 个月后 γ-GT 和 ALT、AST 有可能恢复正常；②酒精性肝炎：AST 和 ALT 升高比脂肪肝明显，AST 升高 >ALT 升高，AST/ALT>2；γ-GT 和 ALP 明显升高，γ-GT 升高比 ALP 和 AST 升高更明显；GDH 升高；平均红细胞体积（MCV）增高，可见少量口型红细胞和棘刺状红细胞，中性粒细胞增多；血清免疫球蛋白、尿酸、甘油三脂、胆红素增高，凝血酶原时间（PT）延长，血糖减低，转铁蛋白阳性。③酒精性肝硬化：γ-GT 明显升高（>AST 升高），γ-GT/AST>6；晚期 γ-GT 降低，IgA 增高；MAO、PH、PⅢP 增高；血浆蛋白检测和蛋白电泳分析见球蛋白和 γ- 球蛋白增高、A/G 比值降低。

五、非酒精性脂肪性肝病

非酒精性脂肪性肝病（nonalchoholic fatty liver disease，NAFLD）是以肝细胞脂肪变性和脂肪蓄积为病理特征，但无过量饮酒史的临床综合征。包括单纯性脂肪肝（fatty liver）、脂肪性肝炎、脂肪性肝硬化三种类型。其发病机制较复杂，可能与代谢综合征（见第十章第二节）的原发因素有关；可与病毒性肝病、酒精性肝病等并存、相互影响，并可促进其发展。

检测项目选择与实验诊断路径　依据其临床表现及有关检查资料有目的的选择实验检测项目，常用者有：ALT、AST；γ-GT、ALP、胆红素测定；血清蛋白测定及蛋白电泳分析、凝血酶原时间测定等。根据实验检测结果分析并密切结合临床有关资料进行其实验诊断。

临床应用　① ALT、AST：升高在非酒精性脂肪性肝病最常见，通常 ALT>AST；ALT 升高时间较长（短期内难以恢复正常）；AST 也可明显升高（尤其发生肝硬化时），但很少见 AST/ALT>2；② γ-GT 和 ALP：可升高（γ-GT 升高明显、多见）；③血清蛋白测定及蛋白电泳分析：多数表现为白蛋白减少、球蛋白增多（以 γ- 球蛋白增多为主，也可见 α₁、α₂ 和 β- 球蛋白增多）；治疗有效时，治疗后 3~6 月蛋白检测结果可恢复正常；④凝血酶原时间（PT）延长；⑤血清胆红素异常出现于血清蛋白和 PT 异常之后；⑥部分患者有血糖升高或糖耐量异常；⑦半数以上病人血清总胆固醇和（或）甘油三酯增高；⑧少数患者 ANA 阳性。

六、肝　硬　化

肝硬化（hepatic cirrhosis）是一种由不同病因引起的、以肝组织弥漫性纤维化、假小叶和再生结节形成为特征的慢性肝病。肝硬化的早期诊断和预防极为重要。我国肝硬化以病毒性肝炎所致者为主。

检测项目选择与实验诊断路径　项目选择以肝硬化的发病原因及其病理改变为依据，临床常用检测项目主要有：血、尿和粪便常规检查及临床化学检查（血清蛋白质测定和蛋白电泳分析、血清胆红素和胆汁酸检查、肝硬化有关的酶、胶原检测及免疫学检测）。在密切结合患者病史、临床症状 / 体征与其他有关检查的前提下，对上述各项实验检测结果进行认真的分析，是肝硬化实验诊断的重要依据。

临床应用

1. **血常规**　代偿期多正常；失代偿期有不同程度贫血，脾功能亢进者 WBC 和 PLT 减少。

2. **尿液检查**　代偿期一般无变化；胆汁淤积引起黄疸时，尿中胆红素阳性，尿胆原减少或阴性；肝细胞损伤引起黄疸时，尿中胆红素阳性，尿胆原亦可增加；有时可见到尿蛋白、管型和血尿，部分患者尿糖阳性。

3. **粪便检查**　代偿期正常；失代偿期粪便中可见脂滴，部分患者可见淀粉颗粒和肌纤维，有上消化道出血时便潜血阳性或可见柏油样便。

4. **临床化学检查**　代偿期血液化学检查可正常或仅有轻度改变；失代偿期肝脏有较严重的全面损害时，肝功能发生障碍，血液化学检验可出现明显改变。

Notes

(1) 血清蛋白质测定和蛋白电泳分析：血清总蛋白正常、降低或升高，白蛋白减低，球蛋白增高，白蛋白 / 球蛋白比值降低（A/G≤1）；血清蛋白电泳分析 γ- 球蛋白明显增高，白蛋白减低，α- 球蛋白和 β- 球蛋白轻度增高。

(2) 血清胆红素：重型肝硬化总胆红素和结合胆红素有不同程度增高。血清胆红素持续增高提示预后不良。

(3) 血清总胆汁酸：不仅可反映肝细胞损害，还有助于评估预后和提示病变复发。

(4) 血清酶检查

1) ALT 和 AST：代偿期肝硬化或不伴有活动性炎症的肝硬化，多为正常；肝硬化活动期可升高；常为轻、中度改变，一般以 ALT 增高较明显，伴有肝细胞严重坏死时 AST 升高；升高情况与肝硬化的原因和类型有关：①慢性活动性肝炎和亚急性重症肝炎引起的坏死后性大结节性肝硬化，持续而明显的升高；②酒精性肝硬化，正常或轻度升高，但 AST/ALT>2，γ-GT 升高更明显；③胆汁淤滞性肝硬化，其活性升高与胆汁淤滞程度相平行；④营养不良引起的门脉性小结节性肝硬化，升高不明显，多数为正常或轻度升高。

2) MAO 和 PH：随肝纤维化和肝硬化的进展，其活性不断增高。MAO 在早期肝硬化时升高不明显，重症肝硬化和伴肝癌的肝硬化时明显增高；PH 在肝硬化时亦明显升高，而且其活性升高与肝细胞坏死及纤维化程度相平行。

3) γ-GT 和 ALP：多数升高。γ-GT 在肝炎后肝硬化可增高，在胆汁淤滞性肝硬化及酒精中毒性肝硬化明显升高；合并肝癌时 γ-GT 和 ALP 均明显升高。

(5) 纤维化的其他血清指标：血清 PⅢP、CⅣ、7S 片段、NC$_1$ 片段、HA、LN、FN、UN 等指标均可出现不同程度的改变。

(6) 凝血酶原时间（PT）：代偿期可正常，失代偿期延长，注射维生素 K 不能纠正。

5. 免疫学检查

(1) IgG、IgA 增高，以 IgG 增高最显著，与 γ- 球蛋白增高相平行。

(2) 部分患者可出现非特异性自身抗体（ANA、SMA、AMA 等）阳性。

(3) 半数以上患者 T 淋巴细胞数低于正常，CD3、CD4、CD8 细胞均有不同程度减低。

(4) 肝炎病毒血清标志物检查可辅助病因诊断。由病毒性肝炎慢性化后演变来的肝硬化，HBV、HCV 和 HDV 病毒血清标志物检测可为阳性；若在上述基础上与 HAV 和 HEV 重叠感染，病情加重。

(5) AFP 检测在活动性肝硬化时可升高；合并原发性肝癌时明显升高。如转氨酶正常而 AFP 持续升高，应怀疑是原发性肝癌。

6. 腹水检查　详见第二章临床一般检验与疾病中浆膜腔积液检查。

7. 肝穿刺活组织检查　可见肝组织弥漫性纤维化、假小叶和再生结节形成。

七、原发性肝癌

原发性肝癌（primary carcinoma of the liver）包括肝细胞发生的肝细胞癌（hepatocellular carcinoma）和或肝内胆管细胞发生的肝内胆管细胞癌（cholangiocarcinoma），我国以肝细胞癌更多见。

检测项目选择与实验诊断路径　肝癌的肿瘤标志物很多，比较肯定的标志物是 AFP 及 AFP 异质体（见第十七章恶性肿瘤实验诊断）、γ-GT 及其同工酶（γ-GTⅡ 和 γ-GTⅡ′）。甲胎蛋白为特异性最强的原发性肝癌标志物，其他指标主要对甲胎蛋白阴性肝癌的诊断有辅助意义，实验诊断中必须密切结合患者的病史、临床表现及其他有关检查。

临床应用

1. γ-GT 及其同工酶　①原发性肝癌时，血清 γ-GT 呈中、高度升高；但 γ-GT 的升高与肝癌大小及其严重程度并不完全成正比,并且原发性肝癌与继发性肝癌 γ-GT 升高的情况难以区别;②γ-GT 与 AFP 联合检测可提高肝癌诊断阳性率;③ γ-GT 同工酶 γ-GTⅡ 和 γ-GTⅡ′ 在原发性和继发性肝癌时均升高;在 AFP 阳性的肝癌中、AFP 低浓度及假阴性肝癌中及在小肝癌中,γ-GTⅡ 和 γ-GTⅡ′ 也有一定的阳性率。

2. α-L- 岩藻糖苷酶(AFU)　可用于肝细胞癌与其他肝占位病变的鉴别诊断。肝细胞癌时 AFU 活性显著增高,尤其对 AFP 阴性的肝癌及小肝癌,AFU 阳性率可达 70% 以上;而其他肝占位病变时 AFU 增高阳性率远低于肝细胞癌(详见本章第二节 α-L- 岩藻糖苷酶)。

3. ALP 和 ALP 同工酶　血清总 ALP 升高,常与黄疸、胆红素增加同时存在,但 ALP 增加与胆红素增加不一定平行。ALP 同工酶不是肝癌的特异性同工酶。

4. 其他检测　①5′- 核苷酸磷酸二酯酶同工酶 Ⅴ(5′-NPDV)肝癌时增高,特异性强;AFP 阴性的肝癌亦可升高;②ALT、AST 和 GDH:ALT 和 AST 肝癌时可以增高,ALT/AST 比值为 1 左右;当出现肝细胞坏死时,ALT、AST 与 GDH 均增高(后二者增高明显),但通常均不如 γ-GT 和 ALP 增高明显,尤其是转移性肝癌时(参见本章第二节酶学检测);③血清胆红素:可增高(直接胆红素为主),尤其出现黄疸时明显增高。

八、肝 性 脑 病

肝性脑病(hepatic encephalopathy,HE)又称肝性脑病(hepatic coma),是肝功能衰竭或门体分流所引起的中枢神经系统神经精神综合征。

检测项目选择与实验诊断路径　血氨测定及肝功能检测为主要检测项目和诊断指标,但实验诊断中必须密切结合临床表现及其他有关资料。

临床应用　①血氨测定:急性 HE 时多正常,慢性 HE 时明显增高;动脉血血氨比静脉血更有意义;空腹动脉血血氨比静脉血血氨高;动态观察血氨对 HE 诊断和治疗有一定的价值。②肝功能检测:急性 HE 肝功能损害严重,ALT 和 AST、胆红素、前清蛋白、α_1- 酸性糖蛋白、凝血酶原时间等均异常;慢性 HE,以低白蛋白血症及高血氨为主要特征。

九、胰 腺 炎

急性胰腺炎(acute pancreatitis)是多种原因造成的胰酶被激活而引起的胰腺组织的局部炎症反应,病愈后多数病人胰腺结构和功能均可恢复正常;慢性胰腺炎是胰腺组织结构和(或)功能发生了不可逆的持续性损害。急性胰腺炎发病率比慢性胰腺炎要高。这里只对急性胰腺炎进行阐述。

检测项目选择与实验诊断路径　主要实验诊断项目是淀粉酶和脂肪酶,血常规和 C- 反应蛋白等检测可作为辅助检测项目。对 AMY 检查结果分析应密切结合临床,淀粉酶和脂肪酶明显增高,加之临床有胰腺炎的表现,为急性胰腺炎实验诊断的主要依据。

临床应用

1. 淀粉酶(AMY)检测　AMY(特别是胰淀粉酶)是急性胰腺炎最常用的实验诊断指标。①急性胰腺炎时 AMY 升高有时相性:血清 AMY 于发病后 6~12 小时内升高,20~48 小时达高峰,之后逐渐下降,3~5 天恢复正常;如持续升高数周不降,提示胰腺炎有反复或有并发症发生;尿 AMY 于发病后 12~24 小时开始升高(晚于血清 AMY 升高),升高显著,下降比血清 AMY 慢;②临床以血淀粉酶检查为主,尿淀粉酶仅作参考,急性胰腺炎时血淀粉酶升高早于尿淀粉酶,准确性高、影响因素少;③如果 AMY 已明显升高却又出现与症状等临床表现不相符的 AMY 下降,则提示急性胰腺炎病情凶险,为坏死性胰腺炎的预兆;④慢性胰腺炎无急性发作时 AMY 不升高;⑤AMY 升高提示胰腺炎,但不能确定胰腺炎;非胰性急腹症也常可见 AMY 升高;⑥血 AMY 升高而尿 AMY 正常,应考虑巨淀粉酶血症(详见本章第二节中酶学检查)。

Notes

2. **脂肪酶(LPS)检测** 主要用于急性胰腺炎的诊断及与其他原因的急腹症的鉴别诊断。①急性胰腺炎是有时相性改变:血清 LPS 发病后 24 小时内升高,其升高比血清 AMY 明显,持续时间(7~10 天)比 AMY 长,对胰腺炎晚些时间的诊断更有意义;②LPS 与 AMY 同时检测有互补作用(灵敏度可提高到 95%):急性胰腺炎时,血清 LPS 检测的特异性高于血清 AMY,二者灵敏性相似。③非胰性急腹症:LPS 不升高(血清 AMY 可升高)。④各种原因引起的脂肪组织破坏及某些其他疾病时,血清 LPS 也可稍增高(见本章第二节中酶学检查)。

3. **血常规检查** 急性胰腺炎和慢性胰腺炎急性发作时,呈急性感染血象。

4. **其他检查** CRP 阳性;部分病人可以见到血糖、甘油三酯、胆红素、转氨酶和 ALP 等升高;血钙下降。

十、胰　腺　癌

胰腺癌(carcinoma of pancreas)是发生于胰腺外分泌腺的恶性肿瘤,以胰头部位多见。

项目选择与实验诊断路径 主要检测项目是肿瘤标志物(详见第十七章恶性肿瘤实验诊断)。但迄今为止尚无胰腺癌早期诊断的血清标志物,多种肿瘤标志物联合检测可能提高诊断率。

临床应用 ①CA19-9(是胰腺癌诊断、术后和治疗监测的首选指标);②癌胚抗原(CEA);③LAP(见本章第二节);④胆红素检查(不明原因的梗阻性黄疸应注意排除胰腺癌);⑤血糖检测(突发性糖尿病、无家族史、肥胖等诱发因素,应怀疑胰腺癌存在);⑥粪便检查(胰腺癌时常可出现突发性无法解释的脂肪便)。

十一、胆囊炎与胆石病

胆囊炎(cholecystitis)和胆石病(cholelithiasis)为临床常见疾病。胆道感染(胆囊炎、胆管炎)和胆石病互为因果关系。实验诊断中:①WBC 总数及中性粒细胞增高,并可有中性粒细胞中毒性改变;②有胆道梗阻时血清胆红素增高(表现为梗阻性黄疸),粪便颜色变浅或变白;③血清 ALP 和 GGT 增高,ALT 可能轻度增高;④少数病人有 AMY 升高。

十二、呕　血

呕血(hematemesis)为血液经口腔呕出,为上消化道疾病或全身性疾病所引起的上消化道出血,常伴有黑便,严重时伴有急性周围循环衰竭。门脉高压、肝硬化、肝癌、胆道和胰腺出血等肝、胆、胰疾病时可出现呕血。主要检测项目选择和实验诊断及其临床应用:①呕吐物及粪便检查:急剧大量呕血时呕吐物可为鲜红或有血块,继而粪便可为明显的黑便;少量隐匿性呕血时,呕吐物呈褐色咖啡渣样,呕吐物及粪便潜血试验阳性。②贫血及血象检查:大量呕血 3~4 小时后可出现失血性贫血(早期表现为正常细胞性贫血,稍后因骨髓代偿而出现大细胞性贫血,慢性失血则呈小细胞低色素性贫血);RC 于出血 24 小时内增高,4~7 天达高峰(可高达 5%~15%),如出血好转可逐渐降至正常;WBC 于大量呕血 2~5 小时升高,止血后 2~3 天恢复正常。③在肝硬化合并脾功能亢进呕血时时,WBC 和 PLT 不升高。

十三、黄　疸

黄疸(jaundice)是指血清胆红素增高(高胆红素血症),使巩膜、皮肤、粘膜和其他组织及体液发生黄染的现象。临床多种疾病时会出现黄疸。

检测项目选择与实验诊断路径 黄疸的实验诊断检测项目主要是:胆红素代谢检测(STB、CB 及 UCB)、血清酶学检测(ALT、AST、ALP、GGT)、血浆凝血酶原时间(PT)测定、血脂(TC、TG 及 Lp-X)测定和血液学(溶血性贫血)检查。有无黄疸及黄疸程度的判定主要看有无 STB 增高

Notes

及其增高程度;黄疸类型的鉴别不仅要看 STB 的增高情况,更重要的是要看 CB 及 UCB 的增高情况(以何者为主? 两者同时增高? CB/STB 比值?)等。

　　临床应用　在临床黄疸的诊断、鉴别诊断、病情观察、预后判断和治疗中,实验诊断有着十分广泛的应用及非常重要的价值。

　　1. **胆红素代谢检测**　是黄疸的主要实验诊断指标。黄疸时 STB 增高,三种不同类型的黄疸时 STB、CB 及 UCB 等有不同的表现(见表 9-5)。

Tab. 9-5　The bilirubin determine in normal person and jandice time

	Serum				Urine		Stool
	STB (μmol/L)	CB (μmol/L)	UCB (μmol/L)	CB/ STB	Bilirubinuria	Urobilinogen (μmol/L)	
normal	1.7~17.1	0~6.8	1.7~10.2	0.2~0.4	(−)or week (+)	0.8~4.2	Light yellow
hymolytic jaundice	↑	↑	↑↑↑	<0.2	(+)	↑↑↑	Brown
obstructive jaundice	↑↑~↑↑↑	↑↑↑	↑	>0.5	(−)	↓or(−)	white or light
hepatocellular jaundice	↑~↑↑	↑↑	↑↑	>0.2 但 <0.5	(++) (+)	↓or N	normal or light

　　［注］↑:轻度增加;↑↑:中度增加;↑↑↑:明显增加;(−):阴性;(+):阳性;(++)强阳性

　　2. **血清酶学检测**　ALT、AST 明显升高,见于肝细胞损害(肝细胞性黄疸);ALP、GGT 明显升高,见于胆汁淤积(阻塞性黄疸)。

　　3. **血浆凝血酶原时间(PT)测定**　阻塞性黄疸和肝细胞性黄疸时 PT 均延长,但阻塞性黄疸注射维生素 K 后 PT 恢复或接近正常,肝细胞性黄疸注射维生素 K 后 PT 不能恢复正常;溶血性黄疸时 PT 正常。

　　4. **血脂测定**　胆汁淤积时 TC、TG 及脂蛋白 -X(Lp-X)均明显增高;肝细胞损伤严重时,TC 明显减低。

　　5. **血液学检查**　溶血性黄疸时出现溶血性贫血(见第三章贫血及相关红细胞疾病实验诊断)。为鉴别溶血性贫血的原因,还可以做其他有关的试验检查。

本 章 小 结

　　本章按三个方面内容进行阐述:一、概述(简述了肝、胆、胰疾病有关的基础理论);二、肝、胆、胰疾病常用实验检测项目(原理、参考区间、临床意义与评价);三、临床常见肝、胆、胰疾病的实验诊断(检测项目选择与实验诊断路径、临床应用)。其中后两部分内容为本章重点。在第二部分内容中除介绍了各项具体检测项目外,还归纳性地介绍了常用实验检测项目在临床实际应用中的合理组合;在第三部分内容中主要是介绍的是常见肝、胆、胰疾病和症状的实验诊断中常用实验检测项目的具体应用和评价。

(张丽霞)

Notes

参考文献

1. 万学红,卢雪峰.诊断学.第 8 版.北京:人民卫生出版社,2013.
2. 王吉耀.内科学.第 2 版.北京:人民卫生出版社,2011.
3. 王鸿利.实验诊断学.第 2 版.北京:人民卫生出版社,2010.
4. Eugene R. Schiff,wills C. Maddrey,Michael F. Sorell,SCHIFF'S DISEASES OF THE LIVER,11 th ed. Chichester,West Sussex,UK,Wiley. 2011.
5. Wang Hongli. Textbook of Laboratory Diagnostics.Beijing:People's Medical Publishing house,2007.

第十章 肾脏疾病实验诊断

内容提要

肾脏在维持机体内环境稳定方面起着非常重要的作用。肾脏的主要功能单位称为肾单位，由肾小体和肾小管组成，肾小体又由肾小球和肾小囊组成。在肾脏各种病变时这些结构会表现出不同的变化，导致许多检查指标出现异常，对临床诊断、治疗方案的选择和预后的判断起着重要作用。本章主要包括两部分内容：一是介绍了肾脏疾病常用的实验检测指标，包括反映肾小球功能、近端肾小管功能、远端肾小管功能检测及肾小管性酸中毒的试验，此外还简述了肾脏常见遗传性疾病的基因检测项目；二是介绍了临床常见肾脏疾病的实验诊断与鉴别诊断。

第一节 概　　述

肾脏是人体的重要器官之一，属于泌尿系统的一部分。它不仅在人体的泌尿系统中有着重要的作用，如维持机体的水、电解质、酸碱平衡等，而且在内分泌系统中有维持机体内环境稳定的重要作用，如分泌肾素（rennin）、内皮素（endothelin）、促红细胞生成素（erythropoietin，EPO），并参与活性维生素 D_3（vitamin D_3）的羟化等。

尿液的形成主要经过肾小球滤过、肾小管和集合管重吸收与排泌三个过程。血液流经肾小球毛细血管时，血浆中的水、小分子溶质以及少量小分子血浆蛋白通过滤过膜滤到肾小囊的囊腔内形成原尿；原尿流经肾小管时，葡萄糖、大部分水和部分无机盐被肾小管重吸收，剩下的一部分水、无机盐和尿素等废物由肾小管流出形成终尿，排出体外。

在临床上，肾脏疾病患者多因出现自觉症状或体征就诊，如血尿、水肿、排尿改变、高血压、易疲劳以及消化道症状。肾脏疾病的诊断除了依靠病史外，在很大程度上还依赖于必要的实验室检查。常见肾脏疾病大多会引起肾脏的病理变化，使患者血液和尿液中出现一些异常物质或正常物质的异常累积，对这些异常物质的检测，有助于疾病的诊断和鉴别诊断、病情监测、治疗和预后判断。

第二节 肾脏疾病常用的实验检测

肾脏疾病的实验室检查指标较多，主要用于监测肾脏结构与功能的异常改变。本节主要从尿液一般检验、肾小球功能、肾小管功能的相关检测等进行介绍，此外，还对常见的遗传性肾脏疾病的基因检测进行阐述。

一、尿液的一般检验

尿液的一般检验见第二章。

二、肾小球功能的检测

肾小球滤过是指血液流经肾小球毛细血管网时,血浆中的水、电解质、蛋白、核酸和糖等物质通过滤过膜进入肾球囊形成原尿的过程。单位时间内两肾生成原尿的量称为肾小球滤过率(glomerular filtration rate,GFR),GFR尚不能直接测定,临床上只能用一些特殊的内源性或外源性物质的清除率来间接反映GFR,如内生肌酐清除率和菊粉清除率。此外,血清中肌酐、尿素、半胱氨酸蛋白酶抑制剂C以及尿微量白蛋白、转铁蛋白及IgG的浓度变化也在一定程度上可反映肾小球滤过功能的变化,尿蛋白选择指数可评判肾小球滤过膜的损伤类型和损伤程度。

（一）血肌酐（creatinine,Cr）测定

【原理】　血中的Cr来源包括外源性和内源性两部分,血Cr几乎全部经肾小球滤过进入原尿,并且不被肾小管重吸收;内源性肌酐每日生成量几乎保持恒定,严格控制外源性肌酐的摄入时,血肌酐浓度为稳定值,因此,测定血肌酐浓度可以反映肾小球的滤过功能。

【检测方法】　苦味酸法或酶法。

【参考区间】　成人血Cr男性44~132μmol/L,女性70~106μmol/L。

【临床意义与评价】

（1）血Cr升高:常见于各种原因引起的肾小球滤过功能减退,如食物中毒、肾衰等。

（2）鉴别肾前性和肾实质性少尿:①器质性肾衰竭血Cr常超过200μmol/L;②肾前性少尿,如心衰、脱水、肝肾综合征、肾病综合征等所致的有效血容量下降导致肾血流量减少,血肌酐浓度升高多不超过200μmol/L。

（3）尿素氮与肌酐比值（BUN/Cr）的意义:①器质性肾衰竭时BUN与Cr同时增高,BUN/Cr≤10:1;②肾前性少尿,肾外因素所致的氮质血症时BUN可较快上升,但Cr不相应上升,此时BUN/Cr>10:1。

（4）评价

1）影响血肌酐浓度的生理因素:除受可控制的外源性肌酐影响外,还受机体肌肉含量、年龄等不可控的生理因素影响,因此,老年人、肌肉消瘦者血Cr可能偏低,一旦血Cr轻微上升,就要警惕肾功能减退,应进一步做内生肌酐清除率的检测。重症肌无力、妊娠、肌萎缩、衰老等会使Cr浓度减低。

2）特异性及敏感性:血肌酐浓度与肾小球滤过率并不具有很好的相关性,只有肾小球滤过率降至正常的30%以下时血肌酐浓度才有明显的变化(图10-1),特异性及敏感性不高,故不适合对疾病的早期诊断和防治。

3）试验结果干扰因素:严重的脂血对酶法和苦味酸法检测肌酐均有影响,部分药物如阿司匹林、阿米洛利、卡托普利、口服避孕药等对肌酐实验结果也有干扰。

（二）血清尿素（serum urea,SU）测定

【原理】　尿素（urea）也称为脲,是机体内蛋白质代谢的终末产物,分子量小且不与血浆蛋白结合,可自由滤过肾小球。进入原尿中的尿素约50%被肾小管和集合管重吸收,肾小管有少量排泌。肾实质受损时随着肾小球滤过率下降,血尿素浓度会升高,通过测定血尿素或血尿素氮(blood urea nitrogen,BUN)浓度可以观察肾小球滤过功能。

【检测方法】　尿素酶法。

【参考区间】　成人SU为1.8~7.1mmol/L;儿童SU为1.8~6.5mmol/L。

【临床意义与评价】

（1）生理性改变:升高见于高蛋白饮食后,生理性降低见于妊娠期。

（2）SU升高:

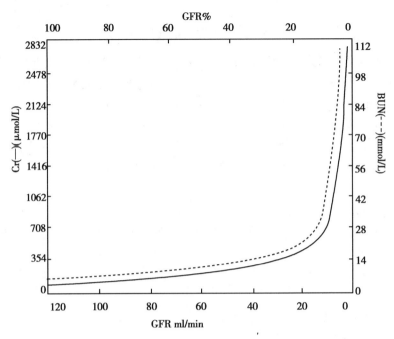

Fig. 10-1　Relationship between the glomerular filtration rate(GFR) and the levels of serum creatinine(Cr) and blood urea nitrogen(BUN)

1) 肾前因素:见于急性失血(如胃肠道出血)、休克、脱水、烧伤等导致有效循环血量减少,肾小球滤过率降低,尿素排出减少时;充血性心力衰竭、肾动脉狭窄等使肾灌注下降时:应用糖皮质激素、四环素等。

2) 肾后因素:见于尿路梗阻,如结石、肿瘤、前列腺肥大等。

3) 蛋白分解代谢亢进:见于甲状腺功能亢进、烧伤、消化道出血及挤压综合征等。

(3) 肾前性与肾后性氮质血症鉴别:肾前性氮质血症主要表现为 SU 升高,Cr 不升高;肾后性氮质血症表现为 SU 和 Cr 同时升高,但 SU 升高更为明显。

(4) 评价

1) SU 与 GFR 的相关性:SU 与 Cr 同样在 GFR 降至正常30% 以下时才会明显升高,只能作为初筛指标;尿素受蛋白质摄入量的影响,测定前应根据要求严格控制摄食。

2) 溶血可使 SU 测定值升高:标本采集及处理过程应尽量避免溶血,肝素可使测定值偏高,应避免使用肝素抗凝。

3) 只有在蛋白质代谢较为恒定的状态下,SU 才与肾脏排除的速度有关,故 SU 测定只能在一定程度上反映肾小球的滤过功能。一般在肾功能不全的失代偿期或氮质血症时,SU 才会明显升高。

(三) 内生肌酐清除率(endogenous creatinine clearance,Ccr)测定

【原理】　在严格控制外源性肌酐的情况下,内源性肌酐为血肌酐唯一来源,每日生成量比较稳定。避免剧烈运动,停用利尿药,充分饮水后收集 24h 或 4h 尿液,混匀计量,测定尿肌酐浓度,其间采血测定血肌酐浓度。按清除率公式计算 Ccr,由于个体肌肉含量不同,可用计算得来的值乘以 1.73m²/ 受试者体表面积进行校正,公式如下:

$$Ccr = \frac{尿肌酐浓度 \times 每分钟尿量(ml/min)}{血肌酐浓度}(ml/min)$$

$$校正\ Ccr = Ccr \times 1.73m² / 受试者体表面积(m²)$$

【检测方法】　血、尿肌酐检测均采用苦味酸法或酶法。

【参考区间】　成人 Ccr 为 80~120ml/(min·1.73m²)。40岁后随年龄增加,Ccr 逐年下降,

Notes

70 岁时约为青壮年的 60%,血肌酐水平无相应增高。

【临床意义与评价】

(1) Ccr 降低见于较早期的肾小球损害,而且可以根据其降低的水平来评估肾小球滤过功能受损程度。

(2) Ccr 常用来对肾功能进行分期以指导治疗,如慢性肾衰竭分级时结合 Ccr 将病程分为四期,指导治疗。

(3) Ccr 比 SU 和 Cr 均更好地反映肾小球滤过功能的实际情况,Ccr 中肌酐为人体内源性物质,测定方便,无副作用,临床较为常用,肾小管能分泌少量肌酐,应充分考虑其影响。

(四) 菊粉清除率 (inulin clearance rate, C_{In}) 测定

【原理】　菊粉是一种小分子植物多糖,在体内不被代谢,可自由滤过肾小球,不被肾小管重吸收和分泌,是测定 GFR 的理想外源性物质,可准确反映 GFR,是目前测定 GFR 的"金标准"。清晨空腹排尿后饮水并留置导尿管,静脉滴注菊粉使其血浆浓度维持在 10mg/L,排空尿液后开始收集尿液,30min 后采集肝素抗凝静脉血,60min 后停止收集尿液并计量。按清除率计算公式计算菊粉清除率。

【检测方法】　蒽酮法测定尿液及血浆中菊粉的浓度。

【参考区间】　成人 C_{In} 男性 120~138ml/(min·1.73m^2);女性 110~138ml/(min·1.73m^2)。

【临床意义与评价】　C_{In} 降低见于以下两种情况:

(1) 各种肾脏器质性病变导致的肾小球损伤,如急性肾小球肾炎,肾病综合征等,且一般与病变程度相平行。

(2) 其他影响肾小球滤过率的非器质性病变,如休克、心衰等导致肾小球有效滤过压降低的因素。

(3) 菊粉清除率作为测定 GFR 的"金标准",能准确反映肾小球滤过率,但是其操作复杂,给患者带来痛苦,且菊粉作为外源性物质注入人体后会引起人体发热,难以作为临床常规测定。

(五) 尿微量白蛋白 (microalbumin, MA) 测定

【原理】　生理状况下,白蛋白几乎不能滤过肾小球,即使少量地滤入原尿,也可被肾小管重吸收。当肾小球受损,白蛋白在尿中的漏出量增加,即使早期的轻微受损,也出现微量白蛋白尿。测定尿液中的白蛋白可反映肾小球受损情况。

【检测方法】　免疫比浊法,定时留尿计算每分钟白蛋白的排泄率 (albumin excretion rate, AER),24 小时尿标本计算白蛋白的总排出量。

【参考区间】　定时留尿:AER<20μg/min,<30mg/24h。

【临床意义与评价】　尿液出现微量白蛋白主要见于糖尿病肾病的早期、高血压肾病、狼疮性肾病等肾小球微血管病变早期,此外泌尿系统感染、心力衰竭、隐匿性肾炎等也可出现微量白蛋白尿。

剧烈运动后尿中可出现白蛋白,故标本采集应在清晨、安静状态下为宜。

(六) 尿蛋白选择性指数 (selective proteinuria index, SPI) 测定

【原理】　肾小球滤过膜具有一定"选择性"。滤过膜的"选择性"与滤过膜各层的孔隙大小相关,分子越大的物质越难通过。还与滤过膜所带电荷有关,正常时滤过膜表面覆盖一层带负电荷的蛋白多糖,使带负电荷的较大分子不易通过。由于肾小球滤过膜受损害的程度不同,尿中不同相对分子质量的各种蛋白质的比例有差异,因此提出尿蛋白选择性来评估滤过膜的受损程度。常用选择性尿蛋白指数来表示,测定患者血清和尿中相对分子质量差异较大的免疫球蛋白 G (immunoglobulin G, IgG 分子质量 150kD) 和转铁蛋白 (transferrin, TRF, 分子质量 70kD),分别计算各自的清除率及孔径 SPI(即二者清除率的比值);同时检测分子量相近的但所带电荷不同的胰型和唾液型淀粉酶同工酶,计算各自的清除率及电荷 SPI(为二者清除率的比值)。计算公式如下:

Notes

$$孔径 SPI = \frac{C_{IgG}}{C_{TRF}} = \frac{尿\, IgG\, 浓度 / 血清\, IgG\, 浓度}{尿\, TRF\, 浓度 / 血清\, TRF\, 浓度}$$

$$电荷 SPI = \frac{C_{唾液淀粉酶}}{C_{胰淀粉酶}} = \frac{尿唾液淀粉酶浓度 / 血清唾液淀粉酶浓度}{尿胰淀粉酶浓度 / 血胰淀粉酶浓度}$$

【检测方法】　蛋白电泳法。

【参考区间】　孔径 SPI<0.1 为高选择性,>0.2 为非选择性,介于二者间属中度选择性,正常电荷 SPI<1。

【临床意义与评价】

(1) 0.1< 孔径 SPI<0.2 者为选择性蛋白尿,表明肾小球损伤较轻,治疗反应和预后较好,孔径 SPI>0.2 为非选择性蛋白尿,表明肾小球损伤较重,治疗反应和预后较差。

(2) 电荷 SPI≥1 提示肾小球滤膜电荷屏障受损。

(3) 孔径和电荷 SPI 在评价肾小球滤过膜损伤时均为较敏感的指标,但是均受肾小管对所测蛋白的重吸收和分解的影响,如 IgG 和 TRF 均为内源性蛋白,滤过增加时肾小管重吸收和分解也相应增加,而且两者所带电荷也不同,其可靠性受到一定的影响。

（七）其他尿微量蛋白测定

1. **尿免疫球蛋白 G**（urine immunoglobulin G,IgG）　IgG 分子量为 150kD,正常情况下,由于肾小球滤膜的分子筛作用,血中的 IgG 无法通过肾小球滤过膜。当肾小球严重损伤时,肾小球分子筛作用显著降低,导致尿液中出现 IgG。因此,当尿 IgG 超过参考区间时,提示肾小球功能受损严重,一旦出现尿 IgG 阳性则提示为非选择性蛋白尿。

2. **尿转铁蛋白**（urine transferring,TRU）　TRU 分子量为 70kD,正常情况下,血中的转铁蛋白无法通过肾小球滤过膜,当肾小球滤膜损伤时,肾小球分子筛作用降低,导致尿液中出现较多大分子量的转铁蛋白。临床上采用免疫比浊法检测尿液中 TRU 的含量,反映肾小球滤过膜通透性损伤的状况。因此,当尿转铁蛋白含量增加时,提示肾小球功能受损,当表现为 MA 与 TRU 异常时,而尿 IgG 为阴性时,提示为选择性蛋白尿。如同时出现尿 IgG,则提示非选择性蛋白尿,临床常联合检测以判断肾小球滤过膜损伤的程度。

（八）血清半胱氨酸蛋白酶抑制蛋白 C（cystatin C,cys C）测定

【原理】　半胱氨酸蛋白酶抑制蛋白 C 简称胱抑素 C,是一种分子量仅为 13kD,能自由透过肾小球的非糖基化碱性蛋白,机体有核细胞均可表达,且每日分泌量恒定。原尿中的 cys C 在近曲小管几乎全部被上皮细胞摄取并分解,不回到血液中,尿中仅微量排出,因此,血清 cys C 水平是反映肾小球滤过功能的一个敏感且特异的指标。

【检测方法】　免疫比浊法。

【参考区间】　成人血清 cys C 浓度为 0.6~2.5mg/L。

【临床意义与评价】

(1) 血清 cys C 水平升高:提示肾小球滤过功能受损,见于抗生素导致肾小球滤过功能微小损伤、糖尿病肾病、高血压肾病以及其他肾小球早期损伤。在肾移植成功时,血清 cys C 下降的速度和幅度均大于 Ccr;而在发生移植排斥反应时,升高也明显早于 Ccr。

(2) cys C 主要用于监测肾小球滤过功能,C 与 GFR 有很好的相关性。当 GFR 下降时,cysC 先于 Cr 和 Ccr 升高,其对肾小球滤过功能的判断上诊断效能相当于菊粉清除率,且不受饮食、身高、体重、年龄、恶性肿瘤等的影响,且测定方法简单,价格低廉,重复性好,不受脂血、黄疸和溶血的干扰,现临床上推荐以 cys C 取代传统的 SU、Cr、Ccr 测定作为判断肾小球功能的首选指标。

Notes

三、近端肾小管功能检测

（一）α_1- 微球蛋白（α_1-microglobulin，α_1-MG）测定

【原理】 α_1-MG 是主要由肝脏和淋巴组织合成的小分子量糖蛋白（26kD）。血液中 α_1-MG 有游离和结合两种形式。游离 α_1-MG 可自由通过肾小球滤过，并在近曲小管几乎被全部重吸收，尿液中含量极微；测定尿 α_1-MG 和血清游离 α_1-MG 含量可用于监测肾小管重吸收和肾小球滤过功能。

【检测方法】 免疫比浊法。

【参考区间】 成人尿 α_1-MG<15mg/24h 尿，成人血清游离 α_1-MG 为 10~30mg/L。

【临床意义与评价】

（1）尿 α_1-MG 升高：提示近端肾小管重吸收功能受损，见于多种肾小管病变及并发症的早期，可用于肾损伤和糖尿病并发肾病的预测和观察。

（2）血清 α_1-MG 升高：提示肾小球滤过功能受损，可见于早期肾小球损伤、原发性肾小球肾炎、间质性肾炎、糖尿病肾病、狼疮肾、急慢性肾衰竭等。

（3）尿 α_1-MG 与血清 α_1-MG 均升高：提示肾小球滤过功能和肾小管重吸功能均受损。

（4）血清 α_1-MG 降低：多提示 α_1-MG 合成减少，见于重症肝炎、肝坏死等。

（5）评价

1）α_1-MG 不受恶性肿瘤及尿液酸碱度的影响，酸性尿中不会分解而出现假阴性结果，是针对近端肾小管早期损伤非常敏感和特异的指标。

2）运动和发热会使尿液 α_1-MG 浓度升高。

（二）β_2- 微球蛋白（β_2-microglobulin，β_2-MG）测定

【原理】 β_2-MG 是除成熟红细胞和胎盘滋养层细胞外几乎所有有核细胞都能产生的小分子量蛋白（11.8kD）。血液中含量甚微，约为 2mg/L，正常人体每日生成 100~200mg β_2-MG，其血中浓度相当稳定。β_2-MG 可自由滤过肾小球，但原尿中的 β_2-MG 99.9% 在近端肾小管被重吸收并降解，仅有微量随尿液排出，因此，测定尿 β_2-MG 和血清游离 β_2-MG 含量可用于监测肾小管重吸收和肾小球滤过功能。

【检测方法】 免疫比浊法。

【参考区间】 成人尿 β_2-MG<0.3mg/L，血清 β_2-MG 1~2mg/L。

【临床意义与评价】

（1）尿 β_2-MG 升高：提示近曲小管受损，可见于肾小管 - 间质性疾病、药物或毒物所致早期肾小管损伤，以及肾移植后早期急性排斥反应，可用于上述疾病的监测和预后判断。

（2）血 β_2-MG 升高：提示肾小球滤过功能受损，且比 Cr 更灵敏，但肺癌、肝癌、鼻咽癌、白血病等恶性肿瘤时由于 β_2-MG 合成增加，也可见到血 β_2-MG 升高；如果生成过多，超过肾小管重吸收阈值，血和尿 β_2-MG 均升高。

（3）肾移植术后监测：肾衰竭时由于肾小管损伤，尿 β_2-MG 会升高；肾移植成功后尿 β_2-MG 会很快下降，但当发生排斥反应时，由于排异引起的淋巴细胞增多，β_2-MG 合成增多及肾功能下降，血 β_2-MG 常升高，且比 Cr 更敏感，应用抗 β_2-MG 免疫抑制剂后尿 β_2-MG 仍升高提示排斥反应未能有效控制。

（4）评价

1）测定尿 β_2-MG 的同时应测定血 β_2-MG。肾小管重吸收 β_2-MG 阈值为 5mg/L，只有当血 β_2-MG 小于阈值时，尿 β_2-MG 升高才有意义。

2）β_2-MG 在酸性尿中不稳定，极易分解，庆大霉素对其也有降解作用，收集后应及时测定。若需贮存须将 pH 调至 7 左右，加庆大霉素以外的抗生素可冷冻保存 24 小时。

(三) 视黄醇结合蛋白 (retinal-binding protein, RBP) 测定

【原理】 RBP 是主要由肝细胞粗面内质网合成的一种低分子量的亲脂载体蛋白, RBP 广泛存在于人体血液、尿液及其他体液中, 游离的 RBP 由肾小球滤出, 大部分由近端小管上皮细胞重吸收, 并被分解成氨基酸供体内合成利用, 仅有少量从尿中排泄。当肾脏疾患或感染等导致肾小管重吸收功能障碍时, 尿中 RBP 浓度升高, 血清 RBP 浓度下降。因此, 尿中 RBP 测定是诊断早期肾功能损伤和疗效判定的敏感指标。

【检测方法】 免疫比浊法。

【参考区间】 血清 RBP 为 45mg/L, 尿 RBP 为 0.11 ± 0.07mg/L, 男性高于女性, 成人高于儿童。

【临床意义与评价】

(1) 尿 RBP 升高: 可见于早期肾小管损伤、急性肾衰竭。

(2) 血清 RBP 升高: 常见于肾小球滤过功能减退、肾衰竭。

RBP 具有较高的特异性, 其灵敏度、特异性与 β_2-MG 相近, 但不受 pH、温度的影响, 比 β_2-MG 更实用、更可靠; 其灵敏度高于 Cr。

(四) 尿滤过钠排泄分数 (fraction of urine natrium excretion, FeNa) 测定

【原理】 正常机体血浆 Na^+ 浓度的稳定, 必须保持 Na^+ 摄入与排出平衡。机体 Na^+ 主要通过肾脏排出, 血浆中的 Na^+ 可以自由滤过肾小球, 但只有约 1% 的 Na^+ 从尿中排出, 99% 的 Na^+ 都通过近端肾小管的 Na^+-K^+ 泵、Na^+-H^+ 泵被重吸收; 如果肾小管受损, Na^+-K^+ 泵、Na^+-H^+ 泵交换受阻, 导致机体 Na^+ 浓度的紊乱。当外源性 Na^+ 摄入比较稳定时测定尿 Na^+ 浓度 (U_{Na}) 和血浆 Na^+ 浓度 (P_{Na}), 再根据尿量 (V) 和清除率公式计算出尿 Na^+ 清除率 ($C_{Na} = U_{Na} \cdot V/P_{Na}$), 则 $FeNa = C_{Na}/Ccr$, 可根据尿滤过钠排泄分数评估近端肾小管的重吸收功能。

【检测方法】 离子选择电极法

【参考区间】 成人 FeNa 为 1%。

【临床意义与评价】 FeNa 是鉴别少尿原因的一个重要指标, 肾前性少尿时肾小球滤过钠减少而肾小管重吸收功能正常, FeNa<1%; 而单纯小管受损引起的肾性少尿, 其肾小球滤过功能不受影响, 肾小管重吸收受阻, FeNa>1%。

FeNa 会受到摄入外源性 Na^+ 的影响, 轻度溶血不会对血浆 Na^+ 测定有影响。临床常用离子选择电极法, 其测定安全、简单、快速、成本低廉。

(五) 肾小管葡萄糖最大重吸收量 (tubular maximum reabsorption of glucose, TmG) 测定

【原理】 葡萄糖可以从肾小球自由滤过, 但在近端肾小管全部被重吸收, 正常情况下尿中不含葡萄糖。而近端肾小管重吸收葡萄糖是有阈值的, 当原尿中的葡萄糖浓度超过阈值时, 超出部分的葡萄糖将会从尿中排出, 此时葡萄糖的重吸收量即 TmG。当肾小管受损时, 其葡萄糖的最大重吸收量也会随之减小, 因此, TmG 可作为提示或监测近端肾小管重吸收功能的指标。

【检测方法】 静脉注射葡萄糖使原尿中的葡萄糖浓度超过重吸收阈值, 再分别测定血浆和尿液中的葡萄糖浓度 (P_G 与 U_G), 根据尿量 (V) 及菊粉清除率 (C_{In}), 以单位时间内肾小管滤出的葡萄糖量减去该时间内尿中排出的葡萄糖量即是 TmG, $TmG = (P_G \cdot C_{In}) - (U_G \cdot V)$。

【参考区间】 成人 TmG 男性为 300~450mg/min; 女性为 250~350mg/min。

【临床意义与评价】 TmG 降低所致尿糖称为肾性尿糖, 多为肾小管重吸收葡萄糖功能降低所致, 见于各种原因引起的肾小管上皮细胞损伤, 葡萄糖的重吸收功能下降, 也见于先天肾发育不全, 有效肾单位减少。

TmG 测定方法虽然成熟、简便、结果准确、快速且成本低廉, 但是受肾小管重吸收功能和肾单位数量的影响, 导致不同年龄、发育状况以及性别之间均有差异, 同时测定 TmG 需以 C_{In} 为参考, 而 C_{In} 测定较为繁琐不为大多数患者所接受, 且输注葡萄糖对糖尿病患者可能有一定风险,

Notes

从而使其临床应用受限。

（六）N-乙酰-β-氨基葡萄糖苷酶（N-acetyl-β-glucosaminidase，NAG）测定

【原理】　NAG 是广泛分布于组织细胞中的溶酶体水解酶，分子量约为 130kD，不能被肾小球滤过，尿液中 NAG 主要来自于近曲小管上皮细胞损伤时的释放。尿 NAG 活性可作为肾小管损伤的敏感标志物。

【检测方法】　酶法。

【参考区间】　速率法：<2.37U/mmol Ucr 或 <21U/g Ucr；终点法：<1.81U/mmol Ucr 或 <16U/g Ucr。

【临床意义与评价】　尿 NAG 活性升高可见于氨基糖苷类抗生素、顺铂等抗癌药物和重金属等引起的肾小管毒性损伤，糖尿病肾病、高血压肾病的早期肾脏损伤，泌尿系感染，肾移植排异反应等。

正常时 NAG 不能经肾小球自由滤过，但是肾小球病变时 NAG 可升高，在使用该指标诊断肾小管疾病时需首先排除肾小球病变。与 α_1-MG 和 β_2-MG 联合检测更有价值。

四、肾小管排泌功能检测

（一）酚红排泄试验

【原理】　酚红又名酚磺酞（phenol sulfonphthalein，PSP），对人体无害，是实验室常用的酸碱指示剂，经静脉注入人体后，在血中与白蛋白结合，尿中酚红约 6% 由肾小球滤过排出，94% 由近端小管上皮细胞主动排泌。PSP 排泄实验对了解肾小管排泌功能有一定参考价值。

【检测方法】　可用静脉注射 6g/L 酚红 1ml，测定 15 分钟或 2 小时内尿酚红量，计算酚红排泄率。由于肾小管排泌 PSP 的量与其在血浆中的浓度密切相关，静脉注射后，最初浓度较高，排泄最多，时间较长，通过多次循环，即使肾血流量下降，排泌量的降低也不够显著。应特别注意最初 15 分钟排泌量，较为敏感，不少肾脏病患者 15 分钟 PSP 排泌量低于正常，而 2 小时排泄量仍可能正常。

【参考区间】　PSP 排泄率参考值为 15min>25%，2h>55%。

【临床意义与评价】

（1）PSP 排泄率降低见于多种肾脏病变导致的肾血流量改变。

（2）PSP 排泄率常与病变程度平行，排除肾外因素，2 小时排泄率为 40%~50%，表示近端小管功能轻度损伤，25%~39% 为中度损伤，11%~24% 为重度损伤，0~10% 为极度损伤。

PSP 排泄试验特异性较差，但方法简便，15 分钟排泄量较灵敏，常在 GRF 显著降低之前已出现 PSP 排泄量下降的现象，是一项敏感的肾功能指标。目前临床在诊断肾小管排泌功能时仍具有较大应用价值。

（二）肾小管对氨基马尿酸最大排泌量试验（tubular maximal PAH excretory，TmPAH）

【原理】　对氨基马尿酸不被机体分解代谢，约 20% 以原形从肾小球滤过，80% 由近端小管排泌，不被肾小管重吸收，排泌量与血浆 PAH 水平正相关，是较好的肾小管排泌功能指标。

【检测方法】　注入对氨基马尿酸，当血浆浓度达到肾小管对其排泌量的最大限度时（约600mg/L），再增加 PAH 的血浆浓度，尿中排出量也不再增加，即为对氨基马尿酸最大排泌量。

【参考区间】　TmPAH 参考值为成人 60~90mg/(min·1.73m^2)。

【临床意义与评价】　TmPAH 轻度降低见于轻型急性肾小球肾炎及心力衰竭；中度降低见于高血压、肾动脉硬化症及肾盂肾炎；显著降低见于慢性肾小球肾炎、慢性肾盂肾炎及间质性肾炎等。

TmPAH 试验的特异性较 PSP 排泄试验强，诊断价值大，但该试验操作繁杂，不适用于常规检查，仅用于临床研究。

五、远端肾小管功能检测

（一）尿渗量（urine osmolarity，Uosm）和自由水清除率（free water clearance，C_{H_2O}）测定。

【原理】　Uosm 指尿的质量渗透量，即每千克水中所含各种溶质颗粒（包括分子和离子）的总摩尔数，单位为 Osm/kg H_2O。当肾小管在重吸收和排泌原尿中的粒子时，依赖的是肾小管膜两侧的渗透压差，渗透压跟粒子数直接相关，也就是与 Uosm 直接相关，而与粒子大小和性质无关。

【检测方法】　禁饮 8 小时后，取晨起第一次清洁尿送检，必要时同时抽取肝素抗凝的静脉血测定血浆渗量（plasma osmolarity，Posm）供参考。按计算清除率的方法，可根据 Uosm、Posm 及每 min 尿量（V）计算尿溶质清除率（Cosm），表示肾脏每 min 能将多少体积血浆中粒子完全清除；C_{H_2O} 代表尿中无溶质水的量，由于正常肾脏对尿液有浓缩作用，C_{H_2O} 应为负值，计算公式如下：

$$Cosm = \frac{Uosm \cdot V}{Posm} \; (ml/min)$$

$$C_{H_2O} = V - Cosm \; (ml/min)$$

【参考区间】　成人 Uosm 为 600~1000mOsm/kg H_2O，Posm 为 275~305mOsm/kg H_2O，Uosm/Posm 的比值为 3~4.5∶1；Cosm>5ml/min，C_{H_2O} 为 -0.4~-1.7ml/min。

【临床意义与评价】

（1）判断肾浓缩功能：禁饮尿渗量在 300mOsm/kg H_2O 左右时，即与正常血浆渗量相等，称为等渗尿；尿渗量 <300mOsm/kg H_2O，称低渗尿；正常人禁水 8 小时后尿渗量 <600mOsm/kg H_2O、再加 Uosm/Posm 比值等于或小于 1，均表明肾浓缩功能障碍，见于慢性肾盂肾炎、多囊肾、尿酸性肾病等慢性间质性病变时，也见于慢性肾炎晚期，以及急慢性肾衰竭累及肾小管和间质。

（2）一次性尿渗量检测用于鉴别肾前性少尿和肾性少尿：肾前性少尿时，肾小管浓缩功能未受累及，故尿渗透量较高，常 >450mOsm/kg H_2O；肾小管坏死致肾性少尿时，尿渗量降低，常 <300mOsm/kg H_2O。

（3）尿渗量相对尿比密更能反映肾脏浓缩功能的实际情况，因为尿渗量不受溶质分子量大小的影响，但是尿渗量测定程序相对比较繁琐，不如尿比密简单、快速和廉价，目前临床应用不如尿比密广泛。

（二）昼夜尿比密试验和 3h 尿比密试验

【原理】　正常人 24 小时尿量受饮水量和出汗量等影响，变化很大，尿生成过程中，远端肾小管对原尿有稀释作用，而集合管对其有浓缩作用，检测尿比密可粗略了解肾脏的稀释 - 浓缩功能。生理条件下不同时间的饮水量、出汗量有区别，因此各时间段尿比密测定和单位时间内尿比密测定比随机尿比密测定更有临床意义。

【检测方法】　昼尿比密试验是指在 8∶00 至 20∶00 之间，膀胱排空后每隔 2 小时收集 1 次尿液，共 6 次，夜尿比密是指收集 20∶00 至次日 8∶00 所有尿液，分别测定尿量和比密；受试者除日常进食外不再进食任何水分，日常进食含水量控制在每餐 500~600ml。

3 小时尿比密是指在同样的条件下从 8∶00 至次日 8∶00 每隔 3 小时收集一次尿液，分别测定尿量和尿比密。

【参考区间】　尿量 1000~2000ml/d，夜尿量小于 750ml，比值为 3~4∶1；尿比密至少有一次大于 1.018，极值之间差值应大于 0.009，3h 尿比密至少有一次大于 1.020，一次低于 1.003。

【临床意义与评价】

（1）尿量显著增加而尿比密维持在 1.060 以下是尿崩症的典型症状；尿量少而尿比密固定在 1.018 左右，为 GFR 降低而浓缩 - 稀释功能正常，多见于为肾小球肾炎等所致的肾小球损伤。

（2）夜尿量增多而尿比密正常为浓缩功能受损的早期临床表现，见于慢性肾小球肾炎、高血

Notes

压肾病和痛风性肾病早期;若夜尿增多且比密无一次大于 1.018 或昼夜比密差值小于 0.009 提示浓缩功能严重受损;若尿比密固定在 1.010 左右表明肾脏稀释 - 浓缩功能完全丧失,预后差。

(3)评价

1)昼夜尿比密及 3h 尿比密是评价肾脏浓缩 - 稀释功能的良好指标,测定简单,成本低廉,但标本留取程序比较复杂。

2)干化学法测定尿比密误差较大且影响因素多,测定方法应尽量采用折射法或比密计法,但折射率和比密同样受尿中蛋白、糖和造影剂等物质的影响。

(三)尿浓缩试验

【原理】 肾脏稀释和浓缩原尿主要在髓袢升支、远端肾小管、集合管和直小血管中进行,而抗利尿激素(ADH)特异地作用于远端肾小管和集合管上的水通道蛋白,促进远端小管和集合管对原尿的重吸收,浓缩尿液,使尿量减少、尿比密和尿渗量升高。

【检测方法】 通过禁水或输入高渗盐水促进神经垂体释放 ADH,或直接静脉注射 ADH,分 3 次收集尿液测定尿比密。

【参考区间】 成人至少有 1 次尿比密大于 1.025(儿童大于 1.022)。

【临床意义与评价】 若 3 次试验的尿比密均小于 1.025(成人),提示肾浓缩功能受损,且病变发生在 ADH 作用的部位,即远端小管和集合管,尿比密越低损害越严重;如果尿比密固定在 1.010 左右,提示肾脏对原尿的浓缩功能完全丧失。

直接静脉注射 ADH 称为 ADH 试验,肾性尿崩症对 ADH 试验没有反应,而垂体性尿崩症患者在注射 ADH 1h 内尿量明显减少,尿比密明显升高,因此肾浓缩试验有助于鉴别肾性尿崩症和垂体性尿崩症,但是肾浓缩试验过程比较繁琐,耗时较长。

(四)尿 T-H 糖蛋白(Tamm-Horsfall protein,THP)测定

【原理】 尿中 T-H 蛋白是肾小管髓袢升支后段和远曲小管细胞合成和分泌的一种大分子糖蛋白,其分子量约 700kD,由一些分子量约 80kD 的亚单位组成,正常成人 24h 尿排出量是稳定的。THP 覆盖于肾小管腔面,阻止水的重吸收而参与原尿的稀释,同时 THP 也参与尿液管型和尿路结石的形成。远端肾小管损伤时上皮细胞受损,尿液 THP 增高。随机尿 THP 检测应以尿肌酐校正以消除 GFR 的影响。

【检测方法】 免疫比浊法。

【参考区间】 成人 29.8~43.9mg/24h 尿,随机尿为 0.9~1.7μg/μmol 肌酐(8~15μg/g 肌酐)。

【临床意义与评价】

(1)尿液 THP 升高多提示远端肾小管损伤,各种原因导致的肾小管损伤均可使远端肾小管 THP 覆盖层受损,上皮细胞合成分泌 THP 增加,上尿路梗阻,炎症,感染以及各种中毒所致的肾小管 - 间质炎等。尿 THP 一过性升高可见于重铬酸钾中毒及肾移植后急性排斥反应期。

(2)慢性肾衰竭及急性肾小球肾炎所致 GFR 降低时,可见 THP 持续性保持低水平。

(3)THP 是远端肾小管损伤的一个较好的标志物,临床多采用免疫比浊法测定,不受尿液颜色的影响,且 THP 肾小管定位性、特异性均较好。

六、肾小管性酸中毒检测

(一)氯化铵负荷试验(酸负荷试验)

【原理】 由于远端肾小管功能缺陷,使肾小管内液与外液之间不能建立生理性 pH 梯度,而导致分泌 H^+ 和生成 NH_4^+ 减少,H^+ 滞留于体内而引起远端肾小管性酸中毒。可以通过检测受试者尿液 pH 评估其肾小管排酸功能。

【检测方法】 受试者停用碱性药物 2 天后,按每千克体重 0.1g/d 的剂量口服氯化铵,分 3 次口服,连服 3 日。分别于服药前一天(晨尿)、第 3 日末次服药后第 3、4、5、6 小时共留取 5 次尿

Notes

标本各 20~30ml 并尽快用精密 pH 计测定尿液 pH。

【参考区间】　口服氯化铵之前,晨尿 pH 一般为 <5.5;口服氯化铵 2h 之后,尿 pH 应低于 5.3。

【临床意义与评价】　①如果每次尿液 pH 均大于 5.5,包括服药前,可诊断远端肾小管性即 Ⅰ 型酸中毒,可见于慢性肾盂肾炎、梗阻性肾病、药物或化学物质中毒、狼疮性肾病、干燥综合征等;②酸负荷试验只适用于不典型或不完全的肾小管性酸中毒,否则不应当再做这种酸负荷试验,以免加重患者的酸中毒。肝功能不全者,不宜服大量氯化铵,可用等量氯化钙代替。

(二)碳酸氢离子重吸收排泌试验(碱负荷试验)

【原理】　近端肾小管重吸收碳酸氢盐的功能减低,使原尿中的 HCO_3^- 不能被重吸收,导致近端肾小管泌 H^+ 减少,H^+-Na^+ 交换障碍,尿液不能被酸化,从而产生近端肾小管性酸中毒。

【检测方法】　受试者按每千克体重 1~2mmol/d 的剂量口服 $NaHCO_3$,连服 3 日。在此过程中,注意监测血浆 $NaHCO_3$ 浓度,当 ≥26mmol/L 时留取尿液 20~30ml 及时测定尿液 HCO_3^- 和肌酐(Ucr),同时测定血清 HCO_3^- 和肌酐(Scr)的浓度,计算尿中 HCO_3^- 部分的排泄率。

$$尿中\ HCO_3^-\ 部分的排泄率(\%) = \frac{尿\ HCO_3^-(mmol/L) \times Scr(mmol/L)}{血清\ HCO_3^-(mmol/L) \times Ucr(mmol/L)} \times 100\%$$

【参考区间】　HCO_3^- 部分的排泄率 ≤1%。

【临床意义与评价】　①尿中 HCO_3^- 部分的排泄率 >15% 对近端肾小管性酸中毒的诊断有意义,若 <3%~5% 则不支持近端肾小管性酸中毒,而支持远端肾小管性即 Ⅱ 型酸中毒;②留尿标本时,应避免接触空气。酸负荷试验和碱负荷试验两者联合血清钾、氯、钠、钙、磷等可以对肾小管性酸中毒进行分型,指导进一步确定病因、指导治疗及监测预后。

七、遗传性肾脏疾病相关基因检测

遗传性肾脏疾病是指与遗传有关,并累及肾脏的一类疾病,种类繁多,遗传方式不一,主要包括遗传性肾小球疾病、遗传性肾小管疾病和遗传性肾囊肿疾病等,由于目前这类疾病的致病基因并未完全清楚,下面只列出目前认为与疾病关系比较明确的基因及其遗传方式(表 10-1)。

Tab. 10-1　Gene and pathogenesis of common genetic kidney disease

Diseases	Gene	Hereditary
Alport syndrome	*col4a5*	sex-linked dominant inheritance
	col4a3-4	autosomal recessive /dominant inheritance
Fabry disease	*gla*	X-linked recessive inheritance
thin basement membrane nephropathy	*col4a3-4*	autosomal recessive inheritance
APKD	*adpkd1/adpkd2*	autosomal dominant/recessive inheritance
lipoprotein glomerulopathy	*apoe*	autosomal recessive inheritance
Liddle's syndrome	*scnn1g*	autosomal dominant inheritance
Gitelman's syndrome	*slc12a3*	autosomal recessive inheritance
Bartter's syndrome	*clcnkb*	autosomal recessive inheritance
	nkci2	
familial vitamin D resistant rickets	*phex*	X-linked dominant inheritance or incomplete dominant inheritance

Notes

第三节　常见肾脏疾病的实验诊断

肾脏疾病包括原发性和继发性肾小球疾病、肾小管间质疾病、肾感染性疾病、肾血管疾病和肾功能不全等。其常见临床表现为尿液外观和尿量的改变、眼睑和下肢的水肿、高血压、排尿不适、肾及输尿管绞痛等。本节主要介绍急性肾小球肾炎、急进性肾小球肾炎、慢性肾小球肾炎、肾病综合征、急性肾衰竭、慢性肾衰竭、IgA 肾病及常见遗传性肾脏疾病的实验诊断。

一、急性肾小球肾炎

急性肾小球肾炎(acute glomerulonephritis)简称急性肾炎,是一种由于感染后变态反应引起的两侧肾脏弥漫性肾小球损害为主的急性疾病,起病急,感染后 1~3 周出现血尿、蛋白尿、管型尿、水肿、高血压等,肾功能一过性减退,常为 β 溶血 A 组链球菌感染后所致。

检测项目选择与实验诊断路径　结合上述临床临床表现特点,实验诊断在急性肾小球肾炎的诊断中具有重要意义。首选尿液常规检查和肾功能检查;β 溶血性链球菌培养、抗链球菌溶血素 O 抗体(ASO)检查和动态监测补体 C3,有助于链球菌感染后急性肾小球肾炎(post-streptococcal glomerulonephritis,PSGN)的诊断。

临床应用

1. 尿液常规检查　患者几乎都有镜下血尿或肉眼血尿,尿中红细胞多为畸形红细胞,沉渣中可见白细胞、肾小管上皮细胞,并有红细胞管型、颗粒管型;患者常有蛋白尿,血尿和蛋白尿会持续数月,常于 1 年内恢复。

2. 肾功能检查　急性期肾功能可有一过性减退,表现为一过性氮质血症,GFR 下降,血清 cys C 增高,血肌酐水平由于水钠潴留而不会明显升高,肾小管功能常不受影响;血浆白蛋白浓度由于血容量的增多稀释而轻度下降。

3. 其他检查　①咽部或其他感染灶培养出 β 溶血性链球菌有一定的临床意义,但阳性率低,且耗时长,易受抗生素应用的影响;②血清中的 ASO 滴度常升高,且与肾炎严重程度不直接相关,通常在感染 2~3 周后才出现,且部分患者 ASO 水平会保持半年以上,因此,单纯 ASO 高水平不如 ASO 水平逐渐升高特异;③早期补体 C3 下降,8 周内逐渐恢复至正常水平,有利于 PSGN 与膜性肾病和狼疮肾炎的鉴别诊断。

二、急进性肾小球肾炎

急进性肾小球肾炎(rapidly progressive glomerulonephritis,RPGN)是一组以急进性肾炎综合征为主要临床表现,肾功能急剧减退,常伴少尿或无尿的临床综合征,常发展为急性肾衰竭。RPGN 有原发性和继发性,原发性 RPGN 根据病理改变的表现可分为三型:Ⅰ型(抗肾小球基底膜型)、Ⅱ型(免疫复合物型)、Ⅲ型(寡免疫复合物型)。

检测项目选择与实验诊断路径　RPGN 的实验室检测项目首选尿液常规检查、肾功能检查,还可选择血清抗肾小球基底膜抗体、免疫复合物和抗中性粒细胞抗体等检查,以明确 RPGN 的病理类型。对以上实验室检查结果进行分析,并密切结合上述主要临床表现特点,即可对 RPGN 进行实验诊断。

临床应用

1. 尿常规检查　常有血尿,且多为肉眼血尿,蛋白尿,沉渣中可见红细胞管型,白细胞等。

2. 肾功能检查　肾功能急剧减退,血 cys C、血肌酐、血尿素和尿 α_1-MG、β_2-MG 可升高,内生肌酐清除率进行性下降。

3. 其他检查　血清抗基底膜抗体阳性者提示可能为Ⅰ型,血清免疫复合物型提示可能为Ⅱ

Notes

型,抗中性粒细胞抗体阳性提示可能为Ⅲ型。

三、慢性肾小球肾炎

慢性肾小球肾炎(chronic glomerulonephritis)又称慢性肾炎,是一组以血尿、蛋白尿、水肿和高血压为临床表现的一组肾小球疾病,病程较长,病情一般由轻及重,可有不同程度的肾功能减退,最终导致慢性肾衰竭。

检测项目选择和实验诊断路径　慢性肾小球肾炎实验检测项目的选择和实验诊断,首先必须结合其上述临床表现及特点。主要选择尿液常规和肾功能检查;为作出病因诊断,可进行肾脏活体组织检查。

临床应用

1. **尿常规检查**　早期可表现为不同程度的血尿和(或)蛋白尿,可有红细胞管型,部分患者出现大量蛋白尿,尿蛋白定量 >3.5g/d。

2. **肾功能检查**　出现尿液稀释浓缩功能障碍,血肌酐明显升高,内生肌酐清除率下降。

3. **肾脏活体组织检查**　可明确部分病理类型,对指导治疗和判断预后非常重要。

四、肾病综合征

肾病综合征(nephrotic syndrome,NS)是由免疫性炎症、毒物损害、代谢异常、生化缺陷和血管病变导致肾小球毛细血管壁电荷屏障和孔径屏障破坏的一组疾病,主要临床表现为大量蛋白尿,低白蛋白血症,高血脂,水肿,即"三高一低"特征。

检测项目选择与实验诊断路径　肾病综合征典型的"三高一低"的临床表现,结合相应的实验检测结果,即可对肾病综合征进行实验诊断。其实验检测项目出尿常规检查,可选择尿 24 小时蛋白定量、血浆总蛋白、血脂检测等;肾功能评估可协助判断病情和指导治疗;肾活检查有助于病理类型的诊断。

临床应用

1. **尿常规检查**　患者尿液异常以大量蛋白尿为显著特征,沉渣中几乎无细胞和惯性成分。

2. **24 小时尿蛋白定量**　血浆蛋白(以白蛋白为主)通过尿液流失,24 小时尿蛋白 >3.5g。

3. **血浆蛋白和血脂检测**　血浆总蛋白低于 60g/L,白蛋白低于 30g/L,血浆总胆固醇及胆固醇酯升高,而甘油三酯升高不明显。

4. **其他检查**

(1) 肾功能检查:可协助判断病情和指导治疗。多数逐渐进展为慢性肾衰竭。

(2) 肾组织活检:可协助肾病综合征病理类型的诊断。

(3) 血常规检查:可有进行性贫血。

五、急性肾衰竭

急性肾衰竭(acute renal failure,ARF)是指由各种病因在短期内(几小时到几天)引起肾小球滤过率急剧降低和(或)肾小管变性、坏死等所致的急性肾功能严重损害的临床综合征。其起病急,病程短,短期内即可出现尿毒症。可分为肾前性、肾性、肾后性三类,急性肾小管坏死(acute tubular necrosis,ATN)是引起急性肾衰竭的常见病因。

检测项目选择与实验诊断路径　急性肾衰竭的实验检验项目包括尿量、血肌酐、血尿素、肌酐清除率等肾功能指标,不仅可以协助肾衰的诊断,更重要的是判断肾衰的分期及协助判断原因。对于以上各检测项目的检测结果进行分析,并结合起病急、病程短、短期内即出现尿毒症的临床表现,即可对急性肾衰竭进行实验诊断。

Notes

临床应用

典型的急性肾衰竭临床病程分为三期：少尿期、多尿期和恢复期。

1. **尿量**　尿量是急性肾衰分期的重要标志。

（1）少尿期：一般持续 5~7 天，尿量明显减少，可表现为少尿（<400ml/d）或无尿（<100ml/d）；部分非少尿型急性肾衰竭患者的尿量可以超过 400ml/d；是肾衰竭最危险的时期，正确的实验室检查对诊断和治疗非常重要。

（2）多尿期：一般持续 7~21 天，尿量每天可达 2000~3000ml。

（3）恢复期：于发病 1 个月后，尿量逐渐接近正常。

2. **尿常规**

（1）少尿期：尿液外观多浑浊，颜色较深，蛋白定性多为阳性；出现棕色沉渣中可见较多的肾小管上皮细胞或管型，多提示急性肾小管坏死所致 ARF；出现血尿、蛋白尿、红细胞、白细胞、颗粒管型和红细胞管型，多提示为肾小管肾炎或血管炎导致 ARF；尿中出现较大的尿酸结晶提示可能为急性高尿酸血症所致 ARF；尿中有较多嗜酸性粒细胞提示可能为间质性肾炎所致 ARF；如果由于急性溶血或肌肉组织损伤所致 ARF 时，患者可有血红蛋白尿或肌红蛋白尿，或者可见相应的管型。

（2）多尿期：由于肾稀释浓缩功能尚未恢复，尿比密常低于 1.010，尿渗量常低于 350mOsm/kg H_2O。

（3）恢复期：血尿或蛋白尿及管型尿逐渐消失，部分患者肾小管功能出现永久性损伤，可表现为尿液稀释 - 浓缩功能障碍，尿比密偏低。

3. **肾功能检查**

（1）少尿期：肾功能显著异常，肾小球滤过功能急剧减低，cys C、RBP 明显升高，血清肌酐和尿素迅速增高，平均每日分别增加 >44.2~88.4μmol/L 和 3.57~7.14mmol/L，其他指标与病因有关，见表 10-2。

Tab. 10-2　Differential diagnosis of prerenal acute renal failure and renal acute renal failure

Urine test	Prerenal	Renal	Urine test	Prerenal	Renal
Uosm（mOsm/L）	>500	<350	BUN/Cr	>10	<10
U_{Na}（mmol/L）	<20	>40	FeNa	<1	>1
Ucr/Cr	>40	<20			

（2）多尿期：早期血肌酐和血尿素仍然升高；由于机体少尿期积累的大量代谢产物产生渗透性利尿以及肾小管还处在修复阶段，功能没有完全恢复，大量排出积累的废物，血肌酐和血尿素浓度逐渐减低；

（3）恢复期：肾功能明显恢复，但肾小管尚在修复之中，仍有多尿出现，血肌酐和尿素浓度基本降至参考区间，血液 pH 恢复正常，电解质紊乱基本得到纠正。恢复早期肌酐清除率仍然偏低，一般要在发病 3 个月以上肾小球滤过功能才能逐渐恢复。

六、慢性肾衰竭

慢性肾衰竭（chronic renal failure，CRF）是各种慢性肾脏疾病进行性发展，引起肾单位和肾功能不可逆的丧失，导致代谢产物累积，毒物潴留，水、电解质、酸碱平衡紊乱以及内分泌失调为特征的临床综合征，多进展为终末期肾衰竭（end-staged renal disease，ESRD）。

检测项目选择与实验诊断路径　CRF 按其病变发展进程分为四期，即肾功能不全代偿期、肾功能不全失代偿期、肾衰竭期和尿毒症期。其不同分期的诊断主要依赖尿常规、肾功能、水电解质代谢、酸碱平衡检查，血浆蛋白、血脂、血常规等检测用于辅助诊断。对于上述各项实验检测指标的检测结果进行分析，并密切结合患者有慢性肾脏疾病的病史及其临床表现，即可对慢

Notes

性肾衰竭进行实验诊断。

临床应用

1. 尿常规检查

（1）尿渗量和尿比密减低：进入肾衰竭期和尿毒症期的患者由于肾浓缩功能减低，尿渗量常低于 450mOsm/kg H_2O；尿比密也减低，严重者尿比密维持在 1.010~1.012，肾脏浓缩功能完全丧失。

（2）尿量减少：由于肾衰竭患者肾单位不断被破坏，导致肾小球滤过功能不断下降，最终 GFR 可低于 10ml/min，甚至低至 1~2ml/min，患者尿量 <400ml/d，甚或无尿（<100ml/d）。

（3）尿沉渣中出现肾衰管型：尿液中可出现多种细胞，如红细胞、白细胞、肾小管上皮细胞以及多种管型，如颗粒管型、蜡样管型，出现肾衰管型则有诊断意义，因为肾衰管型由破损扩张的肾小管、集合管或乳头管的颗粒管型和蜡样管型演变而来。

2. 肾功能检查　CRF 患者肾功能是指导治疗的重要依据，临床依据肾功能对肾衰竭进行分期并以此进行指导治疗。目前临床使用的慢性肾功能不全的分期标准见表 10-3。

Tab. 10-3　Diagnostic standard of chronic renal failure

Stage of renal insufficiency	SU (μmol/L)	GFR (ml/min)
compensatory stage	133~177	80~50
decompensatory stage	178~442	50~20
renal failure	443~707	20~10
end stage renal disease	>707	<10

3. 其他检查

（1）水、电解质紊乱：由于肾脏排水能力下降，H^+-K^+ 交换减少，水钠潴留，出现水肿和稀释性低钠血症；由于长期酸中毒，输入陈旧血，使用保钾型利尿剂及尿量少等，会出现高钾血症；由于尿磷排出减少，出现高磷血症，并导致低钙血症。

（2）酸碱平衡紊乱：由于肾小管泌氢功能障碍，氨生成功能减低，酸性代谢产物堆积，可出现严重的代谢性酸中毒。

（3）代谢异常：①血清 TP 和 Alb 浓度会明显减低（可分别低于 60g/L 和 30g/L）；②空腹血糖增高，糖耐量减低；③血清 TG、VLDL、LDL 升高，TC 变化不大，而 HDL 可升高。

（4）血常规检查：多有中至重度贫血。

七、糖尿病肾病

见第七章糖代谢紊乱及代谢性疾病实验诊断。

八、IgA 肾病

IgA 肾病（IgA nephropathy）是以肾小球系膜区 IgA 沉积或以 IgA 沉积为主要特征的原发性肾小球病。是原发性肾小球病中呈现单纯性血尿的最常见病理类型，占 60%~70%。本病好发于青少年，男性多见，起病前多有感染，并出现突发性肉眼血尿。

检测项目选择与实验诊断路径　首选尿液检查和血浆 IgA 检查。实验检测尿液异常和血浆 IgA 浓度升高，结合患者发病前的感染史及突发性的肉眼血尿的临床表现，即可对 IgA 肾病进行初步的实验诊断；肾活检标本的免疫病理学检查则可进一步进行病因诊断。

临床应用

1. 尿液检查　表现镜下血尿或肉眼血尿。尿液中的红细胞多为变形红细胞，部分患者可伴有少量蛋白尿。

Notes

2. 血浆 IgA 检查　血浆中的 IgA 浓度升高为特征性表现。但只有约 30%~50% 的患者血浆 IgA 会升高,而且这种现象不仅出现于 IgA 肾病中,还可见于某些紫癜性肾炎和慢性肝病继发的肾病中,需联合其他指标进行鉴别诊断。

3. 其他检查　本病诊断依靠肾活检标本的免疫病理学检查,其主要病变特点是弥漫性肾小球系膜细胞和基质增生,免疫荧光以 IgA 为主的免疫球蛋白呈颗粒样或团块样在系膜区或伴毛细血管壁分布;常伴有 C3 沉积。

九、遗传性肾病

1. Alport 综合征　又称为家族性出血性肾炎。主要是由于编码肾小球基底膜Ⅳ型胶原分子缺陷所引起的疾病,主要表现为血尿,几乎出现在所有患者,少数患者晚期出现大量蛋白尿,最终可进展为肾衰。肾外表现主要为双侧神经性耳聋,部分患者表现为眼部损害、血小板减少性紫癜、弥漫性平滑肌瘤和甲状腺病等。Alport 综合征实验诊断需依赖临床表现、家族史及皮肤和(或)肾小球组织活检(免疫荧光和电镜分析)、基因检测。由于不同基因突变所引起的 Alport 综合征的遗传方式不同,因此基因检测在指导优生优育方面有一定意义。

2. Fabry 病　又称为 Anderson-Fabry 病。是由 Gla 基因发生突变致 α-半乳糖苷酶 A 缺乏,细胞溶酶体内鞘糖脂沉积于血管内皮细胞、肾脏、心脏、皮肤、眼、神经系统等组织而引起的疾病,是一种 X 连锁隐性遗传病,主要表现为肾小管功能障碍,远端肾小管功能障碍表现肾脏浓缩功能下降,近端肾小管功能障碍表现为氨基酸尿、糖尿和肾小管酸中毒。肾外器官主要累及心血管、神经系统、皮肤和眼部等。Fabry 病的实验诊断主要依赖近端肾小管功能障碍表现、发作性肢端疼痛、对称分布的皮肤血管角质瘤等特征性改变、白细胞或血浆中 α-半乳糖苷酶 A 活性测定可以进一步明确诊断,Gla 基因突变检测可以协助诊断和指导优生优育。

3. 薄基底膜肾病　又称为良性家族性血尿,与编码Ⅳ型胶原 α3、α4 链的基因 COL4A3/4 连锁。主要表现为血尿,绝大多数患者表现为镜下血尿,是导致小儿和成人持续性血尿最常见的原因之一;可伴轻微蛋白尿,但肾功能不受影响;无肾外表现。以上病史及试验检查表现,有助于本病实验诊断,但肾活检是必有的诊断依据,基因分析有助于与 Alport 综合征早期进行鉴别诊断。

4. 多囊肾　根据其遗传特征可分为多种,以常染色体显性遗传型多囊肾最为常见,肾脏表现为进行性肾囊肿,最终囊肿布满整个肾脏,患者可表现为持续性或间歇性腰背部和腹部胀痛;实验检测可有镜下血尿或肉眼血尿;随疾病进展可表现为高血压,最终进入终末期肾衰竭,是我国慢性肾衰的主要病因之一。肾外表现为肝囊肿、卵巢囊肿、胰腺囊肿和脾囊肿等,以肝囊肿多见。其实验检查的血尿表现及终末期肾衰竭,及其典型的临床表现、B 超检查和家族史,是多囊肾实验诊断的主要依据;基因连锁分析可用于产前诊断和症状前诊断。

本 章 小 结

　　本章主要介绍了肾脏疾病常用实验检测指标(参考区间、临床意义以及评价)及常见肾脏疾病(急性肾小球肾炎、急进性肾小球肾炎、慢性肾小球肾炎、肾病综合征、急性肾衰竭、慢性肾衰竭、IgA 肾病和常见遗传性肾病等)实验室检查项目的选择及实验诊断。

　　肾脏疾病的实验检测及其临床意义主要是:①尿常规检查,包括尿液的一般性状、干化学检查和尿沉渣中的细胞、管型等检查,可初步判断有无肾脏疾病;②对蛋白尿和血尿的性质和来源进行检查可以初步评估肾小球疾病;③同时通过尿微量白蛋白、α_1-MG、β_2-MG、cys C、视黄醇结合蛋白和尿酶 NAG 等定量检测早期诊断肾功能损伤;④血肌酐、尿素、尿酸等在急性肾衰竭或肾脏严重损伤时出现明显升高;⑤通过内生肌酐清除率、肾小管葡萄糖最大重吸收量、尿渗量、自由水清除率、昼夜尿比密试验、肾浓缩试验、尿 T-H 糖蛋白、酸负荷试验和碱负荷试验等肾功能试验,评估肾小球和肾小管的功能状态;⑥常见遗传性肾病的基因检测;对肾脏疾病的诊断、治疗和预后有重要的临床意义。

(李　艳)

参考文献

1. 王建中. 实验诊断学. 北京:北京大学医学出版社,2013.
2. 王鸿利. 实验诊断学. 第 2 版. 北京:人民卫生出版社,2010.
3. 王吉耀. 内科学. 第 2 版. 北京:人民卫生出版社,2010.
4. Pagon RA. GeneReviews® [Internet]. University of Washington,Seattle;1993-2014.
5. Donald S Young. Effects of preanalytical variables on clinical laboratory tests. 3rd ed. USA:AACC Press,2007.

第十一章 水、电解质与酸碱平衡失调实验诊断

内容提要

本章概述了水、电解质和酸碱平衡的调节；重点介绍了水、电解质临床常用实验诊断项目（钾、钠、氯、渗透压检测）及其常见水、电解质平衡失调（容量不足和容量过多、低钠血症和高钠血症、低钾血症和钾缺乏、高钾血症和钾过多）的实验诊断；介绍了酸碱平衡临床常用的血液气体分析检测项目（pH、无呼吸影响的酸碱度、二氧化碳分压、实际碳酸氢盐和标准碳酸氢盐、缓冲碱、碱剩余、二氧化碳总量、二氧化碳结合力、氧分压、氧饱和度与血氧含量、阴离子间隙）以及临床常见酸碱平衡失调（代谢性酸中毒、代谢性碱中毒、呼吸性酸中毒、呼吸性碱中毒、混合性酸碱平衡失调）的实验诊断。

水、电解质和酸碱平衡失调在临床多种疾病中十分常见，可单独发生或继发于其他疾病，严重时危及生命。这些失调可为单一的，也可几种类型合并存在、相互影响。通过实验检查及时了解机体水、电解质与酸碱平衡失调状况，结合临床表现综合分析病因，并根据不同病因采取有效治疗措施，对临床有重要意义。

第一节 概　　述

体液指人体内所含有的液体，其中约 55% 分布于细胞内，45% 分布于细胞外的血浆及组织细胞间隙，称为细胞外液（extracellular fluid，ECF）。体液中呈溶解状态存在的带正、负电荷的离子称为电解质，主要的阳离子有钠（Na^+）、钾（K^+）、钙（Ca^{2+}）和镁（Mg^{2+}）；主要阴离子有氯离子（Cl^-）、碳酸氢根（HCO_3^-）、磷酸根（HPO_4^{2-}，$H_2PO_4^-$）、硫酸根（SO_4^{2-}）等。ECF 中主要阳离子是 Na^+，阴离子是 Cl^-、HCO_3^-；而细胞内液中主要阳离子是 K^+，阴离子是 HPO_4^{2-}。体液容量和分布、电解质浓度、渗透压和酸碱平衡受神经-内分泌系统调节，维持在相对狭窄的稳定范围内，对于人体所需物质与代谢产物的运输，以及组织细胞与器官生理功能的维持具有重要作用。检测电解质、酸碱度的标本主要有血浆、血清或全血，也包括尿液、脑脊液等其他体液。

一、水、电解质平衡及调节

正常情况下，水的摄入和排出保持动态平衡。成人每天水的摄入量为 2000~3000ml。水的排出有四条途径，每天由：①肾排出 1000~2000ml；②胃肠道排出 150ml；③皮肤排出 500ml；④肺排出 350ml。机体水排泄的调节由肾脏完成，主要受血管加压素（AVP）调控。血浆渗透压上升 2%以上或循环血容量下降 10% 以上即可通过相应的感受器，刺激 AVP 分泌增加，后者使远端肾小管和集合管重吸收水增加，肾脏排水减少。

钾（potassium）是细胞内液的主要阳离子，其主要功能是参与细胞内的正常代谢；维持细胞内液容量、离子、渗透压及酸碱平衡；维持神经肌肉的兴奋性及维持心肌的正常功能。钾平衡包括摄入与排出平衡和细胞内外平衡。肾脏排钾是维持钾平衡的一个重要调节机制，醛固酮促进各段肾小管对钠的重吸收和钾的排泌。

钠(sodium)是细胞外液主要阳离子,其主要生理功能是保持细胞外液容量、调节酸碱平衡、维持正常渗透压和细胞功能。体内钠平衡主要通过肾脏的保钠作用以维持血浆 Na^+ 和渗透压的正常范围。尿 Na^+ 的排泄主要受醛固酮调节,后者使远端肾小管和集合管重吸收水、钠增多,肾脏排泄水、钠减少。

氯(chloride)是最重要的细胞外阴离子,氯的摄入与排出往往与钠伴随,大多数情况下氯离子浓度随体内钠离子浓度的变化而变化。

二、酸碱平衡及调节

机体的代谢活动必须在适宜 pH 的体液内环境中才能正常进行。pH 的相对恒定,是维持内环境稳态的重要因素之一。一般而言,pH<6.8 的酸血症或 pH>7.8 的碱血症都不适合生存;在伴有其他严重疾病的情况下,即使不十分明显的酸碱平衡改变也可导致严重后果。机体通过四条途径调节体液酸碱平衡:①血液的缓冲系统,包括 HCO_3^-/H_2CO_3、血红蛋白、血浆蛋白和 $HPO_4^{2-}/H_2PO_4^-$ 等,缓冲体系对酸碱调节为立即反应,但缓冲作用有限且不能太持久;②肺的调节作用,脑脊液或动脉血 pH 改变刺激中枢和外周动脉化学感受器,从而激活延髓呼吸中枢,调节肺通气量和 CO_2 排出量,此调节作用效能最大,主要调节二氧化碳分压(PCO_2),充分调节需要 1~2 天时间;③肾的调节作用,即肾排泄非挥发酸并重吸收和再生成 HCO_3^-,此调节作用较慢,充分调节需要 1 周左右,但作用最强;④细胞内外液电解质交换,此调节作用启动较快,主要调节细胞内外 K^+、Na^+、H^+ 和 HCO_3^- 等离子浓度,反应完成需要 24~36 小时。

第二节　水、电解质平衡失调的检测

临床上常同时检测电解质 K^+、Na^+ 和 Cl^-,用于综合分析体内水、电解质平衡失调的原因和对机体代谢的影响程度。

一、钾　检　测

观察钾是否平衡时,除了检测血钾浓度、尿钾浓度外,还应考虑影响钾平衡的其他因素,如肾功能、肾素及醛固酮水平、酸碱平衡、尿电解质等,以便综合分析钾平衡失调的原因。

(一)血钾测定

【原理】　检测血清/血浆中 K^+ 浓度,用于了解是否存在低钾血症或高钾血症。

【检测方法】　临床常用离子选择电极法(ISE)和酶法。

【参考区间】　血清钾 3.5~5.3mmol/L。

【临床意义与评价】

(1)血清钾减低:

1)摄入不足:如消耗性疾病、长期低钾饮食,禁食或厌食等使钾来源减少,而肾脏正常排钾。

2)排出增多:①严重呕吐、腹泻及胃肠引流使钾随液体从胃肠道丢失;②肾脏疾病引起肾性失钾,使大量钾随尿液丢失;③醛固酮和有醛固酮样作用物质的分泌增多,促使肾脏排钾过多;④长期使用强利尿剂使钾大量排出;⑤大量出汗。

3)细胞外钾进入细胞内:碱中毒、胰岛素治疗、家族性周期性麻痹、甲亢等。

4)其他:糖皮质激素、羧苄西林和两性霉素应用等。

(2)血清钾升高:

1)摄入过多:输入大量库存血液、补钾过多过快、含钾药物的过度使用。

2)排泄障碍:①急性肾衰竭的少尿或无尿期或慢性肾衰竭,肾小管功能严重受损时可使钾排出减少,血钾升高;②肾上腺皮质功能减退症(艾迪生病)和长期大量使用醛固酮拮抗剂使体内总钾增高;③长期低钠饮食,使钾不易排出。

3) 细胞内钾的移出:①重度溶血或组织损伤、挤压综合征等,大量钾从细胞内释出;②呼吸障碍引起组织缺氧和酸中毒;③洋地黄类药物、化疗药物、肝素等;④注射高渗盐水或甘露醇使细胞内脱水,导致细胞内钾外逸。

(3) 影响因素:红细胞含钾约为血浆的 20 倍,因此标本溶血可导致血钾偏高。离体后红细胞能量代谢受抑,细胞膜上 Na^+-K^+-ATP 酶不能正常运转,胞内逸出的钾无法被转运回胞内,因此标本采集后未及时检测或分离血清 / 血浆也可导致血钾偏高。

(二) 尿钾测定

【原理】 检测尿液中 K^+ 浓度,用于了解钾平衡失调是否由于肾脏因素。

【参考区间】 尿液钾 25~100mmol/24h。

【临床意义与评价】

(1) 尿钾减低:见于肾上腺皮质功能减退症(艾迪生病)、酸中毒时尿钾排出减少、肾衰竭、使用保钾利尿剂、肾前性氮质血症等疾病。

(2) 尿钾升高:①内分泌紊乱,如原发性醛固酮增多症、库欣病、肾素瘤、长期使用糖皮质激素;②糖尿病酮症酸中毒、使用排钾利尿剂、代谢性碱中毒、使用含钾高的药物和食品;③肾小管功能不全,如肾小管酸中毒、Fanconi 综合征、慢性肾盂肾炎。

二、钠　检　测

水和钠平衡的调节相对独立而互有影响,血钠浓度变化可引起血浆渗透压和循环血容量变化,从而启动水平衡调节机制。细胞外液钠浓度的改变可由水、钠任一含量的变化而引起,故钠的平衡失调常伴有水平衡失调。低钠血症常伴有低氯血症。

(一) 血钠测定

【原理】 检测血清 / 血浆中 Na^+ 浓度,用于了解是否存在低钠血症或高钠血症。

【检测方法】 临床常用离子选择电极法(ISE)和酶法。

【参考区间】 血清钠 137~147mmol/L。

【临床意义与评价】

(1) 血清钠减低:

1) 摄入不足:长期低盐饮食、饥饿、营养不良、不适当的输液。

2) 胃肠道丢失:幽门梗阻、呕吐、腹泻、胃肠造瘘等因丢失大量的消化液而失钠。

3) 尿钠排出增多:①肾小管病变使钠重吸收障碍;②长期使用利尿剂,特别是对于长期限制钠盐的心衰或肾病患者;③肾上腺皮质功能减退,慢性肾炎、尿毒症等;④糖尿病酮症酸中毒。

4) 皮肤失钠:①大面积烧伤,血浆大量渗出;②大量出汗只补充水分而不补充钠。

5) 大量浆膜腔积液引流。

(2) 血清钠升高:

1) 摄入过多:①进食过量钠盐或注射高渗盐水,且伴有肾功能异常;②心脏复苏时输入过多碳酸氢钠,透析液比例失调等。

2) 体内水分摄入过少或丢失过多:如渗透性利尿或肾小管浓缩功能不全时,大量出汗或甲亢时,失水大于失钠,均可使血钠升高。

3) 肾上腺皮质功能亢进:如库欣病、原发性醛固酮增多症,肾小管重吸收钠增加,可使血清钠相应增高。

4) 脑外伤、脑血管意外、垂体肿瘤等可产生脑性高钠血症。

(3) 影响因素:需注意高脂血症和异常高蛋白血症时,血浆中含水部分比例减少,同等血浆量中测得的血钠浓度可假性偏低。

Notes

（二）尿钠测定

【原理】　检测尿液中 Na^+ 浓度,用于了解水钠平衡失调是否由于肾脏因素。

【参考区间】　尿液钠 130~260mmol/24h。

【临床意义与评价】

（1）尿钠减低:①胃肠道失钠、出汗过多等经肾外失钠过多;②肾上腺皮质激素过多使肾小管重吸收钠增加;③长期限钠饮食患者,如肾病、慢性肾炎等。

（2）尿钠升高:①严重多尿、肾小管重吸收功能减低,钠随尿排出增多;②肾上腺皮质功能不全,如艾迪生病;③糖尿病患者在尿中排出大量糖和水分的同时排出大量钠;④使用利尿剂后,促使大量钠离子随尿排出;⑤大量输注盐水后。

三、氯　检　测

（一）血氯测定

【原理】　检测血液中 Cl^- 浓度,用于辅助电解质和酸碱平衡失调的病因诊断。

【检测方法】　临床常用离子选择电极法(ISE)。

【参考区间】　血清氯 96~108mmol/L。

【临床意义与评价】

（1）血清氯降低:

1）摄入不足:饥饿、营养不良、长期低盐饮食。

2）丢失过多:①严重呕吐、腹泻、胃肠造瘘引起胃液、胰液、胆汁的大量丢失,导致氯的丢失;②长期使用利尿剂,抑制氯的重吸收;③慢性肾上腺皮质功能减退,肾小管吸收氯不足;④糖尿病酮症酸中毒,血浆中部分氯被有机酸阴离子取代,多尿症丢失大量氯。

3）转移过多:急性肾炎、肾小管疾病等,氯向组织内转移;酸中毒时,氯向细胞内转移。

4）水摄入过多。

5）呼吸性酸中毒:肾为了增加 HCO_3^- 的重吸收,使氯的重吸收减少。

（2）血清氯升高:

1）摄入过多:如食入或静脉输入过量 $NaCl$ 等。

2）排泄减少:泌尿道阻塞,急性肾小球肾炎无尿者,尿液排出减少,肾血流量减少(如充血性心力衰竭)。

3）脱水:腹泻、呕吐、出汗等导致血氯浓缩性升高。

4）呼吸性碱中毒、HCO_3^- 减少、血氯代偿性增高。

5）肾上腺皮质功能亢进,肾小管对 $NaCl$ 重吸收增加。

血清氯异常作为电解质、酸碱平衡失调的一个组成部分,从临床角度而言,血清氯异常自身没有重要意义,应把重点放在引起高氯血症或低氯血症的基础功能紊乱。在伴有碳酸氢根增高的所有代谢性碱中毒类型中,都有相应氯的减少。

（二）尿氯测定

【原理】　检测尿液中 Cl^- 浓度,用于辅助电解质和酸碱平衡失调的病因诊断。

【参考区间】　尿液氯 100~250mmol/24h。

【临床意义与评价】

（1）尿氯减低:见于大量出汗、剧烈呕吐、心力衰竭、高氯性酸中毒、醛固酮增多症、长期低盐饮食、饥饿、肾病晚期少尿、库欣病、使用肾上腺皮质激素等。

（2）尿氯增高:见于肾小管损伤、艾迪生病、糖尿病酮症酸中毒、头颅外伤、使用利尿剂等。

Notes

四、血浆渗透压检测

渗透压（osmolality）是指溶解于水中的电解质和非电解质类溶质微粒对水产生的张力,对调节生物膜两侧水的分布平衡起重要作用。渗透压与溶质的颗粒数成比例,而与溶质的质量和电荷数无关。临床常检测血清、血浆和尿液渗透压。

【原理】　检测血清/血浆渗透压可用于了解水钠代谢平衡失调是否为单纯性容量障碍,尿液渗透压用于评估肾小管浓缩稀释功能。

【检测方法】　临床常用冰点渗透压仪检测,通过测定溶液冰点下降来计算渗透压。此外,血浆渗透压也可通过以下经验公式计算。

公式 1:mOsm/kg H_2O=1.86 × Na^+（mmol/L）+ 葡萄糖（mmol/L）+ 尿素（mmol/L）+9

公式 2:mOsm/kg =1.86 × Na^+（mmol/L）+ 葡萄糖（mg/dl）/18 + 尿素（mmol/L）/6+9

公式中 9mOsm/kg H_2O 代表血浆中其他渗透物质如 K^+、Ca^{2+} 和蛋白质等。正常情况下,计算值和测量值间的差异约为 6mOsm/kg H_2O。

【参考区间】　血浆渗透压 275~300mOsm/kg H_2O;尿液渗透压 600~1000mOsm/kg H_2O。

【临床意义与评价】　血浆渗透压是评价体内水平衡的最重要参数。当肾功能不全,大量代谢产物排泄障碍;或药物中毒时可出现血浆渗透压测量值明显高于计算值,辅助临床诊断。血浆和尿液渗透压同时检测可了解肾脏浓缩稀释功能,尿液/血浆渗透压比值小于 1 常见于尿崩症、慢性肾盂肾炎、间质性肾炎等疾病。

第三节　常见水、电解质平衡失调的实验诊断

一、容 量 不 足

容量不足（volume depletion）亦称为低容量血症（hypovolemia）。临床将容量不足分为真性容量不足和不伴体液丢失的有效循环血容量不足。

检测项目选择　血清白蛋白和血细胞压积检测可提示容量不足,血尿电解质、渗透压及动脉血气分析、肾功能等检测结果根据原发病而不同,结合临床表现综合分析容量不足的病因。

1. **血清白蛋白和血细胞压积检测**　因血液浓缩而升高。

2. **血浆渗透压及尿渗透压**　主要是有效循环血容量降低,组织血流灌注不足,肾脏和血流动力学代偿反应的表现。由于失水与失钠的比例不同、机体的代偿反应及疾病不同阶段可升高或降低。

3. **血、尿电解质检测**　血钠可由于丢失体液中钠含量及由口渴引起的代偿性水摄入量的不同而升高、正常或降低。经肾外失水时,尿钠可低于 10~15mmol/L;经肾失水时,尿钠可高于 20mmol/L。血钾浓度可因原发病不同而降低或升高。

4. **动脉血气分析**　根据原发病不同可出现不同类型的代谢性酸碱平衡失调。

实验诊断路径　根据以下实验室检测结果可辅助病因诊断:

1. **低钾血症**　见于肾脏和胃肠道钾丢失增多。

2. **高钾血症**　见于肾衰竭、醛固酮减少症和伴有严重代谢性酸中毒时。

3. **代谢性碱中毒**　见于过度利尿、呕吐和胃引流等。

4. **代谢性酸中毒**　见于肾衰竭、肾小管-间质疾病、腹泻、糖尿病酮症酸中毒等。

5. **乳酸酸中毒**　提示组织血流灌注严重不足。

6. **肾功能**　血尿素氮升高,血肌酐轻度升高或正常,两者比例大于 20:1 时,常提示单纯肾外因素导致的严重的容量不足。

Notes

7. **肾功能正常者血容量下降**　除尿量减少,尿钠浓度也下降(<20mmol/L)。肾性钠丢失时,尿钠浓度不降低;存在代谢性碱中毒时,由于原尿中 HCO_3^- 升高,阻止肾小管重吸收钠,尿钠浓度可不降低,但尿氯降低(<20mmol/L)。一般尿渗透压和比密分别 >450mOsm/kg H_2O 和 >1.015,肾功能不全和尿崩症时则否。

临床应用　临床表现、体格检查和血压测量对于容量不足的诊断、严重程度判断具有重要意义,实验室检测结果主要辅助病因诊断。急性失血导致的单纯性血容量不足可不伴有电解质和酸碱平衡失调。

二、容量过多

容量过多(volume excess)指体内总水含量增多,常伴总钠含量增多(水钠潴留),但循环血容量可升高、正常甚至降低。容量过多主要由于细胞外液再分布异常和水钠排泄减少引起。

检测项目选择　血清白蛋白和血细胞压积检测可提示容量过多,容量过多多继发于心脏、肝脏和肾脏疾病,应选择相应的实验室检测项目。

1. **血清白蛋白和血细胞压积检测**　因血液稀释而降低;但继发于肝脏或肾脏疾病时,血浆白蛋白降低是由于合成减少或随尿液丢失过多。

2. **血、尿渗透压及电解质、动脉血气分析**　因原发病不同可有不同检测结果。循环血容量增加时可伴有稀释性低钠血症。

实验诊断路径　根据出入水量、临床表现不难诊断容量过多,实验室检测有助于病因诊断:①继发于充血性心力衰竭者可有血清 BNP、NT-proBNP 升高;②继发于肝硬化者可有低白蛋白血症,转氨酶和胆红素升高,凝血酶原时间延长等;③继发于肾脏疾病者可有血清肌酐、尿素氮升高,低白蛋白血症,蛋白尿等;④继发于甲状腺功能减退者可有甲状腺激素水平下降和 TSH 升高。

临床应用　水肿或大量浆膜腔积液时,循环血容量常不足,血压有助于了解;循环血容量明显增多时可出现急性肺水肿,尤其是老年人和存在基础心脏疾病者。渗透压显著改变可引起脑细胞脱水或脑水肿及相应的神经系统表现。在治疗过程中应随访血尿电解质、动脉血气分析等检测,以及时发现治疗和疾病发展过程可能中出现的更复杂的水、电解质及酸碱平衡失调。

三、低钠血症

低钠血症(hyponatremia)是指血清 Na^+ 浓度 <137mmol/L。根据血浆渗透压的改变,低钠血症可分为低渗性、等渗性和高渗性三种。

检测项目选择　根据血钠与血浆渗透压检测结果明确低钠血症的诊断、分类和严重程度;评估容量状态并结合尿钠、尿钾及尿液渗透压鉴别低钠血症的病因。

1. **血钠和血浆渗透压检测**　由于钠浓度是血浆渗透压的主要决定因素,故低钠血症大多伴有血浆渗透压下降;但如果伴有高糖血症、应用甘露醇等时,血浆渗透压升高。

2. **尿钠和渗透压检测**　对于低渗性低钠血症,尿渗透压 <100mOsm/kg H_2O 提示原发性烦渴;尿渗透压 >100mOsm/kg H_2O 对于异常水排泄无指导意义,需进一步分析尿钠浓度。尿钠 <10mmol/L 提示肾外功能紊乱;尿钠 >20mmol/L 提示肾小管 - 间质疾病、应用利尿剂、醛固酮减少症等,尿钾浓度可进一步鉴别。尿钾浓度降低考虑醛固酮减少症,反之则考虑肾小管 - 间质疾病、应用利尿剂。

实验诊断路径　低钠血症的实验诊断路径见图 11-1。

临床应用　正常时血浆成分的 93% 为水,余下的 7% 为蛋白质和脂质等,后者结合一定量的钠。当非溶解于水的钠增多时,常规方法测定的钠浓度下降,而应用钠敏感的玻璃电极测定可避免上述情况。血浆渗透压可用来排除假性低钠血症,但需注意在患有肾衰的患者,因为有

Notes

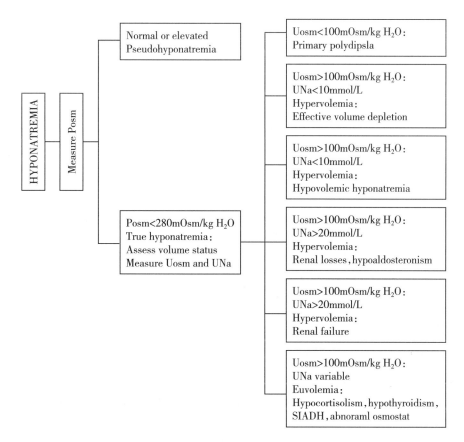

Fig. 11-1　Selective differential diagnosis and laboratory approach to hyponatremia

Uosm：urine osmolality；UNa：urine sodium

尿素存在,血浆渗透压可能会引起误导。低钠血症导致水分移入细胞,引起细胞水肿伴中枢性水肿和代谢性脑病,这些症状的严重程度取决于低钠血症的程度和血浆钠的改变速度。

四、高钠血症

高钠血症(hypernatremia)指血浆 $Na^+>147mmol/L$ 并伴有血浆渗透压增加。可分为低容量性、正常容量性和高容量性,临床多见因失水大于失钠的低容量性高钠血症。

检测项目选择　根据血钠与血浆渗透压检测结果明确高钠血症的诊断和严重程度;评估容量状态以鉴别是失水引起的高钠血症还是钠排泄的减少;尿量和尿液渗透压有助于鉴别肾外失水、经肾失水和肾脏排钠减少。

1. **血钠检测**　进行高钠血症程度的判断。

2. **尿量、尿渗透压和尿钠检测**　肾外病因如肾功能正常或未同时应用利尿剂等,则尿液应高度浓缩,尿量少,尿渗透压高于 $800mOsm/kg\ H_2O$,而尿崩症(DI)时尿渗透压降低。给予 ADH 治疗后观察尿渗透压改变可进一步鉴别中枢性 DI 和肾性 DI,中枢性 DI 治疗后尿渗透压增加,见于中枢神经系统缺血、创伤、脑肿瘤、感染、神经手术等引起的中枢神经系统功能紊乱。肾性 DI 治疗后尿渗透压不增加,除先天性 ADH 受体基因异常还可见于肾衰、低钾血症、低钙血症、锂中毒等。

实验诊断路径　高钠血症实验诊断路径见图 11-2。

临床应用　高钠血症的患者表现为精神状态改变和异常口渴反应,临床表现与血钠升高的速度和程度有关,慢性起病者表现常较轻。临床上主要为中枢神经系统表现,早期为烦躁、乏力,以后逐渐出现神志改变、肌张力升高、腱反射亢进、抽搐、昏迷。

Notes

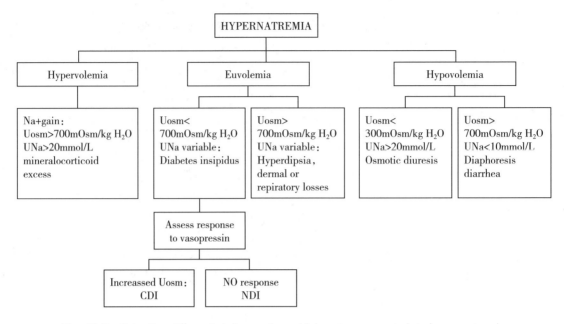

Fig. 11-2　Selective differential diagnosis and laboratory approach to hypernatremia

Uosm：urine osmolality；UNa：urine sodium；CDI：central diabetes insipidus；NDI：nephrogenic diabetes insipidus

五、低钾血症和钾缺乏

低钾血症（hypokalemia）指血清 K^+<3.5mmol/L；慢性低钾血症常伴有体内钾总量减少，称为钾缺乏（potassium depletion）。

检测项目选择　根据血钾检测结果明确低钾血症的诊断和严重程度；动脉血气分析、尿电解质、肾素 - 醛固酮检测结果结合病史与临床表现综合分析低钾血症和钾缺乏的病因。

1. **血钾测定**　血钾在 3.0~3.5mmol/L 为轻度低钾血症，可无明显症状；血钾在 2.5~3.0mmol/L 为中度低钾血症，可有症状；血钾 <2.5mmol/L 为重度低钾血症，可出现心律失常、横纹肌溶解、昏迷等严重症状。

2. **尿钾测定**　尿钾 >20mmol/24h，提示存在肾性失钾。反之，则需考虑钾摄入不足、转移性低钾及非肾性钾丢失过多。

3. 肾素和醛固酮、酸碱平衡状态和阴离子间隙测定对病因鉴别诊断有重要意义。

实验诊断路径　低钾血症的实验诊断途径见图 11-3。

临床应用　对低钾血症的评价应首先除外异常白细胞摄取钾造成的假性低钾血症，见于外周血白细胞明显升高（>50×10^9/L），血标本在常温下保存 1 小时以上。然后评估患者的钾摄入、钾丢失，以及可能倾向于低钾血症的基础情况。临床表现的严重程度取决于血钾降低的速度和程度。

六、高钾血症和钾过多

高钾血症（hyperkalemia）指血清 K^+>5.3mmol/L；体内总钾含量升高时称为钾过多（potassium excess）。

检测项目选择　根据血钾检测结果明确高钾血症的诊断和严重程度；动脉血气分析、尿电解质、肾功能、肾素 - 醛固酮检测结果结合病史与临床表现综合分析高钾血症和钾过多的病因。

1. **血钾测定**　血钾 >6mmol/L 时可见心电图（EKG）改变；血钾 >7mmol/L，可出现肌无力；血钾 >8mmol/L，可出现心脏停搏。

2. **尿钾测定**　尿钾排泄减少是高钾血症尤其是慢性患者的主要原因，其中药物引起者最为常见。

3. 肾功能、肾素和醛固酮、酸碱平衡状态对病因鉴别诊断有重要意义。

实验诊断路径　高钾血症的实验诊断路径见图 11-4。

Notes

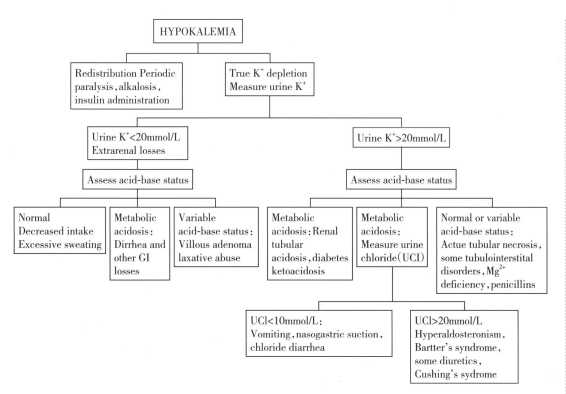

Fig. 11-3　Selective differential diagnosis and laboratory approach to hypokalemia

UCl：urine chloride concentration；Mg^{2+}：magnesium ion

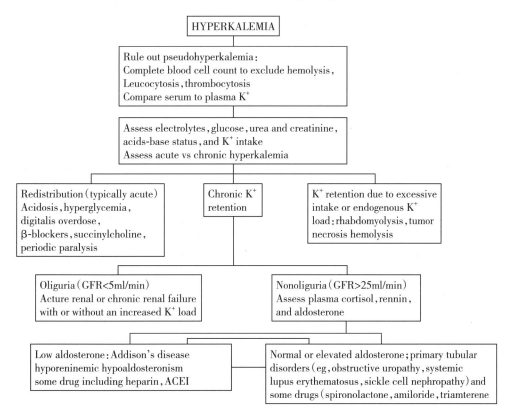

Fig. 11-4　Selective differential diagnosis and laboratory approach to hyperkalemia

GFR：glomerular filtration rate；ACEI：angiotensin converting enzyme inhibitor

临床应用　对高钾血症的评价应首先除外假性高钾血症，可发生于溶血的样本或伴有白细胞溶解及凝血的标本，以及采血后未及时分离血清/血浆，放置时间过长。有导致高钾血症的病

Notes

因及相关临床表现(肌无力和异常心肌传导)时,应及时测血钾和进行 EKG 检查,但 EKG 表现可不与血钾水平相一致,严重心律失常可突然发生,之前可无任何特殊的 EKG 改变。

第四节　血液气体分析

血液气体(简称血气)是指血液中所含的 O_2 和 CO_2。血气分析是指通过血气分析仪直接测定血液的酸碱度(pH)、氧分压(PO_2)、二氧化碳分压(PCO_2)三项指标,再利用公式(或仪器的微处理器)计算出其他指标,由此对酸碱平衡及呼吸、氧化功能进行判断的分析技术。部分血气分析仪还可同时测定电解质、糖、尿素、乳酸及胆红素等。

一、血气分析标本要求

血气分析一般用动脉血或动脉化毛细血管血,特殊情况下也可用静脉血。采集的基本要求是:合理的采血部位(桡动脉、肱动脉、股动脉),严格隔离空气,在海平面大气压(101.3kPa,760mmHg),安静状态下,采集肝素抗凝血立即送检。吸氧者应标明给氧浓度与流量。静脉血一般仅在动脉采血较困难时才使用,静脉血较动脉血 PO_2 要低 60~70mmHg(7.98~9.31kPa),PCO_2 要高 2~8mmHg(0.27~1.06kPa),pH 要低 0.02~0.05。毛细血管通常在足或指尖,必须温暖皮肤使毛细血管扩张以使 PO_2 接近动脉水平。

毛细血管标本采集在预先肝素化的毛细玻璃管里,血液必须充分混合以保证同质性以及抗凝剂溶解;静脉血标本可以采集在注射器或真空采血管中;动脉血标本应该采集在注射器中。室内空气 PO_2 大约 150mmHg,PCO_2<1mmHg,标本一旦完成采集,针头必须立即换成密封盖,以避免血液与室内空气接触,标本中不得出现气泡。

二、血气分析的实验检测

(一) pH

【原理】　酸碱度(pH),为溶液中 H^+ 浓度的负对数,即 $pH=-lg[H^+]$。由于细胞内和与细胞直接接触的内环境 pH 测定技术上有困难,故常由血液 pH 测定间接反映。

【检测方法】　电极法。

【参考区间】　动脉血 pH 7.35~7.45,极限为 6.80~7.80;静脉血 pH 7.31~7.42;新生儿生后的最初几个小时,血液 pH(动脉血)可为 7.09~7.50,其后为 7.35~7.45。

【临床意义与评价】　血液 pH 主要取决于 HCO_3^- 与 H_2CO_3 的比值。动脉血 pH 是判断酸碱平衡调节中机体代偿程度最重要的指标,它反映体内呼吸性和代谢性调节综合作用的结果。但 pH 的应用有局限性:①pH 只能决定是否有酸血症或碱血症,pH 正常不能排除有无酸碱平衡失调,可能还存在代偿性酸碱平衡失调或复合性酸碱平衡失调;②单凭 pH 本身不能区分酸碱平衡失调的类型,不能区别是代谢性还是呼吸性酸碱平衡失调,进一步测定 PCO_2,计算出 H_2CO_3 和 HCO_3^- 是非常必要的。

(二) 二氧化碳分压

【原理】　二氧化碳分压(partial pressure of CO_2,PCO_2)指物理溶解在血浆中 CO_2 所产生的压力。通常 37℃测定不接触空气的动脉血 PCO_2($PaCO_2$)比静脉血 PCO_2($PvCO_2$)略低。CO_2 的弥散能力较大,约为氧的 25 倍,血液 PCO_2 基本反映了肺泡 PCO_2,能了解肺泡的通气情况。

【检测方法】　电极法。

【参考区间】　动脉血 PCO_2($PaCO_2$)4.66~6.11kPa(35~46mmHg);静脉血 PCO_2($PvCO_2$)4.92~6.65kPa(37~50mmHg)。

【临床意义与评价】　PCO_2 反映酸碱平衡失调中的呼吸因素,PCO_2 与 CO_2 的产生成正比,与肺泡通气量成反比,它的改变可直接影响血液 pH。原发性 $PaCO_2$ 升高提示肺通气不足,CO_2

Notes

潴留,为呼吸性酸中毒;代谢性碱中毒时可代偿性升高。原发性 $PaCO_2$ 降低提示肺通气过度,CO_2 排出过多,为呼吸性碱中毒;代谢性酸中毒可代偿性降低。代偿性 $PaCO_2$ 升高或降低一般不高于 60mmHg 或低于 15mmHg,超过此范围常提示有原发性呼吸性酸碱平衡失调存在。呼吸功能衰竭时 $PaCO_2$ 用于呼衰分型,不伴 $PaCO_2$ 升高的为 I 型呼衰;伴 $PaCO_2$ >6.65kPa(50mmHg)的为 II 型呼衰。

（三）实际碳酸氢盐和标准碳酸氢盐

【原理】　实际碳酸氢盐(actual bicarbonate,AB)指人体血浆中实际的 HCO_3^- 含量,受呼吸和代谢两方面综合调节的影响,AB 的增减可直接影响 pH 的稳定。标准碳酸氢盐(standard bicarbonate,SB)指在体温 37℃时 PCO_2 在 5.32kPa(40mmHg),血红蛋白在 100% 氧饱和条件下 HCO_3^- 的含量。SB 排除了呼吸因素的影响,是判断代谢因素的指标。

【检测方法】　计算法。

【参考区间】　AB 动脉血 21~26mmol/L;静脉血 22~28mmol/L。SB 21~25mmol/L。

【临床意义与评价】　在酸碱平衡失调诊断上应把 AB 与 SB 两个指标结合起来分析更有参考价值。AB 与 SB 两者皆正常,为酸碱平衡正常;AB 与 SB 两者均低于正常,为代谢性酸中毒失代偿;AB 与 SB 两者均高于正常,为代谢性碱中毒失代偿;AB>SB 提示 CO_2 潴留,多见于通气功能不足所致的呼吸性酸中毒,或代偿后的代谢性碱中毒;AB<SB 提示 CO_2 排出过多,见于通气过度所致的呼吸性碱中毒,或代偿后的代谢性酸中毒。

（四）缓冲碱

【原理】　缓冲碱(buffer base,BB)是指血液中所有具有缓冲作用的碱(阴离子)的总和,包括 HCO_3^-、血红蛋白、血浆蛋白和少量 HPO_4^-。代谢性酸中毒时 BB 减少,而代谢性碱中毒时 BB 升高。

【检测方法】　计算法。

【参考区间】　血浆 BB 41~43mmol/L;全血 BB 45~52mmol/L。

【临床意义与评价】　BB 是反映代谢因素的指标,BB 升高提示有代谢性碱中毒;反之则有代谢性酸中毒存在。但如 BB 降低,AB 正常,应考虑血浆蛋白低下或贫血的可能。

（五）碱剩余

【原理】　碱剩余(base excess,BE)是指在标准条件下,即温度 37℃时,一个标准大气压,PCO_2 为 5.32kPa(40mmHg),血红蛋白完全氧合,将 1L 血液滴定至 pH7.40 所需的酸或碱的量。若用酸滴定,则表示被测血液的碱过多,BE 用正值表示;如用碱滴定,则表示被测血液的碱不足,BE 用负值来表示。

【检测方法】　计算法。

【参考区间】　–3~+3(0 ± 3)mmol/L。

【临床意义与评价】　BE 代表血浆中缓冲碱的总量,因已与固定压力的 CO_2 平衡,不受呼吸因素的影响。BE 增高,缓冲碱增加,提示代谢性碱中毒;BE 降低,缓冲碱减少,提示代谢性酸中毒。

（六）二氧化碳总量

【原理】　二氧化碳总量(total CO_2,TCO_2)指存在于血浆中各种形式 CO_2 的总和。其中大部分(95%)以 HCO_3^- 形式存在,少量为物理溶解,还有少量是以碳酸、蛋白质氨基甲酸酯及 CO_3^{2-} 等形式存在。

【检测方法】　比色法、酶法或计算法,计算公式为:

$$TCO_2 = [HCO_3^-](mmol/L)+PCO_2(mmHg) \times 0.03 = [HCO_3^-](mmol/L)+PCO_2(kPa) \times 0.004$$

【参考区间】　动脉血 TCO_2 23~28mmol/L;静脉血 TCO_2 22~29mmol/L。

【临床意义与评价】　TCO_2 在体内受呼吸及代谢两方面因素的影响,但主要受代谢因素影响。当 CO_2 潴留或代谢性碱中毒,体内 HCO_3^- 增多时,TCO_2 升高;当通气过度致 CO_2 或 HCO_3^- 减少时,则 TCO_2 降低。故在判断复合性酸碱平衡失调时,其应用有限。

（七）二氧化碳结合力

【原理】　二氧化碳结合力(carbon dioxide combing power,CO_2CP)是静脉血标本在分离血浆

Notes

后与 PCO_2 为 5.32kPa(40mmHg)、PO_2 为 13.3kPa(10mmHg)的正常人肺泡气平衡后,测得血浆中 HCO_3^- 所含 CO_2 和溶解 CO_2 的总量。

【检测方法】　比色法、酶法或计算法。

【参考区间】　动脉血 CO_2CP 22~31mmol/L(50~70vol%)。

【临床意义与评价】　CO_2CP 主要是指血浆中呈结合状态的 CO_2,反映体内的碱储备量,其临床意义与 SB 相当。CO_2CP 受代谢性和呼吸性两方面因素的影响,在代谢性酸碱平衡失调时,能及时反映体内碱储备量的增减变化。CO_2CP 降低可能是代谢性酸中毒或呼吸性碱中毒,CO_2CP 升高则可能是代谢性碱中毒,如无呼吸因素的影响,则表示血中 HCO_3^- 的量。

（八）氧分压

【原理】　氧分压(partial pressure of oxygen,PO_2)指血浆中物理溶解氧的张力,氧在血液中溶解量的多少与氧分压成正比。而吸入气体氧分压的高低决定于吸入气体中氧的浓度。PO_2 可分为动脉血 PO_2(PaO_2)、静脉血 PO_2(PvO_2)、肺泡 PO_2(P_AO_2)及混合血 PO_2(PvO_2)。

【检测方法】　电极法。

【参考区间】　动脉血 PO_2(PaO_2)9.98~13.97kPa(75~105mmHg);静脉血 PO_2(PvO_2)3.99~6.78kPa(30~51mmHg)。

【临床意义与评价】　PO_2 是缺氧的敏感指标。氧与 Hb 结合形成 HbO_2 是一种可逆结合,当血液中 PO_2 升高时,Hb 与 O_2 结合形成 HbO_2;PO_2 降低时,HbO_2 解离形成 Hb 并释放 O_2。因此,血液中 PO_2 越高,HbO_2 的百分比也越高。氧分压与组织供氧情况密切相关,各种气体总是从分压高的部分向分压低的部分弥散,直至分压平衡为止,当动脉血 PO_2(PaO_2)<2.67kPa(20mmHg)时,组织就失去了从血液中摄取氧的能力。氧分压低可使脑血流量增加(脑血管扩张)以减轻脑组织缺氧,氧分压 <4kPa(30mmHg)以下即有生命危险。PO_2 下降见于肺部通气和换气功能障碍,PO_2<7.89kPa(60mmHg)表明有呼吸衰竭。PO_2 升高主要见于输氧治疗过度,上升高度与所用 O_2 的浓度有关。

（九）氧饱和度与血红蛋白 50% 氧饱和度时氧分压

【原理】　氧饱和度(saturation oxygen,SO_2 或 O_2sat)为 Hb 实际结合氧含量与应当结合氧量之比,即动脉血氧与 Hb 结合的程度,SO_2 =HbO_2/(HbO_2+Hb)× 100%。

【检测方法】　计算法。

【参考区间】　氧饱和度动脉血(SaO_2)90%~98%;静脉血(SvO_2)60%~80%。

【临床意义与评价】　SO_2 反映组织细胞供氧情况,与 PO_2 成正比例,当 PO_2 降低时,SO_2 也随之降低;当 PO_2 升高时,SO_2 也随着升高。若以 PO_2 值为横坐标,SO_2 为纵坐标作图,即得氧解离曲线,呈 S 形。从氧解离曲线上可以看到,在 PO_2>10.7kPa(80mmHg)时其改变对 SO_2 的影响不大,所以 PO_2 比 SO_2 更为敏感。SaO_2<90% 表示呼吸衰竭,<80% 表示严重缺氧,但 SO_2 受 Hb 质和量的影响,贫血时 SO_2 正常不表示不缺氧。SaO_2 达到 50% 时相应的 PO_2 称为 P_{50},用以表明对 O_2 较敏感的氧解离曲线的位置,参考区间为 3.19~3.72kPa。P_{50} 升高时,曲线右移;P_{50} 降低时,曲线左移。临床上要防止曲线明显移位,尤其是左移,以免加重组织缺氧。

（十）阴离子间隙测定

【原理】　阴离子间隙(anion gap,AG)指血清中主要阳离子 Na^+ 浓度与主要阴离子 Cl^-、HCO_3^- 浓度之和的差值,表示未测定的带负电荷物质的浓度之和,主要是无机酸如磷酸、硫酸、有机酸如乙酰乙酸、乳酸、丙酮和白蛋白等,其中白蛋白占 1/2。

【检测方法】　由于细胞外液阴阳离子总当量数相等,两者保持电中性,故 AG 可用血浆中常规测定的阳离子与常规测定的阴离子的差值计算得出,即:

公式 1:AG(mmol/L)=Na^+-[Cl^-+HCO_3^-]

公式 2:AG(mmol/L)=Na^++K^+-[Cl^-+HCO_3^-]

【参考区间】　用公式 1 计算为 7~14mmol/L;用公式 2 计算为 10~18mmol/L。

【临床意义与评价】　AG 是反应血浆中固定酸含量的指标,可鉴别不同类型的代谢性酸中毒,辅助诊断混合型酸碱平衡失调。但血浆中白蛋白在未测定阴离子中占很大比例,当其浓度发生明显变化时可引起 AG 变化。

第五节　常见酸碱平衡失调的实验诊断

病理情况下引起体内酸性或碱性物质过多,超出机体的调节能力,或者肺和肾功能的酸碱平衡调节功能障碍,均可使血浆中 HCO_3^- 与 H_2CO_3 浓度及其比值变化超出正常范围而导致酸碱平衡失调(acid-base disturbance)。酸碱平衡失调是临床常见的代谢紊乱,可出现在许多疾病的发生发展过程中。根据原发性改变是代谢因素还是呼吸因素可分为代谢性酸碱平衡失调和呼吸性酸碱平衡失调;根据是单一失调,还是两种以上的失调,可分为单纯型酸碱平衡失调(simple types of acid-base disturbance)和混合型酸碱平衡失调(mixed types of acid-base disturbance)。发生酸碱紊乱后,机体的调节机制加强,以恢复 HCO_3^-/H_2CO_3 比值到正常水平。经过代偿后,如果 HCO_3^-/H_2CO_3 比值恢复到 20:1,血浆 pH 仍可维持在正常范围,称为代偿性酸碱平衡失调;如果经过代偿还不能恢复到正常比值,血浆 pH 超出正常值范围,称为失代偿性酸碱平衡失调。判定酸碱平衡失调需要准确分型,还要鉴别引起酸碱平衡失调的病因,区分急性和慢性酸碱平衡失调,肾性和呼吸性代偿机制的作用。混合型酸碱平衡失调的表现都很复杂,根据血气结果可对酸碱平衡失调进行分型(图 11-5)。

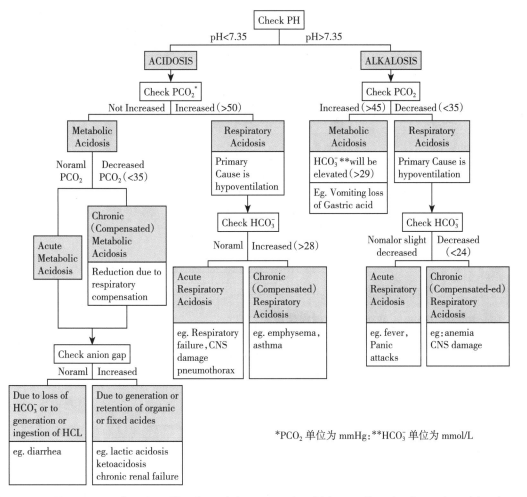

Fig. 11-5　Nomogram for classification of the type of acid-base disorder based on blood gas measurements*mmHg for PCO₂;**mmol/L for HCO₃⁻

Notes

一、代谢性酸中毒

代谢性酸中毒(metabolic acidosis)是指原发性 HCO_3^- 减少或 H^+ 增加而导致动脉血 pH<7.35，PCO_2 代偿性下降。临床根据阴离子间隙(AG)是否增加分为高 AG 性代谢性酸中毒和正常 AG 性代谢性酸中毒。

检测项目选择   选择动脉血气分析和电解质、肾功能等生化检测项目，综合分析检测结果，以明确是否存在代谢性酸中毒，呼吸代偿是否完全，代谢性酸中毒的类型及代谢性酸中毒的病因。

1. **动脉血气分析**   pH 下降，HCO_3^- 下降(AB 下降 =SB 下降)提示代谢性酸中毒；根据 HCO_3^- 估算 $PaCO_2$ 代偿性下降范围($\triangle PaCO_2$=1.2×[HCO_3^-]±2)，如实测 $PaCO_2$ 没有达到预期值，提示同时存在呼吸性酸碱平衡失调；根据 AG 是否升高明确代谢性酸中毒的类型以辅助病因诊断。

2. **电解质检测**   当不能测定 AG 时，血 Cl^- 升高常提示为正常 AG 性代谢性酸中毒；血钾可因细胞内外 H^+-K^+ 交换而升高；血游离钙升高，急性作用为钙从蛋白解离增多，慢性作用为骨钙动员增多；尿钠、镁和磷排泄增多，并可引起上述离子的血浓度下降。

3. **肾功能检测**   因肾衰竭引起的代谢性酸中毒可见血肌酐的明显升高和 eGFR 明显下降。

4. **血酮体、血乳酸检测**   血酮体或乳酸升高提示高 AG 性代谢性酸中毒病因为酮症酸中毒或乳酸酸中毒。

实验诊断路径   代谢性酸中毒的实验诊断思路见图 11-6。

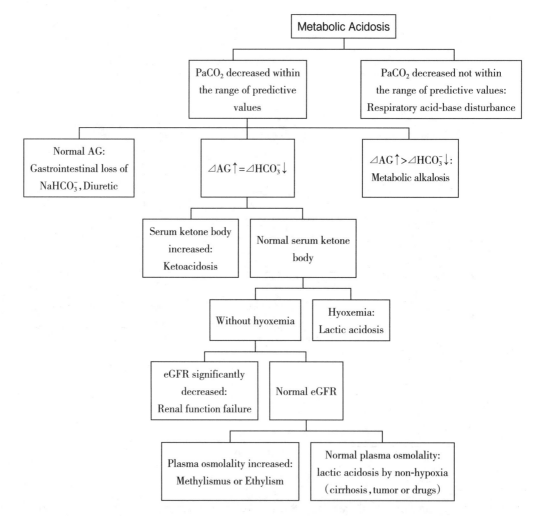

Fig. 11-6 Selective differential diagnosis and laboratory approach to metabolic acidosis

Notes

临床应用 代谢性酸中毒是各种酸碱平衡失调中最复杂的一种,主要由有机酸生成增加、肾脏排泄 H^+ 减少,或丢失碳酸氢盐引起。这些机制中的任何一个都会引起 pH、碳酸氢盐浓度和总 CO_2 下降。呼吸代偿机制可以通过增加呼吸频率降低 PCO_2,部分纠正酸中毒。肾代偿机制会增加 H^+ 排泄和碳酸氢盐重吸收。代谢性酸中毒的临床表现主要是代谢性酸中毒本身对机体呼吸、心血管和神经系统的影响。根据实验室检测结果,综合病史及临床表现进行诊断与鉴别。

二、代谢性碱中毒

代谢性碱中毒(metabolic alkalosis)是指原发性 HCO_3^- 增多或 H^+ 减少而导致动脉血 pH>7.45,PCO_2 代偿性升高。临床根据补充氯治疗是否有效分为氯反应性代谢性碱中毒与氯抵抗性代谢性碱中毒。

检测项目选择 选择动脉血气分析和电解质、肾功能等生化检测项目,综合分析检测结果,以明确是否存在代谢性碱中毒,呼吸代偿是否完全,代谢性碱中毒的类型及代谢性碱中毒的病因。

1. 动脉血气分析 pH 升高,HCO_3^- 升高(AB 升高 =SB 升高)提示代谢性碱中毒;根据 HCO_3^- 估算 $PaCO_2$ 代偿性升高范围($\triangle PaCO_2=0.7 \times [HCO_3^-] \pm 5$),如实测 $PaCO_2$ 没有达到预期值,提示同时存在呼吸性酸碱平衡失调。

2. 电解质检测 尿氯浓度对代谢性碱中毒分类具有重要提示作用,尿氯 <20mmol/L 常提示氯反应性代谢性碱中毒,尿氯明显升高提示氯抵抗性代谢性碱中毒;血钾可因细胞内外 H^+-K^+ 交换而降低;血钙、镁亦可降低。

3. 肾功能检测 肾功能下降提示可能存在碱剂补充过多或胃液丢失等;肾功能正常,且代谢性碱中毒持续存在,则观察有效血容量状态,并结合血肾素 - 醛固酮浓度等,作出病因诊断。

4. 肾素 - 醛固酮检测 两者同时升高见于肾动脉狭窄、肾素瘤及恶性高血压;两者同时减低见于库欣综合征;肾素减低而醛固酮升高见于原发性醛固酮增多症。

实验诊断路径 代谢性碱中毒的实验诊断路径见图 11-7。

临床应用 临床表现呼吸浅慢时,可引起轻度低氧血症;有基础心脏病时可促发或加重心律失常;严重代谢性碱中毒可引起神经肌肉表现,如抽搐、肌痉挛、烦躁、谵妄甚至昏迷。根据实验室检测结果、有效循环血容量状态和原发病的表现进行诊断与鉴别诊断。

三、呼吸性酸中毒

呼吸性酸中毒(respiratory acidosis)是指原发性 CO_2 潴留,导致 $PaCO_2$ 升高和 pH<7.35,血 HCO_3^- 代偿性升高。

检测项目选择 动脉血气分析结果可明确是否存在呼吸性酸中毒,病因诊断应结合病史、临床表现和其他辅助检查。

1. 动脉血气分析 $PaCO_2$ 增加,pH 下降,HCO_3^- 代偿性升高(AB>SB);根据 $PaCO_2$ 估算 HCO_3^- 代偿性升高范围(急性 $\triangle[HCO_3^-]=0.1 \times PaCO_2 \pm 1.5$, 慢性 $\triangle[HCO_3^-]=0.4 \times PaCO_2 \pm 3$),如实测 HCO_3^- 没有达到预期值,提示同时存在代谢性酸碱平衡失调。

2. 肺功能测定 有助于肺部原发疾病的诊断;用药史,血细胞比容,上呼吸道、胸廓、胸膜和神经肌肉功能检查有助于其他原发病的诊断。

实验诊断路径 引起呼吸性酸中毒的主要疾病包括:

1. 呼吸中枢抑制 见于脑外伤、脑部疾病造成脑干呼吸中枢损伤或功能障碍,呼吸中枢抑制药物的使用等。

2. 呼吸肌或胸廓疾病 见于重症肌无力、格林-巴利综合征等累及呼吸肌,严重胸廓畸形等。

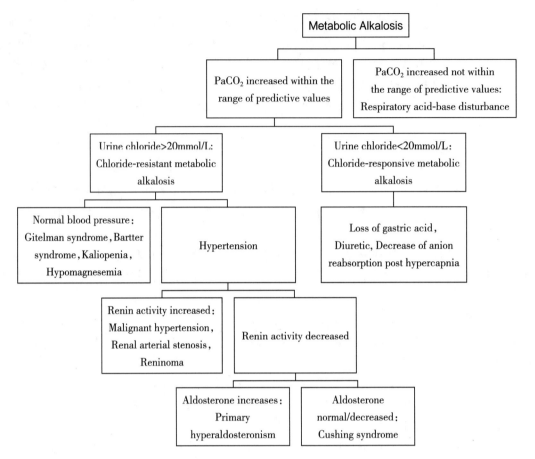

Fig. 11-7　Selective differential diagnosis and laboratory approach to metabolic alkalosis

3. 上呼吸道异物阻塞。

4. **肺部疾病**　见于急性呼吸窘迫综合征、心源性肺水肿、支气管哮喘、慢性阻塞性肺病、气胸等。

根据病史、临床表现结合动脉血气分析结果不难诊断。

四、呼吸性碱中毒

呼吸性碱中毒(respiratory alkalosis)指过度通气引起的 $PaCO_2$ 下降和 pH>7.45，血 HCO_3^- 代偿性下降。

检测项目选择　动脉血气分析结果可明确是否存在呼吸性碱中毒，病因诊断应结合病史、临床表现和其他辅助检查。

1. **动脉血气分析**　$PaCO_2$ 降低，pH 升高，HCO_3^- 代偿性降低(AB<SB)。根据 $PaCO_2$ 估算 HCO_3^- 代偿性降低范围(急性 $\triangle[HCO_3^-]=0.2\times PaCO_2\pm2.5$，慢性 $\triangle[HCO_3^-]=0.5\times PaCO_2\pm2.5$)，如实测 HCO_3^- 没有达到预期值，提示同时存在代谢性酸碱平衡失调。

2. 慢性呼吸性碱中毒常伴血钾降低和血氯升高。

实验诊断路径　引起呼吸性碱中毒的主要疾病包括：

1. **低氧血症**　PaO_2 小于 60mmHg 时，即可刺激呼吸中枢兴奋，引起过度通气，见于高原反应、充血性心力衰竭等。

2. 癔症发作时精神性过度通气，或脑外伤、脑部疾病等造成的脑干呼吸中枢异常兴奋。

3. **肺部疾病**　见于肺炎、肺梗塞、间质性肺病等。

4. 人工呼吸机使用不当。

Notes

根据病史、临床表现结合动脉血气分析结果不难诊断。

五、混合型酸碱平衡失调

混合型酸碱平衡失调在临床上常见,主要发生在心肺骤停,败血症,肾、肝、肺等脏器功能衰竭,药物中毒等。动脉血气分析结果取决于各种因素作用后对血 pH 和 $PaCO_2$ 的综合影响,可出现 $PaCO_2$ 极度升高或降低、pH 极度升高或降低引起的相关表现。同时伴随的电解质紊乱也常较单纯型酸碱平衡失调更为明显。混合型酸碱平衡失调主要分为代谢性酸中毒合并呼吸性酸中毒、代谢性碱中毒合并呼吸性碱中毒、代谢性碱中毒合并呼吸性酸中毒、代谢性酸中毒合并呼吸性碱中毒、代谢性酸中毒合并代谢性碱中毒。此外,还有三重型混合性酸碱平衡失调,如呼吸性酸中毒合并代谢性酸中毒和代谢性碱中毒,呼吸性碱中毒合并代谢性酸中毒和代谢性碱中毒。

本 章 小 结

对于水、电解质与酸碱平衡失调的实验室诊断,主要依赖于钾、钠、氯、渗透压检测及动脉血气分析。电解质测定也对临床判断酸碱平衡状态有较大的帮助。单纯性的酸碱平衡失调诊断并不困难,而对复杂的混合性的酸碱平衡失调的判断,要对动脉血气分析、电解质检查结果并结合患者病史、症状、体征、治疗经过等临床资料进行综合分析,从而得出正确的判断。

(潘柏申)

参考文献

1. 陈灏珠 . 实用内科学 . 第 14 版 . 北京:人民卫生出版社,2013.
2. 王建枝,殷莲华 . 病理生理学 . 第 8 版 . 北京:人民卫生出版社,2013.
3. 王鸿利 . 实验诊断学 . 第 2 版 . 北京:人民卫生出版社,2010.
4. Spasovski G, Vanholder R, Allolio B, et al. Clinical practice guideline on diagnosis and treatment of hyponatraemia. Eur J Endocrinol,2014,170:G1-47.

Notes

第十二章 骨代谢紊乱实验诊断

内容提要

代谢性骨病是多种原因导致的以骨代谢紊乱为主要特征的骨疾病。骨代谢是一个复杂的生理过程,不仅受到骨矿物质(如钙、磷、镁等)及其调节激素如甲状旁腺素、活性维生素 D_3 和降钙素的调节,而且还受许多细胞内、外局部因子的调节。成熟后的骨骼在一生中需要不断地进行自我更新与改造,即骨代谢。骨代谢是破骨细胞吸收旧骨和成骨细胞形成新骨的过程,包括骨吸收和骨形成。在骨代谢过程中,骨基质不断生成与分解,一些有相对特异性的基质产物、酶和裂解物释放入血液或尿液。测定这些骨代谢调节物质及骨代谢标志物的含量有助于代谢性骨病的诊断、鉴别诊断及疗效监测。

本章概述了骨代谢及骨代谢调节的有关基础理论,重点介绍了骨代谢紊乱的常用实验室检查和常见骨代谢紊乱相关疾病的实验诊断。

第一节 概　　述

骨在其生长、发育和衰老的过程中,不断地进行着新陈代谢。骨代谢主要包括成骨细胞骨形成和破骨细胞骨吸收两个过程。骨代谢在骨矿物质(如钙、磷、镁等)、甲状旁腺素(PTH)、活性维生素 D_3、降钙素和 PTH 相关蛋白等调控下,维持着动态平衡。

一、骨　代　谢

(一) 骨组织结构和功能

骨是特殊的结缔组织,由骨组织细胞和骨基质组成。骨组织细胞包括骨原细胞、成骨细胞、骨细胞和破骨细胞,其中成骨细胞和破骨细胞在骨代谢中具有关键作用;骨基质由有机质和无机质组成:骨的有机质主要成分是成骨细胞分泌的胶原蛋白,其中90%以上为Ⅰ型胶原;骨的无机质又称骨盐,主要成分是钙、磷酸根和羟基结合而成的羟基磷灰石结晶。

骨的主要功能有:①保护内部脏器;②构成身体支架;③储存钙、磷等矿物质;④是运动器官;⑤参与造血。

(二) 骨代谢及其标志物

骨代谢包括骨形成和骨吸收,它们最终决定骨量的改变。当骨形成的量超过骨吸收的量,体内骨量增加;当骨吸收增强,使骨破坏的量超过骨形成的量,可致骨量减少。

1. **骨形成及其标志物**　成骨细胞是成骨的主要功能细胞,在胶原合成、分泌和矿化过程中起关键性作用。骨形成时,成骨细胞快速合成并分泌未矿化的胶原,形成厚的类骨质层。同时部分成骨细胞被包埋在类骨质中,分化为骨细胞。随后类骨质成熟,胶原单位重组形成许多允许钙盐沉积的空格,胶原单位交联使骨板稳定性增强。随着类骨质的成熟,骨细胞调节局部矿物质离子浓度,诱发无定形磷酸钙沉淀,继而形成羟基磷灰石结晶,沉积在已成熟类骨质的空格间隙内,完成骨的矿化。

骨形成过程中的主要标志物有:①骨碱性磷酸酶;②骨钙素,又称骨谷氨酰基蛋白(bone glutamyl protein,BGP);③Ⅰ型前胶原羧基端前肽和氨基端前肽。

2. **骨吸收及其标志物** 骨吸收过程中破骨细胞起主要作用,它的多少及活性直接决定着骨吸收的能力。首先破骨细胞通过封闭带吸附于骨表面,形成利于骨吸收的密闭及酸性很高的微环境,将矿化的羟基磷灰石溶解。骨基质无机成分溶解后,胶原蛋白和其他成分被充分暴露,被组织蛋白酶(cathepsin)和基质金属蛋白酶(matrix metalloproteinase)降解。

骨吸收的主要标志物:①抗酒石酸酸性磷酸酶(tartrate-resistant acid phosphatase,TRACP);②吡啶酚(pyridinoline,Pyr)和脱氧吡啶酚(deoxypyridinoline,D-Pyr);③Ⅰ型胶原交联 C- 末端肽(carboxy-terminal telopeptide of type-Ⅰ collagen,CTX)和 N- 末端肽(N-terminal telopeptide of type-Ⅰ collagen,NTX);④羟脯氨酸(hydroxyproline,HOP)

二、骨代谢的调节

(一) 骨代谢的全身性调节因素

1. 骨矿物质

(1) 钙(calcium,Ca):骨是机体最大的钙磷储存库,也是调节钙磷平衡的重要器官。机体99% 的钙以羟基磷灰石结晶的形式存在于骨骼中,其余 1% 左右包含在细胞外液和软组织中。血液中的钙以离子钙、小分子阴离子结合钙和血浆蛋白结合钙 3 种形式存在,离子钙是钙的活性形式,约占血清总钙的 50%。正常的血钙水平对于骨矿化作用的完成起着关键作用。正常情况下,血清钙离子浓度维持在狭窄的范围(1.0~1.25mmol/L)。该浓度的调节主要依赖于甲状旁腺激素(parathyroid hormone,PTH)和活性维生素 D_3 [$1,25(OH)_2D_3$]的作用,降钙素(calcitonin,CT)所起的作用相对较小(图 12-1)。

(2) 磷(phosphorus,P):体内磷的 80%~85% 左右存在于骨骼中,其余约 15% 分布于细胞外液和软组织中。骨骼中的磷主要是以羟基磷灰石结晶和磷酸钙为主的无机磷酸盐形式存在。血浆磷浓度是骨矿形成和吸收的决定因素。血磷降低可刺激破骨细胞,促进骨的吸收,并可降低成骨细胞合成胶原的速率,降低骨矿化的速率。血磷水平的稳定是骨矿化和生长的必要条件。因此,血磷过高或过低不利于骨基质的合成和矿化。血磷水平受多种激素的调节。$1,25(OH)_2D_3$ 和生长激素可增加血清磷酸盐的水平,而 PTH 则可降低其水平。

(3) 镁(magnesium,Mg):是人体中重要的无机盐之一,广泛存在于体内各组织中,参与多种生化反应和代谢过程。镁对骨代谢有重要作用,血镁在调节 PTH、维生素 D 和 CT 的分泌与代谢、维持一些酶和生化过程方面均具有重要作用。因此低血镁和镁缺乏可引起一系列骨代谢异常。

2. 骨代谢相关激素

(1) 活性维生素 D_3:活性维生素 D 是调节体内钙磷代谢的主要激素,主要包括维生素 D_2 和 D_3。多数高等动物表皮及皮肤组织中的 7- 脱氢胆固醇经阳光或紫外线照射后可转化为维生素 D_3,须经过代谢才能变为活性形式。维生素 D_3 首先在肝脏转化为具有部分活性的 25 羟基维生素 D,后者在肾脏 1-α 羟化酶的作用下发生羟基化,形成具有生物学活性的 $1,25(OH)_2D_3$。活性 $1,25(OH)_2D_3$ 的主要生理作用是升高血钙和血磷,有助于类骨质矿化和骨形成,主要靶器官是肠、肾和骨。

1) 对肠的作用:可以诱导小肠上皮合成一些参与肠钙吸收的蛋白或酶类,钙结合蛋白(calbindin,CaBP)、碱性磷酸酶、Ca^{2+}-ATP 酶及 Mg^{2+}-ATP 酶合成增加,从而促进钙、磷在小肠的吸收;近年发现,肠和肾上皮细胞中的上皮钙通道(epithelial calcium channels,ECaC)在钙的主动吸收过程中起重要作用,$1,25(OH)_2D_3$ 可以激活 ECaC 基因,促使 ECaC 合成增加;同时,$1,25(OH)_2D_3$ 还可增加钙在肠道的被动吸收过程。

Notes

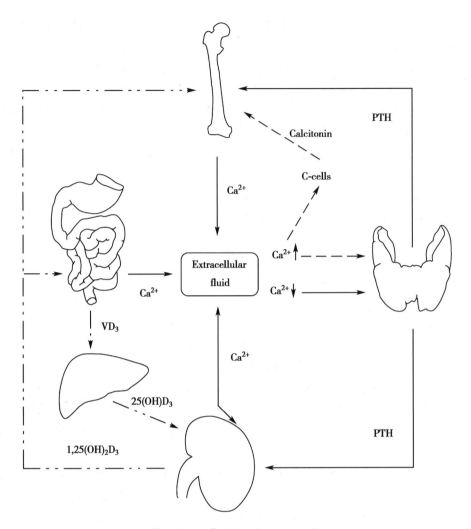

Fig. 12-1 Calcium homeostasis

2) 对肾的作用:通过增加 ECaC 和 CaBP 的合成而促进钙在肾小管的主动重吸收;同时,1,25(OH)₂D₃ 又能抑制 PTH 的基因转录及主细胞的分化增殖。

3) 对骨的作用:具有促进骨形成及促进骨吸收的两面性作用。

(2) 甲状旁腺激素(parathyroid hormone,PTH):由甲状旁腺主细胞合成分泌的。主要靶器官是骨、肾和肠。

1) 对骨的作用:促进骨质吸收,促进骨转化,动员骨钙和磷入血,升高血钙。

2) 对肾的作用:通过 PTH 激活肾脏的腺苷酸环化酶,增加钙和氯化物在远曲小管的重吸收,同时抑制磷的重吸收,近曲小管对磷和 HCO₃⁻ 的重吸收,加速肾排泄磷酸盐,尿磷排出增加,血磷降低;PTH 还可以刺激肾脏合成 1,25(OH)₂D₃。

3) 对肠的作用:增强肾脏 1α- 羟化酶的活性,加速 25- 羟基维生素 D₃ 向 1,25(OH)₂D₃ 的转化,通过 1,25(OH)₂D₃ 合成的增加间接地促进钙、磷的肠吸收。

(3) 降钙素(calcitonin,CT):由甲状腺 C 细胞(滤泡旁细胞)合成分泌,其单体形式是唯一具有活性的激素分子。CT 的分泌主要受血钙水平调节,与 PTH 共同参与体内钙磷代谢的调节,二者对血钙的调节效应是相反的,形成双重激素调节机制。与 PTH 相比,CT 对血钙的调节作用快速而短暂。CT 的主要生理作用是降低血钙和血磷,CT 降低血钙作用比 PTH 升高血钙的作用快。CT 作用的主要靶器官是骨和肾,其次是胃肠道。

1) 对骨的作用:成熟 CT 是骨吸收的关键调节剂,可与破骨细胞结合而抑制破骨细胞性的

Notes

骨吸收作用,但这种作用很短暂,对成骨细胞也有直接作用,促进骨形成和矿化过程;

2)对肾的作用:一般认为只有药理剂量 CT 才起作用,能促进尿磷酸盐分泌,减少肾小管对钙、磷、钠及氯等离子的重吸收,降低血磷;

3)对胃肠道的作用:尚未完全阐明。小剂量可抑制肠钙吸收,大剂量则促进肠钙吸收。

(二)骨代谢的局部调节因子

1. 骨钙素(osteocalcin,OC)　OC 是反映骨代谢状态的一个特异和灵敏的生化指标。其确切机制尚不清楚,可能与钙代谢的调节以及骨组织发育过程中的钙化和促进骨基质的成熟有关。

2. 碱性磷酸酶(alkaline phosphatase,ALP)　ALP 是一种普遍存在的胞外酶,有多种同工酶。血清中 ALP 主要来自于肝和骨。ALP 是参与骨代谢的重要蛋白质,通过分解磷酸酯中的无机磷,增加局部无机磷浓度,促进基质矿化。

3. 骨形态生成蛋白(bone morphogenetic proteins,BMP)　BMP 是一种活性蛋白质,具有诱导骨外组织发生软骨内成骨作用。与胚胎骨骼形成有关,且在骨形成的数个阶段均起作用,由形态发生的早期阶段开始,并延续至出生后。

4. 甲状旁腺相关蛋白(Parathyroid hormone-related protein,PTH-rP)　PTH-rP 是一种具有旁分泌和自分泌功能的激素,可与 PTH 受体结合并激活 PTH 受体,对骨、肾、肠的生物学效应与 PTH 作用相似。PTH-rP 通过刺激破骨细胞而增强骨的再吸收作用,还促进肾小管对钙的重吸收,净效应是使血清钙离子浓度升高。

5. 其他　骨粘连素、骨骼特异生长因子、转化生长因子等其他一些局部因子也参与了钙磷平衡和骨代谢的调节。

第二节　常用骨代谢紊乱的实验检测

骨的代谢过程,受到骨矿物质、骨代谢调节激素以及局部调节因子共同调节,这些调节物质的代谢紊乱会引起骨代谢异常相关疾病的发生,导致与骨形成和骨吸收有关的生化标志物量的改变。检测以上这些指标有助于骨代谢疾病的诊断和疗效监测。

一、钙、磷和镁检测

(一)血钙(总钙和离子钙)测定

【原理】　血清总钙由 3 部分组成:游离或离子钙,约占血钙总量的 50%;蛋白结合钙,大部分与血浆白蛋白结合,只有少部分与血浆球蛋白结合,约占血钙总量的 45%;复合结合钙,这部分钙与阴离子,尤其是磷酸盐、柠檬酸盐和重碳酸盐结合,约占血钙总量的 5%。检测血钙水平对了解骨代谢及骨代谢紊乱性疾病有重要意义。

【检测方法】　邻甲酚酞络合铜分光光度法和离子选择电极法。

【参考区间】　血清总钙(邻甲酚酞络合铜分光光度法):成人 2.10~2.55mmol/L,儿童 2.20~2.70mmol/L;血清离子钙(离子选择电极法):成人 1.16~1.32mmol/L,儿童 1.20~1.38mmol/L;尿总钙:成人 2.5~7.5mmol/24h。

【临床意义与评价】

1. 低钙血症　若伴有高磷血症者,见于甲状旁腺功能减退、慢性肾功能不全;若伴有低磷血症,则多见于继发性甲状旁腺功能亢进、骨软化症、维生素 D 缺乏症。

2. 高钙血症　多见于原发性甲状旁腺功能亢进、多发性骨髓瘤、骨折愈合期、恶性肿瘤或肿瘤转移等疾病。

3. 尿钙测定对了解钙代谢、反复发生肾结石等具有一定意义。

4. 在以下疾病和状态中测定离子钙的含量更为准确①妊娠妇女、新生儿;②大量输入含有柠檬酸的血液或新鲜冰冻血浆;③异常蛋白血症,例如肾蛋白丢失、吸收不良综合征、多发性骨髓瘤、慢性活动性炎症、术后、需要加强医疗护理的病人;④体内 pH 改变和蛋白质丢失所致晚期肾病;⑤恶性高钙血症,尤其是当 PTH 正常时;⑥甲状旁腺功能亢进综合征。

5. 当血浆钙的分布不受体内 pH 变化影响时,钙离子测定才具有诊断意义。血样本被收集后,血液的 pH 降低或酸中毒会因血细胞的代谢而导致钙离子升高;血液的 pH 升高或碱中毒,因样本中的 CO_2 排出而导致钙离子下降。

6. **样本采集与处理必须规范**　①当钙离子浓度稳定时,患者休息至少 10 分钟并且平躺或静坐至少 5 分钟;②与最后一次进食的时间间隔至少为 4 小时;③采血时静脉压迫要轻,因为静脉压迫一段时间可能导致钙总量上升 10%;④酸中毒可致血钙离子升高;⑤钙总量测定时推荐使用肝素抗凝血浆,钙离子测定应用肝素化全血或无氧状态下获得的血清,不能使用 EDTA 和草酸盐抗凝的血浆;⑥尿钙测定需收集 24 小时尿液;⑦样本的保存:总钙测定 9℃保存 1 周;钙离子测定全血 4~8℃保存 4 小时,血浆在室温下可保存 4 小时,在无氧条件下,4℃可保存 24h。

7. **生理因素对血钙测定有影响作用**　①运动、体位由仰卧位变为直立位,血总钙和离子钙均升高;②进食后不久采样会因为体内 pH 升高和蛋白质增加而导致钙离子下降 5.4%;③过度换气,pH 每上升 0.1 个单位,钙离子下降 0.05mmol/L(0.2mg/dl);④生理节奏的变化:一天内不同时间钙离子的数量也不相同,变化范围为 4%~10%;⑤大量牛奶等高钙饮食可由于肠道过量吸收引起血钙增高;⑥尿钙的参考区间随饮食变化而变化。

(二)血磷测定

【原理】　体内的磷除了以磷酸盐形式存在外,大部分磷是以有机大分子如磷脂、磷蛋白、核酸等有机磷形式存在,难以测定;细胞外液有少量以磷酸盐形式存在的无机磷(Pi)。血磷的测定通常是指测定血浆中的无机磷,80%~85% 以 HPO_4^{2-} 的形式存在,其余为 $H_2PO_4^-$,而 PO_4^{3-} 仅含微量。

【检测方法】　磷钼酸法和酶法。

【参考区间】　磷钼酸法和酶法:儿童 1.15~1.78mmol/L,成人 0.87~1.45mmol/L。

【临床意义与评价】

1. **高磷血症**　多见于维生素 D 中毒、甲状旁腺功能减低、多发性骨髓瘤、肾功能不全、糖尿病。

2. **低磷血症**　多见于维生素 D 缺乏、甲状腺功能亢进、Addison 病、抗维生素 D 性佝偻病等。

3. **干扰因素**　①样本及采血时间:血清优于血浆,血样本应在禁食一夜后的清晨采集;②溶血:溶血可引起假性增高,血标本必须在采血后 2 小时内将血清与血细胞分离,避免溶血;③血小板增多症时也可升高;④胆红素血症和高脂血症也干扰无机磷的测定;⑤检测方法和分析系统也可产生干扰作用;⑥生物学因素:含量高的单克隆免疫球蛋白症在采用磷钼酸法时,由于结合磷酸盐的原因可引起高磷酸血症,假性高磷酸血症在样本超滤后消失;⑦稳定性:血清和肝素化血浆标本在 4℃稳定 4 天,15~25℃稳定 1 天。

4. **血磷和血钙之间的关系**　健康人血钙和血磷浓度的乘积是一个常数,在 35~40 之间。当疾病引起钙磷浓度变化时,若血钙升高,则血磷降低,当乘积过低时可发生佝偻病或软骨病;乘积超过 40,钙磷可以骨盐的形式沉积在骨组织中。

(三)镁测定

【原理】　镁的代谢及功能与钙、磷代谢关系密切。人体内含镁量约为 25g,骨骼的镁占总镁的 50%,其余在细胞内,是细胞内重要的阳离子之一。镁与钙不同,不易从骨中动员出来,镁根据骨钙动员的情况置换骨中的钙。镁主要在回肠吸收,通过肾排泄。经肾小球滤过的镁大部分在肾小管(特别是髓襻)被重吸收,只有 2%~5% 随尿液排出。

【检测方法】 原子吸收光谱法为参考方法,临床常用分光光度法。

【参考区间】 总镁测定:成人:0.80~1.20mmol/L(2~3mg/dl)。在出生时血清镁的浓度比成人血镁浓度低。

【临床意义与评价】

1. 低镁血症 见于①肾脏丢失:急性肾功能不全多尿期、肾小管酸中毒、糖尿病多尿、服用利尿剂(包括渗透性利尿,如使用甘露醇脱水剂)、高血钙时尿镁排出增加;②消化系统疾病:吸收不良综合征可因镁的摄取不足、吸收障碍导致低镁血症。严重呕吐、慢性腹泻、持续性胃肠减压、肠瘘等都可造成镁的吸收减少或丢失过多;③内分泌疾病:原发性醛固酮增多症、甲状旁腺功能亢进、糖尿病酸中毒用胰岛素治疗时(镁可向细胞内转移);④其他:急性胰腺炎、慢性酒精中毒、低蛋白血症、血液透析或腹膜透析、代谢性酸中毒、术后输液期血清镁可暂时下降。低镁血症常伴有水和电解质紊乱,如可有低钙、低钠、低磷等同时存在。低镁血症和低钙血症症状相似,不易区分,故常对血镁、血钙同时测定;如血镁过低,虽然血钙正常,也可出现肌肉震颤、手足反射亢进、甚至谵妄等精神症状,此时应给以镁剂治疗,补钙无效,甚至可能加重症状。

2. 高镁血症 临床上少见。主要见于影响肾小球滤过的肾脏疾病,如急性肾小球肾炎、肾衰竭的少尿和无尿期,由于肾清除功能降低,可使血清镁潴留而升高;另外,也可见于以下情况:多发性骨髓瘤、严重脱水、用含镁制剂治疗过量时、慢性感染、横纹肌溶解、严重脱水等。

3. 样本 空腹采血,避免溶血(因细胞内镁比细胞外镁高 10 倍),不能使用柠檬酸盐、草酸盐和 EDTA 抗凝的血浆。尿镁测定应收集 24 小时尿。

4. 血清总镁浓度测定的局限性 尽管血清总镁浓度的测量可指示镁代谢的情况,但有一定的局限性。首先,近 25% 的镁离子和蛋白结合,总镁不能反映镁离子的生理活性;其次,镁主要存于细胞内,血清总镁的浓度不能完全反映细胞内镁的状态,甚至当组织和细胞内的镁消耗 20% 时,血清镁浓度仍可为正常,应加以注意。

二、骨代谢调节激素测定

PTH、活性维生素 D_3 及降钙素等是钙磷代谢的主要调节激素,共同维持着血浆钙、磷水平的相对恒定。钙磷代谢紊乱可引起骨代谢异常相关疾病的发生,在临床上较多见。因此,对 PTH、活性维生素 D_3 等的测定有助于骨代谢异常相关疾病的诊断。

(一)甲状旁腺素测定

【原理】 甲状旁腺素(parathyroid hormone,PTH)是甲状旁腺主细胞分泌的单链 84 肽,分子量 9.5KD,其在血清中的半衰期约为 18min。它是调节体内钙磷代谢的主要激素之一,作用的靶器官主要是骨、肾和小肠,总的生理效应为升高血钙,降低血磷和酸化血液。PTH 的合成和分泌受细胞外 Ca^{2+} 浓度的负反馈调节。

【检测方法】 电化学发光法和免疫化学发光法。

【参考区间】 电化学发光法:0.5~1.9pmol/L

免疫化学发光法:1~10pmol/L

【临床意义与评价】

1. 甲状旁腺功能亢进时 PTH 增高 原发性甲状旁腺功能亢进时,PTH 多 >5.9pmol/L,同时有高钙血症和低磷血症,多见于瘤。肾衰竭、钙和维生素 D 缺乏等的病例中出现的继发性甲状旁腺功能亢进,此时增高的 PTH 可在注入钙剂后因分泌被抑制而明显降低,据此可与甲状旁腺功能亢进相鉴别。

2. 甲状旁腺功能减退时 PTH 降低,多见于甲状腺或甲状旁腺切除术后的病例。

3. 血清是测量 PTH 的首选标本 标本储存时间延长能引起 PTH 水平假性增高。完整的

Notes

PTH 以间断性的或脉冲的方式分泌,分泌具有昼夜节律,特点是夜间完整 PTH 分泌水平升高。

（二）活性维生素 D_3 测定

【原理】　维生素 D 是类固醇衍生物,主要包括维生素 D_2 麦角骨化醇和维生素 D_3 胆钙化醇。维生素 D_3 是维生素 D 中生物代谢率最高一种活性形式。食物中的维生素 D 在小肠被吸收后,与维生素 D 结合蛋白特异结合并运输到肝脏,再经 25- 羟化形成 25- 羟化维生素 D,然后在肾脏进一步羟化,形成维生素 D 的生物活性形式 1,25- 羟化维生素 D_3。1,25- 羟化维生素 D_3 的靶细胞是小肠黏膜、肾脏和骨组织,能促进钙磷的吸收、动员骨钙和促进钙在骨中的沉积,有利于骨的生成和钙化。

【检测方法】　实验室中最常用的检测方法有免疫分析法和色谱法。如:电化学发光免疫分析法、高效液相色谱法（HPLC）和液相色谱 - 串联质谱法（LC-MS/MS）。

【参考区间】　HPLC 法:血清 1,25- 羟化维生素 D_3 40~160pmol/L

血清 25- 羟维生素 D_3 35~150pmol/L

【临床意义与评价】

1. $1,25(OH)_2D_3$ 的前体 25- 羟化维生素 D_3 的水平受阳光照射、纬度、皮肤色素沉着、使用的防晒霜及肝功能的影响。25- 羟化维生素 D 的水平也呈现出季节性变化的特点,该值在冬季因为冬季紫外线辐射减少可能比夏季低 40%~50%。维生素 D 代谢产物的浓度也会随着年龄的变化而变化,并且怀孕时也会升高。

2. 维生素 D 缺乏可使儿童患佝偻病,成人患骨软化病。25- 羟化维生素 D 检测被认为是理想的用于评估体内维生素 D 水平的标志物,为国际公认的维生素 D 缺乏性佝偻病诊断指标,同时还可以联合其他骨代谢指标广泛用于诊断肿瘤、骨质疏松症和克罗恩病等疾病。

3. $1,25(OH)_2D_3$ 小于 25~30ng/ml 时不利于钙的吸收。随着年龄的增长,肾小球滤过率下降,老年人户外活动少,接受的紫外线会减少,因此影响 $1,25(OH)_2D_3$ 的产生。$1,25(OH)_2D_3$ 的测定可用于老年性骨质疏松症的诊断和治疗。

（三）降钙素测定

【原理】　降钙素（calcitonin,CT）是由甲状腺 C 细胞合成和分泌的一种多肽,其分泌受血清 Ca^{2+} 调节,血清 Ca^{2+} 浓度升高可促进其分泌。循环免疫反应性降钙素来自于一个较大的前体分子,它的单体形式是唯一具有生物活性的分子。降钙素单体是一种由 32 个氨基酸组成,分子量为 3500 的多肽。其作用的靶器官是骨骼、肾脏和胃肠道。

【检测方法】　免疫化学发光法。

【参考区间】　免疫化学发光法:男 0.56~13.4pmol/L;女 0.56~2.8pmol/L。

【临床意义与评价】

1. 降钙素分泌增加　严重骨骼疾病和肾脏疾病时也可见降钙素增高。也是诊断甲状腺髓样癌（C 细胞癌）的重要标志物之一,对于判断治疗效果和观察有无复发也有较好价值。降钙素分泌增加亦见于甲状腺 C 细胞良性肿瘤和一些可分泌肿瘤样降钙素的神经内分泌肿瘤（如类癌、胰岛瘤、血管活性肠肽肿瘤、小细胞肺癌等）,在这些病例中连续检测降钙素可有助于临床诊治。

2. 降钙素分泌减少　甲状腺切除后或重度甲状腺功能亢进的病例中有时可见降钙素分泌减少。

三、骨代谢标志物测定

（一）骨形成标志物测定

1. 骨碱性磷酸酶（bone alkaline phosphatase,B-ALP）测定

【原理】　碱性磷酸酶广泛存在于人体各组织器官中,含量以肝脏最多,其次是肾脏、胎盘、

小肠、骨骼等。来源于骨骼的碱性磷酸酶,称为 B-ALP。B-ALP 是成骨细胞合成和分泌的糖蛋白,其主要功能是在成骨过程中水解磷酸酯,为羟磷灰石的沉积提供必需的磷酸;同时水解焦磷酸盐,解除其对骨盐形成的抑制作用,有利于骨的形成。当成骨细胞活性增强或骨形成增加时,血中浓度升高。

【检测方法】　目前鉴别和定量 B-ALP 的方法可以分为电泳法和非电泳法。非电泳法主要有化学抑制法、亲和沉淀法、免疫化学法和高效液相色谱法等。

【参考区间】　免疫化学法:成年男性 24.9±7.0U/L,95% 参考区间内范围 15.0~41.5U/L,上限值 35.2~45.2U/L;成年女性 19.7±5.6U/L,95% 参考区间内范围 11.6~30.6U/L,上限值 28.4~36.2U/L。

【临床意义与评价】　B-ALP 增高见于以下疾病:①儿童骨发育性疾病,如佝偻病;②骨质疏松症;③恶性肿瘤骨转移;④肾脏疾病;⑤ Paget's 病,血清 B-ALP 分别超过参数值上限的 2~8 倍。

ALP 还可由胆小管细胞产生,并作为胆汁淤积的标志,因此检测血清总 ALP 活性评价骨生长时,其特异性和敏感性均不理想。B-ALP 在反映成骨细胞活性和骨形成上有较高特异性,但目前检测应用的抗 B-ALP 的抗体特异性不高,与肝性 ALP 存在 5%~20% 的交叉反应。多发性骨髓瘤患者由于骨再造不平衡,血清 B-ALP 活性明显低于正常人。

2. 血清骨钙素(osteocalcin,OC)测定

【原理】　骨钙素是成骨细胞合成并分泌的,不受骨吸收因素的影响。主要生理功能是维持骨的正常矿化速率,抑制异常的羟基磷灰石结晶形成,抑制软骨矿化速率。完整的骨钙素可用胰蛋白酶水解成 3 个片段,即 N 末端、中段和 C 末端。骨钙素合成后约 1/3 进入血循环,在血中的半寿期约 5min,主要由肾脏清除。故血清骨钙素水平基本上能够反映近期成骨细胞合成骨钙素和骨形成的情况。

【检测方法】　主要是免疫学方法(放射免疫法、ELISA 法和化学发光免疫法)。

【参考区间】　放射免疫法(RIA):4~10μg/L;ELISA 法:1.5±0.7nmol/L;化学发光免疫法(CLIA):男 3.11±1.4nmol/L,女 2.10±0.77nmol/L。

【临床意义与评价】

(1) 骨钙素升高常见于儿童生长期、肾功能不全、骨髓炎、骨折、甲状旁腺功能亢进、高转换率的骨质疏松患者、骨转移癌、低磷血症等。

(2) 骨钙素降低常见于甲状旁腺功能减退、甲状腺功能减退、糖尿病、孕妇、使用糖皮质激素治疗等。

(3) 骨钙素测定的影响因素:①骨钙素的生物节律性(早晨高,下午和傍晚达到最低点,其后逐渐上升,午夜和凌晨 4:00 间达到最高浓度);②标本类型(血浆与血清相比,血浆骨钙素浓度较低);③其他生物学因素(生理浓度的 1,25(OH)$_2$D$_3$ 刺激骨钙素的合成;甲状旁腺激素、糖皮质激素泼尼松龙、Deflazacort 及香豆素衍生物抑制骨钙素的合成;骨钙素的浓度随年龄的增长而增长;女性血清骨钙素浓度高于男性);④方法学因素(ELISA 法和 CLIA 法具有操作简单、快速、用血量少、无放射性核素污染等优点,但其特异性差,定量不够准确;目前常用 RIA 法测定,灵敏度高,特异性强;溶血或脂血标本影响测定)。

(4) 稳定性:如采血当天无法测量,血样需深度冰冻。

3. I 型前胶原前肽

【原理】　I 型胶原占骨胶原总量的 90%,由成骨细胞以前胶原肽形式分泌,成骨细胞合成并分泌前胶原后,在蛋白分解酶的作用下,两端的肽被切断,形成成熟的 I 型胶原。被切的肽称为 I 型前胶原羧基端前肽(carboxy-terminal propeptide of type I procollagen,PICP)和 I 型前胶原氨基端前肽(amino-terminal propeptide of type I procollagen,PINP)。PICP 和 PINP 相对分子质量分别为 117 000 和 70 000。从前胶原分子上切下后释放入血,然后与肝特异受体结合被其清除。由

于Ⅰ型前胶原前肽的解离和Ⅰ型胶原的生成比例为1∶1,故测定PICP和PINP可反映Ⅰ型胶原的合成情况和成骨细胞活性。现多检测PICP。

【检测方法】 RIA法和ELISA法。

【参考区间】 RIA法:成人 男性:38~202μg/L;女性:50~170μg/L;新生儿:2000μg/L;ELISA法:成人 男性:76~163μg/L;女性:69~147μg/L;儿童:110~961μg/L。

【临床意义与评价】

(1) PICP增高:常见于儿童发育期、妊娠最后3个月、骨肿瘤、畸形性骨炎、酒精性肝炎、肺纤维化等。

(2) 测定影响因素:①溶血、脂血和黄疸对RIA法测定PICP无干扰;②血清标本4℃和室温可放置15天,测定结果稳定;③血清和血浆PICP测定值无明显差异,且高度相关。

(3) 血清中Ⅰ型前胶原肽水平:在一定范围内是反映成骨细胞活动和骨形成以及反映Ⅰ型胶原合成速率的特异指标。但Ⅰ型胶原前肽也是其他组织的主要基质,其评估骨形成的敏感性不如B-ALP和BGP。但在评价体内1,25(OH)$_2$D$_3$代谢紊乱及替代治疗的疗效上,优于B-ALP和BGP。

(4) 血循环中PINP、PICP:由肝脏分解代谢,所以易受肝功能的影响。同时也存在昼夜节律,峰值在凌晨0~3时。

(二)骨吸收标志物测定

1. 血清抗酒石酸酸性磷酸酶(tartrate-resistant acid phosphatase,TRACP)测定

【原理】 TRACP主要由破骨细胞分泌,具有抵抗酒石酸抑制的作用,是酸性磷酸酶(ACP)的6种同工酶之一,相对分子量为$35×10^3$,当破骨细胞活性增强时,释放TRACP量增加,检测血TRACP水平可反映破骨细胞活性和骨吸收状态。

【检测方法】 ELISA法。

【参考区间】 ELISA法血浆含量:男性:61~301μg/L;女性:41~288μg/L(绝经前);129~348μg/L(绝经后);儿童(7~15岁):401~712μg/L。

【临床意义与评价】

(1) 血浆TRACP增高:见于原发性甲状旁腺功能亢进、慢性肾功能不全、变形性骨炎、转移性骨癌、骨软化症、卵巢切除术后及高转换型骨质疏松症等。

(2) 血浆TRACP降低:见于甲状旁腺功能减退、甲状腺功能减退。

(3) 标本:采用血清或肝素抗凝血浆,分离血浆后立即加入酸性稳定剂。目前尚无完全特异性识别骨性TRACP的抗体,测得的值无公认的参考范围。

2. 骨Ⅰ型胶原降解产物测定

【原理】 当破骨细胞吸收骨基质时,胶原纤维降解,产生大小不等的游离吡啶交联物(Pyr和D-Pyr)或与端肽结合的吡啶交联物[Ⅰ型胶原交联N-端肽(NTX)和Ⅰ型胶原交联C-端肽(CTX)],它们被释放到血液循环中,不经肝进一步降解而经肾以原形直接排泄到尿中,故可作为反映骨吸收的指标。当骨吸收增加时,这些指标释放到血液及随尿排泄量均增加。

【临床意义与评价】

(1) Pyr和D-Pyr作为骨吸收标志物具有很大优越性:①它是由胶原自然形成的物质;②从尿排出前不被代谢;③骨是脱氧吡啶酚的主要来源;④其仅来源于天然基质的降解产物,不受饮食的影响。吡啶酚存在于各种骨骼和血管等结缔组织,以人体髓核椎间盘、关节软骨含量最高,而脱氧吡啶酚只存在于骨和牙齿的Ⅰ型胶原,因牙齿在整体骨骼所占比例极小,故骨是脱氧吡啶酚的主要来源。所以评价骨吸收,脱氧吡啶酚的特异性优于吡啶酚。

(2) 与Pyr和D-Pyr一样,CTX和NTX不受饮食等因素的干扰,是敏感性和特异性均较好的骨吸收指标。现多检测血清Ⅰ型胶原羧端交联肽原(serum cross-linked C-terminal telopeptide of

Notes

type I collagen,S-βCTX)。

（3）Pyr 和 D-Pyr、CTX 和 NTX 水平增高见于骨质疏松、Paget's 病、甲状旁腺功能亢进和甲状腺功能亢进以及其他伴有骨吸收增加的疾病诊断或病情估计。Pyr 和 D-Pyr、CTX 和 NTX 降低见于应用二磷酸盐或雌激素等抑制骨吸收的药物时。

3. 其他 尿骨钙素（Urine osteocalcin. u-OC）、尿脱氧吡啶啉 / 肌酐（urinary deoxypyridinoline/ crea，（U-DPD)/Cr）、尿长链骨钙素 / 肌酐（U-Long OC/crea：Urinary long osteocalcin to urinary creatinine ratio. U-LongOC/Crea）、尿中段骨钙素 / 肌酐（Urinarymid osteocalcin to urinary creatinine ratio，U-MidOC/Crea）的测定也可反映骨吸收的状况。

以上骨代谢标志物中，国际骨质疏松基金会（IOF）推荐患者血清 PINP 和 CTX 是敏感性相对较好的两个骨转换生化标志物。

第三节 常见骨代谢紊乱相关疾病的实验诊断

代谢性骨病是一类影响整个骨骼系统的全身代谢性疾病。绝大多数代谢性骨病在临床上表现为骨密度降低，但也有极少数其他代谢紊乱（如氟，维生素 A）可能会致骨密度增加。骨密度主要反映骨矿物质的含量，骨密度降低主要有两种类型：①骨矿物质含量和有机基质均减少（如骨质疏松症、肾性骨病）；②骨矿物质含量减少而有机基质无明显减少（如骨软化症）。目前代谢性骨病主要依靠骨活检进行确诊，实验室检查的目的是查明骨代谢紊乱的病因，对于制定治疗方案和疗效监测有重要意义。

一、骨质疏松症

骨质疏松症（osteoporosis，OP）是最常见的代谢性骨病，病因学上可分原发性和继发性两类。原发性骨质疏松症和病人的年龄有显著的相关性，分为三种：①绝经后骨质疏松症（Ⅰ型），发生于妇女绝经后 5~10 年内；②老年性骨质疏松症（Ⅱ型），指老人 70 岁后发生的骨质疏松；③特发性骨质疏松（包括青少年型），主要发生在青少年，病因尚不明，通常是自限性的。继发性骨质疏松是指基于已知病因的骨量损失，有时能预防甚至逆转，其病因包括甲状旁腺功能亢进症和其他内分泌疾病、某些结缔组织疾病（如成骨不全症、Marfan 综合征、Ehlers-Danlos 综合征）、肿瘤、占位性骨髓病变造成的骨髓腔压力增加、钙缺乏症、吸收不良、应用类固醇或肝素、制动等。

检测项目选择与实验诊断路径 骨质疏松的诊断主要根据临床症状、病史（家族史、营养、药物史、吸烟、酗酒等）、放射学检查、骨密度测量和骨组织学检查结果，其中骨密度测量是最主要的诊断依据。根据其临床表现，常选择的实验检测项目主要是：血清钙、磷、镁，血 PTH、维生素 D，骨吸收指标等。结合临床表现及其他有关检查资料，对实验检测结果进行分析，可对骨质疏松症进行实验诊断，以辅助骨质疏松症的临床诊断。

临床应用

1. **血清钙、磷、镁检测** 多为正常，并发骨折时可有血钙降低及血磷升高，部分患者尿钙排出增多。继发性骨质疏松患者常因为原发病而导致血清钙、磷、镁有相应的变化，具体情况因原发病的不同而异，这也是与原发性骨质疏松症鉴别诊断的依据之一。

2. **血 PTH、维生素 D 等检测** 一般均正常。

3. **骨转化标志物检测** 国际骨质疏松基金会（IOF）推荐使用 PINP 和 CTX。绝经后骨质疏松症引起的骨折患者骨吸收指标血 TRACP 和 CTX 浓度均明显高于其他原因引起的骨折患者。长期制动可以使骨吸收加剧，骨吸收指标的增高也更加明显。

4. **继发性骨质疏松** 有原发病实验诊断指标的改变。

Notes

5. **骨代谢指标**　在辅助诊断中具有较大的参考价值,某些骨代谢标志物的改变有助于了解骨丢失速率和治疗反应,辅助诊断某些原因不明的骨质疏松。

二、骨质软化症与佝偻病

骨质软化症(osteomalacia)和佝偻病(rickets)是指新形成的骨基质(类骨质或骨样组织)不能正常地完成骨矿化的一种代谢性骨病。骨质软化症是指不能矿化成熟骨架上形成的新有机基质(类骨质)。随着时间发展,类骨质不断形成,类骨质和矿化骨之比逐渐增大,骨骼逐渐变得柔软;随着病情的发展,可能出现骨软化、骨骼疼痛、畸形和骨折;X线检查显示,全身骨骼放射密度减少。佝偻病是一种儿童疾病,起病于骨骼停止生长之前,即发生在长骨骺板关闭之前,为了填补未矿化和重吸收的空隙,骺软骨过度生长,这加剧了佝偻病的骨骼畸形。骨质软化症或佝偻病可根据病因分为维生素 D 缺乏型、磷酸盐耗竭型、全身性酸中毒型和矿化抑制型。成人骨质软化症发病缓慢,常被误诊。骨骼 X 线改变具有一定的特异性,骨密度降低和假性骨折支持本病的诊断。

检测项目选择与实验诊断路径　实验室检测血 25(OH)D₃、1,25(OH)₂D₃ 以及骨组织学和组织计量学检查等都能早期发现本病。结合患者的临床病史、症状体征及其他有关加查资料,对上述实验检测指标的结果进行分析,即可对骨质软化症与佝偻病进行实验诊断。

临床应用

1. 以钙和维生素 D 代谢异常为病因者

(1) 血清钙、磷及 PTH 检测:血清钙水平明显降低,同时血磷水平也可能降低,并可伴继发性甲旁亢,因此血 PTH 水平增加。

(2) 血清 25 羟维生素 D 检测:营养缺乏佝偻病常有血清 25 羟维生素 D 水平降低。

(3) 维生素 D 代谢异常(1α 羟化酶缺乏)常:会出现单纯 1,25(OH)₂D₃ 水平降低,维生素 D 抵抗者 1,25(OH)₂D₃ 的水平升高。

2. 以磷代谢异常为病因者

(1) 血钙水平:通常在正常范围,而特征性的改变为血磷水平显著降低。

(2) 血清 25(OH)D₃ 和 PTH 水平:可能在正常范围,但也有部分患者血清 1,25(OH)₂D₃ 水平可能会低于正常范围。

3. 血清 ALP 水平　几乎所有的佝偻病/骨软化症患者的血清 ALP 水平会显著升高。

三、肾 性 骨 病

慢性肾衰竭可以引起肾性骨病。分为三种类型:①纤维性骨炎(osteitis fibrosa):是由于慢性肾衰继发甲状旁腺功能亢进,引起的高转运型骨病,又称继发性甲旁亢骨病;肾功能衰竭时,肾组织遭受破坏,尿磷减少,使血磷增高,同时肾脏合成 1,25(OH)₂D₃ 减少,使肠道吸收钙的能力下降而产生低钙血症,三者之中尤以 1,25(OH)₂D₃ 的合成减少为甚;临床表现主要有:皮肤瘙痒、自发性肌腱断裂、生长受阻、骨痛和骨折、骨变形、皮肤溃疡和组织坏死、软组织钙化(多因持续性钙磷沉积增高所致,可见于动脉、眼、内脏、关节和皮肤)、近端肌无力等;②铝相关性骨病(aluminium-related bone disease):慢性肾衰时,肾脏无法正常排泄体内多余的铝,从而使铝蓄积于钙化骨边缘,干扰骨的矿化过程引起的一种骨病;慢性肾衰时,通常由于使用含铝量过多的透析液、胃肠道外补液的液体中含铝量过多、口服含铝制剂、铁缺乏等因素导致铝的异常蓄积,同时衰竭的肾脏本身代谢铝的能力也进行性下降,从而导致铝骨病的产生;铝骨病的临床表现主要有:广泛的骨和关节疼痛、近端肌无力、复发性骨折、骨骼变形以及铝负荷增加的骨骼系统外症状如可逆性小细胞低血色素性贫血(补铁不能改善)、铝相关性脑病等。③混合型骨营养不良(mixed osteodystrophy):是一种兼有上述两种变化的骨病。

Notes

检测项目选择与实验诊断路径　肾性骨病常选择的实验检测项目主要是:血钙、磷、碱性磷酸酶、1,25(OH)$_2$D$_3$、血甲状旁腺素、血浆铝等检测和去铁胺试验。肾性骨病与其他原因引起的骨质软化症的鉴别诊断首先在于肾性骨病的诊断必须有肾脏的原发疾病证据作为基础;其次,肾性骨病为非维生素 D 缺乏性骨质软化,故须与抗维生素 D 性佝偻病相鉴别。根据肾脏原发病以及前述之临床表现,结合实验室检查的特征性改变,可以对肾性骨病进行实验诊断。

临床应用　骨代谢实验诊断指标对肾性骨病辅助诊断具有重要价值,其主要变化特点见表 12-1。

Tab. 12-1　Laboratory diagnostic tests of osteitis fibrosa and aluminum-related bone disease

Biochemical index in blood	Osteitis fibrosa	Aluminum-related bone disease
Ca	low, normal or elevated	often low
ALP	often elevated	often low
intact parathyroid hormone	elevated	normal or elevated
aluminum	Variable, often <100μg / L	Often >100μg/L
DFO-test	variable	significantly increased, often >200μg/L or more than 3 times of the basic value

1. 血钙、磷的检查　对于鉴别纤维性骨炎和铝骨病帮助不大,严重的纤维性骨炎和铝骨病一样,二者都可能有低钙血症,而磷的水平则取决于饮食中磷的摄入量、分解率、残余肾功能、透析效果等因素。

2. 碱性磷酸酶活性　常常是成骨细胞功能的指标,晚期纤维性骨炎时显著增高,而在铝相关性骨病则常为正常或偏低。

3. 1,25(OH)$_2$D$_3$ 水平检测　具有一定意义,水平低下可提示维生素 D 缺乏。

4. 血甲状旁腺素　在纤维性骨炎时往往显著升高;铝相关性骨病时常低于纤维性骨炎或者正常,这可能是由于铝抑制甲状旁腺素的分泌所致。

5. 血浆铝含量　大多数铝相关性骨病患者的血浆铝水平显著升高(亦即 >75~100μg/L,正常值 <10μg/L)。如果患者长期接触铝,而血浆铝水平又显著升高(例如超过 150~200μg/L 以上)则很可能发生铝相关性骨病。用原子吸收光谱可以准确测量血浆铝含量,但是血浆铝含量只能反映最近铝的负荷,不能反映是否有铝中毒,因为血浆铝浓度并不与组织中铝的储存密切相关。

6. 去铁胺(deferoxamine,DFO)试验　现已公认,去铁胺试验是诊断铝中毒相关性疾病的可靠指标。

四、变形性骨炎

变形性骨炎(osteitis deformans)又称 Paget 骨病或畸形性骨炎。该病是骨重建异常所致的临床综合征,其病变特点是过多的破骨细胞失控后引起高速骨溶解,并导致成骨细胞增多和骨形成过多,生成的骨组织结构脆弱,易发生病理性骨折;骨周围血管增生或出现骨肉瘤;其病变侵蚀广泛,全身骨骼均可受累。本病以中老年多见患者有典型的临床表现、X 线改变和组织学证据时,诊断容易。本病常合并或伴发关节病变、心血管病变、高钙血症、痛风、假痛风及骨肿瘤时,临床表现和 X 线改变较复杂,应注意鉴别。CT 和 MRI 检查有一定意义,必要时也可用 ^{18}F 及 ^{99m}Tc 标记的多磷酸盐扫描协助诊断。

检测项目选择与实验诊断路径　本病实验室检测项目主要选择骨代谢实验诊断指标:血清 ALP,尿羟脯氨酸,血钙、磷、镁和 PTH。结合该病特殊的全身性骨改变的临床表现和 X 线改变,以及伴有关节病变、心血管病变、高钙血症、痛风、假痛风及骨肿瘤等合并症的特点,对上述所选

Notes

择的实验室骨代谢指标检查结果进行分析，即可对其进行实验诊断。

临床应用

1. 血碱性磷酸酶   正常或升高。血 ALP 水平与病变范围和病变的活动程度有关。体积小的骨骼病变（约为 10% 左右）ALP 正常，疾病后续活动的骨合成阶段时血清 ALP 可有升高。颅骨病变时 ALP 升高。如并发骨肉瘤，ALP 水平会进一步上升，酸性磷酸酶和 5- 核苷酶也可升高。

2. 尿羟脯氨酸（HOP）常升高   正常人的尿羟脯氨酸的排泄量低于 50mg/d，而变形性骨炎患者因其骨重建旺盛，尿羟脯氨酸排泄量可高达 2000mg/d。此外，尿羟赖氨酸也能反映骨重建活动的水平和本病的病变程度。

3. 血钙、磷、镁和 PTH   一般正常。骨病变广泛或合并原发性甲旁亢时可有高钙血症和高尿钙症；约 15%~20% 的患者因骨重建对钙的需求增加，血钙廓清加速导致血 PTH 上升；大面积稳定的 Paget 病，血清钙水平非常高。

4. 骨代谢实验诊断指标   在变形性骨炎诊断中有重要的意义，可以协助早期发现本病。

五、骨 肿 瘤

骨肿瘤是指发生于骨骼的恶性肿瘤。依据 WHO 标准，大致可将骨肿瘤划分为以下几大类：成骨性肿瘤（如成骨肉瘤）、成软骨性肿瘤、骨巨细胞瘤、骨髓肿瘤（如骨髓瘤）、脉管肿瘤、其他结缔组织肿瘤，未分化类肿瘤以及瘤样病变（如甲状旁腺功能亢进性"棕色瘤"）。骨肿瘤的原发部位在骨骼，其症状和体征主要有贫血、乏力、营养不良和恶病质，局部疼痛和压痛最为常见；浅表部位可触及骨膨胀变形及软组织肿块，短期内形成较大肿块，功能障碍，骨骼畸形及病理性骨折等。多数骨肿瘤的诊断较为复杂，有时存在一定的困难，一般来说，骨肿瘤的诊断必需强调临床、X 线表现及病理三结合，综合分析，才能作出正确诊断。

实验室诊断指标在骨肿瘤诊断中的地位比较局限，但是对于某些骨肿瘤的诊断，实验诊断有一定的帮助。如成骨肉瘤患者碱性磷酸酶可以增高，多发性骨髓瘤患者可有贫血、尿本周氏蛋白阳性，棕色瘤患者有血钙、血磷异常等。特别是原发于骨骼系统之外的肿瘤转移至骨时，往往实验诊断的指标在早期就会出现变化，如碱性磷酸酶、酸性磷酸酶以及钙磷的异常等。对于这种情况，应该引起高度重视并核实骨骼系统是否出现肿瘤转移。

本 章 小 结

代谢性骨病是一类影响整个骨骼系统的全身代谢性疾病。绝大多数代谢性骨病在临床上表现为骨密度降低。骨密度主要反映骨矿物质的含量，骨密度降低主要有两种类型：①骨矿物质含量和有机基质均减少（如骨质疏松症、肾性骨病）；②骨矿物质含量减少而有机基质无明显减少（如骨软化症与佝偻病）。此外还包括变形性骨炎和骨肿瘤等多种骨代谢紊乱疾病。目前代谢性骨病主要依靠骨活检进行确诊，实验室检查的目的是查明骨代谢紊乱的病因，检测项目主要包括骨矿物质（Ca、P、Mg）、调节激素（PTH、降钙素和活性维生素 D）以及影响骨吸收和骨形成的特异性标志物等。以上实验室项目的检查对于制定治疗方案和监测疗效有重要意义。

（王 前）

参考文献

1. 中国老年学学会骨质疏松委员会 . 中国人群骨质疏松症防治手册 . 2013.

Notes

2. 郑铁生,陈筱菲 . 临床生物化学检验 . 北京:高等教育出版社,2012.

3. 中华医学会骨质疏松和骨矿盐疾病分会 . 原发性骨质疏松症诊治指南 . 2011.

4. 王鸿利 . 实验诊断学 . 第 2 版 . 北京:人民卫生出版社,2010.

5. Wendy L. Arneson,Jean M. Brickell. Clinical Chemistry:A Laboratory Perspective. United States of America: F.A. Davis Company,2007.

第十三章　内分泌疾病实验诊断

内容提要

　　激素分泌调节系统的任何环节异常,即可出现激素水平紊乱,并引起相应的内分泌疾病。对于内分泌疾病的实验检测,主要包括对缺乏或过量激素的直接测定、激素生物效应及生化标志物分析以及动态功能试验。本章对于内分泌疾病的常用检测试验,根据内分泌系统的调节轴的组成情况,按层次分为:下丘脑—垂体激素、甲状腺激素、肾上腺激素、性腺激素检测及相关试验。

　　在详细介绍内分泌疾病相关检验指标的基础上,本章重点介绍了常见内分泌疾病(生长迟缓和肢端肥大症、尿崩症、甲状腺功能亢进症及甲状腺功能减退症、库欣综合征、慢性肾上腺皮质机能减退、原发性醛固酮增多症、嗜铬细胞瘤)的实验诊断。

第一节　概　　述

一、内分泌系统

　　内分泌系统(endocrine system)由内分泌细胞形成的内分泌腺和散在于某些器官组织中的内分泌细胞组成。内分泌系统通过合成和分泌各种激素(hormone)并在神经系统的调节下对维持机体基本生命活动以及各种功能活动发挥调节作用。激素一般是与靶细胞膜受体(receptor)或细胞内受体结合,引起信号传导过程并最终产生生物效应。在这一过程中,激素只能对靶细胞的生理生化过程起增强或减弱作用,即仅仅是将生物信息传递给靶细胞,起了信使(messenger)作用。各种激素在血中浓度都很低(一般在 nmol/L,甚至 pmol/L 数量级),激素水平较小的变化就可导致生理功能的较大改变。有些激素只对特定的组织细胞发挥调节作用,如促甲状腺素只作用于甲状腺,促肾上腺皮质激素只作用于肾上腺皮质。但是,有些激素作用范围比较广泛,没有特定的组织细胞,如生长激素、甲状腺素等。激素可以经过血液循环对远处或经过组织液对近旁组织细胞的功能进行调节,分别被称为远距分泌和旁分泌(paracrine),如果激素分泌及激素作用对象均为同一细胞,则称为自分泌(autocrine)。在体内,对某一生理活动的调节往往有多种激素共同参与,在这种情况中激素和激素之间还存在相互影响,呈现相互间协同、竞争、拮抗等作用方式,以维持机体功能活动的稳定。激素的分泌调节机制主要有下丘脑—腺垂体—靶腺轴的调节、反馈调节(feedback)和神经调节,通过对激素合成和分泌水平的调节,维持人体内环境相对稳定和机体正常的生理功能。当激素分泌调节系统任何环节出现异常,都将导致激素水平紊乱,引起相应的内分泌疾病。

二、内分泌疾病的实验检测原则

　　内分泌疾病常伴随有激素水平的改变,引发相应的生理生化效应变化。因此,对于内分泌疾病的实验诊断主要依赖于激素及其代谢物的直接测定、激素生物效应及其生化改变标志物的检测等,具体内容包括:①激素或其代谢物的直接测定:通过测定体液中某一激素或其代谢物水平,可对内分泌功能的判定提供直接客观的依据,而对某一激素或其代谢产物的连续动态检测,则可反映激素分泌的节律性有无改变,有利于某些内分泌疾病的早期诊断,另外配对检测功能激素及其调节性激素的水平,可实现内分泌疾病的病因定位,这类方法已成为临床实验室常用的检测内容;②激素生物效应及其生化标志物的检测:如甲状腺功能紊乱时基础代谢率的检测、甲状旁腺功能紊乱时血钙及血磷的检测、生长激素分泌紊乱时 IGF 的检测等;③动态功能试验:是指应用特异性刺激物或抑制物作用于激素分泌调节轴的某一环节,分别测定作用前后相应靶激素水平的变化,以反映靶腺的内分泌功能,有助于确定内分泌疾病的病变部位与性质;④其他检测方法:对于某些半衰期短的激素,可检测其前体物质,如阿片皮质素原(促肾上腺皮质激素前体物),或检测激素作用介导物,如生长激素介导物—生长调节素(somatomedin),对于某些高血浆蛋白结合率的激素,有时需要检测其血浆结合蛋白水平;对于有自身免疫因素参与的内分泌疾病,还可检测自身抗体的水平。

第二节　常用内分泌疾病的实验检测

一、下丘脑—垂体激素检测及相关试验

下丘脑一些特化神经细胞可呈间歇式或脉冲式分泌多种控制腺垂体激素释放的调节性激素,借助下丘脑 - 垂体门脉系统,可直接将这些调节性激素输送至腺垂体迅速发挥作用。目前已知的下丘脑调节激素大多数是多肽类激素。按功能不同,分为释放激素与抑制激素,主要包括:促甲状腺激素释放激素(thyrotropin-releasing hormone,TRH)、促肾上腺皮质激素释放激素(corticotropin-releasing hormone,CRH)、促性腺激素释放激素(Gonadotropin-releasing hormone,GnRH)、生长激素释放激素(growth hormone-releasing hormone,GHRH)、泌乳素释放激素(prolactin-releasing hormone,PRLH)、黑素细胞刺激素释放激素(melanocyte stimulating hormone-releasing hormone,MRH)、生长激素抑制激素(growth hormone-inhibiting hormone,GHIH)、泌乳素释放抑制激素(prolactin-inhibiting hormone,PRIH)、黑素细胞刺激素抑制激素(melanocyte stimulating hormone-inhibiting hormone,MIH)。其中 CRH、GHRH、GnRH 及 TRH 常用于垂体激素储备评价试验。目前,临床一般不检测体液中下丘脑激素。

垂体可分为神经垂体和腺垂体,分泌的激素相应分做神经垂体激素和腺垂体激素,这些激素均为肽或糖蛋白。腺垂体激素主要包括生长激素(GH)、促肾上腺皮质激素(ACTH)、促甲状腺激素(TSH)、卵泡刺激素(FSH)、黄体生成素(LH)、催乳素(PRL)、黑色细胞刺激素(MSH)。神经垂体激素在下丘脑视上核及视旁核合成后沿神经轴突流向神经垂体的神经末梢,主要包括抗利尿激素(ADH)、催产素(OT)。垂体激素均需通过血液转运至各种内分泌腺才能发挥其生理作用,因此,检测血液中垂体激素的水平变化可用于多种内分泌疾患的实验诊断。

(一)生长激素及其相关检测

生长激素(growth hormone,GH)是由腺垂体嗜酸性细胞合成的含 191 个氨基酸、分子量为 21 500Da 的单链多肽,为腺垂体中含量最丰富的一种激素,血浆 GH 的半衰期 6~20min。GH 的化学结构与人泌乳素及人绒毛膜促生长泌乳素(human chorionic somatomammotropin,hCS)十分相似,三者之间有一定交叉的生物学作用。GH 合成与释放依赖于生长激素释放激素(GHRH)、生长激素抑制激素(生长抑素,somatostatin)、脑肠肽(Ghrelin)及神经递质如 5- 羟色胺(5-HT)、多巴胺(dopamine)、去甲肾上腺素(noradrenaline)等。GH 由腺垂体呈脉冲式分泌并具有明显的昼夜节律性,脉冲频率及脉冲高度在青春期最大,随年龄增大,GH 分泌的脉冲频率及脉冲高度逐渐下降。白天血浆 GH 水平相对较低,健康成人一般 <2μg/L;在餐后或体育锻炼 3 小时后,出现

一次较小的脉冲式释放，血浆 GH 浓度出现峰值。在入睡后 GH 分泌增加明显，入睡 90 分钟后 GH 开始上升，在深睡眠期(约熟睡 1 小时后)达到高峰，大约 70% 的 GH 的分泌发生在深睡眠期。青年时 GH 的分泌量最大，以后随年龄增长而逐渐减少。50 岁以后睡眠时 GH 峰消失，60 岁时 GH 的合成仅为青年时的 50%。GH 的主要生理作用是促进机体生长发育、促进蛋白质合成、促进脂肪分解、升高血糖。

胰岛素样生长因子(insulin-like growth factors,IGFs)是 GH 作用于肝细胞后，由肝细胞合成分泌的在结构及功能上与胰岛素有极大相似性的多肽生物活性物质。IGFs 在血循环中与特定的血浆结合蛋白结合，如大约 75% 以上的循环 IGF-I 与胰岛素样生长因子结合蛋白 -3(IGFBP-3)结合。IGF-I 是最重要的 IGFs，除对软骨组织具有生长促进作用外，还对其他组织还具有胰岛素样作用。IGF-I 增加葡萄糖在脂肪组织的氧化，刺激葡萄糖及氨基酸转运进入横膈膜肌及心肌，促进胶原及蛋白多糖的合成。在儿童期 IGF-I 逐渐上升，在青春期前达到成人水平，青春期开始后 IGF-I 进一步升高，最高可达成人水平的 2~3 倍，成年后逐渐下降，在 30 岁前趋于稳定。

1. 血清(浆)GH 浓度检测

【原理】　血清 GH 在某种程度上可反映机体 GH 缺乏或过量，但因 GH 分泌具有昼夜时间节律性，并具有脉冲式分泌特点，半衰期仅 20~30 分钟，在不能确定是否正好在脉冲式分泌期、或脉冲式分泌后较长间隔后采血的情况下，GH 水平再高或再低，均无多大价值，不能单凭一次 GH 测定做出 GH 功能紊乱的有关诊断。一般采血时间应在午夜或清晨起床前安静平卧时。

【检测方法】　化学发光法。

【参考区间】　婴幼儿为 15~40μg/L，2 岁儿童约 4μg/L，4 岁以上儿童及成人为 0~5μg/L，女性略高于男性。

【临床意义与评价】

(1) GH 降低：主要见于垂体功能减退、垂体性侏儒、遗传性或继发性 GH 缺乏症。也可见于餐后高血糖、紧张、焦虑或情绪失常、性激素缺乏(特别是雄性激素缺乏)、游离脂肪酸水平增高、肥胖症、甲状腺功能低下、甲状腺功能亢进、肾上腺皮质功能亢进、应用某些药物(如皮质醇、美西麦角、赛庚定、氨茶碱、茶碱、酚苄明、麦角胺碱、酚妥拉明、妥拉唑啉、利血平、氯丙嗪、吗啡、阿朴吗啡、溴隐亭等)。

(2) GH 增加：主要见于垂体肿瘤所致的巨人症及肢端肥大症。也可见于饥饿、恶病质、蛋白质缺乏、糖尿病代谢控制不良、某些激素(如雌激素、雄激素、ACTH)等的作用，应用某些药物(如哌啶、左旋多巴、普萘洛尔、可乐定、安非他明、甲氧氯普胺等)。GH 过量分泌还是实验室诊断肢端肥大症的重要依据，发病常因垂体大腺瘤所致，但大约 10% 以上的肢端肥大症患者随机血清 GH 浓度在正常参考区间之内。

(3) 单一 GH 基础值或随机 GH 浓度：由于垂体以脉冲方式分泌 GH，单一 GH 基础值或随机 GH 浓度几乎无诊断价值，无法对血清 GH 正常波动与 GH 缺乏或过量进行很好的区分。在健康个体一过性血清 GH 浓度可高达 40μg/L，而在脉冲分泌之间健康个体血清 GH 水平相当低，与 GH 缺乏症患者的血清 GH 水平可能无法区分。有时可采用 12h 内每隔 20~30min 抽血一次，以动态检测 GH 的自发性分泌状况；也可通过生理学或药理学刺激后检测血清 GH 水平，可用于 GH 缺乏或过量分泌的较为准确的评价，如药物激发试验、运动激发试验及抑制试验。

2. 尿液 GH 测定　用于反映体内内源性 GH 的分泌。血循环中约不到 0.01% 的 GH 自尿中排出，尿中 GH 含量甚微。收集 24 小时或过夜的 12 小时尿液，测定 GH 含量，可作为对 GH 缺乏的筛查手段或常规性检测的一种辅助诊断方法。

3. 血清(浆)IGF-I 及 IGFBP-3 测定

【原理】　IGF-I 为 GH 作用下主要由肝细胞合成释放的介导 GH 作用的细胞因子。虽然游离 IGF-I 半衰期仅 10 分钟，但因其几乎全部和血浆蛋白结合，故血液中总 IGF-I 的半衰期长达

Notes

2 小时左右。IGF-Ⅰ在血中浓度相对稳定,少日夜波动,与 GH 水平相对一致,与年龄相关,并受甲状腺素、泌乳素、皮质激素,尤其是营养摄入状况的影响,对测定结果应全面分析。

IGFBP-3,与其他的 IGFBP 不同,IGFBP-3 是在 GH 作用下由肝细胞合成的。IGFBP-3 和 IGF-Ⅰ的合成均呈 GH 依赖性,但不如 IGF-Ⅰ,因为 IGFBP-3 反映 IGF-Ⅰ与 IGF-Ⅱ的总浓度,而后者并不依赖 GH。其优点在于不受年龄、肥胖等因素影响,尤其适合于青春期前 GH 缺乏的辅助诊断。本试验的方法较 IGF-Ⅰ简便,且检测结果更符合临床实际。

鉴于上述 IGF-Ⅰ及 IGFBP-3 的特点,血清两者的浓度可代表一段时间内平均的 GH 水平,已被推荐作为 GH 紊乱诊断的首选实验室检查项目。

【检测方法】 化学发光法。

【参考区间】 血清 IGF-Ⅰ:1~2 岁为 31~160μg/L,以后随着年龄增加缓慢升高,至青春期(11~16 岁)迅速达到 180~800μg/L 峰水平,成人随增龄逐渐下降;血清 IGFBP-3:新生儿 0.4~1.4mg/L,随年龄增加逐渐升高,青春期达到 2~5mg/L 的成人水平。

【临床意义与评价】 IGF-Ⅰ或 IGFBP-3 显著降低,应考虑 GH 缺乏症,异常升高则应考虑巨人症或肢端肥大症。在诊断青春期前 GH 缺乏症上,IGFBP-3 优于 IGF-Ⅰ。IGF-Ⅰ测定配合 GH 测定,可直接诊断遗传性 IGF 生成障碍。营养不良、严重肝功能损害及消耗性疾病可致 IGF-Ⅰ、IGFBP-3 降低,但对 IGFBP-3 影响相对较小。在检测 IGF-Ⅰ的同时测定 IGF-Ⅱ,对于 GH 缺乏儿童的诊断更有价值。

(二) 促肾上腺皮质激素及相关肽测定

在阿黑皮质原(pro-opiomelanocortin,POMC)水解产生 ACTH 的过程中,同时伴随 β- 促脂素(β-lipotropin)及 β- 内啡肽(β-endorphin)等。β- 内啡肽作为一种内源性阿片肽,其作用主要包括:镇静、增加疼痛阈值以及呼吸、血压的自主调节。

1. 血浆促肾上腺皮质激素(adrenocorticotrophic hormone,ACTH)测定

【原理】 ACTH 由 POMC 水解产生的含 39 个氨基酸的多肽激素,半衰期 10~15 分钟。ACTH 分泌同样表现出出脉冲方式及昼夜节律性(夜间水平低,清晨达分泌高峰)。垂体 ACTH 合成及释放主要受 CRH 的调节,同时 ADH、IL-1、IL-6、TNF-α 也可刺激 ACTH 释放。ACTH 主要作用于肾上腺皮质,刺激肾上腺皮质合成和分泌糖皮质激素、盐皮质激素和雄激素。

【检测方法】 化学发光法。

【参考区间】 早晨(8∶00~9∶00)1.1~13.3pmol/L(5~60ng/L);夜间(午夜)<2.2pmol/L(<10ng/L)。

【临床意义与评价】 结合血浆皮质醇测定主要用于垂体相关的 ACTH 缺乏、继发性肾上腺功能低下、ACTH 过量分泌,以及皮质醇增多症的鉴别诊断。ACTH 依赖性皮质醇增多症(如下丘脑 - 垂体性库欣综合征)表现为血浆 ACTH 水平在参考区间上限或轻度升高,夜间 ACTH 多 >15ng/L。ACTH 不依赖性皮质醇增多症(如肾上腺皮质肿瘤致库欣综合征)则表现为夜间皮质醇增多(>150ng/L)伴 ACTH 缺如(<5ng/L)。而发生异位 ACTH 综合征或原发性肾上腺皮质功能减退时,血浆 ACTH 水平常常显著升高(>100ng/L)。此外,继发有肾上腺皮质功能减退时,皮质醇和 ACTH 水平都降低,而予以肾上腺糖皮质激素治疗也可使 ACTH 迅速降低。

一般情况下不将血浆 ACTH 单独检测作为评价下丘脑 - 垂体 - 肾上腺轴功能的指标,在临床上常同时检测 ACTH 及皮质醇水平,用于诊断肾上腺皮质功能紊乱的种类及病变部位。由于 ACTH 有极易氧化、强烈吸附在玻璃表面、快速被血浆蛋白酶降解等特点,推荐采用预冷的 EDTA 抗凝的塑料管采集血液,并置于冰上送检,在 4℃条件下离心分离血浆。

2. 血浆 β- 内啡肽测定

【原理】 在 POMC 水解过程中产生的内源性阿片肽,有镇静、增加疼痛阈值以及呼吸、血压的自主调节等作用。

【检测方法】 放射免疫法。

【参考区间】 晨 6：00~10：00：5~30pmol/L（16~48ng/L）。

【临床意义与评价】 库欣综合征及抑郁时血浆 β- 内啡肽水平增加。

（三）血清（浆）促甲状腺激素测定

【原理】 促甲状腺激素（thyroid stimulating hormone，TSH）由腺垂体的特异性嗜碱细胞内产生，为糖蛋白激素。TSH 与甲状腺滤泡上皮细胞膜的 TSH 受体结合，使机体发挥甲状腺素生理作用的中枢调节机制：刺激甲状腺生长及血管化；刺激甲状腺滤泡细胞生长；促进甲状腺激素的合成和释放，使血中 T_3、T_4 浓度增高。血中 T_3、T_4 浓度的改变，可对垂体的 TSH 的分泌起反馈性的调节作用。TSH 的合成释放还受到下丘脑的促甲状腺激素释放激素（thyrotropin release hormone，TRH）的调节。因此，测定血清中 TSH 的浓度是诊断甲状腺功能和研究下丘脑 - 垂体 - 甲状腺轴的重要指标之一。如果下丘脑和垂体功能正常，TSH 反映了组织中甲状腺激素的状态。TSH 浓度与 fT_4 浓度呈反相指数相关，即 fT_4 的降低（或升高）极少量便可引起 TSH 分泌的显著升高（或降低）。

【检测方法】 化学发光法。

【参考区间】 0.27~4.2mIU/L。

【临床意义与评价】 TSH 测定是反映甲状腺功能变化的一项敏感实验。原发性甲状腺功能低下时由于 T_3、T_4 分泌减少，负反馈刺激垂体分泌 TSH 增加。甲状腺功能低下治疗（服用甲状腺素）时，TSH 的浓度也将明显发生变化，故测定血清 TSH 浓度可作为判断疗效的重要指标。甲状腺摘除术后、放射性碘治疗后或服用抗甲状腺药物时，T_3、T_4 水平降低，TSH 增加。甲状腺功能亢进时由于 T_3、T_4 分泌增加，反馈调节使垂体分泌 TSH 减少。继发性甲状腺功能低下时 TSH 多降低。

目前多采用化学发光法测定血清 TSH 浓度，检测限 0.001~0.002mIU/L，被称为超敏 TSH 测定，可灵敏地检测出 TSH 的低浓度变化，对于亚临床型甲状腺功能亢进的诊断、甲状腺癌患者 TSH 的完全抑制的监控、甲状腺功能减退患者激素替代是否充足的判断有重要价值。

（四）血清促性腺激素测定

促黄体生成激素（luteinizing hormone，LH）与卵泡刺激素（follicle stimulating hormone，FSH）同属促性腺激素家族，二者协同调节和刺激性腺（卵巢和睾丸）的发育和功能。LH 和 FSH 从垂体的促性腺细胞中阵发性释放，经血流到达卵巢。在卵巢中 LH 和 FSH 一起刺激卵泡的成长和成熟，并刺激雌激素和雄激素的生物合成。由于 LH 和 FSH 的作用是互相协同的，故两者常同时测定，它们是研究和判断下丘脑 - 垂体 - 性腺轴功能的常规检查。

1. 血清 LH 测定

【原理】 LH 为腺垂体产生的糖蛋白。对于女性，该激素在下丘脑 - 垂体 - 卵巢调节环路中发挥作用，控制月经周期。LH 水平在月经周期的中期呈现最高峰，诱导排卵和形成黄体，而 LH 在男性中主要刺激睾丸 Leydig 细胞产生睾酮。

【检测方法】 化学发光法。

【参考区间】 见表 13-1：

Tab. 13-1　Reference intervals for serum LH and FSH

	LH（IU/L）	FSH（IU/L）
males，23~70yr	1.2~7.8	1.4~15.4
females		
follicular phase	1.7~15.0	1.4~9.9
midcycle peak	21.9~56.6	0.2~17.2
luteal phase	0.6~16.3	1.1~9.2
postmenopausal	14.2~52.3	19.3~100.6

Notes

【临床意义与评价】　主要用于异常月经周期的评估、不孕的诊断评估、卵巢功能评估以及围绝经期激素替代治疗的评估。FSH 和 LH 持续升高,表明为原发性卵巢衰竭;降低或低于参考区间以下,此闭经为继发性卵巢衰竭。连续检测 LH 可用于排卵预测,在 LH 上升后 30 小时,排卵能预期发生。由于 LH 分泌呈脉冲式,因此多次动态检测血清 LH 变化或 3 小时定时尿液 LH 更有价值。

2. 血清 FSH 测定

【原理】　FSH 是腺垂体分泌的糖蛋白。对于女性,该激素同样在下丘脑 - 垂体 - 卵巢调节环路中发挥作用,控制月经周期,可促进卵泡成熟并在月经周期中与 LH 同步变化;FSH 水平在月经周期的中期呈现一高峰,尽管不如 LH 明显;由于卵巢功能的变化和雌激素水平的下降,绝经期 FSH 达到高水平。而对于男性,FSH 起诱导精原细胞发育的作用。

【检测方法】　化学发光法。

【参考区间】　见表 13-1。

【临床意义与评价】　主要用于异常月经周期的评估、不孕的诊断评估、卵巢功能评估以及围绝经期激素替代治疗的评估。FSH 和 LH 持续升高,表明为原发性卵巢衰竭,降低或低于参考区间以下,此闭经为继发性卵巢衰竭。由于 FSH 分泌呈脉冲式,因此多次动态检测血清 FSH 变化或 3 小时定时尿液 FSH 更有价值。

(五)血清泌乳素测定

【原理】　泌乳素(prolactin,PRL)由腺垂体合成并间歇性分泌,单体分子量为 23kDa,血中 PRL 的半衰期约为 20 分钟。PRL 结构与人生长激素和胎盘泌乳素相似,三者可能来源于同一原始多肽。血中还存在一些大分子的 PRL,可能是 PRL 的前体或几个 PRL 分子的聚合体。人类 PRL 主要刺激乳汁的生成和分泌,即生育后开始并持续分泌乳汁。吮吸作用诱导泌乳素分泌使产后排卵停止(生理性生育控制)。PRL 作用广泛,除性激素外,PRL 也是促进乳房发育(即乳腺的生成)所必需的,PRL 对性腺的发育、分泌也起重要作用,并参与免疫调节活动。

【检测方法】　化学发光法。

【参考区间】　男性　4.1~18.4μg/L;女性　3.4~24.1μg/L。

【临床意义与评价】　主要用于高泌乳素血症的实验诊断及鉴别诊断。高泌乳素血症是下丘脑 - 垂体内分泌紊乱中最常见的一种。其中,垂体泌乳素瘤为高泌乳素血症的常见病因。PRL 分泌减少,可能导致乳汁分泌减少和黄体功能不全。高泌乳素血症可以反馈抑制下丘脑 - 性腺轴,女性表现为无排卵、月经失调、闭经或溢乳;男性表现为性欲和性功能受损或性腺发育不良。PRL 分泌正常后,性腺功能可以完全恢复正常。

多次测定血清 PRL 浓度如果 >200μg/L,则足以支持垂体 PRL 分泌腺瘤的诊断。但在某些病人,PRL 可与血液免疫球蛋白结合或 PRL 单体自身聚合,导致泌乳素清除率降低而在血液中蓄积,出现巨泌乳素血症,应与真性高泌乳素血症相鉴别。

(六)神经垂体激素测定

1. 血浆抗利尿激素测定

【原理】　人体内的抗利尿激素(antidiuretic hormone,ADH)亦称精氨酸血管加压素(arginine vasopressin,AVP),由神经垂体分泌。血中的 AVP 有明显生理波动,夜间高于白天,半衰期 10~20min。刺激 AVP 分泌的最主要因素是血液高渗状态、血管内血容量以及细胞外液量的减少。血浆渗透压 280~290mOsm/kg H_2O 范围内 AVP 出现生理性释放,血浆渗透压每变化 1% 可引起 AVP 浓度改变约 1ng。血 AVP 的主要生理作用是促进肾脏远曲小管和集合管对水的重吸收,引起肾脏排水量减少,产生抗利尿作用。评价血浆 AVP 应同时测定血浆渗透压,血浆渗透压在 280~290mOsm/kg H_2O 时 AVP 与之成线性关系。

【检测方法】　化学发光法。

Notes

【参考区间】　健康成人:0.35~11.94ng/L(0.32~11.80pmol/L)。血浆 AVP 值与血浆渗透压见表 13-2。

Tab. 13-2　Relationship between plama AVP goncentration and plasma osmalarity

AVP（ng/L）	AVP（pmol/L）	Osmolarity（mOsm/kg H_2O）
<1.5	<1.4	270~280
<2.5	<2.3	281~285
1~5	0.9~4.6	286~290
2~7	1.9~6.5	291~295
4~12	3.7~11.1	296~300

【临床意义与评价】　中枢性(下丘脑 - 垂体)尿崩症时 AVP 异常减少;肾脏性尿崩症或抗利尿激素分泌异常综合征(SIADH)时 AVP 异常增多。

对于多尿患者,应首先在排除糖尿的情况下,再检测血、尿渗透压及血浆 AVP,以进行鉴别诊断,必要时还应进行过夜禁水试验;血中的肽酶可水解 AVP,因此 EDTA 血标本应 4℃保存。孕妇血标本还须添加肽酶抑制剂。

2. 催产素的测定　催产素是由下丘脑大细胞性神经原分泌,并储存在神经垂体,具有促进子宫收缩及射乳的作用。催产素释放的主要刺激因素是吮吸乳头。由于目前尚未发现与血浆催产素水平变化相关人类生殖疾病,且缺乏简便的免疫测定方法,故很少在临床应用。其参考区间:男性为 1.1~1.9mU/L;女性:非妊娠时 1.0~1.8mU/L,分娩第二阶段 3.1~5.3mU/L。

二、甲状腺激素及相关指标的检测

甲状腺激素具有重要的生理作用,参与人体的生长、发育和糖、蛋白质、脂肪的代谢调节,对神经系统、内分泌系统、心血管活动以及生殖功能也有相当的影响。甲状腺激素的分泌活动受下丘脑 - 垂体的调控(如下丘脑分泌的 TRH 和垂体分泌的 TSH),甲状腺激素又可对下丘脑 - 垂体进行反馈调节,从而维持各种甲状腺激素水平的稳态。适当的实验室检测有助于诊断甲状腺疾病或甲状腺功能障碍。常用的实验室检测项目包括甲状腺素、游离甲状腺素、三碘甲状腺原氨酸、游离三碘甲状腺原氨酸和甲状腺球蛋白和抗甲状自身抗体等。

（一）甲状腺激素检测

1. 血清（浆）甲状腺素测定

【原理】　甲状腺素(thyroxine)是甲状腺分泌的主要激素,反映了甲状腺的分泌功能,也是构成下丘脑 - 腺垂体 - 甲状腺调节系统完整性不可缺少的成分。甲状腺素的合成、释放受垂体 TSH 的调节。甲状腺素由两分子的二碘酪氨酸(DIT)在甲状腺内偶联生成,故又称为四碘甲状原氨酸($3,5,3',5'$-tetraiodothyronine,T_4)。T_4 与甲状腺球蛋白结合贮存在甲状腺滤泡的残腔中,储存量可供机体利用 50~120d。在 TSH 的调节下分泌释放。外周血中 99% 以上的 T_4 以与血清蛋白(TBG、甲状腺素结合前白蛋白或白蛋白)结合的形式存在,仅约 0.04% 是具有生物活性的游离 T_4。由于血清中运输蛋白质的浓度易受外源性和内源性作用的影响,因此,在分析解释血清 T_4 浓度的值时需考虑结合蛋白的影响。

【检测方法】　化学发光法。

【参考区间】　化学发光法,见表 13-3。

【临床意义与评价】

(1) 甲状腺素增高:甲状腺功能亢进、部分急性甲状腺炎、肝炎、肥胖等疾病时 T_4 可增高。妊娠、服用雌激素可使 TBG 增高,导致 T_4 升高。

(2) 甲状腺素减少:甲状腺功能减退、肾病综合征、慢性肝炎、胃肠道丢失蛋白过多等疾病时

Notes

Tab. 13-3　Reference interval for serum thyroid hormones

	T_4 (nmo/L)	fT_4 (pmol/L)	T_3 (nmol/L)	fT_3 (pmol/L)
<1yr.	124~244	13.9~26.1	1.2~5.0	4.5~10.5
1~6yr.	118~194	12.1~22.0	1.3~6.1	3.8~8.2
7~12yr.	97~175	13.9~22.1	1.2~5.4	3.8~8.6
13~17yr.	82~171	13.6~23.2	1.8~4.0	3.7~7.7
Adult	66~181	12.0~22.0	1.3~3.1	2.8~7.1

T_4可减少。甲状腺功能正常的病人服用苯妥英或卡马西平可使血清 T_4 或游离 T_4 降低 30%。

（3）由于 T_4 主要以非活性的甲状腺素为主,对于甲状腺功能紊乱的诊断,T_4 单独检测不能提供充足的信息,因此在分析 T_4 浓度变化时应同时结合 TBG 变化加以考虑。对于常规甲状腺功能紊乱评价实验而言,fT_4 优于总 T_4。

2. **血清（浆）游离甲状腺素测定**

【原理】　游离甲状腺素（free thyroxine,fT_4）是 T_4 的生理活性形式,由于 fT_4 不受其结合蛋白的浓度和结合特性变化的影响,因此是反映甲状腺激素活性的更好的指标。fT_4 测定是临床常规评估甲状腺功能状态的重要手段。

【检测方法】　化学发光法。

【参考区间】　见表 13-3。

【临床意义与评价】　当怀疑甲状腺功能紊乱时,fT_4 常常和 TSH 一起测定、分析。TSH 增高而 fT_4 降低有助于甲状腺功能减退的诊断。检测 fT_4 对甲状腺功能减退的诊断价值优于 fT_3。甲状腺功能亢进时则往往 TSH 降低而 fT_4 增高。fT_4 也适合用作甲状腺抑制治疗的监测手段。

fT_4 测定不受血清甲状腺素结合蛋白或甲状腺激素自身抗体的干扰,但静脉输注肝素可导致 fT_4 的假性升高。

3. **血清（浆）三碘甲状腺原氨酸测定**

【原理】　三碘甲状腺原氨酸（triiodothyronine,T_3）（即 3,5,3'- 三碘甲腺原氨酸）是甲状腺激素对各种靶器官作用的主要激素。循环中 T_3 主要在甲状腺以外的组织器官（尤其是肝脏）由 T_4 经酶解脱碘生成,另有 20% 由甲状腺直接分泌。因此,血清 T_3 浓度反映出甲状腺素对周边组织的功能,甚于反映甲状腺分泌状态。与 T_4 类似,99% 以上的 T_3 与运输蛋白（TBG、甲状腺素结合前白蛋白或白蛋白）结合,但 T_3 的亲和力要比 T_4 低 10 倍左右。有生物活性的游离 T_3 约 0.4%。由于血清中运输蛋白质的浓度易受外源性和内源性作用的影响,因此,分析解释血清 T_3 浓度的值需考虑结合蛋白的影响。

【检测方法】　化学发光法。

【参考区间】　见表 13-3。

【临床意义与评价】　主要用于 TSH 降低、fT_4 正常的甲亢病人即 T_3- 甲状腺毒症时的诊断和监测,此时 T_3 升高;此外,妊娠、口服避孕药、雌激素治疗等引起 TBG 增高可导致 T_3 增高,但 fT_3 不受影响。fT_4 转变成 T_3 的减少会导致 T_3 浓度的下降,见于某些药物（如丙醇、糖皮质类固醇、胺碘酮）的影响,以及严重的非甲状腺疾病（又称为"T_3 低下综合征"）。在甲状腺功能减退时,T_3 变化可不明显。T4 升高而甲状腺功能正常者,T_3 可无变化。因此,T_3 检测对甲减患者、T4 升高而甲状腺功能正常者（euthyroid）临床价值不大。

老年人 T_3 或游离 T_3（fT_3）比青年人低 10%~15%,可能系 T_4 向 T_3 转化减少引起;在妊娠末 3 个月 T_3 无明显升高,产前将会上升 1.5 倍,产后 1 周恢复正常。

4. **游离三碘甲状腺原氨酸测定**

【原理】　游离三碘甲状腺原氨酸（free triiodothyronine,fT3）是 T3 的生理活性形式,与 T3 成

Notes

比例。测定该激素的含量对鉴别诊断甲状腺功能是否正常、亢进或低下有重要意义。fT3 测定的优点是不受其结合蛋白质浓度和结合特性变化的影响,是诊断甲状腺功能亢进较为灵敏的指标之一。

【检测方法】 化学发光法。

【参考区间】 见表 13-3。

【临床意义与评价】 对伴有 TBG 变化者以及疑似甲亢患者,fT3 有突出的早期诊断价值。血清 fT_3 的测定是诊断 T_3 型甲亢的一项重要指标。

5. 血清(浆)反三碘甲状腺原氨酸测定

【原理】 反三碘甲状腺原氨酸(reverse triiodothyronine,rT_3)也是在甲状腺以外的组织器官(尤其是肝脏)由 T_4 经酶解脱碘生成。rT_3 血中浓度与 T_3、T_4 成一定比例。rT_3 的生理活性仅为 T_4 的 10% 以下。

【检测方法】 放射免疫法。

【参考区间】 0.54~1.46nmol/L。

【临床意义与评价】 rT_3 与 T_3、T_4 在各种甲状腺疾病时的变化基本一致,但某些甲状腺功能亢进初期或复发早期仅出现 rT_3 增高。rT_3 也是鉴别甲状腺功能减退与非甲状腺疾病时甲状腺功能异常的重要指标之一。

由于 rT_3 的快速代谢清除,其血清浓度较 T_3 为低。血清 rT_3 在出生时较高,但在 5d 后下降至稳定水平。肾衰时可导致 rT_3 降低。

(二)甲状腺相关蛋白及自身抗体检测

1. 血清(浆)甲状腺球蛋白测定

【原理】 甲状腺球蛋白(thyroglobulin,TG)属糖蛋白,绝大多数由甲状腺细胞合成并释放进入甲状腺滤泡的滤泡腔中。TSH、甲状腺体内碘缺乏和甲状腺刺激性免疫球蛋白等因素可刺激 TG 的产生。TG 在外周甲状腺激素 T_3 和 T_4 的合成中起决定作用。TG 在甲状腺细胞中合成并运输到滤泡的过程中,少量可进入血液,但血液中有低浓度的 TG 存在提示有甲状腺组织的存在,甲状腺全切除术后血液中就不再有可测出的 TG。在先天性甲状腺功能低下患者中,检测 TG 可鉴别甲状腺完全缺损、甲状腺发育不全或其他病理状况;另一方面,甲状腺滤泡壁的损伤可导致大量的 TG 进入血液,因此,TG 也被认为是判断甲状腺体形态完整性的特殊标志物。

【检测方法】 化学发光法。

【参考区间】 <85μg/L。

【临床意义与评价】

(1)TG 增高:主要见于甲状腺功能亢进、甲状腺结节、甲状腺癌时;甲状腺腺瘤亚急性甲状腺炎、桥本甲状腺炎、Graves 病亦可升高。

(2)TG 测定也可用于亚急性甲状腺炎和假性甲状腺毒症的鉴别:亚急性甲状腺炎活动期,TG 增高,炎症控制后,TG 迅速降至参考区间内;假性甲状腺毒症因 TSH 的抑制,TG 含量低。

(3)TG 主要作为分化型甲状腺癌的肿瘤标志物:可用于其在甲状腺全切术和放射碘治疗后的病情监测及肿瘤复发监测;但在髓样甲状腺癌却不升高。

2. 血清(浆)甲状腺素结合球蛋白测定

【原理】 甲状腺素结合球蛋白(thyroxine binding globulin,TBG)是人血浆中甲状腺激素的主要转运蛋白,血中游离的甲状腺素与结合的甲状腺素处于平衡状态,因此尽管游离的甲状腺素可能在正常范围,但 TBG 含量的变化仍可导致总甲状腺素测定值的改变。

【检测方法】 化学发光法。

【参考区间】 13~30mg/L(220~510nmol/L)。

【临床意义与评价】 主要用于评估 TSH 水平或临床症状与 T_4、T_3 浓度不相符合的情况,或

Notes

评估 T_4 与 fT_4 之间不能解释的差异。血浆 TBG 升高可导致 T_4、T_3 的假性升高,此时 TSH 可正常。通过计算 $T_4(\mu g/L)/TBG(mg/L)$ 比值可消除因 TBG 升高导致的 T_4 假性升高,若此比值在 3.1~4.5,提示甲状腺功能正常,比值在 0.2~2.0,应考虑存在甲减,而比值在 7.6~14.8 时,则应考虑为甲亢。先天性 TBG 紊乱,可能部分或完全缺乏 TBG,或 TBG 升高。

3. 甲状腺素结合力测定

【原理】 测定甲状腺素结合力(thyroxine binding capacity,TBC)可了解甲状腺素的结合位点数,间接地反映血浆 TBG 的浓度。甲状腺素 T_4 与甲状腺素结合指数(TBI)(甲状腺素结合力测定结果)的比值称为游离甲状腺素指数(fT_4I)。fT_4I 反映了 TBG 含量以及甲状腺素含量这两种变化因素。

【检测方法】 化学发光法。

【参考区间】 TBI:0.8~1.3;fT_4I:62~164nmol/l(48~127μg/L)

【临床意义与评价】 同 TBG 测定。

4. 抗甲状腺过氧化物酶抗体测定

【原理】 甲状腺过氧化物酶(thyroid peroxidase,TPO)存在于甲状腺细胞的微粒体中,并表达在细胞的表面。该酶与甲状腺球蛋白(TG)协同作用将 L-酪氨酸碘化,并将一碘酪氨酸和二碘酪氨酸连接成为甲状腺激素 T_4、T_3 和 rT_3。TPO 是一潜在的自身抗原,自身免疫性疾病引起的数种甲状腺炎常伴有血中血清抗甲状腺过氧化物酶(thyroid peroxidase antibody,TPOAb)抗体升高。

【检测方法】 化学发光法。

【参考区间】 <2U/ml。

【临床意义与评价】 TPOAb 升高可见于 90% 的慢性桥本甲状腺炎以及 70% 的突眼性甲状腺肿患者。妊娠开始时 TPOAb 阳性且产后有甲状腺炎者在 1 年内出现甲状腺功能减退的可能性极大。本试验与其他抗甲状腺抗体测定方法(如 TGAb、TRAb)同时测定可提高敏感性,但 TPOAb 未增高不能排除自身免疫疾病的可能性。TPOAb 增高的程度与疾病的程度无关系。随着病程的延长或是缓解,TPOAb 可恢复正常。如在疾病的缓解期再度出现 TPOAb 增高,即有恶化的可能。TPOAb 增高也见于 I 型糖尿病患者。

5. 血清抗甲状腺球蛋白抗体测定

【原理】 抗甲状腺球蛋白抗体(thyroglobulin antibody,TGAb)是甲状腺滤泡胶质中甲状腺球蛋白的自身抗体。

【检测方法】 化学发光法。

【参考区间】 阴性。

【临床意义与评价】 在 60%~70% 的桥本甲状腺炎和原发性黏液性水肿的患者中可有 TGAb 升高,也有 20%~40% 的 Graves 病病人 TGAb 升高。与 TPOAb 相比,TGAb 在自身免疫性甲状腺疾病的诊断中敏感性较低。

6. 血清促甲状腺素受体抗体测定

【原理】 促甲状腺素受体抗体(thyrotropin receptor antibody,TRAb)是一组抗甲状腺细胞膜上 TSH 受体的自身抗体,它们可与 TSH 受体结合,通过刺激作用,能诱发 Graves 病,导致甲状腺功能亢进及甲状腺肿。

【检测方法】 化学发光法。

【参考区间】 阴性。

【临床意义与评价】 主要用于 Graves 病的诊断,诊断的灵敏度及特异性均在 90% 以上;也可用于 Graves 病抗甲状腺药物治疗能否停药的指标;在经抗甲状腺药物治疗后,TRAb 检测可预测甲状腺功能亢进是否会在短期内复发。此外,对于妊娠妇女,如果 TRAb 阴性,则胎儿发生甲

Notes

状腺功能亢进的可能性极小;如果母体存在高滴度的 TRAb,则应对胎儿进行密切监控。

三、肾上腺激素检测及相关试验

肾上腺皮质和髓质是两个完全独立的内分泌腺。肾上腺皮质分泌类固醇激素,作用广泛,对维持机体的基本生命活动和生理功能非常重要;肾上腺髓质分泌儿茶酚胺类激素,在机体的应激反应中起重要作用。肾上腺激素的分泌活动受下丘脑-垂体的调控(如下丘脑分泌的 CRH 和垂体分泌的 ACTH),肾上腺激素又可对下丘脑-垂体进行反馈调节,从而维持各种肾上腺激素水平的稳态。

(一)肾上腺皮质激素及其代谢产物测定

肾上腺皮质激素检测主要包括皮质醇、醛固酮。对女性而言,雄激素的主要由肾上腺产生,因此还应包括雄激素检测。

1. 血浆醛固酮测定

【原理】　醛固酮(aldosterone)由肾上腺皮质球状带细胞合成和分泌。醛固酮的分泌受肾素—血管紧张素—醛固酮系统的调节,血 K^+、血 Na^+ 浓度的改变也可直接作用于球状带细胞,影响醛固酮的分泌。机体受到应激刺激时,垂体释放的 ACTH 增加,可对醛固酮的分泌起一定的支持作用。醛固酮作用于肾脏远曲小管和集合管上皮细胞,可增加 Na^+ 和水的重吸收,同时增加 K^+ 的排泄,并有利于 Cl^- 的重吸收。醛固酮对维持血钾正常水平非常重要,醛固酮减少将导致低钾血症。

【检测方法】　放射免疫法。

【参考区间】　100~1000pmol/L。

【临床意义与评价】　主要用于醛固酮增多症的实验诊断。原发性醛固酮增多症时血浆醛固酮多 >500pmol/L,继发性醛固酮增多症时多 >1000pmol/L;原发性或继发性醛固酮减少症时血浆醛固酮多 <100pmol/L。肾上腺盐皮质激素过多综合征(11-β-羟类固醇脱氢酶缺乏症)的主要临床表现是醛固酮增多以及高血压、肾素分泌抑制。

女性在黄体期醛固酮水平较高,随变化周期回落至正常参考区间。抗利尿剂、避孕药和皮质类固醇对醛固酮分泌有影响。

2. 尿 17-羟类固醇测定

【原理】　尿 17-羟类固醇(17-hydroxycorticosteroids,17-OH)包括尿液中所有 C-17 上有羟基的类固醇物质,主要是肾上腺皮质分泌的糖皮质激素及其代谢产物,可间接反映肾上腺糖皮质激素的分泌状况。由于糖皮质激素的分泌具有明显的昼夜节律性,因此通常检测 24 小时尿 17-OH。

【检测方法】　分光光度法。

【参考区间】　儿童:2.8~15.5μmol/24h;成人:男　8.3~27.6μmol/24h,女　5.5~22.1μmol/24h。

【临床意义与评价】

(1) 尿 17-OH 增高:可见于库欣综合征、先天性肾上腺皮质增生症、甲状腺功能亢进、肥胖症、应激状态、女性男性化等疾病时。

(2) 尿 17-OH 降低:可见于原发性或继发性肾上腺皮质功能减退、先天性肾上腺皮质增生、垂体功能减退、甲状腺功能减退、肝硬化等疾病时。

3. 尿 17-酮类固醇测定

【原理】　尿 17-酮类固醇(17-ketosteroids,17-KS)包括尿液中所有 C-17 上为酮基的类固醇物质,主要是雄酮、脱氢表雄酮等及其代谢产物。男性的尿 17-KS 大部分来自肾上腺皮质,少部分来自睾丸;而女性则几乎全部来自肾上腺皮质。因而尿 17-KS 的测定在男性反映了肾上腺皮质和睾丸的内分泌功能,而在女性则反映了肾上腺皮质的内分泌功能。由于这些类固醇物质的分泌具有昼夜节律性,因此通常检测 24 小时尿 17-KS。

Notes

【检测方法】　分光光度法。

【参考区间】　成人　男 28.5~47.2μmol/24h；女 20.8~34.7μmol/24h。

【临床意义与评价】　尿 17-KS 检测的临床意义与尿 17-OH 基本相同。但先天性缺乏 21- 羟化酶或 11-β- 羟化酶的病人，尿 17-OH 可无异常，而尿 17-KS 异常增高。

4. 皮质醇测定

【原理】　皮质醇 (cortisol) 由肾上腺皮质合成，分泌呈脉冲式，体内水平有昼夜节律变化 (早晨最高，夜间最低)。进食 1h 后皮质醇水平会增高，午餐后平均增高 90%；晚餐后增高约 50%。90% 以上的皮质醇与皮质醇转运球蛋白 (CBG) 结合，少量与白蛋白结合，其余为具有生物活性的游离皮质醇。皮质醇是体内调节糖代谢的重要激素之一，并可促进蛋白和脂肪的分解；皮质醇可刺激骨髓的造血功能，在机体的应激反应中也起重要作用。CBG 水平的改变 (如雌激素和妊娠使肝脏合成 CBG 增多，肝硬化、肾病综合征或甲亢时 CBG 减少) 可使皮质醇检测水平发生相应的变化。皮质醇代表了血中 80% 的 17- 羟皮质类固醇。大约有 2% 的总皮质醇从尿液排出，游离皮质醇在尿液和唾液中易于检测，但在血清与血浆中检测困难。作为许多功能试验的一部分，诊断下丘脑 - 垂体 - 肾上腺系统疾病时，皮质醇是重要的检测项目。

【检测方法】　化学发光法。

【参考区间】　血清皮质醇参考区间见表 13-4，尿液游离皮质醇参考区间见表 13-5。

Tab. 13-4　Reference intervals for serum cortisol

	μg/L	nmol/L
cord blood	50~170	138~469
infant (1~7days)	20~110	53~304
child (1~16yr) 08：00	30~210	83~580
adult 08：00	50~230	138~635
16：00	30~160	83~441
20：00	<50% of 08：00 values	<50% of 08：00 values

Tab. 13-5　Reference intervals for urine cortisol

	μg/day	nmol/day
child 1~10yr	2~27	6~74
11~20yr	5~55	14~152
adult	20~90	55~248

【临床意义与评价】　早晨 (8：00) 无应激状态时的皮质醇基础水平高于参考区间提示存在库欣综合征，但皮质醇水平在参考区间之内并不能排除库欣综合征。应激、糖皮质激素治疗、抑郁、妊娠及低血糖均可导致血清皮质醇增高。反复出现血浆皮质醇基础水平降低 (<30μg/L) 提示肾上腺皮质功能减退。进一步鉴别诊断原发性或继发性肾上腺皮质功能减退需检测相应的血浆 ACTH 水平。

5. 血清 (浆) 11- 脱氧皮质醇测定

【原理】　11β- 羟化酶缺乏是先天性肾上腺增生症的常见原因之一。类固醇 11β- 羟化酶有 2 种同功酶：CYP 11B1 及 CYB 11B2，前者使 11- 脱氧皮质醇 (11-deoxycortisol) 11 位羟化为皮质醇，后者使脱氧皮质酮 11 位、18 位羟化和 18 位氧化成为醛固酮。CYP 11B1 及 CYP 11B2 基因位于 8 号染色体长臂 (8q21-q22)。在正常肾上腺内，CYP 11B1 基因表达水平较高，而 CYP 11B2 基因表达水平较低。CYP 11B1 基因突变可导致 11β- 羟化酶缺症，11- 脱氧皮质醇无法转变为皮质醇，导致患者血清 11- 脱氧皮质醇显著增高。

【检测方法】 放射免疫法。

【参考区间】 脐血：295~554ng/dl(9-16nmol/L)

儿童及成人：20~158ng/dl(0.6-4.6nmol/L)

【临床意义与评价】 11β-羟化酶缺乏症患者血清11-脱氧皮质醇显著增高。11β-羟化酶缺乏症患者血清脱氧皮质酮水平亦升高。

6. 血清(浆)17-羟孕酮测定

【原理】 21-羟化酶缺陷是先天性肾上腺增生症的主要形式，是由于位于6号染色体短臂(6p21.3)的CYP 21基因突变所致。21-羟化酶缺陷使皮质醇合成通路中17-羟孕酮(17-hydroxyprogesterone)不能转化为11-脱氧皮质醇，导致：皮质醇缺乏、包括17-羟孕酮在内的皮质醇前体物产生过多。

【检测方法】 放射免疫法。

【参考区间】 见表13-6。

Tab. 13-6   Reference intervals for serum 17-hydroxyprogesterone

	ng/dl	nmol/L		ng/dl	nmol/L
cord Blood	900~5000	27.3~151.5	adult male	27~199	0.8~6.0
premature	26~586	0.8~17.0	adult female		
newborn, 3days	7~77	0.2~2.7	follicular Phase	15~70	0.4~2.1
prepubertal child	3~90	0.1~2.9	luteal Phase	35~290	1.0~8.7
puberty male	3~180	0.1~5.4	Pregnancy	200~1200	6.0~36.0
puberty Female	3~265	0.1~8.0	Postmenopausal	70	<2.1

【临床意义与评价】 21-羟化酶缺乏症患者血清17-羟孕酮显著升高。在21-羟化酶缺乏所致经典先天性肾上腺皮质增生患者，血清17-羟孕酮水平可为正常上限的几百倍。血清17-羟孕酮测定可用于监测先天性肾上腺皮质增生患者皮质醇替代治疗有效性，如果皮质醇替代治疗有效，则使血清17-羟孕酮下降；对于多毛症及不孕妇女，通过检查血清17-羟孕酮可筛查是否因21-羟化酶缺乏引起。21-羟化酶缺乏患者血清孕酮、17α-羟孕烯醇酮、孕烯醇酮也可升高。

(二)肾上腺髓质激素及其代谢产物检测

1. 儿茶酚胺类测定

【原理】 儿茶酚胺(catecholamine, CA)包括肾上腺素(epinephrine, E)、去甲肾上腺素(norepinephrine, NE)和多巴胺(dopamine)，主要在脑、肾上腺髓质、腺外嗜铬组织及交感神经末梢合成。循环血中的肾上腺素和去甲肾上腺素主要来自肾上腺髓质的分泌。肾上腺髓质释放的儿茶酚胺中，肾上腺素约占80%，去甲肾上腺素约占20%。肿瘤所致的儿茶酚胺及其代谢产物合成和释放增多将导致儿茶酚胺及其代谢产物的血浆浓度和尿排泄率增高。

【检测方法】 高效液相色谱法。

【参考区间】 成人临界值上限，见表13-7。

Tab. 13-7   The upper reference limits for catecholamine

	Plasma, ng/L(nmol/L)	Urine, μg/24h(μmol/24h)
epinephrine	420(2.49)	97(0.57)
norepinephrine	84(0.46)	27(0.15)
dopamine		500(3.24)

Notes

【临床意义与评价】 儿茶酚胺及其代谢产物的检测对于交感肾上腺系统肿瘤的诊断和监

测至关重要。嗜铬细胞瘤发作时尿儿茶酚胺明显增高,发作间隙期间可回复正常。原发性高血压、甲状腺功能亢进、焦虑状态等疾病时,尿儿茶酚胺也可有所增高。

血、尿儿茶酚胺测定,受多重因素影响:①一天中血浆儿茶酚胺浓度波动很大,血标本应在标准时间点采集;②检测前除应避免躯体及精神紧张因素;③进食大量肉类也会引起血儿茶酚胺浓度升高;④尿儿茶酚胺分析通常需 24 小时尿;⑤强体力活动可能引起尿儿茶酚胺排泄率升高;⑥一天中不同时间尿去甲肾上腺素、肾上腺素排泄率不同。

2. 尿 3- 甲氧基 -4- 羟苦杏仁酸测定

【原理】　尿 3- 甲氧基 -4- 羟苦杏仁酸(vanillymandelic acid,VMA)是肾上腺髓质分泌的肾上腺素和去甲肾上腺素经过单胺氧化酶和儿茶酚胺氧甲基转移酶作用后的产物,以游离形式从尿中排出。

【检测方法】　高效液相色谱法。

【参考区间】　10~35mol/24h(4~7mg/24h)。

【临床意义与评价】　基本同儿茶酚胺。在嗜铬细胞瘤发作时 VMA 明显增高,发作间隙期可有所降低,但多数病人此时仍高于健康人。尿 VMA 排泄率的检测也是用于神经母细胞瘤早期诊断较敏感的指标。VMA 的临床敏感性与疾病所处阶段有关,还必须考虑患者年龄、检测方法及临界值。

四、性腺激素检测及相关试验

性激素是维持人体生理活动的重要激素。性激素的主要生理作用包括影响胚胎发育,刺激性器官和生殖器官的生长,维持性欲,促进性特征的出现并维持在正常状态,并且影响蛋白质合成代谢、脂肪代谢、骨骼代谢、水盐代谢及红细胞生成等。性激素的主要分泌部位(器官)为睾丸、卵巢、子宫以及肾上腺皮质。各种性激素的分泌活动分别受下丘脑 - 垂体(如下丘脑分泌的 GnRH 和垂体分泌的 LH、FSH)的调控,但性激素又可对下丘脑 - 垂体进行反馈调节,从而维持各种性激素水平的稳态。

(一)血清(浆)孕酮测定

【原理】　孕酮(progesterone)属于类固醇激素,主要在黄体的细胞以及妊娠期的胎盘中形成,孕酮的浓度与黄体的生长与退化密切相关。在月经周期的卵泡前期可以降低,甚至几乎测不出,在排卵前一天,孕酮浓度开始升高。排卵后,黄体细胞大量分泌孕酮,使血中的孕酮从卵泡期的平均 700ng/L 上升到黄体期的约 9700ng/L。孕酮在排卵后 6~8 天达高峰,随后逐渐降低。孕酮降解主要在肝脏,主要降解产物为孕烯二醇,从尿或粪中排出。孕酮水平在妊娠期持续增高(孕第 5~40 周可增加 10~40 倍),主要由胎盘合成。孕酮的生理作用绝大部分是以雌激素作用为基础的。孕酮可以对垂体分泌的某些激素起调节作用,可以影响生殖器官的生长发育和功能活动,促进乳腺的生长发育,并有使基础体温升高的作用。检测血清孕酮可了解其是否与所处生理阶段即月经周期时相相符,判断黄体、胎盘功能。

【检测方法】　化学发光法。

【参考区间】　见表 13-8。

Tab. 13-8　Reference intervals for serum progesterone

	ng/L	nmol/L
prepubertal child(1~10yr)	70~520	0.2~1.7
adult man	130~970	0.4~3.1
adult woman		
follicular phase	150~700	0.5~2.2

续表

	ng/L	nmol/L
luteal phase	2000~25 000	6.4~79.5
pregnant woman		
first trimester	7250~44 000	23.0~139.9
second trimester	19 500~82 500	62.0~262.4
third trimester	65 000~229 000	206.7~728.2

【临床意义与评价】　孕酮测定主要用于生殖诊断、排卵期的检出和黄体期的估计及黄体功能评价。

（1）孕酮水平增高：生理性增高表明女性排卵。孕酮病理性增高可见于黄体化肿瘤、卵巢囊肿、分泌孕酮等类固醇激素的肿瘤等疾病时。

（2）孕酮水平降低：病理性孕酮降低可见于垂体功能衰竭、卵巢功能衰竭、黄体功能不全、胎盘发育不良、妊娠毒血症、胎儿死亡等。

（3）由于妊娠期血清孕酮水平个体差异很大，而且胎盘有很强的代偿能力，因此妊娠期血清孕酮水平不是判断胎盘功能的理想指标。除检测血清孕酮外，还测定唾液孕酮，用于不孕妇女黄体缺陷调查，监测分娩后生育能力的恢复状况，以及口服孕酮生物利用度的调查。一般认为，唾液孕酮反映了血清游离孕酮的水平。

（二）雌二醇测定

【原理】　雌二醇(estradiol，E_2)主要是由卵巢产生的 17β-雌二醇，是生物活性最强的雌激素，是以睾酮为前体而合成的。卵泡期主要由颗粒细胞和内膜细胞分泌，黄体期由黄体细胞分泌。睾丸和肾上腺皮质也产生少量的雌激素。妇女怀孕期，雌激素主要由胎盘产生。E_2 的主要生理作用为促进女性生殖器官的发育，是卵泡发育、成熟和排卵的重要调节因素；促进子宫的发育和子宫内膜周期性变化以及阴道生长发育的重要激素。E_2 可促进乳腺等发育，维持女性的第二性征；E_2 还能预防骨质疏松、降低低密度脂蛋白、增加高密度脂蛋白以减少心血管疾病危险性，并对垂体、下丘脑起调节作用。

【检测方法】　化学发光法。

【参考区间】　见表 13-9。

Tab. 13-9　Reference intervals for serum estradiol

	ng/L	pmol/L
prepubertal child(1~10yr)		
male	5~20	18~73
female	6~27	22~98
adult man	10~50	37~184
adult woman		
early follicular phase	20~150	147~1285
late follicular phase	40~350	206.7~728.2
midcycle	150~~750	550~2753
luteal phase	30~450	110~1652
postmenopausal	≤20	≤73

【临床意义与评价】　主要用于不孕症激素治疗的监测、卵巢功能评价。卵泡期 E_2 水平<10ng/L 提示无排卵周期。黄体功能不全时，排卵期 E_2 水平常降低，并缺乏黄体期的第二次高峰。

Notes

检测 E_2 还可用于辅助诊断下丘脑 - 脑垂体 - 性腺调节功能紊乱、男子女性型乳房、产生雌激素型的卵巢和睾丸肿瘤和肾上腺皮质增生等。另外检测 E_2 也可用于不孕治疗中的疗效监测以及体外受孕时排卵时间的确定。

在雌激素中,还可测定血清雌三醇及雌酮。联合测定血清游离雌三醇、甲胎蛋白及 β-hCG 可用于孕中期唐氏综合征的筛查,血清雌酮的测定则用于绝经后出血及由异位雌酮分泌所致月经紊乱的诊断。

(三)睾酮测定

【原理】　睾酮(testosterone,T)是体内最主要的雄激素,在男性睾酮几乎全部在睾丸间质细胞线粒体内合成。血中的睾酮98% 以结合形式存在,仅 2% 以游离形式存在,游离的睾酮才具有生物活性。睾酮主要在肝脏灭活,经尿液排出。睾酮合成分泌受垂体 - 下丘脑负反馈机制的影响。睾酮促进生殖器官的发育和生长,刺激性欲,并促进和维持男性第二性征的发育,维持前列腺和精囊的功能和生精作用;可促进蛋白质合成,促进骨骼生长以及红细胞生成。女性的卵巢可产生少量睾酮,其大部分来源于肾上腺皮质,生理水平的雄激素对妇女没有特殊的作用。

【检测方法】　电化学发光法。

【参考区间】　见表 13-10。

Tab. 13-10　Reference intervals for serum total testosterone

	Male (ng/L)	Female (ng/L)
prepubertal child		
1-5 month	9-1770	9-50
6-11 month	20-70	19-49
1-5yr	20-250	20-100
6-9yr	30-300	20-200
adult	2600-10 000	150-700

【临床意义与评价】　检测男性体内(血清)睾酮含量可用于诊断睾酮产生不足的疾病,如性腺功能减退症、雌激素治疗、染色体异常(如 Klinefelter 综合征)等。许多严重的疾病(如肝、肾、心血管疾病)以及紧张、麻醉、某些药物都可引起睾酮水平下降。雄激素含量升高可引起女子男性化,检测女性体内睾酮含量有助于诊断雄激素综合征(AGS)、多囊卵巢综合征。当怀疑卵巢肿瘤、肾上腺肿瘤、肾上腺发育不良或卵巢功能不足时,也可检测睾酮。

血中的睾酮水平可有生理性波动和差异。青年和中年男性血中的睾酮水平最高,50 岁以后,随年龄增高而逐渐减少;成年男性血中睾酮水平呈现日节律和脉冲式分泌现象,而且个体差异较大:一般上午睾酮水平较晚上高约 20%;短暂的剧烈运动可使血清睾酮增高;持续的疲劳可使血清睾酮水平降低。

血清睾酮以 3 种形式存在:即游离睾酮、弱结合睾酮(与清蛋白结合)以及紧密结合睾酮(与性激素结合球蛋白,即 sex hormones binding globulin,SHBG 结合)。可生物利用的睾酮只包括游离睾酮和弱结合睾酮。因此,SHBG 浓度可影响到睾酮总浓度,测定血清 SHBG 对正确解释血清总睾酮浓度有较大的帮助。对于 SHBG 水平发生改变的病人,测定血清游离睾酮更能反映病人的雄激素状态。

(四)血清(浆)硫酸脱氢表雄酮测定

【原理】　硫酸脱氢表雄酮(dehydroepiandrosterone sulfate,DHEAS)在肾上腺或腺外组织由脱氢表雄酮(DHEA)经磺酸化合成。血浆 DHEA 水平昼夜节律模式与皮质醇相似。相反,含量占多数的 DHEAS 由于半衰期长达 7~9 小时,几乎不显示任何昼夜节律波动。由于 DHEA 和 DHEAS 互相处于平衡稳定状态,而 DHEAS 易于检测且受昼夜变化影响小,因此一般仅需检测 DHEAS。

DHEAS 的雄激素活性极其微弱,但其代谢产物(如雄烯二酮和睾酮)则有较强的雄激素活性。

【检测方法】 化学发光法。

【参考区间】 见表 13-11。

Tab. 13-11　Reference intervals for DHEAS

	Male（µg/L）	Female（µg/L）
Children		
1-5 day	120-2540	100-2480
1mo-5yr	10-41	50-550
6-9yr	25-1450	25-1400
10-11yr	150-1150	150-2650
12-17yr	200-5550	200-4350
Adult		
18-30yr	1250-6190	450-3800
31-50yr	590-4520	120-3790

【临床意义与评价】 临床主要用于鉴别诊断多毛症与男性化、疑为肾上腺皮质肿瘤(特别是肾上腺皮质腺癌)、先天性肾上腺增生症。女性肾上腺多毛症与男性化伴 21- 羟化酶缺乏的先天性肾上腺增生症、伴 11β- 羟化酶缺乏的先天性肾上腺增生症、肾上腺肿瘤等疾病时,血浆DHEA 和 DHEAS 水平升高。

（五）血清人绒毛膜促性腺激素测定

【原理】 人绒毛膜促性腺激素(human chorionic gonadotropin,hCG)是一种由胎盘绒毛组织的合体滋养层细胞合成分泌的糖蛋白激素。hCG 由 α 链和 β 链两个亚单位以非共价键结合构成,与 LH 有高度的同源性,生物学作用和免疫学特性也有许多相似性。妊娠早期绒毛组织形成后,合体滋养层细胞就开始大量合成分泌 hCG,妊娠 8~10 周时达到高峰;孕 12 周开始,由于胎儿肾上腺抑制滋养层细胞,hCG 呈特征性下降,到妊娠 20 周时降至较低水平,并维持到妊娠末;产后血清 hCG 以半衰期 24~36 小时 的速度下降,2 周左右可降到测不出。滋养层细胞除了合成完整的 hCG,还合成游离的 α 链和 β 链:游离的 β 链占完整 hCG 的约 3%,并与完整的 hCG 一样在孕10 周达到高峰;α 链在孕期内持续增高,在孕期末达到高峰。孕妇血清中主要含完整的 hCG。

【检测方法】 化学发光法。

【参考区间】 女性非孕期:≤4IU/L;男性:≤3IU/L。

【临床意义与评价】 检测血清 hCG 浓度升高见于:①可在受孕 1 周后诊断怀孕;②在妊娠前 3 个月 hCG 异常升高常提示绒毛膜癌、葡萄胎、多胎妊娠,故此期间测定 hCG 特别重要;③ hCG 升高还可见于生殖细胞、卵巢、膀胱、胰腺、胃、肺和肝脏等肿瘤的病人。hCG 含量降低提示流产、宫外孕、妊娠毒血症、死胎等。

第三节　常见内分泌疾病的实验诊断

本节主要介绍生长激素分泌紊乱(生长迟缓和肢端肥大症)、尿崩症、甲状腺功能紊乱(甲状腺功能亢进症及甲状腺功能减退症)、库欣综合征(皮质醇增多症)、慢性肾上腺皮质功能减退症、原发性醛固酮增多症和嗜铬细胞瘤等常见内分泌疾病的实验诊断。

一、生 长 迟 缓

儿童生长激素分泌不足或生长激素受体缺陷则会导致生长迟缓,出现身材矮小症。

严重的生长迟缓既可由 GH 缺乏,也可由 GH 失敏感综合征引起。

检测项目选择　主要检测项目为:血清(浆)IGF-Ⅰ和 IGFBP-3 浓度测定;根据血清(浆)IGF-Ⅰ和 IGFBP-3 浓度试验检测结果,结合临床发育迟缓及出现矮小症的表现,即可对生长迟缓进行实验诊断。

临床应用　对于 GH 缺乏,由于 GH 分泌存在脉冲式分泌的现象,且半衰期仅为 20min,因此随机测定血清(浆)基础 GH 浓度的意义不大,目前多采用测定血清(浆)IGF-Ⅰ和 IGFBP-3 浓度来评估机体 GH 的缺乏状态,IGF-Ⅰ检测的临床敏感性为 96%、特异性为 54%,IGFBP-3 测定的临床敏感性为 97%、特异性为 95%。

二、肢端肥大症与垂体性巨人症

腺垂体长期 GH 过量分泌会导致骨骼及软组织过度生长,在成人会导致肢端肥大症(acromegaly),而在长骨生长完成之前过量 GH 分泌则会导致垂体性巨人症(pituitary gigantism),后者除脸及四肢骨及软组织过度生长外,还呈现出线形生长的明显加速。在严重或 GH 分泌过量晚期患者,仅凭病人外观特征即可做出初步诊断。

检测项目选择　主要实验检测项目为:基础 GH 浓度、IGF-Ⅰ及 IGFBP-3 水平测定。上述检测结果分析,结合病人外观等临床特殊表现,即可对肢端肥大症和垂体性巨人症进行实验诊断。

临床应用　肢端肥大症时基础 GH 浓度、IGF-Ⅰ及 IGFBP-3 均升高,但有 10% 的肢端肥大症患者 GH 基础值在正常参考区间之内,此时便需进行葡萄糖抑制试验。肢端肥大症患者在口服葡萄糖 120 分钟后,并不出现血清 GH 的抑制性降低现象,有时反而会升高。由于大多数 GH 过量分泌患者系由 GH 分泌性垂体肿瘤导致,可采用 CT 或核磁共振成像技术进行诊断。

三、尿崩症

尿崩症(diabetes insipidus,DI)主要由下丘脑 - 垂体病变引起精氨酸血管加压素(AVP)分泌不足,或肾脏病变引起肾远曲小管、集合管上皮细胞 AVP 受体和水孔蛋白及受体后信号转导系统缺陷而对 AVP 失去反应性所致的一组临床综合征,前者称为中枢性尿崩症(central diabetes insipidus,CDI),后者称为肾性尿崩症(nephrogenic diabetes insipidus,NDI)。尿崩症的临床特点为:多尿、烦渴、低比重尿和低渗尿。

检测项目选择　主要根据尿量、尿常规检测、血及尿渗透压、血浆 AVP、过夜禁水试验、高渗盐水试验的变化,并结合多尿、烦渴、低比重尿和低渗尿的临床表现,即可对尿崩症进行实验诊断。

临床应用

1. **尿量及尿常规检查**　尿量可达 4~20L/d,尿比重常在 1.005 以下,部分尿崩症患者尿比重有时可达 1.010。

2. **血、尿渗透压检查**　血渗透压正常或稍高,尿液渗透压多低于 300mOsm/kg H_2O,严重者低于 60~70mOsm/kg H_2O。随机尿渗透压 >750mOsm/kg H_2O 时,可排除 DI 诊断。

3. **血浆 AVP**　完全性尿崩症患者血浆 AVP 几乎无法检测到;部分性尿崩症患者血浆 AVP 低于参考区间;NDI 患者的血浆 AVP 水平往往偏高;精神性烦渴患者则在范围之内。

4. **过夜禁水试验**　在血浆渗透压 <295mOsm/kg H_2O 时,可采用过夜禁水试验进行尿崩症的诊断及鉴别诊断。CDI 患者在禁水后血浆渗透压及血浆 Na^+ 升高,尿液浓缩程度低于正常个体,尿液渗透压常低于血浆,血浆 AVP 浓度不会正常反应性升高,在注射 AVP 后尿渗透压将升高 ≥10%;NDI 患者在禁水后,血浆、尿液渗透压的变化与 CDI 患者类似,而当血浆渗透压 >300mOsm/kg H_2O 时,血浆 AVP 浓度则显著升高,且在注射 AVP 后尿液渗透压明显上升;对于精神性烦渴多饮患者,禁水后机体的反应性与正常个体类似,但尿液渗透压达到稳定的时间

Notes

后延。

5. 高渗盐水试验   过夜禁水试验结果仍无法鉴别诊断尿崩症时可采用高渗盐水试验,本试验对高血压和心脏病患者有一定危险,现已少用。

四、甲状腺功能紊乱

甲状腺功能紊乱主要包括甲状腺功能亢进及甲状腺功能减退。

甲状腺功能亢进症(hyperthyroidism)系由多种病因导致甲状腺激素分泌过多,引起神经、循环、消化等系统兴奋性增高和代谢亢进为主要表现的一种临床综合征。亚临床甲亢(subclinical hyperthyroidism)系指 T_3、T_4 正常,超敏 TSH 降低,而缺乏甲亢症状与体征的一种临床状态。导致甲亢的病因很多,临床上以 Graves 病最常见(约占所有甲亢患者的 85%),其次为结节性甲状腺肿伴甲亢和亚急性甲状腺炎伴甲亢。甲亢的临床症状多为前述甲状腺激素功能异常增强所致。

甲状腺功能减退症(hypothyroidism)简称甲减。是多种原因引起甲状腺激素合成、分泌不足或致生物学效应异常低下的一组内分泌疾病。其中以慢性或亚急性甲状腺炎中后期、甲状腺切除、抗甲亢药或放射性碘治疗过量、缺碘或高碘等原因,直接影响甲状腺合成和分泌 T_4、T_3 所致的原发性甲减最常见;其次为肿瘤、手术、放疗等损伤下丘脑或垂体,TRH 和(或)TSH 释放不足所致的继发性甲减。由于甲状腺激素对骨骼和神经系统生长发育的影响,故甲减因起病年龄不同而各有特殊的临床症状。起病于胎儿或新生儿者,称呆小病或克汀病(cretinism);起病儿童者,称幼年型甲减;起病于成年者,称成年型甲减。

检测项目选择   常用甲状腺功能紊乱的生物化学诊断指标为:促甲状腺激素(TSH)、血清甲状腺激素(T_3、T_4、fT_3、fT_4 和 rT_3)、血清甲状腺素结合球蛋白(TBG)、TRH 兴奋试验及自身抗体的检测。检测项目的选择在于临床的要求,在不同国家评价甲状腺功能和甲状腺疾病的分类方法是不同的,但血清 TSH 浓度测定在甲状腺功能评价中起关键作用,是首选实验,fT_3、fT_4 是常用确诊项目,必要时选择 T_3、T_4。若需进一步确定病变部位及性质,应进行动态功能试验、自身抗体检测及甲状腺放射碘摄取试验等。

甲状腺功能亢进症的实验诊断路径   见图 13-1。

甲状腺功能减退症的实验诊断路径   见图 13-2。

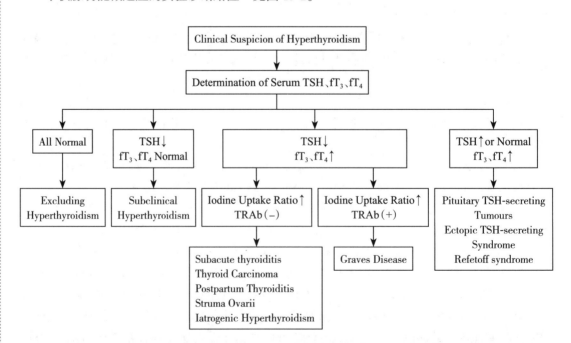

Fig. 13-1 Laboratory diagnostic strategy for hyperthyroidism

Notes

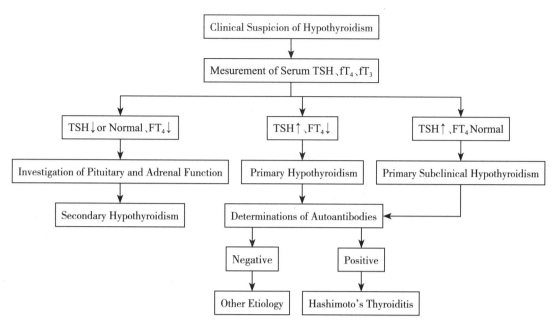

Fig. 13-2　Laboratory diagnostic strategy for hyperthyroidism

五、库欣综合征

库欣综合征(Cushing's Syndrome),亦称皮质醇增多症,基本致病机制是由于肾上腺皮质激素尤其糖皮质激素分泌过多。临床表现为满月脸、多血质外貌、向心性肥胖、皮肤紫纹、痤疮、高血压和骨质疏松等。其病因可为:下丘脑-垂体性(库欣病)、肾上腺增生或肿瘤、异位分泌 CRH 或 ACTH 的肿瘤。垂体疾病所致者占 70%,肾上腺瘤和癌约占 15%、而异位 ACTH 分泌占 15%。

检测项目选择与实验诊断路径　测定血浆糖皮质激素及其代谢产物浓度是诊断本症的基本依据,过筛试验主要包括:皮质醇分泌的昼夜节律、24 小时尿液游离皮质醇测定、地塞米松抑制试验;对于临床表现不够典型的轻重度或早期患者,或需进行病因鉴别诊断时,常需采用各种动态功能试验,以综合分析下丘脑-垂体-肾上腺轴的功能状态,主要包括:血浆 ACTH 测定、高剂量地塞米松抑制试验、CRH 刺激试验。上述检测是诊断本病的主要依据,结合前述之临床表现,即可对库欣综合征进行实验诊断。

临床应用

1. 24 小时尿液游离皮质醇测定　一般而言,24 小时尿液游离皮质醇 <100μg 基本可排除库欣病的诊断,而 >120μg/24h 则支持库欣综合征的诊断(表 13-12),在保证 24 小时尿液收集准确的情况下,诊断的准确性高于 90%。

Tab.13-12　Laboratoryi nvestigation in Cushing's syndrome

	Normal	Cushing disease	Adrenal tumor	Ectopic ACTH Syndrome
screening Tests				
urinary free cortisol	<100μg/day	>120μg/day	>120μg/day	>120μg/day
overnight dexamethasone suppression test, Serum cortisol (08:00)	<30μg/L	>100μg/L	>100μg/L	>100μg/L
diffrential diagnostic tests				
plasma ACTH (08:00)	10-85ng/L	40-260ng/L	<10ng/L	Normal to greatly elevated

Notes

续表

	Normal	Cushing disease	Adrenal tumor	Ectopic ACTH Syndrome
high-dose overnight dexamethasone suppression test , serum cortisol (08：00)	50% soppression	Most suppress	Fail to suppress	Fail to suppress
CRH stimulation test , ratio of ACTH in IPS vein to that in peripheral vein	not indicated	>3	<3	<3

2. 地塞米松抑制试验　最常采用的是低剂量过夜地塞米松抑制试验,库欣综合征患者在午夜服用低剂量地塞米松后,次日晨 8：00 时血清皮质醇浓度 <50μg/L。也可采用多次低剂量地塞米松抑制试验进行库欣综合征的过筛诊断。若同时测定血清皮质醇及地塞米松浓度,则可判断下丘脑 - 垂体 - 肾上腺轴对抑制的抵抗性,评估地塞米松剂量的准确性以及地塞米松清除率的改变情况,以排除假阳性或假阴性结果,诊断准确性可达 90% 以上。

3. 皮质醇分泌的昼夜节律消失　晨 8：00 与晚 20：00 的皮质醇浓度差异不明显。

4. 库欣综合征的鉴别诊断　库欣综合征的初步诊断成立后,还需进一步确定皮质醇过量产生的原因,以进行库欣综合征的鉴别诊断。

(1) 血浆 ACTH 测定:肾上腺肿瘤所致库欣综合征患者血浆 ACTH 水平显著低于正常人群,库欣病或肾上腺皮质大结节增生症患者血浆 ACTH 正常或中度升高。而在非内分泌性 ACTH 分泌型肿瘤患者,由于不存在皮质醇分泌增加对 ACTH 的负反馈调节机制,因此其血浆 ACTH 水平显著升高,血浆 ACTH>300ng/L 通常表明非内分泌性 ACTH 分泌型肿瘤的存在。

(2) 高剂量地塞米松抑制试验:对其病因的鉴别诊断非常有用。某些库欣病患者在进行低剂量地塞米松抑制试验时可出现假阴性结果,此时便需要进行高剂量地塞米松抑制试验。大剂量过夜地塞米松抑制试验,①对于肾上腺肿瘤患者、异位 ACTH 分泌型肿瘤患者,基本上不出现皮质醇分泌的抑制;②大多数肾上腺皮质大结节性增生患者在大剂量地塞米松抑制试验后同样不出现皮质醇分泌的抑制;③大多数库欣病患者表现出皮质醇分泌的抑制(也有不到 10% 的库欣病患者可不出现皮质醇分泌受抑);④如果病人使用了肝酶诱导药物(如苯妥因),可加速地塞米松的清除而导致假阴性结果;⑤如果同时检测血浆地塞米松浓度,则可正确评价试验结果。

(3) CRH 刺激试验:CRH 刺激试验并不优于高剂量地塞米松抑制试验,但在库欣综合征病因无法确定时,可做该实验。①大约 90% 的库欣病患者对 CRH 刺激的反应性增强;②肾上腺肿瘤患者及大多数异位 ACTH 分泌型肿瘤患者对 CRH 刺激基本上无反应性;③抑郁及神经性厌食症患者对 CRH 刺激也无反应性。可通过测定 CRH 刺激前后岩下窦(inferior petrosal sinus,IPS) 静脉血 ACTH 浓度并计算其与外周静脉血 ACTH 浓度的比值,便可进行鉴别诊断。当 IPS 静脉血标本与同时采集的外周静脉血标本 ACTH 浓度相近时,IPS 与外周血 ACTH 浓度比值 <1.4：1,说明 ACTH 升高是非垂体源性的;相反,库欣病患者 IPS 静脉血与外周血 ACTH 比值 >3。

六、慢性肾上腺皮质功能减退症

慢性肾上腺皮质功能减退症(chronic adrenal insufficiency)分为原发性及继发性两类。原发性肾上腺皮质功能减退症(primary adrenal insufficiency)又称艾迪生病(Addison's disease),主要由肾上腺本身的慢性病变致肾上腺皮质激素分泌不足并反馈性使血浆 ACTH 水平增高;临床表现为全身多系统的功能紊乱。继发性者主要由下丘脑和垂体功能不良致肾上腺皮质激素不足伴血浆 ACTH 水平正常或降低。

检测项目选择　检查项目主要包括:血浆 ACTH 及皮质醇基础值测定、尿液 17-OH、17-KS

Notes

测定、快速 ACTH 兴奋试验、多日 ACTH 刺激试验、CRH 刺激试验、肾上腺自身抗体测定。根据试验检测结果肾上腺皮质激素分泌不足及有关功能检测结果分析,并结合全身多系统的功能紊乱的临床表现,即可考虑为该病的实验诊断。

临床应用

1. 血浆 ACTH 及皮质醇基础值测定　ACTH 基础值 >150ng/L、皮质醇 <100μg/L,基本上可诊断为原发性肾上腺皮质功能减退症;而对于继发性肾上腺皮质功能减退症患者,由于系小丘脑、垂体病变所致,CRH、ACTH 分泌减少,故血浆 ACTH 及皮质醇可降低或正常。

2. 尿液 17-OH 和 17-KS 测定　一般在本症中也可低于正常或正常低值,故明显降低可协助诊断,但仍在正常范围内也不能排除本症。

3. 快速 ACTH 兴奋试验　已成为目前筛查本症有效的标准方法。方法:给予 Cortrosyn(一种人工合成的 ACTH 类似物)250μg,静脉注射 45 分钟后,取血样,测血浆皮质醇,若 ≥200μg/L 为正常,若 <200μ/L 提示垂体 - 肾上腺轴有功能障碍,本法不受饮食或药物的干扰,结果可靠,可应用于任何年龄患者,无明显的副作用。

4. 关于肾上腺皮质功能减退症鉴别诊断

(1) 多日 ACTH 刺激试验:用于原发性及继发性肾上腺皮质功能减退的鉴别诊断,对于已接受糖皮质激素治疗的患者尤为适合。在原发性患者,由于肾上腺的持续性损害,即使在 ACTH 的多日多次刺激下也无反应;在继发性患者,由于肾上腺长期处于非刺激状态及皮质醇分泌需要一定时间,因此在多次重复 ACTH 刺激的早期,皮质醇反应性分泌不充足或缺乏,出现 ACTH 刺激试验的延后反应现象或阶梯式反应现象,表明继发性患者在 ACTH 多次刺激后才出现正常的甾体激素的合成与分泌。

(2) CRH 刺激试验:用于鉴别继发性肾上腺皮质功能减退的亚型。CRH 分泌障碍的患者在 CRH 刺激试验后血浆 ACTH 显著升高;而病变在垂体的患者在 CRH 刺激后,血浆 ACTH 水平变化不大。

(3) 肾上腺及其他自身抗体测定:对于伴发其他免疫性紊乱的自身免疫性多腺体综合征患者,除可检测抗 21- 羟化酶抗体外,还可检测其他内分泌腺体的自身抗体。

七、原发性醛固酮增多症

醛固酮是肾上腺皮质球状带分泌的最重要的盐皮质激素,在维持机体钠平衡中起到十分重要的作用。由于肾上腺皮质腺瘤或增生,过量分泌醛固酮,导致水钠潴留,体液容量扩增导致血压升高并抑制肾素 - 血管紧张素系统者,称为原发性醛固酮增多症(primary aldosteronism);若因肾上腺以外的原因使有效血容量降低、肾血流量减少等引起肾素 - 血管 - 紧张素 - 醛固酮系统功能亢进者,称为继发性醛固酮增多症(secondary aldosteronism)。在此主要介绍原发性醛固酮增多症的实验诊断。在高血压患者中,如出现肌无力、肌麻痹、多尿、多饮等低血钾症状时应疑及本病,但必须寻找相应的实验室诊断依据。

检测项目选择与实验诊断路径　主要选择的实验诊断项目为:血钾测定、尿钾测定、血钠测定、血气分析、血及尿醛固酮测定、血肾素及血管紧张素 Ⅱ 测定、盐负荷试验、体位刺激试验、血管紧张素转换酶抑制剂(ACEI)试验、地塞米松抑制试验。对以上检测项目的检测结果进行分析,并结合上述高血压和低血钾症等典型临床表现,即可对原发性醛固酮增多症进行实验诊断。

临床应用

1. 实验室检查　证实其有低血钾、低血肾素活性、高血尿醛固酮时,结合其临床表现,原发性醛固酮增多症的诊断即可成立。

(1) 血钾测定:大多数患者血钾降低,一般在 2~3mmol/L,严重者更低,少数也可正常。低血钾常呈持续性,也可为波动性。

（2）尿钾测定：尿钾增高（>20mmol/24h）；

（3）血钠测定：一般在正常高值或略高于正常上限；

（4）血气分析：血 pH 值和 CO_2 结合力为正常高值或略高于正常上限，提示有轻度的代谢性碱中毒。

（5）血、尿醛固酮测定：增高是本病的特征性表现和诊断的关键指标。多种因素会影响其测定值，如血钾水平、昼夜节律、限钠或利尿等。原发性醛固酮增多症患者，因血浆醛固酮水平增高而使肾素活性明显受抑制而降低，而且即使在低钠饮食、使用利尿剂及站立等刺激因素下，也不能明显增高。

2. **原发性醛固酮增多症病因诊断**　有多种病因，需进行鉴别诊断。

（1）盐负荷试验：在腺瘤性原发性醛固酮增多症（APA）中，醛固酮分泌不受抑制，而特发性原发性醛固酮增多症（IHA）中却受抑制。

（2）体位刺激试验：在 APA 患者直立后血浆醛固酮无明显改变，有时甚至出现降低现象，而在 IHA 患者因球状带的特发性增生，对血管紧张素 II 的反应敏感性升高，直立位可使血管紧张素 II 轻度增高，导致血浆醛固酮也升高。

（3）血管紧张素转换酶抑制剂（ACEI）试验：原发性醛固酮增多症患者不受 ACEI 的抑制，血浆醛固酮水平并不下降，可用于原发性醛固酮增多症的进一步确定诊断。

（4）地塞米松抑制试验：主要用于糖皮质激素可抑制性原发性醛固酮增多症（dexamethasone suppresible hyperaldosteronism，GSH、DSH）的鉴别诊断。以地塞米松抑制 2 小时后血浆醛固酮水平 50ng/L 作为区分 DSH 和 IHA 或 APA 的分割点，即 <50ng/L 为 DSH，>50ng/L 则为 IHA 或 APA。

八、嗜铬细胞瘤

嗜铬细胞瘤（pheochromocytoma）是分泌儿茶酚胺的肿瘤，尽管不是常见病，但本病及时确定诊断后，很易经手术切除肿瘤而获痊愈；相反，若不及时获得诊断和手术，严重者可因高血压危象而致死。高血压为本病主要和特征性临床表现，可呈间歇性或持续性，约各占一半。对高血压患者，尤年轻、阵发性加剧并伴有其他本病临床表现者均应警惕本病。

检测项目选择与实验诊断路径　嗜铬细胞瘤诊断依赖的实验室检测项目包括：血及尿儿茶酚胺（CA）及其代谢物测定、激发和抑制试验。有高血压病史及相应的临床表现时，选择上述检测项目、并对检测结果进行分析，是嗜铬细胞瘤实验诊断的基本路径。

临床应用

本病所引起的持续性高血压患者，临床实验诊断的主要表现如下：

1. **尿中 CA 及其代谢物测定**　VMA、高香草酸（HVA）、甲氧基肾上腺素（metanephrin，MN）和甲氧基去甲肾上腺素（normetanephrin，NMN）的总和（TMN）皆升高，常在正常高限的两倍以上。阵发性者，仅在发作后才高于正常。

2. **血浆 CA（E、NE）和二羟苯丙醇（DHPG）测定**　在本病持续性或阵发性发作时明显高于正常。由于血浆 CA 测定仅反映抽血时 CA 水平，其诊断价值不比 24 小时尿液 CA 的水平测定更有价值。若 NE>1500ng/L 和 E>300ng/L 时，具有诊断价值。同时测定 NE 和 DHPG 可提高嗜铬细胞瘤的诊断特异性，因为 DHPG 仅来自神经元，而不是从外周循环血中 NE 代谢而来，因此血浆 DHPG 水平增高或血浆 NE/DHPG 的比值 >2.0，则提示为嗜铬细胞瘤，若该比值 ≤0.5 则可排除。

3. **激发试验**　对于持续性高血压发作的患者，一般血、尿儿茶酚胺及其代谢物已明显增高，不必再作药物激发试验；但对于阵发性者，尤其间隔时间较长者，临床又不能排除的患者，才可考虑作药物激发试验。

Notes

本 章 小 结

内分泌疾病的实验诊断主要依赖于对激素及其代谢物的直接测定、激素生物效应及生化改变标志物分析,以及相关动态兴奋或抑制试验。

对于生长激素分泌紊乱患者,单次测定血清 GH 基础值价值不大。疑为 GH 缺乏患者,应进行药物或运动激发试验;疑为巨人症或肢端肥大症患者,应进行葡萄糖抑制试验。血清 IGF-I 及 IGFBP-3 测定为生长激素紊乱提供了一种简便的方法,对青春期前 GH 缺乏的诊断尤为重要。

对于甲状腺功能紊乱的评价,目前首先检测血清 TSH,以及 fT_4、fT_3,必要时检测总 T_4、总 T_3。对于自身免疫性甲状腺疾病,可检测 TPOAb、TGAb、TRAb。其中 TPOAb 对桥本甲状腺炎诊断价值较高,TRAb 对 Graves 病诊断价值较高。

血清 AVP 检测主要用于尿崩症的实验诊断。当然,尿量、血及尿渗透压测定对尿崩症的诊断也必不可少。

ACTH、血或尿皮质醇、尿液 17-OH、17-KS 测定,以及相关动态功能试验主要用于反映下丘脑-垂体-肾上腺皮质系统的功能状态。库欣综合征系皮质醇过多症,过筛实验主要包括:24h 尿液游离皮质醇测定及过夜低剂量地塞米松抑制试验;慢性肾上腺皮质功能减退症的实验室诊断指标有:血浆 ACTH 及皮质醇基础值测定、快速 ACTH 兴奋试验。

血浆醛固酮测定主要用于醛固酮增多症的试验诊断。血、尿醛固酮测定值增高、肾素活性明显降低是原发性醛固酮增多症的主要实验诊断依据。

嗜铬细胞瘤分泌大量的儿茶酚胺。血、尿儿茶酚胺及其代谢产物测定是其实验室诊断的主要依据。

(府伟灵)

参考文献

1. 王鸿利,丛玉隆,仲人前,吕建新,周新,童明庆.实用检验医学(上册).北京:人民卫生出版社,2013.

2. 府伟灵,徐克前.临床生物化学检验.第 5 版.北京:人民卫生出版社,2012.

3. Burtis CA,Bruns DE. Tietz fundamental of clinical chemistry and molecular diagnostics. 7th ed. St. Louis:Saunders,2014.

4. Burtis CA,Ashwood ER,Bruns DE. Tietz textbook of clinical chemistry and molecular diagnostics. 5th ed. St. Louis:Saunders,2012.

Notes

第十四章　风湿性疾病实验诊断

内容提要

　　风湿性疾病是一大类病因不同,累及结缔组织系统的自身免疫性疾病,其主要特征是患者体内的自身抗原引起自身免疫的病理性应答,造成自身组织或器官的炎症性损害并影响其功能。该类疾病患者体内可检出与疾病相关的自身抗体和(或)自身致敏性淋巴细胞、细胞因子等,实验检测结果是用于该类疾病诊断、鉴别诊断与治疗效果评价的重要指标。本章主要介绍几种常见自身免疫性疾病的检测项目选择及实验诊断路径,帮助临床医生了解实验检测指标在自身免疫性疾病诊疗中的意义。

　　风湿性疾病(rheumatic diseases)是指一大类病因各不相同,但累及机体多个器官与组织的疾病。许多风湿性疾病与自身免疫密切相关,因自身免疫招致组织器官损伤或功能障碍所致,又称自身免疫性疾病。临床上通常采用临床症状、影像学检查及实验检测指标相结合进行综合诊断,实验检测指标对自身免疫性疾病诊断、鉴别诊断、治疗效果观察及预后评价具有重要价值。

第一节　概　　述

　　风湿性疾病是一大类炎症性疾病,包括系统性红斑狼疮(systemic lupus erythematosus,SLE)、类风湿关节炎(rheumatoid arthritis,RA)、强直性脊柱炎(ankylosing spondylitis,AS)、银屑病关节炎、系统性硬化症、多发性肌炎(polymyositis,PM)和皮肌炎(dermatomyositis,DM)、干燥综合征(Sjögren's syndrome,SS)、系统性血管炎、韦格纳氏肉芽肿(Wegener's granulomatosis,WG)、成人Still病等。

　　自身免疫性疾病患者血液中出现针对自身组织器官、细胞及细胞内成分的抗体,称为自身抗体(autoantibody)。自身抗体是自身免疫性疾病的重要标志。每种自身免疫性疾病通常伴有特征性的自身抗体谱。病人血液中存在高效价自身抗体是自身免疫病的特点之一,也是临床诊断自身免疫性疾病的重要依据。某些自身抗体因对疾病的判断具有高度特异性,已成为诊断相应疾病的血清标志抗体;有些自身抗体与疾病的活动性有关;少数自身抗体被证实参与了免疫病理性损伤。自身免疫性疾病的实验检测是疾病诊断的重要依据,包括一般实验检测和自身抗体检测。测定自身抗体有助于自身免疫性疾病的诊断,并对判断疾病的活动程度、治疗效果观察、指导临床用药具有重要意义。部分自身抗体及相关自身免疫性疾病见表14-1。此外,检测炎性标志物(inflammatory marker)可评价免疫炎症的状态,对于疾病活动度判断具有重要价值。

Tab. 14-1　Some currently symbolic and recognized autoantibodies

Symbolic autoantibodies	Relative diseases
anti-Sm antibodies	systemic lupus erythematosus(SLE)
anti-dsDNA antibodies	systemic lupus erythematosus(SLE)

续表

Symbolic autoantibodies	Relative diseases
high titer anti-RNP antibodies	mixed connective tissue disease（MCTD）
anti-SSB antibodies	Sjögren's syndrome（SS）
anti-centromere antibodies	progressive systemic sclerosis（topical type）
anti-Scl-70 antibodies	progressive systemic sclerosis（diffuse type）
anti-Jo-1 antibodies	polymyositis /dermatomyositis（PM/DM）
anti-glomerular basement membrane antibody（GBM）	Goodpasture syndrome
anti-smooth muscle antibody（ASMA）	type Ⅰ autoimmune liver disease
anti-liver kidney microsomal 1 antibodies（LKM-1）	type Ⅱ autoimmune liver disease
soluble liver antigen/liver pancreas antigens（SLA）	type Ⅲ autoimmune liver disease
anti-mitochondria 2 antibodies（AMA-M2）	primary biliary cirrhosis（PBC）
anti-keratin antibody（AKA）	rheumatoid arthritis（RA）

第二节　风湿性疾病的实验检测

当机体的免疫自稳状态受到破坏后,自身抗体和(或)自身致敏淋巴细胞攻击自身细胞和组织,导致免疫病理损伤和功能障碍引起自身免疫性疾病,该类免疫损伤主要表现为慢性炎性损伤,患者的血细胞沉降率会发生改变,受损组织在发生炎症反应的过程中常会产生大量的炎性产物,主要包括急性时相反应蛋白和补体成分等,通称为炎性标志物。检测炎性标志物可有效评估疾病活动性、监控疗效和判断预后。随着疾病的发展,大多数自身免疫性疾病累及肾脏,终末期肾衰竭常是致患者死亡的重要原因之一。蛋白尿是肾脏疾病最常见表现之一,临床上可通过分析尿微量蛋白的种类及含量来了解肾脏病变的部位和程度。

一、一般实验检测

（一）抗"O"检测

【原理】　链球菌溶血素 O 是 A 族链球菌的代谢产物之一,可以溶解人红细胞,具有很强的抗原性,当机体因咽炎、扁桃体炎、猩红热、丹毒、脓皮病、风湿热等感染 A 族链球菌后,机体可产生针对链球菌溶血素 O 抗体,即抗"O"（anti-streptolysin O,ASO）,临床上常采用抗原抗体反应形成浊度的变化进行检测。

【检测方法】　免疫散射比浊法。

【参考区间】　<116IU/ml。

【临床意义与评价】　A 族溶血性链球菌感染可致风湿热、肾小球肾炎等疾病,ASO 表达增高常见于溶血性链球菌感染。若 ASO 为高水平持续表达,提示为疾病活动期,当其表达逐渐降低时,提示急性期缓解。不同免疫球蛋白 IgM 型或 IgG 型 ASO 特异性抗体可用于判断溶血性链球菌感染急性期或恢复期。

（二）血细胞沉降率（ESR）

血细胞沉降率参见第二章临床一般检验与疾病。

（三）C 反应蛋白

【原理】　C 反应蛋白（C reactive protein,CRP）是机体炎症状态下由肝脏合成产生的一种急性时相性蛋白。多数自身免疫性疾病患者会产生过量的 CRP。临床常采用抗原抗体反应形成浊度的变化进行检测。

Notes

【检测方法】　免疫散射比浊法。

【参考区间】　<5mg/L。

【临床意义与评价】　通过监测 CRP 的水平可以了解自身免疫性疾病患者疾病的活动状态。但 CRP 是一个急性时相反应蛋白指标，血清中 CRP 水平在急性心肌梗死、创伤、感染、炎症、外科手术、癌肿浸润也可显著增高，其升高程度与炎症状态相关。严重脂血、溶血和黄疸样本可使结果假性升高，临床采样时应注意样本状态对结果的影响。

(四) 免疫球蛋白

【原理】　免疫球蛋白(immunoglobulin, Ig)是由浆细胞合成和分泌的一组具有抗体活性的蛋白质，按其重链性质共分 IgG(γ)、IgA(α)、IgM(μ)、IgD(δ)和 IgE(ε)五类。IgG 有 4 个亚型(IgG$_1$、IgG$_2$、IgG$_3$、IgG$_4$)。IgA 除 IgA$_1$ 和 IgA$_2$ 两个亚型外，尚有分泌型 IgA(sIgA)。IgM 也有二个亚型 IgM$_1$ 和 IgM$_2$。Ig 主要存在于血液中，约占血浆蛋白总量的 20%，Ig 也可存在于其他体液中，血清中 5 种 Ig 的含量各不相同，以 IgG、IgA、IgM 的含量较高，5 种免疫球蛋白的特点见表 14-2。

Tab. 14-2　Major physiology characters of serum immunoglobulin in adults

Immunoglobulin	IgG$_1$	IgG$_2$	IgG$_3$	IgG$_4$	IgA$_1$	IgA$_2$	IgM	IgE	IgD
molecular weight(kd)	140	146	165	146	160	160	970	190	184
concentration(g/L)	9.0	3.0	1.0	0.5	3.0	0.5	1.25	0.1	0.03
half time(d)	21	20	7	21	6	6	10	2.5	2.8

【检测方法】　免疫散射比浊法。

【参考区间】　各年龄段血清中免疫球蛋白 IgG、IgA、IgM 的正常参考值见表 14-3。

Tab.14-3　Reference range of serum IgG, IgA, IgM(g/L)

Age	IgG	IgA	IgM
neonate	6.6~17.5	0.01~0.06	0.06~0.21
3 months	2.0~5.5	0.05~0.34	0.17~0.66
6 months	2.6~6.9	0.08~0.57	0.26~1.00
9 months	3.3~8.8	0.11~0.76	0.33~1.25
1 year	3.6~9.5	0.14~0.91	0.37~1.50
2 years	4.7~12.3	0.21~1.45	0.41~1.75
4 years	5.4~13.4	0.30~1.88	0.43~1.93
6 years	5.9~14.3	0.38~2.22	0.45~2.08
8 years	6.3~15.0	0.46~2.51	0.47~2.20
10 years	6.7~15.3	0.52~2.74	0.48~2.31
12 years	7.0~15.5	0.58~2.91	0.49~2.40
14 years	7.1~15.6	0.63~3.04	0.50~2.48
16 years	7.2~15.6	0.67~3.14	0.50~2.55
18 years	7.3~15.5	0.70~3.21	0.51~2.61
adults	7.0~16.0	0.70~5.00	0.40~2.80

【临床意义与评价】　IgG、IgA 和 IgM 是血液中最主要的免疫球蛋白，在机体的免疫效应和抵抗病原生物入侵等免疫功能中发挥重要功能。

(1) 血清 IgG、IgA、IgM 升高：大多数自身免疫性疾病患者因体内免疫功能紊乱，可产生大量自身抗体，这些自身抗体多为 IgG，故血清中 IgG 升高最明显，IgM、IgA 也可有同步升高。免疫球蛋白水平变化与疾病的活动程度呈一定的相关性,动态观察血清或局部体液中免疫球蛋白量的变化,可帮助分析了解疾病的进展情况。

(2) 单一免疫球蛋白恶性升高:主要是指患者血清中某一类免疫球蛋白或其片段的含量显著增多(大多在 30g/L 以上),异常增多的免疫球蛋白其理化性质呈单克隆性,称为单克隆蛋白(monoclonal protein,MP)即 M 蛋白。此类异常增高的免疫球蛋白多无免疫活性,由其所致的疾病称为恶性免疫增殖性病,如多发性骨髓瘤、巨球蛋白血症、恶性淋巴瘤、重链病、轻链病等。

(五) 补体 C3、C4 检测

【原理】　补体蛋白通常以活化蛋白前体存在于体液中,在不同激活物的作用下,补体可循不同途径依次活化,形成一系列级联反应(cascade response),表现出生物活性,最终导致溶细胞效应。在补体活化过程中产生的多种水解片段也广泛参与机体的免疫调节与炎症反应。在 30 多种补体成分中,C3、C4、C1q、B 因子和 C1 酯酶抑制物等常被单独检测。其中以 C3、C4 在血浆中的浓度较高,是临床常规检测指标,临床上采用抗原抗体反应形成浊度的变化进行检测。

【检测方法】　免疫散射比浊法。

【参考区间】　C3:0.785~1.520g/L

　　　　　　　C4:0.145~0.360g/L

【临床意义与评价】　自身免疫性疾病患者,血液中补体含量的波动与疾病的活动性呈一定的相关性,动态监测血清中补体 C3、C4 的含量可用于评价自身免疫性疾病的活动状态。

(1) 免疫相关性疾病:如 SLE、RA 和 AS 等自身免疫性疾病患者,血清补体 C3、C4 水平可随病情发生变化,表现为疾病活动期补体消耗性降低,病情稳定后可逐步恢复,补体 C3、C4 是最常用于评价免疫性疾病活动状态的指标。

(2) 其他继发性补体含量显著降低的疾病:大面积烧伤、失血及肾脏疾病患者,可出现血清补体的水平下降;严重肝病或营养不良时,由于蛋白合成障碍,补体合成不足,也可出现血清补体水平的下降;在细菌感染,特别是革兰氏阴性细菌感染时,常因补体旁路途径的活化而引起血清补体水平的过度降低。

(六) 尿微量蛋白检测

肾脏损伤是多种自身免疫性疾病的最常见并发症之一。尿微量蛋白检测对于评价肾损伤类型及分析肾损伤病因等具有重要意义(详见第十章肾脏疾病实验诊断)。

二、自身抗体实验检测

由于自身免疫病患者体内有多种自身抗原的存在,该类患者疾病的特征是血液中存在多种自身抗体,自身抗体检测是诊断自身免疫性疾病的一项重要手段。但是应注意自身抗体的种类较多,同一患者可出现交叉重叠现象,实验中除检测多种自身抗体外,还应结合其他相关实验与临床症状进行综合分析。

(一) 抗核抗体检测

【原理】　抗核抗体(antinuclear antibody,ANA)是指抗细胞核抗原成分的自身抗体的总称,现广义的概念是指一组抗真核细胞内所有抗原成分自身抗体的总称(包括抗核酸和核蛋白所有细胞成分抗体的总称)。抗核抗体主要是指 IgG,也有 IgM、IgA、IgD 和 IgE,其可与不同来源的细胞核成分起反应,无器官和种属特异性。ANA 主要存在于血液中,也可存在于胸水、关节滑膜液等体液中。临床上通常采用荧光素标记的间接免疫荧光法进行检测,目前最常用的是核质丰富的培养细胞——HEp-2 细胞作为抗原。当患者血清中 ANA 与核抗原结合,形成抗原 - 抗体复合物,此时再加入荧光素标记的抗人 IgG 抗体,反应后,标记抗人 IgG 再与免疫复合物结合,在荧光显微镜下可观察到抗原片上 ANA 荧光强度和模型。

【检测方法】　间接免疫荧光法。

Notes

【参考区间】　阴性。

【临床意义与评价】　间接免疫荧光法检测 ANA 可出现 20 多种荧光模型,其代表不同种类的自身抗体,常见的 ANA 荧光模型及临床意义如下,图 14-1~4 见书后页彩图。

(1) 均质性(homogeneous,H):细胞核均匀着染,有些核仁部位不着色,分裂期细胞染色体部位着染(图 14-1/ 书末彩图 14-1)。与均质型相关的自身抗体主要有抗组蛋白抗体、抗 dsDNA 抗体及抗核小体抗体等。高滴度均质型主要见于 SLE 患者,低滴度均质型可见于 RA、慢性肝脏疾病、传染性单核细胞增多症或药物诱发的狼疮患者。

(2) 颗粒型(speckled,S):又称核颗粒型或斑点型,细胞核内出现颗粒状荧光,分裂期细胞染色体无荧光显色(图 14-2/ 书末彩图 14-2)。与颗粒型相关的自身抗体涉及抗核糖体核蛋白颗粒抗体,如抗 Sm、抗 U_1RNP、抗 SSB 等抗体。高滴度的颗粒型常见于混合性结缔组织病,同时也见于 SLE、硬皮病、SS 等自身免疫性疾病。

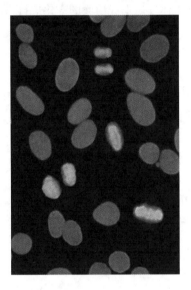

Fig. 14-1　Typical diagram of homogeneous antinuclear antibodies

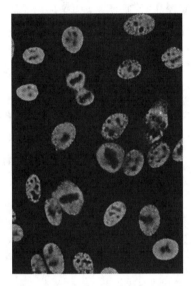

Fig. 14-2　Typical diagram of speckled antinuclear antibodies

(3) 周边型(rim):荧光着色主要显示在细胞核的周边形成荧光环,或在均一的荧光背景上核周边荧光增强(图 14-3/ 书末彩图 14-3)。相关抗体主要是抗板层素抗体、抗 gp210 抗体等。高

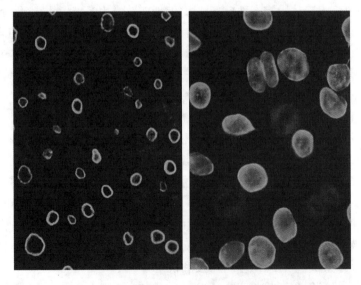

Fig. 14-3　Typical diagram of membranous antinuclear antibodies

Notes

滴度的周边型与自身免疫性肝病有关,且提示病情活动。

(4) 核仁型(nucleolar,N):荧光着色主要在核仁区,分裂期细胞染色体无荧光着色(图 14-4/ 书末彩图 14-4)。相关抗体是抗核仁特异的低分子量 RNA、抗 RNA 聚合酶 -1、抗 U_3RNP、抗 PM-Scl。核仁型在硬皮病的阳性率最高,也见于雷诺现象,偶尔也出现于 SLE。

ANA 的荧光模型分析对自身免疫性疾病的鉴别诊断具有提示作用,但要明确具体的自身抗体亚类,必须做 ANA 谱系分析检测,不能仅凭荧光模型做出相关自身抗体的判断。由于细胞核成分的复杂性,针对抗原性特征可产生多种类型的 ANA。针对某一特定核成分的特定抗体,只在某一疾病中出现,是诊断该疾病的血清标志性抗体。各种 ANA 在不同的自身免疫性疾病中出现不同组合,可形成各种疾病的特征性抗体谱。ANA 与常见自身免疫性疾病的阳性率见表 14-4。

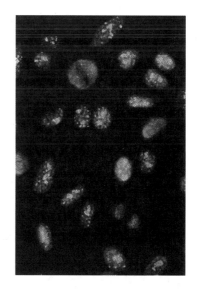

Fig. 14-4 Typical diagram of nucleolar antinuclear antibodies

Tab. 14-4 Positive rate of ANA in common autoimmune diseases

Diseases	ANA positive rate
SLE(untreated)	95%
mixed connective tissue disease	95%~100%
rheumatoid arthritis	20%~30%
Sjögren's syndrome	60%~70%
systemic sclerosis	80%~90%
polmyositis/dermatomyositis	30%
autoimmune liver diseases	10%~15%

(二) ANA 谱检测

【原理】 ANA 谱(antinuclear antibody profile)是指针对细胞核及细胞浆多种抗原特异性自身抗体的集合。过去常将其称为可提取核抗原(extractable nuclear antigens,ENA)抗体谱,ENA 可用盐水或磷酸盐缓冲液从细胞核中提取。ENA 属非组蛋白的酸性蛋白,是由许多小分子 RNA(100~215 个核苷酸)与各自对应的特定蛋白质组成的复合颗粒,该分子中不含 DNA。ENA 抗原中主要包括 Sm、RNP、SSA、SSB、Jo-1、Scl-70 抗原。随着抗原重组及纯化技术的发展,几乎所有的细胞内抗原均可纯化获得,因此,ENA 抗体谱概念将不再使用,ANA 谱逐渐被广大学者所接受,且 ANA 谱的种类远远大于 ENA 抗体谱。ANA 谱检测在自身免疫性疾病诊断和鉴别诊断中具有重要意义。

【检测方法】 免疫印迹法(immunoblotting,IBT):抗 RNP 抗体;抗 Sm 抗体;抗 SSA 抗体;抗 SSB 抗体;抗 Scl-70 抗体;抗 Jo-1 抗体;抗核糖体 P 蛋白抗体。

绿绳短膜虫为底物的间接免疫荧光法:抗 dsDNA 抗体。

ELISA 法:抗核小体抗体。

【参考区间】 阴性。

【临床意义与评价】 目前,临床通常检测的 ANA 谱主要包括以下 10 种。

1. **抗 RNP 抗体(antiribonucleoprotein,anti-RNP)** 抗 RNP 抗体为诊断混合性结缔组织病(mixed connective tissue disease,MCTD)的重要血清学依据,低滴度抗体水平在多种自身免疫性疾病中出现,如:SLE 阳性率 30%~40%,SS 20%,PSS 10%~15%,PM/DM 10%,其不具疾病诊断

Notes

的特异性。

2. **抗 Sm 抗体**　抗 Sm 抗体仅发现于 SLE 患者中,是 SLE 的血清标志抗体,已列入 SLE 的诊断标准。30%~40% 的 SLE 患者抗 Sm 抗体阳性,但由于其敏感性较低,此抗体阴性并不能排除 SLE。

3. **抗 SSA 抗体**　依据 SSA 抗原分子量的不同,可将抗 SSA 抗体分为抗 SSA52 抗体(又称抗 Ro52 抗体)和抗 SSA60 抗体(又称抗 Ro60 抗体)。原发性 SS 患者体内抗 SSA 抗体(即抗 Ro60 抗体)阳性率可达到 70%~90%,而在 SLE 中为 24%~60%。抗 SSA 阳性的 SLE 患者常伴有 SS 或光敏感性疾病,尤其当抗体为高滴度时。SS 患者通常伴抗 SSB 抗体阳性,抗 Ro60 抗体和抗 SSB 抗体均阳性的原发性 SS 患者通常表现出更多的腺体外症状,如脉管炎、淋巴结病等。此外,抗 Ro60 抗体与亚急性皮肤性红斑狼疮关系密切。抗 SSA 抗体(即抗 Ro52 抗体)阳性在新生儿红斑狼疮发生率几乎为 100%,该抗体通过胎盘传递给胎儿可引起炎症反应,并可引起先天性新生儿心脏传导阻滞。因此,抗 SSA52 抗体检测可作为筛查先天性心脏病或狼疮性新生儿的产前监测指标。

4. **抗 SSB 抗体**　抗 SSB 抗体是与 SS 相关的另一重要自身抗体,其较抗 SSA 抗体更特异,是 SS 的血清标志抗体。原发性 SS 阳性率达 40%。

5. **抗 Scl-70 抗体**　该抗体主要与系统性硬化症有关,很少出现于局限型硬化症中及其他自身免疫性疾病患者中;抗 Scl-70 抗体阳性硬化症患者通常病情较重,病程较长,皮肤和内脏器官严重损伤;由于疾病早期即可检测出该抗体,故可用于早期诊断,并且提示预后不良。

6. **抗 Jo-1 抗体**　该抗体对诊断 PM/DM 具有特异性,并常合并肺间质纤维化,部分出现多关节炎,抗 Jo-1 抗体被认为是肺病相关肌炎的标志性抗体。

7. **抗核糖体 P 蛋白抗体(抗 rib-P 抗体,又称抗 rRNP 抗体)**　该抗体是 SLE 的特异性抗体,SLE 患者伴有狼疮性脑病时,此抗体阳性率可达 56%~90%;其他疾病及正常人很少出现。

8. **抗 dsDNA 抗体**　作为 SLE 的诊断标准之一,在 SLE 致病机制中发挥重要作用,患者体内抗 dsDNA 与 dsDNA 结合可导致免疫复合物沉积在皮下、肾脏及其他器官的毛细血管内,继而激活补体导致炎症,特别是抗 dsDNA 抗体阳性提示狼疮疾病处于活动期,并与狼疮性肾炎紧密相关;由于对 SLE 的诊断特异性较好,因此检测结果阳性应考虑 SLE 的可能性,但其敏感度较差(阳性率约为 10%),阴性并不能排除 SLE。

9. **抗核小体抗体(anti-nucleosome antibodies,AnuA)**　是诊断 SLE 的标志性抗体,对 SLE 的敏感性为 60%~80%,特异性为 97%~99%,其在狼疮性肾炎的形成中发挥重要的病理作用,在其他自身免疫性疾病患者及正常人中极少有阳性检出,特别是在 SLE 非活动期病人 AnuA 阳性率为 62%,而此时抗 Sm 抗体的阳性率约 10%,抗 dsDNA 抗体的阳性率小于 10%,因此,测定 AnuA 对抗 dsDNA 抗体、抗 Sm 抗体阴性的 SLE 具有较高诊断价值。

10. **抗组蛋白抗体(anti-histone antibody,AHA)**　主要出现于药物(如普鲁卡因胺、卡马西平、青霉胺、肼苯达嗪、异烟肼等)诱导的狼疮样综合征患者中,其抗原为 H2A,H2B 和 H2A-H2B 复合物,盐酸普鲁卡因胺诱导产生抗 H2A-H2B 组蛋白二聚体的自身抗体,肼苯达嗪主要诱导抗 H3、抗 H4 抗体。当患者血清中仅检出抗组蛋白抗体(和抗 ssDNA 抗体)而无其他 ANA 时,强烈支持药物诱导性狼疮的诊断;AHA 也可出现在一些自身免疫病中,非药物诱导性狼疮的阳性率为 30%~70%,RA 的阳性率为 15%;也可出现在青少年慢性关节炎,原发性胆汁性肝硬化,自身免疫性肝炎,PM/DM、硬化症以及一些感染性疾病患者中。

(三) 类风湿因子的测定

【原理】　类风湿因子(rheumatoid factor,RF)是抗人或动物变性 IgG 分子 Fc 片段上抗原决定簇的特异抗体,无种属特异性。RF 与体内变性的 IgG 结合形成免疫复合物后可活化补体,或被吞噬细胞吞噬。由吞噬细胞释放的溶酶体酶、活化肽、胶原酶、前列腺素 E_2 等物质,在细胞因

Notes

子和炎性黏附分子的参与下,致组织炎性损伤,可使患者发生骨关节炎及血管炎。常见的 RF 有 IgM 型、IgG 型、IgA 型和 IgE 型,IgM 型 RF 被认为是 RF 的主要类型,也是临床免疫检验中常规方法所测定的类型。

【检测方法】　免疫散射比浊法。

【参考区间】　RF<20U/ml。

【临床意义与评价】　RF 是 RA 患者血清中常见的自身抗体,阳性检出率可达 79.6%。高滴度 RF 阳性对 RA 的诊断有重要意义,RF 的滴度与 RA 患者的临床表现呈正相关,即随症状加重而效价升高。

IgM 型 RF:在 RA 患者血清中 IgM 型 RF>80U/ml 并伴有严重关节功能障碍时,通常提示患者预后不良。

IgG 型 RF:在 RA 患者血清或滑膜液中 IgG 型 RF 的出现与患者的滑膜炎、血管炎和关节的症状密切相关,此类 RF 常伴随高滴度的 IgM 型 RF 在同一 RA 患者血清或滑膜液中出现。在正常人及非 RA 患者中很难检测出 IgG 型 RF。IgG 型 RF 在关节软骨表面的沉积可激活补体引起关节的炎性损伤,因此滑膜液中检测出 IgG 型 RF 比血清中检出 IgM 型 RF 更具意义。

IgA 型 RF:约有 10% 的 RA 患者血清或滑膜液中可检出 IgA 型 RF,IgA 型 RF 阳性提示 RA 有临床活动,IgA 型 RF 阳性与患者关节炎症状的严重程度以及骨质破坏有显著的相关性。

IgE 型 RF:在关节液、胸水中高于同一患者的血清水平。

RF 阴性不能排除 RA 的诊断,因部分 RA 患者可一直呈 RF 阴性,这类患者关节滑膜炎轻微,很少发展为关节外的类风湿疾病。RF 阳性不能作为诊断 RA 的唯一标准,在多种疾病中可有 RF 阳性,随着 RF 滴度增加,RF 对 RA 的诊断特异性增高。

RF 不仅在 RA 患者中出现,在 SLE、进行性全身性硬化症等自身免疫性疾病患者和部分老年人中 RF 的阳性率可呈阳性,但滴度均较低(<40U/ml)。几种疾病时 RF 的检出率见表 14-5。

Tab. 14-5　Positive rate of RF in several diseases

Diseases	Positive rate
rheumatoid arthritis	79%
systemic lupus erythematosus	30%
Sjögren's syndrome	95%
sclerodermia	80%
pseudotrichinosis	80%
mixed connective tissue disease	25%

(四) 抗角蛋白抗体测定

【原理】　抗角蛋白抗体(anti keratin antibody,AKA)是针对人类表皮的丝集蛋白(filaggrin)的自身抗体,其易与食管角质层蛋白及上皮层的角质基底层蛋白和角质棘层蛋白发生反应,故以大鼠食管黏膜作为标准检测基质进行检测(图 14-5/ 书末彩图 14-5)。

【检测方法】　间接免疫荧光法。

【参考区间】　阴性。

【临床意义与评价】　AKA 主要见于 RA 患者,其阳性率为 30%~55%,特异性为

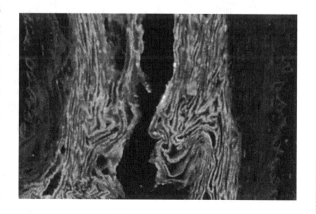

Fig. 14-5　Positive diagram of anti-keratin antibody

Notes

95%~99%。AKA 与 RF 在诊断 RA 时具有显著的相关性。AKA 是判断 RA 预后的一个标志性抗体，高滴度 AKA 的 RA 患者，常提示疾病较为严重。由于 AKA 的出现常可先于疾病的临床表现，因此 AKA 对于早期诊断 RA 具有重要的临床意义，如与抗 CCP 抗体、RF 联合检测，能进一步提高对 RA 的诊断及鉴别诊断。在非 RA 的自身免疫病患者，AKA 的阳性检出率极低。AKA 的敏感性较低，AKA 阴性不能排除 RA 的诊断，AKA 与 RF 不是平行出现，AKA 阳性者 RF 可为阴性，而 RF 阳性且高滴度者，AKA 亦可为阴性。

（五）抗 CCP 抗体测定

【原理】　抗环瓜氨酸肽抗体（antibodies against cyclic citrullinated peptides，anti-CCP）针对的主要的抗原表位是丝集蛋白中瓜氨酸。采用合成的环瓜氨酸肽作为抗原基质进行检测，因此，称其为抗环瓜氨酸肽抗体。

【检测方法】　ELISA 法。

【参考区间】　阴性。

【临床意义与评价】　2010 年抗 CCP 抗体已列为 RA 的分类诊断标准之一，抗 CCP 抗体对 RA 诊断敏感性为 50%~78%，特异性为 96%，RA 患者发病前 10 年即可检测出抗 CCP 抗体，该抗体有助于 RA 的早期诊断。抗 CCP 抗体阳性的 RA 病人骨破坏较阴性者更加严重，并与 RA 的活动性相关，抗 CCP 抗体阳性 RA 患者常在发病 2 年内即可能出现不可逆的骨关节损伤。临床通常将抗 CCP 抗体和 RF 联合检测来诊断 RA，但抗 CCP 抗体可独立于 RF 出现。有研究显示 20%~57% RF 阴性的 RA 患者存在抗 CCP 抗体。因此，该抗体有助于提高 RA 患者的血清学检出率，且滴度与疾病的活动度相关。

（六）抗中性粒细胞胞浆抗体测定

【原理】　抗中性粒细胞胞浆抗体（antineutrophil cytoplasmic antibodies，ANCA）是一组以人中性粒细胞胞浆各种成分为靶抗原的自身抗体。间接免疫荧光法检测总 ANCA 是以乙醇或甲醛固定的中性粒细胞置于载玻片上作为抗原，待测血清中的 ANCA 与之结合后，再加入荧光标记的抗人 IgG 抗体，在荧光显微镜下，针对不同的靶抗原的胞浆型 ANCA（cytoplasm ANCA，cANCA）或核周型 ANCA（peripheral ANCA，pANCA），cANCA 该型荧光模型表现为均匀分布在整个中性粒细胞胞浆的颗粒荧光，细胞核无荧光（图 14-6/ 书末彩图 14-6）。pANCA 荧光模型表现为围绕中性粒细胞胞核的带状、平滑的核周荧光，可由多种不同的特异性抗体引起（图 14-7/ 书末彩图 14-7）。ELISA 法检测特异性 ANCA 通常采用纯化的特异性中性粒细胞胞浆抗原包被固相反应板，加入受检血清后，待检血清中的特异性 ANCA 与相应的抗原结合，再加入酶标记抗人 IgG 抗体，当加入酶反应底物时即出现颜色反应，可检出特异性抗中性粒细胞胞浆抗体。

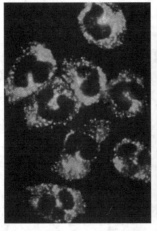
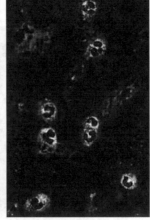
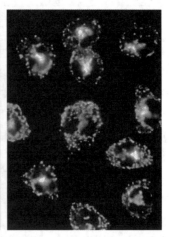

Fig. 14-6　Positive diagram of cANCA

Notes

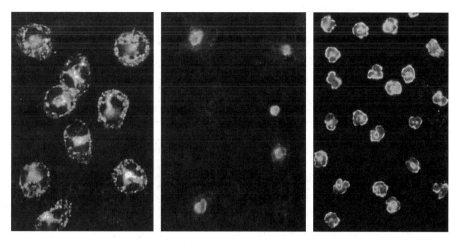

Fig. 14-7　Positive diagram of pANCA

【检测方法】 总 ANCA:间接免疫荧光法;特异性 ANCA:ELISA 法。

【参考区间】 总 ANCA:阴性;特异性 ANCA:阴性。

【临床意义与评价】

1. 间接免疫荧光法检测总 ANCA 依据荧光模型主要分为 cANCA 和 pANCA。

(1) cANCA:cANCA 其主要的靶抗原是蛋白酶 3,即当 ANCA 检测结果表现形态为 cANCA 时,其 ANCA 的特异抗原最可能是 PR3,但确诊必须通过 PR3 纯化抗原进行证实。cANCA 阳性 最主要见于韦格纳肉芽肿(WG)以及全身性血管炎,特异性大于 97%,其对呼吸道有亲和性,致 上下呼吸道坏死,肉芽肿形成,阳性率占 80%,且与病程、严重性和活动性有关;cANCA 阳性也 可见于少数显微镜下多动脉炎(MPA)、Churg-Strauss 综合征(CSS)、结节性多动脉炎(PAN)、少数 巨细胞动脉炎、过敏性紫癜、白细胞破碎性皮肤性血管炎和白塞氏病等。

(2) pANCA:不同的 ANCA 特异性抗体所针对的疾病有所不同,由于多种抗原均可表现为 pANCA,必须采用纯化抗原确认特异性 ANCA 类型,pANCA 多见于显微镜下微血管炎(microscopic polyangitis,MPA)、变态反应性肉芽肿性脉管炎、特发性坏死性新月体性肾小球肾炎(NCGN), 也可见于 Churg-Strauss 综合征(CSS)、结节性多动脉炎(PAN)、SLE、RA、SS、系统性硬化病等 疾病。

2. ELISA 法检测特异性 ANCA 目前临床常规检测特异性的 ANCA 主要包括 7 种。

(1) 抗蛋白酶 3 抗体(抗 PR3 抗体):是 WG 的较为敏感(阳性率为 85%)和特异的指标,大约 2/3 的 WG 患者在疾病早期就出现了抗 PR3 抗体,95% 以上的疾病活跃期患者可检测出抗 PR3 抗体;抗 PR3 抗体也可见于其他 ANCA 相关性血管炎患者(阳性率 5%~20%)、SLE、硬皮病及一 些感染性疾病患者,如结核病、麻风病等。

(2) 抗髓过氧化物酶抗体(抗 MPO 抗体):主要见于原发性坏死性新月体性肾小球肾炎 (NCGN)(阳性率为 65%)、MPA(阳性率为 45%)和变应性肉芽肿血管炎,还见于结节性多动脉炎 (PAN)、SLE、RA、干燥综合征(SS)和系统性硬化病(SSc)等疾病;MPO-ANCA 抗体的浓度与病情 的活动性相关,尤其是 MPA,可用于早期诊断、判断疗效和指导临床治疗。

(3) 其余 5 种特异性 ANCA(即抗弹性蛋白酶抗体、抗组织蛋白酶 G 抗体、抗溶菌酶抗体、抗 乳铁蛋白抗体、抗杀菌性通透性增高蛋白抗体):主要见于原发性硬化性胆管炎、溃疡性结肠炎和 克罗恩病等疾病,但其阳性率较低。

(七) 抗磷脂抗体测定

【原理】 抗磷脂抗体(anti-phospholipid antibody,APLA)是针对一组含有磷脂结构抗原物 质的自身抗体。这些抗体主要包括抗心磷脂抗体(anti-cardiolipin antibody,ACL),抗磷脂酸抗体

Notes

(anti-phospholipid acid antibody, APA)和抗磷脂酰丝氨酸抗体(anti-phosphatidyl serine antibody)等。抗磷脂抗体可与内皮细胞或血小板膜上的磷脂结合,破坏细胞的功能,使前列环素的释放减少、血小板黏附凝集功能增强,是构成血液的高凝状态、引起血栓形成的重要因素。APL 抗体与红细胞结合,在补体参与下,可致红细胞膜破裂发生溶血性贫血。ACL 是 APLA 中最具代表性的一种,其与各种疾病的关系研究最多。其特异性最强,ACL 抗体与自身免疫性疾病和抗磷脂综合征的关系均较密切。临床上主要以检测 ACL 为主。

【检测方法】 ELISA 法。

【参考区间】 阴性。

【临床意义与评价】 ACL 抗体确切的致病机制尚不清楚,但 ACL 抗体阳性或持续升高与患者的动静脉血栓形成、血小板减少、反复自发性流产及神经系统损伤为特征的多系统受累的抗磷脂综合征(anti-phospholipid syndrome, APS)密切相关。ACL 抗体阳性的 SLE 患者发生血管炎、溶血性贫血、心脏及中枢神经系统损害的几率明显高于 ACL 抗体阴性者,ACL 抗体阳性的 SLE 女性患者因血小板凝集功能增强,血栓素增加,更易形成血栓,妊娠时易发生流产。血清及脑脊液中 ACL 抗体的检测有助于神经精神性狼疮患者的临床诊断。

ACL 抗体在 RA 患者中的阳性率可达 33%~49%,幼年型 RA 患者可达 42%~59%,ACL 抗体检测是了解疾病进展及是否伴发 APS 的实验室指标。

在急性脑血管病患者中高水平的 IgG 型 ACL 抗体是预后不良的危险信号,ACL 抗体水平降低,病情好转;复发性脑梗死患者血清中 ACL 抗体水平高于原发性脑梗死患者,ACL 抗体阳性是脑出血及脑梗死的危险因素。

在孕妇中,ACL 抗体阳性者发生反复自然流产的概率是阴性者的 8 倍。

(八)抗平滑肌抗体测定

【原理】 抗平滑肌抗体(anti-smooth muscle antibody, ASMA)是主要针对平滑肌多种细胞骨架成分,包括多种肌动蛋白、肌球蛋白和微管等的自身抗体。通常采用大鼠的胃、肾或肝组织作为底物基质片,反应后可在荧光显微镜下观察平滑肌组织纤维的荧光进行检测。

【检测方法】 间接免疫荧光法

【参考区间】 阴性

【临床意义与评价】 ASMA 抗体阳性的主要临床意义是:①是 I 型 AIH 的血清学标志抗体,在 I 型 AIH 中 ASMA 的阳性检出率可达 90%,而高滴度的 ASMA(大于 1:1000)对诊断 AIH 的特异性可达 100%;抗 F- 肌动蛋白抗体比笼统的 ASMA 对 AIH 的诊断特异性更高,而且抗 F- 肌动蛋白抗体阳性的患者往往发病年龄更早,对激素治疗的反应性更差,预后也相对较差。这类患者更容易发展为肝硬化、肝衰竭,需要肝移植的概率也更大;②在 AIH 患者中,ASMA 主要为 IgG 型,而在原发性胆汁性肝硬化与 AIH 重叠时,常以 IgG 和 IgM 型的 ASMA 同时出现,在肝外胆汁淤积、药物诱发性肝病及肝细胞癌患者中,ASMA 的阳性检出率极低,而且常以较低滴度存在;③ASMA 在急、慢性病毒性肝炎时易出现,慢性活动性肝炎患者 ASMA 阳性率高达 80% 以上;急性病毒性肝炎早期 ASMA 检出率约 80%,且早于乙型肝炎病毒表面抗原(hepatitis B virus surface antigen, HBsAg)出现,但持续时间短,2~3 个月内明显减低,而且此抗体与病毒性肝炎类型无关。

(九)淋巴细胞免疫表型检测

【原理】 淋巴细胞免疫表型检测是鉴别不同淋巴细胞的手段。通常采用淋巴细胞分化抗原的 CD(Cluster of differentiation)系统或细胞表面表达分子进行分类。HLA-B27 主要是 AS 患者 T 淋巴细胞高表达的一种表面分子。

【检测方法】 流式细胞术

【参考区间】 阴性

Notes

【临床意义与评价】 AS 患者 HLA-B27 阳性率高达 90%~96%,而普通人群 HLA-B27 阳性率仅 4%~9%,HLA-B27 也可能在其他血清阴性脊柱关节疾病(如银屑病性关节炎、反应性关节炎和肠性关节炎)中出现阳性。

目前对于 AS 没有一个特异的生物标志物,通过流式细胞术检测 HLA-B27 的方法可排除其他细胞的干扰,结果分析客观、重复性高、标本用量少,现为国际上检测 HLA-B27 的常规方法。

第三节 风湿性疾病的实验诊断

风湿性疾病的实验室诊断中最具特异性的实验室指标为自身抗体检测。下面介绍几种常见的风湿性疾病的实验诊断。

一、类风湿关节炎

类风湿关节炎(rheumatoid arthritis,RA)是一种慢性、反复发作、主要累及关节部位的系统性致残性自身免疫性疾病,发生率为 1%~3%,女性:男性为 3:1。患者在发病第二年即可出现不可逆的骨关节破坏。

检测项目选择与实验诊断路径 美国风湿病学会(ACR)对 RA 的诊断标准主要依据临床表现(累及关节数及滑膜炎)和实验室检测(RF、抗 CCP 抗体、CRP 及 ESR 检测)进行综合诊断。当患者疑诊为 RA 时,除临床表现之外,实验室检测对于 RA 的诊断至关重要。首先应检测诊断标准中的两类指标,即炎性标志物(CRP 和 ESR)及两个自身抗体(RF 及抗 CCP 抗体)。当两个炎性指标均为阴性,则应考虑骨性关节炎或其他关节性疾病;若 CRP 和(或)ESR 阳性时,则结合 RF 及抗 CCP 抗体的阳性结果即可基本诊断 RA。此外,由于并非所有的 RA 患者 RF 和(或)抗 CCP 抗体会出现阳性,其他自身抗体如抗角蛋白抗体(AKA)和抗核周因子对 RA 的诊断具有重要意义。

临床应用

1. CRP 和 ESR 它们是两个非特异性炎性指标,RA 作为一种自身免疫性炎症,CRP 和 ESR 均会出现阳性。在感染性炎症及其他自身免疫性疾病中 CRP 和 ESR 均会升高。因此,诊断 RA 必须结合相对特异的自身抗体进行综合诊断。

2. RF 是最早使用进行诊断 RA 的自身抗体。RF 在 RA 患者中常呈现阳性,持续高滴度 RF 常提示 RA 疾病活动,且骨侵蚀发生率高,常可伴有皮下结节或血管炎等全身并发症,提示预后不佳。随着 RF 滴度的增高,其对 RA 的诊断特异性增强,高滴度说明患者处于活动期,但滴度高低与疾病严重程度并不呈比例关系。RF 阴性不能排除 RA,必须结合其他实验室检测指标及临床体征进行综合分析。在其他自身免疫性疾病中也可出现 RF 阳性,正常人群也可出现低阳性率,且随年龄增大阳性率逐渐增加。

3. 抗 CCP 抗体 是近年来发现对 RA 具有高度特异性的抗体(约 96%)。抗 CCP 抗体主要为 IgG 类抗体,在 RA 的早期阶段即可出现阳性,在已确诊的 RA 患者中,抗 CCP 抗体阳性者较阴性者更易发展为多关节损伤,提示抗 CCP 抗体的含量与 RA 病情严重程度及发展相关。抗 CCP 抗体的特异性高于 RF,敏感性略低于 RF,抗 CCP 抗体阳性通常早于 RF 出现,甚至在亚临床阶段即可呈阳性,提示其协助早期诊断 RA 的特异性可大大提高。有研究报告 RA 患者抗 CCP 抗体长期高水平阳性,提示患者的关节损伤将更重。抗 CCP 抗体检测在 RA 的早期诊断、治疗和预后判断中具有重要的临床意义。

4. AKA 与 RA 的病情严重程度相关,它的出现提示预后不良。

RA 检出的常见自身抗体及其发生率见表 14-6。若实验室检测指标不支持 RA 诊断,则需临床医生综合分析或进一步随访观察。

Tab.14-6　Several autoantibodies in rheumatoid arthritis

Autoantibodies	Percentage
IgM-RF	80%
anti-CCP antibodies	60%~80%
anti-histone antibodies	15%~50%
anti-ssDNA antibodies	8%
anti-keratin antibody	36%~59%
anti-type II collegen antibodies	50%

二、系统性红斑狼疮

系统性红斑狼疮(systemic lupus erythematosus,SLE)是一种典型的自身免疫性疾病,它的发病与家族遗传、紫外线照射、体内雌激素水平、某些药物、食物及感染有关。SLE的表现多种多样:反复高热或长期低热,面颊部蝴蝶形红斑或盘状红斑,口腔黏膜点状出血、糜烂或溃疡,关节肿胀、酸痛。SLE还常常侵犯胸膜、心包、心腔、肾脏,对神经系统、血液系统、消化系统造成不同程度的损害。SLE患者血清中通常可检测到以ANA为代表的多种自身抗体,且同一患者体内常可检测到多种自身抗体。这些自身抗体与相应抗原结合形成的免疫复合物可沉积在心血管结缔组织、肾小球基底膜、浆膜和多种脏器小血管壁上并激活补体,吸引中性粒细胞和淋巴细胞造成多器官组织的慢性炎性损伤。

检测项目选择与实验诊断路径　美国风湿病协会SLE分类诊断标准包括临床标准11条,免疫标准6条(即ANA阳性、抗Sm抗体阳性、抗dsDNA抗体阳性、抗磷脂抗体阳性、低补体、直接Coombs试验阳性),符合4项或以上者,其中必须有一条临床标准和一条免疫标准,即可诊断为SLE。肾脏损伤是SLE的最主要并发症和死亡原因,因此,当患者确诊SLE后,应监测患者肾功能情况,以便及时干预,减缓病情发展。当患者疑诊为SLE时,首先应检测诊断标准所提及的免疫学指标,即ANA、抗磷脂抗体(主要为抗心磷脂抗体)、补体及直接Coombs试验。由于ANA是一种筛选性实验,即当ANA阴性时,抗Sm抗体和抗dsDNA抗体阳性可能性不大,ANA阴性的SLE患者仅为5%,须进一步结合其他实验室检测指标进行综合分析或随访。若ANA为阳性,则需进一步检测抗Sm抗体和抗dsDNA抗体,若两抗体单独阳性或同时阳性均提示患者可能患SLE。此外,抗rib-P抗体、抗增殖细胞核抗原抗体(anti-proliferating cell nuclear,PCNA)和AnuA对SLE的诊断具有重要意义。此外,SLE患者也能产生针对特异器官和细胞表面抗原的抗体,如抗血小板抗体和抗红细胞抗体,分别导致血小板减少性紫癜和溶血性贫血。

临床应用　目前与SLE诊断相关的自身抗体主要有:

1. **ANA**　是诊断SLE的首选筛选性实验,95%以上未经治疗的SLE患者均可检出ANA,但ANA不是SLE的特异性自身抗体,ANA也可见于DIL、MCTD、RA和SSc等其他风湿性疾病,在感染、肿瘤及少数正常人中也可出现低滴度的ANA。ANA阳性需进一步做确诊试验,以确定自身抗体种类及含量,通常低滴度水平的自身抗体不具有临床意义。另有约5%的SLE患者ANA可为阴性,临床诊断时应结合确诊试验和临床症状进行综合分析。ANA滴度与SLE的活动性无相关性。

2. **抗dsDNA抗体、抗Sm抗体、抗rib-P抗体**　三种自身抗体均为SLE的特异性标志抗体,怀疑SLE患者,ANA筛选结果为阳性患者需进一步检测这三种抗体,三种自身抗体中的一种或以上阳性时,则支持SLE的诊断;抗体阳性种类越多,其诊断预示价值越大,但阴性并不能排除SLE;抗dsDNA抗体作为SLE的诊断标准之一,其与SLE的疾病活动度平行,冲击治疗时,该抗体滴度会显著降低,甚至转为阴性;抗Sm抗体同样作为SLE的诊断标准之一,其浓度水平与

Notes

SLE 疾病的活动度无关,但具有高度诊断特异性;抗 rib-P 抗体与中枢神经损伤型 SLE 相关。

3. 抗 PCNA 抗体　为 SLE 另一标志性抗体,对 SLE 有很高的特异性,该抗体很少见于其他疾病,但其检测灵敏度仅为 3%~6%;有研究表明,抗 PNCA 抗体可能与 SLE 患者发生弥漫性增殖性肾小球肾炎相关。

4. AnuA　对 SLE 诊断的特异性大于 98%,SLE 中的阳性率为 70%~90%,其阳性率高于抗dsDNA 抗体,对于非活动期的患者,该抗体的出现比抗 dsDNA 抗体早,因此,检测该抗体不但有助于提高 SLE 的诊断率,还有助于早期诊断;此外,该抗体还是 SLE 病情恶化的早期标志,定期检测有助于病情观察。

5. ACL　ACL 阳性的 SLE 患者发生血管炎、溶血性贫血、心脏及中枢神经系统损害的几率明显高于 ACL 阴性者。SLE 常见的自身抗体见表 14-7。

Tab.14-7　Common autoantibodies in systemic lupus erythematosus(SLE)

Autoantibodies	Percentage
anti-dsDNA antibodies	60%~90%
anti-ssDNA antibodies	70%~95%
anti-histone antibodies	30%~70%
anti-Sm antibodies	10%~30%
anti-SSA antibodies(anti-Ro60)	20%~60%
anti-SSB antibodies	10%~20%
anti-ribosome antibodies	10%
anti-erythrocyte antibodies	10%~65%
anti-platelet antibodies	75%~80%

三、干燥综合征

干燥综合征(Sjögren syndrome,SS)是一种以侵犯泪腺和唾液腺等外分泌腺、具有高度淋巴细胞浸润为特征的弥漫性结缔组织病。SS 最常见的症状是口、眼干燥。临床上常伴有内脏损害而出现多种临床表现。该病可分为原发性 SS 和继发性 SS。后者指除了口眼干燥症外还伴有其他自身免疫性疾病。本文主要介绍原发性 SS。SS 患者体内的自身抗体和腺体的生发中心样结构提示免疫应答的紊乱,进一步通过细胞因子和炎症介质造成组织损伤。SS 患病率约为0.3%~0.7%,随年龄增高,患病率可高达 3%~4%。

检测项目选择与实验诊断路径　目前诊断 SS 的分类诊断标准主要包括口眼部临床表现、唾液腺受损试验、组织病理学检查及实验室检测指标(抗 SSA 抗体和抗 SSB 抗体)。由于 ANA为抗 SSA 抗体及抗 SSB 抗体的筛选性实验,当某患者疑诊为 SS 时,首先选择 ANA 检测,若阳性再进一步检测抗 SSA 抗体及抗 SSB 抗体。此外,其他自身抗体也可对 SS 进行辅助诊断。

临床应用

1. 抗 SSA 和抗 SSB 抗体　是 SS 的诊断标准之一。由于抗 SSA 抗体分为抗 Ro52 抗体和抗 Ro60 抗体,SS 诊断标准中的抗 SSA 抗体指抗 Ro60 抗体。但鉴于该抗体特异性较差,在许多非 SS 患者中均可出现阳性,因此,该抗体只在怀疑为 SS 患者中起支持性诊断作用。而抗 SSB抗体具有较高的特异性,临床实践中,抗 SSB 抗体通常和抗 Ro60 抗体同时出现,当两者均为阳性时,对 SS 具有更高的诊断价值。

2. ANA　由于抗 Ro60 抗体和抗 SSB 抗体作为 ANA 的一种类型,理论上,ANA 阴性,抗SSA 抗体和抗 SSB 抗体阳性可能性较小,因此,ANA 可作为实验室诊断 SS 的首选实验。若ANA 阳性,且其荧光模型表现为颗粒型时,再进一步检测抗 SSA 和抗 SSB 抗体。

3. 其他 90%以上 SS 患者有多克隆免疫球蛋白水平的明显升高,其他一些自身抗体可出现在 SS 患者中,原发性 SS 常见的自身抗体及发生率见表 14-8。

Tab.14-8 Common autoantibodies in Sjögren's syndrome

Autoantibodies	Percentage
ANA	50%~80%
anti-SSA antibodies	40%~70%
anti-SSB antibodies	30%~50%
RF	60%~90%
anti-ssDNA antibodies	13%

四、多发性肌炎和皮肌炎

多发性肌炎(polymyositis,PM)和皮肌炎(dermatomyositis,DM)是指一组以对称性近端肌无力和骨骼肌特发性炎症为主要临床表现的炎性肌病。目前认为 PM/DM 是由免疫介导的,在特定的遗传背景下,由环境因素触发,以横纹肌为主要靶组织的自身免疫性疾病,其常累及多脏器和结缔组织。

检测项目选择与实验诊断路径 目前临床诊断 PM 主要依据临床表现(近端肌无力)、病理活检(横纹肌肌纤维变性和间质炎症)及其他辅助检查(骨骼肌源性的肌酶增高、肌电图示肌源性改变)进行诊断,再加上皮疹可诊断为 DM。实验室诊断指标对于 PM/DM 诊断至关重要。但由于血清肌酶增高指标并不特异,各种肌病(如进行性肌营养不良发作期、病毒性心肌炎、挤压综合征等严重肌肉损伤)及心肌梗死均可引起肌酶升高。但 PM/DM 患者可出现免疫学特征:①ANA 阳性检出率为 30%~50%,荧光模型为胞浆型或核质细颗粒型;②ANA 谱检测血清中抗 Jo-1 抗体和抗 Mi-2 抗体阳性;③疾病活动期患者有多克隆免疫球蛋白水平的明显升高。因此,当疑诊 PM/DM 患者时,应进行肌酶、ANA、免疫球蛋白、炎性指标及相关自身抗体的检测,特别是抗 Jo-1 抗体和抗 Mi-2 抗体对于该病诊断具有一定的特异性。

临床应用 自身抗体检测对 PM/DM 的诊断具有辅助诊断价值。

1. ANA 是诊断 PM/DM 另外两种特异抗体(抗 Jo-1 和抗 Mi-2 抗体)的筛选实验,在 PM/DM 中的阳性率为 30%~50%,由于 ANA 会在很多自身免疫疾病患者血清中出现,其对 PM/DM 的诊断特异性较低。在临床实践中,由于 ANA 和抗 Jo-1 抗体检测方法敏感度不同,约 4% 左右患者会出现 ANA 阴性但抗 Jo-1 抗体阳性,因此,建议对于怀疑 PM/DM 的患者应同时检测 ANA、抗 Jo-1 抗体和抗 Mi-2 抗体。

2. 抗 Jo-1 抗体 在 PM/DM 中的阳性率为 25% 左右。抗 Jo-1 抗体阳性的典型患者可出现如下症状:多发性肌炎、多关节滑膜炎、关节痛、非侵袭性变性关节炎、腱鞘炎和肺泡/肺纤维化,临床将其称为抗 Jo-1 综合征或抗合成酶综合征。

3. 抗 Mi-2 抗体 在 PM 患者中阳性率为 20%,DM 患者阳性率为 10%,该抗体对 PM/DM 的敏感性较低,但特异性大于 90%。抗 Mi-2 抗体阳性的患者偶见合并抗合成酶综合征。抗 Mi-2 抗体阳性的患者对治疗反应效果较好。

五、原发性胆汁性肝硬化

原发性胆汁性肝硬化(primary biliary cirrhosis,PBC)是一种多因素的自身免疫性疾病,其致病原因尚不明确,好发于中老年女性,可导致慢性进行性胆汁淤积性肝病。PBC 患者临床可无任何症状,也可表现为乏力、瘙痒、黄疸。

检测项目选择与实验诊断路径 PBC 的诊断标准主要包括患者临床表现和实验室检测指

标。实验室检测指标包括肝脏生化指标(包括碱性磷酸酶(alkaline phosphatase,ALP)、谷氨酰转移酶(γ-glutamyl transpeptidase,GGT);抗线粒体抗体(anti-mitochondrial antibody,AMA)尤其是抗 M2 亚型的抗线粒体抗体(AMA-M2)。AMA-M2 抗体可在临床症状和肝功能异常前数年出现。当患者疑诊为 PBC 时,首先应排除病毒性肝炎的可能,再进行肝酶及抗线粒体抗体的检测,也有研究显示 PBC 患者可检出抗 gp210 抗体和抗 SP100 抗体等新发现自身抗体。

临床应用　PBC 与病毒性肝炎、自身免疫性肝炎(autoimmune hepatitis,AIH)的临床表现相似,但治疗策略不同。实验室检测指标有助于该病的诊断和鉴别诊断。由于我国慢性活动性肝炎(胆淤型)较 PBC 更多见,凡有胆淤及组织学上胆管异常的患者,首先应检查肝炎病毒,以排除慢活肝,短期皮质激素治疗的效果观察有助于区别这两种病。另外也应考虑药物性肝炎对 PBC 诊断的干扰。PBC 患者 AMA-M2 阳性率约为 90%~95%,可对患者进行支持性诊断。此外,由于胞浆型 ANA 可以提示 AMA-M2 的存在,因此,临床实践中,通常检测 ANA 作为 AMA-M2 的提示性实验。另外,AMA 阴性的 PBC 患者中抗 gp210 抗体阳性率可达 50%,抗 gp210 抗体诊断 PBC 的特异性达 99%,并且可作为 PBC 患者的预后指标,阳性提示预后不良;抗 Sp100 抗体靶抗原为分子量 100kd 的可溶性酸性磷酸化核蛋白,该抗体在 PBC 中的特异性约为 97%,其敏感性为 10%~30%。

六、自身免疫性肝炎

自身免疫性肝炎(autoimmune hepatitis,AIH)是一类以自身免疫反应为基础,以多种自身抗体、高免疫球蛋白血症为特征的慢性肝脏免疫炎性疾病。此病多见于女性,任何年龄均可发病。AIH 的临床表现类似于其他慢性活动性肝病,疾病未及时控制可进展为肝硬化。

检测项目选择与实验诊断路径　AIH 按照临床表现和血清学不同可分为Ⅰ、Ⅱ、Ⅲ和重叠综合征四型。该病的临床表现极易与 PBC、原发性硬化性胆管炎(primary sclerosing cholangitis,PSC)和慢性丙型肝炎相混淆。AIH 患者多伴有以 IgG 升高为主的多克隆免疫球蛋白升高。对于怀疑为 AIH 的患者,首先应排除病毒性肝炎的可能性,然后检测与肝功能有关的酶、免疫球蛋白,再通过检测 PBC 相关自身抗体(AMA-M2、gp210 抗体及 SP100 抗体)以对其进行鉴别诊断,最后通过检测 ANA、ASMA、抗肝肾微粒体抗体(LKM)、抗肝细胞胞浆抗原 1 型抗体(LC-1)、抗可溶性肝抗原抗体(anti-SLA)/抗肝胰抗体(anti-LP)进行自身免疫肝炎分型。

临床应用　自身免疫性肝炎是基于肝炎的基础上进行分类诊断。

1. **ANA**　在自身免疫性肝炎的分类诊断必不可少,但 ANA 并不具有诊断特异性。ANA 阳性与Ⅰ型 AIH 有关。

2. **ASMA**　约有 85% 的Ⅰ型 AIH 患者中可以检测到 ASMA,高滴度的 ASMA 对Ⅰ型 AIH 有重要的诊断意义,部分Ⅰ型 AIH 患者血清中可检测出抗肌动蛋白抗体。

3. **抗 LKM**　包括三种与微粒体酶细胞色素 P450 反应的亚型抗体,其中抗 LKM-1 抗体被认为是Ⅱ型 AIH 的特异性抗体,敏感性为 90%。抗 LC-1 抗体为Ⅱ型 AIH 的另一个特异性抗体,其阳性率大于 30%,在Ⅱ型 AIH 血清中可与 LKM-1 同时存在,也可单独作为诊断指标。

4. **抗 LC-1 抗体**　其滴度与Ⅱ型 AIH 的疾病活动具有相关性,为 AIH 的疾病活动标志及预后指标。

5. **抗 SLA/抗 LP**　为Ⅲ型自身免疫性肝炎的高度特异性抗体。

七、强直性脊柱炎

强直性脊柱炎(ankylosing spondylitis,AS)是以骶髂关节和脊柱附着点炎症为主要症状的疾病。AS 患者四肢大关节、椎间盘纤维环及其附近结缔组织纤维化和骨化,是以脊柱为主要病变部位的慢性病,累及骶髂关节,引起脊柱强直和纤维化,造成不同程度眼、肺、肌肉、骨骼病变,属

Notes

自身免疫性疾病。该病病因尚不明确，可能与遗传和种族有关。

检测项目选择与实验诊断路径　AS 的诊断主要依据临床表现和影像学检查，目前尚无较好的实验室检测指标，HLA-B27 与 AS 呈强相关。检测 HLA-B27 有助于 AS 诊断。常规血液学检查没有特异性改变。ESR 或 CRP 水平与疾病活动程度不相关。

临床应用　我国 AS 患者 HLA-B27 阳性率达 90%。多数成年病人根据临床表现和病史即可诊断；对于有慢性炎性背痛的青少年，特别是缺乏足够的骶髂关节炎影像学证据时，HLA-B27 检测有助于 AS 诊断。AS 的诊断一般不单独依靠 HLA-B27，但据流行病学调查显示，AS 患者 HLA-B27 阳性率高达 90%，而普通人群 HLA-B27 阳性率仅 4%~9%，表明 HLA-B27 与 AS 具有明显的相关性，可作为 AS 诊断的重要参考指标。HLA-B27 是一项遗传学检查，在大于 90% 的确诊的强直性脊柱炎患者中，HLA-B27 检测结果为阳性，但反之不然。HLA-B27 也可能在其他相关疾病（如银屑病性关节炎、反应性关节炎和肠性关节炎）中出现阳性。同时，正常人群中亦有 4%~8% 的人 HLA-B27 阳性。故 HLA-B27 结果仅对怀疑 AS 的患者具有价值。由于 RA 临床症状与 AS 相似，易造成误诊，因此临床上常需检测针对 RA 较为特异的 RF、AKA 和抗 CCP 抗体等实验室指标与 AS 进行鉴别诊断。

本 章 小 结

　　风湿性疾病的实验诊断方法包括一般实验检测及自身抗体实验检测。自身抗体是许多自身免疫性疾病诊断的重要标志。每种自身免疫性疾病常伴有特征性的自身抗体谱。间接免疫荧光法检测的 ANA 结果及其荧光模型在自身免疫性疾病的临床诊断与鉴别诊断中具有重要的意义。ANA 谱中主要包括抗 Sm、抗 RNP、抗 SSA、抗 SSB、抗 Jo-1、抗 Scl-70、抗 rib-P 抗体及抗 dsDNA 抗体等，抗 Sm 抗体及抗 dsDNA 抗体是 SLE 的血清标志抗体；抗 SSA 抗体（抗 Ro60 抗体）和抗 SSB 抗体与 SS 密切相关；抗 Jo-1 抗体常见于 PM/DM；抗 Scl-70 抗体几乎仅见于进行性系统性硬皮病。针对特异性抗体检测的抗 ANA 谱是自身免疫性疾病实验室诊断的确诊试验。其他疾病相关的自身抗体还有：与小血管炎相关的抗中性粒细胞胞浆抗体、抗磷脂抗体；与 RA 相关的 RF、抗 CCP 抗体、AKA 等；与自身免疫性肝病相关的 ASMA、AMA 等。自身抗体已成为临床免疫的一大类重要实验室检测指标。在进行自身抗体检测时，应根据疑诊疾病的需要选择相应的检测项目，并采用实验室诊断思路，辅助临床医生对风湿性疾病的诊断及治疗。

（王兰兰）

参考文献

1. 王兰兰．尚红．实验诊断学．北京：人民卫生出版社，2014．
2. 王兰兰．医学检验项目选择与临床应用．第 2 版．北京：人民卫生出版社，2013．
3. 王兰兰．许化溪．临床免疫学检验．第 5 版．北京：人民卫生出版社，2012．
4. 粟占国．唐福林．凯利风湿病学．第 8 版．北京：北京大学医学出版社，2011．
5. Lothar Thomas．临床实验诊断学（结果的评估与应用）．上海：上海科学技术出版社，2004．

Notes

第十五章 免疫缺陷病与免疫增殖病实验诊断

内容提要

免疫器官、组织或细胞发育缺陷，或免疫功能失常或缺陷引起的疾病称为免疫缺陷病。由于免疫器官、免疫组织或免疫细胞异常增生所致的一组疾病称为免疫增殖病。本章主要包括两部分内容，一是围绕免疫缺陷病和免疫增殖病常用的实验检测指标，包括反映体液免疫功能的抗体和补体检测，反映细胞免疫功能的淋巴细胞数量和功能的检测，以及相关基因的检测。二是针对临床常见的先天性免疫缺陷病以及淋巴细胞白血病、淋巴瘤和浆细胞病等免疫缺陷病和免疫增殖病的病因病理、临床表现、实验室检查、诊断与鉴别诊断进行阐述。

第一节 概 述

免疫缺陷病是一组由于免疫系统发育不全或遭受损害所致的免疫功能缺陷引起的疾病。其最典型的临床症状表现为反复感染或严重感染。由于遗传因素或先天因素，使免疫系统在个体发育过程中的不同环节、不同部位受损所致的免疫缺陷病，称先天性免疫缺陷病，或称原发性免疫缺陷病。其中大多数与血细胞分化和发育有关，多发病于婴幼儿期，严重者导致死亡。先天性免疫缺陷病种类很多，常分为抗体缺陷、补体缺陷、吞噬功能缺陷、联合缺陷、T细胞缺陷等。

免疫增殖病主要表现有免疫球蛋白异常和免疫功能异常，包括良性增生和恶性增生两类，并以恶性增生性疾病为主。正常情况下，淋巴细胞受特异性抗原刺激后增殖分化，扩增的淋巴细胞克隆受机体反馈机制的抑制。淋巴细胞一旦逃脱机体正常的反馈控制就会异常增殖，这种增殖失控的状态是一种免疫病理状态，会引起免疫增殖病。在淋巴细胞分化成熟的每一阶段，均有可能过度增殖转化为免疫增殖病。依据增殖细胞表面存在的不同表面标志可以将免疫增殖病分为淋巴细胞白血病、淋巴瘤和浆细胞病。淋巴细胞白血病主要包括急性淋巴细胞白血病、慢性淋巴细胞白血病、大颗粒淋巴细胞白血病及毛细胞白血病四种。淋巴瘤是原发于淋巴结或淋巴组织的恶性肿瘤，组织学上将淋巴瘤分为霍奇金病和非霍奇金病两大类。浆细胞病是由单克隆浆细胞增生引起的恶性肿瘤或有可能发展为恶性的一组疾病。增生的单克隆浆细胞来源于B淋巴细胞，合成和分泌过量的单克隆免疫球蛋白是浆细胞病共有的特征。浆细胞病包括多发性骨髓瘤、巨球蛋白血症、重链病、意义未明的单克隆丙种球蛋白血症和原发性淀粉样变等。

第二节 常用的实验检测

一、体液免疫检测

(一) 抗体测定

1. IgG、IgA、IgM(immunoglobulin G，immunoglobulin A，immunoglobulin M)测定

【原理】 目前定量测定免疫球蛋白最常用的主要为免疫比浊法。免疫比浊法是根据抗原

和抗体形成的复合物粒子对光的散射和吸收度来判断待测抗原的量。测定散射光强度的方法称为散射比浊,测定吸收光强度的方法称透射比浊。

【检测方法】 免疫散射比浊法

【参考区间】 免疫比浊法:IgG 8~15g/L;IgA 0.9~3g/L;IgM 0.5~2.5g/L

【临床意义与评价】 血免疫球蛋白变化的临床意义见表 15-1。

Tab. 15-1   Changes of sera levels of IgG,IgA,IgM in varied diseases

IgG	IgA	IgM	Diseases
↑↑	↑↑	↑↑	infectious diseases,subacute bacterial endocarditits,chronic active hepatitis,liver cirrhosis
↑↑	N	N	multiple myeloma(IgG type),systemic lupus erythematosus,chronic active hepatitis,hyper-gamma-globulinemic purpura,Addison's disease,multiple myositis
N	↑↑	N	multiple myeloma(IgA),acute nephritis,pyelonephritis,tuberculous bronchiectasis,endogenous asthma,emphysema,dermatomyositis,ulcerative colitis
N	N	↑↑	macroglobulinemia,congenital rubella,parasite disease,acute phase of primary biliary cirrhosis
↑↑	N	↑	chronic active hepatitis,systemic lupus erythematosus,scleroderma,malaria,leprosy
↑	↑↑		acute pyelonephritis,alcoholic hepatitis,rheumatic fever,Jogren syndrome,nodular liver cirrhosis
↑	↑	↑↑	hepatitis,parasite disease,mycoplasma infection,typhus,MCV infection,rubella,infectious mononucleosis
↓	↓	↑	hypo-gamma-globulinemia,kidney disease,protein-loss bowel disease,bone marrow dysfunction

N:represents normal,↑:increasing,↑↑:significant increasing.

尿免疫球蛋白升高:Ig 是一种大分子蛋白,正常情况下,由于肾小球基底膜的选择性功能,不易透过。当尿中大量出现 Ig 等大分子蛋白时,说明肾小球基底膜已丧失选择功能。尿 Ig 主要用于肾功能恶化和预后的指标。

2. 血清 IgE(immunoglobulin E)测定

【原理】 IgE 是种系进化过程中最晚出现的 Ig。在正常人血清中 IgE 的含量极低,仅占血清 Ig 总量的 0.002%,为五类免疫球蛋白中最少的一类。但在过敏性疾病和某些寄生虫感染病人血清中特异性 IgE 含量显著增高。

【检测方法】 酶免疫法、免疫比浊法 、微粒子化学发光法

【参考区间】 ELISA 0.0001~0.009g/L;

微粒子化学发光法 0.1~150IU/ml;

【临床意义与评价】 IgE 增高见于 IgE 型多发性骨髓瘤(MM),特发性哮喘、皮炎等过敏性疾病、系统性红斑狼疮(SLE)、肝炎、寄生虫病、类风湿性关节炎、嗜酸粒细胞增多症以及真菌感染等;IgE 降低见于原发性无丙球蛋白血症、共济失调 - 毛细血管扩张症、肿瘤及化疗药物应用后。

(二)补体测定

1. 总补体溶血活性(50% hemolytic unit of complement,CH$_{50}$)测定

【原理】 利用补体的免疫溶细胞反应,当补体与靶细胞膜结合时,可引起靶细胞损伤、溶解。将绵羊红细胞(SRBC)用特异性抗体包被(致敏),此致敏 SRBC 与被测血清在体外混合时,通过使 C1 活化而激活补体传统途径,导致 SRBC 溶解。被测血清中的补体含量与溶血程度呈正相关,但并非直线关系,而是成一条 S 形曲线。在溶血率小于 20% 或大于 80% 时,补体量变化即使很大,溶血程度变化也不显著,故测定补体溶血活性时,均以 50% 溶血为终点,以 CH50

Notes

单位/ml 表示。1 个 CH50 单位是指在标准条件下裂解 5×10^7 个致敏 SRBC 的补体量。C1~C9 任何一个成分缺陷均可使 CH50 水平降低。但单个补体成分的蛋白含量下降到正常水平的 50%~80%,CH50 不一定表现变化。

【检测方法】 平皿法

【参考区间】 50~100KU/L

【临床意义与评价】 CH50 活性增高常见于各种急性期反应,如急性炎症(风湿热急性期、结节性动脉炎、皮肌炎、伤寒、天花、麻疹、黄热病、肺炎、急性心肌梗死、甲状腺炎、阻塞性黄疸等)、组织损伤与肿瘤特别是肝癌等。

CH50 活性减低可由先天性和后天性因素引起,先天性补体缺乏症比较少见,可由补体基因缺损或基因突变引起,主要导致补体成分或调节成分缺陷。后天因素主要由消耗增多、合成减少等因素引起,见于急性肾小球肾炎、SLE、大面积烧伤、冷球蛋白血症、严重感染、肝炎、肝硬化、组织损伤缺血等。

机体发生炎症时,补体值可以增高,但在多种自身免疫性疾患和变态反应性疾患,补体值往往下降。

2. 旁路途径的溶血活性(alternative pathway CH_{50},AP- CH_{50})测定

【原理】 用含 Mg^{2+} 的 EDTA 稀释被测血清,螯合 Ca^{2+},阻断传统活化途径;再用未致敏家兔红细胞(RE)激活旁路途径。RE 使旁路途径活化的机制不明,可能与其细胞膜上鞣酸含量低有关。将眼镜蛇毒因子包被于鞣酸处理的红细胞上,可激活旁路途径。C5~9 附着于细胞膜上,导致溶血。溶血程度与血清中旁路途径的活性呈正相关,但不是直线关系,而是 S 形曲线关系。

【检测方法】 试管法

【参考区间】 21.7 ± 2.7KU/L

【临床意义与评价】 增高多见于某些自身免疫性疾病、甲亢、感染、肾病综合征、慢性肾炎、肿瘤等;降低则见于急性肾炎、肝硬化、慢性活动性肝炎等。

3. 单个补体成分的测定

【原理】 在 30 多种补体成分中,主要检测 C3、C4、B 因子和 C1 酯酶抑制物,测定方法可分为溶血法检测单个补体成分的溶血活性,免疫化学法测定其含量。检测单个补体成分的溶血活性时,需在致敏 SRBC(EA)上结合补体成分,制成媒介细胞,再进行溶血活性测定。而单个补体成分的免疫化学定量是将单个补体成分分离、纯化、免疫动物,制成单相抗血清,再用相应方法检测。

【检测方法】 单向(环状)免疫扩散法、火箭免疫电泳、免疫比浊法测定、免疫比浊法。

【参考区间】 C3 0.85~1.70g/L(免疫比浊法);C4 0.22~0.34g/L(免疫比浊法);C1q 0.197 ± 0.04g/L(单向免疫扩散法);B 因子 0.1~0.4g/L(单向免疫扩散法)。

【临床意义与评价】 补体 C3、C4 的临床意义相似,增高常见于某些急性炎症或传染病早期,如风湿热急性期、心肌炎、心肌梗死、关节炎等;降低常见于:①补体合成能力下降,如慢性活动性肝炎、肝硬化、肝坏死等;②补体消耗或丢失过多,如活动性红斑狼疮、急性肾小球肾炎早期及晚期、基底膜增生型肾小球肾炎、冷球蛋白血症、严重类风湿性关节炎、大面积烧伤等;③补体合成原料不足,如儿童营养不良性疾病;④先天性补体缺乏。

C1q 含量增高见于骨髓炎、类风湿关节炎、系统红斑狼疮(SLE)、血管炎、硬皮病、痛风、活动性过敏性紫癜;降低见于活动性混合性结缔组织病。

各种肿瘤病人血清中 B 因子含量显著高于正常人,血清 B 因子含量减低的疾病包括系统性红斑狼疮、肾病综合征、急或慢性肾炎、混合结缔组织病、急或慢性肝炎、肝硬化、荨麻疹、风湿性心脏病等,在这些疾病中,由于补体旁路被激活,使 B 因子消耗。

二、细胞免疫检测

淋巴细胞是构成机体免疫系统的主要细胞群体,异质性是其显著特征,可分为许多表型和功能不同的群体,如 T 细胞、B 细胞、K 细胞、NK 细胞等。这些淋巴细胞及其亚群在免疫应答过程中相互协作、相互制约,共同完成对抗原物质的识别、应答和清除,从而维持机体内环境的稳定。

(一)细胞表型分析

1. T 细胞分化抗原(cluster of differentiation,CD)检测

【原理】 将抗人 T 细胞 CD3、CD4、CD8 分子的单克隆抗体标记上荧光素(如 FITC),直接与人淋巴细胞反应,或将这些单克隆抗体(第一抗体)先与细胞表面相应分子特异性结合,再用荧光素标记的第二抗体和结合在 T 细胞膜表面的鼠单克隆抗体结合,在荧光显微镜下观察或用流式细胞仪分析(FACS),即可检测出相应膜分子阳性的细胞。

【检测方法】 流式细胞术、荧光显微镜检测

【参考区间】 $CD3^+$ T 细胞:$(69.40 \pm 4.86)\%$;$CD4^+$ T 细胞:$(41.17 \pm 5.28)\%$;$CD8^+$ T 细胞:$(24.58 \pm 4.02)\%$。

【临床意义与评价】 $CD4^+$ 细胞减少的疾病有巨细胞病毒感染、慢性活动性肝炎、麻疹急性期、AIDS 等;$CD8^+$ 细胞增高的疾病有传染性单核细胞增多症急性期、乙型肝炎急性期等,以上疾病还同时表现 $CD4^+/CD8^+$ 比值降低;$CD4^+/CD8^+$ 比值升高的疾病有肺腺癌、扁平上皮癌、SLE 活动期、RA 等。

2. B 细胞膜表面免疫球蛋白检测

【原理】 B 细胞膜表面免疫球蛋白(surface membrane immunoglobulin,SmIg)又称 B 细胞抗原受体(BCR),是 B 细胞的特征性表面标志,其类别随 B 细胞发育阶段的不同而变化。检测采用荧光标记的抗不同类型 Ig 的单克隆抗体,与 B 细胞作用后,在荧光显微镜下计数荧光细胞的百分率。

【检测方法】 流式细胞术、荧光显微镜检测

【参考区间】 SmIg 阳性细胞:16%~28%;SmIgG 阳性细胞:4%~13%;SmIgM 阳性细胞:7%~13%;SmIgA 阳性细胞:1%~4%;SmIgD 阳性细胞:5%~8%;SmIgE 阳性细胞:0%~1.5%。

【临床意义与评价】 ①SmIg 阳性细胞升高:常见于 B 细胞恶性增殖性疾病,如毛细胞白血病、慢性淋巴细胞白血病、巨球蛋白白血病等。②SmIg 阳性细胞降低:主要与体液免疫缺陷有关,常见于性联丙种球蛋白缺乏症、严重联合免疫缺陷病等。

3. B 细胞分化抗原检测

【原理】 B 细胞表面有多种分化抗原,如 CD19、CD20、CD21、CD22 等。用各分化抗原相应的单克隆抗体,通过免疫荧光或流式细胞术进行检测,可获得各自阳性细胞的百分率。

【检测方法】 流式细胞术、荧光显微镜检测

【参考区间】 CD19 阳性细胞:11.74% ± 3.73%(FACS)。

【临床意义与评价】 ①CD19 阳性细胞增多:见于 B 细胞恶性增殖性疾病,如急性淋巴细胞白血病、慢性淋巴细胞白血病、多发性骨髓瘤等。②CD19 阳性细胞降低:多见于体液免疫缺陷病。

(二)细胞功能测定

1. T 细胞转化试验

【原理】 T 淋巴细胞与植物血凝素(PHA)等非特异性有丝分裂原或特异性抗原(曾经致敏 T 淋巴细胞的抗原)在体外共同培养时,细胞内核酸和蛋白质合成增加,同时细胞形态转化为母细胞。依据细胞的转化程度测定 T 细胞的免疫功能,称为淋巴细胞转化试验(lynphocyte transformation test,LTT)。临床免疫学检测大多数用 PHA 作为刺激原,通称 PHA 淋巴细胞转化

Notes

T 淋巴细胞转化试验。

【检测方法】　形态学计数法、^{3}H-TdR 掺入法、MTT 比色分析法

【参考区间】　①形态学计数法：T 淋巴细胞转化率为(60.1±7.6)%，50% 以下为转化低下；②^{3}H-TdR 掺入法：刺激指数 SI>2 为有意义，SI<2 为淋巴细胞转化率降低；③MTT 比色分析法：SI>2 为有意义。

【临床意义与评价】　①淋巴细胞转化率少有增高者，偶见于唐氏(Down)综合征时；转化率降低常见于细胞免疫缺陷或功能低下者，如恶性肿瘤、重症结核、重症真菌感染、瘤型麻风、运动失调性毛细血管扩张症、霍奇金病、淋巴瘤、淋巴肉芽肿、Sjogren 综合征及慢性肝病、肝硬化等，接受放射治疗或使用免疫抑制剂治疗的患者淋巴细胞转化率也降低；②恶性肿瘤经治疗后，淋巴细胞转化率升高至正常，提示治疗有效，反之则疗效差，预后不良。

2. 自然杀伤细胞活性检测

【原理】　自然杀伤细胞(natural killer, NK)介导天然免疫应答，无抗原特异性，它不依赖抗体和补体即能直接杀伤多种肿瘤细胞，特别是造血系统肿瘤细胞以及受病毒感染的细胞等。

【检测方法】　放射性同位素法、胞浆乳酸脱氢酶释放法、流式细胞术

【参考区间】　胞浆乳酸脱氢酶释放法：27.5%~52.5%；^{51}Cr 释放法自然杀伤率：47.6%~76.8%；FACS：8.1%~25.6%。

【临床意义与评价】　①NK 细胞活性升高：常见于病毒感染早期、Down 综合征、接受器官移植者、宿主抗移植反应强烈者，常伴有 NK 活性增高；②NK 细胞活性降低：常见于恶性肿瘤、原发性淋巴细胞联合免疫缺陷病(SCID)、AIDS 和免疫抑制剂使用者等。

3. 抗体依赖性细胞介导的细胞毒(antibody-dependent cell-mediated cytotoxicity, ADCC)检测

【原理】　NK 细胞表面有 IgFc 受体，当 IgG 的 Fab 段与靶细胞膜上的抗原特异性结合后，抗体的 Fc 段发生构型改变而活化，与 Fc 受体结合，进而促使细胞释放一些细胞因子及发生颗粒胞吐，而致靶细胞死亡。

【检测方法】　同位素释放法、溶血空斑法、^{51}Cr 释放法

【参考区间】　阴性。

【临床意义与评价】　①活性升高：常见于抗体介导的 II 型变态反应性疾病，如自身免疫性血小板减少性紫癜、自身免疫溶血性贫血和粒细胞减少症等；②活性降低：常见于一些慢性消耗性疾病，如慢性肝病和肾衰等；免疫缺陷或功能低下者也表现为活性降低。

(三) 细胞因子测定

细胞因子(cytokines, CK)的种类繁多，根据其生物学作用各异，可将它们分为白细胞介素、集落刺激因子、干扰素、肿瘤坏死因子、转化生长因子、趋化因子等。细胞因子的检测无论是对免疫学、分子生物学的基础研究，还是对阐明某些疾病的发病机制，指导临床治疗均有重要意义。

1. IL-2 测定

【原理】　IL-2 主要由活化的 CD4$^+$ 细胞产生，通过自分泌和旁分泌作用于分泌 IL-2 的细胞本身或邻近的 CD4$^+$ 和 CD8$^+$ 细胞，是机体免疫网络中最重要的调节因子。因此，IL-2 活性的检测已成为评价机体免疫功能的重要指标之一。但体液中 IL-2 含量甚少，难以直接测定。通常检测 PHA 和 ConA 等丝裂原诱导单个核细胞在体外产生 IL-2 的能力来反映。

【检测方法】　生物细胞法、酶联免疫法。

【参考区间】　目前尚无统一的参考值。

【临床意义与评价】　IL-2 产生低下常见于：SLE、活动性 RA、AIDS、持续性全身性淋巴瘤、I 型糖尿病、活动性内脏利什曼病、尖锐湿疣等。接受免疫抑制治疗者和老年人 IL-2 产生也明显

下降。SLE 患者的 IL-2 产生与 IgG 产生呈负相关。

2. IL-6 检测

【原理】　IL-6 由多种淋巴类和非淋巴类细胞产生,具有多种生物学功能,在机体的免疫应答、骨髓造血及炎症反应中均起重要作用。

【检测方法】　MTT 法、ELISA 法

【参考区间】　<10ng/L。

【临床意义与评价】　IL-6 水平升高见于:①多克隆 B 细胞激活或自身免疫性疾病,如 RA、AIDS、SLE、Reiter 综合征、硬皮病、酒精性肝硬化、膜性增生性肾小球肾炎、银屑病;②淋巴细胞系肿瘤,如多发性骨髓瘤、淋巴瘤、何杰金病、Kaposi 肉瘤、心脏黏液瘤、宫颈癌;③其他,如烧伤、急性感染、移植排斥反应。

3. IL-8 检测

【原理】　IL-8 由单核 - 巨噬细胞、成纤维细胞、上皮细胞和内皮细胞等多种细胞产生,其主要生物活性是激活中性粒细胞。

【检测方法】　中性粒细胞趋化试验、多形核白细胞酶释放法、ELISA、原位免疫细胞化学测定法

【参考区间】　<10ng/L(ELISA 法)。

【临床意义与评价】　血清 IL-8 水平升高见于慢性斑状牛皮癣、RA、麻风、自发性肺纤维化和成人呼吸窘迫综合征患者。

4. IL-10 检测

【原理】　IL-10 由辅助性 T 细胞亚群 THl 和 TH2,单核细胞、巨噬细胞、B 细胞和角质细胞产生。其生物活性广泛,可选择性地抑制单核 - 巨噬细胞的某些功能,对 T 细胞、B 细胞等的功能亦有明显影响。

【检测方法】　生物活性测定、ELISA

【参考区间】　目前尚无统一的参考值。

【临床意义与评价】　非霍奇金淋巴瘤及卵巢癌等患者血清 IL-10 水平升高,其病理生理及临床意义未明。

5. 肿瘤坏死因子检测

【原理】　肿瘤坏死因子(tumor necrosis factor,TNF)有 α 和 β 两种类型,虽然产生的细胞类型不尽相同,但能与相同的受体结合,故二者的生物学活性极其相似;此外,二者又有膜结合型与分泌型两种形式。

【检测方法】　酶免疫测定法、生物活性法、流式细胞术

【参考区间】　总 TNFα<20ng/L(酶免疫测定法);生物活性法 TNFα<5ng/L。

【临床意义与评价】　TNFα 水平升高见于:①RA、多发性硬化症、恶性肿瘤及肾移植患者,肾移植排斥时 TNF 增高;②革兰阴性杆菌或脑膜炎球菌引起的弥散性血管内凝血、中毒性休克;③病毒性暴发性肝衰竭外周血细胞诱生的 TNF 活性升高,且与病情程度相关;④AIDS 患者单核细胞培养上清液和血清中 TNF-α 水平升高。

三、HLA 分型

确定不同个体所拥有人类白细胞抗原的等位基因及其产物的特异性称为 HLA 分型,目前实验室检测方法有血清学、细胞学分型技术和 DNA 分型。细胞学分型技术和 DNA 分型参见第十八章器官移植实验诊断。HLA 检测在器官移植、输血、亲子鉴定和疾病诊断上都有临床价值。以下介绍血清学分型技术。

【原理】　HLA-A、B、C、DR、DQ 抗原分型,目前国际上统一采用改良的微量细胞毒试验。该

Notes

方法的原理为取 HLA 分型血清,加入从被检者外周血中分离纯化的淋巴细胞,在补体的参与下充分作用,最后在倒置显微镜下观察。

【检测方法】　显微镜下观察死细胞数。

【参考区间】　根据淋巴细胞的死活判定其表面是否具有与分型血清中抗体相对应的抗原。死细胞 >50% 为阳性;>80% 为强阳性。

【临床意义与评价】　HLA 检测在器官移植、输血、亲子鉴定和疾病诊断上都有临床价值。

器官移植:参见第十八章器官移植实验诊断;输血:成分输血疗法时,如 HLA 同型血液,则能提高疗效;亲子鉴定:由于 HLA 系统的高度多态性,使 HLA 成为亲子鉴定中的一个有力工具,具有重要法医学意义。

第三节　常见免疫缺陷症的实验诊断

一、原发性抗体缺陷病

(一) X- 连锁无丙种球蛋白血症

X- 连锁无丙种球蛋白血症(X-linked agammaglobulinemia,XLA),又称 Bruton 无丙种球蛋白血症,是最早发现的人类原发性免疫缺陷病,其缺陷仅限于 B 细胞系统及其功能。致病基因已经成功克隆,共包含 19 个外显子,长度约 37.5kb,所编码的蛋白属于酪氨酸激酶家族,称为 BTK(bruton's tyrosine kinase),BTK 是 B 细胞发育成熟的关键因素。正常人除 T 细胞和浆细胞外均有 BTK 表达,而 BTK 基因突变只影响 B 细胞的数量,这说明 BTK 在 B 细胞的生长发育过程中起着至关重要的作用。

检测项目选择与实验诊断路径　XLA 诊断的筛查实验有血清总免疫球蛋白和特异抗体滴度。进一步检测实验有预防接种后抗体检测、B 细胞流式细胞术测定、体外刺激抗体产生、BTK 分析检测等。由于该病患儿发生急、慢性症状之前预防性应用静脉注射免疫球蛋白(IVIG)是最有效的,故早期诊断非常重要。

实验诊断路径如下:①血清总免疫球蛋白小于 2.5g/L,IgG 小于 2.0g/L,其他免疫球蛋白缺少或极低,细胞免疫功能正常,是诊断本病的要点;②B 细胞数量和功能:外周血白细胞总数可在正常范围,淋巴细胞数量正常或轻度下降,成熟 B 细胞(CDL9+,CD20+,膜表面 Ig+)缺如。骨髓 B 细胞和浆细胞缺如,可见少量前 B 细胞;③Btk 蛋白和基因分析是 XLA 的确诊实验,80%~90% 临床诊断为 XLA 的病人依靠 BTK 突变检测确诊为 XLA;④抗体反应:同族红细胞凝集素(抗 A 及抗 B 血型抗体)缺如,即使多次白喉类毒素注射,锡克试验也不能转为阴性。特异性抗体反应缺乏(包括 T 细胞依赖性和 T 细胞非依赖性抗原);⑤其他检查:淋巴结及扁桃体活检缺乏生发中心和浆细胞。外周血单个核细胞用丝裂原或抗 -CD40 或细胞因子刺激产生抗体减少或缺如。骨髓涂片找不到浆细胞。

临床应用　XLA 最突出的临床表现是出生 6 个月后出现反复严重的细菌性感染,尤以荚膜化脓性细菌,如溶血性链球菌、嗜血性流感杆菌、金黄色葡萄球菌和假单胞菌属感染最为常见。根据出生 4 个月后反复化脓感染、男孩发病、血清各类 Ig 和循环中 B 淋巴细胞显著减少,以及母系家族中有类似表现的男性患者等,不难做出诊断临床诊断。本病需与长期的生理性低丙种球蛋白血症鉴别,后者的丙种球蛋白产生推迟,最迟可至第 18 月时才上升。

(二) 选择性 IgA 缺乏症

选择性 IgA 缺乏症(selective immunoglobulin A deficiency)是指血清 IgA 低于 0.05g/L,而 IgG 和 IgM 含量正常;它是免疫缺陷病中最常见的类型。

检测项目选择与实验诊断路径　筛查实验有血清总免疫球蛋白和特异抗体滴度,进一步检测实验有预防接种后抗体检测、B 细胞流式细胞术测定、体外刺激抗体产生、Btk 分析检测等。

实验诊断路径如下：选择性 IgA 缺乏症病人血清中 IgA 小于 50mg/L，分泌液中 IgA 水平显著降低，其他免疫球蛋白正常；少数病人 IgE 和 IgG2 也减低。外周血 B 细胞计数正常。细胞免疫功能正常。患者还会产生抗甲状腺球蛋白、胃壁细胞、平滑肌、胶原和食物抗原的抗体。抗牛血清蛋白抗体的阳性率也增高，如采用牛抗血清检测 IgA 会掩盖 IgA 缺乏。因此，宜改用其他抗血清（如兔）进行测定，比较可靠。

临床应用　本病根据临床和检查即可确诊，但应与其他原因引起的 IgA 降低相鉴别。大多数病人无症状，偶尔于检查时发现。有些患者出现间歇发作的鼻窦与呼吸道感染；如发生支气管哮喘一般较重。少数病人伴有 IgG2 减低，容易反复发生鼻窦和肺部感染，甚至引致阻塞性肺疾病。有些病人有胃肠道症状，如慢性腹泻、吸收不良综合征和肠道绒毛萎缩。感染也可发生在泌尿道。

二、原发性 T 细胞缺陷病

原发性 T 细胞免疫缺陷病（primary T cell immunodeficiency）涉及 T 细胞发生、分化和功能障碍的遗传性缺陷。真正单一的 T 细胞免疫缺陷病少见，多数 T 细胞免疫缺陷者伴有体液免疫功能缺陷。原发性 T 细胞免疫缺陷病包括先天性胸腺发育障碍、T 细胞特异性免疫缺陷症、慢性皮肤黏膜念珠菌病等，本节主要介绍先天性胸腺发育障碍。先天性胸腺发育障碍或 Di George 综合征或称为 III-IV 咽囊综合征，其特点为胸腺缺如或发育不良，导致 T 细胞功能缺陷，伴有甲状旁腺功能减低及其他先天性畸形。

检测项目选择与实验诊断路径　实验室检查可见细胞免疫功能全面低下。常用的筛查实验有流式细胞术分析 T 细胞及其亚群和皮肤试验。

实验诊断路径：①皮肤试验显示有迟发型超敏反应，表明受试者 T 细胞免疫功能存在；② T 细胞及其亚群的检测：当 T 细胞绝对值低于 1.2×10^9/L 时，提示有细胞免疫缺陷的可能；③ E 玫瑰花结试验：E 玫瑰花结试验的结果可代表 T 细胞数量的变化，现改用 CD2 测定代替；④ T 细胞体外免疫功能检测：体外试验方法包括淋巴细胞对抗原或有丝分裂的增殖试验、细胞毒试验以及其分泌产物功能的测定；⑤钙磷检测：血钙减少，血磷增高，尿钙为 0。

临床应用　根据低钙性搐搦症和特征性面容等典型的临床表现，实验室检查资料，及 X 线检查显示胸腺缩小或缺如即可做出临床诊断。本病应注意与其他原因导致的胸腺功能不全相鉴别，本病属遗传病，即胸腺发育不良，但不合并甲状旁腺功能不全。

三、原发性吞噬细胞功能缺陷病

吞噬细胞系统包括血液和组织中的各种吞噬细胞，主要包括单核巨噬细胞和中性粒细胞。吞噬功能是机体防御感染的第一道防线，吞噬细胞参与机体重要的非特异性防御机制，在清除入侵病原体中起着十分重要的作用。原发性吞噬细胞缺陷（primary phogocyte dificiency）主要是指单核细胞和中性粒细胞功能的缺陷，既可以表现为吞噬细胞数量的减少，也可以是细胞功能的缺陷。

（一）慢性肉芽肿病（CGD）

原发性吞噬细胞功能缺陷多见于中性粒细胞功能的缺陷，常见疾病即慢性肉芽肿病（chronic granulomatous disease，CGD）。CGD 是以皮肤、肺及淋巴结广泛肉芽肿性损害为特点的遗传性粒细胞杀菌功能缺陷病。多数病人为男性，X- 连锁隐性遗传，本病的缺陷在于患者的中性粒细胞和单核细胞中与产生活性氧有关的酶系统异常，导致氧依赖性杀菌功能减弱，以致不易杀死各种过氧化氢酶阳性的细菌及真菌。肉芽肿是对比化脓性感染的一种反应，常有色素性类脂组织细胞浸润和包绕。

Notes

检测项目选择与实验诊断路径　实验室筛查实验为血细胞计数和分类及白细胞形态学。进一步实验可进行氧化酶功能分析(如 NBT 还原试验)、吞噬和杀伤试验以及 gp91phox 免疫印迹和基因突变分析。

实验诊断路径:①粒细胞四唑氮盐(NBT)还原试验:NBT 是 CGD 最简单、常用和廉价的诊断指标。正常人外周血内中性粒细胞的 NBT 还原试验阳性率为 7%~15%,CGD 患儿 NBT 还原试验阳性率显著降低,甚至为 0;②吞噬和杀伤试验:可检测吞噬细胞的吞噬率和杀菌率,慢性肉芽肿患者有正常吞噬功能,由于吞噬细胞缺少过氧化物酶而无法杀菌;③免疫印迹和基因突变分析:gp91phox、p47phox、p67phox、p22phox 免疫印迹和基因突变分析是 CGD 的确诊实验;④其他:如白细胞计数因感染而可能增高。贫血时骨髓涂片可见深蓝色组织细胞。

临床应用　根据反复感染的临床表现以及实验室检查结果可做出诊断,应与过敏性肉芽肿、化脓性肉芽肿等其他原因引起的肉芽肿症状相鉴别。

(二)白细胞粘附缺陷(LAD)

白细胞粘附缺陷(Leukocyte adhesion deficiency,LAD)较为罕见,患者的白细胞粘附相关的功能缺陷,如与内皮细胞的附着、中性粒细胞的聚集和趋化、吞噬功能,中性粒细胞、NK 细胞和 T 细胞介导的细胞毒作用等。本病为常染色体隐性遗传,定位于染色体 21q22.3。本病的基本分子生物学基础为 CD18 的合成缺陷。

检测项目选择与实验诊断路径　实验室筛查实验为血细胞计数和分类及白细胞形态学。进一步实验可进行吞噬细胞数量的检测、粘附分子检测和基因突变分析。

实验诊断路径:①吞噬细胞数量的检测:白细胞总数极端增多,即使在没有活动性感染时也存在,几乎是 LAD 的一致征象。可以经常见到周围血中粒细胞计数在 15×10^9/L~70×10^9/L 之间,而在感染时可高达 100×10^9/L;②粘附分子检测:用单克隆抗体检测细胞表面粘附分子,例如用流式细胞仪检查 CD18、CD11b、CD11c、CD621 等,可对粘附分子进行定量测定,可用于诊断白细胞粘附缺陷;③基因突变分析。

临床应用　反复软组织感染、皮肤和黏膜慢性溃疡,伴外周血中性粒细胞增多的婴幼儿,均应考虑本病的可能性。多数有脐炎和脐带脱落延迟的病史。流式细胞仪测定中性粒细胞 CD18 阳性率可确诊本病。

四、原发性联合免疫缺陷病

联合免疫缺陷病是 T 和 B 细胞均缺乏和功能障碍,可因原发性淋巴细胞发育异常或伴随其他先天性疾病发生。该组疾病主要包括重症联合免疫缺陷病(severe combined immunodefecinecy disease,SCID)、腺苷酸脱氨酶缺陷、Wiskott-Aldrich 综合征、共济失调毛细血管扩张症、Nezelof 综合征、骨髓网状组织发育不良等疾病。此类疾病发病机制复杂,临床表现各异,治疗效果不佳,特别是 SCID 预后最差。

检测项目选择与实验诊断路径　实验室检测方法包括淋巴细胞计数、分型和功能分析以及相关基因分析。

实验诊断路径:①最基本的实验检测为淋巴细胞计数、分型和功能分析,淋巴细胞计数减少,淋巴细胞常 <1000/mm³,是 SCID 诊断的重要线索;淋巴细胞分型是重要的确认实验;②SCID 病人免疫球蛋白水平通常非常低,多数情况下所有免疫球蛋白类型都降低。但对 6 个月以下的婴儿免疫球蛋白检测意义不大;③X-SCID 明确诊断采用 γC 基因分析。大约 65%~90% 的 X-SCID 儿童在单核细胞表面有了 γC 的异常表达,故可以用流式细胞分析外周血单个核细胞以进行分子生物学诊断;④ADA SCID 诊断可通过分析洗涤红细胞的 dATP 浓度和 ADA 活性,在 ADA 缺乏病人 dATP 浓度显著升高;⑤在嘌呤核苷磷酸化酶缺乏病人细胞内 dGTP 浓度显著升高,PNP 催化活性缺如。

临床应用   在基因缺陷鉴定以前,SCID 诊断以家族史、临床及免疫学特征为基础。依据临床表现如反复感染和实验室辅助检查可以作出诊断。

本病需与获得性免疫缺陷综合征(AIDS)鉴别:① SCID 无 HIV 病毒及抗 HIV 病毒抗体;② SCID 无 CD4+/CD8+ 比例倒置;③ AIDS 有高丙种球蛋白血症;④ SCID 胸腺上皮无哈氏小体,但无萎缩,AIDS 胸腺常有萎缩。

五、原发性补体缺陷病

在补体系统的组成成分中,几乎每一种都可有遗传缺陷。补体缺乏常伴发免疫性疾病及反复细菌感染。

大多数补体遗传缺陷(complement deficiency)属常染色体隐性遗传,少数为常染色体显性遗传,而备解素缺陷则属 X 染色体连锁隐性遗传。补体系统的第一前端反应成分,如 C_1、C_4 和 C_2 缺陷,常伴有免疫复合物性疾病,尤其是 SLE;C_3、H 因子和 I 因子缺乏增加了患者对化脓性细菌感染的易感性,而备解素、C_5、C_6、C_7 和 C_8 缺陷的患者则易于发生严重的奈瑟菌感染。

检测项目选择与实验诊断路径   实验检测方法包括总补体活性和单个成分的测定。

实验诊断路径:补体系统免疫缺陷病的分析极为困难,这是因为涉及补体不同激活途径的数十种成分。一般认为经典途径的补体(C1,C4,C2,C3,C5,C6,C7,C8,C9)缺陷可通过检测 CH_{50},替代途径中 D、H、I 因子和备解素的缺陷可检测 AH_{50} 大致判断补体缺陷的情况。CH_{50} 应用抗体致敏的羊红细胞进行溶血实验,AH_{50} 应用非致敏的兔红细胞进行溶血实验,因为兔红细胞是替代途径的潜在激活剂。特定成分的缺陷可通过特定的功能和免疫组化实验来确定。此外还可检测补体裂解产物的趋化活性进一步判断补体的功能。

临床应用   当患者反复发生细菌感染,尤其是化脓性细菌感染或奈瑟菌感染时应考虑到补体缺陷的可能。补体溶血试验 CH_{50} 和 CH_{100} 可确定是否有 C_1、C_2、C_3、C_4、C_5、C_{16}、C_7 及 C_8 功能缺陷,但最后确诊仍需对每种补体成分作出定量分析。需与获得性补体缺陷症相鉴别。

第四节   常见免疫增殖病的实验诊断

一、淋巴细胞白血病

慢性淋巴细胞白血病是由于淋巴细胞肿瘤样增殖,其特点为成熟形态的淋巴细胞在体内积聚使血液和骨髓中淋巴细胞增多,淋巴结、肝、脾大,最后累及淋巴系统以外的其他组织。75% 的患者诊断时的年龄已超过 60 岁,发病率男性为女性的 2 倍。

检测项目选择与实验诊断路径   实验室包括血细胞计数和分类及白细胞形态学、骨髓检查以及染色体分析。

实验诊断路径:①血象:持续淋巴细胞增多,以小淋巴细胞增多为主。可见少数幼淋巴细胞或不典型淋巴细胞,破碎细胞易见。中性粒细胞百分率降低。随着病情的发展,血小板减少,贫血逐渐明显。如有自身免疫性溶血性贫血,抗人球蛋白试验多呈阳性;②骨髓象:显示有核细胞增生活跃。淋巴细胞≥40%,以成熟淋巴细胞为主。红系、粒系及巨核细胞均减少,有溶血时,幼红细胞可代偿性增生;③免疫分型:淋巴细胞具有单克隆性。20% 的患者抗人球蛋白试验阳性,但有明显溶血性贫血者仅 8%;④染色体:约 50% 患者有染色体异常。

临床应用   根据本病典型的临床表现,包括低热,贫血,肝、脾淋巴结肿大等,病理特征是类似成熟淋巴细胞逐步积累而浸润骨髓、淋巴结、肝、脾和其他器官,结合实验检查结果骨髓增生明显活跃至极度活跃,其中以淋巴细胞系统增生为主,血象、白细胞总数增高,一般在 $30\sim200 \times 10^9$/L,分类中约 80%~90% 为成熟小淋巴细胞。综合上述特点进行临床诊断。

Notes

结合影像学和临床表现,外周血中持续性淋巴细胞大于 5×10^9/L,骨髓中淋巴细胞≥40%,以及根据免疫学表面标志,可以作出诊断和分类。但需与病毒感染引起的淋巴细胞增多、淋巴瘤转化为淋巴细胞白血病和幼淋巴细胞白血病等疾病相鉴别。

二、淋　巴　瘤

原发于淋巴结或淋巴组织的恶性肿瘤称为淋巴瘤(lymphoma),以淋巴细胞和(或)组织细胞的大量增生为特点,恶性程度不一。根据病理组织学的不同,淋巴瘤可分为霍奇金病(Hodgkin's disease,HD)和非霍奇金淋巴瘤(non-Hodgkin's lynphoma,NHL)两大类,其中 NHL 的血象表现为淋巴细胞相对或绝对增多,因此 NHL 是位于免疫系统的包括淋巴结、骨髓、脾脏和消化道的淋巴样细胞恶性单克隆增殖。

检测项目选择与实验诊断路径　实验室包括血细胞计数和分类及白细胞形态学、骨髓检查。

实验诊断路径:①血象:NHL 患者就诊时白细胞数多正常,伴有相对或绝对性淋巴细胞增多,形态正常;②骨髓象:大多为非特异性,骨髓侵犯时涂片可见淋巴瘤细胞,恶性增生的淋巴细胞形态呈异形性,无 RS 细胞;淋巴结包膜被侵犯;③其他:中枢神经系统受累时有脑脊液异常。血清乳酸脱氢酶(LDH)升高可作为预后不良的指标。

临床应用　只有通过被切除的组织进行组织学检查才能诊断。组织学上通常的诊断标准是正常淋巴结的结构受到破坏,以及包膜和邻近的组织被典型的肿瘤细胞侵犯。表型检查可确定细胞来源及其亚型,有助于判断预后,而且对确定治疗方案也可能有价值。

NHL 必须与霍奇金病、急性和慢性白血病、传染性单核细胞增多症、结核(特别是有肺门淋巴结肿大的原发性结核),以及引起淋巴结肿大的其他疾病包括苯妥英钠所致的假性淋巴瘤相鉴别。

三、浆　细　胞　病

浆细胞病是由单克隆浆细胞增生引起的恶性肿瘤或有可能发展为恶性的一组疾病。增生的单克隆浆细胞来源于 B 淋巴细胞,合成和分泌过量的单克隆免疫球蛋白是浆细胞病共有的特征。浆细胞病包括多发性骨髓瘤、巨球蛋白血症、重链病、意义未明的单克隆丙种球蛋白血症和原发性淀粉样变等。

(一)多发性骨髓瘤

多发性骨髓瘤(multiple myeloma,MM)也称为浆细胞骨髓瘤,是由于具有合成和分泌免疫球蛋白的浆细胞发生恶变,大量单克隆的恶性浆细胞增生引起。肿瘤多侵犯骨质和骨髓,产生溶骨性病变。本病多发生于 40~70 岁的中年及老年人,98% 患者的发病年龄大于 40 岁。

病因不明。骨盆、脊柱、肋骨和颅骨最常发生弥散性骨质疏松或散在性溶骨性病变。多发性骨髓瘤在人群中发病几率和免疫球蛋白本身含量一致,亦即:IgG 型最多,IgA 型次之,IgM 型少见(7S),IgD 更少,IgE 型罕见。

MM 起病徐缓,可有数月至十多年无症状期,早期易被误诊。MM 的临床表现繁多,主要有MM 瘤细胞浸润表现以及大量 M 蛋白引起的症状。

检测项目选择与实验诊断路径　实验室包括血细胞计数和分类及白细胞形态学、骨髓检查和免疫学检查。

实验诊断路径:①血象:血液检查为正色素正细胞性贫血,外周血片中有明显的钱串形成现象;白细胞与血小板计数常正常,ESR 常明显加快,有时可 >100mm/h;血清 β2 微球蛋白及血清乳酸脱氢酶活力两者均高于正常;血尿素氮,血清肌酸和血清尿酸常增高;约有 10% 的初诊病人发生高钙血症;②骨髓象:一般呈增生性骨髓象,主要是浆细胞异常增生伴质的改变。浆细胞至

Notes

少占有核细胞的 15% 以上。浆细胞形态大小不一,成堆出现,IgA 型骨髓瘤细胞胞质可呈火焰状。瘤细胞形态近似成熟浆细胞者病情进展缓慢,瘤细胞形态呈分化不良者病呈进展较快;③免疫学检查:包括免疫球蛋白测定、血尿轻链测定、免疫固定电泳等方法。一般多发性骨髓瘤根据其分泌的 M 蛋白不同及发病率由高到低依次为:IgG 型、IgA 型、IgM 型、轻链型、IgD 型、IgE 型。

临床应用　根据以上临床表现、实验室检查及骨 X 线片即可诊断多发性骨髓瘤,X 线检查可有以下三种 X 线发现:①早期为骨质疏松,多在脊柱、肋骨和盆骨;②典型病变为圆形、边缘清楚如凿孔样的多个大小不等的溶骨性损害,常见于颅骨、盆骨、脊性、股骨、股骨等处;③病理性骨折,常发生于肋骨、脊柱、胸骨。少数早期患者可无骨髓 X 线表现。

需与下列疾病相鉴别:①意义未明的单克隆丙种球蛋白血症:仅有 M 蛋白成分,无溶骨性损害、高钙血症、肾损害等症状;②转移性癌的溶骨病变:血清碱性磷酸酶升高,大多数可找到原发灶;③反应性浆细胞增多症:有原发疾病可查,可由慢性炎症、伤寒、系统性红斑狼疮、肝硬化、转移癌等引起,浆细胞一般不超过 15%,且无异常。

(二) 巨球蛋白血症

原发性或 Waldenstrm 巨球蛋白血症(macroglobulinemia)是由淋巴细胞和浆细胞无限制的增生,并产生大量单克隆 IgM 所引起,以高粘滞血症、肝脾大为特征,男性患者多于女性,中位年龄 65 岁。本病许多临床表现都是由于在血浆中运行的大量高分子巨球蛋白而引起的,这些单克隆 IgM 蛋白中有些是针对自体的 IgG(类风湿因子)或 I 抗原(冷凝集素)的抗体。

检测项目选择与实验诊断路径　实验室包括血细胞计数和分类及白细胞形态学、骨髓检查和免疫学检查。

实验诊断路径:①血象:血液检查为正色素正细胞性贫血,外周血片中有明显的缗钱样形成现象;ESR 常明显加快;约 10% 患者可检出冷球蛋白;②骨髓象:可见淋巴细胞、浆细胞和介乎两者之间的浆细胞样淋巴细胞明显增多,肥大细胞也常增加。淋巴结活检亦见浆细胞样淋巴细胞弥漫性浸润;③血清蛋白电泳:在 γ 区带内可见高而窄的尖峰或密集带,免疫电泳证实为单克隆 IgM(19s),75% 的 IgM 带为 κ 轻链,亦可有低分子量 IgM(7s)存在;④尿液:有单克隆轻链存在。

临床应用　血清中存在大量单克隆 IgM,通常 >30g/L;骨髓内浆细胞样淋巴细胞浸润即可证实诊断。

本症必须注意与多发性骨髓瘤、慢性淋巴细胞性白血病、未定性单克隆 IgM 血症和见于某些感染和炎症性疾病的反应性 IgM 增高相鉴别。

(三) 重链病

重链病(heavy-chain diseases,HCD)是一组少见的淋巴浆细胞恶性增生性疾病。其特征为单克隆免疫球蛋白重链过度产生。按不同的重链类型,本病有以下几种类型 IgA 重链(α 链)病、IgG 重链(γ 链)病、IgM 重链(μ 链)病和 IgD 重链(δ 链)病,IgE 重链(ε 链)病至今还未见报道。

检测项目选择与实验诊断路径　实验室包括血细胞计数和分类及白细胞形态学、生化检查、免疫学检查和尿液检查。

实验诊断路径:①血液检查:常见贫血、白细胞减少、血小板减少、嗜酸细胞增多以及外周血中常出现不典型的淋巴细胞或浆细胞;②免疫学检查:在血清和尿中检出游离的单克隆 IgG 重链碎片,未检出与单克隆轻链的生成有关的证据。

临床应用　诊断的依据是相关临床表现及免疫电泳或免疫固定法检查在血清和尿中检出游离的单克隆 IgG 重链碎片,未检出与单克隆轻链的生成有关的证据。骨髓和淋巴结的组织病理学表现多变,骨 X 线检查溶骨性病损罕见,淀粉样沉着在尸检中罕见。

本症应与原发性淀粉样变、轻链病及糖尿病肾病等相鉴别。

(四) 意义不明的单克隆丙种球蛋白血症

意义不明的单克隆丙种球蛋白血症(monoclonal gammopathy of undetermined significance,

Notes

MGUS)指患者血清或尿液中出现单克隆免疫球蛋白或轻链,但能除外恶性浆细胞病,其自然病程、预后和转归暂时无法确定的疾病。

检测项目选择与实验诊断路径 实验室包括血细胞计数和分类及白细胞形态学、骨髓检查和免疫学检查。

实验诊断路径:①血象:无贫血,血钙、肌酐、尿素也正常;②骨髓象:浆细胞增多,但比例<5%,且均为成熟浆细胞,形态正常;③血清蛋白电泳:在γ区带内可见高而窄的尖峰或密集带,免疫电泳证实为单克隆M带,M蛋白成分以IgG型最多,约占60%,IgA和IgM型各占20%,未见IgD和IgE型MGUS的报道;M-蛋白浓度增高,但IgG一般<30g/L,如为IgA或IgM则<10g/L;④尿液:没有或仅微量M-蛋白。

临床应用 本病的特征是血清M-蛋白浓度增高,但IgG一般<30g/L,如为IgA或IgM则<10g/L;骨髓内浆细胞比例<5%,且均为成熟浆细胞,形态正常;尿中没有或仅微量M-蛋白;不存在溶骨性病变、贫血、高血钙和肾功能不全。

本症必须注意与多发性骨髓瘤、慢性淋巴细胞性白血病、巨球蛋白血症等B淋巴-浆细胞等单克隆免疫球蛋白增殖性疾病相鉴别。MGUS除需符合以上临床特征&实验室检查结果外,还需随诊三年以上,排除其他疾病的可能,才可作出诊断。

(五)淀粉样变性

淀粉样变性(amyloidosis)是指患者体内产生的淀粉样蛋白质沉积到一处或多处组织器官的细胞间,压迫组织,影响其功能的一组疾病。临床上可分为系统性淀粉样变性和非系统性即局限性淀粉样变性。

检测项目选择与实验诊断路径 实验室包括血细胞计数和分类及白细胞形态学、骨髓检查、免疫学检查和病理学检查。

实验诊断路径:①血液检查:异常不多,有毛细血管脆性增加,凝血异常及纤维蛋白溶解异常;生化检查发现肝肾功能异常经常是在疾病晚期;②骨髓检查:60%的原发性系统性淀粉样变性患者骨髓中浆细胞不足10%;③免疫学检查:有约80%原发性系统性淀粉样变性患者血清和尿中有单克隆免疫球蛋白成分,最常见为游离单克隆轻链。AL型淀粉样变性患者的λ链与κ链的比率为3:1;④病理学检查:组织标本刚果红染色,可见特征性的绿光双折射或红绿双折射。有单克隆轻链存在。

临床应用 淀粉样变性临床表现多样,缺乏特异性,诊断必须依靠活体组织病理检查及刚果红染色证实。组织标本刚果红染色,可见特征性的绿光双折射或红绿双折射。诊断确定后需进行特异的免疫组化技术检测,以明确淀粉样变性的生化类型。

本症必须注意与轻链沉积病、重链沉积病及重链淀粉样蛋白等疾病相鉴别。

(六)轻链病

轻链病(light chain disease,LCD)和轻链沉积病(light chain deposition disease,LCDD)是一种浆细胞异常增生性疾病。多发于中、老年人,以不明原因的贫血、发热、周身无力、出血倾向,浅表淋巴结及肝、脾大,继而出现局限性或多发性骨痛、病理性骨折或局部肿瘤等症状为特征。

检测项目选择与实验诊断路径 包括血细胞计数和分类及白细胞形态学、生化检查、免疫学检查和尿液检查。

实验诊断路径:①血液检查:可见程度轻重不一的贫血,晚期常见严重贫血。白细胞计数可以正常、增多或减少。血小板计数大多减低。并发骨髓瘤的患者,可出现少数骨髓瘤细胞。患者可出现巨球蛋白血症,多数骨髓瘤患者本-周蛋白可阳性;②生化检查:高钙血症,肾功能异常时肌酐尿素高;③免疫学检查:各种免疫球蛋白正常或减少,轻链κ/λ比值异常;血清蛋白电泳可能出现轻链带;免疫固定电泳各重链泳道均无免疫沉淀带,只有轻链出现异常免疫沉淀带;④尿液检查:伴或不伴有镜下血尿,尿中可排出单克隆轻链蛋白,尿轻链κ/λ比值异常。

临床应用 根据以上临床表现以及具有典型 LCDD 肾活检组织病理特点可以确诊本病。轻链病可分 κ 型和 λ 型,亦有双克隆型。轻链病的诊断必须符合以下几条才能作出决定:各种免疫球蛋白正常或减少;血中和尿中出现一条轻链带(电泳后);临床上符合多发性骨髓瘤的诊断;尿中的本 - 周蛋白阳性,且属于 Kappa 或 Lamdba 型。

本症应与原发性淀粉样变、重链病及糖尿病肾病等相鉴别。

本 章 小 结

免疫缺陷病与免疫增殖病是典型的免疫系统疾病,其常用的实验诊断方法包括:①体液免疫检测:主要是抗体和补体的测定;②细胞免疫检测,即细胞的数量、功能和细胞因子的测定;③相关基因检测,主要是 HLA 分型和免疫分子生物学检测。免疫缺陷病分为原发性免疫缺陷和继发性免疫缺陷病二大类,免疫增殖病也分良性增殖和恶性增殖二大类。本章主要介绍了原发性免疫缺陷病,如原发性抗体缺陷病、原发性 T 细胞缺陷病、原发性吞噬细胞功能缺陷病、原发性联合免疫缺陷病和原发性补体缺陷病以及恶性免疫增殖性疾病,如淋巴细胞白血病、淋巴瘤和浆细胞病。本章从实验诊断出发,主要阐述了上述疾病的基本概念、实验检测项目的选择、临床诊断路径和临床应用。

(仲人前)

参考文献

1. 王兰兰,许化溪 . 临床免疫学检验 . 第 5 版 . 北京:人民卫生出版社,2012.
2. 安云庆 . 医学免疫学 . 北京:人民卫生出版社,2012.
3. Robert R. Rich,Thomas A. Fleisher,William T. Shearer,et al. Clinical Immunology. Elsevier Medicine 2012.
4. David K. Male,Jonathan Brostoff,David E. Roth,et al. Immunology. 8th ed. Saunders,2012.

Notes

第十六章　变态反应性疾病实验诊断

内容提要

变态反应是机体再次受到相同变应原刺激后发生的一种以机体生理功能紊乱或组织细胞损伤为主的特异性免疫应答。根据变态反应发生的机制和临床特点,共分为四种类型。不同类型变态反应由于参与反应的机制不同,免疫效应因子各不相同,因此采用针对不同炎症介质的检测可以反映机体的变态反应类型,能为变态反应的诊断和治疗提供有效的信息。本章阐述了主要的变态反应相关检测方法及其在变态反应性疾病中的诊断价值。

变态反应(allergy)又称为超敏反应(hypersensitivity),是指机体对某些抗原初次应答致敏后,再次接触相同抗原刺激时,出现以生理功能紊乱或组织细胞损伤为主的异常反应性免疫应答。

引起变态反应的抗原物质称为变应原(allergens),可以是完全抗原,如异种动物血清、微生物、寄生虫及其代谢产物;也可以是半抗原,如青霉素等药物及多糖类物质。此外,人体受各种因素影响其自身组织抗原也可以成为变应原。

第一节　概　　述

根据超敏反应发生的速度、机制和临床特点等,将其分为四型:I型超敏反应,即速发型超敏反应(immediate hypersensitivity);II型超敏反应,即细胞毒型(cytotoxic type)或细胞溶解型(cytolytic type)超敏反应;III型超敏反应,即免疫复合物型或血管炎型超敏反应;IV型超敏反应,即迟发型超敏反应(delayed type hypersensitivity,DTH)。

一、I型超敏反应

I型超敏反应主要由特异性 IgE 抗体介导产生,其发生速度最快,常在第二次接触相同抗原后数分钟内即可出现临床反应,其反应可发生于局部,亦可发生于全身,习惯上又称过敏反应(anaphylaxis)。其主要特征有:①超敏反应发生快,消退快;②常引起生理功能紊乱,较少发生严重的组织细胞损伤;③由特异性 IgE 型抗体介导,无补体参与;④具有明显的个体差异和遗传背景。

根据I型超敏反应的发生机制,可将其发生过程分为三个阶段,即致敏阶段、激发阶段和效应阶段。变应原进入机体后,选择性地诱导鼻咽、扁桃体、气管和胃肠道黏膜下固有层淋巴细胞中的特异性 B 细胞产生 IgE,后者以其 Fc 段与肥大细胞或嗜碱性粒细胞表面的 Fc 受体结合,使机体处于致敏状态,当抗原再次进入机体时,与已经结合在致敏靶细胞上的 IgE 特异性结合,引发细胞脱颗粒反应,释放的生物活性物质可引起平滑肌收缩、血管通透性增加、腺体分泌增加等病理改变。

临床常见的变应原主要有:①某些药物或化学物质,如青霉素、普鲁卡因、磺胺、疫苗、昆虫毒液、有机碘化合物等;②吸入性变应原,如尘螨排泄物、花粉颗粒、动物皮屑、真菌及孢子等;③食物变应原,如鱼虾、蟹贝、奶、蛋等食物蛋白或部分肽类物质;④接触性变应原,如金属、植物叶、植物提取成分、工业产品和合成物等。

二、Ⅱ型超敏反应

Ⅱ型超敏反应是由抗体与特异的细胞或组织表面的抗原结合后,引起的以细胞溶解或组织损伤为主的病理性免疫反应。参与Ⅱ型超敏反应的抗体主要是 IgG 和 IgM,少数为 IgA。抗体与靶细胞膜上的相应抗原结合后,可通过补体的作用、巨噬细胞的吞噬作用、ADCC 作用和抗体对靶细胞的刺激或抑制作用杀伤靶细胞或导致靶细胞功能紊乱。

正常组织细胞、改变的自身组织细胞和被抗原或抗原表位结合修饰的自身组织细胞,均可成为Ⅱ型超敏反应中被攻击杀伤的靶细胞。根据靶细胞的种类和靶抗原的来源,可以将靶细胞表面的抗原分为同种异型抗原、共同抗原、变性自身抗原和外来抗原四类。

三、Ⅲ型超敏反应

Ⅲ型超敏反应是指循环中的可溶性抗原与相应的抗体结合,形成可溶性抗原 - 抗体复合物,沉积于局部或全身多处毛细血管基底膜,通过激活补体,并在血小板、嗜碱性粒细胞、中性粒细胞等的参与下,引起的以充血水肿、局部坏死和中性粒细胞浸润为主要特征的炎症反应和组织损伤。

在免疫应答过程中,抗原抗体复合物的形成是一种常见现象,但大分子免疫复合物易被单核 - 巨噬细胞吞噬清除,小分子免疫复合物容易透过肾小球滤膜随尿排出,只有中等大小的可溶性免疫复合物易于随血流沉积在局部组织,引起组织损伤,出现相关的免疫复合物病。免疫复合物沉积的部位一方面取决于抗原在组织中的分布,另一方面与循环免疫复合物在某些部位滞留有关,主要好发在血管、肾脏、肺部、皮肤和关节等处。

四、Ⅳ型超敏反应

Ⅳ型超敏反应是效应 T 细胞与特异性抗原结合后,引起的以单个核细胞浸润和组织损伤为主要特征的炎症反应,该反应发生迟,至少需要 12h,通常在接触相同抗原后 24~72h 发生。

引起Ⅳ型超敏反应的抗原主要有胞内细菌、病毒、寄生虫和化学物质等。这些抗原物质经抗原提呈细胞摄取、加工处理成抗原肽 -MHC 分子复合物的形式表达于抗原提呈细胞表面,提供给具有特异性抗原受体的 T 细胞识别,并使之活化和分化成为效应性 T 细胞。效应性 T 细胞主要为 CD4+Th1 细胞和 CD8+Tc 细胞。

CD4+Th1 效应细胞识别抗原后活化,释放 IFN-γ、肿瘤坏死因子、趋化因子等细胞因子,产生以单核细胞和淋巴细胞浸润为主的免疫损伤效应。趋化因子招募单核巨噬细胞聚集在抗原存在部位。IFN-γ 和肿瘤坏死因子激活单核巨噬细胞使之释放溶酶体等炎性介质引起组织的损伤。CD8+ 效应性 CTL 在特异性抗原结合,通过活化、脱颗粒并释放穿孔素和颗粒酶等介质导致靶细胞的破坏;也通过 Fas 配体诱导靶细胞的凋亡。

第二节 变态反应的实验检测

一、过敏原皮肤试验

过敏原皮肤试验常简称为皮试,即在皮肤上进行的体内免疫学试验。该试验简单、方便、实用。其原理是将一种物质(可疑的过敏原)注入机体的皮肤中或敷贴于皮肤上,经过一定时间,观察皮肤反应,从而判断该物质对测试者是否可引起超敏反应。变态反应皮肤试验根据其发生机制分为三种,即Ⅰ型、Ⅲ型、Ⅳ型超敏反应皮肤试验。其中用得最多的是Ⅰ型、Ⅳ型超敏反

Notes

应皮试。

（一）Ⅰ型超敏反应的皮肤试验

【原理】　当变应原通过皮肤挑刺、斑贴、皮内注射等方法进入致敏者皮肤，与吸附在肥大细胞或（和）嗜碱性粒细胞上的特异 IgE 高变区结合，导致肥大细胞或嗜碱性粒细胞脱颗粒，释放生物活性介质。

【检测方法】　点刺试验、斑贴试验、皮内注射试验。

【参考区间】　正常人为阴性。

【临床意义与评价】　该试验可以为寻找Ⅰ型超敏反应性疾病患者的过敏原，避免再次接触过敏原而致病提供实验室依据。Ⅰ型超敏反应皮肤试验中，挑刺试验的阳性反应以红晕为主，皮内试验的阳性反应则以风团为主；青霉素皮内试验临床最为常用，阳性反应者局部皮丘隆起，并出现红晕硬块，直径大于 1cm，或红晕周围有伪足，痒感，严重时可出现过敏性休克。能引起过敏反应的物质很多，目前临床检测的过敏原有限，过敏原皮肤试验未发现过敏原不能排除过敏反应。

（二）Ⅳ型超敏反应的皮肤试验

Ⅳ型超敏反应的皮肤试验常用皮内试验和斑贴试验。斑贴试验主要用于寻找接触性皮炎过敏原。皮内试验临床上具有诊断意义的是结核菌素试验，以其为例介绍如下。

【原理】　抗原进入机体使机体的免疫 T 淋巴细胞致敏，并大量分化增殖。当已致敏的机体再次遭受到抗原入侵时，致敏淋巴细胞就会与之结合，引起变态反应性炎症。

【检测方法】　结核分枝杆菌的纯蛋白衍生物（purified protein derivative，PPD）0.1ml（含 0.1mg 结核蛋白），前臂内侧皮内注射，48~72 小时后观察局部有无红肿硬结。

【参考区间】　以硬结的纵横直径均值判断结果，见表 16-1。

Tab.16-1　Decision standard for delayed type skin tests

Test results	Intradermal test	Patch test
negative（−）	non-response or smaller than control	non-response or smaller than control
weak positive（+）	red and swollen	lightly red and swollen，scratching
positive（++）	red and swollen with scleroma（0.5~1cm）	strikingly red and swollen，sometimes erythema
strong positive（+++）	red and swollen with scleroma	red and swollen with rash，blister
strong positive（+++）	bleb or/and ulcer	red with swollen，blister，ulcer

【临床意义与评价】　结核菌素试验是判断结核杆菌感染的辅助诊断手段，阳性表明机体曾经受到结核菌感染或接种过卡介苗，也表示机体对结核菌有一定免疫力。但也有少数免疫力低下的人（约 5%）呈阴性。结核菌素试验对婴幼儿的诊断价值比成年人大，年龄越小，自然感染率越低；3 岁以下强阳性反应者，应视为有新近感染的活动性结核病，须给予治疗。

二、血清免疫球蛋白 E（IgE）检测

在免疫球蛋白中，IgE 在血清中含量最低，半衰期最短，分解率最高，对热最不稳定。IgE 是介导Ⅰ型超敏反应的抗体，在Ⅰ型超敏反应患者体内 IgE 抗体含量显著增高。检测血清总 IgE 尤其是特异性 IgE 对诊断Ⅰ型超敏反应性疾病及确定其变应原有重要价值。

（一）血清总 IgE 的测定

【原理】　临床实验室常用的检测方法为散射比浊法，血清中的 IgE 与试剂中的抗 IgE 抗体结合，形成可溶性的抗原抗体复合物，在抗体量过剩的情况下，浊度的变化和待测血清中 IgE 含量呈正相关，通过已知抗原浓度的标准品拟合形成参考曲线，用该曲线评估样本的浊度变化从而获得相应的 IgE 含量。

Notes

【检测方法】　散射比浊法

【参考区间】　不同仪器方法参考区间不同,常用散射比浊参考区间:成人 <100IU/ml。

【临床意义与评价】　I 型超敏反应性疾病,如过敏性哮喘、过敏性鼻炎、特应性皮炎、湿疹、药物性间质性肺炎、支气管肺曲菌病以及寄生虫感染等均可使 IgE 升高。在分析血清 IgE 与 I 型超敏反应疾病时,必须注意当地人群 IgE 的水平。仅以血清总 IgE 的量的高低难以判断 I 型超敏反应疾病,除非血清总 IgE 增高异常明显。免疫比浊法测定血清总 IgE 灵敏度高、特异性强、稳定性好,通过特种蛋白分析仪可以进行自动化批量检测,是临床实验室常用的检测方法。血清总 IgE 检测还可用酶联免疫吸附法、化学发光法、放射免疫法等。

（二）血清特异性 IgE 测定

【原理】　以免疫印迹法为例,将多种特异性变应原提取物包被在特制的纤维膜条上,与待测样品反应,当特异性 IgE 与相应变应原结合后再与酶标记的抗 IgE 抗体结合,通过显色反应与标准膜条进行比较,从而定性或半定量检测特异性 IgE。

【检测方法】　免疫印迹法

【参考区间】　正常者为阴性。

【临床意义与评价】　过敏患者的血清中存在着具有变应原特异性的 IgE 称之为特异性 IgE,其测定能确定变应原种类,对 I 型超敏反应疾病的诊断有重要价值。目前所测种类有限,仅可进行数十种常见吸入性(如花粉、灰尘、霉菌等)和食物性(如植物性的花生、大豆、小麦等和动物性的鱼类、贝类、牛奶及蛋类等)IgE 类过敏原的检测。免疫印迹法测定血清特异性 IgE 简便,可一次检测多种特异性 IgE,在临床实验室使用较广泛,特异性 IgE 检测还可用酶联免疫吸附法、放射免疫法等。

三、食物特异性 IgG 检测

【原理】　微孔板的反应孔内分别包被有特异性食物过敏原,患者血清中的特异性抗体与过敏原反应,加入酶标记的抗人 IgG 抗体结合液,同过敏原 - 抗体复合物反应。再加入偶联酶的生色底物,发生显色反应。测定反应产物的吸光度值,该值与食物过敏原特异性 IgG 抗体浓度成正比。

【检测方法】　间接酶联免疫吸附法

【参考区间】　阴性:<50U/ml;轻度敏感:50~100U/ml;中度敏感:100~200U/ml;高度敏感:>200U/ml。

【临床意义】　食物特异性 IgG 升高,患者可以出现食物不耐受症状,往往在机体接触食物几天或一周以上发生,有别于机体接触食物后短时间内引起的 I 型超敏反应。检测食物特异性 IgG,判断产生不耐受的食物种类,可能找出疾病的相关诱因,从而制定限制食物计划,采用禁食或少食不耐受食物的方法,指导病人避免食入不耐受的食物。食物不耐受临床表现为各系统的慢性症状,多数患者表现为胃肠道症状和皮肤反应,不同人对同一种食物不耐受可能出现不相同的症状。

四、嗜酸性粒细胞和嗜碱性粒细胞检测

【原理】　见第二章临床一般检验与疾病。

【检测方法】　血细胞仪器法。

【参考区间】　嗜酸性粒细胞:$(0.05~0.5) \times 10^9/L$;嗜碱性粒细胞:$(0.02~0.06) \times 10^9/L$。

【临床意义与评价】　当机体患过敏性疾病,尤其 I 型超敏反应时嗜酸性粒细胞、嗜碱性粒细胞增加。支气管哮喘、荨麻疹、血管性水肿、枯草热、食物过敏、过敏性肺炎等嗜酸性粒细胞均有中度增多。个别支气管哮喘患者嗜酸性粒细胞可高达白细胞分类的 20%。嗜碱性粒细胞增多可见于结核、鼻窦炎、水痘,也可见于慢性粒细胞白血病、慢性溶血性贫血等。嗜酸性粒细胞和嗜碱性粒细胞检测数量的增加或减少只能作为评价有无变态反应的辅助指标。

五、循环免疫复合物检测

Ⅲ型超敏反应的发生与循环免疫复合物(circulating immune complex,CIC)密切相关,检测CIC可证实某些疾病是否与Ⅲ型超敏反应有关,检测CIC含量可帮助分析疾病的进程及转归。

(一)抗原特异性免疫复合物的检测

抗原特异性免疫复合物检测是通过检测免疫复合物中抗原特异性来测CIC。其优点是特异性高,通过检测可了解引起免疫复合物病的抗原。目前临床上检测CIC时不要求检出抗原的类型,而只要检出CIC有无及其高低,因此,抗原特异性免疫复合物的检测大多是用在科研中。主要采用ELISA法进行检测。

(二)抗原非特异性免疫复合物的检测

抗原非特异性免疫复合物的检测仅是检测血清中循环免疫复合物,不考虑形成CIC的抗原性质。目前临床上大多数用的是PEG沉淀法或比浊法。此法简便、易操作,但特异性差、干扰因素多,只能作为一种粗筛方法。

目前已证实某些疾病血清中可检到一定数量的免疫复合物,但要判定免疫复合物与发病有关应依据以下三点:①病变局部有IC沉积;②CIC水平显著升高;③能明确CIC中抗原性质。一般前两点临床容易实现,第3点难以明确。仅凭血清中CIC升高不能肯定是免疫复合物病,还应该结合其他免疫学指标。因正常健康人也存在少量的CIC(大约10~20μg/ml),而且CIC检测结果很难区分为生理或病理性。

第三节 变态反应性疾病的实验诊断

四种类型超敏反应发生的机制各异,同一抗原也可在不同条件下引起不同类型的超敏反应,其免疫学检测方法也有所不同。Ⅰ型超敏反应的发生与过敏原和所引起的特异性IgE有关,故检测重在寻找过敏原和测定血清中特异性IgE。Ⅱ型超敏反应的检测主要针对相关抗体。Ⅲ型超敏反应引起原因主要是形成了中等大小的免疫复合物,所以检测循环免疫复合物对于临床疾病诊断和预后观察较有价值。Ⅳ型超敏反应可用局部皮肤试验进行检测。

一、Ⅰ型超敏反应性疾病

对相应抗原易产生IgE型抗体的患者称为特应性个体或过敏体质个体。人类Ⅰ型超敏反应可表现为全身性超敏反应和局部性超敏反应两种。

(一)全身性超敏反应

全身性超敏反应是一种最严重的Ⅰ型超敏反应性疾病,机体再次接触变应原后数秒或数分钟内可出现症状,若抢救不及时,可导致死亡。

1. 药物过敏性休克　以青霉素引发的过敏性休克最为常见,除此之外头孢菌素、链霉素、有机碘、磺胺类药物等也可引起过敏性休克。

2. 血清过敏性休克　临床应用动物免疫血清如破伤风抗毒素、白喉抗毒素等进行治疗或紧急预防时,有些患者可因曾经注射过同种动物的血清制剂而发生过敏性休克,重者可在短时间内死亡。

(二)局部性超敏反应

1. 呼吸道过敏反应　常因吸入花粉、尘螨、动物毛屑、真菌等变应原或呼吸道病原微生物感染引起。主要表现为过敏性鼻炎和过敏性哮喘。

2. 消化道过敏反应　少数人进食鱼、虾、蟹、蛋、牛奶等食物或服用某些药物后,可发生过敏性胃肠炎,主要表现为恶心、呕吐、腹痛、腹泻等症状,严重者也可发生过敏性休克。

3. 皮肤过敏反应　皮肤过敏反应可由药物、食物、油漆、肠道寄生虫或冷热刺激等引起。主要表现为荨麻疹、湿疹和血管性水肿等。临床表现以皮疹为主,自觉症状剧烈瘙痒。

检测项目选择　Ⅰ型超敏反应的皮肤试验、血清总 IgE 检测、特异性 IgE 检测。

临床应用　Ⅰ型超敏反应的皮肤试验主要用于寻找变应原、预防药物或疫苗过敏。IgE 升高常见于支气管哮喘、过敏性鼻炎、特应性皮炎、湿疹等。

二、Ⅱ型超敏反应性疾病

常见Ⅱ型超敏反应性疾病有:

1. 输血反应　多发生于 ABO 血型不合的输血。如将 A 型血输给 B 型患者时,由于 A 型血红细胞膜上 A 抗原与 B 型血患者血清中抗 A 抗体特异结合,激活补体,使输入的红细胞被溶解。

2. 新生儿溶血症　母子间血型不合是引起新生儿溶血症的主要原因。

3. 自身免疫性溶血性贫血　某些病毒如流感病毒、EB 病毒感染或长期服用某些药物如甲基多巴后,能使红细胞膜表面抗原发生改变,刺激机体产生红细胞自身抗体。

4. 药物过敏性血细胞减少症　青霉素、磺胺、奎尼丁和非那西汀等药物抗原表位能与血细胞膜蛋白或血浆蛋白结合获得免疫原性,从而刺激机体产生抗药物抗原表位特异性的抗体。

5. 肺出血肾炎综合征　即 Goodpasture 综合征,又称抗基膜性肾小球肾炎,是由抗肾小球基底膜抗体(GBM)引起的以肺出血和肾小球肾炎为特征的疾病。

6. Graves 病　患者体内可产生抗甲状腺上皮细胞表面甲状腺刺激素(thyroid stimulating hormone,TSH)受体的自身抗体。该种抗体能与甲状腺细胞表面 TSH 受体结合,可刺激甲状腺细胞合成分泌大量甲状腺素,引起甲状腺功能亢进。

检测项目选择　抗血细胞抗体检测(主要有 Rh 抗体检测、抗球蛋白检测)、自身抗体检测。

临床应用　为防止 Rh 血型不合所致死胎或新生儿溶血症的发生,可对孕妇血清或胎儿羊水的 Rh 抗体进行检测。直接抗球蛋白检测用于检测红细胞是否已被不完全抗体所致敏,如新生儿溶血、溶血性输血反应、自身免疫性溶血性贫血等;间接抗球蛋白检测主要用于检测血清中的不完全抗体,如输血、血制品、器官移植、妊娠所致免疫性血型抗体及自身免疫性血型抗体。对于肺出血肾炎综合征、Graves 病可进行相应自身抗体检测。

三、Ⅲ型超敏反应性疾病

Ⅲ型超敏反应性疾病可分为局部免疫复合物病和全身免疫复合物病。

(一)局部免疫复合物病

1. Arthus 反应　1903 年 Arthus 用马血清经皮下免疫家兔数周后,发现当再次注射马血清时,免疫家兔可在注射局部出现红肿、出血和坏死等剧烈炎症反应,此种现象被称为 Arthus 反应,为一种实验性局部Ⅲ型超敏反应。

2. 类 Arthus 反应　可见于胰岛素依赖型糖尿病患者,其局部反复注射胰岛素后可刺激机体产生相应 IgG 类抗体,若此时再次注射胰岛素,即可在注射局部出现红肿、出血和坏死等与 Arthus 反应类似的局部炎症反应。此外,多次注射狂犬病疫苗或使用抗毒素(马血清)也可出现类 Arthus 反应。

(二)全身免疫复合物病

1. 血清病　通常是在初次大量注射异种动物抗毒素(免疫血清)后 1~2 周发生,其主要临床症状是发热、皮疹、淋巴结肿大、关节肿痛和一过性蛋白尿等。

2. 急性肾小球肾炎　一般多发生于 β 溶血 A 组链球菌感染后 2~3 周内,体内产生抗链球

Notes

菌抗体,该抗体与链球菌可溶性抗原结合形成循环免疫复合物,沉积在肾小球基底膜上,引起免疫复合物肾炎。参见第十章肾脏疾病实验诊断。

3. 类风湿关节炎 参见第十四章风湿性疾病实验诊断。

4. 系统性红斑狼疮 参见第十四章风湿性疾病实验诊断。

检测项目选择 免疫复合物检测、自身抗体检测、抗 O、类风湿因子等。

临床应用 循环免疫复合物的消长可反映病情的严重程度、监测治疗效果,但一次检测的意义不大。仅凭血清中循环免疫复合物升高不能肯定是免疫复合物病,但是免疫复合物检测对于研究发病机制、了解病情进展、判断治疗效果等方面提供帮助。对有蛋白尿、关节痛、血管炎、紫癜等症状诊断不明确的患者,可考虑检测循环免疫复合物,并结合局部免疫复合物的免疫组化检测结果以明确病变是否与Ⅲ型超敏反应有关。

四、Ⅳ型超敏反应性疾病

常见Ⅳ型超敏反应性疾病有:

1. 感染性迟发型超敏反应 多发生于胞内寄生病原体感染,如结核分枝杆菌、病毒、原虫等。

2. 接触性皮炎 接触性皮炎为典型的接触性迟发型超敏反应。通常是由于接触小分子半抗原物质,如油漆、染料、农药、化妆品和某些药物如磺胺和青霉素等引起。

3. 移植排斥反应 同种异体移植排斥反应是迟发型超敏反应的一个典型临床表现。

检测项目选择 结核菌素皮试、斑贴试验等。

临床应用 结核菌素皮试主要用于辅助诊断结核杆菌感染,观察接种卡介苗后的免疫效果及机体细胞免疫功能状况。斑贴试验可用于寻找接触性皮炎的变应原。

本 章 小 结

变态反应(超敏反应)根据发生机制分为四种类型,Ⅰ型超敏反应主要由 IgE 类抗体介导;Ⅱ型超敏反应主要由 IgG 或 IgM 类抗体介导;Ⅲ型超敏反应主要由 IgG 类抗体介导;Ⅳ型超敏反应是由 T 细胞介导。粒细胞、单个核巨噬细胞、NK 细胞、淋巴细胞、血小板、肥大细胞及补体成分等均可参与各型超敏反应的炎症性损伤,但它们分别所起作用的大小不尽相同。Ⅰ型变态反应疾病的实验诊断重在寻找过敏原和测定血清中特异性 IgE。Ⅱ型变态反应疾病的实验诊断着重于抗血细胞抗体的检测。Ⅲ型变态反应疾病的实验诊断中循环免疫复合物对于临床疾病诊断和预后观察较有价值。Ⅳ型变态反应可用局部皮肤试验进行检测。临床变态反应性疾病复杂,常可见不同类型反应同时存在,多数体液免疫和细胞免疫参与,在变态反应疾病实验诊断的免疫学检测项目选择中,应基于准确、特异、灵敏、快速的原则,选择一种或多种项目测定。

(王传新)

参考文献

1. 曹雪涛 . 医学免疫学 . 第 6 版 . 北京:人民卫生出版社,2013.

2. 王兰兰,许化溪 . 临床免疫学检验 . 第 5 版 . 北京:人民卫生出版社,2012.

3. 王鸿利 . 实验诊断学 . 第 2 版 . 北京:人民卫生出版社,2010.

4. 何维 . 医学免疫学 . 第 2 版 . 北京:人民卫生出版社,2012.

5. David K. Male,Jonathan Brostoff,David E. Roth,et al. Immunology. 8th ed. Saunders,2012.

Notes

第十七章　恶性肿瘤实验诊断

内容提要

实验诊断是恶性肿瘤诊断的重要手段之一。本章概述了肿瘤标志物的定义、分类及其选择和应用的一般原则。以检验项目为主线,详细介绍了目前常用的肿瘤标志物的参考区间、临床意义和应用评价;以疾病为主线,详细介绍了常见肿瘤诊断时需要用到的常规实验诊断项目和肿瘤标志物。

恶性肿瘤的诊断必须依赖于临床诊断、影像学诊断、实验室诊断和病理诊断的综合应用。近年来,随着实验诊断学的不断进展,其在肿瘤诊断中的作用也日益增大。几乎所有的实验诊断项目均可在不同肿瘤的诊断中得到应用,有的与肿瘤的发生发展等关系较为密切,专门用于肿瘤的实验诊断,如各种肿瘤标志物;另一些不专门用于肿瘤的实验诊断,但可用于判断肿瘤的病因和发病机制、评估肿瘤患者的脏器功能状态、诊断肿瘤或其治疗所引起的并发症,如 HBV 和 HCV 相关的抗原抗体检测、肝功能试验、血细胞一般检验等。

第一节　概　　述

本章主要介绍肿瘤标志物在肿瘤的筛查、诊断和鉴别诊断、预后判断和复发的监测等环节的重要价值。应用肿瘤标志物诊断恶性肿瘤时,既要选择正确的肿瘤标志物,又要将其应用于适当的环节。

一、肿瘤标志物的概念

肿瘤标志物(tumor marker,TM)是指在恶性肿瘤的发生和增殖过程中,由肿瘤细胞的基因表达而合成分泌的,或是由机体对肿瘤细胞反应而异常产生和(或)升高的,反映肿瘤存在和生长的一类物质,包括蛋白质、激素、酶(同工酶)、多胺及癌基因产物等,存在于病人的血液、体液、细胞或组织中。

理想的 TM 应具有以下特性:①灵敏度高,使肿瘤能被早期发现,早期诊断;②特异性好,即肿瘤患者为阳性,而非恶性肿瘤患者为阴性,能对良、恶性肿瘤进行鉴别;③能对肿瘤进行定位,即具有器官特异性;④TM 浓度与病情严重程度、肿瘤大小或分期有关;⑤能监测肿瘤治疗效果;⑥能监测肿瘤复发;⑦能预测肿瘤的预后。但至今还没有一种 TM 能完全满足上述要求。

TM 的含量很少,常用灵敏的化学发光免疫分析法(CLIA)、酶联免疫分析法(ELISA)、放射免疫分析法(RIA)等方法进行测定。

二、肿瘤标志物分类

现有的 TM 根据其生物化学特性分为以下五类。

1. **酶类肿瘤标志物**　如神经元特异性烯醇化酶(neuron specific enolase,NSE)是一种糖酵解酶,其存在于神经组织等部位,在神经内分泌器官相关肿瘤中升高。又如激肽释放酶,是一类丝氨酸蛋白酶,其可将激肽原催化为激肽,已经证实激肽释放酶家族中的许多成员可以作为肿瘤标志物,用于前列腺癌、卵巢癌、乳腺癌和睾丸癌等的诊断。

2. 胚胎抗原和蛋白类肿瘤标志物 如本 - 周蛋白被认为是世界上首次发现的肿瘤标志物,用于多发性骨髓瘤的诊断,其化学本质是尿液中的游离免疫球蛋白轻链。胚胎抗原包括甲胎蛋白(α-fetoprotein,AFP)和癌胚抗原(carcinoembryonic antigen,CEA),前者主要用于原发性肝细胞癌和胚胎细胞肿瘤的诊断,后者主要用于大肠癌的诊断。

3. 激素类肿瘤标志物 如人绒毛膜促性腺激素(human chorionic gonadotropin,hCG)可用于女性葡萄胎和绒毛膜癌的诊断,亦可用于男性睾丸癌的诊断。人降钙素(hCT)是用于诊断和监测甲状腺髓质癌的特异和敏感的肿瘤标志物。

4. 糖蛋白类肿瘤标志物 糖蛋白类肿瘤标志物是肿瘤细胞表面的抗原或者由肿瘤细胞分泌的糖蛋白,这类肿瘤标志物较多,如CA125、CA15-3、CA19-9等,其中"CA"是"糖链抗原(carbohydrate antigen)"的缩写,后面的数字代表生产该抗原的肿瘤细胞系编号。

5. 癌基因及其蛋白肿瘤标志物 主要包括癌基因蛋白标志物和抑癌基因蛋白标志物,前者如 ras 基因突变多见于神经母细胞瘤、消化道肿瘤,后者如视网膜母细胞瘤基因(RB基因)突变的个体易患视网膜母细胞瘤,结肠腺瘤性息肉病(APC)基因突变易导致遗传性结肠癌的发生。随着肿瘤遗传学、分子生物学研究越来越深入,可用于肿瘤诊断的癌基因及其蛋白标志物必将越来越多,相关内容详见第二十三章分子诊断及其临床应用。

三、肿瘤标志物的选择和应用

肿瘤标志物在肿瘤的诊断中起重要作用。同一种肿瘤可含一种或多种 TM,而不同肿瘤或同种肿瘤的不同组织类型既可有共同的肿瘤标志物,也可有不同的肿瘤标志物。因此,正确选择应用 TM,正确将其应用于肿瘤的诊断、疗效判断和预后判断的某一环节才能真正提升 TM 的诊断价值,提高肿瘤诊断的效率。表 17-1 列出美国国家临床生物化学学会(National Academy Of Clinical Biochemistry,NACB)对各种肿瘤标志物的使用建议。

(一)肿瘤标志物的应用

1. 高危人群中恶性肿瘤的筛查 有肿瘤家族史和症状的患者,肿瘤的发生率相对较高,应进行肿瘤标志物的筛查,主要包括:①肝硬化患者检测甲胎蛋白;②疑有胚胎细胞肿瘤检测 AFP、hCG;③男性大于 50 岁的前列腺肿瘤患者检测 PSA;④疑有甲状腺髓质癌或家族中出现过这类癌症的患者检测降钙素。

2. 初步诊断 恶性肿瘤的诊断主要依赖肿瘤标志物的检测与临床诊断、影像学诊断、内镜检查、手术探查、病理诊断等的综合应用,很少依赖单一的手段进行诊断。肿瘤标志物在诊断中的作用取决于其自身的诊断价值,一些肿瘤标志物可用于恶性肿瘤的诊断,如 AFP 可用于原发性肝癌的初步诊断,前列腺特异抗原(prostate specific antigen,PSA)可用于前列腺癌的初步诊断。

3. 预后判断 一些肿瘤的预后与治疗前 TM 的基础水平有一定的关系。通常,基础水平越高,越可能处于癌症晚期,且预后越差;基础水平正常或仅轻微升高,预示肿瘤患者预后较好,存活时间较长。

4. 疗效判断及监测 术后或治疗后肿瘤标志物浓度下降是疗效监测的重要手段之一,肿瘤标志物浓度不下降或下降很少预示肿瘤切除不完全或存在多发性肿瘤。

5. 肿瘤复发的检测 肿瘤标志物的测定可用于肿瘤复发的监测,如手术后 TM 降至正常,肿瘤复发后 TM 则升高。TM 浓度增高的速度及程度预示肿瘤的进展情况,如果 TM 的浓度升高,有必要进行详细的检查以确定肿瘤是否复发。如果能准确测定 TM,对于近 50% 的患者来说,其浓度变化将比其他检查更早预测肿瘤的进展。

Tab. 17-1　Summary of current NACB recommendations for the use of tumor markers in specific malignancies

	Screening/early detection	Diagnosis/case-finding	Staging/prognosis	Detecting recurrence	Monitoring therapy
Testicular tumors	No tumor markers recommended	AFP, hCG, LDH	AFP, hCG, LDH	AFP, hCG, LDH	AFP, hCG, LDH
Prostate cancer	PSA, cPSA, %fPSA [With DRE]	PSA, cPSA, %fPSA [With DRE]	PSA, cPSA [With DRE & biopsy Gleason Grade]	PSA, cPSA	PSA, cPSA
Colorectal cancer	FOB [In subjects>50 years old; Genetic testing in high risk subjects]	No tumor markers recommended	CEA	CEA	CEA
Liver cancer	AFP [In high risk subjects]	AFP	AFP	AFP	AFP
Ovarian cancer	CA125 [Only in combination with TVUS for early detection in hereditary syndromes]	CA125 [Post-menopausal women only]	CA125	CA125	CA125
Breast cancer	No tumor markers recommended	No tumor markers recommended	ER, PR, HER-2, uPA, PAI-1	No tumor markers recommended	CA 15-3, CEA [Monitoring advanced disease]
Gastric cancer	No tumor markers recommended	No tumor markers recommended	No tumor markers recommended	No tumor markers recommended	No tumor markers recommended
Bladder cancer	No tumor markers recommended	No tumor markers recommended	No tumor markers recommended	No tumor markers recommended	No tumor markers recommended

Notes

续表

	Screening/early detection	Diagnosis/case-finding	Staging/prognosis	Detecting recurrence	Monitoring therapy
Pancreatic cancer	No tumor markers recommended	CA 19-9 [If used, only with CT or EUS and in an appropriate clinical context]	CA 19-9	No tumor markers recommended	CA 19-9 [During palliative therapy with imaging tests or after potentially curative surgery]
Cervical cancer	No tumor markers recommended	SCC [Possibly in squamous cell cervical carcinoma]	SCC [Possibly in squamous cell cervical carcinoma]	SCC [Possibly in squamous cell cervical carcinoma]	SCC [Possibly in squamous cell cervical carcinoma]
Thyroid cancer	No tumor markers recommended	No tumor markers recommended	No tumor markers recommended	Thyroglobulin; Thyroglobulin antibodies	Thyroglobulin; thyroglobulin antibodies
Lung cancer	No tumor markers recommended	See manuscript [Table 18-3] for specific recommendations regarding the appropriate applications for tumor markers in small cell and non-small cell lung cancer if and when these tests are required			

CT, computed tomography; DRE, digital rectal examination; EUS, examination under ultrasound; FOB, fecal occult blood; LDH, lactate dehydrogenase; MIA, melanoma inhibiting activity

Notes

6. 用于肿瘤的个体化治疗   肿瘤个体化治疗主要涉及靶向药物和化疗药物。许多基因的改变与肿瘤靶向药物的疗效有关,不同个体肿瘤化疗药物反应相关基因(如药物转运蛋白基因、药物代谢酶基因等)存在单核苷酸多态性(single nucleotide polymorphism,SNP)差异。通过检测相关基因判断患者对特定药物的敏感或耐药,使得传统广谱化疗药物实现了个体化用药,既能获得最佳治疗效果,又能避免药物的不良反应。相关内容详见第二十三章分子诊断及其临床应用。

(二)肿瘤标志物的选择和应用原则

1. 正确定位肿瘤标志物的诊断价值和应用范围   ①随着肿瘤的基础和临床研究的不断深入,发现了许多与肿瘤有关的基因和蛋白,但要确定这些物质是否可以成为肿瘤标志物、应用于肿瘤的诊断,则需要详尽的临床评估,对其诊断性能进行详细的评价,切不可将一些诊断价值尚不明确的物质应用于临床诊断;②一些肿瘤标志物,甚至是广泛使用的肿瘤标志物,要结合肿瘤的诊断、预后判断、疗效判断和复发监测等各个环节,对其应用价值进行详细的评价,切不可将一些适合于预后和疗效判断的肿瘤标志物应用于诊断和初筛,甚至用于大范围的体检检验,否则既延误了诊断,又增加了患者的经济负担。

2. 治疗前应该确定肿瘤标志物与肿瘤的关系   在术前和首次疗程开始前,必须了解肿瘤标志物与肿瘤的关系,这是因为:①初次诊断时表达的肿瘤标志物有可能也适合用于治疗监测,可以作为治疗监测的基础水平;②一些肿瘤标志物可用于评估肿瘤的预后,如卵巢癌检测 CA 125、乳腺癌检测 CA 15-3 和 CEA;③治疗后肿瘤标志物的浓度下降可用于初步评估肿瘤是否完全消除及其残留量。

3. 注意肿瘤标志物的复查间隔时间   肿瘤标志物的复查间隔时间应以其生物半衰期为依据(表 17-2)。复查间隔时间太长,临床可能无法区分是肿瘤复发还是初次治疗效果不佳;复查间隔时间太短,肿瘤标志物浓度尚未下降,可能误解为肿瘤未完全切除。如果 CEA 的半衰期为 3 天,术前 CEA 浓度为 100μg/L,应在术后 20 天左右进行复查,术后太长或太短时间均不合理。

Tab. 17-2   Biological half-life* and upper reference limits of tumor markers

Tumor marker	Half-life (days)	Upper reference limit
AFP	2~8	9U/ml
CA 125	5	35U/ml
CA 19-9	4~8	37U/ml
CA 15-3	5~7	25U/ml
CA 72-4	3~7	4U/ml
CEA	2~8	3μg/L
CYFRA 21-1	1	2μg/L
hCG	1/2~11/2	2U/L
NSE	1	10(20)U/L
PSA	2~3	4μg/L
SCC	1	1.5μg/L

* Biliary and/or renal excretion of tumor markers down to one half the level of the baseline concentration

4. 注意影响肿瘤标志物浓度变化的生理和病理因素   血液或体液肿瘤标志物的浓度及其变化受许多因素影响,应用肿瘤标志物时,应该注意这些影响因素,这些因素包括:①产生肿瘤标志物的肿瘤细胞的总数量、肿瘤的质量、肿瘤的扩散以及肿瘤的分级;②肿瘤标志物的合成速度;③肿瘤细胞或细胞表面的肿瘤标志物的释放速度;④个别肿瘤不携带或不表达肿瘤标志物,则该肿瘤标志物不会升高;⑤一些肿瘤细胞能表达肿瘤标志物,但不释放入血;⑥肿瘤的血供,

Notes

Tab. 17-3　The choice and use of tumor marker

Tumor marker	CEA	AFP	CA19-9	CA125	CA15-3	PSA	PAP	NSE	SCC	AFU	hCG	TPA	CA72-4	VCA-IgA
colon	★		☆											
pancreas	◎		★											
stomach	☆		◎										★	
esophagus	◎								◎					
liver		★								★				
biliary tract			★											
breast	☆				★									
ovary				★					☆				☆	
cervix	◎													
chorion											★			
lung SCLC								★						
lung NSCLC	☆								◎		★			
germ cell		★												
prostate						★	★							
bladder												☆		
ENT	◎								☆					★

★ Primary choice marker　☆ Secondary choice marker　◎ Third choice marker

Notes

如果肿瘤的血供较差,则到达血循环的肿瘤标志物减少;⑦肿瘤组织的坏死程度,如放射治疗致肿瘤细胞溶解可引起肿瘤标志物浓度增加,使肿瘤标志物的浓度与肿瘤的大小不成比例;⑧肿瘤标志物的分解和排泄速度,如果机体出现排泄障碍,如肾衰竭、肝功能不全或胆汁淤积,肿瘤标志物浓度将不成比例升高;⑨抗体的影响,抗体存在可能生成免疫复合物,其清除速度取决于复合物大小。

5. 正确制定肿瘤复发的监测方案　在恶性肿瘤的治疗和病程的监测过程中,建议检测两种或多种肿瘤标志物,表17-3列出了用于恶性肿瘤监测的肿瘤标志物的组合建议,特别强调的是,这些组合不是建议用于肿瘤的诊断和初筛的。肿瘤的监测可为一段时间内肿瘤的转移和复发提供依据。在肿瘤的监测期间,标志物检测的频率取决于肿瘤的特性、所推荐的监测计划、肿瘤标志物的浓度或肿瘤活动的可能变化。在肿瘤标志物阴性的病例中,大的原发性肿瘤或有远处转移的患者在晚期或经治疗后肿瘤标志物仍然不可能阳性,定时检查的意义不大。相反,在肿瘤标志物阴性的小肿瘤患者,有可能存在肿瘤标志物的抗原表达,应定时监测其浓度变化以判断疾病进展。

6. 注意检验方法的可比性　肿瘤标志物的浓度变化取决于检测方法,尤其是检验结果的可比性,同一样本使用不同生产商提供的试剂盒,甚至是检测原理相同的试剂盒可得到不同的结果。因此,为了不影响病情的评估和治疗监测,建议使用专门的检测方法检测肿瘤标志物,如果需要改变检测方法,建议进行新旧方法的结果比对。

7. 注意分析前变量对肿瘤标志物检测结果的影响　许多分析前变量可以影响检验结果的准确,如采血后超过1小时未分离血清可致NSE从血小板中释放,一些药物可致PSA假性升高,嗜异性抗体可致肿瘤标志物假性升高。

8. 肿瘤基因诊断应该注意不同人群的差异　由于不同种族人群的遗传物质基础和特点存在不同,进行肿瘤基因诊断及分析基因诊断结果时,应充分注意不同种族、不同国家人群的遗传特点,选择合适的基因、合适的位点用合适的方法进行检测,并结合中国人群、甚至不同民族人群的遗传特点合理地解释应用检验结果。

第二节　常用肿瘤标志物的实验检测

肿瘤标志物根据其生物化学特性分为胚胎抗原、蛋白类、糖蛋白类、酶类和激素类。通过检测恶性肿瘤患者外周血中的肿瘤标志物的浓度,可以对肿瘤进行诊断、鉴别诊断、疗效判断、预后判断,监测肿瘤是否复发和转移,为肿瘤的防治提供帮助。

一、胚胎抗原和蛋白类肿瘤标志物的检测

(一)甲胎蛋白及其异质体

甲胎蛋白(alpha fetal protein,AFP)是胎儿发育早期,由肝脏和卵黄囊合成的一种血清糖蛋白,分子量70 000,电泳时位于白蛋白和 α_1 球蛋白之间,胎儿出生后不久即逐渐消失。1963年Abelev首先发现患肝细胞癌的小鼠存在AFP,1964年Tatarinov报道肝细胞癌患者血清中AFP升高。目前,血清AFP浓度的检测是诊断原发性肝癌和胚胎细胞肿瘤如睾丸癌等的重要指标。

【参考区间】　CLIA、ELISA:血清 <25μg/L。

【临床意义与评价】

1. AFP

(1)原发性肝细胞癌患者:血清中AFP明显升高,阳性率为67.8%~74.4%。约有50%的患者AFP>300μg/L,但也有18%的肝癌患者AFP不升高。未经治疗患者早期AFP升高缓慢,随着肿瘤的生长速度加快,AFP指数上升。在原发性肝细胞癌的晚期,AFP的上升与肿瘤的生长

Notes

不一定相关,有时反而明显不对称地增高,这是由于肝脏的代谢紊乱(肝衰竭)引起的。AFP 适用于对患原发性肝细胞癌或胚胎细胞恶性肿瘤的高风险人群进行监测,不适合于肿瘤的筛查。

(2) 病毒性肝炎、肝硬化患者:AFP 有不同程度的升高,但其水平常 <300μg/L。AFP 升高的原因,主要是由于受损伤的肝细胞再生而幼稚化,此时肝细胞便具有重新产生 AFP 的能力,随着受损肝细胞的修复,AFP 逐渐恢复正常。AFP 阳性的肝脏疾病患者发展为原发性肝细胞癌的比例较高,且 5 年的预后较差。肝硬化、急性病毒性肝炎和慢性活动性肝炎患者 AFP 水平可升高,但只是短暂升高,肝硬化伴 AFP 浓度异常的患者发展为原发性肝细胞癌的风险更高。

(3) 生殖腺胚胎性肿瘤患者:血清中 AFP 可见升高,如睾丸癌、畸胎瘤等。

(4) 妇女妊娠:3 个月后,血清 AFP 开始升高,7~8 个月时达到高峰,一般在 400μg/L 以下,分娩后 3 周恢复正常。孕妇血清中 AFP 异常升高,应考虑胎儿有神经管缺损畸形的可能性。

2. AFP 异质体的意义　AFP 是一种糖蛋白,不同来源的 AFP 由于糖链结构上的差异,对刀豆素(Con A)或小扁豆凝集素(LCA)的结合能力也不相同,此种糖链结构不同的 AFP 称为 AFP 异质体,并以此分为结合型与非结合型两种。LCA 结合型 AFP 在电泳时速度较慢,非结合型电泳速度较快,从而可将其分开。AFP 异质体分析对于有 AFP 升高的原发性肝癌与良性肝病(急慢性肝炎、肝硬化等)有鉴别诊断意义。通常以 LCA 结合型 AFP≥25% 提示为原发性肝癌,低于 25% 者多属良性肝病。

(二)癌胚抗原

癌胚抗原(carcino-embryonic antigen,CEA)最初发现于成人结肠癌组织中,1965 年由 Gold 首先报道。CEA 是一种结构复杂的可溶性糖蛋白,分子量约为 180 000,胚胎期主要存在于胎儿的胃肠管、胰腺和肝脏,出生后明显降低。胃肠道恶性肿瘤时可见血清 CEA 升高,在乳腺癌、肺癌及其他恶性肿瘤患者的血清中也有升高。因此,CEA 是一种广谱肿瘤标志物。

【参考区间】　CLIA、ELISA:血清 <5μg/L。

【临床意义与评价】

1. 血清 CEA 升高　主要见于结肠癌、直肠癌、乳腺癌、胃癌、肺癌、胰腺癌等,其他恶性肿瘤也有不同程度的阳性率。在大肠癌中,CEA 阳性率与肿瘤分级有关,Dukes A<20%;Dukes B 为 40%~60%;Dukes C 为 60%~80%;Dukes D 为 80%~85%。肠道憩室炎、直肠息肉、结肠炎、肝硬化、肝炎和肺部疾病也有不同程度的升高,但阳性率较低。

2. 血清 CEA 连续检测　可用于恶性肿瘤手术后的疗效观察及预后判断,也可用于对化疗病人的疗效观察。一般情况下,病情好转时血清 CEA 浓度下降,病情恶化时升高。

3. 吸烟的影响　98% 的非吸烟健康人血清 CEA<5μg/L。吸烟者中约有 3.9% 的人 CEA>5μg/L。

4. 应用评价　CEA 不是诊断某种恶性肿瘤的特异性指标,其价值在于恶性肿瘤的鉴别诊断,病情监测和疗效评价等方面,其重要价值在于大肠癌术后的监测,连续测定血清 CEA 水平是原发性大肠癌切除术后局部或远处复发的最敏感的非创伤性诊断方法,如术后 CEA 水平稳定基本排除了复发的可能。

(三)前列腺特异性抗原

前列腺特异性抗原(prostate specific antigen,PSA)是在 1979 年由 Wang 首先报道的。它是一种由前列腺上皮细胞分泌的蛋白酶,为分子量 34 000 的单链糖蛋白,正常人血清中含量极微。前列腺癌患者的正常腺管结构遭到破坏,可见血清中 PSA 含量升高。目前,临床上已广泛将其用于前列腺癌的辅助诊断,但良性前列腺疾病时 PSA 也可轻度升高。血清总 PSA(t-PSA)中有 80% 的 PSA 以各种结合形式存在,称为复合 PSA(c-PSA);20% 的 PSA 以未结合的形式存在,称为游离 PSA(f-PSA)。

【参考区间】　CLIA、ELISA:血清:t-PSA<4.0μg/L;

f-PSA<0.8μg/L;

f-PSA/tPSA 比值 >0.25。

【临床意义与评价】

1. **前列腺癌**   可见患者血清 PSA 升高。PSA 是筛检前列腺癌的非常有价值的指标,常与直肠指检及经直肠超声检查联合应用于无明显症状的 50 岁以上的男性。以血清 t-PSA>4.0μg/L 判断为阳性,其阳性率为 50%~80%。t-PSA 的血清浓度和阳性率随病程的进展而增高。前列腺癌手术后,t-PSA 浓度可逐渐降至正常,若手术后 t-PSA 浓度不降或下降后再次升高,应考虑肿瘤转移或复发,因此 PSA 测定可作为监测前列腺癌病情变化和疗效的重要指标。

2. **其他恶性肿瘤**   如肾癌、膀胱癌、肾上腺癌、乳腺癌等有不同程度的阳性率。

3. **良性疾病**   前列腺肥大、前列腺炎、肾脏和泌尿生殖系统疾病,也可见血清 t-PSA 和 f-PSA 水平轻度升高(一般在 4.0~10.0μg/L),必须结合直肠指检、超声检查等进行鉴别。如 PSA 检测和直肠指检均为异常,则前列腺癌的阳性预测值达 50%,明显高于单独的 PSA 检测(20%)和直肠指检(10%)。此外,直肠指检出的前列腺癌患者处于进展期的比例高于 PSA 筛检出的患者。

4. **f-PSA/t-PSA 比值**   单独使用 t-PSA 或 f-PSA 诊断前列腺癌时并不能排除前列腺肥大对前列腺癌诊断的影响,特别是当 t-PSA 在 4.0~10.0μg/L 的灰区时,应用血清中 f-PSA/t-PSA 比值测定显得更有价值。通常,f-PSA/t-PSA 比值 <10% 提示前列腺癌,f-PSA/t-PSA 比值 >25% 提示前列腺增生,其特异性达 90%,准确性 >80%。

5. **与前列腺酸性磷酸酶联合检测**   约有 5% 的前列腺癌患者,t-PSA 正常,但前列腺酸性磷酸酶(PAP)升高。因此两者同时测定,可提高前列腺癌的阳性检出率。

6. **分析前变量**   采集病人的血标本前,若进行导尿或前列腺按摩,可导致血清 PSA 升高,应注意避免。

(四)组织多肽抗原

组织多肽抗原(tissue polypeptide antigen,TPA)是一种非特异性肿瘤标志物,Bjorklund 早在 1957 年就在恶性肿瘤组织中发现。目前认为 TPA 属于细胞骨架蛋白类,与细胞内的中间丝状体,细胞分裂素具同源性。在体外实验中,抗 TPA 抗体可与细胞分裂素 8、18 和 19 起抗原抗体反应。体外培养时有丝分裂期间的增殖细胞 TPA 分泌活跃,因此血液内 TPA 水平与细胞分裂增殖程度密切相关,恶性肿瘤细胞分裂,增殖活跃,所以血清中 TPA 水平增高。

【参考区间】   CLIA、ELISA:血清 <80U/L。

【临床意义与评价】

1. **恶性肿瘤**   许多肿瘤都可见血清 TPA 升高,但主要见于膀胱癌、乳腺癌、卵巢癌和消化道恶性肿瘤,特别是对膀胱转移细胞癌的诊断敏感性高。TPA 在循环血液中的半减期为 7 天,肿瘤切除后 3~4 周降至正常水平,其适合于疗效监测。由于 TPA 的水平与肿瘤细胞的增殖分化相关,如果 TPA 水平降至正常,说明肿瘤治疗有效。

2. **良性疾病**   急性肝炎、胰腺炎、肺炎和胃肠道疾患也可见到血清中 TPA 升高。

3. **妊娠**   妊娠的最后 3 个月可见 TPA 升高。

(五)鳞状细胞癌抗原

鳞状细胞癌抗原(squamous cell carcinoma antigen,SCC)是一种分子量为 42 000 的糖蛋白,它是从子宫颈鳞状细胞癌组织中分离出来,属于肿瘤相关抗原 TA-4 的亚段,存在于鳞状细胞癌的胞质内,是一种较好的鳞癌肿瘤标志物。

【参考区间】   CLIA、ELISA:血清 <1.5μg/L。

【临床意义与评价】

1. **恶性肿瘤**   SCC 是最早用于诊断鳞癌的肿瘤标志物,子宫颈癌、肺癌、头颈部癌、鼻咽癌

Notes

时,血清中 SCC 升高。子宫颈癌的阳性率较高,为 45%~83%;头颈部癌阳性率为 34%~78%;肺鳞癌阳性率为 39%~78%;食管癌为 30%~39%。临床上还用于监测这些肿瘤的疗效、复发和转移。

2. **良性疾病** 肝炎、肝硬化、胰腺炎、肺炎、结核、肾衰竭、银屑病等,SCC 也有一定程度的升高。

(六)细胞角蛋白 19 片段

细胞角蛋白是一种支持蛋白,与肌动蛋白丝和微管共同构成了细胞支架,是上皮细胞的特征性标志。与细胞角蛋白相反,细胞角蛋白片段可溶于血清并可被检测到。细胞角蛋白 19(CYFRA 21-1)不是器官特异性或肿瘤特异性蛋白,但其经常出现于肺部组织且特别易于出现于肺部恶性肿瘤结合处。CYFRA 21-1 主要用于非小细胞肺癌的鉴别诊断和预后评估,以及肺癌患者的治疗效果和病程监测。

【参考区间】 CLIA、ELISA:血清 <2.0μg/L。

【临床意义与评价】

1. **恶性肿瘤** CYFRA 21-1 是非器官特异性的,阳性见于所有的实体肿瘤,如非小细胞肺癌的阳性率为 40%~64%,小细胞肺癌的阳性率为 16%~52%,在肺的鳞状细胞癌、大细胞癌和腺癌中亦有较高的阳性率。此外,在膀胱癌、前列腺癌、卵巢癌、大肠癌、胰腺癌等亦有不到 50% 的临床灵敏度。

2. **良性疾病** CYFRA 21-1 升高亦可见于良性疾病,在肺部疾病、胃肠道疾病、妇科疾病、泌尿系统疾病和肾功能不全患者中亦可见到 CYFRA 21-1 轻微升高。

3. **与 NSE 联合检测** NSE 是小细胞肺癌的首选标志物,CYFRA 21-1 是非小细胞肺癌的首选标志物,提倡将 CYFRA 21-1 和 NSE 联合检测,以提高诊断的灵敏度,二者联合检测还可为肺内占位性病变定性(良性和恶性)提供依据,但这不适合于影像学检查无明显异常的患者。

4. **应用评价** CYFRA 21-1 是监测肺癌患者的病程和疗效的敏感且特异的指标。首次治疗前应检测 CYFRA 21-1 浓度作为疗效评估的基础值,由于其半衰期短,术后 48 小时就可检测 CYFRA 21-1 以评估疗效。

二、糖蛋白类肿瘤标志物检测

(一)糖链抗原 15-3

糖链抗原 15-3(carbohydrate antigen 15-3,CA 15-3)是一种乳腺癌相关抗原,属糖蛋白,分子量超过 400 000,是 Kufe/Hilkens 等在 1984 年发现的。其对乳腺癌的治疗效果和病情监测有一定的价值。CA 15-3 对蛋白酶和神经酰胺酶很敏感,因此血清标本应避免微生物的污染,以免影响测定结果。

【参考区间】 CLIA、ELISA:血清 <25 000U/L。

【临床意义与评价】

1. **乳腺癌** 患者常有 CA 15-3 升高,但在乳腺癌的初期敏感性低于 54%,故其不宜作为筛查和诊断指标;转移性乳腺癌阳性率可达 80%,是手术后随访、监测复发和转移的指标。CA 15-3 对乳腺癌的临床灵敏度与肿瘤的临床分期、肿瘤大小有关。CA 15-3 检测肿瘤复发的临床灵敏度为 45%~77%,特异性为 94%~98%,阳性预测值为 41%~92%。

2. **其他恶性肿瘤** 如肺癌、肾癌、结肠癌、胰腺癌、卵巢癌、子宫颈癌、原发性肝癌等,也有不同程度的阳性率。此外,肝脏、胃肠道、肺、乳腺、卵巢等疾病,也有不同程度升高,但阳性率较低。

3. **与 CEA 联合检测** 对于乳腺癌,CA 15-3 优于 CEA,二者联合应用可显著提高诊断肿瘤复发和转移的临床灵敏度,从 30%~50% 升高到 80%。CA 15-3 和 CEA 联合应用特别适合于局部或转移性乳腺癌。

（二）糖链抗原125

糖链抗原125（carbohydrate antigen 125，CA 125）是很重要的卵巢癌相关抗原，1981年由Bast等用卵巢囊腺癌细胞系作抗原制成的单克隆抗体OC 125发现。CA 125是一种大分子多聚糖蛋白，分子量>200 000，存在于上皮性卵巢癌组织和病人的血清中。

【参考区间】　CLIA、ELISA：血清<35 000U/L。

【临床意义与评价】

1. **卵巢癌**　CA125首选用于协助诊断卵巢癌，估计疗效和监测病程，亦可作为CA 19-9之后胰腺癌诊断的次选标志物。卵巢癌病人血清CA 125水平明显升高，但早期阳性率较低，小于60%，Ⅲ期为68%，Ⅳ期为68%~100%。

2. **其他恶性肿瘤**　也可呈阳性，如乳腺癌40%、胰腺癌50%、胃癌47%、肺癌41.4%、大肠癌34.2%、其他妇科肿瘤43%。

3. **良性疾病**　如子宫内膜异位症、盆腔炎、卵巢囊肿、胰腺炎、肝炎、肝硬化等疾病也有不同程度升高，诊断时应注意鉴别。

4. **妊娠**　妊娠的头3个月，孕妇可有CA 125升高。

5. **应用评价**　卵巢上皮癌的术前CA 125水平与预后明显相关。临床早期常出现轻微的增高可见于肿瘤体积小的患者，预示治疗效应佳和复发率低。相反，术前CA 125水平高表明疾病持续进展，化疗效果差。手术和化疗有效者CA 125水平很快下降，若有复发时，CA 125升高可先于临床症状出现之前，因此是观察疗效、判断有无复发的良好指标。在许多良性和恶性胸腹水中发现有CA 125升高。羊水中也能检出较高浓度的CA 125。

（三）糖链抗原19-9

糖链抗原19-9（carbohydrate antigen 19-9，CA 19-9）又称胃肠癌相关抗原。1979年Koprowski将人的结肠癌细胞株SW1116细胞表面分离出来的单唾液酸神经节糖苷脂作抗原，制成相应的单克隆抗体1116-NS-19-9，用此单克隆抗体识别的肿瘤相关抗原即称为CA 19-9，分子量>36 000。在正常人的分泌物如唾液、精液、乳汁、消化液中也存在。

【参考区间】　CLIA、ELISA：血清<37 000U/L。

【临床意义与评价】

1. **恶性肿瘤**　胰腺癌、胆囊癌、胆管壶腹癌时，血清CA 19-9水平明显升高，尤其是诊断胰腺癌其敏感性为70%~95%，特异性为72%~90%，是重要的辅助诊断指标。胃癌阳性率约为50%，大肠癌阳性率约为59%，肝癌的阳性率约为51%。

2. **良性疾病**　急性胰腺炎、胆囊炎、胆汁淤积性胆管炎、肝硬化、肝炎等，CA 19-9也有不同程度的升高，注意与恶性肿瘤的鉴别。

3. **应用评价**　CA 19-9是既无肿瘤特异性又无器官特异性的抗原。它主要用于胰腺、肝胆和胃癌患者的诊断、治疗监测和预后判断。亦可以用于大肠癌（CEA之后的次选肿瘤标志物）和卵巢癌（CA125之后的次选肿瘤标志物）的诊断和病情监测。

（四）糖链抗原72-4

糖链抗原72-4（carbohydrate antigen 72-4，CA72-4）是被两种单克隆抗体（CC49和B72.3）所定义的肿瘤相关糖蛋白（TAG-72），第一种单克隆抗体CC49是抗高纯度的TAG-72抗体，第二种单克隆抗体B72.3是抗人转移乳腺癌细胞膜的抗体。CA72-4是胃肠道肿瘤和卵巢癌的标志物，分子量M400 000。

【参考区间】　CLIA、ELISA：血清<4000U/L。

【临床意义与评价】

1. **恶性肿瘤**　CA72-4是监测胃癌的首选肿瘤标志物，灵敏度优于CA19-9和CEA，若三者联合检测效果更好。卵巢癌、结肠癌、胰腺癌和非小细胞性肺癌时CA72-4含量也明显增加。相

Notes

对于 CEA 和 CA 19-9,CA72-4 在良性疾病中有较高的临床特异性。

2. **联合检测**　胃癌术后患者 CA 72-4 和 CA 19-9 联合检测的临床灵敏度增加,明显高于 CA 72-4 和 CEA 联合检测。在大肠癌,CA 72-4 和 CEA 联合检测可明显提高初步诊断的临床灵敏度。在卵巢癌,CA 125 和 CA 72-4 联合可明显提高临床灵敏度。

三、酶类肿瘤标志物检测

(一) 神经元特异性烯醇化酶

神经元特异性烯醇化酶(neuron specific enolase,NSE)是烯醇化酶的一种同工酶,目前认为它是小细胞肺癌(SCLC)和神经母细胞瘤的肿瘤标志物。烯醇化酶同工酶根据 α、β、γ 三个亚基的不同,可分为 αα、ββ、γγ、αβ 和 αγ 五种二聚体同工酶。α 亚基主要存在于肝、肾等组织;β 亚基主要存在于骨骼肌和心肌;γ 亚基主要存在于神经组织。γγ 亚基组成的同工酶属神经元和神经内分泌细胞特有,故命名为神经元特异性烯醇化酶,此酶在正常人脑组织中含量最高,起源于神经内分泌细胞的肿瘤组织也有异常表达,研究发现 SCLC 也是一种能分泌 NSE 的神经内分泌性质肿瘤。NSE 分子量为 87 000,pH 4.7,是一种酸性蛋白酶,参与糖酵解,主要作用是催化磷酸甘油变成烯醇式磷酸丙酮酸。癌肿组织糖酵解作用加强,细胞增殖周期加快,细胞内的 NSE 释放进入血液增多,导致此酶在血清内含量增高。NSE 也存在于正常红细胞和血小板中,标本溶血会影响测定结果,因此采血时要特别注意避免溶血。

【**参考区间**】　CLIA、ELISA:血清 <15μg/L。

【**临床意义与评价**】

1. **小细胞肺癌(SCLC)**　患者 NSE 水平明显高于肺腺癌、肺鳞癌、大细胞肺癌等非小细胞肺癌(NSCLC),可用于鉴别诊断,监测小细胞肺癌放疗、化疗后的治疗效果。治疗有效时 NSE 浓度逐渐降低至正常水平,复发时血清 NSE 升高。由于临床敏感度和特异性较低,NSE 不适合于小细胞肺癌的筛查和诊断。

2. **神经母细胞瘤**　患者 NSE 水平异常增高,而 Wilms 瘤升高较少,因此测定 NSE 的水平可用于上述疾病的诊断和鉴别诊断,也可用来监测神经母细胞瘤的病情变化、评价疗效和预测复发。

3. **神经内分泌细胞肿瘤**　如嗜铬细胞瘤、胰岛细胞瘤、甲状腺髓样癌、黑色素瘤等患者血清内 NSE 也可增高。转移性精原细胞瘤 NSE 显著升高。

4. **应用评价**　NSE 是小细胞肺癌的首选肿瘤标志物,各肿瘤标志物的临床灵敏度分别为:NSE 77%,CYFRA 21-1 36%,SCC 32%,CEA28%。

(二) α-L-岩藻糖苷酶

α-L-岩藻糖苷酶(alpha-L-fucosidase,AFU)是一种溶酶体酸性水解酶,广泛分布于人体各种细胞的溶酶体内以及血液和体液中。AFU 参与体内糖蛋白、糖脂和寡糖的代谢,以往主要用于遗传性 AFU 缺乏引起的岩藻糖贮积病的诊断。Deugnier 等于 1984 年首先发现原发性肝癌患者血清中 AFU 活性升高。多年来的研究表明,血清 AFU 测定有助于原发性肝癌的辅助诊断、疗效观察、术后随访,可作为原发性肝癌的标志物。

【**参考区间**】　比色法:血清 3~11U/L。

【**临床意义与评价**】

1. **原发性肝癌**　患者血清中 AFU 活性明显升高,AFP 阴性的肝癌患者中 AFU 也可见升高,特别是小肝癌患者,AFU 阳性率显著高于 AFP,说明 AFU 活性与 AFP 浓度无相关性。AFP 和 AFU 检测有较好的互补作用,二者联合应用可显著提高原发性肝癌的诊断阳性率。

2. **其他恶性肿瘤**　如肺癌、结肠癌、乳腺癌等也有部分病例 AFU 升高。

3. **良性疾病**　慢性肝炎、肝硬化患者中部分病例 AFU 升高,随病情好转 AFU 下降,动态监

Notes

测有助于与肝癌的鉴别。

4. 妊娠　妊娠期间,AFU 升高,分娩后迅速下降。

5. 应用评价　虽然 AFU 有一定诊断价值,但是目前 AFU 的检测试剂盒质量欠佳,严重影响其诊断价值的发挥。

(三)前列腺酸性磷酸酶

前列腺酸性磷酸酶(prostatic acid phosphatase,PAP)是前列腺分泌的一种酶,属糖蛋白,分子量 102 000,在酸性环境中活性最强,能水解有机磷酸酯。1936 年 Gutmann 首次在前列腺癌骨转移的病人中发现有酸性磷酸酶活性升高。与 PSA 类似,PAP 是诊断前列腺癌,监测前列腺癌疗效以及前列腺癌术后是否复发转移的辅助指标。

【参考区间】　ELISA:血清 <4U/L。

【临床意义与评价】

1. 前列腺癌　可见血清 PAP 浓度升高,特别是在前列腺癌第 3、4 期时。PAP 测定诊断前列腺癌的特异性比 PSA 高,可达 96%,但敏感性较 PSA 低,约为 57%。血清 PAP 浓度与前列腺癌的分期有关,联合检测 PAP 和 PSA 可提高前列腺癌诊断的阳性率。

2. 良性疾病　前列腺肥大、前列腺炎和泌尿生殖系统疾病,也可见到 PAP 升高。

3. 应用评价　某些肾脏和前列腺检查可导致血清 PAP 升高,在判断测定结果时要予以考虑。

四、激素类肿瘤标志物检测

(一)人绒毛膜促性腺激素

人绒毛膜促性腺激素(human chorionic gonadotroPin,hCG)是胎盘滋养层细胞分泌的一种糖蛋白类激素,有 α 和 β 两个亚单位,由于 β 亚基决定了激素的免疫学特异性,因此,大多数测定均检测 β 亚单位或总 hCG。hCG 是监测早孕的重要指标,正常妇女受孕后 9~13 天 hCG 即有明显升高,妊娠 8~10 周达到高峰,然后下降,维持在较高水平,直至足月分娩,胎儿出生后 2 周降至正常水平。

【参考区间】　CLIA:男:5.0U/L;女:7.0U/L(绝经前),10.0U/L(绝经后)。

【临床意义与评价】

1. hCG 异常升高　女性葡萄胎、绒毛膜癌 hCG 异常升高,可高达 100 万 U/L;睾丸母细胞瘤、精原细胞瘤 hCG 阳性;胚胎性肿瘤通常 AFP 和 hCG 均为阳性;若脑脊液中出现 hCG,说明肿瘤脑转移。

2. 其他疾病　其他肿瘤如胃肠道恶性肿瘤、肝癌、乳腺癌和肺癌等 hCG 也可见升高。HCG 轻度异常见于肝硬化、十二指肠溃疡、炎症等。

3. 联合检测　在睾丸母细胞瘤患者中 hCG、hCGβ 应该与 AFP 联合检测,因为两种肿瘤标志物都是独立分泌且分别与不同类型肿瘤有关。最初一种或两种肿瘤标志物呈阴性的肿瘤可能会由于改变了肿瘤类型,而使标志物呈阳性。

4. 应用评价　hCG 和 hCGβ 主要用于胚胎细胞肿瘤的诊断、随访和疗效监测。hCG+hCGβ 适合于罹患胚胎细胞瘤风险增高的患者的筛检。

(二)降钙素

降钙素(calcitonin,CT)是甲状腺滤泡细胞 C 细胞合成和分泌的一种单链多肽激素,由 32 个氨基酸残基组成,分子量 3500,它的生理作用主要是抑制破骨细胞的生成,促进骨盐沉积,增加尿磷,降低血钙和血磷。

【参考区间】　CLIA:血清 <100ng/L。

【临床意义与评价】

1. 甲状腺髓样癌　患者血清降钙素明显升高,而且由于降钙素的半减期较短,因此可作为观察临床疗效的标志物。

2. 其他疾病 部分肺癌、乳腺癌、胃肠道癌及嗜铬细胞癌患者可因为高血钙或产生异位分泌而使血清降钙素增加,另外肝癌和肝硬化患者偶见血清降钙素增高。

3. 应用评价 hCT 是用于诊断和监测甲状腺髓样癌的特异而敏感的肿瘤标志物。甲状腺髓样癌手术前 hCT 浓度高,手术后数小时内 hCT 下降,如手术后 hCT 值长期持续增高,提示肿瘤切除不完全或有可能转移。

第三节 常见恶性肿瘤的实验诊断

恶性肿瘤的诊断依赖于临床诊断、实验诊断、影像学诊断、内镜检查和病理诊断等手段的综合应用。实验诊断时,既要学会应用肿瘤标志物,合理地选择合适的肿瘤标志物将其应用于适当的环节,又要学会应用常规的实验室检验项目,为肿瘤的诊断和治疗提供帮助。

一、消化系统肿瘤

(一)肝癌

肝癌是我国常见恶性肿瘤之一,死亡率高。我国每年死于肝癌约 11 万人,占全世界肝癌死亡人数的 45%。肝癌分为原发性肝癌、肝细胞癌、胆管细胞癌、转移性肝癌和继发性肝癌。

检测项目选择与实验诊断路径

1. 常规检验 肝细胞发生癌变时可见生化指标的异常,详见第四节常见肝胆胰疾病的实验诊断。乙型肝炎或丙型肝炎基础上发展成的肝癌患者,血清 HBsAg、抗 HCV 可阳性。其他如血清铁蛋白、α1- 酸性糖蛋白、β2- 微球蛋白等浓度在肝癌时均可升高。

2. 肿瘤标志物检验 ①AFP:常用作肝细胞癌的检测和肝癌高危人群的监测,约有 70%~90% 的原发性肝癌患者 AFP 升高,约 60% 的肝癌患者血清 AFP 增高(特异性为 75%);②对于 AFP 阴性的肝癌患者,γ-GT、ALP 等常规生化指标的检测具有一定的参考价值;③一般以 AFP≥400ng/ml 为原发性肝癌的诊断临界值,但部分原发性肝癌患者 AFP 浓度也可正常;④转移性肝癌 AFP 浓度亦可见升高;⑤检测 GGT 同工酶和 ALP 同工酶对于肝癌的诊断有一定的帮助。

3. 基因及其表达产物检测 肝癌时 N-ras 癌基因过量表达并具有转化活性,抑癌基因 p53 可丢失。

(二)大肠癌

大肠癌为结肠癌和直肠癌的总称。大肠癌是指大肠黏膜上皮在环境或遗传等多种致癌因素作用下发生的恶性病变,预后不良,死亡率较高。大肠癌是大肠黏膜上皮起源的恶性肿瘤,是最常见的消化道恶性肿瘤之一。

检测项目选择与实验诊断路径

1. 常规检验 ①粪便隐血试验对大肠癌的发现有重要意义,应对高危人群定期进行检验;②大肠癌时,肠黏膜发生不同程度的渗血和出血,致失血性贫血,血红蛋白、铁蛋白、铁浓度均降低;③血清 ALP、LDH 活性升高可能是大肠癌肝转移的第一指征。

2. 肿瘤标志物检验 ①CEA 升高常见于大肠癌的中晚期,用于肿瘤的疗效判断、预后判断、监测复发与转移;②CA 19-9 常与 CEA 联合用于监测大肠癌的复发。

3. 基因及其表达产物检测 有遗传倾向的患者应进行 APC 和 DCC 基因检测;p53 基因突变可发生在良性腺瘤转变为癌的阶段,检测 p53 基因可了解腺瘤的癌变倾向,有助于早期发现大肠癌;检测 KRAS 和 BRAF 基因是否突变对于大肠癌的靶向治疗药物的选择有重要意义。

(三)胰腺癌

胰腺癌在消化系统恶性肿瘤中发病率相对较低,但其恶性程度高、发展较快、预后极差。胰

Notes

腺癌包括胰头癌、胰体尾部癌和胰腺囊腺癌等,约 90% 的病例为胰腺导管细胞腺癌,胰头癌最为常见。

检测项目选择与实验诊断路径

1. 常规检验　①黄疸是胰头癌的最主要临床表现,大部分患者出现黄疸时已属中晚期,血清胆红素升高,以结合胆红素为主,重度黄疸者尿胆红素阳性,尿胆原阴性,粪便为灰白色;②胰腺癌时胰腺组织破坏,淀粉酶释放入血,血清淀粉酶可见升高,此外,胰头癌时,肿瘤压迫引起梗阻造成导管内压力增高,淀粉酶释放入血致血清浓度增高,但如果肿瘤引起梗阻的时间过长,腺体组织纤维增生、分泌功能降低亦使淀粉酶反而降低,胰腺癌时血清脂肪酶浓度亦可见升高;③血清 ALP、γ-GT、LDH 等可升高。

2. 肿瘤标志物检验　①CA 19-9 可用于胰腺癌的诊断、预后及疗效判断,术前 CA 19-9 低,提示预后较好。CA 19-9 浓度与肿瘤的生长阶段有关。②胰腺癌时 CEA 浓度可见升高。

3. 基因及其表达产物检测　约 70% 的胰腺癌患者 p53 基因突变,96% 的胰腺癌患者 K-ras 基因突变。p53 蛋白表达可能与胰腺癌进展有关,可作为反映胰腺癌生物学行为和预后的重要标志物。

(四) 胃癌

胃癌是我国常见的恶性肿瘤之一,在我国其发病率居各类肿瘤的首位。胃癌可发生于任何年龄,但以 40~60 岁多见,男多于女约为 2 : 1。其发病原因不明,可能与多种因素,如生活习惯、饮食种类、环境因素、遗传素质、精神因素等有关,也与慢性胃炎、胃息肉、胃黏膜异形增生和肠上皮化生、手术后残胃,以及长期幽门螺杆菌感染等有一定的关系。

检测项目选择与实验诊断路径

1. 常规检验　①胃癌患者粪便隐血试验可为阳性,约半数患者呈反复阳性,由于本试验方便、快速,临床可作为胃癌的筛查试验,持续阳性者应进一步做肿瘤标志物检查,并结合胃镜、病理活检等检查;②胃癌可致失血性贫血,患者血红蛋白、铁蛋白、铁等可降低,部分患者因 B_{12} 吸收障碍致大细胞贫血,对近期出现原因不明贫血伴粪便隐血试验持续阳性者应进一步检查;③幽门螺杆菌的检测可辅助胃癌的诊断。

2. 肿瘤标志物检验　目前常用的肿瘤标志物如 CEA 等胃癌的诊断价值不高,CA 72-4 是相对价值较高的标志物,主要用于监测胃癌患者治疗效果。此外,CEA 和 CA 19-9 亦可用于胃癌治疗效果的监测。

3. 基因及其表达产物检测　ras 基因激活,早期胃癌阳性率为 11%,晚期可达 50%,ras 基因激活还与肿瘤侵犯的深度和淋巴结转移有关;p53 基因可出现丢失、突变现象。

二、呼吸系统肿瘤

(一) 肺癌

肺癌多起源于支气管黏膜上皮,是全世界最常见的恶性肿瘤之一,死亡率占恶性肿瘤第一位。肺癌有鳞状细胞癌、小细胞癌、腺癌、大细胞癌和腺鳞癌、类癌、支气管腺体癌等。

检测项目选择与实验诊断路径

1. 常规检验　包括血液一般检验、血清蛋白质和酶类测定等常规的检验。

2. 肿瘤标志物检验　①神经元特异性烯醇化酶是小细胞肺癌的首选肿瘤标志物,大多数小细胞肺癌患者血清 NSE 明显升高。NSE 尤其适合于小细胞肺癌的疗效监测;②细胞角蛋白 19 片段是非小细胞肺癌的首选指标,尤其适合于其疗效评估;③CEA 亦可用于肺癌,尤其是非小细胞肺癌的疗效监测;④SCC 可以协助诊断肺鳞癌,阳性率为 40%~80%,主要用于疗效监测。

3. 基因及个体化治疗检测　癌基因和抑癌基因的检测有助于肺癌的诊断,并可从基因水平来判断癌的存在与否、预后和肺癌组织学类型等,也可利用癌基因和抑癌基因检测肺癌高危人

Notes

群。检测肺癌患者 EGFR 基因外显子突变,可为靶向药物的疗效判断提供依据,详见第二十三章分子诊断及其临床应用。

(二) 鼻咽癌

鼻咽癌是指发生于鼻咽黏膜的恶性肿瘤。中国的广东、广西、福建、湖南等地为多发区,男多于女。发病年龄大多为中年人,亦有青少年患病者。病因与种族易感性(黄种人较白种人患病多)、遗传因素及 EB 病毒感染等有关,鼻咽癌恶性程度较高,早期即可出现颈部淋巴结转移。鼻咽癌的组织类型包括鳞状细胞癌、腺癌和未分化癌。

检测项目选择与实验诊断路径

1. 常规检验　包括血液一般检验、常规生物化学检验等。

2. 肿瘤标志物检验　①EB 病毒有许多抗原,主要包括衣壳抗原、早期抗原和核抗原,其中病毒衣壳抗原的 IgA 类抗体 EB-VCA-IgA 常见于鼻咽癌患者血清,是鼻咽癌筛查的主要指标。EB-VCA-IgA 抗体阳性亦可见于鼻炎、咽炎和淋巴结炎等良性疾病。为了提高 EB-VCA-IgA 的诊断价值,可以同时检测 EB 病毒其他抗原的抗体,如早期抗原的 IgA 类抗体。②SCC 作为鳞癌的标志物,可用于鼻咽癌的辅助诊断,可监测肿瘤的疗效及预后。③血清中游离的 EB 病毒 DNA 浓度被用作鼻咽癌的疗效监测。

三、泌尿生殖系肿瘤

(一) 前列腺癌

前列腺癌是男性生殖系统最常见的恶性肿瘤,发病随年龄而增长,其发病率有明显的地区差异,欧美地区较高。我国以前发病率较低,但由于人口老龄化,近年来发病率有所增加。98% 为腺癌,大多数前列腺癌为激素依赖型,其发生发展与雄激素有关。

检测项目选择与实验诊断路径

1. 常规检验　①前列腺液常规检验对前列腺癌的诊断有一定帮助。正常前列腺液为乳白色液体,前列腺癌时,前列腺液中出现较多红细胞;②其他实验室常规检验如尿液常规检验、血液一般检验和常规生物化学检验也应该进行。

2. 肿瘤标志物检验　①前列腺癌时患者正常腺管结构遭到破坏,血清中 PSA 含量升高。PSA 检验的局限性在于前列腺癌和前列腺良性肥大之间有一个较宽的交叉带,如以 >4ng/ml 作为前列腺癌阳性诊断临界值,近 30% 的前列腺癌患者 PSA 正常,但却有 20% 的良性前列腺肥大的患者高于此值。现已明确,f-PSA/t-PSA 比值比单纯的 PSA 诊断价值更大,f-PSA/t-PSA<10%,可考虑诊断前列腺癌,f-PSA/t-PSA>25% 提示前列腺增生,其特异性达 90%,诊断准确率 >80%。PSA 及 fPSA 在前列腺癌的诊断、疗效判断、预后判断及是否复发的监测中均具有重要作用。②酸性磷酸酶(ACP)可由前列腺、红细胞、血小板等生成,由前列腺上皮细胞合成的酸性磷酸酶成为前列腺酸性磷酸酶(PAP),前列腺癌患者血清 ACP 活性显著升高,转移性癌患者更是高至正常人的几十倍。PAP 是前列腺疗效及是否复发的重要监测指标。

(二) 宫颈癌

宫颈癌是最常见的妇科恶性肿瘤。患者年龄呈双峰状分布,35~39 岁和 60~64 岁,平均为52.2 岁。宫颈癌分为宫颈上皮内瘤样病变和宫颈浸润癌。

检测项目选择与实验诊断路径

1. 常规检验　①阴道分泌物俗称“白带”,宫颈癌时可出现血腥白带,有特殊臭味。②人乳头瘤病毒(HPV)根据同源性可分为 60 型,其中 HPV 16、18 型与宫颈癌的发生高度相关,被称为“高危险”HPV,高危型 HPV 感染使患宫颈癌的风险增加 250 倍,99% 以上的宫颈癌患者可出现高危型 HPV,而在一般正常妇女中,HPV 感染者低于 4%。

2. 肿瘤标志物检验　SCC 对子宫颈癌有较高的诊断价值,可用于宫颈癌的疗效判断、监测复发。已经明确,SCC 可以早期监测到宫颈癌的复发病灶,SCC 首次升高时间较临床上发现复发病灶的时间提前 6 个月。

3. **基因及其表达产物检测** 检测宫颈标本的 HER-2 癌基因、发现其阳性表达率随病情发展、病理分级、临床期别的增高而上升,正常宫颈为阴性。HER-2 阳性者对放疗敏感。

(三)卵巢癌

卵巢癌是女性生殖系统三大恶性肿瘤之一。卵巢肿瘤组织类型分为卵巢上皮性肿瘤、卵巢生殖细胞肿瘤、卵巢性索间质肿瘤和卵巢转移性肿瘤。

检测项目选择与实验诊断路径

1. **常规检验** 卵巢癌患者可进行血液一般检验、常规生物化学检验等。

2. **肿瘤标志物检验** ①CA 125 诊断卵巢癌的灵敏度不高,尤其是早期的卵巢癌患者。但是,CA 125 可用于卵巢癌的筛查、诊断、预后及疗效判断、复发监测等各个方面,故其检测意义重大。②CA 72-4 可与 CA 125 联合用于监测卵巢癌的疗效和预后。③CEA 对上皮性肿瘤较敏感,尤其是卵巢黏液性囊腺癌,其血清水平与卵巢肿瘤的分期、分级、类型及预后有关。

四、其他系统恶性肿瘤

(一)乳腺癌

乳腺癌是女性常见的恶性肿瘤,已成为妇女最主要的死亡原因之一。乳腺癌的病理类型分为非浸润性癌、早期浸润性癌、浸润性特殊癌、浸润性非特殊癌等。

检测项目选择与实验诊断路径

1. **常规检验** ①与乳腺癌有关的女性激素有人胎盘催乳素,此激素在正常男性和未妊娠的女性循环血中不存在,乳腺癌患者循环血中可以检测到人胎盘催乳素。②常规的血液一般检验和生物化学检验对于乳腺癌患者也是必需的。

2. **肿瘤标志物检验** ①CA 15-3 是乳腺癌的重要标志物,主要用于乳腺癌的疗效监测,治疗后 CA 15-3 浓度下降,提示治疗有效;CA 15-3 亦可以用于乳腺癌的复发的监测。②CEA 与 CA 15-3 联用监测乳腺癌的疗效价值更大。

3. **基因及其表达产物检测** Her-2/neu 过度表达是预后不良的标志,其基因及蛋白的检测在乳腺癌预后判断、随访监测、乳腺癌治疗效果监测等方面有重要作用。检测 BRCA1 和 BRCA2 基因对于遗传性乳腺癌的诊断十分重要,亦可评估患者亲属的患癌风险。p53 基因是乳腺癌预后的可靠指标,40% 的乳腺癌患者 p53 基因突变。详见第二十三章分子诊断及其临床应用。

(二)甲状腺癌

甲状腺癌是最常见的头颈部恶性肿瘤,约占所有癌症的 1%。女性发病率高于男性。不同类型的甲状腺癌年龄分布不同,乳头状癌见于 10 岁以下儿童至百岁老人,分布最广,以中青年女性最常见;滤泡状癌好发于 40~60 岁的中老年妇女;髓样癌可见于任何年龄,男女发病率无明显差异;未分化癌多见于老年男性。

检测项目选择与实验诊断路径

1. **常规检验** 甲状腺癌患者需要测定其甲状腺功能相关激素、甲状腺球蛋白(TG)和甲状腺球蛋白抗体(TGAb),以鉴别诊断、排除其可能合并的甲状腺其他疾病。甲状腺癌患者术前应该按常规进行血液一般检验、生物化学检验等。

2. **肿瘤标志物检验** ①患者血清降钙素(hCT)是甲状腺髓样癌的重要标志物,其诊断灵敏度为 75%~90%,患者血清中的降钙素浓度可升高至正常人 4 倍以上;②甲状腺癌患者血清中 CEA 表达增高,有较好的诊断价值。

Notes

本 章 小 结

肿瘤标志物是由肿瘤细胞合成分泌或是肿瘤细胞刺激机体产生的,反映肿瘤存在和生长的一类物质。检测恶性肿瘤患者外周血中的肿瘤标志物的浓度,可以对肿瘤进行诊断、鉴别诊断、疗效判断、预后判断,监测肿瘤是否复发和转移,为肿瘤的防治提供帮助。

肿瘤标志物根据其生物化学特性分为胚胎抗原、蛋白类、糖蛋白类、酶类和激素类。胚胎抗原和蛋白类抗原主要包括 AFP、CEA、PSA、TPA、SCC 和 CYFRA 21-1 六种,糖蛋白类抗原主要包括 CA 15-3、CA 125、CA 19-9 和 CA 72-4 四种,酶类抗原包括 NSE、AFU 和 PAP 三种,激素类抗原包括 hCG、PCT 两种。

如何正确选择肿瘤标志物,客观评价肿瘤标志物在筛查、诊断、疗效和预后判断、复发与转移的监测等方面的作用是决定肿瘤实验诊断成功与否的重要内容。

除了肿瘤标志物,恶性肿瘤的实验诊断还包括许多常规的实验室检验项目。

(欧启水)

参考文献

1. 王鸿利. 实验诊断学. 第 2 版. 北京:人民卫生出版社,2010.
2. Eleftherios P Diamandis, Catharine Sturgeon, Barry Hoffman. NACB:Practice Guidelines And Recommendations For Use Of Tumor Markers In The Clinic. Washington DC:AACC press,2006.
3. Lothar Thomas. Clinical laboratory diagnosis. Frankfurt:TH-books verlagsgesellschaft mbH,1998.

Notes

第十八章 器官移植实验诊断

内容提要

　　器官移植是指应用自体或异体的正常细胞、组织、器官置换病变的或功能缺损的细胞、组织、器官，以维持和重建机体生理功能。广义的器官移植包括细胞移植、组织移植和器官移植。本章主要包括三部分：一是器官移植概述和相关基本概念，二是器官移植的实验检测，包括常用的实验检测和器官移植后的监测；三是针对临床上较为常见的肾脏、造血干细胞、肝脏等器官移植，从实验诊断学方面进行相关阐述。

第一节　概　　述

　　自 18 世纪开始，陆续有不同的移植实验出现。20 世纪中期人们陆续开展了人类肾、肝、肺、脾、胰腺、心脏、小肠、造血干细胞等同种器官移植，此后，器官移植进入临床快速发展阶段。

　　移植（transplantation）是指将健康细胞、组织或器官从其原部位移植到自体或异体的一定部位，用以替代或补偿机体所丧失的结构和（或）功能的现代医疗手段。移植物（graft）指被移植的细胞、组织或器官。提供移植物的个体称为供者（donor）。接受移植物的个体称为受者（recipient）或宿主（host）。若移植物取自自身称为自体移植（autologous transplantation），同系移植（syngeneic transplantation）指遗传基因完全相同或基本近似个体间的移植，这种移植一般不发生排斥反应；同种异体/异基因移植（allogeneic transplantation）指同种内遗传基因不同的个体间移植，临床移植多属此类，这种移植常出现排斥反应；异种移植（xenogeneic transplantation）指不同种属个体间的移植，移植后可能发生严重的排斥反应。

　　移植排斥反应（transplantation rejection）是针对移植抗原产生免疫应答，从而导致移植物功能丧失或受者机体损害的过程。排斥反应有两种类型：宿主抗移植物反应（host versus graft reaction，HVGR）和移植物抗宿主反应（graft versus host reaction，GVHR），临床上多见是前者。根据排斥反应发生的时间、免疫损伤机制和临床表现等，排斥反应可分为超急性排斥反应、急性排斥反应和慢性排斥反应。

　　器官移植的成败主要取决于机体是否发生移植排斥反应及其强弱程度，选择与受体组织相容性抗原高度一致的供体是移植物长期存活的关键，但由于主要组织相容性抗原及其他相关抗原系统的复杂性及多样性，除自身移植和同卵双生子间的移植外，移植术后多难以避免发生排斥反应。此外，尽管免疫抑制剂的应用从一定程度上提高了移植物的存活率，但移植排斥和感染等并发症仍是目前存在的难题。合理的选择器官移植的实验检测对诊断和监测移植排斥反应的发生及指导治疗具有重要的作用。

第二节　器官移植的实验检测

　　在器官移植过程中，实验诊断学指标对供者与受者的术前评估和受者术后的监测起着重要的作用。本节对器官移植中较为常用的实验检测项目作一介绍。

一、器官移植的检测

(一) 血型

ABO 血型抗原是一种组织相容性抗原。ABO 血型检测是避免急性排斥反应的首要条件。理想的配对是供体、受体血型完全相符,如不同型,至少应符合输血原则(见第六章输血不良反应与新生儿溶血病实验诊断)。由于可能会在移植中和移植后的血型转换过程中出现溶血,需要格外注意。供受者血型不合移植后的输血原则:移植前按要求为同型输血,移植后需要不断检测血型转变情况和交叉配血试验来决定需要输血的血型。

供受者术前 Rh 血型鉴定,对选择合适供受体很重要。鉴定出 Rh 阴性的受者,必须寻找到阴性供者方可进行移植手术。

(二) HLA 组织配型

HLA 包括编码 HLA Ⅰ 类和 Ⅱ 类抗原分子的基因。HLA Ⅰ 类抗原分子(HLA-A、B、C)和 Ⅱ 类抗原分子(HLA-DR、DQ、DP)均具有高度多态性。HLA 组织配型是指用血清学方法、细胞学方法和分子生物学方法测定供受者的 HLA 抗原或基因,尽可能选择与受者 HLA 相同的供者进行器官移植的选配过程。HLA 配型是移植成功与否最基础、最关键的一步。在此基础上,综合供受双方的整体情况进行评估,以期选择最好的供者使移植物保持良好功能。

HLA Ⅰ 类抗原、HLA-DR 和 HLA-DQ 抗原可用血清学方法分型,HLA-DP 抗原亦用细胞学分型方法。目前应用分子生物学技术,已能在基因水平对 HLA Ⅱ 类抗原的等位基因进行精细的分型。

1. **HLA DNA 分型**　目前常用的 DNA 分型方法有序列特异性引物 - 聚合酶链反应(PCR-sequence specific primer,PCR-SSP)、限制性片段长度多态性 - 聚合酶链反应(PCR-restriction fragment length polymorphism,PCR-RFLP)、单链构象多态性 - 聚合酶链反应(PCR-single strand conformation polymorphism,PCR-SSCP)、序列特异性寡核苷酸 - 聚合酶链反应(PCR-sequence specific oligonucleotide,PCR-SSO)、基于序列的 HLA 分型法(sequence-based HLA typing,SBT)等。

编码各种 HLA 抗原表型的等位基因均可用相应的序列特异性引物进行扩增,扩增产物可通过琼脂糖凝胶电泳检出(PCR-SSP);或将扩增产物再用多种内切酶消化切割成不同大小片段,直接在凝胶电泳上分辨(PCR-RFLP);或将扩增产物在不含变性剂的中性聚丙烯酰胺凝胶电泳时,分析单链 DNA 因碱基顺序不同所形成的不同构象,不同的电泳迁移率(PCR-SSCP);或将扩增产物用标记的人工合成序列特异性寡核苷酸探针进行杂交分析(PCR-SSO);或将扩增产物进行核酸序列测定判断 HLA 型别(SBT)。

此外,其他 HLA DNA 分型技术还包括 PCR 指纹图谱(PCR fingerprinting)分析、嵌合体测定(chimera testing)、差异显示 PCR(differential display PCR,DD-PCR)及基因芯片技术等。

【结果判定】　根据以上 HLA DNA 分型技术,分析器官移植的供体和受体之间 HLA 位点的差异。有位点及碱基顺序完全相同、位点相同但单个或数个碱基顺序不同或位点不同等几种。

【临床意义与评价】　供体和受体之间 HLA 位点及碱基顺序是否一致,决定着移植器官是否能长期成活。位点不同可导致急性排斥反应,位点相同但单个或数个碱基顺序不同可导致慢性排斥反应或急性排斥反应。

2. **HLA 细胞学分型**　HLA-D 和 DP 位点的抗原需用细胞学分型进行鉴定。

(1) HLA-D 抗原的检测:已知型别的 HLA-D 纯合子分型细胞,经过适当处理如放射线照射或丝裂霉素 C 干预后,失去免疫应答能力但仍保持刺激能力,将该细胞和受检细胞进行混合淋巴细胞培养。

【结果判定】　如受检细胞受到刺激后不发生增殖反应,表明它具有与纯合子分型细胞(homozygous typing cells,HTC)相同的 HLA-D 抗原。

Notes

【临床意义与评价】 HLA-D 纯合子分型细胞可以鉴定供、受体的 HLA-D 抗原,而供、受体的 HLA-D 抗原是否一致,影响着器官移植是否成功。

(2) HLA-DP 抗原的检测:以被检者淋巴细胞为刺激细胞,以预致敏的淋巴细胞为反应细胞,进行混合淋巴细胞培养,用 ^{3}H-TdR 掺入法观察反应细胞的增殖情况。

【结果判定】 若被检细胞的 HLA 型别与致敏淋巴细胞预先所识别的型别相同,则呈现对此型 HLA 明显的再次应答,即阳性反应。

【临床意义与评价】 选择相同 HLA-DP 抗原的供受体,是器官移植成功的前提。

(三)群体反应性抗体检测

群体反应性抗体(panel reactive antibody,PRA)反映移植受者的预致敏状态,用于识别受者不可接受的 HLA 基因。将已知抗原的淋巴细胞与患者血清及补体共同孵育。

【结果判定】 如患者血清中含有能与淋巴细胞表面特异性结合的抗体,在补体存在的情况下,可发生细胞溶解作用,从而判断患者的免疫状态及 HLA 抗体的特异性。

【临床意义与评价】 实体器官移植应检测受体血清是否存在 PRA 及其致敏程度。PRA=11%~50% 时为轻度致敏,PRA>50% 时为高度致敏。PRA 越高,移植器官的存活率越低。因为患者的循环抗体水平会随血液透析频率、效果而波动变化以及(或)患者接受了输血或其他形式(妊娠、再次移植)的致敏,因此对患者进行连续监测非常重要。

(四)淋巴细胞毒试验

该试验也称为补体依赖性细胞毒性反应(complement-dependent cytotoxicity,CDC)。将分离纯化的供者淋巴细胞,加入受者的血清及兔补体,观察淋巴细胞死亡百分率。死亡的淋巴细胞愈少,组织相容性愈高。

【结果判定】 只有阳性者死细胞百分率比对照血清高出 30%,而对照血清的死细胞百分率小于 30% 时,才可判定存在淋巴细胞毒反应。

【临床意义与评价】 在移植前检查受者血清中是否存在抗供者抗原的预成抗体极为重要,这种抗 HLA 抗体具有细胞毒性,能引起移植体的超急性排斥。对于肝脏移植,要求不如其他器官严格,如有可能以细胞毒性试验阴性者为佳。

二、器官移植后的监测

(一)移植器官的功能监测

移植物的功能监测则依赖于不同移植器官特性。移植器官的功能监测可通过临床症状、实验检查、影像学检查、病理学检查等手段监测。下面仅对实验检查作一简要介绍。

1. 移植肝功能的监测 移植术后 12~24 小时内尿量增多并保持清醒,多表明肝脏功能正常。

(1) 转氨酶:AST 和 ALT 的水平标志着肝细胞的死亡程度,而 AST 较 ALT 变化更早更大,转氨酶明显升高提示移植物功能及受者预后不良。

(2) 代谢功能:通过测定清除乳酸和合成葡萄糖来评估。当肝功能恢复时血清乳酸水平显著下降,糖原合成导致轻度高血糖。乙酰乙酸盐与 β- 羟丁酸的动脉血酮体比率(arterial blood ketone body ratio,AKBR)反映肝脏的线粒体氧化还原状态。AKBR 在功能良好的移植物中再灌注 16 小时前就在 1 以上,术后 3 天全部在 1 以上。AKBR 小于 0.7 与肝脏原发无功能相关。

(3) 合成功能:通过测定凝血因子来评估。患者的凝血功能在移植后应该迅速恢复,PT 时间少于 20 秒,并逐渐改善。

(4) 外分泌功能:通过生成胆汁来评估。胆汁的生成是移植肝功能良好的可靠证据。胆汁呈黏性,含有丰富的黏液,颜色呈金黄带黑色。

2. 移植肾功能的监测

(1) 血清肌酐:尽管移植肾功能评定的最佳方法存在争议,血清肌酐的测定仍是目前临床应

Notes

用的方法,若血清肌酐比原测定值升高超过 40μmol/L 以上或超过 25% 以上则提示有急性排斥反应的可能性,如果连续 2 天血清肌酐值持续升高更应引起重视。

(2) 血清胱抑素 C:目前血清胱抑素 C 是测定 GFR 较为理想的指标。在早期监测移植肾功能方面,它比血清肌酐敏感。

(3) 尿量及尿蛋白:急性排斥反应发生后尿量明显减少。肾移植术后患者可因肾小管缺血损害而出现不同程度的蛋白尿,故应每天作尿蛋白定量测定。一般在术后 2 周,尿蛋白下降至 10mg 以下。尿微量白蛋白是早期肾损伤监测和随访的重要指标。β2- 微球蛋白在急性排斥反应时,部分患者先于血肌酐升高。

3. 造血干细胞的功能监测

(1) 全血细胞计数和骨髓检查:移植后 28 天全血细胞减少,骨髓空虚或增生减低,中性粒细胞 <(0.1~0.5)×10^9/L 或移植后 21 天中性粒细胞 <0.1×10^9/L,则视为移植失败。植入失败的早期识别标准为移植后 14~16 天 WBC≤0.2×10^9/L。

(2) 移植后嵌合状态检测:清髓性异基因移植的受者,移植后 75 天左右检测嵌合状态。移植后其他时间点的嵌合体检测要根据患者的情况,适应证包括不明原因的粒细胞缺乏和移植后疾病复发等。

(3) 其他:监测电解质、血糖、肌酐、尿素氮、血钙、镁、磷酸盐、白蛋白、胆红素、谷草转氨酶、碱性磷酸酶、乳酸脱氢酶等项目。

(二)移植排斥反应监测

1. 外周血 T 淋巴细胞及其亚类监测　T 淋巴细胞亚群检测的内容主要为总 T 细胞(CD3$^+$)及其亚群(辅助性 T 淋巴细胞,CD4$^+$;抑制性或细胞毒 T 淋巴细胞,CD8$^+$)的数量和比例。免疫荧光法或流式细胞仪测定 T 细胞及其亚群。

【结果判定】　在急性排斥反应临床症状出现前 1~5 天,T 细胞总数和 CD4/CD8 比值升高,巨细胞病毒感染时此比值降低。一般认为,CD4/CD8 比值大于 1.2 时,预示急性排斥即将发生,而此比值小于 1.08 时则发生感染的可能性很大。若进行动态监测,对急性排斥反应和感染具有鉴别诊断的意义。

【临床意义与评价】　T 细胞亚群被用来监测器官移植患者的免疫状态,协助发现和使其避免受到 GVHD 的攻击。

2. 细胞因子监测　细胞因子可分为 Th1 型细胞因子和 Th2 型细胞因子。Th1 型细胞因子(主要是 IL-2 和 IFN-γ)是参与排斥反应的重要效应分子;而 Th2 型细胞因子(如 IL-4、IL-6、IL-10)可拮抗 Th1 细胞。一些细胞因子及其受体的测定,已作为监测移植排斥反应的常用项目。

【结果判定】　常见的检测方法有免疫学检测法、生物学测定法和分子生物学测定法。

【临床意义与评价】　在肾、肝、心脏、肺等移植物发生排斥反应时 IL-2、IFN-γ 等 Th1 分泌的细胞因子表达升高;经过免疫抑制剂治疗后移植物存活延长,此时移植物内的 IL-2、IFN-γ 等表达减少或检测不到,同时 IL-4、IL-10 等 Th2 分泌的细胞因子表达升高或被检出。若血清肌酐值和 IL-2R 同时增高,则对急性排斥反应的发生有诊断意义。IL-6 在正常肾和有功能肾均无表达,但在急性排斥肾中,IL-6 有较高的表达。

3. 群体反应性抗体监测　见本节前文。

(三)免疫抑制剂药物浓度监测

以环孢素为代表的低毒新免疫抑制剂已广泛用于器官移植后长期抗排斥治疗,免疫抑制剂的药物浓度监测,已列为器官移植术后的常规检查项目,常见的免疫抑药物有环孢素(cyclosporin,CsA)、他克莫司(tacrolimus)与吗替麦考酚酯(mycophenolate mofetil,MMF,骁悉,霉酚酸酯),其药物浓度监测详见第二十四章治疗性药物浓度监测及其临床应用。

（四）感染监测

移植术后第 1 个月,大多数感染是细菌和真菌引起的;术后第 2~6 个月,患者主要面临机会性感染的危险,如巨细胞病毒等;术后 6 个月之后,感染的类型主要取决于移植物的功能和制定的免疫方案。

1. 病毒感染　器官移植后,受者机体免疫功能低下,其病毒感染的发生率相对高于普通人群。常见的病毒是巨细胞病毒（*Cytomegalovirus*,CMV）、单纯疱疹病毒（*Herpes simplex virus*,HSV）、带状疱疹病毒（VZV）和 Epstein-Barr 病毒（EB）等,其中 CMV 最常见。

【结果判定】　CMV pp65 抗原测定:该方法用针对病毒被膜蛋白 pp65 的单克隆抗体,对感染细胞核进行免疫组化染色,抗原染色阳性细胞核呈黄色或棕黄色,阴性细胞核呈蓝色,阳性结果以抗原指数即每张细胞片上阳性细胞总数表示,可以直接反映外周血中有无活动性 CMV 感染。CMV 抗体测定:ELISA 测定 IgM 和 IgG 抗体滴度;PCR 检测 CMV DNA。

【临床意义与评价】　IgM 滴度迅速增加后 IgG 滴度才增加表示原发感染,若 IgM 和 IgG 平行增高表示为继发感染（CMV 活化或再感染）,IgM 阳性或 IgG 滴度比原值增加 4 倍以上表示 CMV 活动感染。低抗原指数或抗原指数稳定者多为无症状活动性感染。随着 CMV 治疗的好转,抗原指数逐渐下降,治疗无效者抗原指数变化不大或增高,此时可能为药物剂量不足或病毒耐药。CMV 能引起各种疾病,包括肺炎、胃肠病变（从食道至结肠）和肝炎,偶尔有其他的临床表现（视网膜炎,主要发生在艾滋病患者）。

移植后第 20 天,建议采取检测抗原血症的方法;继发性粒细胞缺乏期间,可用 PCR 方法检测。移植后晚期对高危患者建议持续监测,每周 1 次。CMV 感染本身可以造成免疫抑制,可引起细菌和真菌的继发感染。

2. 细菌感染　主要病原体为革兰阴性杆菌如铜绿假单胞菌、肠杆菌属、肺炎克雷伯菌;金黄色葡萄球菌;肺炎链球菌等。对感染菌检测有利于及时发现受体的菌血症的发生。

【结果判定】　直接涂片染色镜检、分离培养与鉴定试验、药敏试验。

【临床意义与评价】　细菌是肾移植患者肺炎的主要致病菌。细菌感染在肝脏移植后感染中最为常见,肝脏移植后受体的菌血症发生率远高于其他器官移植。

由于病原学培养阳性率低和不确定性,且培养结果滞后,可先进行经验性治疗。

3. 真菌感染　主要有念珠菌属、曲霉菌、新型隐球菌、组织胞浆菌、球孢子菌等。通过真菌镜检及培养、组织病理学、血清学等方法检查,感染真菌的检出及鉴定对诊断及指导治疗有一定的意义。

【结果判定】　一般在血、骨髓或无菌体液中检出真菌有诊断意义;组织病理学检查较真菌培养迅速,可作为诊断的直接依据。血清学检查有助于鉴定菌种。

【临床意义与评价】　器官移植术后患者的真菌感染主要是条件致病性真菌感染。

肝移植术后早期感染中最常见的真菌是白色念珠菌,易发生侵袭性的全身感染,甚至发生真菌败血症,病死率高。真菌感染早期诊断困难,肝脏移植后尸检发现生前没有被诊断真菌感染的患者真菌感染发生率极高,所以应在证实真菌感染存在之前,即开始抗真菌治疗。

第三节　常见器官移植的实验诊断

在概述中提到,随着医学的发展,已经可以对多种器官进行移植。本节选取了临床上较为常见的器官移植如肾脏、造血干细胞、肝脏等,从实验诊断学方面进行相关的阐述。

一、肾 脏 移 植

检测项目选择　包括组织配型和移植前、移植后的常用检测项目。移植前实验检测项目有:

Notes

乙型肝炎病毒检测和丙型肝炎病毒检测;移植术后的实验检测项目有:尿液检查、肾脏功能检查、免疫学检查及其他有关检查。

临床应用

1. 组织配型　肾移植(kidney transplantation)首先要求供体和受体间的血型要符合输血原则。在肾移植中供受者的 HLA-DR 抗原是否相合最为重要,HLA-A 和 HLA-B 抗原次之。肾移植的原则就是在进行 HLA 配型时尽量避免有抗体的位点,选择最佳 HLA 配型的供者器官。

肾移植要求受者血清与供者淋巴细胞的 CDC 阴性,一般条件下,死细胞 <5% 方可考虑进行肾脏移植。尽量选择数值最低的受者接受肾移植。

PRA 致敏程度越高,移植肾存活率依次下降。特别是如果 PRA>80%,一般认为是移植的禁忌证,除非找到 HLA 相配的供肾。

2. 常用的实验检测

(1) 移植术前的实验检测:

1) 乙型肝炎病毒检测:肾移植患者处于免疫抑制状态,乙肝病毒表面抗原和乙肝病毒 DNA 自然转阴率极低;合并乙型肝炎感染的肾移植患者,肝脏致病率上升 5~10 倍,因为免疫抑制剂可以造成 T 淋巴细胞活性降低,使用激素可以促进乙型肝炎病毒复制,在移植后使用免疫抑制剂就有可能增加肝炎活动性;合并乙型肝炎感染的肾移植患者容易发生移植物丢失。因此,建议肾移植受者应该在术前检测乙肝病毒表面抗原,血清学阳性的患者应该进一步检测病毒复制水平。如果 HBV-DNA 阳性者伴有肝酶升高,如有可能最好进行肝脏活检,以便更客观地了解和评估肝脏的情况。

2) 丙型肝炎病毒检测:移植前 HCV 抗体阳性能够增加移植后肝病的患病危险,移植后肝病发生率在 HCV 抗体阳性受者是 19%~64%,而 HCV 抗体阴性受者是 1%~30%;丙型肝炎阳性的肾移植受者的存活期较短,主要原因是合并感染、肝病、心血管疾病等。因此,所有 HCV 抗体阳性的受者都应该进行血清 HCV-RNA 检测。

(2) 移植术后的实验监测:

1) 尿液检查:急性排斥反应时,尿中可有蛋白尿和红细胞增多,特别是淋巴细胞增多(15% 以上),但需动态监测。尿沉渣镜检还可见上皮细胞管型、红细胞管型等。如果肾移植后出现上皮细胞和淋巴细胞混合管型则提示急性移植排斥反应的发生。

2) 肾脏功能检查:血清尿素测定可用于肾移植术后的检测,如果持续升高,预示预后不良。血清肌酐敏感性较 BUN 高,需连续动态监测血清肌酐(见本章第二节)。

3) 免疫学检查:IL-2 及其受体测定有助于急性排斥反应的诊断,IL-2 在肾移植后排斥反应发生时明显升高。此外,肾移植术后动态监测外周血 T 淋巴细胞亚群可以预测急性排斥反应的发生。

4) 其他检查:在肾移植术中,血、尿 β2-MG 均升高,一般在肾移植术后 2~3 天上升至峰值,而后逐渐降低,再度升高者,提示有排斥反应。急性排斥反应时,血细胞比容下降,红细胞聚集增加。监测环孢素 A 或 FK506 浓度,防止药物浓度过高造成的肝、肾毒性,过低则易诱发排斥反应。

二、造血干细胞移植

造血干细胞移植(hemapoietic stem cell transplantation,HSCT)根据供受者间的关系可分为异基因造血干细胞移植、同卵双生间的同基因移植、自体移植。

检测项目选择　造血干细胞移植前,除要进行器官移植的常规术前检测、组织配型外,还要求进行骨髓检查、染色体分析、红细胞疾病的相关检验等。移植术后除需常规实验室监测外,在异基因造血干细胞移植术后还要检测供受者的嵌合状态、注意移植物抗宿主病(graft versus host

Notes

disease,GVHD)监测,并定期复查骨髓象。

临床应用

1. 组织配型　干细胞不表达 ABO 抗原,因此受者体内暂时存在的抗 A 或抗 B 抗体对干细胞的存活、复制并无直接危害。供受者间 ABO 血型不合不是造血干细胞移植的禁忌证,且 ABO 血型不合对造血干细胞移植排斥反应和 GVHD 的发生率以及移植后的存活率无明显的影响,ABO 血型不合的造血干细胞移植所引起的主要副作用是急性溶血反应。对 ABO 血型不合的造血干细胞移植主要考虑的问题是移植时移植物及受体的处理及移植后血液输注的选择问题。

与其他器官移植相比,造血干细胞移植 HLA 配型更为重要。在造血干细胞移植中 HLA-A、HLA-B、HLA-DR 抗原最为重要,HLA-C、HLA-DP 抗原也日益受到重视。在选择匹配的无关供者时,要求供者和患者的 HLA-A、HLA-B、HLA-DR 等位基因完全配合;在等位基因不完全匹配的情况下,可选择与患者 HLA 抗原完全配合的供者;原则为一个等位基因错配优于一个抗原错配。

2. 常用的实验检测

(1) 移植术前的实验检测:造血干细胞移植术前除要进行器官移植的常规检查外,还需要进行如下检查:

1) 骨髓检查:通常根据病情需要选择骨髓涂片检查或(及)骨髓活检。

2) CD34$^+$ 造血干/祖细胞计数:正常骨髓中,CD34$^+$ 细胞占单个核细胞的 1%~4%,移植物中的 CD34$^+$ 细胞数是影响移植植活的重要因素。目前,主要应用流式细胞分析进行 CD34$^+$ 造血干/祖细胞计数。

3) 染色体分析:移植前要完全分析 20 个分裂中期的染色体核型,异常的染色体克隆有助于诊断和判断预后。

(2) 移植术后的实验监测:造血干细胞移植后除需进行常规术后监测外,还需检测供受者的嵌合状态及对 GVHD 进行监测,并监测受者骨髓象。

1) 移植后嵌合状态检测:造血干细胞移植后通常是供者的造血干细胞植入,受者细胞消失。造血干细胞移植后供受者嵌合状态检测是评价植入状态的有效指标。移植后应根据具体情况选择敏感有效的方法连续动态地监测供受者的嵌合状态。红细胞血型不同的供受者,移植后如受者血型变为供者血型,表明移植成功,但此方法敏感性不高,一般要移植后 4~6 个月才会发生转换;性别不同的供受者,最敏感的方法是荧光原位杂交(FISH)检测供受者细胞的 X 和 Y 染色体;但上述方法的应用受到一定的限制,目前判断植入成功可检测 DNA 的短串联重复序列的变异数目、限制性片段长度多态性、可变串联重复序列,这些方法不仅敏感性好且应用范围大。

2) GVHD 的实验室检测:GVHD 是骨髓移植受者的主要并发症及死亡原因。

急性 GVHD:急性 GVHD 的主要靶器官为皮肤、肝脏及胃肠道,血细胞也可为 GVHD 的靶细胞,导致全血细胞数量下降。对于急性 GVHD 的诊断和鉴别诊断需检测血常规、粪便常规、肝脏功能、CMV 抗原和抗体及粪便培养等。

慢性 GVHD:慢性 GVHD 是一种全身多器官损害性疾病,反复感染常是慢性 GVHD 的征兆。慢性 GVHD 可分为局限性和广泛性两型。血小板降低及高胆红素血症或疾病进行性发展均提示预后不佳。

3) 骨髓象检查:造血干细胞移植术后应定期进行骨髓象监测,一般移植后第四十天骨髓涂片检查:有核细胞增生活跃;粒/红比例基本正常,为 3~4:1;红细胞系统中以中、晚幼红细胞为主;红细胞形态与大小正常;巨核细胞通常为 3 个左右,血小板少。

三、肝　脏　移　植

检测项目选择　主要是组织配型和移植前、移植后的常用实验检测。移植术前的实验检测包括:肝功能检测、肝脏肿瘤的血清标志物的检测、肾功能检测及动脉血气分析;移植术后的实

Notes

验检测包括:肝功能检测、肝移植排斥反应的检测和免疫抑制剂血药浓度监测。

临床应用

1. 组织配型 肝脏移植(liver transplantation)免疫学特点与肾脏移植有明显的不同:肝移植对超急性排斥不敏感,一般认为不发生超急排;肝移植对免疫排斥不敏感,慢性排斥多是随机出现的,对 HLA 的依赖性不强;早期的肝移植甚至可以不考虑 ABO 血型。HLA 配型好的可以显著提高患者的存活率。

2. 常用的实验检测

(1)移植术前的实验检测:

1)肝功能检测:血清酶;肝的合成、代谢功能;胆红素代谢及胆汁淤积的检测。

2)肝脏肿瘤的血清标志物的检测:目前生化检验指标甲胎蛋白(AFP)可以用于诊断原发性肝癌。

3)肾功能检验:终末期肝病患者常伴有不同程度的肾功能障碍,包括肝肾综合征和其他器质性肾功能损害。术前也需要严格监测肾脏功能。

4)病毒性肝炎标志物:有关乙型肝炎及其他各型肝炎的病毒抗原、抗体检查,有助于判断是否合并各型肝炎及是否处于活动期。随着供体选择扩大,有乙肝病毒表面抗原(HBsAg)阴性而乙肝病毒核心抗体(HBcAb)阳性的供体纳入,对这部分供体,需监测 HBV 血清标志物变化。

5)动脉血气分析:动脉血气分析可以用来协助肝肺综合征(hepatopulmonary syndrome,HPS)的诊断,HPS 肺内分流可引起严重低氧,尤其是在直立位时。有国外肝移植中心认为吸入 100% 氧时动脉血氧分压 <200mmHg,应列为手术禁忌。

(2)肝移植术后的实验监测:

1)肝功能检测:肝脏的代谢、合成、外分泌功能(见本章第二节)。

2)肝移植排斥反应的检测:超急性排斥反应可见肝功异常增高,ALT 及 AST 可高于 5000U/L。反映小胆道受损情况的 GGT 及 ALP,在术后 5~7 天开始升高,之后下降。如术后 ALT 及 AST 和总胆红素、直接胆红素、GGT 及 ALP 均持续升高,白细胞增高,同时排除感染灶存在,则考虑有急性排斥反应的可能。

3)根据不同免疫抑制剂方案监测相应的血药浓度。

本 章 小 结

HLA 组织配型是指用血清学方法、细胞学方法和分子生物学方法测定供受者的 HLA 抗原或基因,尽可能选择与受者 HLA 相同的供者进行器官移植的选配过程。HLA I 类抗原、HLA-DR 和 HLA-DQ 抗原可用血清学方法分型,HLA-D 和 HLA-DP 抗原需用细胞学分型方法,应用分子生物学技术,可在基因水平对 HLA II 类抗原的等位基因进行精细的分型。群体反应性抗体反映移植受者的预致敏状态,用于识别受者不可接受的 HLA 基因;需对患者进行群体反应性抗体连续监测。移植物的功能监测依赖于不同移植器官特性,移植肝功能的监测包括测定转氨酶、代谢功能、合成功能和外分泌功能;移植肾功能的监测包括测定血清肌酐、血清胱抑素 C、尿量及尿蛋白;骨髓的功能监测包括全血细胞计数和骨髓检查、移植后嵌合状态检测等。移植排斥反应监测包括外周血 T 淋巴细胞及其亚类监测、细胞因子监测、群体反应性抗体监测等。常用的免疫抑制剂药物浓度监测包括环孢素、他克莫司和吗替麦考酚酯浓度监测等。移植后的感染监测包括对病毒、细菌、真菌感染的检测。

(康熙雄)

参考文献

1. 王鸿利.实验诊断学.第2版.北京:人民卫生出版社,2010.
2. 夏穗生,于立心,夏求明.器官移植学.第2版.上海:上海科学技术出版社,2009.
3. 王鸿利,周新,洪秀华.现代实验诊断学.上海:世界图书出版公司,2007.
4. 美国西雅图 Fred Hutchinson 癌症研究中心医学联合体.造血干细胞移植标准实践手册.俞立权,译.北京:人民卫生出版社,2007.
5. Willis C Maddrey,Eugene R Schiff,Michael F Sorrell.肝脏移植.第3版.刘永锋,译.北京:人民卫生出版社,2004.

Notes

第十九章 感染性疾病实验诊断

内容提要

简述感染性疾病实验诊断的基础知识,即当今感染病特点与感染类型等。详细介绍感染性疾病的常用实验检测项目及其临床意义和评价。概括叙述引起血流感染、中枢神经系统感染、呼吸系统感染、胃肠系统感染、肝脏感染、泌尿系统感染、皮肤及软组织感染和先天及新生儿感染的常见病原体、常见疾病及病原学检测。简述常见医院感染病原体及特点,医院感染的微生物学检测及医院感染暴发流行的识别和处理。

据 WHO 对人类死亡原因数据分析,感染性疾病仍是临床发病率较高的疾病。为了确诊感染,以在疾病早期提供恰当的治疗方案和采取有效的预防措施,并防止感染传播所造成的危害,需进行感染病病原学实验诊断。

第一节 概　述

感染性疾病(infectious diseases)又称感染病,是由微生物(细菌、病毒、真菌)和寄生虫感染人体后机体组织细胞受到不同程度的损害并出现一系列的临床症状和体征。具有传染性的感染性疾病又称传染病(communicable diseases)。此外,医院感染(nosocomial infection,NI)是一类特殊的感染,已成为当前重要临床感染,需要认真对待和有效控制。

了解当今感染病特点、感染类型、医院感染有关知识是学习感染病实验诊断的前提。

一、感染病特点

当今感染病出现一些新特点,简述如下:

1. **病原体种类的变迁特点**　微生物变异所出现新亚型、亚株、不典型株及耐药株,特别是人畜(禽)共患传染病,随着病原体的不断变异、适应,已成为 21 世纪困扰人类的主要感染病病原。缺乏疫苗接种和防治措施不到位的传统传染病仍在人群中肆虐;新的病原体也被陆续发现。同时,不断证实一些非感染性疾病中起着重要作用的是感染性因子(如胃癌和消化性溃疡与幽门螺旋杆菌感染,原发性肝癌与 HBV、HCV 和黄曲霉菌等感染,面肌麻痹与单纯疱疹病毒、伯氏螺旋体感染,冠状动脉疾病与巨细胞病毒、肺炎支原体感染等密切相关)。

2. **宿主免疫防御能力的下降**　感染患者多属先天性免疫缺陷、某些病毒的感染(如艾滋病等)引起免疫功能缺陷、肿瘤患者以及各种疾患的重症、晚期患者。由于采用的现代医疗技术(如器官移植、放射治疗以及透析疗法)或激素、免疫抑制剂及抗肿瘤药物的大量长期使用等破坏了宿主的免疫防御能力而导致机体的感染。

3. **内源性感染与条件致病菌的感染增加**　由人体正常细菌菌群异常改变引起的感染为内源性感染,广谱抗菌药物的不合理使用常导致内源性感染;条件致病微生物在人体内的异常定植与增殖是引起内源性感染的关键环节,肠道菌群和口咽部菌群是最重要的内源性感染源,一般认为伤口、泌尿生殖道等部位的感染菌,大都来自肠道菌群或口咽部菌群。

二、感染类型

(一) 按病原体分类

1. 传统病原体感染

(1) 细菌感染:某些较为严重的细菌性传染病已被控制,发病率明显下降,有的甚至濒临消灭,如白喉棒状杆菌引起的白喉,炭疽芽孢杆菌导致的炭疽,百日咳鲍特菌所致的百日咳等。目前临床上细菌感染主要为一般致病菌,如链球菌属(*Streptococcus*)细菌、脑膜炎奈瑟菌(*Neisseria meningitis*)、淋病奈瑟菌(*Neisseria gonorrhoeae*)、志贺菌属(*Shigellae*)细菌、分枝杆菌属(*Mycobacteria*)细菌以及衣原体(chlamydiae)、支原体(mycoplasmas)、立克次体(rickettsia)和螺旋体(spirochetes)等。

(2) 病毒感染:病毒感染多导致疾病,机会性感染较少见。如肝炎病毒(*Hepatitis virus*)、人乳头瘤病毒(*Human papilloma virus*,HPV)、轮状病毒A(*Rotavirus A*,RV)、流行性感冒病毒(*Influenza virus*)、严重急性呼吸综合征冠状病毒(*Severe acute respiratory syndrome-related coronavirus*,SARS-CoV)等。20世纪以来,人类探索研制了很多抗病毒制剂,尤其是病毒疫苗的成功研制和应用,使某些病毒性疾病的流行得以控制,有的甚至濒临消灭,如水痘和脊髓灰质炎等。

(3) 真菌感染:致病性真菌广泛存在于土壤、腐烂植物或水果等食品中。致病性真菌本身具有致病性,大多引起外源性真菌感染,如皮肤癣菌引起局部的炎症和病变(手足癣、甲癣、头癣等);荚膜组织胞浆菌(*Histoplasma*)、球孢子菌(*Coccidioides*)、副球孢子菌(*Paracoccidioides*)和芽生菌(*Blastomyces*)等双相性致病性真菌一旦侵入机体即可致病,但在临床上较为少见,一般呈地方性流行。由于长期应用抗生素、激素、免疫抑制剂、化疗和放疗的患者,因免疫防御功能低下,导致条件致病性真菌的深部感染,主要有念珠菌属(*Candida*)、隐球菌属(*Cryptococcus*)、曲霉属(*Aspergillus*)、毛霉属(*Mucor*)、耶氏肺孢菌(*Pneumocystis jirovecii*,Pj)和马尔尼菲青霉(*Penicillium marneffei*)等,深部真菌感染可累及各个系统,感染常由吸入导致肺部感染而扩散全身各器官系统,甚至危及患者生命。

2. 新发病原体感染　由于生态环境的变化、大量抗微生物药物的应用、微生物基因变异、病毒基因重组或重配及微生物宿主迁移(从动物到人类)等原因,造成很多已受控制的感染病"回潮"和很多新发感染病的出现。新发感染病是由近几十年新出现的病毒或细菌所致,如H7N9禽流感病毒(2013年)、H5N1、H9N2、H7N7、H7N2、H7N3禽流感病毒、新型甲型H1N1流感病毒(2009年)、SARS冠状病毒(2003年)、艾滋病毒(1981年)、埃博拉病毒(1976年)、嗜肺军团菌(1976年)等。

(二) 按疾病特征分类

病原微生物感染人体后,依据机体与病原体相互作用可有不同结局。当宿主具有高度免疫力,或侵入的致病菌毒力很弱或数量不足,或侵入部位不适宜,则病原体迅速被机体的免疫系统消灭,不发生感染。

当宿主的抗感染免疫力较强,或侵入的病原体数量少、毒力弱,感染后对机体损害较轻无明显临床症状,则称为隐性感染(inapparent infection)或亚临床感染(sub-clinical infection)。隐性感染者可向体外排出病原体并具有传染性,在大多数传染病每一次流行中,隐性感染者一般约占人群的90%以上。

若宿主与病原体在相互作用过程中暂时处于平衡状态,病原体潜伏在病灶内或某些特殊组织内,一般不排出体外,称为潜伏感染(latent infection)。一旦机体免疫力下降,则潜伏的病原体大量繁殖,疾病复发,如结核分枝杆菌和单纯疱疹病毒潜伏感染。

如果宿主的抗感染免疫力较弱,或侵入的病原体数量较多、毒力较强,机体的组织细胞受到不同程度的损害并出现一系列的临床症状和体征,则称为显性感染(apparent infection)。显性感

Notes

染过程结束后病原体可被清除。由于患者的宿主免疫力不同和病原体的致病力差异,因此显性感染又分急性感染(acute infection)、慢性感染(chronic infection)、局部感染(local infection)、全身感染(generalized infection)。全身感染是病原体或其毒性代谢产物向全身播散引起全身性症状,包括毒血症(toxemia)、内毒素血症(endotoxemia)、菌血症(bacteremia)、败血症(septicemia)、脓毒血症(pyemia)。

若显性或隐性感染后病原体未被完全消灭而在体内持续存在,称为带菌状态,该宿主称为携带者(carrier)。伤寒、白喉等病后常可出现带菌状态,经常会间歇性排出病菌,成为重要传染源。

(三)按病原体来源分类

病原体感染可分为外源性感染(exogenous infection)和内源性感染(endogenous infection)。对于某一特定宿主,外源性感染是指微生物从外部环境或其他个体侵入人体感染而发病,内源性感染是由于自身体内存在的微生物感染发病。

三、医 院 感 染

医院感染(nosocomial infection,NI)是指来自医院或医疗机构的感染,包括在医院获得出院后才发生的感染,但不包括入院前已存在的感染或入院时已处于潜伏期的感染。入院48小时后发生的感染通常认为是医院感染。常见医院感染有外科伤口感染、呼吸道感染、泌尿道感染、血液系统感染等。

(一)感染链

医院感染的感染链由感染源、传播途径和易感宿主构成。医院感染的流行病学除具有一般传染病共同的流行规律外,还有自身的特点:①几乎所有病原体都可以导致医院感染,但病原体因感染部位、年龄、基础疾病、所接受的诊疗措施及抗菌药物使用等存在差异,细菌仍然是医院感染的主要病原体;②医院感染病原菌大多数为人体正常菌群的异位菌或对某些环境有特殊适应性的条件致病微生物,少数为致病微生物,多数病原菌对抗菌药物具有耐药性或多重耐药;③引起医院感染的病原菌存在于医院环境中,包括住院患者、医护人员、探视者所携带的微生物以及未彻底消毒灭菌或污染的医疗器械、血液、血液制品及生物制品等;④感染可通过患者间、患者和医务人员间直接接触,或通过接触医院环境、物品而获得。

(二)病原学检测特点

医院感染的病原学检测与系统感染相似,根据其涉及的系统选择相应系统感染的检测项目与实验诊断路径(见本章第三节系统感染的实验诊断),但具有下述特点:

1. 标本的收集　引起医院感染的病原菌在种属上常常是普通的人体定植菌以及环境污染菌。在采样和送检的过程中,要防止人体定植菌及环境污染菌对标本的污染;特殊病原体需专门转送培养基采样送检等;建立严格的标本验收制度,拒收污染、泄漏和保存不当的标本。

2. 感染菌的鉴定　引起医院感染的致病菌(或毒株)的鉴定必须到种的水平。只有准确的菌种(或毒株)鉴定,才能对感染链作出正确判断。如果某个实验室在菌种(或毒株)鉴定上有困难,那就必须将菌株(或毒株)送至参考实验室以作出正确鉴定。

3. 药物敏感性试验与耐药表型的检测　药敏试验的结果除了能提示可用于控制感染的药物外,还可提供感染菌的耐药谱,根据来自同一感染源的感染菌具有相同耐药谱的特征,可对感染链进行进一步分析确认。医院感染菌常常是一些耐药菌,实验室应对这些细菌的耐药表型进行检测,如肠杆菌科细菌的超广谱β-内酰胺酶(ESBL)、耐糖肽类抗生素的肠球菌(VRE)和耐甲氧西林的葡萄球菌(MRS)的检测等。

4. 报告和资料保存　一些重要致病菌的一旦被检出(如抗酸杆菌、沙门菌、志贺菌、无菌部位分离出的脑膜炎奈瑟菌以及MRS、VRE耐药菌),应立即电话通知感染控制医师;资料(标本类型、收到日期、患者识别号、病区、分离株鉴定结果、药敏结果等)应妥善保存。

Notes

5. 菌株的保存　所有分离自无菌部位的菌株、重要的耐药株(MRSA、VRE 和 ESBL 产生菌等)和流行病学重要的菌株(如结核分枝杆菌)应保存 3~5 年。

(三)临床应用

1. 暴发流行的识别和处理　医院感染在多数情况下并不是以暴发的形式出现,这种感染属于通常情况下的医院感染(endemic infection),并非流行性感染(epidemic infection);当医院感染发生率增加而超过该时期的预计值时,就属于暴发(outbreak)。一旦医院感染暴发,感染控制委员会必须立即确定暴发的涉及范围、病原的传播模式,提出适当的控制措施;临床微生物实验室则必须按应急预案立即开展必要的工作。在处理医院感染的暴发流行时,对于不同的致病菌、不同的患者群应有不同的规定,如长期住院的患者即使较多人发生大肠埃希菌尿路感染,可能并不构成暴发;相反,只要发生一例万古霉素中介的金黄色葡萄球菌感染,就必须启动暴发的调研。值得注意是由资料的错误分析或错误的试验结果可能引起的假暴发(pseudo-outbreak)。因此,医院感染控制的质量管理十分重要。

2. 医院感染暴发流行时应及时进行环境卫生学监测　在医院感染控制的工作中,很少对来自医院环境和医务人员的标本(表面、空气、水、手等)进行常规例行微生物培养,但当医院感染暴发流行时应及时进行环境卫生学监测。监测方法与结果判断标准参照卫生部《消毒技术规范》(2002 年版)。

根据卫生部最新下发的《医院感染管理办法》(2006 年 9 月 1 日)有关具体要求,为加强医院感染管理,提高监控效率,将监控关口前移,应对重症监护病房(包括中心 ICU、心外 ICU 和 CCU)、器官移植病房、血液病病房、血液透析室、新生儿病房、感染病科、手术室、产房、导管室、急救中心、供应室、口腔科门诊和内镜室等重点科室按要求定期进行环境污染监测、灭菌效果监测、消毒污染监测、菌株抗药性监测、清洁卫生工作监测、传染源监测、规章制度执行监测。

四、感染病的实验诊断原则

感染病的实验诊断包括一般实验室检查和病原学实验诊断,本章着重讨论病原学实验诊断。感染病的病原学实验诊断主要通过病原体的分离培养鉴定、抗原抗体检测、核酸检测、蛋白质谱分析和形态学检查等技术确认病原生物的存在;通过抗病原体药物敏感试验为临床治疗用药提供依据。

(一)一般实验检测

一般实验室检查是感染病的首要实验诊断检测项目,主要有血液常规检查白细胞、血液中 C- 反应蛋白(CRP)、前降钙素原(PCT)。

1. 白细胞常规检查　急性细菌感染(尤其是革兰阳性球菌感染)、某些病毒感染(如传染性单核细胞增多症)患者白细胞大多增多,出现中性粒细胞核左移或中毒性颗粒等情况;革兰阴性杆菌感染(如伤寒、副伤寒沙门菌)与某些病毒感染(如病毒性肝炎、水痘、风疹、巨细胞病毒感染)与疟疾发生时中性粒细胞可减少。单核细胞增多常见于亚急性感染性心内膜炎、疟疾、黑热病、活动性肺结核等。寄生虫病(如血吸虫病、肺吸虫病、蛔虫病和钩虫病等)嗜酸性粒细胞增多。淋巴细胞增多见于病毒感染(如风疹、麻疹、流行性腮腺炎、传染性单核细胞增多症、传染性淋巴细胞增多症、病毒性肝炎及流行性出血热)与某些杆菌感染(如百日咳鲍特菌、结核分枝杆菌、布氏杆菌)。

2. C- 反应蛋白　细菌性感染常常导致 C- 反应蛋白(CRP)浓度升高,其浓度增高的程度与细菌感染程度成正比,而不受性别、年龄、贫血、妊娠、体温等因素的影响。而病毒感染时其血清浓度变化不大或基本保持不变,因此可用于鉴别诊断细菌或病毒感染的首选诊断指标。且动态观察其变化,还可作为判断抗生素疗效和预后的一项指标。

3. 前降钙素原　严重全身性细菌、真菌和寄生虫感染时,PCT 异位生成,水平异常升高,且

Notes

升高的程度与感染严重度及预后相关。在全身性细菌感染和脓毒症辅助和鉴别诊断、预后判断、疗效观察方面有很高的临床价值。

4. 器官功能改变的检测　不同系统感染导致检测其器官功能改变的项目不一,如诊断中枢神经系统感染的还需做脑脊液常规检查。肝、肾、肺功能检测,尿液、粪便、浆膜腔液、脑脊液等多种体液和分泌物标本中的细胞和其他有形成分进行定量、定性或形态学检验,也为不同系统感染性疾病诊断、鉴别诊断、疗效监测、预后判断及预防提供客观的实验依据。

（二）病原学实验诊断

根据不同的临床特征正确采集各种标本,并进行病原体的分离是感染病实验诊断的关键步骤;通过形态学观察、生理生化特征的测定、抗原分析以及特定致病物质的检测,将病原体鉴定到种的水平是病原学诊断的基本要求。机体的免疫系统对感染的病原体通过免疫应答产生抗体,通过免疫学技术检测抗体的滴度,对感染病有辅助诊断的价值,特别是急性期和恢复期的双份血清抗体效价测定对诊断意义更大。分子生物学技术可以直接测定标本中病原体的相关基因,阳性结果表示该病原体的存在,比传统的分离培养有更高的敏感性;对某些病原体相关基因的定量检测已成为临床观察的常规指标。

第二节　感染性疾病的病原检测

各种不同病原体所致感染病的病原检测方法各有其特点,但几乎都按下述程序进行:①正确、规范采集和运送标本;②通过直接显微镜查见病原体;③对病原体进行分离与鉴定;④利用免疫学方法检出病原体抗原成分和检测机体对病原体抗原成分产生的免疫产物;⑤借助分子生物学的方法检测病原体核酸。在完成病原体的检出和鉴定任务后,结合患者的病史、症状或体征,快速作出诊断。同时积极参与临床选择抗菌药物,指导和监控微生物的治疗方案,避免耐药菌株的产生。

一、标本采集和运送

正确选择、采集与运送标本（proper specimen selection, collection, and transport）是病原学实验诊断的第一步,留取标本的质量关系到实验诊断的结果正确与否。根据各种病原体所致感染病的病程确定标本采集的时间、部位和种类。所有采集的标本均置于无菌或清洁容器中,不能接触消毒剂和抗菌药物。标本必须注明姓名、年龄、性别、采集日期、临床诊断、检验项目等。标本采集后应按规定处理与运送,对于烈性传染病材料的运送需专人护送。

二、直接显微镜检查

直接显微镜检查（direct microscopic examination）有以下 4 种方式。

（一）涂片染色显微镜检查

标本直接涂片、干燥、固定后染色,或经离心浓缩集菌,涂片染色,置光学显微镜下观察细菌（或真菌）的形态、染色性、排列与特殊结构;或检测寄生虫的虫体或其生活史中的某个阶段的形态。

【临床意义与评价】　显微镜检查在细菌的初步鉴定中广泛应用,其优点是简便、快速,但仅能提供初步的病原学检查结果,大多需要进一步作证实试验。无菌体液的直接镜检具有诊断价值,如脑脊液涂片中查见革兰染色阴性肾形双球菌,结合患者发热、喷射状呕吐、剧烈头痛和脑膜刺激体征,可作出流行性脑脊髓膜炎的诊断。脑脊液墨汁涂片中查见圆形或卵圆形有芽生孢子酵母细胞与细胞外一层胶质样荚膜可疑为隐球菌脑脊髓膜炎。有正常菌群寄居的腔道分泌物,涂片镜检虽不能确定诊断,但对进一步检出的步骤、采用的方法和分离鉴定病原体所需培养

Notes

基有重要提示作用。血液涂片染色显微镜检查是诊断疟疾、丝虫病和巴贝虫病的常用方法。

（二）涂片不染色显微镜检查

采用悬滴法、压滴法或湿式涂片，在不染色状态下借助暗视野显微镜或相差显微镜观察病原体的生长、运动方式、螺旋体形态和运动及蠕虫卵、原虫的包囊和滋养体；或将标本（痰、拭子、脓液、无菌体液、脑脊液、灌洗液和引流液和尿液等）置玻片上，加一滴载浮液后，在较暗的光线下用显微镜低倍镜找菌丝和孢子，再转成高倍镜观察菌丝和孢子形态。

【临床意义与评价】　血、尿标本做暗视野检查时，如见形似发亮串珠，两端呈钩状、运动活泼的密螺旋体时，可报告"暗视野检查找到钩端螺旋体"。下疳渗出液、二期梅毒的皮疹渗出物、淋巴结或组织穿刺液暗视野显微镜查见有运动活泼的密螺旋体即可诊断梅毒。在较暗的光线下用显微镜观察，检出菌丝和孢子，确定真菌感染发生，但阴性结果不能排除真菌感染。直接镜检敏感性随标本类型、数量、采集时间和质量等而有所不同。湿式涂片有助于寄生虫虫卵检查。

（三）组织细胞形态学检查

光镜观察感染病毒、衣原体后组织细胞内出现形态学变化（包涵体、致细胞病变效应、多核巨细胞），有助于病毒或衣原体感染感染的诊断。根据包涵体在细胞的部位、数量、形状等特点，可作出疑似病毒或衣原体初步感染。

【临床意义与评价】　在眼结膜、尿道及子宫颈上皮细胞内检出典型包涵体，对包涵体性结膜炎和生殖道感染有诊断价值。海马神经细胞内出现胞质内嗜酸性包涵体，即内基小体（Negri body），为狂犬病病毒感染所特有的，具有诊断价值。细胞病变效应（cytopathic effect，CPE）是病毒在细胞内增殖指标，常见病变为细胞变圆、坏死、溶解、脱落和细胞融合，CPE 对病毒感染有诊断价值。但多数病毒在组织细胞形态学检查是非特异性的，很难判断属于何种病毒。

（四）负染标本电镜观察和免疫电镜技术

标本经粗提浓缩后用磷钨酸盐负染，电镜下直接观察；或标本制成悬液，加入特异性抗体、混匀，使标本中的病毒颗粒凝集成团，再用电镜观察。

【临床意义与评价】　临床上不常规应用电镜检查，但发现感染者标本中典型病毒颗粒，有助于病毒感染的早期诊断。如粪便轮状病毒（rotavirus）、疱疹液中疱疹病毒、血清标本 HBV 或 HIV。

三、病原体分离培养和鉴定

病原体分离培养和鉴定（isolation，cultivation and identification for pathogen）是病原学检验中确诊的关键步骤，分离出病原体后，才能进一步鉴定病原体和做药敏试验。

（一）细菌分离培养和鉴定

根据可疑菌生长培养特性，选择合适的培养基（medium），提供合适的气体条件、温度和 pH，使细菌在体外人工培养基中得以生长、繁殖形成菌落（colony）。根据菌落性状（大小、色泽、气味、边缘、光滑度、色素、溶血情况等）和细菌的形态、染色性，检测细菌生化反应和血清学试验鉴定分离菌。也可借助于微量鉴定系统或自动化鉴定系统，快速简便鉴定分离菌。

【临床意义与评价】　分离培养和鉴定是诊断细菌感染性疾病的"金标准"，并提供细菌纯培养物作体外药物敏感性试验，指导抗菌治疗和预测治疗效果。

（二）病毒分离培养和鉴定

标本接种于体外培养细胞、易感动物或鸡胚，分离病毒。接种动物后，可根据动物感染范围、动物发病情况及潜伏期，初步推测为某种病毒。接种于鸡胚的病毒，根据不同接种途径的敏感性及所形成的特殊病灶，有助于初步鉴定。进行细胞培养的病毒，因病毒在细胞内增殖后，可引起细胞病变或红细胞吸附（hemadsorption）、干扰（interference）现象、血凝（hemagglutination）性质等特性以缩小病毒的鉴定范围，用血清学方法作最后鉴定。

Notes

【临床意义与评价】　病毒分离培养和鉴定是病毒感染性疾病诊断的"金标准"。

（三）真菌分离培养和鉴定

标本接种于沙氏（Sabouraud）培养基或脑心琼脂（BHI），在合适生长条件下生长繁殖，根据真菌的菌落性状及菌丝、孢子形态，鉴定菌种。

【临床意义与评价】　真菌分离培养和鉴定是真菌感染性疾病诊断的"金标准"。

四、病原体抗原检测

用已知抗体，借助金标免疫技术、免疫荧光技术、酶免疫技术、化学发光技术、胶乳凝集试验等技术检测标本中未知的病原体抗原即为病原体的抗原检测（detection for pathogen antigen）。

（一）临床常用的细菌抗原检测试验

细菌抗原有菌体（thallus）抗原、鞭毛（flagella）抗原、毒素（toxin）、侵袭性酶（invasive enzymes）等，临床医学检验应用的细菌抗原检测试验有：衣原体细胞壁中特有的特异性 LPS（脂多糖）抗原检测、脑脊液脑膜炎奈瑟菌抗原检测、痰液标本结核分枝杆菌的表面抗原或脂阿拉伯聚糖抗原检测、粪便标本致病性大肠埃希菌 O157 抗原、空肠弯曲菌抗原及幽门螺杆菌抗原检测。

【临床意义与评价】　抗原检测诊断价值常随标本不同各异。如脑脊液中查到脑膜炎奈瑟菌（N.meningitidis）抗原可诊断为流行性脑脊髓膜炎；若在宫颈拭子或男性尿道拭子检出淋病奈瑟菌或沙眼衣原体（C.trachomatis）抗原有诊断意义，因为这些标本中没有或很少有其他微生物存在。若在存有多种微生物的标本中（如肛拭中）检出病原体抗原，则可因交叉抗原存在而不能肯定诊断。

（二）临床常用的病毒抗原检测试验

适用于血清型别较少、常规细胞培养不能增殖的病毒，用病毒特异性抗体通过免疫荧光分析（immunofluorescence assay，IFA）、酶免疫分析技术（enzyme immunoassay，EIA）、化学发光免疫试验（chemiluminescence immunoassay，CLIA）、免疫凝集试验、免疫渗滤层析试验等方法检测病毒抗原。临床较多应用病毒抗原检测的有：①肝炎病毒抗原检测（HBsAg，HBeAg，HBV Pre-S1、PreS2Ag，HCV 核心抗原检测等）；②人类免疫缺陷病毒 p24 抗原检测；③CMV pp65 抗原检测；④呼吸道病毒抗原检测（流感病毒抗原、副流感病毒抗原、腮腺炎病毒抗原、呼吸道合胞病毒抗原、腺病毒抗原检测、麻疹病毒抗原）；⑤轮状病毒抗原检测。

【临床意义与评价】　病毒体的抗原成分检测有助于早期诊断病毒感染病，阳性结果提示某种感染性病原体的存在；需考虑共同抗原引起的交叉反应，必须在有严格对照试验和排除试验时，对阳性结果才能作出正确判断。若使用高效价单克隆抗体则检测结果具有高特异性。

（三）临床常用的真菌抗原检测试验

常用真菌抗原检测有（1，3）-β-D- 葡聚糖（1,3-β-D-glucan，BG）检测，（又称 G 试验）、曲霉半乳甘露聚糖抗原 ELISA 检测方法（Aspergillus galactomannan enzyme-linked immunosorbent assay，GM 试验）和隐球菌抗原检测（乳胶凝集试验、胶体金免疫层析法）等。

【临床意义与评价】　具备取材简便、快速诊断的优势。G 试验和 GM 试验的敏感度和特异度并不十分理想，符合标准的阳性检测结果仅能提示临床感染，不能作为确诊指标，还需要结合涂片显微镜检查和培养检查结果以及患者临床症状和体征。隐球菌抗原检测敏感度和特异度均较好，可以作为确诊的依据。

五、病原体核酸检测

病原体核酸检测（detection for pathogen nucleic acid）技术主要有聚合酶链反应（PCR）、DNA探针杂交技术及实时荧光定量 PCR 技术。

（一）临床常用的细菌核酸检测

使用核酸杂交、聚合酶链反应、生物芯片和基因测序等技术对标本中细菌的核酸进行检测。临床多采用实时荧光定量 PCR 仪检测结核分枝杆菌、淋病奈瑟菌、幽门螺杆菌（HP）、肺炎支原体、沙眼衣原体（CT）等核酸与细菌耐药相关基因检测。

【临床意义与评价】　细菌核酸检测在细菌学检验中较多用于细菌的鉴定、耐药基因检测和细菌分子流行病学调查等。其试验影响因素很多，不适当的标本处理和操作，可造成假阴性或假阳性，故必须对实验环境和实验流程进行严格的控制。

（二）临床常用的病毒核酸检测

使用聚合酶链反应（PCR）、连接酶链反应（LCR）、核酸序列扩增（NASBA）、转录合并扩增、链取代扩增、荧光探针系统、分支 DNA、杂交捕获、循环探针法、电子转移、杂交保护法等分子生物学技术检测不能培养、或生长缓慢、或因含量太低而不易被常规方法检出的病毒。临床多采用实时 PCR 扩增荧光仪检测 HIV、HBV、HCV、HCMV、HPV、EBV、HSV、Flu、EV 与病毒耐药相关基因等。

【临床意义与评价】　PCR 扩增的病毒载量测定，对于判断病毒的活动性感染、病毒与宿主之间的关系研究、对抗病毒治疗的监控等具有重要作用。此外，在各种接受移植患者中，通过移植前测定相应病毒（如 CMV、EBV、多瘤病毒）是否处于激活状态，评估移植后病毒感染的几率及移植的成功率已成为目前器官移植前必须进行的准备工作。此外对某些病毒如轮状病毒、呼肠病毒等具有特定的核酸结构的病毒，应用凝胶电泳技术可以直接检测病原体的核酸。

（三）临床常用的真菌核酸检测

真菌核酸扩增技术、肽核酸原位杂交荧光技术（peptide nucleic acid fluorescent in situ hybridization，PNA FISH）与真菌核糖体复合体内转录间隔（DNAribosome internal transcribed space，rDNA ITS）测序是目前真菌核酸检测的方法。真菌核酸扩增技术一般采用通用引物用于初始扩增，然后种特异性引物被用于真菌菌种鉴定。PNA 可以广泛用于真菌核酸分子原位杂交，已有试剂盒直接从阳性酵母血培养检测白色念珠菌，光滑念珠菌，或热带念珠菌。ITS 区域 DNA 序列测定或 RFLP 可用于真菌分类与鉴定。

【临床意义与评价】　应用常规 PCR 方法可判断真菌感染的种类及流行病学调查。RAPD 和 RFLP 方法主要应用于对致病菌种进行分型和流行病学研究。DNA 序列分析可了解真菌的基因结构、表达及分子进化关系。由于 PCR 具有很高的敏感性，试验影响因素很多，不适当的标本处理，外源性和内源性蛋白酶、核酸酶、DNA 多聚酶抑制剂等均可造成假阴性反应。反应体系中极微量待测 DNA 序列的污染均可产生假阳性结果，故操作者必须制订严格的工作程序防止污染发生，并设立阴性对照。

六、病原体抗体检测

病原体的抗体检测（detection for pathogen antibody）是指用已知病原体抗原检测患者血清中相应抗体的方法，用于诊断感染病和监测群体流行病学。

（一）临床常用的细菌抗体检测试验

目前临床常用的方法有凝集试验，如检测伤寒、副伤寒的肥达试验（Widal test）、检测斑疹伤寒的外斐试验（Weil-Felix test）、检测梅毒的非梅毒螺旋体抗原筛选试验、检测钩端螺旋体病的凝集溶解试验、检测布鲁氏菌病虎红平板凝集试验（Rose Bengal test，RBPT）。间接免疫荧光技术、放射免疫测定、酶联免疫吸附试验与胶体金标记等免疫技术也是临床常用的检测方法，如幽门螺杆菌、沙眼衣原体、肺炎衣原体、肺炎支原体、嗜肺军团菌等特异抗体均有商品化检测试剂盒。采用速率散射比浊法检测抗链球菌溶血素"O"抗体（Anti-Streptolysin O，ASO）辅助诊断溶血性链球菌感染。

Notes

【临床意义与评价】 大多数细菌感染后机体产生特异性免疫应答,在多数病例中抗体均容易检测,因此特异性免疫学试验对细菌感染性疾病的诊断是很有价值的,但就其特异性不能等同于病原菌检出,抗体检出更适用于流行病学调查和回顾性分析或经抗生素治疗后慢性细菌性感染(因为此时病原体的分离培养常为阴性)。

(二)临床常用的病毒抗体检测试验

常用的病毒血清学检测方法有酶联免疫吸附试验、中和试验、补体结合试验、血凝试验及血凝抑制试验、凝胶免疫扩散试验、固相免疫试验、免疫荧光试验、胶乳凝集试验和免疫印迹试验等。其中 ELISA 方法比较灵活,应用最广泛,适合于大多数病毒的检测,如 HIV、HBV、HCV、HDV、HEV 肝炎病毒,HCMV、EBV、HSV 等疱疹病毒、流感病毒、呼吸道合胞病毒、冠状病毒等呼吸道病毒,肠道病毒、轮状病毒、人乳头瘤病毒、登革病毒与风疹病毒等抗体检测。

【临床意义与评价】 血清学检测在病毒性疾病的诊断中发挥重要的作用,既可以用来帮助诊断急性或慢性的病毒感染,也越来越多地被用以了解患者对某种病毒的易感状态,或一个特定人群对病毒疫苗的免疫状态。有些病毒难以用其他方法检查,如:①未能获得供分离培养或直接检查的标本;②收集标本供培养或核酸检测已为时太晚;③发现的病毒在感染中的作用不易确定。在这些情况下,血清学试验可以提供病原体与感染之间关系的证据。由于感染后的抗体反应相当复杂,因此抗体检查结果需考虑其特异度和敏感度。一次性较高的效价抗体并不能完全说明问题,应同时检测双份血清或 IgM 抗体。另外,病毒抗体检测需要商品化的抗原,而仅引起呼吸道感染的病毒就有几百种,故难以满足临床检测需求的庞大抗原种类。

(三)临床常用的真菌抗体检测试验

可用 ID、CF、LA 或 EIA 方法检测曲霉菌肿、过敏性支气管肺曲霉病、皮炎芽生菌病、球孢子菌病、新型隐球菌病、组织胞浆菌病、系统性念珠菌病患者抗体。但在免疫功能低下的患者抗体检测往往无价值。

【临床意义与评价】 对免疫功能完善机体的真菌感染诊断,抗体检测通常是具有初筛意义。由于其敏感性与特异度均不高,尤其是念珠菌感染,因其是正常定植真菌,抗体检测就更难确定其临床意义了。

七、细菌毒素检测

(一)外毒素检测

外毒素检测(exotoxin detection)有生物学法、免疫法和 PCR 法及自动化仪器检测法。免疫法包括沉淀试验、凝集试验、放射免疫试验(RIA)、酶联免疫吸附试验(ELISA)和免疫荧光检测等。如使用凝集法或酶联免疫法直接自粪便标本中检出艰难梭菌毒素 A 或 B,以区分艰难梭菌的毒株和无毒株。使用乳胶凝集试剂检测大肠埃希菌 Vero 细胞毒素(VT-1 与 VT-2)可快速诊断产志贺毒素大肠埃希菌(STEC)。使用协同凝集试验检出金黄色葡萄球菌产生的多种肠毒素,是诊断金葡菌食物中毒的可靠手段。使用反向被动乳胶凝集法快速检测中毒休克综合征毒素(TSST),可及时诊断葡萄球菌所致的中毒性休克。近年来发展的生物传感器利用免疫磁性电化学发光传感器检测葡萄球菌肠毒素、肉毒毒素和霍乱肠毒素等已获得成功,可检测出飞克(fg)水平。近年来,根据编码外毒素基因设计引物,应用 PCR 技术检测外毒素基因,该技术具有简易、敏感、快速和特异性强等特点。

【临床意义与评价】 免疫法是检测细菌外毒素最常用的方法,免疫血清方法快速、灵敏、特异为其优点,且可进行大样品量筛选。对于某些疾病的诊断,自临床标本中检出细菌的毒素,常比细菌培养更可靠。如对抗生素相关性肠炎的诊断,检出其毒素比细菌培养更有意义。

(二)内毒素检测

鲎试验(limulus amoebocyte lysate,LAC)是目前内毒素检测(endotoxin detection)最敏感方法,

可测定微量的 LPS(0.01~1μg/ml),广泛应用于革兰阴性菌感染的快速诊断,对患者的血液、尿液及脑脊液可进行直接检测。革兰阴性菌的极小量内毒素,即脂多糖(lipopolysaccharide,LPS)]可引起广泛生物学作用,因此,对 LPS 检测有利于判定细菌感染严重程度,及早预防和发现内毒素休克的发生。

【临床意义与评价】 在药品生产质控中,用于检测医用无菌液体中有无细菌内毒素,以及内毒素水平,以判断产品是否合格;诊断和监测革兰阴性菌感染。鲎试验因其简便、快速、灵敏、重现性好等优点,是目前检测内毒素最常用的方法。

第三节 系统感染的实验诊断

本节主要介绍血流感染、中枢神经系统感染、呼吸系统感染、胃肠系统感染、肝脏感染、泌尿系统感染、皮肤及软组织感染和先天及新生儿感染的实验诊断。

一、血流感染

当病原生物通过各种途径进入血流,并通过血流造成全身播散,引起各种临床症状称为血流感染(bloodstream infection)。引起血流感染的病原体有细菌、真菌、病毒和寄生虫。一旦病原生物入侵血流,在血液中繁殖,释放毒素和代谢产物,并诱导细胞因子释放,出现骤发寒战、高热、心动过速、呼吸急促、皮疹,肝脾大和精神神志改变等一系列临床症状,严重者导致休克、弥散性血管内凝血(DIC)和多脏器功能衰竭,甚至死亡。常见引起血流感染病原菌有:①草绿色链球菌群、肠球菌属、表皮葡萄球菌、其他凝固酶阴性葡萄球菌、金黄色葡萄球菌、肠杆菌科细菌与铜绿假单胞菌(多见于血管内感染引起心内膜炎、化脓性血栓性静脉炎);②流感嗜血杆菌、肺炎链球菌、脑膜炎奈瑟菌、布鲁菌属、沙门菌属与李斯特菌属(多见于血管外感染引起血流感染);③内源性感染常见厌氧菌是脆弱类杆菌、消化链球菌;④真菌血症,通常是医源性,以白念珠菌为最常见。随着创伤性诊疗技术的大量开展以及广谱抗生素、激素的广泛应用,血流感染的发病率逐年增高,其病死率高,危害严重,迫使临床医师对血流感染必须快速、早期诊断。

检测项目选择 做与发热等感染有关检验项目的检测,如血常规检查(特别是白细胞总数及分类计数和白细胞有无中毒性改变的观察)、C-反应蛋白检测等;通过血液培养并鉴定存在于血流中的病原生物,作出的病原学诊断,可为临床诊断提供血流感染确切的病原学依据。

病原学实验诊断路径

1. 标本采集和运送

(1) 血液标本:无菌由肘静脉穿刺疑为菌血症、败血症和脓毒血症患者血液标本,尽量在抗菌药物使用前采集,若已用抗菌药物治疗者则在下次用药前采集。对间隙性寒战或发热者应在寒战或体温高峰到来之前 0.5~1 小时采集,或在寒战或发热后 1 小时采集。血液标本量成人每次 5~10ml,婴儿和儿童为 1~2ml,血液置于盛有抗凝剂聚茴香脑磺酸钠无菌瓶中送检。由于大多数菌血症呈周期性,故血标本也需在 24 小时内周期性收集,一般 24 小时内收集 2~3 次血标本分别培养。

用于检测特异性抗体采用的血清标本,应将采集血液置无菌试管中,自然凝固、血块收缩后吸取血清,56℃加热 30 分钟以灭活补体成分。灭活血清保存于 -20℃。

(2) 中心静脉导管标本:剪下 5cm 导管尖端或近心端,并及时送到细菌室进行半定量平板滚动培养或定量培养。

2. **细菌检验程序** 细菌学检验程序见图 19-1。

3. **真菌检验程序** 检验程序见图 19-2。

4. **寄生虫检验** 采血制作血涂片、固定与姬氏色或瑞氏染色,镜检找红内期阶段的疟原虫,

Notes

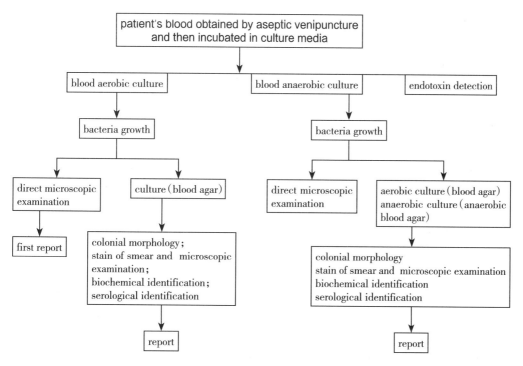

Fig. 19-1　Procedures for bacterial detection in blood

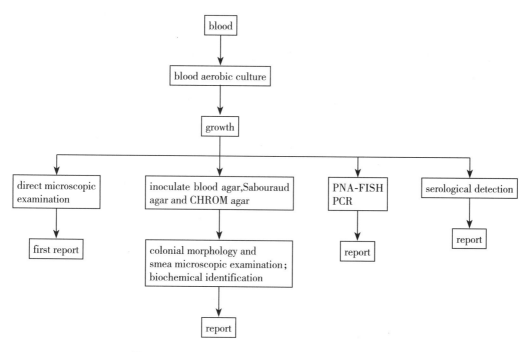

Fig.19-2　Procedures for fungal detection in blood

可诊断疟疾；血液检查也是诊断丝虫病、弓形虫病和锥虫病的基本方法。

　　临床应用　血培养细菌阳性（鉴定到种的微生物名称及药物敏感试验）报告可确诊血流感染；阴性血培养，经盲目传代后证实无细菌生长，报告"培养5天（7天），未见细菌生长"。疑似阳性的培养瓶应进行涂片、革兰染色检查与细菌分离培养鉴定。发现有真菌孢子应立即报告临床，同时移种沙氏琼脂，置35℃和29℃孵育24~48小时后观察菌落形态，并将分离的真菌进行特异性的代谢试验；或抽取阳性报警的培养瓶中培养液接种酵母菌显色培养基，将得到菌株鉴定结果报告临床。检测BG水平高低能够提示疾病的发展和预后，动态检测BG的变化可监测疾病

Notes

的变化。

目前尚缺乏菌血症诊断的"金标准",应注意血培养的假阳性问题。如果怀疑为污染菌,应该保存该患者所有的分离菌株,以备后续的血培养中再次分离出该菌时,对前后的分离菌株都进行详细的鉴定和药敏试验;可向临床报告为"该菌株可能为采样时皮肤污染微生物,如果需要进一步检测请与微生物科联系"。

二、中枢神经系统感染

中枢神经系统感染(infections of the central nerves system)系指病原微生物侵犯中枢神经系统实质、被膜及血管等引起的急性或慢性炎症性(或非炎症性)疾病,常见疾病有脑膜炎(化脓性脑膜炎、结核性脑膜炎、新生隐球菌性脑膜炎)、病毒性脑炎、脑脓肿、慢病毒性脑炎和脑病。常见病原体有脑膜炎奈瑟菌、肺炎链球菌、产单核细胞李斯特菌、流感嗜血杆菌、B 群链球菌、乙型脑炎病毒、单纯疱疹病毒和新生隐球菌等。

检测项目选择   做与发热等感染有关血液、脑脊液检验项目的检测,如脑脊液(CSF)压力、白细胞、蛋白质、糖和氯化物的变化,血常规检查(特别是白细胞总数及分类计数和白细胞有无中毒性改变的观察)、C-反应蛋白等,需通过脑脊液病原学检测作出病原学诊断。脑脊液涂片染色镜检与培养阳性结果是确诊中枢神经系统感染主要依据,但病毒的分离与培养鉴定在临床较难开展,常以血清学试验、核酸分子杂交以及核酸扩增技术等作出病原学诊断。

病原学实验诊断路径

1. **脑脊液标本采集和运送**   无菌术腰椎穿刺采集脑脊液。脑脊液浑浊或呈脓性者可直接涂片,无色透明的脑脊液 3000r/min 离心 10~15 分钟,取沉淀物涂片、染色,做显微镜检查。引起脑膜炎的病原体脑膜炎奈瑟菌、肺炎链球菌、流感嗜血杆菌等其抵抗力弱,不耐冷、容易死亡,故采集的脑脊液应立即保温送检或床边接种。

2. **细菌、真菌检验程序**   脑脊液标本的细菌、真菌检验程序见图 19-3。

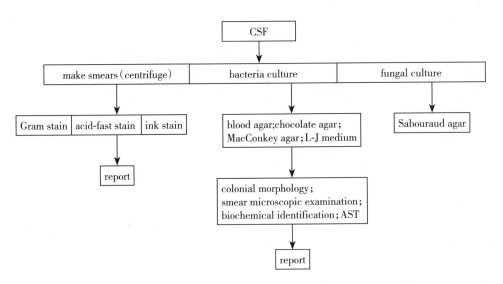

Fig.19-3   Procedures for bacterial and fungal detection in CSF

3. **病毒检验程序**   病毒的分离与培养鉴定在临床较难开展,常以血清学试验、核酸分子杂交以及核酸扩增技术等作出病原学诊断。

4. **寄生虫检验程序**   取脑脊液沉渣直接涂片镜检,用甲醇固定,再用姬氏或瑞氏染色后镜检,用于检测组织内阿米巴滋养体,也可用于检测弓形虫、疟原虫、耐格里属阿米巴、棘阿米巴、锥虫、广州管圆线虫幼虫。

Notes

临床应用 脑脊液为无菌体液标本,涂片染色镜检及分离、培养与鉴定出现阳性结果具有诊断价值。如抗酸染色或金胺"O"染色查见抗酸杆菌,革兰染色查见到阴性双球菌细菌,墨汁负染色法显微镜下见黑色背景中的透亮菌体和宽厚荚膜,均可报告。培养分离鉴定出细菌或真菌可确诊中枢神经系统感染,并根据药敏试验结果指导临床用药。抗体、抗原检测阳性有助于诊断,但需注意检测项目的特异性与敏感度,避免假阳性与假阴性的出现。PCR 检查脑脊液病毒对肠道病毒引起病毒性脑膜炎具有稳定的高敏感性及特异性。病毒性脑炎确诊有赖于脑活检病理检查发现细胞内包涵体、病毒核酸或脑脊液检出病毒抗原或抗体。

三、呼吸系统感染

呼吸系统感染(infections of the respiratory system)有急性上呼吸道感染、急性气管 - 支气管炎、慢性支气管炎和肺炎。约 90% 急性上呼吸道感染由病毒引起,细菌感染可直接或继病毒感染之后发生,以溶血性链球菌为多见,其次为流感嗜血杆菌、肺炎链球菌和葡萄球菌等,偶见革兰阴性杆菌。其感染主要表现为鼻炎、咽喉炎或扁桃体炎。急性气管 - 支气管炎可以由病毒、细菌直接感染,也可因急性上呼吸道感染的病毒或细菌蔓延引起本病。感染也是慢性支气管炎发生发展的重要因素,主要病因多为病毒和细菌。肺炎的病因仍以细菌感染最为常见,约占肺炎的 80%,主要由肺炎链球菌、金黄色葡萄球菌、肺炎克雷伯菌、流感嗜血杆菌、嗜肺军团菌、肺炎支原体、肺炎衣原体与结核分枝杆菌引起。流感病毒甲、副流感病毒、呼吸道合胞病、腺病毒、念珠菌与曲霉也可引起非细菌性肺炎。

检测项目选择 可选择全血细胞计数、白细胞分类计数和血清 CRP 测定,筛查和鉴别感染病原体的类别(细菌、病毒、真菌或寄生虫)。痰标本分离、培养与鉴定出病原体或条件性致病菌及其菌量是诊断下呼吸道感染主要实验诊断的依据。免疫学检测及核酸检测有助于快速诊断下呼吸道病毒感染。

病原学实验诊断路径

1. **呼吸道标本采集和运送** 鼻咽拭子、痰、通过气管收集的标本(气管内吸出物、气管镜采集法)均可作为呼吸道标本。后者可避免正常菌群污染,是下呼吸道感染病原学诊断的理想标本。鼻咽拭子和鼻咽洗液可供鼻病毒、呼吸道合胞病毒、肺炎衣原体、溶血性链球菌等病原学检测。气管或环甲膜穿刺法主要用于厌氧菌(如放线菌)培养,但很少使用。

通过咳痰法采集的痰标本,常含有上呼吸道正常菌群,因此判断是否为合格痰标本尤为重要。不合格的痰标本富含上呼吸道正常菌群,应重新送检。痰标本拒收标准:白细胞≤25 个 /低倍视野,鳞状上皮细胞≥10 个 /低倍视野。下呼吸道标本中一旦怀疑检出肺炎支原体、军团菌、双相型真菌、结核分枝杆菌等,即可认为这些标本是合格的痰标本而直接进行病原鉴定。

2. **细菌、真菌检验程序** 临床进行病原学检查多为下呼吸道感染,下呼吸道标本的细菌、真菌检验程序见图 19-4。

3. **病毒检验** 引起呼吸道感染病毒的检验程序与一般病毒的检验程序类似,主要是将标本进行病毒培养、免疫学检测和分子生物学检测,但不同的标本应根据患者的年龄和患病状况采取不同的检测方法。如对于有免疫缺陷合并呼吸道感染的患者,需要用细胞培养和分子生物学方法检测病毒。免疫力正常的成人在流感病毒流行季节,其标本应进行流感病毒的检测(培养或 PCR)。年龄小于 10 岁的孩子一般易由流感病毒、副流感病毒、呼吸道合胞病毒和腺病毒引起的严重呼吸道感染,需要对其标本作上述呼吸道病毒进行相关检测。小于 2 岁的婴幼儿特别易感染呼吸道合胞病毒引起的细支气管炎,此时,非培养、快速的呼吸道合胞病毒的检测方法如免疫荧光染色法或酶免疫方法是非常合适和需要的。

4. **寄生虫学检验** 新鲜痰液或肺部病灶抽出液直接涂片镜检在高倍镜下观察活动的滋养体,此法可查见溶液组织内阿米巴滋养体。痰液消化离心沉淀法涂片镜检可检查卫氏并殖吸虫

Notes

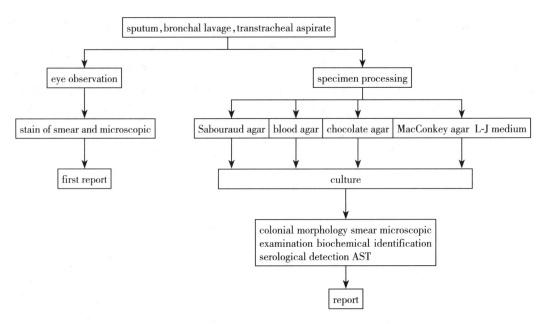

Fig.19-4   Procedures for bacterial and fungal detection in sputum, bronchal lavage, transtracheal aspirate

卵、粪类圆线虫幼虫、蛔蚴、钩蚴和盘尾丝虫微丝蚴等。

　　临床应用　痰涂片抗酸染色显微镜检查结核分枝杆菌有诊断价值;痰液中有颗粒状、菌块和干酪样物质可能与放线菌病和曲霉菌感染有关。一般选取脓血性或有特殊改变的痰液用于细菌学分离培养与鉴定,一旦检出肺炎支原体、军团菌、双相型真菌、结核分枝杆菌等,即可认为是肺部感染的病原体;而与呼吸道正常菌群相同细菌,应根据涂片所示解释培养结果,如涂片所示有大量的中性粒细胞,培养菌也是涂片革兰染色镜检优势菌,则该培养结果具有诊断意义。表现为发热、不适、体重下降等,并常伴有脓臭痰的咳嗽患者,痰涂片可见大量细菌,但普通细菌培养却为阴性,通常提示厌氧菌感染,应使用带保护刷的支气管镜获取标本,用厌氧培养法培养(咳出的痰因被口腔菌群污染,不适于厌氧菌培养)。

四、胃肠道感染

　　胃肠道感染(infections of the gastrointestinal trac)是以呕吐、腹痛、腹泻为临床特征的常见感染病,有食物中毒、霍乱、伤寒、细菌性痢疾、结肠炎、胃炎与抗生素相关性腹泻等。其发病率与国家的公共卫生标准,特别是食品和水的质量标准密切相关。引起胃肠道感染微生物包括:①以侵袭性为主细菌有沙门菌、志贺菌(A 群)、空肠弯曲菌、大肠埃希菌(EPEC、EIEC)、小肠结肠耶尔森菌、副溶血弧菌、幽门螺杆菌与类志贺邻单胞菌等;②以细菌毒素性为主有霍乱弧菌、志贺菌(B、C、D 群)、大肠埃希菌(ETEC、EHEC、EAggEC)、金黄色葡萄球菌、产气荚膜梭菌、艰难梭菌、肉毒梭菌与亲水气单胞菌;③病毒有轮状病毒、肠道腺病毒、杯状病毒、肝炎病毒与诺如病毒;④真菌有白念珠菌与曲霉菌等。

　　检测项目选择　除血液一般检查外,还需进行粪便一般检查、细菌分离培养与鉴定、毒素检测等。对病毒感染腹泻患者,ELISA 法或乳胶凝集试验法检测病毒抗原,PCR 和 RT-PCR 法检测病毒核酸,尤其是多重 RT-PCR 能同时检测诺如病毒、星状病毒和轮状病毒,对流行病学研究也具有重要意义。

　　病原学实验诊断路径

　　1. **胃肠道标本采集和运送**　取含脓、血或黏液粪便置于清洁容器中尽快(不宜超过 2 小时)送检,排便困难者或婴幼儿可用直肠拭子采集置于运送基中尽快送检。由于粪便中含有种类繁多正常菌群,通常使用选择培养基分离致病菌。一次粪便培养阴性不能完全排除胃肠道病原菌的存在,对于传染性腹泻患者需 3 次送检粪便进行细菌培养。对疑为寄生虫感染者,应尽快运送水样便,以保持原虫滋养体活力;若不及时送检,粪便标本置于含 10% 甲醛和聚乙烯醇的小螺口塑料容器内保存。

2. 细菌检验程序 胃肠道标本的检验程序见图 19-5。

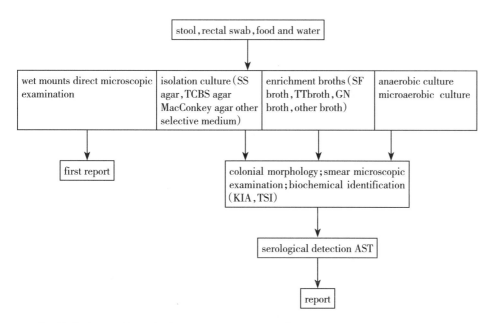

Fig.19-5 Procedures for bacterial detection in Stool,rectal swab,food and water

3. 病毒检验 临床对病毒性腹泻的诊断主要用电镜检测病毒颗粒、ELISA 法或乳胶凝集试验法检测病毒抗原及 PAGE、核酸杂交、PCR 和 RT-PCR 法检测病毒核酸,血清学诊断可用于流行病学调查。

4. 寄生虫检验 寄生虫虫体在消化道内寄生,其排离阶段可随粪便排出体外(如蠕虫的虫卵、幼虫、成虫或节片,原虫的滋养体、包囊、卵囊或孢子囊,以及某些节肢动物);有些寄生虫(如肝吸虫、肺吸虫和血吸虫等)虽寄生在组织内,但其虫卵也可进入胃肠道随粪便排出。粪便寄生虫虫卵、虫体、滋养体或包囊检查进行病原学诊断。

临床应用 诊断胃肠道细菌感染有赖于细菌分离培养与鉴定。标本直接镜检意义不大,尽管取"米泔水"样便悬滴法动力试验和制动试验有助于霍乱诊断,但尚需在选择平板中进行霍乱弧菌分离。胃黏膜活检标本直接镜检幽门螺杆菌(可见细长弯曲或呈海鸥展翅状排列的菌体),阳性率高,是简便、实用、准确和较快速的诊断方法;用选择性和非选择性培养基同时分离幽门螺杆菌可提高敏感性;也可用快速脲酶试验、核素标记试验、PCR 及抗原检测幽门螺旋杆菌做快速检查。

取粪便直接涂片、革兰染色,油镜下观察各菌群的数量与球菌与杆菌的比例对诊断抗生素相关性腹泻的病原菌有一定价值;细胞毒素试验检测艰难梭菌的毒素通常被认为是诊断引起抗生素相关性腹泻的"金标准"。

五、肝 脏 感 染

肝脏感染(infections of the liver)是由病毒、细菌和其他病原体引起的肝脏炎性损伤,主要包括肝炎和肝脓肿。肝炎是由病毒和毒素所致肝细胞炎症损伤,尤其以肝炎病毒最常见,包括甲型肝炎病毒、乙型肝炎病毒、丙型肝炎病毒、丁型肝炎病毒、戊型肝炎病毒与巨细胞病毒等。肝

Notes

脓肿以细菌性肝脓肿为多见,是由化脓性细菌侵入肝脏形成的肝内化脓性感染,其侵入途径有血流途径、腹腔内感染直接蔓延、脐部感染经脐血管和门静脉途径等;阿米巴肝脓肿也较为常见,其发病与阿米巴结肠炎有密切关系,且脓肿大多数为单发;其他病原体所致感染有结核分枝杆菌、原虫、蠕虫、真菌所致。

检测项目选择 血常规检查、尿常规、粪便常规及肝功能化学检查,血清肝炎病毒免疫学标志物检查、PCR 检测和荧光实时定量 PCR 检测是临床常用方法;用直接涂片显微镜检查、分离培养与鉴定以检测肝脓肿脓液中的细菌;采用特有的染色方法检查肝活检组织内溶组织阿米巴滋养体并检测血清中阿米巴抗体。

病原学实验诊断路径

1. **肝脏感染标本采集和运送** 肝炎病毒是肝脏感染主要病原体,血清学试验和分子生物学检测是临床实验室广为采用的方法,因此,采集患者血液分离的血清为最常用标本。细菌性肝脓肿多以兼性厌氧菌感染与厌氧菌混合感染为主,因此,在病原学检查中,应注意厌氧菌的标本采集、运送和检验方法。

2. **病毒检验程序** 见图 19-6。

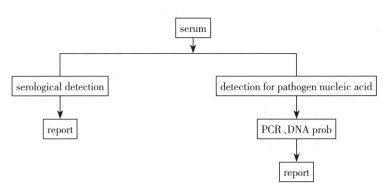

Fig.19-6　Procedures for serological detection and pathogen nucleic acid detection in serum

3. **细菌、真菌检验** 抽取肝脓肿的脓液,涂片、染色,显微镜检查。仔细观察并记录细菌的数量,细菌的形态、排列方式和染色性等,这有助于对标本中可能的细菌种类进行估计,可初步报告检查结果。若观察到卵圆形革兰阳性孢子或与出芽细胞相连接的假菌丝成链状及分支状,可考虑为酵母样真菌。再行标本病原体分离培养(包括需氧培养、厌氧培养与真菌培养),根据菌落形态、细菌涂片染色观察和生化反应进行细菌或真菌鉴定。阿米巴肝脓肿可在肝脓肿的脓液查见阿米巴包囊和滋养体。

临床应用 诊断病毒性肝炎重要实验手段是抗原和抗体检测,免疫学检测方法主要有ELISA、免疫胶体金法、免疫荧光法、化学发光法、放射免疫法和免疫印迹法。可以通过 IgM 的检测、筛选和确诊两种试验及双份血清抗体效价四倍增长来确定近期感染并提高试验的特异性。目前已用于临床的有:

1. **HAV 抗体检测** 包括抗 HAV IgM、抗 HAV IgG 和 HAV 总抗体检测,多采用 ELISA 法检测,其中抗 HAV IgM 是诊断甲型病毒性肝炎的重要指标。

2. **HBV 标志物检测** 包括 HBsAg 与抗 HBs、HBeAg 与抗 HBe、抗 HBc。由于 HBcAg 在血液中难以测出,故临床免疫学检测不包括 HBcAg,抗 HBc 分为抗 HBc IgM 和抗 HBc IgG。HBV 免疫学标志与临床关系较为复杂,必须对几项指标综合分析,可估计感染的阶段及临床疾病的预后。

3. **HCV 抗体检测** 主要采用 ELISA 法,该法敏感性和特异性高,但仍未解决在 ALT 正常

Notes

者、健康献血者存在假阳性问题,需用确认试验来排除假阳性反应。确认试验常用重组免疫印迹法(recombinant immunoblot assay,RIBA),主要用于 ELISA 初筛检测可疑者,能帮助区别特异性 HCV 抗体和非特异性反应,如果出现两条带或两条以上阳性反应,则确认试验为阳性。

4. HDV 标志物检测　HDV 抗原检测需用去垢剂处理去除 HDV 表面的 HBsAg,然后用 ELISA 法或免疫荧光法检测。HDV 抗体包括抗 HDV IgM 和抗 HDV 总抗体,多采用 ELISA 法检测。

5. HEV 抗体检测　包括抗 HEV IgM 和抗 HEV IgG 检测,多采用 ELISA 法检测,其是抗 HEV IgM 是诊断戊型病毒性肝炎的重要指标。

分子生物学检测是一种快速、敏感的检测方法,病毒核酸阳性一般可作为诊断病毒感染的依据。PCR 具有高度敏感性,已被应用于 HBV、HCV 的检测,目前应用最广泛的是荧光实时定量 PCR,已越来越广泛用于临床病原学检测。

根据肝脓肿穿刺液直接涂片显微镜检查所见和病原学分离培养结果进行病原学诊断。结合其临床表现,做出临床诊断。

六、泌尿系统感染

泌尿系统感染(infections of the urinary system)是由于大量微生物在泌尿系统中生长繁殖而引起的泌尿系统炎症,分为上尿路感染(输尿管炎和肾盂肾炎)和下尿路感染(膀胱炎和尿道炎)。引起泌尿系统感染的病原体主要是细菌和真菌,绝大多数患者是单一病原体感染,少数为两种或两种以上病原体感染。常见微生物有大肠埃希菌、奇异变形杆菌等肠杆菌科细菌、肠球菌属、凝固酶阴性葡萄球菌与铜绿假单胞菌。临床上还可见女性无症状性菌尿、性相关性尿路感染。厌氧菌、结核分枝杆菌、钩端螺旋体也可引起泌尿系统感染。

检测项目选择　尿液常规检查 是重要实验室检查项目之一,可在尿液自动分析仪上自动检测酸碱度、比重、蛋白、葡萄糖、酮体、隐血、胆红素、尿胆原、亚硝酸盐、白细胞酯酶等;还应同时用光学显微镜高倍镜下观察尿液沉渣,包括细胞(红细胞、白细胞、上皮细胞等)、尿管型、尿结晶体等,或将尿液离心后上尿液沉渣自动分析仪直接对尿液沉渣进行检测。尿液标本病原学检查则是病原学诊断的依据。

病原学实验诊断路径

1. **尿液标本采集和运送**　外尿道寄居有正常菌群,故采集尿液时更应注意无菌操作,常用清洁中段尿作为送检标本。对于厌氧菌的培养,采用膀胱穿刺法收集、无菌厌氧小瓶运送。排尿困难者可导尿,但应避免多次导尿所致尿路感染。怀疑结核分枝杆菌感染时,可采用集尿法。

2. **细菌、真菌检验程序**　见图 19-7。

3. **寄生虫检验**　常取尿液离心、沉淀镜检。如是乳糜尿需加等量乙醚,用力振荡使脂肪溶于乙醚,然后吸取脂肪层,离心后取沉淀镜检。用于检查班氏微丝蚴,阴道毛滴虫、埃及血吸虫卵,也可检测肾膨结线虫成虫或虫卵等。

临床应用　泌尿系统感染确诊有赖于病原学诊断,在临床诊断基础上,符合下述病原学诊断依据四条之一即可诊断:①清洁中段尿或导尿留取尿液(非留置导尿)培养革兰阳性球菌菌数 ≥10^4CFU/ml、革兰阴性杆菌菌数 ≥10^5CFU/ml;②耻骨联合上膀胱穿刺留取尿液培养细菌菌数 ≥10^3CFU/ml;③新鲜尿液标本经离心应用相差显微镜检查(×400),在 30 个视野中有半数视野见到细菌;④无症状性菌尿症,患者虽然无症状,但在近期(通常为 1 周)有内镜检查或留置导尿史,尿液培养革兰阳性球菌浓度 ≥10^4CFU/ml,革兰阴性杆菌浓度 ≥10^5CFU/ml。

如果患者已经应用了抗菌药物,可能抑制尿液中细菌生长;如果大量输液或应用利尿剂,尿量较大,可导致尿液中细菌被稀释。

一般一份尿液中多为检出一种病原菌,但约 10% 的尿路感染患者,可能会在同份尿标本中分离到 2 种细菌,并且都是病原菌。如果尿液中培养出 3 种或以上细菌及念珠菌,且没有优势菌,

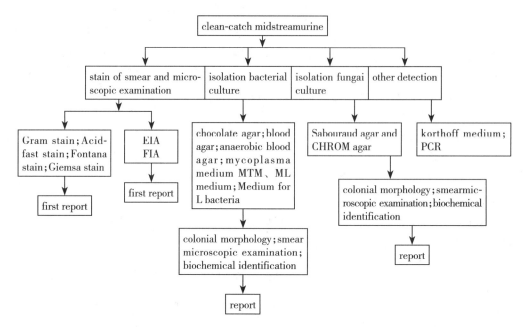

Fig.19-7 Procedures for bacterial detection in clean-catch midstream urine

则可能为标本采集时泌尿生殖道口污染所致,建议患者重留标本。

其他难培养微生物,如淋病奈瑟菌、细菌 L 型、结核分枝杆菌、厌氧菌和钩端螺旋体,如果培养阳性,一般都应进一步鉴定及进行药敏试验并报告。

七、皮肤及软组织感染

当皮肤屏障受损,外界环境中的微生物即可通过破损的皮肤侵入引起皮肤和软组织感染(infections of the skin and soft tissues);或发生全身感染时,某些微生物也可以经血液扩散至皮肤或皮下组织引起感染。此外,某些皮肤损伤也可以由细菌产生的毒素引起(如葡萄球菌烫伤样皮肤综合征),或由于机体对某些微生物抗原的免疫应答所致(如银屑病)。

金黄色葡萄球菌和化脓性链球菌可引起局部化脓性感染(毛囊炎、疖、痈、甲沟炎、蜂窝织炎、丹毒、脓疱疮)、创伤感染及外科切口感染等。化脓性感染常为多种细菌引起的混合感染,其中以肺炎链球菌、大肠埃希菌、铜绿假单胞菌、变形杆菌等细菌为多见。气性坏疽、破伤风、坏死性筋膜炎、深部软组织厌氧菌感染由特定厌氧菌或与需氧菌的混合感染。皮肤癣菌病、皮肤念珠菌病由真菌(毛癣菌属、小孢子菌属、状表皮癣菌、白念珠菌)引起。单纯疱疹由带状疱疹病毒引起。麻风病、皮肤炭疽、类丹毒与游泳池肉芽肿等与职业、环境或地理区域相关的感染分别是由麻风分枝杆菌、炭疽芽孢杆菌、红斑丹毒丝菌与海分枝杆菌引起。

检测项目选择　皮肤和软组织细菌感染最常见的标本是脓性分泌物,肉眼观察分泌物标本颜色、性状和气味等;涂片染色显微镜检查细菌;选择适当的培养基进行分离培养与细菌种的鉴定。诊断皮肤和软组织真菌感染的主要依据是真菌病原检查,以直接镜检和分离培养出真菌最为重要。病毒与寄生虫感染皮肤病,其临床特征典型,诊断主要依靠临床表现,实验室检查仅在少数不典型或特殊病例时进行。

病原学实验诊断路径

1. 皮肤及软组织感染标本采集和运送　脓性分泌物是皮肤和软组织感染最常见的标本。对损伤范围较大的创伤,应从不同部位采集多份标本。采集标本时,应避免皮肤表面细菌污染,并尽快送实验室处理。采集部位首先应清除污物,以碘酒、乙醇消毒皮肤,防止表面污染菌混入标本影响检测结果。开放性脓肿的采集,用无菌棉拭采取脓液及病灶深部分泌物。封闭性脓肿,

Notes

则以无菌干燥注射器穿刺抽取;疑为厌氧菌感染者,取脓液后立即排净注射器内空气,针头插入无菌橡皮塞送检,否则标本接触空气导致厌氧菌死亡而降低临床分离率。用于病毒检测的组织标本宜放在有灭菌盐水纱布的培养皿内或病毒运送培养基内运送,用匀浆管匀浆、离心、过滤后,做病毒分离鉴定。严重的软组织感染可能导致血流感染,血培养有助于病原学诊断。

2. **细菌、真菌检验程序**　见图 19-8,19-9。

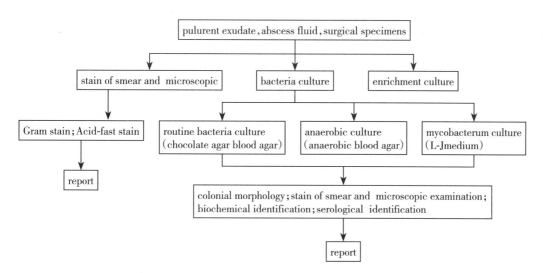

Fig.19-8　Procedures for bacterial detection in wound exudate,abscess fluid,surgical specimens

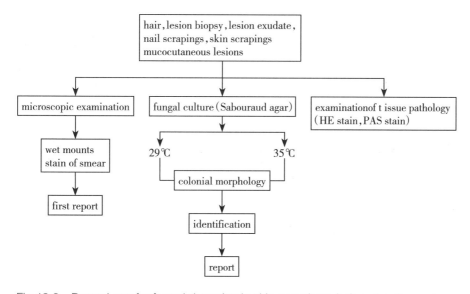

Fig.19-9　Procedures for fungal detection in skin scrapings,hair and nail scrapings

3. **病毒检验**　水疱液或皮损基质上皮细胞在光学显微镜下查见病毒特征性包涵体、电子显微镜观察到病毒颗粒,或进行病毒培养及免疫荧光抗体染色检查到病毒均为诊断依据。

4. **寄生虫检验**　常以皮肤活组织检查法检查皮下结节和包块、皮肤溃疡组织、疥疮的特异性皮损隧道或肌肉,查找虫体、幼虫囊包、绦虫头节。

临床应用　感染标本分离出细菌提示为感染病原菌,但浅表伤口易受体表细菌污染,应在标本直接涂片革兰染色显微镜检查见到细菌并多于正常时,才可报告感染病原菌;如同时有三种以上革兰阳性棒状杆菌和球菌生长,应结合临床确定是否需进一步检查。实验室直接显微镜检查发现菌丝与孢子即可诊断真菌感染,如直接显微镜检查未能找到菌丝与孢子,而临床症状

Notes

又高度怀疑,可做真菌培养以进一步确诊。病毒性皮肤病的临床特征典型,诊断主要依靠临床表现,实验室检查仅在少数不典型或特殊病例时进行。

八、先天及新生儿感染

先天及新生儿感染(congenital and neonatal infections)是指胎儿在子宫内或在出生的过程中以及出生后新生儿期发生的感染。宫内感染可导致流产、早产、死胎、胎儿畸形、宫内发育迟缓等,是造成出生缺陷的重要原因。新生儿尤其是早产儿一旦发生感染常扩散蔓延而发生败血症、脑膜炎、心肌炎等,造成不同程度的全身炎症反应和器官功能障碍,甚至引起死亡。细菌和病毒是最常见的病原体,经母亲血液通过胎盘感染胎儿的病原体主要是病毒,导致胎儿出生时围生期感染的微生物主要是母亲生殖道中寄生的细菌和病毒,而引起出生后新生儿期感染的绝大多数是细菌。常见感染病有淋球菌结膜炎、先天性梅毒、沙眼衣原体肺炎、包涵体性结膜炎、解脲脲原体肺炎、先天性风疹、巨细胞病毒感染、新生儿乙型肝炎、先天性单纯疱疹、艾滋病,它们分别由淋病奈瑟菌、苍白(梅毒)密螺旋体、沙眼衣原体、解脲脲原体、风疹病毒、巨细胞病毒、乙型肝炎病毒、单纯疱疹病毒与人类免疫缺陷病毒引起。

检测项目选择

1. 孕妇孕期病原学检查

(1) 常用标本:孕妇在孕前及妊娠期间的静脉血、孕妇羊水细胞、绒毛标本、胎儿脐带。

(2) 检测方法:①检测孕妇血清中 TORCH 病原体特异抗体 IgM 和 IgG;②利用 PCR 或 RT-PCR 技术检测标本中感染病毒的 DNA(巨细胞病毒、单纯疱疹病毒)或 RNA(风疹病毒)片段,参见第二十二章出生缺陷实验诊断。

2. 感染新生儿标本的细菌与真菌检查

(1) 常用标本:根据不同的临床特征采集不同的标本,如结膜炎的脓性分泌物、肺炎患者的气管吸出物、脑膜脑炎患者的脑脊液、败血症患者的血液以及患者的血清等标本。

(2) 检测方法:①眼部脓性分泌物、结膜上皮细胞刮片显微镜检查;②采集的标本分离培养与鉴定淋病奈瑟菌、B 群链球菌、肺炎支原体或衣原体。

3. 感染新生儿标本的病毒检查

(1) 常用标本:血清标本用于抗体的检测;感染组织或脱落细胞,用于检测包涵体;其他感染标本,包括外周血、脑脊液、气管吸出物、皮肤水疱液、尿液等用于抗原检测和病毒的分离培养。因为病毒对热敏感,采集后需迅速冷藏和运送。

(2) 检测方法:①脱落细胞涂片或疱疹基底刮片显微镜检查;②免疫标记技术检测标本中特异性抗原;③培养之后用特异性单克隆抗体检测培养细胞中病毒抗原;④检测病毒特异性 IgM 抗体可以快速明确诊断各种病毒引起的新生儿先天性感染;⑤核酸检测。

临床应用

1. 孕期感染的诊断　孕妇血清病毒抗体检测是最佳选择。抗体 IgM 阳性说明孕妇近期有这种病毒的活动性感染,但有假阳性的存在;抗体 IgM 阴性说明没有活动性感染,但不排除潜在感染;抗体 IgG 阳性说明孕妇有过这种病毒感染,或接种过疫苗;抗体 IgG 阴性说明没有感染过这类病毒,或感染过但没有产生抗体(参见第二十二章出生缺陷实验诊断)。

2. 新生儿感染的实验诊断　从标本中分离培养出病原菌即可确诊。从血标本中分离培养出病原菌即可确诊败血症;气管分泌物等进行涂片、培养可确诊新生儿肺炎;婴儿脐带血 HBV检测是诊断胎儿宫内 HBV 感染的筛选指标,而婴儿外周血的检测才具有确诊意义。HBV DNA定量检测是胎儿宫内 HBV 感染和感染程度的最为直接、敏感的诊断方法。患儿血浆中 HIV RNA(+)即可确诊新生儿艾滋病。

Notes

本 章 小 结

感染性疾病的实验诊断目的是为了确定感染的发生和性质,以在疾病早期提供恰当的治疗方案和采取有效的预防措施,并防止感染传播所造成的危害。

根据不同的临床特征,正确采集各种标本,进行病原体的分离是感染病诊断的关键步骤;通过形态学观察、生理生化特征的测定、抗原分析以及特定致病物质的检测将病原体鉴定到种的水平是病原学诊断的基本要求;机体的免疫系统对感染的病原体通过免疫应答产生抗体,藉免疫学技术检测抗体的滴度,对感染病有辅助诊断的价值;分子生物学技术可以直接测定标本中病原体的相关基因,阳性结果表示该病原体的存在,对某些病原体相关基因的定量检测已成为临床观察的常规指标。

临床常见的血流感染、中枢神经系统感染、呼吸系统感染、消化系统感染、泌尿系统感染、皮肤及软组织感染和先天及新生儿感染病原学实验诊断遵循病原学检查基本原则,但不同类型病原体引起不同系统、器官感染又各具其不同特点。

(洪秀华)

参考文献

1. 洪秀华,刘运德.临床微生物学检验.第 2 版.北京:中国医药科技出版社,2010.
2. 王鸿利,周新,洪秀华.现代实验诊断学.上海:世界图书出版公司,2007.
3. James Versalovic,Karen C. Carroll,Guido Funke,et al. Manual of clinical microbiology. 10th ed Washington DC:ASM Press,2011.
4. Betty A Forbes,Daniel F Sahm,Alice S Weissfeld. Bailey & Scott's Diagnostic microbiology. 12th ed. Missouri:Mosby,2007.

第二十章　性传播疾病实验诊断

> **内容提要**
>
> 性传播疾病是一组通过性行为传播，可侵犯皮肤、性器官和全身多脏器的传染病，严重危害人群的健康。包括艾滋病、梅毒、淋病、软下疳、性病性淋巴肉芽肿、生殖道沙眼衣原体感染、非淋菌性尿道炎、尖锐湿疣、生殖器疱疹、细菌性阴道病、滴虫病和乙型肝炎等20余种疾病。本章主要阐述常见性传播疾病的常用实验室检测项目及其实验诊断。

性传播疾病(sexually transmitted disease,STD)简称性病,指主要通过性接触、类似性行为及间接接触传播的一组传染病。我国目前要求重点防治的八种性传播疾病是梅毒、淋病、软下疳、性病性淋巴肉芽肿、生殖道沙眼衣原体感染、尖锐湿疣、生殖器疱疹和艾滋病。

第一节　概　　述

一、病　原　学

引起性传播疾病的病原体种类很多,包括细菌、病毒、支原体、螺旋体、衣原体、真菌等(表20-1)。

Tab. 20-1　major pathogens and laboratory tests of sexually transmitted diseases

STDs	Pathogens	Laboratory tests
gonococcal urethritis	*Neisseria gonorrhoeae*	Gram stain,culture,DNA probe,DNA amplification
genital chlamydial infection	*Chlamydia trachomatis*	EIA,DFA,cell culture,DNA probe,DNA amplification,other rapid technologies
condyloma acuminatum (CA) or Genital warts	*Human papilloma virus*(HPV)	acetowhite test,serologic assay(ELISA),HPV-DNA amplification
syphilis	*Treponema pallidum*	dark-field microscopy,fluorescent antibody assay,serologic tests
genital herpes	*Human erpesvirus*2(HHV-2), less commonly HHV-1	viral culture,serologic assays,Wright-Giemsa stain,PCR
chancroid	*Haemophilus ducreyi*	Gram stain,culture
lymphogranuloma venereum, LGV	*Chlamydia trichomatis* serum type L1 L2 L3	serologic assays,Chlamydia culture
granuloma inguinale/ donovanosis	*Calymmatobacterium granulomatis*	Wright-Giemsa stain,culture
bacterial vaginosis(BV)	*Gardnerella vaginalis*(GV)	Gram stain
candidiasis	*Candica albicans*	direct microscopy,Gram stain,culture

续表

STDs	Pathogens	Laboratory tests
vaginal trichomoniasis	*Trichomonas vaginalis*	direct microscopy, Wright-Giemsa stain, culture
molluscum contagiosum（MC）	*Molluscum contagiosum virus*（MCV）	serologic assays
AIDS	*Human immunodeficiency virus*（HIV）	serologic assays, virus culture, viral load, drug resistance detection

二、传染源、传播途径和易感人群

STD 感染者含病原体的血液、生殖器等损伤部位（如黏膜、皮肤病变）及其分泌物是 STD 的主要传染源。STD 的主要传播途径为性行为，血源性感染也是重要传播途径之一，非性行为的直接或间接接触也能导致传播，胎盘或产道传播可造成先天性感染。性乱者或性乱者的性伴侣、长期接受输血疗法者均是 STD 的高危人群。

三、常见性传播疾病

1. **艾滋病**　又称获得性免疫缺陷综合征（acquired immune deficiency syndrome，AIDS），是由人类免疫缺陷病毒（human immunodeficiency virus，HIV）感染引起的免疫缺陷性疾病，传播途径为性接触、血液和母婴垂直传播。

2. **梅毒（syphilis）**　是由梅毒螺旋体梅毒亚种（*Treponema palliduni subspecies pallidum*）所致慢性性传播疾病，是 STD 中危害较严重的一种。可经性接触、接吻、哺乳、对梅毒患者的检查、手术意外等方式传播，亦可经胎盘垂直传播。

3. **淋病（gonorrhea）**　由淋病奈瑟菌（*Neisseria gonorrhoeae*）引起的泌尿生殖系统化脓性炎性疾病，是最常见的性传播疾病。主要通过性接触而感染尿道、子宫颈内膜、直肠肛周等，引起女性前庭大腺炎、盆腔炎和男性附睾炎、前列腺炎等；也可因使用被污染的毛巾、浴盆等通过非性接触而感染；患病孕妇可通过胎盘或产道使胎儿受染；偶经血行传播可引起菌血症、关节炎和脑膜炎等。

4. **生殖道沙眼衣原体感染（genital chlamydial infection）**　是由沙眼衣原体通过性接触而致的尿道炎症。

5. **生殖器疱疹（genital herpes）**　是由单纯疱疹病毒属（*Simplexvirus*）人疱疹病毒 1,2（HHV1,2 旧称单纯疱疹病毒，HSV）感染泌尿生殖器及肛周皮肤黏膜而引起的一种慢性、复发性、难治愈的 STD，主要通过性接触传播。

6. **尖锐湿疣（condyloma acuminatum，CA）**　是由人类乳头瘤病毒（HPV）引起的性传播疾病，常发生在肛门及外生殖器等部位，主要通过性接触直接传播。有报告人类乳头瘤病毒感染与宫颈癌有关。

7. **软下疳（chancroid，soft chancre）**　软下疳是由杜克雷嗜血杆菌感染所致的生殖器部位疼痛剧烈、质地柔软的化脓性溃疡，常合并腹股沟淋巴结化脓性病变。

8. **性病性淋巴肉芽肿（lymphogranuloma venereum，LGV）**　又称第四性病，由沙眼衣原体引起。世界各地均有发病，热带和亚热带地区发病率高，我国近年来偶有报道。

STD 严重危害患者身心健康，可导致不育症、生殖器畸形或缺损、毁容及特征性后遗症，已成为世界性的严重社会问题和公共卫生问题，被认为是当今危害人群健康的重要疾病之一。

Notes

第二节　性传播疾病的实验检测

一、标本采集和运送

根据感染部位的不同和目标病原体的不同,选择和确定标本种类、采集部位和采集方法。性传播疾病的标本采集多选用塑料杆的藻酸盐或涤纶拭子。

1. **生殖器溃疡标本**　用无菌盐水清洗溃疡面并用无菌手术刀清除坏死组织和覆盖的分泌物,暴露出溃疡基底;待渗出物积聚较明显时,轻压溃疡基底并用拭子或吸管采集渗出物;必要时亦可在溃疡基底或边缘取溃疡组织标本。

2. **阴道标本**　先用无菌拭子清除阴道表面分泌物,弃拭子;在后穹隆或阴道上端用无菌拭子或吸管采集黏膜分泌物。由于青春期前女性淋病奈瑟菌藏匿在阴道壁,在征得同意后可采集阴道分泌物标本进行分离培养与鉴定。

3. **宫颈标本**　用无菌生理盐水湿润窥阴器(不用润滑油),暴露宫颈;用无菌拭子清除阴道和宫颈局部分泌物,弃拭子;轻压宫颈以使宫颈内分泌物流出,用无菌拭子采集分泌物或将拭子插入宫颈管 1~2cm,用力压向宫颈壁,转动并停留 10~30 秒,以充分吸附分泌物。亦可刮取(或刷取)宫颈黏膜细胞送检。

4. **尿液及尿道标本**　有尿道症状时可采集尿液及尿道标本。尿标本的采集应先进行尿道口的局部清洁,然后取早晨初段尿用于淋病奈瑟菌、衣原体和解脲脲原体的检查。用于培养的标本应于室温尽快送检,培养衣原体和解脲脲原体的标本最好置含牛血清和抗菌药物的 2SP 等转送培养基中。尿道标本的采集至少应在病人排尿 1 小时后进行,先用无菌拭子清除尿道口分泌物,然后用另一无菌拭子采集尿道分泌物。分泌物过少时,男性病人可直接按摩尿道后用无菌拭子取尿道分泌物,亦可行前列腺按摩取分泌物,也可将尿道拭子插入尿道约 2cm,轻轻转动后取出。

5. **直肠拭子**　淋病奈瑟菌感染如能同时采取直肠标本则会增加阳性检出率,其采集方法为将拭子插入肛管 2.5cm 左右,穿过肛门括约肌后转动拭子,停留 10~30 秒以充分吸附微生物,取出的拭子标本不能有粪便污染。

6. **标本运送**　为提高培养阳性率,淋病奈瑟菌最好床边即刻接种在选择或(和)非选择性培养基上并置于 5%CO$_2$ 环境中,尽快转运至实验室。如果转运是在酷热或寒冷的天气条件下,则应注意隔热或保温措施。

由于杜克雷嗜血杆菌在运送培养基中存活差,标本应尽量直接接种在分离培养基上。

二、显微镜检查

根据病原体不同,临床常采用革兰染色、吉姆萨染色、镀银染色、暗视野显微镜及瑞氏染色等方法进行显微镜检查。急、慢性淋菌性尿道炎或淋菌性结膜炎时,对阴道、尿道分泌物或眼分泌物进行革兰染色镜检,可见多形核粒细胞内革兰阴性卵圆形或肾形成对排列双球菌。若在生殖道分泌物涂片中见革兰阴性短杆菌,呈鱼群排列,可能为杜克雷嗜血杆菌感染。镀银染色和暗视野显微镜法可直接检查密螺旋体。

【临床意义与评价】　革兰染色见到多形核粒细胞内革兰阴性卵圆形或肾形成对排列双球菌对男性患者可做出淋病诊断,对女性患者须排除与淋病奈瑟菌形态相似的正常寄生的其他奈瑟菌,方可作出诊断。吉姆萨染色检查衣原体敏感性低(仅为 40%)。镀银染色和暗视野显微镜法用于早期梅毒(一期梅毒和二期梅毒早期)螺旋体检查,特异性强,结合临床表现,阳性可做出诊断,但阴性不能排除。

Notes

三、分离、培养和鉴定

(一) 细菌的分离、培养和鉴定

对病原体进行培养,可明确 STD 的诊断。淋病奈瑟菌培养阳性,可诊断为淋病;杜克雷嗜血杆菌培养阳性,可诊断为软下疳;解脲脲原体和人型支原体培养阳性,需结合临床表现,且菌落计数 $>10^4$CFU/ml,具有临床意义;细胞培养胞质内包涵体检查阳性提示可能为衣原体感染。

【临床意义与评价】 分离、培养和鉴定是确诊 STD 的最可靠的金标准方法。

(二) 病毒的分离、培养和鉴定

1. HIV 的分离培养(HIV culture and isolation) HIV 感染者外周血细胞、血浆等均存在病毒,可通过与正常人外周血细胞共培养的方法进行病毒分离,用于 HIV 感染的辅助诊断等。

【临床意义与评价】 HIV 病毒分离培养阳性表明人体内存在 HIV,阴性仅表示未能分离培养出病毒,不能作为未感染 HIV 的诊断依据。HIV 病毒分离培养必须在生物安全三级实验室进行,技术要求高,目前多用于 HIV 相关的科学研究,临床不作为常规诊断项目。

2. 单纯疱疹病毒的分离培养 标本接种原代猴肾细胞(primary monkey kidney,PMK)、人喉上皮癌细胞(human epidermoid,HEP-2)、人二倍体细胞(human diploid fibroblast,HDF)等易感细胞,以在 2~3 天后出现明显的 CPE 为鉴定依据;可由 HHV1、和 HHV2 的单克隆抗体荧光染色确认。

【临床意义与评价】 HSV 病毒分离培养阳性,表明人体内存在一定量的病毒,需结合临床表现,确诊为单纯疱疹病毒感染的生殖器病变。HSV 病毒分离培养阴性,仅表示未能分离培养出病毒,不能作为 HSV 未感染的诊断依据。细胞培养法是金标准,其特异性强,但操作繁琐,周期长,技术要求高,临床常规应用有局限性。

四、抗 体 检 测

(一) HIV 抗体检测(HIV antibody tests)

人体感染 HIV 后,可产生抗 HIV 特异性抗体。HIV 抗体检测分为 HIV 筛查试验(HIV screening test)和 HIV 确证试验(HIV confirmatory test)。筛查试验包括化学发光、酶联免疫法等,敏感性高,但由于方法本身的限制及存在非特异性反应等,有假阳性的可能,必须应用确证试验进一步检测。确证试验以免疫印迹试验最为常用。经过确证试验,可明确筛查试验阳性的标本中是否存在 HIV 特异性抗体。HIV 抗体检测主要用于 HIV 感染的诊断,确证试验结果阳性见于 HIV 感染者。

【临床意义与评价】 HIV 抗体检测是 HIV 感染诊断的金标准,筛查试验阳性不能判定是否感染,必须经有资质的确证实验室进行确证试验,确证试验阳性才可诊断为 HIV 感染。

(二) 梅毒螺旋体抗体检测

梅毒螺旋体抗体检测有非密螺旋体抗原血清试验和密螺旋体抗原血清试验两大类(表 20-2)。

1. 非密螺旋体抗原血清试验 梅毒螺旋体感染人体后,机体可对螺旋体表面的脂质作出免疫应答,产生抗体(反应素),这种抗体可以用人工合成的类脂质(心磷脂、卵磷脂和类固醇)混合物作为抗原检测出来。

【临床意义与评价】 在一期梅毒的晚期和二期梅毒的早期此类试验呈阳性,且表现为滴度随疗程逐渐下降,可以作为疗效观察的指标。但在多种疾病,如急性病毒性感染、自身免疫性疾病、结缔组织病、静脉吸毒者以及怀孕妇女中均可出现反应素,有时会出现假阳性反应。此类试验有时出现弱阳性或阴性结果,而临床上又怀疑二期梅毒,此时应将此血清稀释后做定量试验,如出现阳性结果,则为抗体过量引起的前带现象。1%~2% 二期梅毒病人可出现此现象而发生

Notes

Tab. 20-2   Serologic tests for syphilis

Test categories	Tests
nontreponemal screening tests	venereal disease research laboratory slide test, VDRL
	unheated serum regain test, USR
	rapid plasma regain card test, RPR
	tolulized red unheated serum test, TRUST
	regain screen test, RST
confirmatory treponemal tests	fluorescent treponemal antibody absorption test, FTA-ABS
	microhemagglutination assay for antibodies to T. pallidum, MHA-TP
	hemagglutination treponernal test for syphilis, HATTS
	T. pallidum hemagglutination assay, TPHA
	T. pallidum particle agglutination, TPPA
	Treponema pallidum immobilization test, TPI
	IgM antibody capture ELISA test, ELISA-IgM

梅毒血清假阴性反应。此外,由于感染梅毒后反应素的出现晚于特异性梅毒螺旋体抗体,晚期梅毒反应素又可能转阴,因此这类试验不适于一期梅毒早期和三期梅毒的初筛,会存在一定数量的漏检。

2. 密螺旋体抗原血清试验　梅毒螺旋体感染后,机体可产生针对梅毒螺旋体的抗体,包括IgG 和 IgM;人体感染梅毒螺旋体后会产生特异性梅毒螺旋体抗体,可通过抗原抗体免疫学反应的原理检测该抗体对梅毒患者进行诊断,如血球凝集试验等方法(表 20-2)进行这些抗体的检测。

【临床意义与评价】　密螺旋体抗原血清试验阳性,说明该患者现在或既往曾经有过梅毒螺旋体感染。临床高度怀疑为梅毒的患者,当非密螺旋体抗原血清试验无反应时,也可直接用特异性梅毒螺旋体抗原血清试验予以确诊。

五、抗 原 检 测

(一)单纯疱疹病毒抗原检测

用直接免疫荧光技术检查病变组织中的 HSV 抗原为主要实验诊断依据。

【临床意义与评价】　HSV 抗原的免疫学检测是目前最常用的快速诊断方法。有助于有较典型临床症状的生殖器溃疡性疾病的鉴别诊断。而对不典型皮损的生殖器溃疡性疾病诊断有一定的局限性。

(二)HIV p24 抗原检测 (HIV p24 antigen)

HIV P24 抗原出现早于 HIV 抗体,其检出有助于辅助诊断,可采用化学发光、酶联免疫吸附等方法进行检测。

【临床意义与评价】　HIV P24 抗原阳性不能作为诊断依据,可用于 HIV 抗体不确定或窗口期的辅助诊断及 HIV 抗体阳性母亲所生婴儿的早期辅助诊断等。HIV P24 抗原阴性结果只表示在本试验中无反应,不能排除 HIV 感染。

(三)衣原体抗原检测

使用抗沙眼衣原体抗体,通过直接免疫荧光法、免疫层析法或酶联免疫法等技术,检测生殖道标本中沙眼衣原体抗原的方法。

【临床意义与评价】　阳性结果结合临床可确定沙眼衣原体感染,阴性时不能完全排除,可用细胞培养法确定。此法不能区分病原携带者与感染者,也不能区分活性衣原体与非活性衣原体;如提取液中抗原量低于检测的灵敏度要求,可能得出不正确的阴性结果;标本采集不当可能会产生不正确的阴性结果。

Notes

六、核 酸 检 测

（一）HIV 核酸检测

1. **HIV 病毒载量检测**（HIV viral load） HIV 病毒载量指感染者体内游离的 HIV 病毒含量，即每毫升样本中含有的 HIV RNA 拷贝数。常用的 HIV 病毒载量检测方法包括 RT-PCR、核酸序列扩增和分支 DNA 杂交等。

【临床意义与评价】 HIV 病毒载量检测非常灵敏，可用于疑难样本（如在感染早期或疾病终末期出现 HIV 抗体不确定反应时）的辅助诊断。此外，HIV 感染产妇所生婴幼儿在出生后 18 个月内，可应用 HIV 病毒载量检测，进行早期 HIV 感染诊断。病毒载量检测还可用于判断 HIV 感染疾病预后、是否需要抗病毒治疗及疗效等。HIV 病毒载量检测结果低于检测限，见于没有感染 HIV 的个体、抗病毒治疗效果好或极少数自身可有效抑制病毒复制的 HIV 感染者。

2. **HIV 基因型耐药检测**（genotypic drug resistance detection） 在对 HIV 感染者抗病毒治疗时，病毒载量下降不理想或抗病毒治疗失败时，需进行 HIV 耐药性检测。目前耐药性检测有两种方法即基因型检测及表型检测。基因型检测通过分子生物学方法检测与耐药性相关的病毒基因突变。表型检测通过病毒培养直接检测体内感染 HIV 毒株对不同药物的敏感度，揭示是否存在耐药及交叉耐药。检测结果提示耐药，需要密切结合临床、患者服药依从性、药物的代谢和药物水平等因素综合判定。

【临床意义与评价】 基因型耐药检测费用较低，技术相对容易，目前在国际上广泛应用，但结果分析较复杂，需要掌握大量相关知识。表型耐药检测可指导 HIV 感染者的有效用药，但必须在生物安全三级实验室进行，技术要求高，临床不作为常规诊断项目。

（二）梅毒螺旋体核酸检测

螺旋体在体外培养困难，核酸检测对其感染的诊断具有一定意义。适用于梅毒孕妇羊水、新生儿血清和脑脊液标本检查，不适用于其他临床标本。

【临床意义与评价】 核酸检测灵敏度高，在疾病的辅助诊断、病人预后评估及评价抗病毒治疗效果等方面可发挥重要作用，但由于有假阳性的可能，阳性结果仅为感染的辅助诊断指标，不可据此诊断。

（三）衣原体核酸检测

女性患者初感染时无特异症状，但可导致不孕，延误治疗，可应用核酸检测。

【临床意义与评价】 可分别设计属特异性引物和型特异性引物，采用 PCR 的方法对沙眼衣原体进行检测和分型，其灵敏度很高，甚至可检出一个衣原体 DNA 分子。

第三节 性传播疾病的实验诊断

一、艾 滋 病

检测项目选择 HIV 抗体检测是 HIV 感染的诊断依据；p24 抗原或病毒载量检测可用于"窗口期"的辅助诊断；HIV 病毒载量检测用于 HIV 早期辅助诊断、病程监控、指导治疗方案及疗效测定、预测疾病进程等。

实验诊断路径 目前临床多用 HIV 抗体、HIV 抗原联合检测试剂进行 HIV 感染的筛查，以缩短窗口期。HIV 抗体筛查试验呈阴性反应或经确证试验后为阴性反应，即报告 HIV 抗体阴性，见于未感染 HIV 的个体；HIV 感染者 HIV 抗体确证试验结果阳性。p24 抗原检测阳性结果提示感染的可能性大，但不能单独用于 HIV 感染的诊断；p24 抗原检测易出现假阳性，阳性结果必须中和试验确认，才可以作为 HIV 感染的辅助诊断依据。HIV-1 p24 抗原检测阴性，只表示在本实验中无反应,不能除外 HIV 感染。HIV 感染者进行抗病毒治疗时,病毒载量下降不明显或抗病毒治疗失败时,需要进行 HIV 病毒耐药性检测。

临床应用

1. HIV 抗体筛查试验   呈阴性反应或经确证试验后为阴性反应报告 HIV 抗体阴性,见于未感染 HIV 的个体。但值得注意的是,HIV 进入人体后,需要经过一段时间才会产生 HIV 抗体,在此期间("窗口期")抗体检测可呈阴性,此期病毒复制水平高,传染性强。

2. HIV 抗体筛查试验阳性   因有假阳性的可能,需进一步进行确证试验。若确证试验结果为"HIV 抗体不确定",可能为非特异性反应或"窗口期"样品,需对受检者进行随访,每 4 周一次,连续 2 次仍呈不确定或阴性反应则为 HIV 抗体阴性,如在此期间确证试验结果符合阳性判定标准则为 HIV 抗体阳性。

3. p24 抗原或病毒载量检测   可用于 HIV 感染"窗口期"的辅助诊断,阳性结果提示感染的可能性大。

4. CD4$^+$T 淋巴细胞数量   随疾病进展,HIV 感染者 CD4$^+$T 淋巴细胞数量小于 200 个 / mm^3 或临床出现艾滋病指征性疾病,可诊断为艾滋病。HIV 感染后,不经抗病毒治疗一般 8~10 年进入艾滋病期。未接受抗病毒治疗的 HIV 感染者,定期检测 CD4$^+$T 淋巴细胞及病毒载量,以监测疾病进展及判断是否需要治疗等。

5. HIV 感染者抗病毒治疗   需结合临床及实验室检测综合判断,主要参照 CD4$^+$T 淋巴细胞数量及 HIV 病毒载量等指标决定是否需要进行抗病毒治疗。进行抗病毒治疗前,有条件可进行耐药性检测,以选择合适的抗病毒药物,取得最佳治疗效果。治疗后定期监测上述指标。临床怀疑出现耐药或需改变治疗方案时,可进行耐药性检测,为药物调整等提供参考。

二、梅   毒

检测项目选择与实验诊断路径   对于早期梅毒硬下疳等皮肤黏膜损害部位的渗液或肿大淋巴结穿刺液,采用暗视野显微镜检查是诊断早期梅毒的简便快速方法。二期和三期梅毒常用抗体检测方法,二期梅毒时,各种密螺旋体抗体试验均为阳性。心血管梅毒的确诊,需用密螺旋体荧光抗体查见组织切片中的荧光信号;神经梅毒的确诊应具备脑脊液标本 VDRL 阳性和血清密螺旋体抗体试验阳性的结果。新生儿梅毒的确诊应采集脐带、胎盘、鼻分泌物或皮肤病损区分泌物直接镜检梅毒螺旋体。

临床应用   暗视野显微镜检查是诊断早期梅毒唯一快速、可靠方法,尤其对已出现硬下疳而梅毒血清反应仍呈阴性者意义更大。诊断梅毒常要依靠血清学检查,潜伏期梅毒血清学诊断尤为重要。脑脊液检查对神经梅毒,尤其是无症状性神经梅毒的诊断、治疗及预后均有意义。脑脊液白细胞计数和总蛋白量的增加属非特异性变化,病情活动时脑脊液白细胞计数常增高,因此脑脊液白细胞计数也常作为判断疗效的敏感指标。梅毒螺旋体核酸检测是目前诊断梅毒螺旋体的先进方法,PCR 检测梅毒螺旋体的 DNA,其敏感性和特异性均优于血清学方法。

三、淋   病

检测项目选择与实验诊断路径   本病主要根据病史(有可疑的性病接触史及其他直接或间接接触患者分泌物史)、典型临床表现和实验室检查结果进行诊断。

生殖道分泌物涂片见到多形核细胞内革兰阴性卵圆形或肾形成对排列双球菌对男性患者可做出淋病诊断,对女性患者须培养阳性方可作出诊断。在培养阳性后,可进一步做药敏试验,以确定淋病奈瑟菌对抗生素的敏感性,合理选择用药。

对于淋菌培养阴性、病史及体征怀疑淋球菌感染者,可应用 PCR 检测淋病奈瑟菌 DNA 以协助诊断。

Notes

临床应用　男性生殖道分泌物涂片见到多形核粒细胞内革兰阴性卵圆形或肾形成对排列双球菌即可成立诊断,其阳性率可达95%,女性患者阴道宫颈处有正常菌群寄居,以做淋病奈瑟菌培养为宜。培养法为诊断淋病的金标准。PCR法易出现假阳性,故临床不进行常规检测。

四、生殖道沙眼衣原体感染

检测项目选择与实验诊断路径　根据非婚性接触史或配偶感染史,男性有尿道黏液性或黏液脓性分泌物,并有尿痛、尿道不适等症状,女性有阴道分泌物异常,宫颈管黏液脓性分泌物,实验室沙眼衣原体应用抗原检测和核酸检测阳性,而作出沙眼衣原体感染的诊断。

临床应用　临床多选择沙眼衣原体抗原检测,细胞培养法操作复杂,PCR法易出现假阳性,故临床不进行常规检测。

五、生殖器疱疹

检测项目选择与实验诊断路径　病毒抗原直接检查和查找多核巨细胞、胞核内嗜酸性包涵体或用直接免疫荧光技术检查病变组织中的HSV抗原为主要的检查手段。

HSV抗体检测也是临床实验室广为采用的方法,抗体IgM的检出可诊断感染,但不易区分原发感染或复发感染。

临床应用　培养法特异性强,但所需技术条件高,费时较长,价格昂贵。直接检测法20分钟~4小时可得到结果,其敏感性达培养法80%,改良组织培养法将细胞培养法与直接检测法结合起来,24小时可得出结果,其敏感性为培养法的94%~99%。细胞学法简单、快速、便宜,但敏感性为培养法40%~50%。PCR法和血清学方法,不能用作临床诊断。

六、尖锐湿疣

检测项目选择与验诊断路径　潜伏感染局部皮肤黏膜外观正常且醋酸白试验(加3%~5%的醋酸,变白为阳性)阴性,但通过分子生物学方法可检到HPV的存在;亚临床感染表现为肉眼不能辨认的皮损,但醋酸白试验阳性或具有典型组织病理学表现。亚临床感染的存在和再活动与本病复发有关。

病理学诊断可作为确定诊断,其典型表现为表皮乳头瘤样增生伴角化不全,棘层肥厚和颗粒层、棘层上部出现空泡化细胞,胞质着色淡,核浓缩深染,核周围有透亮的晕(凹空细胞)为特征性改变;真皮浅层毛细血管扩张,周围常有较多炎性细胞浸润。

临床应用　细胞学宫颈涂片检查常不敏感,5%醋酸试验对诊断与指导治疗尖锐湿疣有很大价值。PCR反应检测人乳头瘤病毒DNA灵敏,特异性强。

七、软　下　疳

检测项目选择与实验诊断路径　直接涂片可见在细胞外成对或呈链状排列,无运动能力,无芽孢的革兰阴性杆菌。细菌培养需巧克力培养基和5%的CO_2环境,杜克雷嗜血杆菌培养阳性可确诊为软下疳;也可应用免疫荧光快速检测等方法进行实验诊断。

临床应用　直接涂片的敏感性为50%,另外溃疡中其他革兰阴性菌可造成假阳性。应用细菌分离培养鉴定,可确诊杜克雷嗜血杆菌。IgM抗体敏感性为74%,IgG抗体敏感性为94%,其特异性分别为84%和64%。尚未进行临床推广。

八、性病性淋巴肉芽肿

同生殖道沙眼衣原体的实验诊断。

Notes

本 章 小 结

本章分三节,从两个方面对常见的性传播疾病的常用实验室检测项目及其实验诊断进行阐述,其中艾滋病、梅毒、淋病常用实验检测项目及实验诊断为重点。

性传播疾病常用的实验检测项目及实验诊断中的应用可总结归纳如下:①直接显微镜检查:主要用于淋病和早期梅毒的诊断;②分离培养:主要用于淋病和衣原体及支原体的诊断;③抗原检测:主要用于衣原体及 HIV 感染的辅助诊断;④抗体检测:分别用于 HIV 感染的诊断和二期梅毒的诊断;⑤核酸检测:主要用于衣原体和淋病的辅助诊断。

（尚 红）

参考文献

1. 张学军 . 皮肤性病学 . 第 8 版 . 北京:人民卫生出版社,2013.

2. 中国疾病预防控制中心 . 全国艾滋病检测技术规范 . 2009 年修订版 .

3. 叶应妩,王毓三,申子瑜 . 全国临床检验操作规程 . 第 3 版 . 南京:东南大学出版社,2006.

Notes

第二十一章　抗感染药物敏感性检测及其临床应用

内容提要

　　本章介绍抗菌药物药敏试验的临床意义、适应证、药敏试验用药的选择和分组原则；概述抗菌药的 PK/PD 理论和药敏折点的建立依据；阐述常用药敏试验的方法学、结果解释和局限性；简要介绍细菌的耐药机制、临床重要耐药菌的表型、基因型检测及其预防控制。

第一节　概　　述

　　抗菌药物敏感性试验（antimicrobial susceptibility test，AST）简称药敏试验，是指在体外测定抗菌药物抑制或杀灭细菌的能力，即测定细菌对抗菌药物的敏感性（或耐药性）。药敏试验是指导临床经验用药和优化靶向治疗选择的依据，对判断临床疗效、提高感染性疾病的治疗能力、控制多重耐药菌和泛耐药菌的产生具有重要意义。此外，药敏试验结果也是新药开发推广和治疗学的学科基础，具有一定的流行病学价值和生态学影响等。

一、药敏试验的基本术语和适应证

　　药敏试验的目的主要包括：测定细菌对抗菌药物的敏感性，为临床提供选用有效抗菌药物的信息，以控制感染；综合某地区、某种属致病菌一定数量群体的药敏结果，可以了解该地区致病菌的耐药现状，为临床经验用药提供依据；对新研发的抗菌药物进行药敏分析，评价其抗菌活性；分析医院感染流行株的药敏谱，初步判定是否为同一株的流行提供依据。

　　（一）抗菌药物敏感性试验的基本术语

　　1. 固有耐药（intrinsic resistance）　又称天然耐药，指某一种属的细菌由于其结构和生理的特殊性而内在或先天（非获得性）对某种抗菌药物耐药。天然耐药菌株常规无需进行药敏试验，如枸橼酸杆菌对氨苄西林天然耐药。由于方法学差异、突变或低水平耐药表达，约 1%~3% 的天然耐药菌株可表现敏感。

　　2. 获得性耐药（acquired resistance）　由于敏感细菌发生基因突变或获得外源性耐药基因所产生的耐药。如金黄色葡萄球菌获得 *mecA* 基因，而对 β- 内酰胺类药物耐药。

　　3. 最小抑菌浓度（minimum inhibitory concentration，MIC）　抗菌药物能够抑制微生物生长的最低浓度，可以用 mg/L 或 μg/ml 表示。

　　4. 最小杀菌浓度（minimum bactericidal concentration，MBC）　能够使待测菌减少 99.9%（$3\log_{10}$）以上的最小药物浓度。

　　5. 折点（breakpoint）　又称药敏试验结果解释标准（interpretive criteria），是用具体的 MIC 值或抑菌圈直径来指示敏感、中介和耐药。本章介绍的主要是美国临床和实验室标准协会（clinical and laboratory standards institute，CLSI）设定的折点。

　　（1）敏感（susceptible，S）：指当使用常规推荐剂量的抗菌药物进行治疗时，该抗菌药在患者感染部位通常所能达到的浓度可抑制分离菌株的生长。

（2）中介（intermediate，I）：有下列几种不同的含义：①抗菌药物的 MIC 接近血液和组织中通常可达到的浓度，分离株的临床应答率可能低于敏感菌株；②根据药代动力学资料分析，若某药在某些感染部位被生理性浓缩（如喹诺酮类和 β- 内酰胺类药物通常在尿中浓度较高），则中介意味着该药常规剂量治疗该部位的感染可能有效；若某药在高剂量使用时是安全的（如 β- 内酰胺类药物），则中介意味着高于常规剂量给药可能有效；③在判断药敏试验结果时，中介意味着一个缓冲区，以防止一些小的、不能控制的技术因素导致的结果解释偏差，特别对那些毒性范围（pharmacotoxicity margin）较窄的药物。

（3）耐药（resistant，R）：指使用常规推荐剂量的抗菌药物治疗时，患者感染部位通常所能达到的药物浓度不能抑制菌株的生长；和（或）证明 MIC 或抑菌圈直径可能处于特殊的微生物耐药机制范围（如 β- 内酰胺酶），抗菌药物对菌株的疗效尚未得到临床治疗研究的可靠证实。

（4）剂量依赖敏感（susceptible-dose dependent，SDD）：指依赖患者所用剂量的菌株敏感性，即当菌株的药敏结果在 SDD 范围时，临床应提高给药方案（如更高剂量和（或）更频繁给药）以达到临床疗效。这个概念主要用于真菌的药敏试验，它类似于细菌药敏试验的"中介"。而目前 CLSI 建议将 SDD 替代中介，引入肠杆菌科头孢吡肟的药敏结果解释标准中。

（5）非敏感（non-susceptible，NS）：由于尚未发现或罕见耐药株出现，此分类用于只有敏感解释标准的分离株。当分离株的 MIC 值高于（或抑菌圈直径低于）敏感折点时，应报告为非敏感。但非敏感并不意味着菌株携带某种耐药机制。

6. 多重耐药（multidrug-resistant，MDR）　在所检测的抗菌药物中，对三类或三类以上（每类中至少 1 种）不同的抗菌药物不敏感。

7. 广泛耐药（extensively drug-resistant，XDR）　在检测的抗菌药物中，对除外二类或二类以下的全部抗菌药物（每类中至少 1 种）均不敏感。

8. 全耐药（pandrug-resistant，PDR）　对目前所有代表性抗菌药物均不敏感的菌株。

（二）抗菌药物敏感性试验的适应证

随着抗菌药物的滥用，细菌耐药已成为全球性公共卫生难题。世界卫生组织（world health organization，WHO）在 2014 年全球抗菌药物耐药监测报告中指出，世界范围内耐药形势严峻，后抗生素时代正逐渐逼近。药敏试验能为临床合理用药提供客观依据，是降低耐药菌产生的重要手段，也是国家抗菌药物临床应用管理的基本要求。

并非所有的临床分离菌都要进行抗菌药物敏感性试验，下述细菌不需要进行药敏试验：①自标本中分离出多种细菌（呈混合生长），即分离菌可能来自环境或人体正常菌群的污染时，通常不必做药敏试验，以免试验结果误导临床治疗；②当某菌属的致病菌对某抗菌药物高度敏感而从未见有耐药情况报告时（即致病菌的种属特征与抗菌药的敏感性相关密切），常规可不做药敏试验（例如分离出 A 群和 B 群链球菌，不需做青霉素或其他 β- 内酰胺类药物的药敏试验），可直接用 β- 内酰胺类进行治疗；只有在患者对 β- 内酰胺类过敏时，才需选取大环内酯，如红霉素等进行药敏试验；③分离自正常寄生部位的条件致病菌和非致病菌，如粪便中分离出的非致病性大肠埃希菌。

当某些致病菌或条件致病菌的药敏特点不能从其种属特征上了解，或其药敏结果易变时，这些菌的临床分离株才必须进行药敏试验，如葡萄球菌、肠杆菌科细菌和非发酵菌等。

二、药敏试验常用抗菌药物的选择与分组

（一）药敏试验用药的选择

在选择药敏试验用药时，抗感染医师应和检验医师及药师积极协作，通过对下列因素的综合分析来确定。

1. 致病菌的天然耐药特点　固有耐药是指某一种属的细菌由于其结构和生理的特殊性而

Notes

对于某种抗菌药物生来就具有的耐药性。例如:由于细胞壁的特殊性所有革兰阴性杆菌对万古霉素均天然耐药,故革兰阴性杆菌的药敏试验不能选用万古霉素;同样,革兰阳性球菌对氨曲南固有耐药,后者不用于革兰阳性菌的药敏试验。

2. **本地流行株的耐药谱和耐药趋势**　根据本地致病菌的流行病学和耐药性调查结果,分析哪些种属的细菌常引起感染以及它们的耐药模式,选取对当地流行株敏感和高效的抗菌药物;与此同时,还要考虑当地耐药菌的发展趋势以及抗菌药物诱导耐药菌产生的能力,要尽可能地选择耐药性发展慢和低(或无)诱导耐药能力的抗菌药,以减少耐药菌的发生。

3. **药物的活性和毒性**　全面了解各种抗菌药物的抗菌活性及其毒性,权衡利弊,优先选用高效低毒的抗菌药物。

4. **药物的价格及其供应情况**　从经济学和商业的角度考虑,在抗菌效果相近的情况下应该选用价格便宜、供应充足的抗菌药物。

5. **代表药物的正确选择**　分析各种抗菌药物的结构特点、作用机制及其抗菌谱,对常见致病菌具有相似的作用机制、抗菌谱和临床疗效的某群药(cluster of agents),放在同一个框架里,可选其中之一作为代表药进行药敏试验。但在某菌对某类代表药耐药,而临床又无其他类药物可选时,可用该类药物中的其他药物进一步做药敏试验,例如四环素耐药时可选米诺环素。有些类别的药物(如氨基糖苷类),其抗菌谱并不密切相关,须分别进行药敏试验。还有些药物对于某菌具有几乎完全相同的交叉耐药和交叉敏感,在进行药敏试验时,可相互代表,任选一种即可。例如头孢噻肟和头孢曲松在对肠杆菌科细菌进行药敏试验时,结果可互相代替。

(二)药敏试验常用抗菌药物的分组

为了防止抗菌药的滥用而造成细菌耐药的发生,同时也考虑药物的上市情况、抗菌效果、副作用及其价格,通常将临床应用的抗菌药划分为一、二和三线。一线抗菌药为常用的、价格较便宜的、已有一定使用时间的有效抗菌药;二线抗菌药为长期临床应用证明安全、有效,但对细菌耐药性影响较大,或者价格相对较高的抗菌药物;三线抗菌药常为新开发的抗菌药,效果较好,价格通常亦较贵;一些效果好而副作用较大的抗菌药,通常不放在第一线。CLSI 将抗菌药物分成 A、B、C、U 四个主要组别:

1. **A 组**　为常规药敏试验的首选药物,其结果应常规报告。

2. **B 组**　包含一些临床上重要的、特别针对医院感染的药物,亦可作为首选药物,但只是选择性地报告给临床,如当细菌对 A 组同类药物耐药时,可选择性地报告 B 组中的一些结果。报告 B 组药物的其他指证包括:①特定的标本来源(如脑脊液中分离到肠道杆菌时应报告三代头孢的药敏结果,或尿液中的分离株应报告复方新诺明的药敏);②多种细菌感染;③多部位感染;④ A 组药物过敏、药物不耐受(intolerance)或治疗无效的病例;⑤以感染控制为报告目的。

3. **C 组**　为一些替代性或补充性的抗菌药物,可在以下情况选择并进行药敏试验:①医院内潜在的对数种首选基本药物耐药(特别是耐同一类药物,如β-内酰胺类)的菌株感染或流行时;②治疗对首选药物过敏的患者;③治疗少见致病菌的感染(如选择氯霉素用于肠道外分离的沙门菌属);④向感染控制部门报告以助于流行病学研究。

4. **U 组**　包含某些仅或主要用于治疗泌尿道感染的抗菌药物(如呋喃妥因和某些喹诺酮类药物),对泌尿道以外感染部位分离的病原菌不应常规报告。对于特殊的泌尿道致病菌(如铜绿假单胞菌对氧氟沙星),其他一些具有更广泛适应证的药物也可包括于 U 组。

三、抗菌药物的耐药机制

研究细菌耐药机制的主要目的在于:①了解致病菌的耐药机制,正确选用对耐药菌有效的抗菌药以控制感染;②了解当地致病菌耐药机制的发展现状,制定区域性的抗菌药物使用指南;

③揭示细菌耐药性的发生原因,采取有效措施以阻止细菌耐药性的发展。

细菌的耐药机制主要有:

1. 细菌产生灭活抗菌药物的各种酶

(1) β- 内酰胺酶:细菌产生的 β- 内酰胺酶(β-lactamase)可与 β- 内酰胺类分子中的内酰胺环结合并打开 β- 内酰胺环,导致药物失活。迄今为止报道的 β- 内酰胺酶已有 1000 多种。

(2) 氨基糖苷修饰酶(或钝化酶 / 灭活酶):在细菌对氨基糖苷类产生耐药的机制中,氨基糖苷修饰酶(aminoglycoside-modifying enzymes,AME)介导的耐药最为流行,酶促修饰的氨基糖苷类因不能与核糖体靶位作用,因而失去抗菌活性。氨基糖苷修饰酶主要包括乙酰转移酶、磷酸转移酶和核苷转移酶。

2. 细菌改变药物作用的靶位

(1) 细菌的青霉素结合蛋白(penicillin-binding protein,PBP):PBP 是肽聚糖合成所必需的酶,PBP 的改变可导致 β- 内酰胺类抗生素与之结合的亲和力降低,使药物不能通过与 PBP 结合而失活,从而导致细菌对 β- 内酰胺类抗生素耐药。

(2) 细菌肽聚糖交联靶位点改变:万古霉素等糖肽类药物可通过与细菌肽聚糖交联靶位点,即五肽聚糖前体的 D-Ala-D-Ala 部分结合而阻止细胞壁的合成。当细菌肽聚糖交联靶位点改变时,糖肽类不能与之结合,导致细菌对糖肽类药物耐药。

(3) DNA 拓扑异构酶的改变:喹诺酮类药物的作用机制主要是通过抑制 DNA 拓扑异构酶从而抑制 DNA 的合成,进而发挥抑菌和杀菌作用。DNA 拓扑异构酶的改变可引起喹诺酮类耐药。

3. 细菌限制抗菌药的进入和对药物的主动外排

(1) 细胞壁和细胞膜屏障:细菌可以通过细胞壁的障碍或细胞膜通透性的改变,形成一道有效屏障,使抗菌药物无法进入细胞内发挥抗菌效能。

(2) 孔蛋白的变化:细菌外膜上存在着多种孔蛋白(porins),系营养物质和亲水性抗菌药物的通道。细菌发生突变造成某种孔蛋白减少、丢失或结构变异时,即可阻碍抗菌药进入细菌,导致细菌耐药性的发生。

(3) 药物的主动外排:细菌主动外排泵(efflux pumps)的存在,它们可以将进入细菌体内的药物泵出膜外,从而逃避抗菌药的作用。

4. 细菌生物膜的形成　在缺少营养(和)或铁离子时,细菌分泌多糖、纤维蛋白、脂蛋白等,形成被膜多聚物,细菌的微克隆在膜上融合而形成带负电的膜状物——细菌生物膜。它的形成使营养成分和药物进入细菌的过程受阻。营养和药物的通透性降低,一方面导致细菌缺少营养生长减慢,对繁殖期杀菌剂的敏感性降低;另一方面药物不易接触细菌而降低了有效杀菌浓度;再则免疫活性细胞和免疫分子不易通过细菌生物膜,导致细菌的免疫逃逸。细菌生物膜骨架的形成需要一种藻酸盐,大环内酯等药物可抑制藻酸盐的合成,从而发挥抑制细菌生物膜形成的作用。

第二节　抗菌药物敏感性试验折点的建立和常用方法

一、抗菌药物的 PK/PD 理论和药敏折点的建立

(一) 抗菌药物的 PK/PD 理论

抗菌药物的药代动力学(pharmacokinetics,PK)是研究药物浓度与时间的关系,抗菌药物的药效动力学(pharmacodynamics,PD)是研究药物浓度与效果的关系。

根据各种抗菌药物的 PK/PD 参数及其与实验抗感染或临床抗感染效果的关系,抗菌药物可以分成两个主要类群(见表 21-1):

Notes

Tab. 21-1 The PK/PD characteristics of common antimicrobials

Killing/inhibition pattern	PAE[a]	In vivo PK/PD parameter[b] predicting efficacy	Antimicrobials agents(es)
Time dependent	Minimal	$\%T$>MIC[c]	β-Lactams
	Minimal	AUC/MIC ratio	Linezolid
	Prolonged	AUC/MIC ratio	Macrolides, lincosamides, tetracycline
	Prolonged	Cmax/MIC ratio	Glycopeptides
Concentration dependent	Minimal	AUC/MIC ratio	Polymyxins
	Prolonged	AUC/MIC ratio and/or Cmax/MIC[d] ratio	Aminoglycosides, quinolones, streptogramins, ketolides, daptomycin

Note: a, postantibiotic effect (PAE): the persistent suppression of bacterial growth after exposure to an antimicrobial agent for a limited period of time. The PAE is usually defined according to the following formula: PAE=T-C, where T is the time required for the viable counts of the antibiotic exposed cultures to increase by one $\log_{10}$ above the counts observed immediately after washing and C is the corresponding time for the controls.

b, the PK/PD parameter predicting efficacy varies with the organism under study and the type of animal model.

c, $\%T$>MIC: the percentage of time of concentration above MIC for the 24h dosing interval.

d, Cmax/MIC: ratio between the maximum drug concentration and MIC.

1. **浓度依赖型** 浓度依赖型抗菌药物(concentration-dependent antimicrobial agents)包括氨基糖苷类、喹诺酮类和硝基咪唑类等,该类药物在给予高浓度时,抑制或杀灭细菌的效果增强,加大剂量可提高血药浓度;同时,这类药物常常具有较长的后效应,即当细菌暴露于高浓度药物后,在低于 MIC 的浓度下生长较慢。因此给药间隔适当延长并不会降低疗效,故而可将一天的药物剂量集中给予,以提高药物的峰浓度,达到最佳疗效。对于浓度依赖型抗菌药,其主要药效学参数(见图 21-1)是峰浓度与 MIC 的比值(Peak/MIC)或 24h 药时曲线下的面积与 MIC 的比值(AUC$_{24}$/MIC)。

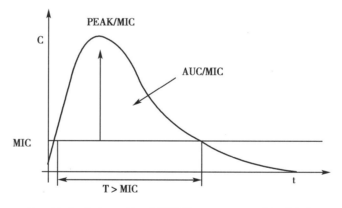

Fig. 21-1 Schematic of PK/PD parameters of antibiotic

2. **时间依赖型** 时间依赖的杀菌剂(time-dependent antibiotics)包括 β- 内酰胺类、大环内酯类和克林霉素等,其杀菌效力在低倍 MIC 时(通常 4~5×MIC)即已饱和,在此浓度以上杀菌速度及强度不再因药物浓度的增加而增加。该群药物又分为两类,一类药物没有或几乎没有抗生素后效应,如红霉素和青霉素。一旦除去药物的作用,细菌很快复苏,因此其疗效不在于药物浓度的增高,而在于药物浓度在 MIC 之上时细菌的暴露时间(即 $\%T$>MIC,见图 21-1)。另一类药物,虽然药物浓度增高杀菌活性会饱和,但有较强的抗生素后效应(如阿奇霉素),其主要药效学参数是 24 小时药时曲线下的面积与 MIC 的比值(AUC$_{24}$/MIC)。

(二)抗菌药物敏感性折点的建立和修订

抗菌药敏感折点包括 MIC 的折点和抑菌圈直径的折点。首先,要基于以下三方面的数据设立 MIC 的敏感、耐药、中介的折点,然后根据 MIC 的折点建立抑菌圈直径药敏折点。

1. **抗菌药物对某种属野生型细菌 MIC 值的分布** 对于某种属细菌的一个自然群体(野生

Notes

型),药物对它们的 MIC 值通常较低,其(对数)分布通常呈单峰形(正态分布)。位于这个分布以外的菌株,可能系耐药突变株。对于该种属细菌群体的敏感折点至少应该达到该野生群细菌的 MIC_{90}(to 100%),该敏感折点被称为流行病学 cutoff(临界)值,或野生型 cutoff 值(CO_{WT})。

2. PK/PD cutoff 值的计算　根据各类抗菌药主要药效学参数的特征,可以借助于 PK/PD 理论对浓度依赖型抗菌药(如喹诺酮类)和时间依赖型抗菌药(如 β- 内酰胺类)的敏感折点进行理论计算,计算结果称为 PK/PD cutoff 值。

3. 临床和细菌学的应答率　在上述敏感折点估计的基础上,进一步通过临床试验(reality check),观察敏感折点作为判断标准的结果是否与临床或细菌学疗效一致。当判断结果为敏感时,临床或细菌学的有效率若能达到 80% 以上,则上述敏感折点即可作为最终确认的敏感折点(clinical cutoff 值)。

纸片法折点的设立,需要两方面的数据。一是建立抑菌圈直径和 MIC 值之间的线性关系。以 MIC 的 log2 值为纵坐标,抑菌圈直径为横坐标绘制散点图,通过线性回归的统计学方法获得二者间的关系,而后根据耐药和敏感的 MIC 折点与回归直线的交界点初步确定抑菌圈直径的折点;二是采用计算错误率方法(error-rate-bounded method)。即以 MIC 方法为金标准,确定纸片扩散法的错误率。"极重要错误"(very major error)是指 MIC 检测为耐药而纸片法为敏感;"重要错误"(major error)为 MIC 检测敏感而纸片法耐药;"微小错误"(minor error)指纸片法耐药或敏感而 MIC 结果为中介,或纸片法为中介而 MIC 为敏感或耐药。该方法需将纸片法解释标准与 MIC 标准的误差极小化,特别要控制极重要错误,从而避免对临床治疗的不良影响(见图 21-2)。

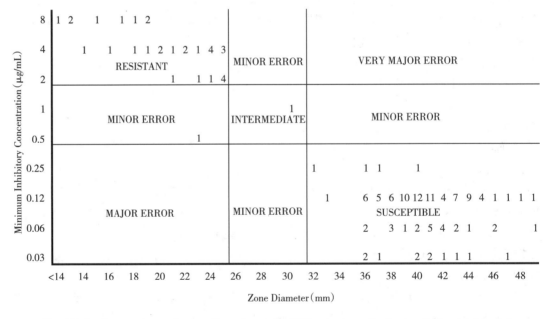

Fig. 21-2　Comparison of zone diameters with MICs of a hypothetical antimicrobial agent

随着耐药机制、细菌菌群分布的不断变化,以及人们对临床药理学参数认识的不断加深,CLSI 每年都会依据微生物学、药理学和临床数据,修订部分抗菌药物的敏感性折点。修订后的折点能够针对不同的感染类型、人群和给药模式,更好地反映临床推荐方案的抗菌药物在治疗感染时的实际疗效,使临床治疗更加合理化。

二、常用的药敏试验方法

(一)稀释法

稀释法(dilution method)直接测定的是抗菌药物的最小抑菌浓度(minimum inhibitory

concentration,MIC),故又称为 MIC 测定。该方法将抗菌药物用肉汤培养基(常用 Mueller-Hinton broth,MHB)或琼脂培养基(MHA)进行倍比稀释,然后接种一定浓度的试验菌,经 35℃培养,以肉眼未见细菌生长的药物最低浓度为最低抑菌浓度。

稀释法的报告包括两个方面:① MIC 的实际测定值,以 mg/L(或 μg/ml)为单位表示;②根据 MIC 的测定值,查阅试验药物与试验菌相应的 MIC 解释标准(见 CLSI 有关文件),当 MIC 值小于或等于敏感折点时报告敏感;当 MIC 值大于或等于耐药折点时报告耐药;当 MIC 值在敏感和耐药折点之间时报告中介。

MIC 测定是药敏试验的金标准方法,其结果准确可靠。在下列情况下常常需要作 MIC 的测定,以帮助临床进行分析判断。包括:①临床所用药物的剂量必须严格监控;②纸片法不适用,如需要对慢生长菌和扩散慢的药物进行药敏试验;③纸片法结果不肯定,需要进一步证实药敏结果;④感染菌对毒性较低的药物(如 β- 内酰胺类药物)耐药或中介,需要大剂量进行治疗;⑤某些药物在尿或某个组织中浓度较高,因此使用常规剂量临床可能奏效,但需要了解确切的抑菌浓度。

(二)浓度梯度纸条扩散法

浓度梯度纸条扩散法(gradient diffusion method)又称 E 试验(E-test),它融合了纸片法操作简单和稀释法可给出定量结果(MIC)的优点,不仅可用于一般细菌的 MIC 测定,对于一些慢生长菌,如厌氧菌和真菌的药敏也适用。E 试验的缺点是成本较贵。

E 试验与纸片扩散法在许多方面,如培养基的选用、菌液的制备、菌液的涂布和培养条件均相似,只是将药敏纸片换成了特制的药敏纸条。培养后读取细菌停止生长处在纸条上相应的药物浓度指示值,即为该药对试验菌的 MIC 值。

(三)纸片扩散法

纸片扩散法(disk diffusion method)由 Kirby 和 Bauer 建立,故又称 K-B 法。将细菌悬液涂布在 MH 琼脂平板上,再贴上含一定量抗菌药物的药敏纸片,在 35℃培养的过程中,药敏纸片的周围可形成抑菌圈,抑菌圈的大小反映细菌对药物的敏感性。抑菌圈越大越敏感,抑菌圈越小越耐药。当抑菌圈直径大于或等于敏感折点时为敏感(S);当抑菌圈直径小于或等于耐药折点时为耐药(R);直径在敏感和耐药折点之间时为中介(I)。

(四)抗真菌药物的敏感性试验

抗真菌药物的敏感试验与抗细菌药物敏感试验相似,也有稀释法和纸片法。但是,由于真菌药敏试验的影响因素较多,特别是丝状真菌的接种物制备较难标准化,因此目前被认可的标准方法仍较少。真菌药敏试验的结果报告类别通常为:敏感、剂量依赖敏感和耐药。

(五)厌氧菌的药敏试验

厌氧菌药敏试验的指征:①从脑脓肿、心内膜炎、人工装置或人工血管和菌血症等特殊感染部位分离的标本;②需长期进行厌氧治疗者;③厌氧菌感染而经验治疗无效;④分离菌株已知对某些抗菌药物耐药。

药敏方法包括琼脂稀释法、肉汤稀释法和 E-test 法等,具体操作参照 CLSI 标准。肉汤稀释法与琼脂稀释法的 MIC 终点判断标准相似,即与不含抗菌药物的生长对照平板上菌株生长情况相比较,待测平板上细菌生长明显减少的浓度即为 MIC 终点。以下情况均应判断为 MIC 终点:①无细菌生长;②生长 1 个或几个正常大小的菌落;③生长多个细小菌落,出现雾状生长。如果不含抗菌药物的生长对照平板上菌株生长情况不良,则不应读取结果。目前 CLSI 建议肉汤微量稀释法仅用于脆弱拟杆菌的药敏试验。检测某些革兰阴性厌氧菌对 β- 内酰胺类抗菌药物(特别是头孢唑肟和哌拉西林)的药敏时,结果判读可能出现困难。尤其是对于多数梭菌属细菌,该菌即使在高浓度 β- 内酰胺类药物下,也可出现细菌 L 型,呈透明雾状生长,导致结果的误读。

三、药敏试验的结果解释和局限性

（一）结果解释

MIC 是实验室检测抗菌药物活性的最基本指标。对于 MIC 检测，CLSI 建议同时报告 MIC 值和药敏解释标准，而纸片法仅需报告解释标准。对于心内膜炎、骨髓炎和脑膜炎患者，当 MIC 接近非敏感折点时能够显著影响抗菌药物的选择。

对于同为"敏感"的药敏结果，理论上说，感染菌对同一类抗菌药物的 MIC 值越小，则临床疗效越明显。但这并不绝对，因为体外药敏试验只能预测体内的治疗效果，临床用药时需要根据感染部位、给药剂量、用药方式、药物的生物利用度和 PK/PD 等多方面因素进行选择。值得注意的是，不同类药物的 MIC 值不能进行横向比较，应同时结合药敏判定折点进行综合分析。

当治疗多重耐药菌感染时，即致病菌可能仅对一种抗菌药物敏感，临床可能考虑使用中介甚至耐药的抗菌药物作为备选。此时可以通过不同给药途径或多种药物联合治疗，以优化感染部位的药物浓度，达到治疗目的。MIC 结果与抗菌药物的 PK/PD 数据结合有助于指导临床治疗选择。从目前严峻的耐药情况看，临床医生宜同时关注"S"、"I"、"R"和抗菌药物的 MIC 值，并根据感染情况和药物特性选择合适的抗菌药物，这对提高治愈率、降低耐药菌的发生，以及实现个体化治疗具有重要现实意义。

（二）局限性

抗菌药物的体外药敏试验存在一定的方法学局限性。稀释法的缺点在于需要大量的时间和人力。琼脂稀释法不总能用于评估较新上市药物的药敏结果，例如琼脂稀释法尚未被批准用于达托霉素的药敏试验。纸片扩散法的优点是结果直观和易于理解；但是该法不能定量结果，在同是敏感和耐药的情况下不能确切反映程度上的差别。对于慢生长菌（如结核菌和厌氧菌等）及扩散慢的药物，纸片法不适用。E-test 检测厌氧菌药敏时，某些普雷沃菌属和拟杆菌属细菌对青霉素和头孢曲松可能出现假敏感，而 β- 内酰胺酶检测能够纠正结果。E-test 检测厌氧菌对甲硝唑的药敏时，可出现假耐药。这可能是由于试验条件和培养基质量所引起，在使用前将平板置于厌氧条件下过夜，能够避免该情况的发生。

此外，药物敏感性试验结果也有相对性。由于药物敏感性试验敏感折点的确定是以药代动力学中的血药浓度作为依据之一的，而组织中的浓度不一定与血药浓度相同。因此，不同组织感染时，以上述敏感折点来判断药物治疗效果可能与临床不完全相符。例如：尿液中药物浓度常高于血液，脑脊液中的药物浓度多受血脑屏障的影响常较低。一些药物的抗菌活性表现为对致病菌的抑制而非杀灭，或者说致病菌对药物耐受。这时，细菌的清除还需要免疫功能的参与，由于各个患者的免疫功能不同，治疗的结果也不同。

第三节　临床重要耐药菌的检测和预防控制

细菌耐药性的检测包括细菌耐药表型的检测和耐药基因型的检测。前者可借助于抗菌药物敏感性试验（本章第二节）的结果，亦可通过检测耐药基因的产物（如 β- 内酰胺酶等）；后者则是检测耐药基因（如 *mecA* 基因）以及耐药相关基因（如结核杆菌的利福平作用靶位点基因 *rpoB*）是否存在耐药突变来实现。

一、临床重要耐药菌的表型和基因检测

（一）β- 内酰胺酶的检测

1. **直接 β 内酰胺酶试验**（direct β-lactamase tests）　目前多采用酸量法（acidimetric）、碘量法（iodometric）和色原法（chromogenic method）。色原法所用的底物是色原头孢菌素头孢硝噻吩

Notes

(nitrocefin),可将其做成试纸片,挑取菌落涂在试纸片上。若试验菌产 β- 内酰胺酶,则涂菌部位的头孢硝噻吩被水解,纸片由黄色变为红色(阳性)。葡萄球菌产生的 β- 内酰胺酶系诱导酶,需于诱导后检测。

直接 β 内酰胺酶试验阳性提示该细菌对所有青霉素酶不稳定的青霉素类耐药,包括阿莫西林、青霉素、氨苄西林、阿洛西林、羧苄西林、美洛西林、哌拉西林和替卡西林。而 β- 内酰胺酶阴性的分离株也可通过其他机制对 β- 内酰胺类耐药,比如,大多数氨苄西林耐药的流感嗜血杆菌产生 β- 内酰胺酶,它可以通过直接 β- 内酰胺酶检测。但也有极少数氨苄西林耐药菌株产酶为阴性,对于这种情况,需要利用常规纸片扩散或稀释法检测耐药。常规需做直接 β 内酰胺酶试验的菌株包括葡萄球菌属、肠球菌属、流感嗜血杆菌、卡他莫拉菌、淋病奈瑟菌和拟杆菌属(脆弱拟杆菌除外)以及其他革兰阴性厌氧菌。

2. **超广谱 β- 内酰胺酶的检测**　超广谱 β- 内酰胺酶(extended-spectrum β-lactamases,ESBLs)由革兰阴性杆菌质粒编码产生,能够水解青霉素类、头孢菌素类(包括头孢他啶、头孢曲松、头孢唑肟和头孢噻肟等超广谱头孢类)和单环类抗菌药物。ESBL 不能水解碳青霉烯类、头霉菌素类,其活性可被 β- 内酰胺酶抑制剂(如克拉维酸)抑制。由于 AmpC 酶的出现,ESBL 表型确证试验可出现假阴性。因此,对于染色体编码 AmpC 的细菌(如肠杆菌属和沙雷菌属),其 ESBL 的确证十分困难。

CLSI 对产酸克雷伯菌、肺炎克雷伯菌、大肠埃希菌和奇异变形杆菌中 ESBL 的初筛和确证试验有详细规定。MIC 或纸片扩散法筛查 ESBLs 所用的抗生素包括:头孢泊肟、头孢他啶、氨曲南、头孢噻肟和头孢曲松。奇异变形杆菌只使用头孢他啶、头孢噻肟和头孢泊肟进行检测。当 MIC 值大于(或抑菌圈直径小于)ESBLs 筛查折点时,即为可疑 ESBL 阳性。确证试验可采用两组纸片:头孢他啶(30μg)和头孢他啶 / 克拉维酸(30μg/10μg)以及头孢噻肟(30μg)和头孢噻肟 / 克拉维酸(30μg/10μg),同时做纸片法药敏试验。当任一加克拉维酸的含药纸片比单药纸片的抑菌圈直径大 5mm 或 5mm 以上时,即可确证为 ESBL 产生菌。ESBL 确证试验也可使用肉汤稀释法检测。

由于产 ESBL 的菌株可能对 1 种或 1 种以上超广谱头孢菌素敏感,CLSI 基于 PK/PD 数据,认为 ESBL 筛查和表型确证结果可以用于感染控制和流行病学研究。

3. **碳青霉烯酶的检测**　碳青霉烯酶(carbapenemases)是一类能水解碳青霉烯类药物(如厄他培南、多利培南、亚胺培南和美罗培南)的 β- 内酰胺酶。碳青霉烯酶通常也可水解其他 β- 内酰胺类药物,如青霉素类、β- 内酰胺酶抑制剂和头孢菌素类等,因此产碳青霉烯酶的菌株可对所有 β- 内酰胺类药物耐药。碳青霉烯酶主要分为三种:A 类酶,又称丝氨酸型酶,包括 KPC、SME、IMI、NMC 和 GES;B 类酶,又称为金属酶(metallo-β lactamases,MBLs),以 VIM 和 IMP 最常见;D 类 OXA 酶。

(1) 碳青霉烯酶的检测:通常采用改良 Hodge 试验(Modified Hodge Test,MHT)。MHT 是将美罗培南(或厄他培南)药敏纸片贴在涂有敏感大肠埃希菌(如 ATCC25922)的 MH 琼脂平板上,将被检菌沿着美罗培南纸片的射线方向,接种在琼脂上。如果在接种线的近纸片端出现抑菌圈减小(细菌长入),则提示碳青霉烯酶阳性。MHT 可以检测 A、B、D 类碳青霉烯酶。

(2) 金属酶的检测:金属酶需要金属离子 Zn^{2+} 作为辅因子才具有活性,故称金属酶。除单氨类抗生素(如氨曲南)以外,金属酶可水解碳青霉烯类(如亚胺培南)等各种 β- 内酰胺类抗生素。金属酶的检测原理是采用 EDTA 或 2- 巯基丙酸等络合剂络合培养基中的 Zn^{2+} 离子,观察碳青霉烯类的抗菌活性是否改变。如果头孢他啶的活性提高,说明 Zn^{2+} 离子的减少能降低酶水解头孢他啶的活力,提示 Zn^{2+} 离子是该酶的辅因子,则该酶系金属酶。

(二)重要耐药菌的检测

临床上的耐药菌很多,最为重要的如下所述。这些细菌的感染治疗极为棘手,故又称其为难题微生物（problem organisms）。

1. **耐甲氧西林的金黄色葡萄球菌（methicillin-resistant *S.aureus*，MRSA）和耐甲氧西林的葡萄球菌（methicillin-resistant *staphylococci*，MRS）**　MRSA 和 MRS 多由 *mecA* 基因介导，其基因产物是低亲和力的 PBP2a。MRSA 和 MRS 之 PBP2a 的表达可以是匀质性的，也可以是异质性的。异质性的检测比较困难，因为可能仅有十万分之一的菌体为耐药表型。MRSA 和 MRS 的简便检测方法是用头孢西丁纸片做常规药敏试验，根据抑菌圈大小进行判定。无论用何种方法检出 MRSA 或 MRS，不仅要报告其为耐甲氧西林菌株，还应报告其对所有青霉素类、头孢类（除外具有抗 -MRSA 活性的头孢菌素）、碳青霉烯类以及 β- 内酰胺类 /β- 内酰胺酶抑制剂的复方制剂耐药。

2. **耐万古霉素的肠球菌**　用纸片扩散法检测耐万古霉素肠球菌（vancomycin-resistant *enterococci*，VRE），孵育时间应为 24h，在测量抑菌圈直径的同时用透射光细心检视抑菌圈内纸片周围有否微小菌落或片状轻微生长。当万古霉素纸片抑菌圈直径小于或等于耐药折点或（和）抑菌圈内发现任何生长均为万古霉素耐药。对于纸片法中介的结果，CLSI 推荐采用琼脂稀释法进一步测定 MIC，对中介结果进行确认。

3. **产 ESBLs 肠杆菌科细菌**　ESBLs 有超广谱的水解底物谱，且部分产 ESBLs 菌株不但对 β- 内酰胺类耐药，也常对氨基糖苷类和氟喹诺酮类等耐药，使抗菌药物选择范围更窄。此外，产 ESBLs 的耐药基因常位于质粒上，不仅可在菌株间垂直传播，而且存在水平转移的危险。根据 PK/PD 数据、有限的临床资料和 MIC 分布，CLSI 修订了头孢唑林、头孢噻肟、头孢他啶、头孢唑肟、头孢曲松和氨曲南的解释标准。当使用该折点时，CLSI 建议在报告结果前不需常规检测 ESBLs。然而，ESBLs 检测仍可用于感染控制或流行病学研究。

4. **青霉素耐药肺炎链球菌（penicillin resistant *streptococcus pneumococci*，PRSP）**　采用 1μg 苯唑西林纸片筛选青霉素耐药肺炎链球菌，抑菌环直径≥20mm 为敏感。但对青霉素非敏感菌株的特异性较差。通过该方法检测的青霉素非敏感菌株可为青霉素敏感、中介或耐药。当肺炎链球菌对苯唑西林的抑菌圈直径≤19mm 时，需进行青霉素 MIC 试验。

5. **碳青霉烯类耐药肠杆菌（carbapenem resistant *enterobacteriaceae*，CRE）**　产碳青霉烯酶是碳青霉烯类中介或耐药的主要原因，包括 KPC、NDM、VIM 和 IMP 型等。CRE 菌株除耐碳青霉烯类 /β- 内酰胺类外，还对多种抗菌药物高水平耐药，给临床治疗带来极大挑战。美国疾病预防控制中心对 CRE 的定义为"对多利培南、美罗培南或亚胺培南其中之一不敏感，且对三代头孢（头孢曲松、头孢噻肟和头孢他啶）耐药"。对亚胺培南固有耐药的菌株，如摩根摩根菌、变形杆菌属等，应定义为除对亚胺培南之外的其他碳青霉烯不敏感，以增加检出的特异性。

6. **碳青霉烯类耐药鲍曼不动杆菌（carbapenem resistant *A. baumannii*，CRAB）**　鲍曼不动杆菌是我国院内感染的主要致病菌之一，具有强大的获得耐药性和克隆传播能力。碳青霉烯类耐药鲍曼不动杆菌主要由产生 OXA 酶和 MBL 酶介导，以 OXA 酶最常见。鲍曼不动杆菌具有与 MRSA 相似的特点：多重耐药；可在物体表面长期存在，如电脑键盘、枕头、窗帘和其他干燥物体表面等；并有广泛传播的趋势。不动杆菌对碳青霉烯类的耐药性在全球范围内显著上升，引起广泛关注。

二、临床重要耐药菌的同源性检测和预防控制

（一）临床重要耐药菌的同源性检测

细菌的耐药表型通常由其耐药基因型（genotype）所决定，耐药基因型的产生主要有：①获得具有耐药表型的外源性基因，即耐药基因可通过细菌间的传递而使不具有耐药基因的细菌获得耐药基因；②细菌自身基因的突变而引起表现型的改变，包括抗菌药作用靶位点的改变，外排机制的增强，外膜蛋白的改变而限制了药物的进入等。临床重要耐药菌（如 MRSA、VRE、CRE 和

Notes

CRAB 等)的耐药基因多位于可移动的质粒上,存在广泛传播的潜在危险。耐药菌的同源性检测使快速追踪多重耐药菌的流行成为可能,有助于制定有效的预防控制策略。

目前,脉冲场凝胶电泳(pulsed-field gel electrophoresis,PFGE)因其良好的分辨率、重复性和适用范围,是最常用的流行病学分型方法。然而,PFGE 分型需要大量的人力和时间,成本较高。多位点序列分型(multilocus sequence typing,MLST)是一种高分辨的分子技术,通过 PCR 扩增,将 6~8 个保守的管家基因进行 DNA 测序分型。最早用于脑膜炎奈瑟菌的分型,现已成功应用于肺炎链球菌等多种微生物。另一个广泛使用的方法是多位点串联重复序列(multiple locus variable numbers of tandem repeats analysis,MLVA)技术,该方法基于 PCR,对细菌基因组的数目可变串联重复序列(variable number of tandem repeats,VNTR)区域进行扩增。MLVA 技术的主要缺点是在某些情况下重复演变可能过快,从而降低流行病学的一致性。此外,还有利用 rep-PCR 技术的半自动、高通量的快速细菌分型技术 Diversilab 系统等。

(二)临床重要耐药菌的预防控制措施

为加强耐药菌感染的预防和控制,降低耐药菌感染风险,保障医疗安全,首先需要重视 ICU 和烧伤病房等重点科室多重耐药菌的管理,同时加大人员培训力度;其次,需强化预防和控制措施,加强医务人员手卫生,严格实施隔离措施,遵守无菌技术规程,加强清洁和消毒工作等;此外,临床还应根据微生物鉴定和药敏结果合理使用抗菌药物;最后,建立和完善对多重耐药菌的监测工作,提高临床微生物实验室的检测能力。各地区需针对自身的实际情况,制定有效的耐药菌防控措施,以控制耐药菌的产生和蔓延。

(王　辉)

参考文献

1. 卫生部. 多重耐药菌医院感染预防与控制技术指南(试行). 2011.
2. Clinical and Laboratory Standards Institute. Performance Standards for Antimicrobial Susceptibility Testing; Twenty-Fourth Informational Supplement. CLSI document M100-S24. Wayne,PA:CLSI,2014.
3. James Versalovic,Karen C. Carroll,Guido Funke,et al. Manual of Clinical Microbiology. 10th ed. Washington DC:American Society for Microbiology,2011.
4. Miller J. M. Whole-genome mapping:a new paradigm in strain-typing technology. J Clin Microbiol,2013,51(4):1066-1070.
5. Magiorakos A. P,Srinivasan A,Carey R. B,et al. Multidrug-resistant,extensively drug-resistant and pandrug-resistant bacteria:an international expert proposal for interim standard definitions for acquired resistance. Clin Microbiol Infect,2012,18(3):268-281.

第二十二章 出生缺陷实验诊断

内容提要

本章介绍出生缺陷实验诊断的特点、内容、方法、意义和流程等。重点阐述产前筛查的内容、参考范围、临床意义和应用评价;在此基础上着重探讨了常见染色体病、单基因病的实验诊断。

第一节 概 述

出生缺陷(birth defects)系指新生儿出生时已经存在、出生即已表现或出生后若干年表现出来的机体结构、功能代谢、精神行为的异常,又称为先天异常。出生缺陷可由遗传缺陷、胎儿感染、营养失衡等引起、也可因孕期母体的疾病或母体受到化学、物理等因素的影响,累及胎儿所致。实验诊断贯穿于出生缺陷的三级预防过程中。在怀孕前对母体存在的致畸因素进行干预,是出生缺陷的一级预防,如孕前母体甲状腺功能检查、病毒感染的实验诊断等;在怀孕期间对胎儿的遗传性疾病等先天缺陷(遗传病与非遗传病)和宫内感染进行筛查诊断,又称产前诊断(prenatal diagnosis)或宫内诊断,是出生缺陷的二级预防,如孕期母血清学的产前筛查、羊水胎儿脱落细胞的细胞遗传学实验诊断等;新生儿出生后进行有关疾病的筛查、诊断,经过医疗干预,避免部分遗传缺陷儿的发病,是出生缺陷的三级预防,如新生儿甲状腺功能低下与苯丙酮尿症的筛查与诊断。

预防与控制出生缺陷的实验诊断涉及遗传病(genetic disease)的诊断、致畸性感染的诊断、母体内分泌代谢异常的诊断等。产前诊断实验技术的特点是需要获取胎儿的细胞或基因物质,目前临床上用于胎儿细胞采集的方法有:①羊膜腔穿刺(amniocentesis);②绒毛活检术(chorionic villi sampling,CVS);③经皮脐血穿刺术(cordocentesis);④胎儿镜检查;⑤植入前遗传学诊断(preimplantation genetic diagnosis,PGD)等。细胞采集的方法不同,孕妇的适用范围、风险等有所不同。

第二节 常用筛查试验

产前筛查通常采用对胎儿低风险或无风险的方法,从孕妇群体中发现怀有某些先天缺陷胎儿的高危孕妇,以便进一步明确诊断。主要是21-三体征又称唐氏综合征(Down syndrome,DS)、18-三体征、胎儿神经管缺陷(neural tube defect,NTD)的血清学筛查。早孕期产前筛查,在孕7~11^{+6}周进行;中孕期产前筛查在孕15~20^{+6}周进行。孕期的一些感染会传至胎儿引起胎儿畸形,母体甲状腺功能异常可造成出生缺陷,均可通过孕前筛查进行预防。在地中海贫血等一些遗传病的高发地区,相关遗传病也作为产前筛查的目标疾病。尽管作为实验诊断技术可以是生化或免疫指标的定量检测,但产前筛查只是对胎儿罹患某一先天或遗传疾病的风险评估而不是确诊。

一、胎儿遗传病的孕妇血清学筛查

应用免疫学技术检测孕妇外周血标志物,结合孕妇的年龄、孕周、体重等对胎儿异常作出风险评估的母血清学筛查,是经济、简便和对胎儿无创伤的方法。常用的血清标志物有:甲胎蛋白(alpha fetoprotein,AFP)、人绒毛膜促性腺激素(human chorionic gonadotropin,hCG)及其游离 β亚基(free β-hCG)、抑制素(inhibin)、未结合雌三醇(unconjugated estriol,uE3)、妊娠相关血浆蛋白A(pregnant associated plasma protein A,PAPP-A)等。

产前筛查适用于所有预产年龄小于 35 岁的非高危孕妇。评价产前筛查的效率,经常用到以下三个概念:

中位数值的倍数(multiple of median,MoM):产前筛查中孕妇个体血清标志物的测定值是正常孕妇群在该孕周时该血清标志物浓度中位数值的多少倍。以 AFP 为例,孕妇在某孕周测得 AFP 值为 500,而该孕周时正常孕妇群的 AFP 中位数值为 250,则该孕妇的 AFP MoM 为500/250=2.0。

假阳性率(false positive rate,FPR):筛查中为高风险孕妇但在产前诊断中未发现异常的孕妇数在整个参与筛查人群中的比例。

检出率(detect rate,DR):通过筛查发现的、经过产前诊断证实的异常胎儿占整个孕妇群分娩的有被筛查疾病出生缺陷的新生儿的比例。

(一)中孕期母外周血筛查试验

中孕期母外周血 AFP、free β-hCG(或 hCG)二联筛查试验是最常用的产前筛查实验,筛查胎儿 NTD、DS 以及 18- 三体征。

【原理】　正常孕妇血清中 AFP 是一种胎儿来源的糖蛋白。在 NTD 患儿中,由于神经管不能正常闭合,大量的 AFP 进入羊水导致母血清中 AFP 的浓度升高,运用 AFP 指标即可筛查出95%~100% 的无脑畸形和 70%~90% 的脊柱裂胎儿。由于 AFP 的浓度在孕 24 周以后个体差异明显增加,NTD 筛查时,孕 15~20^{+6} 周时测得的 AFP 值更有价值;在早孕期用 AFP 筛查 NTD 也无效。1984 年发现胎儿 DS 组的母血清 AFP 值降低,AFP 也作为中孕期 DS 筛查指标之一。

hCG 由胎盘滋养层细胞分泌,其 β 亚基有特异序列,少量可呈游离状态存在。正常妊娠时,母血清 free-βhCG 的水平是总 hCG 水平的 1% 左右;在妊娠早期,free-βhCG 浓度升高很快,孕8 周时达最高峰,以后逐渐下降,至 18 周时维持在一定水平。DS 胎儿的母血清中 hCG 和 free-βhCG 均显著升高,分别为正常者的 1.8~2.3 倍和 2.2~2.5 倍,即 MoM 值为 1.8~2.3 和 2.2~2.5。分别用 hCG 和 free-βhCG 作指标进行 DS 筛查,FPR 同为 5% 时 DR 分别为 50% 和 59%。在早孕筛查时,free-βhCG 也是一个高特异性的指标。在 18- 三体筛查中,free β-hCG 表现为降低异常。

uE$_3$ 是正常胎儿胎盘单位产生的主要雌激素,但多数 E$_3$ 与性激素结合蛋白呈结合状态。母血清中 uE$_3$ 不到总 E$_3$ 的 10%,孕 7~9 周血中 uE$_3$ 水平开始升高,并持续存在于整个妊娠期。在 DS 胎儿母血中 uE$_3$ 表现为降低异常,一般为≤0.7MoM。

AFP、free β-hCG 测定结果,结合孕妇年龄、孕周、孕妇体重等因素计算得出胎儿罹患某一遗传疾病或先天疾病的风险率,即为孕中期二联筛查。在上述二联的基础上加上 uE$_3$ 即所谓三联筛查。

【检测方法】　时间分辨荧光免疫分析,化学发光免疫分析等。

【参考区间】　在孕 15~20^{+6} 周筛查 NTD 时,测得 AFP≥2.0~2.5MoM 即为高风险。筛查 DS,风险率 <1/270 为低风险;筛查 18- 三体,风险率 <1/350 为低风险。

【临床意义与评价】　NTD 筛查为高风险者,需用影像学(如 B 超)检查,进一步诊断;当 21-三体风险率≥1/270,18- 三体风险率≥1/350 时,须采集羊水获取胎儿细胞进行染色体分析,进一步诊断。

中孕期母体外周血 AFP、hCG（free β-hCG）二联筛查是最常用的产前筛查,对 21- 三体筛查总的检出率为 60%~70%,能减少 2/3 的唐氏儿出生。为提高筛查的检出率,也有采用三联（AFP、freeβ-hCG、uE3）、四联（AFP、freeβ-hCG、uE3、inhibin）等筛查试验。

(二) 早孕期母外周血筛查试验

早孕期常用 PAPP-A、hCG（free β-hCG）二联筛查试验,筛查胎儿 DS。

【原理】 PAPP-A 是 1974 年报道的一种妊娠期母体血浆中逐渐增多的高分子糖蛋白,主要由胎盘合体滋养细胞分泌,非孕妇子宫内膜、卵泡液、黄体、男性精液中也有少量分泌。PAPP-A 在单胎受精后 32 天,双胎受精后 21 天即可在孕妇血清中检出,孕 7 周时血清浓度上升较 hCG 显著,随孕周持续上升,足月时达高峰,产后开始下降,产后 6 周即测不到。PAPP-A 分子量大,不能透过胎盘屏障进入胎儿血循环。早孕期胎儿核型异常（如 21- 三体）的孕妇血中,PAPP-A 水平明显低于正常孕妇,与 free-βhCG（freeβ-hCG 升高）联合应用,是早孕期最常用的二联 DS 筛查方案。

【检测方法】 时间分辨荧光免疫分析,化学发光免疫分析等。

【参考区间】 在孕 9~13^{+6} 周:21- 三体风险率 <1/270 为低风险。

【临床意义与评价】 当 21- 三体风险率 ≥1/270 时,须采集绒毛,或在中孕期采集羊水获取胎儿细胞进行染色体分析,明确诊断。

PAPP-A 与 free β-hCG 联合应用,DR 可达 70% 以上,是早孕期 DS 筛查的可靠指标。如加上 B 超胎儿颈部透明度（nuchal translucency,NT）测定,DR 可达 85%~90%,是早孕期筛查 DS 的黄金组合。

唐氏综合征产前筛查以风险率作为报告,筛查中要求年龄、孕周、体重等资料均准确,要求检测系统测定血清标志物的方法有很好的重复性,批内变异系数（CV）须 <3%,批间 CV 须 <5% 等。血清学筛查标志物的测定误差可因风险计算而放大风险率的误差,造成结果错误。

(三) 无创产前检测

无创产前检测（non-invasive prenatal testing,NIPT）指用高通量 DNA 测序、芯片等技术检测孕妇外周血胎儿游离 DNA,筛查胎儿染色体倍体异常,染色体微缺失等,也称母外周血胎儿游离 DNA 筛查试验、无创 DNA 产前检测或无创胎儿染色体非整倍体检测等。

【原理】 母体外周血含有胎儿游离 DNA（cell-free fetal DNA,cffDNA）,几乎全部来源于胎盘滋养细胞,怀孕 4 周可被检出,8 周后含量上升,随孕周增加而稳定存在。cffDNA 的片段长度在 75~250bp 之间,含量约为母外周血游离 DNA 的 5%~30%,其半衰期 16.3 分钟,分娩后快速消失,2 小时后几乎检测不到。在纯胚胎 DNA 的情况下,三体征与正常染色体（如 DS 与正常 21 号染色体）的含量变化为 3:2=1.5。以母血浆 DNA 中胚胎 DNA 占 5%~30% 计算,21- 三体与正常 21 号染色体的含量变化在 2.5%~15% 之间。21 号染色体只占全基因组的 1.3%,检测 1.3% 的全部 DNA 的 2.5%~15% 之间的增量即可计算出 21- 三体。通过高通量精确的基因组测序,量化千万数量的 DNA 片段,并将测序结果进行生物信息分析,对胎儿游离 DNA 的碱基序列做出准确识别、判断,据此计算出目标染色体（21 号、18 号、13 号等染色体）基因量的增加,从而计算胎儿患 21 三体综合征、18 三体综合征、13 三体综合征等染色体异常的风险。

【检测方法】 测序技术、芯片技术与生物信息分析。

【参考区间】 21 三体综合征、18 三体综合征、13 三体综合征等染色体倍体异常低风险。

【临床意义与评价】 当无创筛查 21 三体综合征、18 三体综合征、13 三体综合征等目标染色体疾病高风险时,须采集羊水获取胎儿细胞进行染色体分析,作进一步诊断。

2012 年 11 月 20 日,美国妇产科学会（ACOG）与美国母胎医学会（SMFM）共同发表委员会指导意见:按照以下适应证,可推荐无创 DNA 产前检测作为非整倍体高危人群的初筛检测:①母亲年龄超过 35 岁;②超声结果显示非整倍体高危;③生育过染色体三体征患儿;④早孕期,中孕期或三联筛查、四联筛查呈现非整倍体阳性结果;⑤父母为平衡罗伯逊易位,并且胎儿为 13 三体或 21 三体高危。无创产前 DNA 检测技术的灵敏度、特异性均很高,是一项目标疾病(21-三体等)指向精确的产前筛查技术;随着技术的成熟与优化以及相应技术规范的出台,或有可能成为新的诊断技术替代传统的血清学生化筛查。

二、TORCH 综合征的孕前和产前筛查试验

"TORCH"是数种导致孕妇患病、胎儿宫内感染致畸的病原体首字母的缩略词。包括弓形虫(*Toxoplasma*,TOXO)、风疹病毒(*Rubella virus*,RV)、巨细胞病毒(*Human cytomegalovirus*,CMV)、单纯疱疹病毒(*Herpes simplex virus*,HSV)和其他(other,O)病原微生物。TORCH 所致的胎儿及新生儿的先天性感染可发生在妊娠的各个时期,宫内感染后可造成严重后果。绝大多数 TORCH 感染可以是无症状或症状极轻的亚临床感染或隐性感染,因此,TORCH 感染的实验诊断具有极其重要的临床价值。

【原理】　除了免疫缺陷者以外,TORCH 感染后机体在一定时期内产生特异性抗体。采集母体外周血测定 TOXO、RV、CMV、HSV 等病原体特异的抗体 IgG、IgM,根据机体是否存在相应抗体,进而诊断母体是否曾经或正感染某一病原体。

【检测方法】　化学发光、酶联免疫等各种标记免疫检测技术。

【参考区间】　一般而言,未感染者:IgG、IgM 均阴性;感染窗口期:IgG、IgM 均阴性;曾经感染或曾接种疫苗(如风疹病毒疫苗)获得免疫力:IgG 阳性,IgM 阴性;近期感染:IgM 阳性,或 IgM、IgG 均阳性。

【临床意义与评价】　抗体检测的重要意义不仅反映是否存在现症感染,而且可通过抗体了解母体的免疫状态,以评估胎儿的风险。血清学检测有一定的局限性,对其结果判读需要注意以下情况:

1. **抗体在体内的存留的时间**　IgM 是各种感染后最早出现的抗体,通常是判断现症感染的重要标志,以 IgM 阳性评估病原体感染时必须考虑抗体在体内产生的时间以及存在的半衰期。

(1) RV 感染抗体的产生:RV-IgM 在感染 RV 后 2 周左右产生,第 3 周时达高峰,6~7 周时就不能测出;RV-IgG 在感染后 3 周测出,可长时间存在。因此,在 IgG 阳性、IgM 阴性情况下不能排除此前 8 周时的 RV 感染。育龄妇女大都感染过风疹,若风疹病毒抗体 IgG 阳性,且抗体的量在 25IU/ml 以上,已获得自然免疫,再次感染风疹病毒,其宫内感染致畸风险较小。

(2) CMV 感染抗体的产生:初次感染后第 2~3 周开始产生 IgM 抗体,于第 8~9 周时迅速上升,5~6 个月后下降;IgG 于 6~8 周时出现,于第 10 周时迅速上升,IgG 持续较长的时间。再次感染时 IgG 立刻迅速上升。特异性 CMV-IgM 阳性在感染后可持续 4~8 个月,约 10% 复发性 CMV 感染者 IgM 可持续升高,因此难以根据 IgM 抗体阳性结果来确定是 CMV 原发感染还是继发感染以及感染发生在哪个孕期。

(3) 弓形虫感染抗体的产生:感染后 7~8 天 IgM 抗体产生,窗口期检测不到抗体不能排除已有弓形虫感染,持续的时间个体差异较大。大多数患者产生的 IgM 抗体在体内可持续 4~6 个月,部分患者在感染后 3 周内 IgM 会降至阴性水平,还有些患者在初次感染弓形虫后可维持低水平的 IgM 长达 1 年以上。

(4) HSV 感染抗体的产生:HSV-IgM 抗体于感染后 1~2 周可测到,感染后第 3 周抗体效价最高,此后慢慢下降,6 个月左右消失,再次感染再次升高,而 IgG 持续较长时间。IgM 阳性方可以诊断近期感染。动态监测 IgM、IgG 水平有助于血清学评价。

2. **抗体亲和力**　TOXO 与 CMV 可出现 IgM、IgG 均阳性情况,这时抗体亲和力试验有助于分析是否再次感染与判断抗体保护作用的有效性。抗体亲和力用百分比表示,亲和力越高说明既往感染的可能性越大。CMV 抗体亲和力在 60% 以上就有较好的保护作用。

Notes

3. 判断胎儿感染需要确凿证据 虽然母体感染 TORCH 可传播给胎儿,但确定胎儿有无 TORCH 感染需要进一步行羊膜腔穿刺取羊水或经皮取脐带血进行 IgM 测定、或测定特异抗原、分离病毒、测定病原体特异 DNA、直接检测病原体(如弓形虫)等来确诊;但这种诊断为有创操作,穿刺本身存在各种风险。

4. 在孕前进行 TORCH 感染筛查较为合适,利于临床处理。

5. 免疫缺陷者 TORCH 感染可能检测不到相关抗体。

三、甲状腺功能异常筛查试验

妊娠期甲状腺功能异常包括甲状腺功能亢进与甲状腺功能低下。胎儿早期的神经发育依赖于母体的甲状腺激素。甲状腺功能异常威胁母亲的安全,影响胎儿的发育。

【原理】 妊娠期甲状腺激素(thyroid hormone,T)的需求量增加,甲状腺激素合成和分泌也增加。同时,在大量雌激素作用下,肝脏合成的甲状腺素结合球蛋白(thyroxine-binding globulin,TBG)也增加。妊娠期总的 T_4、T_3 增多,多以与 TBG 结合的形式存在,维持着游离甲状腺激素(FT_4)血浓度的稳定,孕妇通常无甲状腺功能亢进表现。受高水平甲状腺激素的反馈抑制,妊娠期促甲状腺激素(thyroid stimulating hormone,TSH)水平低于非妊娠时。

【检测方法】 化学发光等标记免疫学方法。

【参考区间】 早孕期:TSH 1.22(0.16~3.78)mIU/L,FT_4 14.05(10.93~17.74)pmol/L,中孕期:TSH 1.31 FT_4(0.34~3.51)mIU/L,12.09(9.29~15.24)pmol/L,晚孕期:TSH 1.62(0.34~4.32)mIU/L,FT_4 10.66(7.87~14.08)pmol/L。

【临床意义与评价】 妊娠期间的一些生理变化易与甲状腺功能异常的症状混淆,实验室检查是诊断甲状腺功能异常的重要手段,也是疗效观察指标。只有 FT_3、FT_4 增高,TSH 明显降低,且具有甲状腺功能亢进的临床症状,才能诊断妊娠期甲状腺功能亢进。重症或经治疗不能控制的妊娠期甲状腺功能亢进者,会引起母体一系列并发症。妊娠期临床甲状腺功能减退的诊断标准是:血清 TSH > 妊娠期参考值上限(97.5[th]),血清 FT_4 < 妊娠期参考值下限(2.5[th])。妊娠期甲状腺功能低下必须治疗。

四、微量元素、叶酸等相关生化指标筛查试验

母体缺乏营养或营养失衡也是导致胎儿先天缺陷的重要原因之一,较重要的有微量元素、叶酸等。

(一)微量元素筛查试验

已被确认人体生命活动必须的微量元素有十几种,临床常规检测的微量元素有铅、锌、铜、钙、镁、锰、铁等,其中适量的锌、铜、铁、锰、钙、镁等是正常胚胎发育所必需的,而过量的铅则可造成胎儿伤害。

【原理】 锌、铜、钙、镁、锰等是人体内多种酶的成分,与生命过程密切相关。锌参与人体核酸和蛋白质的代谢过程,胚胎发育过程需要锌的存在;胎儿能量代谢,三磷酸腺苷的生成需要铜;锰与胎儿骨骼发育、智力发育有关;铁为胎儿红细胞生成所必需。铅等为有毒物质,被孕妇过量吸收后,可透过血胎屏障,进入胎血循环,影响胎儿的正常发育。钙对骨骼发育很重要。镁是多种酶的激活剂,促进骨骼生长和神经肌肉的兴奋性。

【检测方法】 原子吸收光谱法、电化学分析法、生化法等。

【参考区间】 原子吸收光谱法:血锌:76.5~170μmol/L;血铜:11.8~39.3 μmol/L;血铁:7.52~11.82mmol/L;血镁:1.12~2.06mmol/L;血钙:1.31~1.95mmol/L;血铅:0~200μg/L。

【临床意义与评价】 女性妊娠期缺锌,相关酶的活性下降,胚胎和胎儿的发育过程受到影响,可形成先天畸形;母血铜含量过低,引起胎儿缺铜,造成机体新陈代谢提供能量来源的三磷

Notes

酸腺苷缺乏,以致不能满足生命的最低能量。缺锰可以造成显著的智力低下,在妊娠期缺锰可造成胎儿发生多种畸变,尤其是对骨骼的影响,出现关节严重变形,但目前临床没有可行的测定方法。在妊娠 30~32 周时,血色素可降至最低,造成"妊娠生理性贫血",在此基础上如果再缺铁,则可危及胎儿。所有必须的微量元素缺乏需要补充,但过量也对母胎造成不良影响。铅、汞等有毒物质可被孕妇的皮肤和黏膜吸收后,可透过血胎屏障,进入胎血循环,影响胎儿的正常发育。

(二)叶酸筛查试验

妇女妊娠前或妊娠早期缺乏叶酸是神经管畸形发生的重要病因之一,补充叶酸可有效的降低 NTD 等出生缺陷。

【原理】 已经证实,神经管畸形的发生率与红细胞叶酸中的浓度呈反比。功能性叶酸的缺乏是 NTD 的发生的原因之一;准备怀孕、怀孕三个月以内者进行叶酸检测,可根据个体的叶酸水平调整补充剂量。

【检测方法】 叶酸的检测方法已有多种,其中常用的方法有时间分辨免疫荧光测定、化学发光免疫检测、微生物法、色谱分析法等。

【参考区间】 血清:13.62~45.4nmol/L(6~20ng/ml);红细胞中的叶酸含量:90 分钟溶血时间:330~1340nmol/L(145~590ng/mL)均值在 692nmol/L(304ng/mL);过夜溶血时间:281~1039nmol/L(124~457ng/mL)均值在 575nmol/L(253ng/mL)。

【临床意义与评价】 孕期对营养物质的需求要大大超过非孕期,孕妇需要大量叶酸来满足胎儿的需要。单纯服用叶酸增补剂不仅可以有效预防神经管畸形,还可以减少部分新生儿的重大体表畸形、唇腭裂和先天性心脏病的发生,从而降低的新生儿死亡率。在检测中要注意,红细胞中的叶酸值通常反映一个较长期的叶酸水平;而血清或血浆的叶酸值是一个较短期指标。叶酸在代谢过程中需要消耗维生素 B12,过量补充叶酸可使维生素 B12 下降,后者与贫血有关,因此妊娠妇女补充叶酸应有剂量限制,应同步检测红细胞叶酸和血清维生素 B12。

五、妊娠期糖尿病筛查试验

妊娠期间的糖尿病有两种情况:妊娠前已经有糖尿病者,称为糖尿病合并妊娠;另一种为妊娠后首次发现或发病的糖尿病,称为妊娠期糖尿病(gestational diabetes mellitus,GDM),80% 以上的糖尿病孕妇为 GDM。GDM 者过高血糖使流产、早产、难产、妊娠期高血压疾病等产科并发症与巨大儿、胎儿畸形、死胎等发病率明显增加。

【原理】 空腹 8~10 小时,血糖受胰岛素调节,应维持在一个合适的稳定的水平;口服葡萄糖 75g 后,体内胰岛素分泌增加,使葡萄糖向细胞内转移,控制了血糖的升高。糖尿病患者胰岛素抵抗或胰岛素分泌不足,空腹血糖(FBG)升高,口服葡萄糖后血糖浓度不能预期下降,1 小时、2 小时后仍有较高的血糖浓度。

【检测方法】 妊娠 24~28 周测定 FBG,妊娠 24~28 周 75g 糖耐量试验(OGTT),即于口服葡萄糖 75g 后 1 小时、2 小时分别测定血糖。

【参考区间】 FBG<5.1mmol/L,妊娠 24~28 周 75g OGTT,1 小时血糖 <10.0mmol/L,2 小时血糖 <8.5mmol/L。

【临床意义与评价】 GDM 的诊断界值为 FBG 水平 5.1mmol/L,妊娠 24~28 周 75g OGTT 服糖后 1h 血糖 10.0mmol/L、2 小时血糖 8.5mmol/L。血糖值超过上述任一指标即可诊断为 GDM,不再检测 3 小时血糖。育龄妇女应在孕前测定空腹血糖等排除糖尿病。目前不建议孕期进行 50g OGTT。

六、常见新生儿遗传病筛查试验

新生儿遗传病筛查是预防疾病基因携带儿发病或避免先天性疾病造成严重后果的重要措

施,通常于出生 72 小时后选择婴儿足跟内侧或外侧采血,将挤出的血液滴在特定的滤纸上,制成干血片标本送检。目前广泛开展的项目是先天性甲状腺功能低下(congenital hypothyroidism, CH)与苯丙酮尿症(phenylketonuria,PKU)筛查,在部分地区也开展了先天性肾上腺皮质增生症(congenital adrenal hyperplasia,CAH)、葡萄糖 -6- 磷酸脱氢酶(glucose-6-phosphate dehydrogenase, G6PD)缺乏症等的筛查。

(一)先天性甲状腺功能低下

胎儿甲状腺在妊娠 6 周时开始发育,妊娠 12 周时已能合成甲状腺素,出生时已具甲状腺功能。因甲状腺不发育、发育不全、异位或甲状腺激素合成障碍等原因可造成先天性甲状腺功能低下。若能在新生儿期及时诊断、治疗可避免不良结局。

【原理】 先天性甲状腺功能低下表现为新生儿血中甲状腺素降低与促甲状腺激素升高。

【检测方法】 用标记免疫学方法测定新生儿血浆中的 TSH、T_4。

【参考区间】 TSH 浓度临界值为 9mU/L 全血(干血片法),阳性结果以临界值为基础,每个实验室应建立自己的参考范围和临界值。

【临床意义与评价】 新生儿 TSH 浓度升高是原发性甲状腺功能低下最早的实验室指标。小于 9mU/L 为正常,9~18mU/L 为可疑区间,大于 18mU/L 为甲状腺功能减退。这些数值仅适用于新生儿出生 3~6 天内采集足跟血样的干血片样品。采血应当在婴儿出生 72 小时后,避开生理性 TSH 上升期,减少筛查假阳性的机会,并可防止 TSH 上升延迟的患儿产生假阴性。

(二)苯丙酮尿症

苯丙酮尿症(phenylketonuria,PKU)是一种氨基酸代谢病,属常染色体隐性遗传病,体内苯丙氨酸代谢需要苯丙氨酸羟化酶及其辅酶四氢生物蝶呤的作用将苯丙氨酸转化为酪氨酸以合成甲状腺素、黑色素等。本症为苯丙氨酸转化为酪氨酸的代谢障碍,可分经典型苯丙氨酸羟化酶缺乏和非经典型四氢生物蝶呤缺乏两大类,两者治疗方案不同。不及时诊断与治疗可造成患儿智力低下等严重后果。

【原理】 哺乳后,蛋白负荷的情况下,若苯丙氨酸转化为酪氨酸障碍,新生儿血液中的苯丙氨酸含量升高,筛查阳性。

【检测方法】 标记免疫学方法测定新生儿血浆中的苯丙氨酸含量;或血苯丙氨酸和酪氨酸生量测定;或串联质谱技术和气相色谱质谱技术检测苯丙氨酸羟化酶。

【参考区间】 苯丙氨酸含量:临界值为 120μmol/L(血片法,1mg/dL=60μmol/L)。每个实验室应建立自己的参考范围和临界值。

【临床意义与评价】 苯丙氨酸含量 120~180μmol/L 为可疑区间,大于 180μmol/L 为阳性。采血应当在婴儿出生 72 小时并充分哺乳后进行,否则,在未哺乳、无蛋白负荷的情况下容易出现 PKU 筛查的假阴性。不能在 72 小时之后立即采血者,进行跟踪采血,最迟不应迟于出生后 20 天(详见第十章糖代谢紊乱与其他代谢性疾病实验诊断)。

(三)葡萄糖 -6- 磷酸脱氢酶缺乏症

【原理】 详见第三章　贫血及相关红细胞疾病实验诊断。由于变异类型和(或)酶缺乏程度的不同可分为 5 种临床类型:蚕豆病;药物性溶血;新生儿黄疸;感染诱发的溶血;先天性非球性红细胞性贫血。

【检测方法】 定量测定全血(干血片)中的 G6PD 含量。

【参考区间】 临界值为 2.2U/g Hb。

【临床意义与评价】 大于 2.2U/g Hb 为正常,小于等于 2.2U/g Hb 为缺乏。新生儿筛查,样本需保存于 2~8℃,如保存于室温或保存期过长,血片标本中的 G6PD 活性会显著降低,因此标本送检后需尽快检测,否则 G6PD 活性丧失,结果会显示假阳性。这一测试不适用于 G6PD 缺乏症女性杂合体患者。

Notes

（四）先天性肾上腺皮质增生症

【原理】　属常染色体隐性遗传病。17α- 羟孕酮是皮质醇的一个前体,仅当 21- 及 11β- 羟化酶都发生缺失时,它的含量才会增加,因而 17α- 羟孕酮的测定对诊断这两种最常见的 CAH 非常有用。

【检测方法】　用标记免疫学方法定量测定新生儿血浆（干血片）中的 17α- 羟孕酮的含量。

【参考区间】　血片法的临界值足月儿为 30nmol/L,低体重儿为 40nmol/L,极低体重儿（<1500g）为 50nmol/L。

【临床意义与评价】　对于出生后 3~5 天采血的足月新生儿,以 30nmol/L（全血）的浓度作为临床临界值,介于 30~60nmol/L 需要跟踪调查,而浓度超过 60nmol/L 者为高度可疑 CAH。

第三节　常见遗传性疾病的实验诊断

疾病诊断的传统方法常从症状入手,而针对遗传病的产前诊断却不同。不仅是胎儿症状难以观察,而且一些患者虽然遗传了亲代的致病基因,却要等到出生后若干年,乃至中年以后才出现症状,例如,DMD 通常 5 岁后才发病,成年型多囊肾通常在 35 岁以后出现症状。实验检查在产前遗传病的诊断中起决定作用。

一、染色体数量异常疾病的实验诊断

染色体数目或结构异常所致的疾病称为染色体病。染色体数目偏离正常数目称为染色体数目异常或数目畸变。染色体数目异常引起的一大类遗传病。包括:多倍体（polyploidy）、非整倍体（aneupoloidy）、三体性（trisomy）、单体性（monosomy）、携带者（carrier）等,除携带者和少数性染色体异常者外,智力低下和生长发育异常几乎是染色体异常者的共同特征。常染色体病主要包括三体综合征、单体综合征、部分三体综合征、部分单体综合征和嵌合体 5 类,这类疾病的共同临床特征有生长发育迟缓、智力发育不良并伴有多发畸形等。性染色体病是由性染色体 X 或 Y 染色体结构或数目异常引起的疾病,这类疾病的共同特征是性发育不全或两性畸形、智力低下等,也可表现为原发闭经、生殖力下降或智力较差。

（一）三体综合征

1. 13- 三体综合征　又称帕韬综合征（Patau syndrome）,在新生儿中的发病率约为 1/6000,男性高于女性。90% 以上的患儿在 6 个月内死亡。临床上以生长发育障碍、智力发育差、多发畸形为特征。

检测项目选择　获取患者的体细胞,或绒毛、羊水脱落细胞等,进行染色体核型分析,或用分子生物学的方法,确定第 13 号染色体的数目为三条,核型:47,XY（XX）,+13,或 46,XY（XX）,der（13;13）（q10;q10）,+13,即可确诊。

临床应用　遗传学实验诊断是确诊手段。由于绝大多数 13- 三体综合征的异常胎儿均流产死亡,产出患儿的风险不超过 1%。因此,在 13 三体的诊断中,绝大多数为针对胎儿的产前诊断,羊水或绒毛为常用标本。

2. 18- 三体综合征　称爱德华综合征（Edward syndrome）,在新生儿中发病率约为 1/3500~1/7000,女性多于男性。患儿智力低下,头枕部后突,眼裂狭小,耳朵畸形,耳位低下,小颌,胸骨短小,掌纹∠atd 角大,握拳姿势特殊,拇指、第 3、第 4 指紧贴掌心,第 2、第 5 指压于上方;大多伴有先天性心脏病,室间隔缺损最常见,其次是动脉导管未闭。由于临床症状多而复杂,生长发育迟缓,大多在 1 岁内死亡,生存者寿命也不长。

检测项目选择　获取患者的体细胞,或绒毛、羊水脱落细胞等,进行体细胞染色体核型分析,或用分子生物学的方法,确定第 18 号染色体的数目为三条,核型:47,XX（XY）,+18;46,

XX/47,XX,+18,即可确诊。

临床应用　在产前诊断获取胎儿细胞时,绒毛穿刺、羊水穿刺还是脐血穿刺均存在流产、感染等潜在的风险,一般只适合胎儿为18-三体综合征等高风险的孕妇。

3. 21-三体综合征　又称先天愚型、Down氏综合征(Down syndrome,DS),是发病率最高的染色体病,也是第一个被确诊的人类染色体病,在新生儿中的发病率约为1/800~1/600之间,男性多于女性。21-三体的出生风险率随孕妇年龄的增加而增大。患儿智力低下。临床特征:患者面部扁平,耳小低位眼裂小,眼距宽、外侧上倾,低鼻梁,颌小,唇厚,蹼颈,张口吐舌;手短而宽、掌纹异常,通贯掌。常伴有先天性心脏缺陷和其他疾病,男性患者可伴有隐睾。

检测项目选择　获取患者的体细胞,或绒毛、羊水脱落细胞等,进行体细胞染色体核型分析,或用分子生物学的方法,确定第21号染色体的数目为三条,诊断21-三体综合征。21-三体综合征的核型可分为三型:①单纯三体型,核型为47,XX,+21或47,XY,+21;②易位型:有典型的先天愚型的临床表现,但其增多的一条21号染色体不独立存在,而是移位到另一近端着丝粒染色体上,合成一条染色体,患者染色体总数仍为46条,称假二倍体;如,46,XX(XY),der(14;21)(q10;q10),+21;46,XX(XY),der(21;21)(q10;q10),+21;③嵌合体型:核型:47,XY,+21/46,XY;临床表现多数不如单纯型21-三体征典型。

临床应用　对于已出生的小孩或成人获取体细胞进行细胞遗传学诊断具有决定意义;对胎儿作细胞遗传学诊断的困难在于无论是早孕时的绒毛穿刺、中孕期的羊水穿刺还是脐血穿刺获取胎儿细胞均存在流产、感染等潜在的风险。因此只适合对胎儿染色体异常的高危孕妇进行这类检查。

(二) X单体综合征(Turner综合征)

Turner综合征又称先天性卵巢发育不全综合征,也称X单体综合征。发病率约占女婴1/5000,在原发闭经患者中约占1/3。最主要的症状:身材矮小,多数身高在120~140cm左右;后发际低,可有颈蹼,两肘关节外翻,皮肤常有色素痣,智力可正常或低下;盾状胸,乳腺发育差、乳头间距宽;外生殖器幼稚型,阴毛无或少,子宫发育不良,卵巢萎缩或呈条索状;原发闭经,一般无生育能力。

检测项目选择　采用细胞遗传学技术对患者体细胞进行染色体核型分析,或采用分子生物学的方法,通过性染色体数目及结构的检测,对Turner综合征作出诊断。

临床应用　Turner综合征核型有多种类型,但以一条X染色体的缺失或部分缺失或其他改变为特征,典型的核型为:45,X。也可呈其他的核型:45,X/46,XX;45,X/46,XY;46,X,i(Xq);46,X,r(X);46,X,del(Xq);46,X,del(Xp)。

(三) X-三体综合征和多X体综合征

染色体的组成中含有三条X染色体,则为X-三体综合征,又称三X染色体综合征,患者额外的一条X染色体通常来源于母亲。高龄孕妇生育X-三体综合征小孩的风险增大。X-三体综合征发病率约占全部女性的8/1万,在新生女婴中为1/1000。

检测项目选择　采用细胞遗传学技术对患者体细胞进行染色体核型分析,或采用分子生物学的方法,通过性染色体数目及结构的检测,对X-三体综合征等作出诊断。染色体核型为47,XXX,除了X-三体外尚有核型48,XXXX、49,XXXXX。患者的X越多,智力障碍与畸形越严重。

临床应用　新生儿期很难依据外观判断X-三体综合征,成年后大部分47,XXX者外观与正常人无异,表型如正常女性,体格发育良好、呈现女性第二性征、月经周期正常,尚有妊娠、生育的报道,所生子女的染色体和外貌及智力均为正常。部分47,XXX个体随着年龄增长,可能会有青春期延误,乳房发育不良,卵巢功能异常,月经不规则或不孕等问题。少数患者表现为智力发育迟缓,智力低下、精神异常倾向和其他先天性畸形的一种综合征。也有部分患者生殖腺发育不良,生殖功能低下,乳房、外生殖器发育差,月经紊乱、稀少、继发性闭经和早期绝经。

Notes

(四) 克氏综合征

克氏综合征(Klinefelter syndrome)又称 XXY 综合征或先天性睾丸发育不全综合征。在男性群体中的发生率约为 1/1000,是人类最常见的性染色体病,是常见的男性不育原因。克氏综合征的产生与亲代的生殖细胞在减数分裂或卵裂期的染色体不分离有关,约 60% 患者的多余 X 染色体来自母亲的生殖细胞。如果 X 染色体不分离发生在卵裂期,就可能产生嵌合体。

检测项目选择　采用细胞遗传学技术对患者体细胞进行染色体核型分析,或采用分子生物学的方法,检测男性患者多余的 X 染色体,确诊克氏综合征。

绝大多数患者的核型为 47,XXY。大约有 15% 患者为两个或更多细胞系的嵌合体,其中常见的为 46,XY/47,XXY。

临床应用　其临床特征为出生时与儿童时期为正常男孩表型,青春期后出现症状,男性表型,但阴茎短小,睾丸不发育,通常睾丸小或隐睾,多数无精子产生、无生育能力;第二性征表现为无喉结,胡须稀疏,无腋毛,阴毛稀少分布呈女性化或缺如。性情体态表现趋于女性化。该综合征者 IQ 低于同胞兄弟 10~15 分,学习困难比例高,一些患者还有精神异常及患精神分裂症倾向。

(五) 47,XYY 综合征

XYY 综合征(XYY syndrome)又称 Poly Y 综合征或超雄综合征。1961 年 Sandburg 等首次报告此征。估计发病率约为 1/1000。发生的原因主要有两种:一是精子在第二次减数分裂中发生 Y 染色体的不分离,这样的精子与正常的卵子受精后就形成了 XYY 综合征的后代;二是由于卵裂过程中发生了部分 Y 染色体不分离,导致嵌合体的出现。

检测项目选择　采用细胞遗传学技术对患者体细胞进行染色体核型分析,检测 Y 染色体数目,确诊 XYY 综合征。包括:①取口腔黏膜颊部细胞作 Y 染色质检查染色质;②外周血淋巴细胞染色体核型分析;③采用 Y 染色体特异的荧光原位杂交(FISH)技术能检测 Y 染色体等。

核型为 47,XYY;嵌合体核型为 46,XY /47,XYY;核型为 XYYY、XYYYY 的儿童,大多有智力低下,并有轻度多发性躯干畸形。

临床应用　其临床特征为智力发育、社会行为完全正常,只是在婚后,因妻子习惯性流产或生育畸形儿而就诊时被发现。异常表现可包括少年时期生长加速,身材高大(常超过 180 cm),多数患者智力正常,但与其兄弟姐妹相比智力略低。部分患者可有学习障碍,尤其是语言和阅读能力较差,但性功能正常,通常具有生育能力。

二、染色体结构异常症的实验诊断

染色体结构异常症有罗氏易位、部分三体综合征、部分单体综合征等。

检测项目选择　染色体结构异常实验诊断的经典技术是染色体核型分析。FISH、芯片等技术也可用于特定染色体结构异常的实验诊断。产前诊断时根据孕龄不同选择采集绒毛、羊水或脐血等进行实验诊断。

临床应用

1. 罗氏易位　罗氏易位(Robertsonian translocation)又称为着丝粒融合。为相互易位的一种特殊形式。是由 13~15 和 21~22 号染色体(近端着丝粒染色体)在着丝粒处或其附近断裂后形成两条衍生染色体。常见发生在 13 号和 21 号染色体的易位,其断裂和重接分别发生于 13 号染色体着丝粒 q10 和 21 号染色体着丝粒 q10,衍生染色体取代了正常的 13 号和 21 染色体,核型描述:45,XX,der(13;21)(q10;q10)或 45,XX,rob(13;21)(q10;q10)。在着丝粒处或其附近断裂后形成两条衍生染色体的一条由两者的长臂构成,几乎具有全部遗传物质;而另一条由两者的短臂构成小染色体,由于缺乏着丝粒或因几乎全由异染色质组成,故常丢失,它的存在与

Notes

否不引起表型异常。罗氏易位的携带者尽管只有 45 条染色体,但除偶有男性不育外,没有表型异常。这是因为易位染色体几乎包括了两条长臂的全部,没有基因的大量丢失。

2. 部分三体综合征   部分三体是指某条染色体的某一片段有重复,使该片段成为三体而引起的疾病。多数在胚胎期流产或在婴儿期夭折,存活病例的临床表现大都有类似的身体发育异常、智力发育迟缓等特征。1~22 号染色体都有部分三体病例的报道,部分病例存活至成年,表现出各种综合征。

(1) 4P 部分三体综合征:患者核型为 46,XX/XY,4p⁺,即第 4 号染色体短臂有增加。30% 患儿在婴儿期死亡。约 50% 易位至第 22 号染色体短臂,其次易位至 13~15 号染色体。发病有家族聚集现象。

(2) 4q 部分三体综合征:患者核型为 46,XX/XY,dup(4q)。男患者多于女患者(约 10∶7),1/4 患者死于婴儿期。

(3) 9p 部分三体综合征:是人群中较常见的一种部分三体综合征。患者核型为 46,XX/XY,dup(9p),多源自亲代平衡易位携带者。预后较好,多数能活至成年。

(4) 20p 部分三体综合征:几乎都源自亲代的易位携带者。除智力发育迟缓外,无明显的特异性共同特征。发病有家族聚集倾向。

3. 部分单体综合征

(1) 4P 部分单体综合征:又称 Wolf-Hirschhorn 综合征。本征是由于第 4 号染色体短臂缺失所致。约 90% 的病例源自新发生的染色体畸变,男性多于女性。已报道的核型有:46,XY(XX),del(4)(p15.32);46,XY,del(4)(p12p15);46,XY(XX),del(4)(p1);46,XY(XX),del(4)(p13);46,XY(XX),del(4)(pl4);46,XX,del(4)(p15);46,XX,del(4)(p16)等。患者宫内生长障碍,平均出生体重为 200g,头小而长,前额突出,眼距宽,眼眶发育不良,耳大位低结构简单,颈细而长,长躯干细四肢。1/3 的病人在 2 岁内死亡,个别极度智障者曾活到 30 岁。

(2) 5P 部分单体综合征:又称为猫叫综合征。约占新生儿的 1/50 000,是部分缺失综合征中较常见的一种,女性多于男性。核型为 5 号染色体的短臂缺失,其缺失部位内含 5p14 或 5p15。已报道的染色体核型:46,XX(XY),5p-;46,XX(XY),del(5)(pl);46,XX(XY),del(5)(p13);46,XX,del(5)(pl4);46,XY/46,XY,del(5)(pl3)等。患儿 5p- 染色体产生的原因:10% 与父母之一为平衡易位携带者有关;而大部分病例的父母染色体正常,源自新的突变,父母一方的生殖细胞形成时第 5 号染色体发生两次断裂所致。患儿小头,脸圆,面部有奇异机警表情,眼间距宽,哭声如猫叫,因而得名,大多患儿伴有先天性心脏病,肾畸形,掌纹的∠atd 角大。大部分患儿可活到儿童期,少数活到成年,严重智障。

三、染色体不稳定综合征的实验诊断

染色体不稳定综合征有范科尼贫血、Bloom 综合征、毛细血管扩张性共济失调症等。

检测项目选择   染色体不稳定综合征实验诊断的经典技术是染色体核型分析。FISH、芯片等技术也可用于不稳定综合征的实验诊断。

临床应用

1. 范科尼贫血   常染色体隐性遗传的疾病。在直接制备的骨髓染色体标本中,约 10% 的中期细胞染色体畸变,通常累及 4~12 号及 X 染色体。偶可见双着丝粒染色体和四联体。临床特征表现为个体矮小、全血细胞减少、骨骼及肾脏发育异常等。患者中 40% 以上显示染色单体裂隙和断裂以及染色体重排。

2. Bloom 综合征   为常染色体隐性遗传。在检查染色体时常见断裂和重排。具有染色体断裂和核异常,还可见到不对称的双着丝粒染色体、三联体和新的异常单着丝粒染色体。常染色体最易发生四联体的是 1、19 和 20 号染色体。除表现为生长发育迟缓外,还有窄脸、钩鼻、脸

Notes

部、手部与四肢毛细血管扩张性红斑等特征。

3. 毛细血管扩张性共济失调症　常染色体隐性遗传疾病,7、14 号染色体常发生断裂,断裂点多见于 7p13、7p35、14q11~q12 和 14q32。临床特征有进行性小脑性共济失调、眼和皮肤毛细血管扩张、生长发育迟缓及肺部感染等。

四、常见单基因病的实验诊断

常见单基因病有血友病、血红蛋白病、地中海贫血、遗传性耳聋、假性肥大型肌营养不良、脊髓性肌萎缩症、抗维生素 D 佝偻病、眼皮肤白化病与亨廷顿舞蹈病等。血友病参见第五章出血与血栓性疾病实验诊断,血红蛋白病与地中海贫血参见与第三章贫血及相关红细胞疾病实验诊断。

(一)遗传性耳聋

遗传性耳聋是由各种遗传因素引起的听力障碍,一般表现为双侧发病,常影响言语发育。可分为综合征型耳聋(syndromic hearing impairment,SHI)和非综合征型耳聋(nonsyndromic hearing impairment,NSHI)。

检测项目选择与实验诊断路径　家族中如有耳聋先证者,可以进行基因检测,明确该家族的致病基因。若已经明确了致病基因,可针对该基因对胎儿直接进行基因检测。

遗传性耳聋是耳聋易感基因的变异引起,约有 250~300 个基因与耳聋有关,其中已明确的耳聋易感基因有 70 多种。可用芯片筛查耳聋基因,对致病基因明确者,可用 DNA 突变检测、连锁分析、DNA 测序等。

临床应用　NSHI 较常见,约占 70%。多数为单基因疾病,其致病基因的遗传模式遵循孟德尔遗传规律。SHI 是在耳聋之外还有其他器官或系统的异常,约占 30%,常见的系统病变可涉及视觉、骨骼肌肉、肾脏、心脏、皮肤等。SHI 的遗传方式亦包括常染色体显性遗传、常染色体隐性遗传、X- 连锁遗传和母系遗传。

(二)假性肥大型肌营养不良

假性肥大型肌营养不良是基因缺陷所致的儿童最常见的致死性肌肉疾病,进行性肌肉萎缩和腓肠肌假性肥大是其主要特征。分为贝克肌营养不良(becker muscular dystrophy,BMD)和杜氏肌营养不良(duchenne muscular dystrophy,DMD),BMD 发病率为 1/30 000,DMD 发病率为 1/3500。DMD/BMD 属 X- 连锁隐性遗传病,符合经典孟德尔遗传规律。

DMD 患者多于 5 岁前发病,步态异常,摇摆,俗称鸭步。12 岁左右丧失独立行走能力,20 岁左右由于循环和呼吸衰竭而死亡,活到 25 岁的患者不到 25%。BMD 常在 10 岁以后起病,病情较 DMD 轻,发病人数较 DMD 少。BMD 患者的细胞能产生抗肌萎缩蛋白,但结构异常或量不足,所以症状较 DMD 轻,进展缓慢,心肌受累和智能障碍较少见,寿命可达 30~50 岁。

检测项目选择

1. 生化测定　检测血清中的肌酸激酶(creatine kinase,CK)。假性肥大型肌营养不良患者 CK 水平往往是正常水平的 20 到 100 倍,常是发现疾病的最早线索,检出率达 70% 以上;由于血清酶水平在正常女性与女性携带者之间有一定的重叠,血清酶水平的测定多作为女性携带者诊断的参考指标。肌肉活检样本中发现 dystrophin 蛋白量的缺如或减少,或发现是否存在有功能不全的 dystrophin 蛋白。

2. 基因诊断　体细胞的 DNA 分析,发现抗肌萎缩蛋白基因突变,获得确切的遗传信息进行实验诊断。男性 DMD/BMD 患者,用两组 9 重 PCR 检测 DMD 基因缺失热区,对 DMD 基因的 18 个外显子进行基因缺失诊断。对多重 PCR 检测未见基因缺失的患者可采用变性高效液相色谱技术(DHPLC)和测序技术对其 DMD 基因进行点突变的检测。DMD 基因没有固定的点突变和点突变热区,对点突变的检测,包括在 mRNA 基础上直接对 cDNA 序列的分析,在基因组 DNA

Notes

基础上的突变筛查,以及对 DMD 基因 79 个外显子进行序列分析等。诊断重复型突变携带者和女性缺失型携带者,由于其存在一条正常的 X 染色体,需用荧光定量 PCR 技术等对相关基因进行定量测定。

实验诊断路径 采用分子遗传学技术与遗传学分析对患者体细胞进行基因检测与分析,检测 X 染色体 Xp21 区抗肌萎缩蛋白基因的突变。有 DMD 家族史或曾生育 DMD 患儿的女性再生育时,须进行 DMD 产前诊断。在产前诊断中,先证者应先行 DMD 的实验诊断以明确致病突变基因。对于已明确先证者致病突变者,可对胎儿直接进行该突变基因检测,做出明确的产前诊断;如果先证者致病突变尚未检出,可通过 DMD 基因的连锁分析间接判断胎儿是否患病。常在 DMD 基因内部及下游 200kb 范围选择杂合度较高的 11 个微卫星(STR)位点,连锁分析 11 个微卫星位点详细情况。由于 DMD 为 X-连锁隐性遗传病,产前诊断时应进行胎儿性别鉴定,为遗传咨询提供参考。

临床应用 产前诊断时首选 11~12 孕周采集绒毛,避免母源污染。次选 15~18 孕周采集羊水,应避免血性羊水。基因突变情况复杂,确定产前诊断策略前,应进行先证者预分析,确定其基因突变细节及父母基因多态性标记,了解杂合状态信息等。①多重 PCR 检测 DMD 基因缺失热区的 18 个外显子,可检测到 98% 的缺失型突变,其局限在于不能检测非缺失热区中的外显子,不能检测重复突变,不能检测缺失型和重复型杂合子携带者。② MLPA 技术可同时诊断 DMD 基因 79 个外显子的缺失突变与重复突变,并可检出杂合缺失和杂合重复等携带者。③变性高效液相色谱技术(DHPLC)检测 DMD 基因的类型包括外显子点突变、外显子缺失、女性携带者。④必须注意对未能检出致病突变的先证者,作单体型连锁分析时,由于 DMD 基因内部微卫星标记之间的重组频率为 12%,故通过连锁分析来判断携带者或产前诊断,可能导致分析不全面甚至误诊的情况。

(三) 脊髓性肌萎缩症

脊髓性肌萎缩症(spinal muscular atrophy,SMA)是一组以脊髓前角细胞和脑干运动神经核变性为主要特征的肌无力和肌萎缩症,常染色体隐性遗传。患者血清肌酸激酶升高。致病基因为 SMN1 和 SMN2,定位于 5q13。临床分为 4 型:① SMA Ⅰ型:又称为急性婴儿型脊肌萎缩症或 Werdnig-Hoffmann 病,95% 在 18 个月内死亡;② SMA Ⅱ型:又称为中间型或 Dubowiz 病,生存期从 2 年到 30 年不等;③ SMA Ⅲ型:又称青少年型或 Kugelberg-Welander 病,多在成年后死亡;④ SMA Ⅳ型:又称成年发作型,多于 15~60 岁发病,男性发病率高于女性。大多患者在明确诊断后还可存活 20 年以上。

检测项目选择与实验诊断路径 出生后可作肌电图,测定血清肌酸激酶、分子检测等;出生前诊断:从羊水细胞或绒毛细胞中提取 DNA 进行 SMN1 和 SMN2 基因突变分析诊断患者,或筛选出 SMN1 和 SMN2 基因携带者。

临床应用 产前诊断时首选 11~12 孕周采集绒毛,避免母源污染。次选 15~18 孕周采集羊水,应避免血性羊水。基因突变情况复杂,确定产前诊断策略前,应进行先证者预分析。由于 SMN1 和 SMN2 基因突变在 SMA 发病中的作用有所不同,因此 SMN1 的突变分析和 SMN2 基因的剂量分析对 SMA 的诊断及分型具有重要意义。

(四) 抗维生素 D 佝偻病

抗维生素 D 佝偻病(vitamin D-resistant rickets)是一种肾小管遗传缺陷性疾病。通常分为低血磷性和低血钙性两种。较常见的是低血磷性抗维生素 D 佝偻病,又称家族性低磷酸血症,或 X 连锁低磷酸盐血症,呈 X 连锁显性遗传。

检测项目选择与实验诊断路径 包括血磷、尿磷、血钙、血清碱性磷酸酶、肾功能、骨骼及分子检测。分子诊断检测 PHEX 基因突变的部位及类型。出生前从羊水细胞或绒毛细胞中提取 DNA 进行 PHEX 基因突变分析。可避免患病胎儿的出生,出生后早期诊断也有助于较早采取治

Notes

疗手段,以减缓患者病情的加重。

抗维生素 D 性佝偻病的实验诊断指标:①血磷低下,血清磷值大多在 0.65mmol/h(或 2mg/dl),而且对一般剂量维生素 D 没有反应;②尿磷增加;③血钙值正常或稍低,尿钙值减少或正常;④血清碱性磷酸酶活性增高;⑤患者虽存在低磷血症,但尿常规和肾功能一般正常,尿中无氨基酸、葡糖尿、磷酸盐及钾;⑥X 线检查可见轻重不等的佝偻病变化,活动期与恢复期病变同时存在,尤以股骨、胫骨最为明显,同时出现骨龄落后、膝外翻或内翻、干骺端增宽,呈碎片状,骨小梁粗大,胫骨近端、远端以及股骨、桡骨、尺骨远端干骺端皆可出现杯口状改变;⑦检出到 PHEX 的基因突变。

该病的致病基因 *PHEX* 定位于 Xp22.2-22.1 上。该基因共由 22 个外显子组成,编码区长 2250bp,产生一种由 749 个氨基酸组成的 PHEX 蛋白。

临床应用　该基因突变导致 PHEX 蛋白失活,从而引起一系列病理表现。女性患者骨骼疾病较男性为轻,多数只有血磷低下而无明显佝偻病骨骼变化。男性患者症状较严重,大多可出现明显的佝偻病表现。可仅表现为低磷酸盐血症。散发的获得性病例常与良性间质性肿瘤有关。

(五) 眼皮肤白化病

眼皮肤白化病(oculocutaneous albinism,OCA)是一种因眼睛、皮肤等组织器官的黑色素缺乏所引起的非综合征性常染色体隐性遗传病。俗称"羊白头"。因酪氨酸酶基因突变,不能有效地催化酪氨酸转变为黑色素前体,代谢终产物黑色素缺乏而呈白化表型或基因突变引起真黑素合成减少,导致患者皮肤、毛发和眼中的真黑素缺乏。OCA2 的致病基因定位于 15q12,编码 838 个氨基酸残基。

检测项目选择与实验诊断路径　根据病史家族史确定需要进行携带者检测的对象。采用分子遗传学技术与遗传学分析方法对患者进行基因序列分析,检测酪氨酸酶、*P* 基因、酪氨酸酶相关蛋白 -1 基因和膜相关转运蛋白基因突变,诊断 OCA。区分不同的亚型需要借助于酶活性检测、质谱分析及分子检测结果作出诊断。携带者诊断需通过对 OCA 相关基因的突变检测。采用胎儿镜可直接观察胎儿头发颜色进行白化病产前诊断;可抽提羊水细胞中的 DNA 进行基因突变分析。

临床应用　已发现有 4 种类型,即 OCA1 型(MIM 203100)、OCA2 型(MIM 203200)、OCA3 型(MIM 203290) 和 OCA4 型(MIM 606574)。OCA1 由酪氨酸酶(tyrosinase,TYR)基因突变引起,OCA1A 型 TYR 活性完全缺乏,OCA1B 则以 TYR 活性降低为特点。OCA2 的致病基因定位于 15q12,编码 838 个氨基酸残基。OCA3 型为酪氨酸酶相关蛋白 -1 基因(tyrosinase-related protein 1,TYRP1)突变,可导致患者出现淡棕色皮肤和头发,蓝灰色虹膜。OCA4 型的致病基因为膜相关转运蛋白基因(solute carrier family 45,member 2,SLC45A2)突变。

(六) 亨廷顿舞蹈病

亨廷顿舞蹈病(Huntington's disease,HD)是一种累及中枢神经系统的常染色体显性遗传病,致病基因(huntingtin,*HTT*)位于 4p16.3,编码产生 348kDa 的产物。基因突变位于第 1 外显子,突变形式为编码谷氨酰胺(Gln)的 CAG 重复扩增,产生一种名为"亨廷顿蛋白质(HTT)"的有害物质。

检测项目选择与实验诊断路径　DNA 序列分析可确定 *HTT* 基因中 CAG 重复次数,实验诊断标准为 CAG 重复次数超过 36 次以上,其中 CAG 重复数为 36~39 次时外显率较低且病情程度不一;重复次数大于 40 次时患者完全外显。

临床应用　HTT 积聚成块时,就可使患者的部分脑细胞受损。早期表现为动作笨拙,难以完成精细动作,病变中期:不自主运动,走路、平衡出现障碍,经常无法控制动作的速度和力量。病变晚期:患者身体僵直,运动迟缓和困难,舞蹈症加重,不能行走,不能说话,吞咽困难,精神、智能障碍,最后发展为痴呆。

本 章 小 结

　　产前筛查与诊断的目标疾病有：21-三体征、18-三体征、13-三体征、神经管缺陷等；孕期感染、甲状腺功能异常、妊娠期糖尿病等也可致胎儿异常；先天性甲状腺功能低下、苯丙酮尿症等在新生儿筛查与诊断可改善预后。常见染色体病及部分单基因病可在产前诊断。

（吕时铭）

参考文献

1. 王兰兰,尚红.实验诊断学.北京:人民卫生出版社.2014.4.

2. 韩骅,蒋玮莹.临床遗传学.北京:人民卫生出版社,2010.7.

3. 边旭明.实用产前诊断学.北京:人民军医出版社,2008.

4. 吕时铭.检验与临床妇产科学分册.北京:人民军医出版社,2007.7.

5. Mark I Evans,Mark Paul Johnson,Yuval Yaron,Arie Drugan. Prenatal Diagnosis. New York The McGraw-Hill Companies 2006.

6. Mark I Evans,Mark Paul Johnson,Yuval Yaron,Arie Drugan 原著,段涛,胡娅莉,吕时铭 主译 产前诊断.北京:人民卫生出版社.2010.4.

Notes

第二十三章　分子诊断及其临床应用

内容提要

　　分子诊断学利用分子生物学的理论和技术,以生物分子为靶标,从分子水平进行相关指标的检测,为疾病的诊断、治疗监测、预防和预后判断提供信息,具有准确、快速、灵敏、特异等特点,已被广泛用于临床。本章简要介绍临床常用的分子生物学技术,包括核酸扩增技术、核酸分子杂交技术和核酸序列分析技术的基本原理和方法,并介绍这些技术在遗传性疾病、感染病、肿瘤和个体化治疗中的应用。

　　传统的实验诊断技术以描述性诊断为基础,依靠病理学、化学、细胞学或免疫学方法,检测疾病的基因表型变化。由于检测基因表型改变的影响因素较多,因此难以实现准确定性、定量诊断,很难完全满足临床的需求。

　　分子诊断学(molecular diagnostics)利用成熟的分子生物学技术来研究机体内源性或外源性生物大分子的存在、结构或表达调控的改变,为疾病的预测、预防、诊治和转归提供分子水平信息。分子诊断的主要特点是直接以疾病基因或相关基因为检测对象,特异性高,属于病因学诊断,其检测结果不仅具有描述性,且具有准确预测性。目前分子诊断已被广泛用于临床,辅助疾病的诊断和治疗,成为了临床检验诊断学的一个重要分支。本章主要介绍目前临床上常用的分子诊断技术及其在各种疾病中的应用。

第一节　常用的分子生物学技术

　　核酸扩增技术(nucleic acid amplification)、核酸分子杂交技术(nucleic acid hybridization)和核酸序列分析技术(nucleic acid sequence analysis)是分子生物学的主流技术,本节简要介绍这三类技术的基本原理和方法。

一、核酸扩增技术

　　根据检测原理的不同,核酸扩增技术分为三大类,包括:①靶核酸扩增技术(target amplification technique);②探针扩增技术(probe amplification technique);③信号扩增技术(signal amplification technique),这些技术各有优缺点。

　　(一)靶核酸扩增技术

　　靶核酸扩增技术通过体外的核酸扩增过程得到大量拷贝的靶核酸序列,常用的技术包括聚合酶链反应(polymerase chain reaction,PCR)、PCR 衍生技术(PCR variations)、荧光定量 PCR(fluorescent quantitative PCR,FQ-PCR)和等温扩增技术(isothermal amplification)等。

　　1. PCR　PCR 是在体外模拟天然 DNA 复制过程实现靶核酸体外扩增的技术。

　　(1)基本原理:PCR 通过热循环的方式完成 DNA 片段的扩增,由变性 - 退火 - 延伸三个基本反应步骤构成:①变性(denaturation),在高温条件下(93~98℃)DNA 双链间氢键断裂,一条双链变性解链为两条单链,成为 DNA 扩增的模板;②退火(annealing),在较低温度下(37~65℃)引物与单链模板的互补序列配对结合;③延伸(extension),在适当的温度下(70~75℃),在 DNA 聚合酶的作用下,以 DNA 单链为模板,dNTP 为反应原料,按照碱基互补原则,以引物的 3' 羟基末端为始端,由 5' 端向 3' 端开始链的延伸。这样经过一次热循环,一条双链 DNA 便复制成两条双链 DNA。新合成的 DNA 链又作为下一次循环的模板。每完成一次循环大约需要 2~4 分钟,经过若干次循环,DNA 拷贝数可扩增百万倍。

(2) PCR 产物的检测:根据研究对象和检测目的的不同,可采用不同的方法对扩增产物进行检测。

1) 凝胶电泳:根据 PCR 产物长度的不同,可采用琼脂糖凝胶电泳或聚丙烯酰胺凝胶电泳进行 PCR 产物的分离。通过与已知含量和分子大小的 DNA marker 比对,可快速鉴定扩增的 DNA 片段。聚丙烯酰胺凝胶电泳适用于分离小片段的 PCR 产物。

2) PCR 产物序列分析:DNA 测序(DNA sequencing)可获得 PCR 产物的核苷酸序列,不仅能确定 PCR 产物的正确性,同时也可分析所扩增片段是否发生突变,是临床上常用的疾病基因检测方法。

3) PCR 产物的突变位点分析:常用的技术包括限制性片段长度多态性分析(restriction fragment length polymorphism,RFLP)、单链构象多态性分析(single-strand conformation polymorphism, SSCP)、变性梯度凝胶电泳(denatured gradient gel electrophoresis,DGGE)及其衍生技术温度梯度凝胶电泳(temperature gradient gel electrophoresis,TGGE),这些分析方法多用于某些遗传性疾病的分子诊断。不同的是 RFLP 只能用于检测已知突变,而后三者可检测部分未知突变。

2. PCR 衍生技术

(1) 逆转录 PCR:逆转录 PCR(reverse transcription PCR,RT-PCR)是扩增 RNA 分子的方法。其原理是以 mRNA 为模板通过逆转录酶合成互补 cDNA,再以此 cDNA 为模板进行 PCR 反应。RT-PCR 是检测基因表达变化及 RNA 病毒的常用方法。

(2) 多重 PCR:多重 PCR(multiple PCR)是在同一个 PCR 反应体系中加入多对引物扩增同一靶基因的多个不同序列或多个不同的靶基因,同时扩增出多种产物的 PCR 反应,具有高效、经济和简便的特点。常用于检测多基因突变的疾病,如进行性肌营养不良症和视网膜母细胞瘤等。

(3) 原位 PCR:原位 PCR(in situ PCR)在组织细胞中直接以细胞内 DNA 为模板进行 PCR 反应,然后用特异探针进行原位杂交,检测细胞中是否含靶序列,不需要提取 DNA,避免了核酸提取过程中 DNA 被破坏。

(4) 巢式 PCR:巢式 PCR(nested PCR,N-PCR)需要两对引物进行两次 PCR。第一次 PCR 扩增出第一对引物所包含的序列片段;其后加入第二对引物,以第一次 PCR 的产物为模板进行第二次扩增。第二对引物与靶序列结合的位置在第一对引物的内侧,因此习惯上把第一对引物称为外引物,第二对引物称为内引物。巢式 PCR 的灵敏度大大提高,特异性也较一次 PCR 高,适用于检测低拷贝基因。

3. 荧光定量 PCR　FQ-PCR 是指在 PCR 反应体系中加入荧光基团,通过检测荧光信号实时监测整个 PCR 过程,因此亦称实时 PCR(real-time PCR)。

(1) FQ-PCR 定量的原理:通过检测荧光信号可获得一条反映 PCR 产物逐渐增加的 S 形动力学曲线,曲线上荧光信号开始由本底进入指数增长阶段的拐点所对应的循环次数被称为循环阈值(cycle threshold,Ct)。理论和实验数据都证明 Ct 值与模板 DNA 起始拷贝数的对数呈反比关系,因此,Ct 值的引入赋予了 FQ-PCR 的定量功能。采用一系列已知含量的模板进行 PCR 反应,根据荧光反应曲线获得对应的 Ct 值,即可绘制出该体系的标准曲线。将待测模板进行相同条件的 PCR,即可根据获得的 Ct 值在标准曲线上找出其对应的模板拷贝数的对数,从而得到起始模板 DNA 的含量。

(2) FQ-PCR 的荧光产生机制:主要采用两种方式产生荧光,即荧光探针和非探针。荧光探

Notes

针是一段可以与靶序列特异杂交的寡核苷酸片段,采用共振荧光能量转移或荧光淬灭的原理,通过检测荧光的变化反映扩增产物的有无及多少。临床上多采用 TaqMan 探针及其改良探针。非探针类 FQ-PCR 采用荧光染料技术,通过实时检测荧光染料与双链 DNA 结合发出的荧光来检测双链 DNA 的增加,常用的荧光染料有 SYBR Green I 和 SYBR Gold。因荧光染料能与所有的双链 DNA 结合,因此特异性不如探针法,临床上应用不多。

4. 等温扩增技术

(1) 转录依赖的扩增系统:转录依赖的扩增系统(transcription-based amplification system,TAS)是一种以 RNA 为模板的等温核酸扩增技术。其反应体系需要两个引物(引物 A 与引物 B)、三种酶、dNTPs 与 NTPs 底物。引物 A 的 5'端含有 T7 启动因子(也可以是 T3 或 SP6 启动因子),3'端与待测 RNA 的 3'端序列互补,其作用是引导 cDNA 第一链的合成。引物 B 与 cDNA 第一链的 3'端序列互补。

TAS 的反应过程分为非循环相和循环相。在非循环相,通过鸟类成髓细胞性白血病病毒逆转录酶(AMVRT)、核糖核酸酶 H(RNase H)、T7 RNA 聚合酶的顺次作用,转录合成出与原始模板互补的 RNA 分子,即反义 RNA。以反义 RNA 为模板,通过逆转录酶和 T7 RNA 聚合酶再次转录合成反义 RNA,此即为循环相。由于 RNA 聚合酶可以一个模板转录出 10~100 个 RNA 拷贝,因此 TAS 反应中待检 RNA 拷贝数以 10 的指数方式增加。若反应体系中再加入特异性的荧光标记探针,即为实时荧光核酸恒温扩增检测技术(simultaneous amplification and testing,SAT),兼具实时荧光定量 PCR 的优点。

(2) 链替代扩增:链替代扩增(strand displacement amplification,SDA)技术是某些 DNA 聚合酶在延伸新链的过程中遇到下游 DNA 链时,可继续延伸新链,并将下游 DNA 双链解离而产生游离单链的过程。根据引导链替代方法的不同分为缺口依赖的链替代反应和引物依赖的链替代反应。引物依赖的链替代反应包括滚环扩增、多重替代扩增及环介导的等温扩增技术。

(二) 探针扩增技术

探针扩增技术主要包括连接酶链反应(ligase chain reaction,LCR)和 Qβ 复制酶体系,以复制探针达到基因体外扩增的目的。LCR 是以 DNA 连接酶将某一 DNA 链的 5'磷酸与另一相邻的 3'羟基连接的循环反应,其扩增对象是由引物组成的探针。LCR 需要两对引物 A、A'和 B、B',其中 A 与 A'互补,B 与 B'互补。模板 DNA 双链经加热变性后,两对引物分别与其正负链互补。在 DNA 连接酶的作用下,相邻两个引物的 5'磷酸与 3'羟基形成磷酸二酯键而相连。每次连接反应的产物又作为下一轮反应的模板,使扩增呈指数增长。如果模板 DNA 发生了点突变,引物不能与模板配对结合,连接反应不能进行,因此 LCR 能准确分析模板 DNA 的单个碱基突变。

(三) 信号扩增技术

目前临床上应用最多的信号扩增技术是分支 DNA 信号放大系统和杂交捕获系统。

1. 分支 DNA 信号放大系统　分支 DNA(branched DNA,bDNA)是人工合成的带有侧链的 DNA 片段,每个侧链都可以带上标记。分支 DNA 信号放大系统包括四种杂交探针,即目标探针(target probe)、前放大体(preamplifier)、放大体(amplifier)和标记探针(label probe)。该系统通过多个探针的逐级信号放大体系达到对靶序列的特异性检测。分支 DNA 信号放大系统的主要优点是靶核酸本身不被扩增,发生污染的几率小,但其灵敏度不如 PCR,检测的范围也较窄。

2. 杂交捕获系统　杂交捕获系统(hybrid capture,HC)是利用化学发光进行检测的抗体捕获的分析方法。首先采用特异的 RNA 探针与标本中的靶 DNA 分子杂交,形成 RNA-DNA 杂交体,该杂交体被包被于反应池壁的抗体捕获,再加入针对该杂交分子特异性的酶标抗体。由于一个杂交体分子可以结合多个抗体,因此信号得到放大。最后加入化学发光底物即可进行信号检测。该系统灵敏、快速,已被用于 HPV 病毒的检测和分型。

Notes

二、基于核酸分子杂交原理的技术

(一)核酸分子杂交技术

1. **基本原理**　核酸双链分子的结合与解离具有可逆性和序列特异性,具有同源序列的两条异源单链核酸分子(包括 DNA-DNA,DNA-RNA,RNA-RNA)在一定条件下通过碱基互补形成相对稳定的异质双链的过程。该过程遵循碱基互补配对原则(即 A=T 与 G ≡ C),具有高度的特异性。当采用标记的核酸分子(探针)进行分子杂交时,可通过探测探针标记信号检测靶分子。探针可采用多种标记,如放射性同位素、荧光分子、酶、地高辛和生物素等,采用相应信号检测系统如放射自显影、荧光酶标仪等即可进行检测。核酸分子杂交技术的通用性和与其他技术的联用性都很强,是分子诊断领域最为常用的基本技术之一。

2. **传统的核酸分子杂交技术**　主要包括印迹杂交、斑点/狭缝杂交和液相杂交技术。印迹杂交包括 Southern blot 和 Northern blot。传统的核酸杂交技术需要将核酸从细胞中提取出来,操作复杂,影响因素较多,主要用于病原体及其型别、耐药基因检测和某些单基因疾病如镰状细胞贫血和地中海贫血的分子诊断。

3. **荧光原位杂交技术**　荧光原位杂交技术(fluorescence in situ hybridization,FISH)是在放射性原位杂交的基础上发展起来的以荧光为检测信号的原位杂交技术。通过荧光标记的核酸探针与细胞或组织切片中的核酸(DNA 或 RNA)杂交,然后采用荧光检测系统对染色体或基因异常的细胞或组织进行定性、定量或相对定位分析。目前采用该技术可检测小至 500bp 的靶序列。

(二)基因芯片技术

基因芯片(gene chip),又称 DNA 芯片(DNA chip)、核酸芯片或 DNA 微阵列(DNA microarray),因其具有与计算机芯片类似的微型化、高通量和处理信息大的特点而得名。该技术是建立在核酸分子杂交技术基础上的高通量分析技术,其原理是利用原位合成或微量点样技术,将大量的核酸分子有序地固定排列于固相支持物(硅、玻璃、陶瓷、纤维膜或尼龙膜)表面,形成二维 DNA 探针阵列。然后将标记的样品与芯片上的 DNA 探针杂交,通过检测标记信号的强度及分布位置来分析相关基因的含量,常用于基因表达、基因突变、基因多态性分析、耐药基因检测、病原体基因检测和发现新基因等。

三、核酸序列分析技术

核酸作为贮藏和传递生物遗传信息的载体,其碱基序列可间接反映相关基因的功能及表达情况,而其序列的改变可提示机体某些生物学性状的改变。核酸序列分析,即核酸测序,指采用化学或酶促反应的方法分析核酸序列的碱基排列顺序,是解析基因功能、相关生物学现象和疾病分子发病机制的前提,也是对临床疾病进行分子诊断最为准确的判定依据,是一项重要的分子生物学技术。

(一)第一代 DNA 测序技术

早期的测序方法有多种,第一代测序技术是在 Sanger 双脱氧链终止法(chain termination method)基础上建立而成,该方法也被称为双脱氧法或酶法,简称 Sanger 法。其基本原理是在 DNA 聚合酶合成靶序列的过程中,通过掺入 2',3'- 双脱氧核苷酸(ddNTP)终止新链的合成。通过高分辨率的变性聚丙烯酰胺凝胶电泳分离,可获得一系列只相差 1bp 的 DNA 条带,从凝胶底部到顶部按 5'→3'方向,根据加入终止剂的核苷酸种类,即可读出新合成链的序列,从而推知待测模板链的序列。在此过程中引入荧光素标记和毛细管电泳,实现了自动化分析,即第一代 DNA 测序技术。该技术以其简便、快速、精确等优点,迅速成为核酸序列分析的主流技术。

Notes

（二）第二代 DNA 测序技术

随着基因组计划的研究和发展,进行大规模基因序列快速分析的需求越来越多。然而,第一代 DNA 测序分析虽然准确可靠,但由于其对电泳技术的依赖,使得其测序速度和通量已达到极限,难以有突破性的进展。随着多种新的测序技术的发明,新一代测序技术,也称为第二代 DNA 测序技术逐渐诞生。第二代 DNA 测序技术使用接头进行高通量的并行 PCR 和并行测序反应,并结合微流体技术,利用高性能的计算机对大规模的测序数据进行拼接和分析,具有高度并行化、微型化和自动化的特点。第二代 DNA 测序技术被广泛用于多种核酸组学的测序中,如病毒基因组、microRNA、SAGE 文库、cDNA 文库和 BAC 文库的测序。在医学领域主要用于个体基因组测序、不同生物间的同源性分析、寻找基因组中的未知基因突变、基因从头测序、重测序、小分子 RNA 测序和转录基因组测序等。

第二节　常见疾病的分子诊断

一、感染病的分子诊断

感染病是指由病原微生物如细菌、病毒、真菌和寄生虫等引起的疾病,其传统的检测方法以培养法和血清学检测为主。培养法费时费力且阳性率较低,而血清学检测主要针对病原微生物感染后刺激机体产生的抗体进行检测,往往存在较长的窗口期,难以做到早期诊断。分子生物学方法通过检测侵入人体的病原微生物的外源性特异基因,可对微生物感染作出早期诊断,区分带菌(病毒)者或潜伏性感染和耐药性检测;另外还可对宿主内源性基因进行检测,预测其疾病易感性,对临床疾病的预防、诊断和用药有重要的指导意义。

（一）感染病分子诊断的策略

根据检测目的的不同,对感染病的分子诊断可以分为一般性检出策略和完整性检出策略。前者只需要确定样本中是否存在某种病原微生物,而后者不仅需要对病原微生物的存在做出诊断,还要对其进行分型和耐药性检测。

1. 一般性检出策略　常用于感染病的快速诊断。采用分子生物学方法如基于 PCR 的技术、核酸分子杂交等方法,快速、灵敏地检测病原微生物特异的基因,根据结果判断感染的有无和感染微生物的种属。一般性检出策略只提供感染微生物的种类,不能判断疾病感染的程度和指导临床制定用药方案等。

2. 完整性检出策略　完整性检出策略在检测病原微生物存在的同时,对病原微生物的载量、型别、基因变异及耐药性等进行检测,可准确判断疾病的感染程度,指导临床合理用药。临床上多采用完整性策略进行感染病的分子诊断。

（二）常见病毒感染的分子诊断

病毒是感染病最常见的致病微生物,全球约 75% 的人类感染病是由病毒引起的。目前已知可感染人类的病毒超过 400 多种,但却没有一种针对病毒的特效药。同时病毒的自我进化能力很强,不断有新的亚型出现,使得对病毒病的控制更加困难。另外,某些病毒感染与肿瘤的发生密切相关。因此,对感染病毒的快速早期诊断有助于病毒病的早期治疗,提高治愈率,降低暴发性传播的可能。采用分子生物学技术检测病毒较其他传统方法有显著优势,具有快速、灵敏、特异的优点,同时可通过对耐药基因突变的检测辅助判断病毒对治疗药物的敏感性,因此广泛用于临床检测。

1. 乙型肝炎病毒　乙型肝炎病毒(*Hepatitis B virus*,HBV)是一种 DNA 病毒,引起人类病毒性肝炎,与肝硬化和肝细胞癌的发生、发展密切相关。应用分子生物学方法检测 HBV DNA、型别及耐药突变,可早期诊断 HBV 感染,判断病毒复制程度、病情和预后,进行治疗监测,判断耐

Notes

药性和指导临床合理用药等。检测的基因及突变包括 S 基因、P 基因突变、前 C 基因和 C 基因突变。

(1) S 基因：主要用于病毒载量和分型检测,检测方法有 FQ-PCR、bDNA、HC、PCR- 反向点杂交(PCR-reverse dot blot,PCR-RDB)和测序等,其中 FQ-PCR 最为常用。

临床意义：①根据病毒载量判断疾病的传染性；②早期诊断,可缩短"窗口期"至 6~15 天；③治疗监测,判断抗病毒治疗是否有效(病毒载量是乙肝患者是否痊愈的指标)；④指导临床合理用药,确定患者是否适合治疗(是否为病毒活动期)和是否应使用干扰素(病毒载量低的患者有效率高)；⑤分型检测有助于判断病情、预后和指导临床制定合理的治疗方案。

(2) P 基因突变：P 基因区编码产生 HBV DNA 多聚酶,该基因区在抗病毒药物的作用下容易诱发突变,导致 HBV 对抗病毒药物如拉米夫定、阿德福韦等耐药。常见的 YMDD 突变发生在拉米夫定抗病毒感染治疗中,HBV DNA 多聚酶的 YMDD 基序(酪氨酸 - 甲硫氨酸 - 天门冬氨酸 - 天门冬氨酸)552 位的甲硫氨酸被缬氨酸替代($M_{552}V$)、552 位的甲硫氨酸被异亮氨酸替代($M_{552}I$)和 528 位的亮氨酸被甲硫氨酸被替代($L_{528}M$)。常用的检测方法有测序、PCR-RDB 和 RFLP 等。

临床意义：对 P 基因突变的检测有助于判断 HBV 对药物的耐药性,指导临床合理用药。

(3) 前 C 基因和 C 基因突变：前 C 基因和 C 基因区编码产生 HBeAg。前 C 基因区极易发生突变,如前 C 基因 1896 位核苷酸是最常发生变异的位点之一。前 C 基因突变后,不能产生 HBeAg,形成 HBeAg 阴性的前 C 区突变株,使受感染的细胞不能被抗 HBe 及相应的细胞免疫所识别而清除,从而使变异株仍大量复制。因此,HBeAg 阴性的乙肝患者应检测其血中的 HBV DNA 载量及是否存在前 C 基因和 C 基因突变,以全面了解病情,判断预后。常用的检测方法有核酸序列分析法、FQ-PCR 和 PCR-RDB 等。

临床意义：①鉴别 HBeAg 阴性者是否存在病毒前 C 基因和 C 基因突变；②指导临床合理用药,前 C 基因和 C 基因突变导致 HBeAg 阴性者应用干扰素治疗的效果不好。

2. 人乳头瘤病毒　人乳头瘤病毒(Human papillomavirus,HPV)目前已发现 150 多种不同的型别,分别属于乳头瘤病毒科的 α、β、γ、μ、ν 乳头瘤病毒属(α、β、γ、μ、ν papillomavirus)。病毒呈球形,为无包膜微小 DNA 病毒。HPV 仅感染人的皮肤和黏膜上皮细胞,是一种嗜上皮性病毒,具有种属和组织特异性。其中超过 40 种可以感染人类的生殖器官,约 30 种与肿瘤有关。根据 HPV 与肿瘤的相关性分为高危型和低危型。高危型与肿瘤如宫颈癌、肛门癌、外阴癌和喉癌等的发生、发展密切相关,其 HPV DNA 常整合到宿主细胞基因组中,包括 HPV 16、18、31、33、35、39、45、51、52、56、58、59、68 型等。低危型导致尖锐湿疣、扁平疣、寻常疣和跖疣(足底疣)等,以环状 DNA 游离体存在于宿主细胞染色质外,包括 HPV 6、11、40、42、43、44 型等。研究发现高危型 HPV 持续感染是宫颈癌的主要病因,检测 HPV DNA 并分型是临床上进行宫颈癌筛查的常用方法。联合使用 HPV DNA 检测和细胞学检查筛查宫颈癌的敏感性显著提高,常用的检测 HPV DNA 及其型别的方法有 HC、FQ-PCR、PCR-RDB 和液相基因芯片等,检测方法的灵敏度和特异度高,简便,高效,重复性好,适合大样品筛查。

临床意义：①进行宫颈癌筛查：HPV 感染早于细胞学异常的出现,HPV DNA 检测发现宫颈高度病变的敏感度为 97.7%~100%。若联合细胞学检测,其敏感度可达 100%,可早期发现宫颈癌,指导临床医生更早地对宫颈癌进行预警；②判断疾病的危险度,预测感染部位上皮病变。不同型别具有不同的患病风险：不同型别致病性有差异。HPV 16 和 18 型的致恶性病变的能力最高,其余高危型的致恶性病变的能力之间也存在差异；③HPV 分型可区分持续或反复感染,有效地监测 HPV 持续感染的变化；④疗效评估及术后跟踪,可监测宫颈癌治疗后 HPV 是否仍持续感染,预测治疗效果；⑤预防控制及疫苗研发。HPV 感染具有地域性差异,HPV 分型可分析不同地区 HPV 感染的流行情况,有利于各地 HPV 感染的预防控制和针对性地研发 HPV 预防性疫苗。目前有两种疫苗获得美国 FDA 注册证,分别针对 HPV 16、18 型和 HPV 16、18、6、11 型。疫

Notes

苗使用只针对没有感染过 HPV 相应型别的人群,因此疫苗注射前应进行 HPV 分型检测。

3. **人类免疫缺陷病毒**　人类免疫缺陷病毒(Human immunodeficiency virus,HIV)是获得性免疫缺陷综合征(acquired immune deficiency syndrome,AIDS)的病原体,为逆转录 RNA 病毒,根据血清学和基因序列的差异分为 HIV-1 和 HIV-2 型。HIV-1 分布广泛,是 HIV 流行的主要型别。

随着分子生物学技术的不断发展,HIV 感染的诊断能力得到了快速提升和发展。分子生物学方法和血清学方法成为 HIV 实验室诊断领域主要使用的方法。HIV-1 血浆病毒载量检测与 CD4 细胞计数结合,是指导何时开始治疗和评估治疗效果的常规方法。

(1) 病毒载量检测:检测基因包括 gag、pol 和 LTR 基因。检测方法有 RT-PCR、bDNA、基因芯片、TAS 和 NSABA,其中 RT-PCR 最常用。

临床意义:①早期诊断:阳性即为病毒感染患者,也可判断疾病发展进程,评估 HIV 感染的状态;②指导用药:根据病毒载量判断用药时机、监测治疗效果和指导制定治疗方案。

(2) 耐药基因检测:主要检测逆转录酶和蛋白酶基因的突变。随着新型抗病毒药物的应用,外膜糖蛋白 gp41 和整合酶基因区也已开始出现耐药突变并影响治疗效果。检测方法有核酸序列分析、基因芯片和 PCR-RDB 法等。

临床意义:由于基因突变会导致某些药物耐药,因此可根据基因突变的类型判断治疗药物的敏感性,指导临床合理用药。

(3) 基因型检测:采用血清学方法分型准确性较低,多用分子生物学方法分型。常用的方法有核酸序列分析法、基因芯片、多重 PCR、RFLP 和异源双链核酸泳动实验等。

临床意义:HIV 不同亚型有不同的传播途径和感染率,HIV 分型检测可了解 HIV 不同亚型在不同地区和人群的分布,对于制订针对性强的预防措施有重要意义。

(4) 宿主多态性检测:等位基因频率和 CCR5-Δ32、CCR2 64I、CCR5 P1、IL-10 5' A、HLA-B*35 以及 HLA 纯合性的相对危险度被用来评估进展至 AIDS 的复合相对风险。带有 CCL3L1 基因拷贝数低于人群平均值的个体拥有更高的 HIV/AIDS 易感性,而同时带有 CCR5-Δ32 基因则会进一步增加易感性。

临床意义:检测宿主多态性有助于评估患者是否有病情快速进展的风险,而且还有助于确定治疗开始的时机。

4. **单纯疱疹病毒**　单纯疱疹病毒(Herpes simplex virus,HSV)为双链 DNA 病毒,有 HSV 1 和 HSV 2 两个血清型。HSV 1 型多引起颜面疱疹,HSV 2 型多引起生殖器疱疹。

在 HSV 的临床检测中受到越来越高的重视。检测的基因包括 DNA 聚合酶基因、胸腺嘧啶核苷激酶基因和糖蛋白 D 基因,常用的检测方法有 PCR、巢式 PCR、FQ-PCR、RFLP 和 PCR- 杂交法。

临床意义:①早期诊断:阳性即为感染者,并可对感染病毒进行分型;②鉴别诊断:可通过特异性基因的检测区分 HSV 1、HSV 2、EBV 和 CMV 病毒感染;③治疗监测,定期检测 HSV 病毒载量可评估 HSV 感染者的治疗效果,有助于判断预后。

5. **人巨细胞病毒**　人巨细胞病毒(Human cytomegalovirus,HCMV)是人巨细胞病毒包涵体病的病原体,人群中 HCMV 的感染非常普遍,约 60% 的成人可检出 HCMV 抗体。在免疫功能正常的个体,初期急性感染 HCMV 后通常为潜伏感染,多无临床症状,少数患者表现为单核细胞增多症。当机体免疫功能下降后,如器官移植、白血病、淋巴瘤、AIDS 等患者接受免疫抑制剂治疗后,常使潜伏的 HCMV 感染激发,引起全身性感染,甚至威胁生命。

分子生物学方法能有效检测出潜伏期的 CMV,已在临床上受到广泛重视。检测基因包括 pp65、pp67 基因、IEI 和 IE1-4 基因。pp65、pp67 基因多采用 NASBA 技术检测其 mRNA,IEI 和 IE1-4 基因则一般采用 PCR 或 HC 进行检测。

临床意义:①早期诊断:阳性即为感染者,并可根据病毒载量判断感染活动性,活动期患者体内的病毒载量远高于潜伏期患者;②疗效监测:判断治疗效果,预测复发风险。

6. 流行性感冒病毒　流行性感冒病毒(*Influenzavirus A*,*Influenzavirus B*,*Influenzavirus C*)简称流感病毒,是引起流行性感冒的病原体,属正黏病毒科,为单股负链 RNA 病毒。人流感病毒分为甲、乙、丙三个型别。根据病毒颗粒表面血凝素(hemagglutinin,HA)和神经氨酸酶(neuraminidase,NA)抗原性的不同,甲型流感病毒又进一步分为不同的亚型。甲型流感病毒的表面抗原容易发生变异,致病力最强,引起流行的规模也最大。

流感病毒的基因组由 8 个分开的 RNA 片段组成,当宿主细胞同时被两种不同的流感病毒感染时,新生的子代病毒可获得来自两个亲代病毒的基因片段,成为基因重配病毒。基因重配只发生于同型病毒之间,是甲型流感病毒抗原变异的重要原因。另外,流感病毒 RNA 多聚酶无校正功能,在复制过程中常发生点突变。

分子生物学方法在流感病毒的检测和分型中发挥了重要作用,常用的检测方法包括 RT-PCR、核酸分子杂交、荧光 RT-PCR、NASBA、环介导的等温扩增和基因芯片等。进行流感病毒分型检测时,检测的基因主要是高度保守的核蛋白和 M 蛋白。进行甲型流感病毒亚型检测时,检测的基因常常针对编码表面抗原基因 5' 端和 3' 端的保守序列。流感病毒 *M2* 基因或 *NA* 基因突变是其耐药的主要原因。因此,常以 *M2* 基因和 *NA* 基因为靶标,采用核酸序列分析法、滚环扩增技术或基因芯片技术进行耐药基因检测,以指导临床合理用药。

临床意义:①早期诊断,阳性即为感染者;②预测病情及其发展进程,常对患者的咽拭子、下呼吸道分泌物和血浆中的流感病毒 RNA 进行检测,若在血浆中检测到流感病毒 RNA,提示患者病情进展为重症或危重症;③指导临床合理用药,通过耐药基因检测可指导临床合理用药。

(三)常见原核细胞型微生物(细菌)感染的分子诊断

细菌、支原体、衣原体和螺旋体等是引起感染病的主要病原微生物。传统的检测方法主要包括微生物学方法和血清学方法,其敏感性低,特异性差,尤其对培养时间长或不易培养的细菌,难以对病原菌进行准确的早期诊断。而分子生物学技术在病因学诊断、细菌分型和耐药基因检测等方面具有早期、灵敏、特异和快速等优势,尤其在检测难培养、不能培养、甚至死亡的微生物中起很大作用,因而在病原微生物感染病的临床检测中得到广泛应用。

不同亚型细菌的致病能力不同,因此病原菌的分子检测包括对细菌种属的鉴定和亚型的区分,通常选取各种病原菌种属特异性基因以及型特异性基因为检测对象。

1. 结核分枝杆菌　结核分枝杆菌(*Tuberculosis mycobacteria*,TB)简称结核杆菌,革兰染色和抗酸染色均阳性,引起结核病,其基因组为环状双链 DNA。TB 对培养有特殊要求,生长缓慢,通常 4~6 周才出现肉眼可见的菌落。采用分子生物学技术检测 TB,可早期诊断、快速、准确、特异、灵敏,且可检测耐药基因,指导临床合理用药,因此具有重要的临床意义。

检测基因包括抗原蛋白编码基因、*MPB 64* 基因、插入序列 *IS 6110*、插入序列 *IS 986*、染色体 DNA 的重复序列和 16S rRNA 基因等,常用的检测方法有 PCR、FQ-PCR、RFLP、线性探针杂交法、LCR、SDA、TMA 和基因芯片等。

临床意义:①早期诊断,克服了 TB 培养需时长、涂片镜检阳性率低等缺点,提高了临床检测的阳性率和准确性,能快速、早期诊断 TB 感染;②有利于疾病的鉴别诊断,对于肺结核患者,其结核球和成人型原发性结核容易与肺癌混淆;③治疗监测,定期检测 TB 量可评价抗结核药物的疗效。

2. 金黄色葡萄球菌　金黄色葡萄球菌(*Staphylococcus aureus*)是人类化脓感染和医院感染的常见病原菌,引起局部化脓感染,也可引起肺炎、假膜性肠炎、心包炎,甚至败血症、脓毒症等全身感染。采用分子生物学方法快速检测金黄色葡萄球菌及其耐药性,对于临床及时采取有效的治疗手段非常重要。检测基因包括 16S rRNA 基因、23S rRNA 基因、*nuc* 和 *mecA* 基因,检测方法有 PCR、FQ-PCR 和 LAMP 等。通过 PCR 或 RFLP 方法检测 *Coa* 基因或 *Spa* 基因,可

Notes

对金黄色葡萄球菌进行分型,也可采用 VNTR 方法进行分型,在甲氧西林敏感金黄色葡萄球菌(methicillin-susceptible *Staphylococcus aureus*,MSSA)和耐甲氧西林金黄色葡萄球菌(methicillin-resistant *Staphylococcus aureus*,MRSA)传播的流行病学研究中发挥重要作用。检测葡萄球菌的耐甲氧西林基因 *mecA* 可达到快速检测 MRSA 的目的。

临床意义:①早期诊断金黄色葡萄球菌感染;②对金黄色葡萄球菌进行分型鉴定推动了 MRSA 和 MSSA 传播的流行病学研究;③检测其耐药基因可指导临床合理用药,有助于临床迅速采取隔离措施,控制感染,降低耐药菌株的播散。

3. O157 型大肠埃希菌　肠出血性大肠埃希菌(enterohemorrhagic *Escherichia coli*,EHEC)O157:H7 是近年来新发现的危害严重的肠道致病菌,主要引起感染性腹泻的暴发或流行,严重者可致死亡。采用分子生物学方法快速检测 EHEC O157:H7,对于疾病的早期诊断、大规模流行病学调查和及时控制疫情有非常重要的作用。检测基因有志贺菌样毒素 *Stx1*、*Stx2* 基因、溶血素 *hlyAB* 基因和 *eae* 基因,常用的检测方法为 PCR、多重 PCR 和 PCR- 杂交法,后者更为灵敏。

临床意义:①早期诊断,可快速诊断 EHEC O157:H7 感染,有利于临床早期用药;②及时控制疫情,在大规模流行病学研究中,有利于尽快确定 EHEC O157:H7 来源,及时防止其广泛传播和维护公共安全。

4. 淋病奈瑟菌　淋病奈瑟菌(*Neisseria gonorrhoeae*,NG)简称淋球菌,是淋病的病原菌。淋病奈瑟菌的慢性感染常是不育症的原因,侵入血液可致关节炎、心内膜炎和脑膜炎等,甚至危及生命。分子生物学方法灵敏、特异,适用于淋病奈瑟菌的快速检测。检测基因有 *OMPP II* 基因、菌毛素基因、*CppB* 基因和 16S rRNA 基因,常用的检测方法有 PCR、LCR、SDA、TMA 和 HC 等。以 *OMPP II* 基因或菌毛素为靶分子的 LCR 检测,其灵敏度可分别达到 100% 和 98%,也是诊断该菌感染的"金标准"方法。

临床意义:①诊断和鉴别诊断疑似病例;②抗菌药物治疗的疗效监测;③分子流行病学调查研究。

5. 沙眼衣原体　沙眼衣原体(*Chlamydia trachomatis*,CT)是引起生殖系统和眼感染的主要病原体之一,其感染常缺乏特异性症状,且易形成隐匿性感染,临床诊断较困难。分子生物学方法灵敏、特异、简便、快速,在沙眼衣原体的临床检测中显现出较大优势。检测基因包括隐蔽性质粒基因、外膜蛋白基因和 16S rRNA 基因等。常用的检测方法为 PCR、PCR- 杂交法、TMA 和 LCR 等,若采用 PCR- 杂交法的方法,其灵敏度和特异性都可达 100%。

临床意义:①早期诊断;②无症状携带者检查,也可用于人群筛查,为性传播疾病的监控提供依据。

6. 解脲脲原体　解脲脲原体(*Ureaplasma urealyticum*,UU)是支原体中的一属,因生长需要尿素而得名,是泌尿生殖道感染的常见病原体之一。采用分子生物学方法检测解脲脲原体具有简便、快速、灵敏和特异的优点。检测基因主要有脲酶基因和 16S rRNA 基因。检测方法有 PCR、FQ-PCR、免疫杂交 PCR、SAT、Southern blot 和 RFLP 等。

临床意义:①早期诊断,用于解脲脲原体感染的早期、快速检测;②人群的大规模筛查和分子流行病学研究,有利于解脲脲原体感染的防治。

7. 梅毒螺旋体　梅毒螺旋体(*Treponema pallidum*,TP)又称苍白密螺旋体,是人类梅毒的病原体。梅毒不能在体外培养,传统的实验室检测方法是暗视野镜检和血清学检测。分子生物学方法可早期诊断,灵敏、特异、简便、快速。检测的基因有 *tpp*47、*bmp*、*tpf*-1、*tmp*A 和 *polA* 基因,检测方法包括 PCR、FQ-PCR、巢式 PCR、核酸分子杂交和 RFLP 等,其中巢式 PCR 较普通 PCR 的灵敏度高 40 倍,而 RFLP 可对 TP 进行基因分型。

临床意义:①早期诊断,适用于梅毒螺旋体的早期、快速检测及分型,有利于患者的及时治疗;②治疗监测,判定药物疗效;③进行分子流行病学调查。

Notes

(四) 多病原微生物感染筛查

由于人体同一部位可能感染多种微生物,采用同一标本同时检测多种微生物将大大提高诊断的效率,因此,进行多重病原微生物的分子生物学检测成为一种趋势。多重 PCR 和基因芯片是这类检测常用的技术。已获得 FDA 批准的采用多重荧光 PCR 技术的呼吸道检测试剂盒能同时检测呼吸道感染常见的 17 种病毒,包括腺病毒、冠状病毒(229E 型、HKU1 型、NL63 型、OC43 型)、人类偏肺病毒、甲型流感病毒、甲型流感病毒 H1 亚型、H3 亚型、2009 年 H1 亚型、乙型流感病毒、副流感病毒 1、2、3、4 型、鼻病毒和呼吸道合胞病毒和 3 种原核细胞型微生物(百日鲍特菌、肺炎衣原体和肺炎支原体),可快速鉴定呼吸道感染的病原体。

二、遗传性疾病的分子诊断

遗传性疾病是一类遗传因素占主要发病原因的疾病,根据其发病原因可分为单基因遗传病和多基因遗传病,由于所有遗传性疾病都与一种或多种基因的结构或表达水平变化有关,因此针对疾病相关基因的分子诊断一直是遗传性疾病重要的诊断方式。

(一) 分子诊断策略

遗传性疾病的分子诊断策略一般分为直接诊断策略和间接诊断策略。

1. 直接诊断策略　即通过分子生物学技术直接揭示导致遗传性疾病发生的各种遗传缺陷,包括染色体变异和基因突变。直接诊断的前提是待测基因的结构、功能以及导致疾病发生的机制已明确,因此该策略只适用于发病原因已知的疾病。由于直接诊断策略是直接揭示致病基因的遗传缺陷,因此其检测结果对疾病的诊断价值很高。

根据致病基因的突变类型,直接诊断策略检测主要为致病基因的微小突变和大片段突变。微小突变包括基因的点突变、小片段插入和缺失,检测方法多采用基于 PCR 技术的 RFLP、SSCP、PCR-ELISA、等位基因特异性寡核苷酸杂交(allele specific oligonucleotide,ASO)、DGGE、核酸序列分析和基因芯片技术等。大片段基因突变包括染色体异常、基因的大片段缺失、插入、异位和多点突变等,多采用多重 PCR、FISH、多重扩增探针杂交(multiplex amplifiable probe hybridization,MAPH)、多重连接依赖探针扩增(multiples ligation-dependent probe amplification,MLPA)和比较基因组杂交(comparative genome hybridization,CGH)等技术进行检测。

2. 间接诊断策略　对于致病基因尚不明确的遗传性疾病,无法进行直接诊断。对于这类疾病可采用间接诊断策略——基因多态性连锁分析进行诊断,即在先证者中确定与疾病发病相关的遗传缺陷,包括染色体变异和基因突变,然后对待检者进行相关连锁基因的检测,以预测其发病的可能性。

间接诊断的实质是在家系中进行基因连锁分析和关联分析,因此分子遗传标记是其诊断的基础。目前可用于遗传性疾病间接诊断的分子遗传标记有 RFLP、可变数目串联重复(variable number tandem repeats,VNTR)、短串联重复(short tandem repeats,STR)和单核苷酸多态性(single nucleotide polymorphism,SNP)。而 SNP 由于其数量多、分布广,在人类基因组中的数目可达 300 万个,平均约 1000bp 中就有一个 SNP,因此提供的信息量很大,与疾病发生关联的可能性高,已被用于多种疾病致病基因的筛查中。

(二) 常见遗传性疾病的分子诊断

由于不同的遗传性疾病突变类型不同,其分子诊断的方法也就不同,目前最常用的仍是基于 PCR 技术的方法。对于一些涉及多个核酸序列突变的疾病,除了多重 PCR 技术,也可采用基因芯片技术对其进行快速检测。下面介绍几种常见遗传性疾病的分子诊断。

1. 苯丙酮尿症　苯丙酮尿症(phenylketonuria,PKU)主要是由于肝内苯丙氨酸羟化酶(phenylalanine hydroxylase,PAH)缺乏导致苯丙氨酸不能转变为酪氨酸,使大量的苯丙氨酸和苯丙酮酸在体内堆积,导致患儿智力发育异常,为常染色体隐性遗传病。编码 PAH 的基因发生突

Notes

变,致使 PAH 活性降低或丧失,使机体苯丙氨酸代谢异常。PAH 基因突变达 440 余种,中国人常见的突变类型 30 余种,已确定突变位点的有 20 多种。如第 3 外显子 111 位密码子由 CGA 突变为 TGA(终止密码),导致机体合成无功能的 PAH,引起典型的临床症状。

临床检测的基因突变为 PAH 基因多位点突变,常用的检测方法有 STR 连锁分析、SSCP、多重等位基因特异性 PCR(allele specific PCR,ASPCR)和 DGGE 等,其中 STR 连锁分析的诊断率最高,其根据扩增片段的长度多态性变异即可对 PKU 进行诊断,诊断率可达 66.2%。SSCP 一般用于第 3 外显子区域的突变检测。多重 ASPCR 是直接检测已知基因突变的方法,针对中国人常见的 20 多种 PAH 突变基因设计正常引物和突变引物,经多重 PCR 扩增后电泳,可同时对几种突变作出明确诊断。DGGE 法常针对 PAH 基因外显子 6、7、12 的突变进行检测,是 PKU 家系产前基因诊断的首选方法。因 PKU 的遗传具有明显的异质性,每个患者都可能有其独特的基因突变类型,为避免漏诊,应联合应用多种方法进行该病的基因诊断。

2. 囊性纤维化　囊性纤维化(cystic fibrosis,CF)是由囊性纤维化穿膜传导调节因子(cystic fibrosis transmembrance conductance regulator,CFTR)基因突变,导致 CFTR 蛋白的合成、翻译异常和功能丧失,降低外分泌腺导管上皮细胞膜对氯离子的通透性,引起外分泌腺功能异常,汗液中氯化物浓度异常增高,是白种人最常见的家族性隐性遗传性致死性疾病之一。CF 常累及胃肠道和呼吸道,极易发生呼吸道感染而引起气道梗阻和呼吸功能不全。CFTR 基因突变达 1000 余种,以点突变为主。最常见的 CFTR 基因突变为 ΔF508,即由于第 10 外显子第 1653~1655 位的 3 个碱基对缺失,使肽链第 508 位上的苯丙氨酸缺失,这一突变约占 66%。其次是错义突变、移码突变、无义突变、剪接位点突变和非编码区突变等。

常用的检测方法有 SSCP、异源双链分析法(heteroduplex analysis,HA)、扩增阻碍突变系统(amplification refractory mutation system,ARMS)、反向杂交结合酶联免疫法和基因芯片法等,其中 SSCP 用 27 对引物分析 CFTR 基因第 21 外显子的突变和缺失。HA 主要用于 CFTR 第 10 外显子 ΔF508 突变的分析。后三种方法多用于多个突变位点的同时检测。

CF 的基因诊断主要用于产前诊断和新生儿筛查,因这两个时期不易进行汗液氯化钠测定。CF 的基因诊断对成人患者意义不大。

3. 脆性 X 综合征　脆性 X 综合征(fragile X syndrome,FraX)是人类常见的遗传性智力缺陷疾病,呈 X 连锁显性遗传。外显率因性别不同而有差异,男性为 80%,女性为 30%。脆性 X 综合征的致病基因为脆性 X 智力低下 1 号基因(fragile X mental retardation-1,FMR-1)。FMR-1 基因 5' 非翻译区存在一段数目可变的(CGG)n 重复序列,其上游 250bp 处存在一 CpG 岛。FMR-1 基因内(CGG)n 重复序列的不稳定性扩增及 CpG 岛的异常甲基化是导致该病的分子机制。99% 的 FMR-1 基因突变表现为 CGG 重复扩展伴异常甲基化,点突变或缺失引起的 FraX 不到 1%。

脆性 X 综合征的基因诊断为检测 FMR-1 基因突变,包括 5' 端(CGG)n 重复序列异常、5' 端 CpG 岛的异常甲基化、基因缺失(启动子区域缺失 660bp 或 25kb 的 DNA 片段)以及点突变(Ile367 → Asn367),其中点突变较为少见。临床常用的检测方法有测序、Southern blot、PCR、MLPA、RFLP 和 STR,STR 采用的遗传标记为 FraXAC1、FraXAC2 或 DXS548。Southern blot 是目前诊断脆性 X 综合征的主要方法,可确认全突变与前突变,适用于患者及携带者的诊断和家族内追踪突变情况。但该技术繁琐费时,不适合普通人群和高危人群的筛查。通过 PCR 扩增产物的大小计算 CGG 重复拷贝数,可对异常扩增作出诊断。常规 PCR 只能有效扩增 CGG 小于 200 的正常及前突变等位基因,对大于 200 的全突变等位基因不能进行有效扩增而呈阴性,此时应进一步做 Southern blot。

脆性 X 综合征的基因诊断主要用于该疾病的诊断、携带者筛查、产前诊断和群体筛查等。

其他遗传性疾病如镰状细胞贫血、地中海贫血参见第三章贫血及相关红细胞疾病实验诊断,血友病的分子诊断方法参见第五章出血与血栓性疾病实验诊断,而假性肥大型肌营养不良和亨廷顿舞蹈病的分子诊断方法参见第二十二章出生缺陷实验诊断。

(三) 分子诊断在遗传性疾病预防中的应用

许多遗传性疾病没有治疗或根治的方法,因此,预防遗传性疾病的发生是应对这类疾病的最佳方法。产前诊断(prenatal diagnosis,PND)和植入前遗传学诊断(preimplantation genetic diagnosis,PGD)可对出生前的胎儿或胚胎进行检测,对高风险患病胎儿或胚胎进行明确诊断,通过选择性流产或植入降低出生缺陷率。PND 和 PGD 的检测方法主要是 FISH 和基于 PCR 的技术,如多重 PCR、FQ-PCR 和多色 FISH 等。由于某些遗传性疾病基因突变位点繁多,因此检测结果的准确性难以达到 100%。随着间期核转换(interphase nucler conversion)技术、全基因组扩增(whole genome amplification,WGA)和 CGH 技术的引入,PND 和 PGD 结果的准确性得到提高,但仍受操作、材料污染等问题的影响,有待于进一步改良。

三、肿瘤的分子诊断

肿瘤的发病机制至今尚未完全明了,但所有肿瘤细胞的形成均是细胞内基因变异的结果,因此就分子层面而言,肿瘤也属于一种基因病。传统的病理形态学检查虽是当前肿瘤诊断的"金标准",但由于其仅观察疾病的表型,并不能满足临床肿瘤诊断及治疗的需要。肿瘤相关基因的突变是肿瘤发生的早期事件,远早于临床症状的出现,对肿瘤相关基因突变的检测能够对肿瘤进行早期诊断和风险预测,同时指导肿瘤的治疗,有助于判断预后。如 67% 的肺癌患者至少包含一个 K-ras 或 $p53$ 基因突变,采用分子生物学方法可比临床诊断早一年检测到患者痰液标本相关基因的突变。在临床上,肿瘤的分子诊断已成为肿瘤诊断的重要组成部分。

(一) 原癌基因突变及其检测方法

原癌基因在致癌因素的诱导下,发生点突变、插入突变、基因扩增及染色体易位等,导致其异常激活,使细胞癌变,从而引起肿瘤的发生。目前已知的原癌基因超过 100 种,根据其表达产物的功能主要分为以下几个家族:①非受体酪氨酸激酶家族(src 家族),如 src、yes、lyn 等;②生长因子受体家族(erb 家族),如 erb-B、fms、met 等;③ GTP 结合蛋白家族(ras 家族),如 H-ras、K-ras、N-ras 等;④ DNA 结合蛋白家族(myc 家族);⑤生长因子家族(sis 家族),如 sis、hst-1、int-2 等;⑥转录因子家族(myb 家族)等。

由于肿瘤的发生涉及原癌基因的多种突变,因此对这些突变的检测可为肿瘤患病风险预测、早期诊断、疾病预后及治疗药物选择提供有意义的参考信息。其中点突变、插入突变等小片段突变一般采用 RFLP、SSCP、测序及芯片检测;基因的过度表达采用 RT-PCR 检测;染色体易位、基因较大片段的缺失、插入和基因扩增的突变在肿瘤的发生中最为常见。下面介绍几种常见的原癌基因检测及临床意义。

1. ras 基因　ras 基因因首先在大鼠肉瘤病毒(rat sarcoma virus)中发现而得名,编码酪氨酸激酶。目前已发现人基因中有 H-ras、K-ras 和 N-ras 三种,三者核酸序列同源高达 85%,均有 4 个外显子。不论什么种族的 ras 基因编码的磷蛋白 P21 都具有与鸟苷酸结合的能力,并具有 GTP 酶的活性,定位于细胞内侧起作用,这些作用与 G 蛋白十分相似。ras 基因参与诱发肿瘤的可能机制有:① ras 基因的过度表达,形成过多与 GTP 结合状态的 ras 蛋白,或 ras 蛋白异常使与 GTP 结合状态居多;② ras 基因突变影响 ras 蛋白 GTP 酶活性。ras 基因突变多见于神经母细胞瘤、膀胱癌、急性白血病、消化道肿瘤和乳腺癌,这些疾病中 ras 基因突变后的表达产物 P21 蛋白增加,且和肿瘤的浸润及转移有关。大约 30% 的人类肿瘤中可发现 ras 突变。乳腺肿瘤中有 21%~63.6% ras 基因的表达,且其表达与肿瘤恶性程度和淋巴结转移等有关。

2. myc 基因　最早在 B、T 淋巴细胞瘤、肉瘤、内皮瘤患者发现 myc 基因的激活,后来发现小细胞肺癌、幼儿神经母细胞瘤的临床进展和 myc 基因表达扩增有关。临床上若检测 N-myc 基因的扩增突变为阳性,即可提示视神经母细胞瘤预后不良。而 myc 基因突变多见于转移的肿瘤

Notes

组织,目前 *myc* 基因检测主要用于判断肿瘤的复发和转移上。

3. *nm23* 基因　*nm23* 基因是一种与恶性肿瘤转移有关的基因,人基因组中有两个 *nm23* 基因,*nm23-H1* 和 *nm23-H2*,分别编码核苷二磷酸激酶(NDPK)的 A、B 两种亚基,分子量均为 17000。这两种亚基随机地组合成等电点不同的系列同工酶,广泛存在于机体内。NDPK 通过参与调节细胞内微管系统的状态而抑制癌的转移。在无转移鼠黑色素瘤细胞株中发现 *nm23* 基因过度表达,*nm23* 基因产物在转移性乳腺癌、结肠癌和前列腺癌中升高,被作为一种新的肿瘤转移标志物。

(二)抑癌基因突变及其检测方法

抑癌基因突变导致其表达水平下降或产物失活,从而使细胞癌变。目前已知的抑癌基因有多种,表达的产物功能各异,包括:①转录调节因子,如 Rb 和 p53;②转录因子负调控蛋白,如 WT;③信号通路抑制因子,如 ras GTP 酶活化蛋白(NF-1),磷脂酶与张力蛋白同源物(PTEN);④周期蛋白依赖性激酶抑制因子(CKI),如 p15、p16 和 p21;⑤DNA 修复因子,如 BRCA1 和 BRCA2;⑥ Wnt/β-catenin 信号通路蛋白,如:APC 和 Axin 等。

导致抑癌基因表达下调或产物失活的突变类型与原癌基因的突变类似,而其启动子区高甲基化变异也是抑癌基因转录受阻的重要原因,如在非小细胞肺癌(non-small cell lung carcinoma,NSCLC)中,*p16*、*CDKN2* 及 *APC* 等基因启动子区存在高甲基化,其不仅发生频率较高,且多发生于细胞癌变的早期阶段。因此,检测某些抑癌基因启动子去甲基化的程度,可作为一种有价值的肿瘤诊断指标。目前临床上最常用的甲基化检测技术为甲基化特异性引物基因扩增(methylation specific PCR,MSP)和甲基化特异性序列分析(methylation specific sequencing,MSS)。最近发现一些原癌基因的激活与其启动子区的异常去甲基化变异相关,因此这两种方法也被用于这些原癌基因的甲基化程度评估,辅助疾病的诊断。下面介绍几种常见抑癌基因的检测及临床意义。

1. **视网膜母细胞瘤基因**　视网膜母细胞瘤基因(retinoblastoma,Rb)定位于人类染色体 13ql4,全长约 200kb,有 27 个外显子,26 个内含子,编码具有 928 个氨基酸残基的 Rb 蛋白,其分子量约为 1.1×10^5。*Rb* 基因的抗癌性有两层含义:一是在正常细胞中 *Rb* 基因具有抑制细胞生长的作用;二是在肿瘤细胞内 *Rb* 基因具有抑制其生长及致瘤的作用。正常人体组织 *Rb* 基因的结构及表达均正常,而相应的肿瘤组织中的基因常发生缺失突变,缺乏正常的 Rb 蛋白。*Rb* 基因可以完全抑制视网膜母细胞瘤的发生,表明基因功能失活是视网膜母细胞瘤发生的主要机制;而 *Rb* 基因只能部分抑制前列腺癌、膀胱癌及乳腺癌的发生,说明 *Rb* 基因失活在这些肿瘤的发生、发展中起着一定作用。*Rb* 基因突变也与骨肉瘤和小细胞肺癌有关。

2. **p53 基因**　野生型 *p53* 是一种抑癌基因,它通过控制细胞进入 S 期控制细胞的分化,监视细胞基因组的完整性、阻止具有癌变倾向的基因突变的发生。突变型 *p53* 基因编码的 p53 蛋白是一种肿瘤促进因子,它可以消除正常 p53 的功能,导致细胞转化或肿瘤形成。*p53* 基因突变主要是点突变,另有少量插入和缺失突变。70% 的恶性肿瘤存在 *p53* 基因的突变,如肺癌、乳癌、肝癌、胃癌、卵巢癌、鼻咽癌、脑瘤、肉瘤、白血病和淋巴瘤等,分别存在相应的突变热点。

3. **结肠多发性腺瘤样息肉病基因**　结肠多发性腺瘤样息肉病基因(adenomatous polyposis coli,APC)定位于染色体 5q21~5q22,共有 15 个外显子,编码含 2843 个氨基酸的蛋白质。*APC* 的突变在遗传性大肠癌的形成中起着关键的作用。*APC* 基因存在于细胞质中,参与 *c-myc* 基因表达的调节,它没有信号肽、穿膜区和核靶信号。*APC* 基因在正常结肠黏膜、胎儿肌肉、肝、皮肤、成人外周血白细胞、结肠癌及部分其他肿瘤细胞系中表达。*APC* 基因的突变主要包括点突变和框架移动突变。前者包括无义突变、错义突变和拼接错误;后者包括缺失和插入。点突变似乎分散在整个基因中,而且半数以上表现在核苷酸 C 向其他核苷酸的改变,大部分集中在 CpG 和 GpA 位点;大部分缺失发生在第 15 外显子,所有的缺失都改变了阅读框,且形成了下游的终止

Notes

密码子。在大肠肿瘤细胞中,除存在 *APC* 位点杂合性丢失外,还有体细胞突变,结果与胚系突变的情况类似。未分化性胃癌 *APC* 基因的点突变和缺失均位于第 15 外显子,而在食管癌中的 *APC* 等位基因呈杂合性丢失。

4. 大肠癌缺失基因　大肠癌缺失基因(deleted in colorectal carcinoma,DCC)定位于 18 号染色体(18q21.3),DNA 约 370kb,转录成 10~12kb 的 mRNA,编码含 750 个氨基酸的蛋白质,分子量为 190000。*DCC* 的编码产物作为受体的一部分在轴索中发挥作用。现研究表明它与结肠癌等肿瘤有关,*DCC* 在大肠癌中作为肿瘤抑制基因起作用,表达减少或丢失与肿瘤的分期增加及预后较差有关。

5. 乳腺癌易感基因 1 和乳腺癌易感基因 2　遗传性乳腺癌为常染色体显性病,与乳腺癌易感基因 1(breast cancer susceptibility gene 1,BRCA1)和乳腺癌易感基因 2(breast cancer susceptibility gene 2,BRCA2)有关。*BRCA1* 位于染色体 17q 上,*BRCA2* 位于染色体 13q12-13 上。*BRCA1* 编码一个 1863 氨基酸残基的蛋白,这种蛋白可作为一种转录因子。检测体细胞 *BRCA1* 和 *BRCA2* 的突变,能鉴别带有突变基因的乳腺癌家族个体。研究表明,2% 的乳腺癌,最多 5% 的卵巢癌由 *BRCA1* 基因突变引起。不到 2% 的女性乳腺癌、10% 的男性乳腺癌和 1% 的卵巢癌由 *BRCA2* 基因突变引起。

(三) 微小残留病的分子检测

现代医学研究发现,肿瘤、尤其是中晚期肿瘤患者去除原发病灶后,一些来自原发病灶的肿瘤细胞以单个细胞,或以肉眼不可见的细胞集落形式存在于血液或人体组织中,被称为肿瘤微小残留病(minimal residual disease,MRD),是肿瘤复发的根本原因。因此,微小残留病的分子诊断对肿瘤患者的治疗和预后具有重要意义。

由于检测人外周血液中的血浆循环 DNA 可以克服肿瘤组织取材不便的影响,其分子检测可提供肿瘤负荷相关的信息,有助于肿瘤预后的评估和用药指导。目前常用的血浆中循环 DNA 标志物为 mRNA 分子,多采用 FQ-PCR 技术进行检测。

此外,一些肿瘤的发生与病毒感染相关,如 HPV 与宫颈癌、EB 病毒与鼻咽癌、微小病毒与葡萄胎等,可采用相应的分子生物学方法进行检测,以预测其患病风险。

第三节　个体化治疗与分子诊断

个体化治疗是通过检测患者个体的相关基因,根据其基因类型和多态性,选择有针对性的治疗药物,辅助临床用药。随着人类基因组计划研究的迅速发展,医学界已认识到药物对于不同个体的效应与患者本身的遗传学多态性相关,因此对患者进行影响药物效应相关基因的分子检测是个体化治疗的基础。个体化治疗的分子诊断分为药物代谢相关基因的检测和药物作用靶点相关基因的检测。

一、药物代谢相关基因的检测

药物代谢相关基因的多态性可导致不同个体在药物代谢能力上的个体差异,进而产生药物浓度及效应的不同,这是药物剂量相同而血药浓度不同的主要原因。因此,进行药物代谢相关基因的检测可指导临床合理用药。

(一) 细胞色素 P450 家族

大部分药物都要经过肝脏的生物转化,而肝脏中参与药物生物转化的酶主要是肝药酶,为细胞色素 P450(cytochrome p450,CYP450)家族,该家族成员的基因多态性对酶活性的影响较大,是目前进行药物代谢相关基因检测的主要类型,其分子检测的方法主要为基因芯片或测序。目前已知的主要影响药物代谢的相关基因见表 23-1。

Table 23-1 CYP450 enzymes and related drugs which can affect drug metabolism

Subtypes of CYP450 enzymes	Polymorphic type of Reduced enzyme activity	Substrate drugs	Remarks
CYP1A2	*cyp1a2*1C*(G3860A) *cyp1a2*1F*(A164C)	theophylline, caffeine, propranolol, verapamil, warfarin	this type of enzyme accounted for approximately 13% of total hepatic drug metabolizing enzyme
CYP2C9	*CYP2C9*2*(R144C) *CYP2C9*3*(I359L)	amiodarone, losartan, irbesartan, chlorine atorvastatin, rosuvastatin, warfarin, cilostazol, etc.	
CYP2C19	*CYP2C19*2*(C430T) *CYP2C19*3*(A1075C)	clopidogrel, propranolol, s-mephenytoin, rosuvastatin, warfarin, omeprazole, lansoprazole, voriconazole, *diazepam* nordiazepam, etc.	
CYP2D6	*CYP2D6*3*(1%) *CYP2D6*4*(1%) *CYP2D6*5*(6%) *CYP2D6*10*(53%,P34S)	propafenone, mexiletine, nimodipine, captopril, propranolol, metoprolol, bisoprolol, cilostazol, tricyclic antidepressants, opioids, and various antitumor drugs	the participation of the drugs accounted for about 20% of the total CYP metabolism drug

(二)影响药物代谢的非肝药酶

影响某些药物代谢的非肝药酶包括尿苷二磷酸葡糖醛酸转移酶1A1(UDP-glucuronosyl-transferase,UGT1A1)、叶酸代谢系统的关键酶亚甲基四氢叶酸还原酶(methylene tetrahydrofolate reductase,MTHFR)和线粒体乙醛脱氢酶2(ALDH2)等。这些酶的基因突变可导致喜树碱类抗肿瘤药物伊立替康(CPT-11)的消除及毒副作用、甲氨蝶呤(MXT)的毒副作用、患者酒精代谢能力和硝酸甘油的疗效发生变化。多用测序和基因芯片法检测这些基因的多态性。

二、药物靶点相关的基因多态性检测

药物靶点相关基因突变可直接导致药物效率低下或无效,与药物的血药浓度无关,因此通过血药浓度监测的方法不能发现这种类型的药物治疗效果不佳的原因。为了合理使用药物,使每个患者能够服用其敏感的药物进行治疗,对于药物作用靶点的基因检测就显得尤为重要。由于靶点基因多态性和药物疗效相关性研究的资料尚不完全,目前这类检测多集中于肿瘤的个体化药物治疗领域。按照药物是否具有靶向性,分为一般化疗药物的相关基因检测和分子靶向药物的相关基因检测。常用的分子生物学技术为测序,也可采用PCR扩增阻滞系统和基因芯片等方法进行检测。

(一)与一般化疗药物疗效相关的基因

目前临床应用的化疗药物有多种类型,其作用机制各异,包括抑制DNA、RNA及蛋白质合成、微管形成和相关的代谢途径,因而其作用靶点有多种。这些靶点的基因变异及调控靶点功能相关蛋白的基因的变异会显著影响靶点蛋白的含量及其与药物的亲和力,从而影响相应化疗药物的治疗效果。常采用分子生物学方法如定量PCR、RT-PCR、测序或基因芯片等技术对这些蛋白的基因进行基因序列及表达量的检测,可有效预测化疗药物的疗效,有利于制定合理的用药方案,实现个体化治疗。下面主要介绍几种典型的化疗药物耐药相关基因的检测及意义,表23-3列举了目前临床上常用化疗药物的个体化检测项目。

Notes

1. **切除修复交叉互补基因**　切除修复交叉互补基因（excision repair cross-complementing group 1，ERCC1）是核苷酸外切修复家族中的重要成员之一，参与DNA链的切割和损伤修复过程。临床研究已证实 *ERCC1* 与铂类化疗药物耐药相关，*ERCC1* mRNA 低表达水平患者对铂类药物敏感，高表达时耐药。此外 *ERCC1* Asn118Asn 中，CT 或 TT 基因型使 *ERCCl* mRNA 水平增高，DNA 修复能力增强，患者对铂类药物的敏感性降低，而野生型（CC）患者对铂类化疗药物更敏感。

2. **亚甲基四氢叶酸还原酶基因**　亚甲基四氢叶酸还原酶（methylene tetrahydrofolate reductase，MTHFR）是叶酸代谢过程中的关键酶，可将还原型叶酸转变成 5- 甲四氢叶酸（5-MTHF），从而使 FdUMP、TS 与还原型叶酸组成的三元复合物减少，削弱了 5- 氟尿嘧啶（5-Fu）的抗肿瘤作用。*MTHFR* 基因具有多种基因型，其中最常见的是其 C677T 突变和 A1298C 突变。具有突变型（T677T）的癌细胞 MTHFR 活性降低，细胞增殖速度加快，对 5-Fu 敏感性增加。此外 *MTHFR* 基因型还可以影响叶酸类拮抗剂化疗药物甲氨蝶呤（MTX）浓度及其在细胞内的分布，从而改变肿瘤细胞的生长及其对化疗药物的敏感性。在单用 MTX 治疗时，基因型为 T677T 患者药物不良反应的发生率明显高于基因型 C677T、C677C 患者；而基因型为 A1298C 及 C1298C 患者对 MTX 疗效较好。

3. **尿苷二磷酸葡糖醛酸转移酶 1A1 基因**　伊立替康（Irinotecan，CPT-11）对提高结直肠癌根治术后的长期生存率具有重要意义。CPT-11 是一无活性的前药，需经羟酸酯酶的活化转变为其活性代谢产物 SN-38 而发挥效用。活性 SN-38 的主要清除途径是通过肝脏尿苷二磷酸葡糖醛酸转移酶 1A1（UDP-glucuronosyltransferase，UGT1A1）的糖基化作用转变为无活性的 SN-38G，后者通过尿液、胆汁排出。研究发现 *UGT1A1* 的表达是高度可变的，由此引起不同患者 SN-38 糖化反应的速率相差最高可达 50 倍。

UGT1A1 基因启动子区具有一定的多态性，其不典型 TATA 盒区域中包含 5~8 个 TA 重复序列。其中以含 6 个 TA 重复序列的基因型最为常见。随着 TA 重复序列数目的增加，*UGT1A1* 表达下降，活性代谢产物 SN-38 不能转变为无活性的 SN-38G，从而导致伊立替康对机体的毒副作用增加。*UGT1A1*28* 是 *UGT1A1* 的变异型，其启动子 TATA 盒区域包含 7 个 TA 重复序列，可致 *UGT1A1* 表达下降，患者发生腹泻 / 中性粒细胞减少的几率显著增加。因而对 *UGT1A1* 基因型的检测可用于预测与 CPT-11 相关的严重毒副作用（表 23-2）。

Tab. 23-2　The genotype of *UGT1A1* and drug use suggestion for Irinotecan

Gene	Genotype	Function	Drug use suggestion
UGT1A1*28	6TA/6TA	normal	conventional dose
	6TA/7TA	toxic and side effect	reduce dose
	7TA/7TA	high toxic and side effect	change drug

4. **细胞色素氧化酶 P450 2D6 基因**　选择性雌激素受体调节剂他莫昔芬（tamoxifen，TAM）广泛应用于激素受体阳性乳腺癌的内分泌治疗，其药理学活性主要依赖于肝脏药物代谢酶细胞色素 P450 2D6（cytochrome P450 2D6，CYP2D6）催化生成的活性代谢产物 4- 羟基 -N- 去甲基他莫昔芬（endoxifen），其活性约为他莫昔芬的 100 倍。根据 *CYP2D6* 代谢表型多态性可将人群分为 4 种类型：超速代谢者（ultrarapid metablolizers，Ums）、快代谢者（extensive metablolizers，Ems）、中等代谢者（intermediate metablolizers，IMs）和弱代谢者（poor metablolizers，PMs）。*CYP2D6* 代谢表型多态性具有显著种族差异，弱代谢者 *CYP2D6*4*（功能缺失）在白种人群的突变频率达 12%~21%；弱代谢者 *CYP2D6*10*（酶活性下降）在亚洲人群的突变频率高达 57%。

CYP2D6 基因型的改变可降低 CYP2D6 的活性，导致服用 TAM 的患者体内 endoxifen 血浆浓度降低，从而使抗癌疗效下降。与野生型 / 正常功能的 *CYP2D6* 基因型的患者相比，携带 *CYP2D6*4*（功能缺失）、*CYP2D6*41*（剪切缺陷）、*CYP2D6*5*（基因缺失）、*CYP2D6*10*（活性下降）、

Notes

CYP2D6*17(活性下降)等弱代谢基因型的乳腺癌患者使用 TAM 的无复发生存时间短,无病生存率下降。2006 年美国 FDA 建议使用他莫昔芬进行抗乳腺癌治疗时应对 *CYP2D6* 基因型进行检测,为包括他莫昔芬在内的多种化疗药物的个体化应用开拓领域和积累经验(表 23-3)。

Tab. 23-3　Molecular detection of clinical chemotherapeutic drug target genes

Chemotherapy drugs	The detected gene	Response of patients with mutations to durgs
5-FU	low mRNA expression of *TS*[d]-gene	sensitive
	MTHFR[j](C677T)polymorphism	T/T genotype are more sensitive to the drugs than other genotypes
	DPD*[k]2A polymorphism	G/A and A/A genotype have increased risk of adverse drug reaction than type G/G
taxol (paclitaxel / docetaxel), vinca alkaloids (vinorelbine / vincristine / vinblastine)	low mRNA expression of *TUBB3*[i] gene	sensitive
	low mRNA expression of *STMN1*[h] gene	sensitive
anthracyclines (doxorubicin / epirubicin), Etoposide	high mRNA expression of *TOPA2*[g] gene	sensitive
gemcitabine	low mRNA expression of *RRM1*[c] gene	sensitive
platinum drugs (carboplatin / cisplatin / oxaliplatin / Nedaplatin)	low mRNA expression of *ERCC1*[a] gene	sensitive
	low mRNA expression of *BRCA1*[f] gene	sensitive
	ERCC1(C118T)polymorphism	C/C genotype are more sensitive to the drugs than other genotypes
	XRCC1[b](R399Q)polymorphism	R/R genotype are more sensitive to the drugs than other genotypes
	GSTM1[e] polymorphism	Deletion mutation are more sensitive to the drugs than other genotypes
	GSTP1(I105V)	I/V and V/V genotype are more sensitive to the drugs than other genotypes

　　a:切除修复交叉互补基因(excision repair cross-complementing group 1,ERCC1);b:X 射线修复交叉互补基因(X-ray repair cross-complementing group1,XRCC);c:核苷还原酶 M1 基因(ribonucleotide reductase M1,RRM1);d:胸苷合成酶基因(thymidylate synthetase,TS 或 TYMS);谷胱甘肽 S 转移酶 Mul-1(Glutathione S-transferases Mul 1,GSTM);e:谷胱甘肽 S 转移酶 P1(Glutathione S-transferases Mul 1,GSTP1);f:乳腺癌易感基因 1(breast cancer susceptibility gene 1,BRCA1);g:拓扑异构酶Ⅱa(topoisomerase Ⅱa,TOP2A);h:癌蛋白 18(stathmin,STMN1);i:3 型 β- 微管蛋白基因(β-tubulin 3,TUBB3);j:亚甲基四氢叶酸还原酶(methylene tetrahydrofolate reductase,MTHFR);k:二氢嘧啶脱氢酶基因(dihydropyrimidine dehydrogenase,DPD)。

(二)与分子靶向药物疗效相关的基因

　　分子靶向药物是基于肿瘤与正常细胞之间的分子生物学差异(包括基因、酶、信号转导等),主要作用于诱导肿瘤发生的信号通路(如 EGFR 信号通路)上的关键因子的药物(表 23-4),抑制肿瘤细胞的生长增殖,促进肿瘤细胞凋亡、死亡。由于分子靶向药物主要作用于肿瘤细胞,特异性较高,毒副作用较传统化疗药物小,疗效好,是目前抗肿瘤治疗中最有前景的一类药物。

　　研究显示,分子靶向药物的作用效应与靶分子的基因类型及表达量直接相关,因此在使用

Notes

这类药物的抗肿瘤治疗中,通常需要对其靶分子进行基因型检测,以确定药物使用是否敏感。最常用的检测手段仍是测序分析,也可采用 PCR、FISH 检测某些基因突变。下面介绍几种临床常用分子靶向药物的靶分子检测及其临床意义,表 23-4 列举了临床上常见的这类检测项目。

1. **结直肠癌个体化靶向治疗的基因检测**　结直肠癌靶向治疗有关的基因包括 *KRAS* 和 *BRAF* 两种。美国国立癌症综合网络(National Comprehensive Cancer Network,NCCN)发布的《结直肠癌临床实践指南》明确指出,对于结直肠癌患者需要检测 *KRAS* 和 *BRAF* 基因突变以指导酪氨酸激酶抑制剂,包括西妥昔单抗和帕尼单抗的使用。

(1) *KRAS* 基因突变检测:*KRAS* 基因突变在肿瘤早期发生,且原发灶和转移灶的变化一致。结直肠癌患者的 *KRAS* 基因突变率为 30%~45%。98% 的 *KRAS* 基因突变发生在第 2 外显子的12~14 密码子,亦可在第 3、5 外显子发生。临床实践中,常用测序、核酸分子杂交、等位基因特异性 PCR(AS-PCR)和扩增阻滞的突变检测系统 PCR(ARMS-PCR)等方法检测。绝大多数 *KRAS* 基因野生型患者对西妥昔和帕尼单抗有效,突变型患者无效。10%~20% 的野生型患者对西妥昔和帕尼单抗无效,其可能存在其他基因突变,如 *BRAF* 等。

(2) *BRAF* 基因突变检测:*BRAF* 基因突变在多种肿瘤中均可发生,结直肠癌患者中约 5%~22% 发生 *BRAF* 基因突变。*BRAF* 基因突变主要发生于第 11 和 15 外显子,约 89% 的突变发生于 15 外显子,仅 11% 的突变见于第 11 外显子。临床实践中,应使用经甲醛固定、石蜡包埋的结直肠癌肿瘤组织标本进行检测,检测方法同 *KRAS* 基因。BRAF 是 KRAS 下游级联信号通路上的重要蛋白,*BRAF* 基因突变同样可以使西妥昔或帕尼单抗治疗效果减弱或者失效。此外,*BRAF* 基因突变也是评估患者预后的指标,V600E 突变的患者预后更差。

2. **非小细胞肺癌个体化靶向治疗的基因检测**　非小细胞肺癌(non-small cell lung carcinoma,NSCLC)约占肺癌总数的 85%~90%。NSCLC 患者中常见表皮生长因子受体(epithelial growth factor receptor,EGFR)基因和 *EML4-ALK* 基因突变,分别占 60% 和 9%。

(1) *EGFR* 基因突变检测:EGFR 本身具有酪氨酸激酶活性,一旦与表皮生长因子结合可启动细胞核内的有关基因表达,从而促进细胞分裂增殖。EGFR 在肿瘤细胞的增殖、损伤修复、侵袭及新生血管形成等方面起重要作用。靶向 EGFR 药物主要有两类:一类是作用于受体胞内区的小分子酪氨酸激酶抑制剂(tyrosine kinase inhibitor,TKI),如吉非替尼等;另一类是作用于受体胞外区的单克隆抗体(MAb),如西妥昔单抗等。肺癌细胞中 *EGFR* 酪氨酸激酶编码区基因突变是靶向药物奏效的条件,检测 *EGFR* 基因的外显子突变,能从晚期肺癌病人中筛选出最适合治疗的对象进行有针对性治疗。中国人肺癌的 *EGFR* 基因突变主要发生在外显子 19 和 21,两个位点的突变占所有突变的 90% 以上。临床实践中,推荐使用经甲醛固定、石蜡包埋的非小细胞肺癌肿瘤组织进行检测,也可以使用经支气管刷检或针吸细胞等进行检测。DNA 测序、FISH、免疫组织化学(immunohistochemistry,IHC)、AS-PCR 和 ARMS-PCR 等方法均可以用于检测 *EGFR* 突变。*EGFR* 基因突变是 TKI 的疗效预测因子,第 18、19 和 21 外显子突变患者对吉非替尼、厄洛替尼等治疗有效。NSCLC 治疗前约 1%~3% 患者第 20 外显子发生 T790M 突变,其对 TKI 治疗无效,部分患者在使用 TKI 过程中发生 T790M 突变,亦可使 TKI 治疗失败。此外,约 10% *EGFR* 未发生突变患者对 TKI 治疗无效,其机制未明。

(2) *EML4-ALK* 融合基因检测:棘皮动物微管相关蛋白样 4(*EML4*)与间变型淋巴瘤受体酪氨酸激酶基因(*ALK*)通过倒位融合形成 *EML4-ALK* 融合基因。NSCLC 患者中,该融合基因的检出率为 2%~7%,但在 *EGFR* 突变的患者中该融合基因的检出率更高。临床实践中,推荐使用经甲醛固定、石蜡包埋的非小细胞肺癌组织进行融合基因检测,检测方法以 FISH 为主。*EML4-ALK* 融合基因阳性患者接受铂类化疗的效果与 *EGFR* 突变的患者相似,而其对吉非替尼等 TKI 耐药,克卓替尼对 *EML4-ALK* 融合基因阳性患者有效,使用克卓替尼前应检测 *EML4-ALK* 融合基因。

Notes

3. 乳腺癌个体化靶向治疗的基因检测　　目前,乳腺癌患者中发现了多种基因如 *Her-2*、*C-myc* 和 *COX2* 等基因的过度表达,还发现不同基因如 *PI3KCA*、*p53*、*BRCA1* 和 *BRCA2* 等基因的突变,NCCN 发布的《乳腺癌临床实践指南》指出,乳腺癌患者应根据需要检测 *Her-2*、*PI3KCA*、*CYP2D6*、*BRCA1* 和 *BRCA2* 等基因。

(1) *Her-2* 基因过表达检测:①*Her-2/neu* 原癌基因编码产生一种跨膜的酪氨酸激酶受体,具有刺激生长的活性,在调节细胞生长、生存和分化中起重要作用。*Her-2/neu* 基因的过度表达可导致细胞过度增殖和表型恶性转化;②*Her-2/neu* 基因过表达与治疗效果密切相关,具有预测疗效的作用。近年发现,Her-2/neu 癌蛋白胞外结构可通过蛋白水解的方式从细胞表面脱落,形成可溶性的 Her-2/neu。可溶性 Her-2/neu 是肿瘤转移和负荷增加的标志,血清可溶性 Her-2/neu 水平升高,预示病情进展、预后不良;③临床实践中,应用经甲醛固定、石蜡包埋的乳腺癌肿瘤组织检测 *Her-2* 基因。通常,首先采用 IHC 方法检测 *Her-2* 基因,如检测结果为 2+ 或阴性时,应进行 FISH 检测。IHC 检测结果为 3+ 或以上时,原位杂交比值大于 2 时,*Her-2* 表达阳性;IHC 结果 1+ 或阴性,或原位杂交比值小于 1.8 时,*Her-2* 表达阴性;IHC 结果为 2+ 时需要进行 FISH 检测,原位杂交比值 1.8~1.99 时,需要重复进行检测,并结合 IHC 的结果综合考虑;④明确评估 *Her-2* 基因状态是乳腺癌患者判断预后和制定治疗方案的先决条件。临床研究发现,25%~30% 的乳腺癌患者 *Her-2/neu* 基因过度表达,这些患者具有病理类型多为低分化型、激素受体往往阴性、易发生淋巴结转移、预后不良、总生存期及无病生存期较短等特点,同时对他莫昔芬和细胞毒性化疗药耐药,但对大剂量蒽环类、紫杉类药物疗效较好。对于曲妥珠等 TKI 制剂,*Her-2* 过表达的患者可以受益,而 *Her-2* 基因低度扩增或者不扩增的患者疗效不佳;⑤ *Her-2* 基因过表达的患者也未必一定从靶向治疗中受益,这可能是由于检测结果出现假阳性,也可能是 *Her-2* 基因的信号通路中还有其他突变位点。

(2) *PI3KCA* 基因突变检测:磷脂酰肌醇 -4-5- 二磷酸盐 -3- 激酶催化亚单位 a(*PI3KCA*)是一种癌基因,可在多个外显子中出现点突变,常见于第 9 和 20 号外显子突变。乳腺癌患者中 *PI3KCA* 基因突变率高达 40%。临床实践中,应采用甲醛固定、石蜡包埋的乳腺癌组织,采用测序、AS-PCR 和 ARMS-PCR 等方法检测 *PI3KCA* 基因突变。对于 *PI3KCA* 基因突变的患者,使用曲妥珠、帕替尼等 TKI 治疗无效,且患者的预后不良。约 10%~20% 的 *PI3KCA* 野生型的患者对 TKI 无效,可能是由于这些患者存在其他基因突变。

(3) *BRCA1* 和 *BRCA2* 基因突变检测:*BRCA1* 基因和 *BRCA2* 基因有多种突变形式,包括移码突变、错义突变、无义突变等。NCCN 颁布的《乳腺癌临床实践指南》中指出,通过检测这两个基因的突变,能评价乳腺癌患病风险、采用预防措施、降低乳腺癌或卵巢癌的发病率。通常,可以用 EDTA 抗凝血或者口腔黏膜组织,利用测序、基因芯片、AS-PCR 等方法检测 *BRCA1* 和 *BRCA2* 基因突变。*BRCA1* 和 *BRCA2* 基因突变检测对于手术风险评估、化疗药物干预、生育选择和健康指导等具有重要意义。带有 *BRCA1* 和 *BRCA2* 基因突变但未发生乳腺癌的家族成员,进行双侧乳腺癌风险降低乳房切除术可以降低乳腺癌患病风险的 90%。在 25 岁以后应该定期进行乳房检查,以早期发现乳腺癌。对于 *BRCA2* 突变的患者,给予他莫昔芬预防性治疗,可以降低患病风险的 65%。

4. 胃肠间质瘤个体化靶向治疗的基因检测　　胃肠道间质瘤(gastrointestinal stromal tumor, GIST)患者 95% 表达猫科肉瘤病毒 Hardy-Zuckerman 4 同源性癌基因 v-kit(*KIT*),80% 以上的 GIST 患者主要发生了 *KIT* 基因或血小板源生长因子受体 α(*PDGFRA*)基因突变。NCCN 明确指出,检测 GIST 患者的 *KIT*、*PDGFRA* 基因突变,可以指导伊马替尼、舒尼替尼等 TKI 的用药,并指导疗效和预后判断。

(1) *KIT* 基因突变检测:*KIT* 基因突变最常见于第 11 外显子(占 57%~71%),也可见于第 9、13 外显子。NCCN 颁布的《胃肠间质瘤临床实践指南》中指出,采用测序、IHC、AS-PCR 等方法,

Notes

检测经甲醛固定、石蜡包埋的 GIST 肿瘤组织 *KIT* 基因突变,有助于患者的诊断、疗效和预后判断。检测 *KIT* 基因突变,可协助 GIST 诊断,明确 CD117 阴性患者的诊断,诊断家族性胃肠道间质肿瘤,预测化疗效果。发生第 11 外显子突变的患者的预后较其他外显子或 *PDGFRA* 突变患者差。外显子 9、11、12 和 17 原发性突变患者对伊马替尼等 TKI 制剂有效,而 13、14、17、18 等外显子继发性突变患者对伊马替尼、苏坦替尼等 TKI 无效。

(2) *PDGFRA* 基因突变检测:*PDGFRA* 基因突变最常见于 GIST 等患者,GIST 患者 *PDGFRA* 基因突变率为 5%~10% 左右,以外显了 18 突变为主。临床实践中,采用测序、免疫组织化学、AS-PCR 和 ARMS-PCR 等方法检测经甲醛固定、石蜡包埋的 GIST 患者肿瘤组织的 *PDGFRA* 基因突变,对于辅助诊断、疗效判断和预后判断有一定价值。*PDGFRA* 基因第 12、18 外显子大部分基因位点突变的患者对伊马替尼、苏坦替尼等 TKI 制剂有效,但 18 外显子部分突变患者对 TKI 无效。*PDGFRA* 基因突变患者肿瘤侵袭性较 KIT 突变患者低。

Table 23-4　Individual molecule detection of molecular targeted drugs commonly used in clinical

Molecular targeted drugs	The detected gene	Response of patients with mutations to durgs
gefitinib, Erlotinib	*EGFR* gene (exon 18, 19, 20, 21, 22) mutation	sensitive
	EGFR gene amplification	sensitive
	EGFR gene (exon 20 T790M) mutation	resistant
	mutations in the 12 and 13 loci of *K-ras* gene	resistant
gefitinib	high expression of mRNA expression of *IGF1R*[b] gene	sensitive
sunitinib, Sorafenib, Bevacizumab	high expression of mRNA expression of *VEGFR*[a] 1/2 gene	sensitive
herceptin (trastuzumab)	*Her-2* gene amplification	sensitive
erbitux (cetuximab)	mutations in the 12, 13 and 61 loci of *K-ras* gene	resistant
	mRNA expression of *PTEN* gene	sensitive
erbitux (cetuximab), vectibix (panitumumab)	*BRAF* gene (V600E) mutation	resistant
	PI3K gene (642 and 545 of exon 8, 1047 of exon 20) mutation	resistant
gleevec (imatinib mesylate), SUTENT (Sunil imatinib)	*C-Kit* gene (exon 9 and 11) mutation	sensitive
	C-Kit gene (exon 13 and 17) mutation	moderate sensitive
	PDGFR[c] gene (exon 18) mutation	Sensitive

a:血管内皮生长因子受体(vascular endothelial growth factor,VEGFR);b:胰岛素样生长因子 -1 受体(insulin-like growth factors 1 receptor,IGF1R);c:血小板衍生生长因子受体(platelet-derived growth factor receptor,PDGFR)

目前也有一些针对治疗多基因疾病如高血压、糖尿病等的药物作用靶点的基因检测,但由于这类疾病目前的病因尚不十分清楚,被确认的药物作用靶点不多,因此相关检测尚未被普及。由于这类疾病在人群中的发病率高,因此,随着这类疾病分子致病机制的逐渐清晰,其个体化治疗的分子检测将会被广泛用于临床。

(三) 个体遗传学检测和疾病预防

防患于未然是人类征服疾病的最佳方式,而对于患病可能性的正确预测可为疾病的预防提供重要依据。随着对疾病发生、发展机制的深入研究,人类已获得了与多种多基因复杂性疾病包括肿瘤发生相关的遗传学证据,因此可通过相关基因的检测进行疾病患病率的风险评估。由于这些疾病涉及多个基因,基因芯片技术是合适的检测手段。通过对个体的疾病相关遗传学检

Notes

测可区分普通人群和高危人群,有助于疾病的有效预防。目前疾病风险预测已应用于冠心病、糖尿病、肝病、肾病和肿瘤等多种疾病。例如国内已开发出可同时分析约 3000 个 SNP 位点的基因芯片产品,涉及近 1500 个疾病相关基因,能对人类常见 9 大类 68 种疾病进行风险评估。

由于疾病是由遗传物质和环境因素共同作用导致的,因此多基因复杂性疾病的预测是否真的有助于疾病的预防,或导致预防过度,目前尚不清楚。同时,由于其涉及大量的个体遗传信息的检出,在伦理学上尚有争论,因此目前这种个体遗传学检测仍处于小范围的应用。

本 章 小 结

分子诊断学是实验诊断学的重要组成部分,从分子水平为临床疾病的诊断、治疗、预防和预后判断提供依据,具有早期、快速、准确、特异的特点。分子诊断学的常用技术是核酸扩增技术、核酸分子杂交技术和测序技术,在遗传性疾病、感染病、肿瘤和个体化治疗中发挥了重要作用。

单基因遗传性疾病由单个或几个基因突变引起,采用分子生物学技术可直接确定病因,有助于临床确证。通过分子生物学技术还可进行产前诊断和植入前诊断,在遗传性疾病的预防和诊断中发挥重要作用。感染病包括病毒、细菌、支原体等引起的感染,通过分子生物学技术进行感染病的病因学检测有助于临床确证和早期用药,而基因型和耐药基因检测可指导临床用药。肿瘤的发生涉及多基因突变,分子生物学技术可准确提供相关基因的突变类型,有助于疾病的早期诊断和确证,因此在临床上已成为肿瘤诊断重要的辅助手段。药物的疗效与个体的遗传背景相关,这源于人体存在药动学相关基因和药效学相关的基因多态性,因此提倡个体化治疗。分子生物学技术能够准确特异地鉴定相关基因多态性,已成为个体化治疗的重要依据,尤其在肿瘤靶向药物治疗中,分子靶向药物疗效相关基因的检测大大提高了抗肿瘤药物的安全性和有效性。

(尹一兵)

参考文献

1. 温旺荣,周华友.临床分子诊断学.广州:广东科技出版社,2014.
2. 尹一兵.分子诊断学.北京:高等教育出版社,2007.
3. Buckingham L. Molecular Diagnostics:Fundamentals,Methods and clinical applications. 2nd,Philadelphia:F. A. Davis Company,2011.
4. Patrinos GP,Ansorge WJ. Molecular Diagnostics. 2nd,Salt Lake City:Academic Press,2010.
5. Debnath M,Prasad GBKS,Bisen PS. Molecular Diagnostics:Promises and Possibilities. 2nd,Dordrecht:Springer,2010.
6. Bruns DE,Ashwood ER,Burtis CA. Fundamentals of Molecular Diagnostics. Philadelphia:Saunders,2007.

Notes

第二十四章 治疗性药物浓度监测及其临床应用

内容提要

治疗性药物浓度监测(TDM)是通过对血液等体液中药物浓度的检测,预测或判断药物效应,指导药物剂量调整。其理论基础是药物代谢动力学,不同药物代谢动力学模型的药物,有不同剂量调整方法。对体液中药物检测方法和技术有特殊要求。目前进行TDM的药物主要有强心苷、抗癫痫药、免疫抑制剂、治疗情感性精神障碍药等,应根据各自药物代谢动力学特点及注意事项,科学确定取样时间,选择检测和调整剂量方法。

治疗性药物浓度监测(therapeutic drug monitoring,TDM)是以药物代谢动力学理论为基础,用灵敏可靠的方法,检测患者血液或其他体液中的药物浓度,指导个体化用药方案的制定和调整,保证药物治疗的有效性和安全性。

第一节 概　　述

体内药物是在动态变化的,只有了解其变化规律才能正确开展TDM。

一、药物的体内过程及药物代谢动力学模型

(一) 药物的体内过程

进入体内的药物,除血管内给药不需吸收外,均同时在吸收、分布、生物转化和排泄综合影响下,随时间动态变化。虽然体内药物可迅速达到分布平衡,但大多呈非均匀分布。而血液中药物发挥着枢纽作用,并且血药浓度和靶位浓度及药物效应密切相关。TDM就是基于此,通过检测血液等体液中药物浓度,判断或预测药物能否产生及产生何种药理效应。

测得某种体液药物浓度,仅代表取样瞬间该体液中药物浓度。而药物代谢动力学(pharmacokinetics)简称药动学,则是应用动力学原理研究药物在体内的吸收、分布、代谢和排泄的时间过程,并以数学模型和公式定量描述各种体液中药物和代谢物随时间变化的动态过程。因此,在药动学理论指导下,则可确定TDM最适取样时间,并根据测定的药物浓度,了解其取样前后变化规律,制定出剂量调整方案。

药动学常用的有房室模型、消除动力学模型和统计矩模型等,前二者常用。

(二) 房室模型

房室(compartment)是指按药物的转运动力学特征划分的抽象模型,即将对某药有相同或相近转运速率的器官、组织视作同一房室,可将机体在分布上视为由一或多个相通的房室组成,将复杂的分布过程简单化。

在体内各部位间均有相近的转运速率的药物属单房室模型。这类药物可迅速达到分布平衡,血药浓度将只受吸收和消除影响。而某药在不同部位间转运速率存在较大差异,则将血液和其他有较高转运速率的部分视做其分布的中央室,其余划归周边室,并可进一步分为第一周边室、第二周边室等,此即多房室模型,并根据房室数,称为二室模型、三室模型等。多室模型药

物,将首先在中央室内达分布平衡,再在周边室内及中央室与周边室间达到分布平衡。显然,在室间达分布平衡后,血药浓度亦将不受分布影响。故在 TDM 中,对多室模型药物只要采用在室间分布平衡后取样,即可避开房室间分布的影响,同单室模型一样处理。因此,本章将只介绍单室模型的药动学公式及参数。

(三)消除动力学模型

药物体内过程中,生物转化和排泄均是使原型药减少,故统称为消除(elimination)。消除动力学(elimination kinetics)则是研究体内药物浓度消除速率的规律,可用微分方程表示为:

$$\frac{dC}{dt} = -kC^n$$

式中 C 为药物浓度,t 为时间,k 为消除有关的常数,n 代表消除动力学级数。当 n=1 时为一级消除动力学模型,n=0 则为零级消除动力学模型。

1. 一级消除动力学 一级消除动力学(first order elimination kinetics)的微分表达式为:

$$\frac{dC}{dt} = -kC,积分得 C = C_0 e^{-kt}$$

式中 k 为消除速率常数。该指数方程表明,一级消除动力学的特点是药物浓度随时间按恒定比值 e^{-k} 减少,即恒比消除。

2. 零级消除动力学 零级消除动力学(zero order elimination kinetics)时,n = 0,微分表达式为:

$$\frac{dC}{dt} = -K,积分得 C = C_0 - Kt$$

式中 K 为消除常数。由此可知,零级消除动力学的特点为药物浓度随时间以恒定的量 K 减少,即恒量消除。

必须指出,并非某药固定按一级或零级动力学消除。任何药物体内浓度未达到机体的最大消除能力(主要是催化生物转化酶的饱和限)时,将按一级动力学方式消除;而一旦其浓度超过机体最大消除能力后,将只能以最大消除能力 K 为恒量进行零级动力学方式消除,出现消除动力学模型转换,反之亦然。存在消除动力学方式转换药物,因不能用一种统一的线性过程描述消除,故称非线性动力学消除(nonlinear elimination kinetics)。

二、一级消除动力学

下面将直接介绍 TDM 中主要应用的单室模型一级消除动力学不同用药方式的血药浓度 - 时间关系表达式和药动学参数。有关公式的推导及多房室模型药动学公式、参数,请参阅药物代谢动力学专著。

(一)单剂用药

1. 静脉注射 由于为单室模型,并且直接注入血管,不需考虑吸收和分布影响,药 - 时关系曲线见图 24-1,其数学表达式为:

$$C = C_0 e^{-kt} \tag{1}$$

或

$$lgC = lgC_0 - \frac{k}{2.303}t \tag{2}$$

式中 k 为消除速率常数。

(1)消除速率常数(elimination rate constant,k):表示单位时间内机体能消除的药物固定比值。单位为时间的倒数。是反映体内药物消除快慢的重要参数。同一药物的 k 在不同个体间存在较大差异,但同一个体,若无明显影响药物体内过程的生理性、病理性改变,则是恒定的,并且与

Notes

剂型、用药途径、剂量（只要在一级消除动力学范围内）无关。

（2）半衰期（half life，$t_{1/2}$）：如无特指均指血浆药物消除半衰期，即血浆中药物浓度下降一半所需的时间，单位为时间单位。根据该定义，当 t = $t_{1/2}$ 时，C_0 = 2C，代入（1）式整理可得 $t_{1/2}$ = 0.693/ k。由于 k 为常数，一级消除动力学药物的半衰期亦为常数。和 k 一样，$t_{1/2}$ 也是反映体内药物消除快慢的指标。药物说明书均会告知半衰期，根据 k = 0.693/ $t_{1/2}$ 即可求得消除速率常数 k。

（3）表观分布容积（apparent volume of distribution，V）：表示药物分布达平衡后，假设体内的药物按血药浓度均匀分布所需的容积，单位为体积单位或

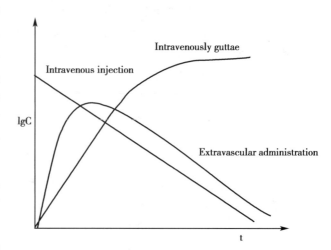

Fig. 24-1　Concentration-time relationship of one-compartment and first order elimination kinetics drug with various administration manners.

体积单位 /kg 体重，推荐使用后者。体内药物分布往往不是均匀的，故 V 仅是一理论容积。V 是为了根据血药浓度计算体内药量引入的比例常数，即 V = X_t/C_t = X_0/C_0，X_t 为 t 时间的体内药量，X_0 为注射量，C_t 为 t 时间的血药浓度，C_0 为刚注射完的血药浓度。在一级消除动力学药动学中，V 和 k 是两个最基本参数。

只要知道某药的 V 和某时刻血药浓度，根据 X_t= V·C_t，可计算该时刻体内的总药量；亦可计算出欲达某一初始浓度 C_0 所需的剂量 X_0=C_0·V。

（4）药 - 时曲线下面积（area under the C-t curve，AUC）：指血药浓度 - 时间曲线与纵轴和横轴间围成的范围的面积，单位为浓度单位 × 时间单位。一种药物不论以何种剂型和方式用药，进入体内都是同一分子，其消除相同，因此，AUC 可代表一次用药后药物的吸收程度（总量）。其在生物利用度的计算，以及近年建立的非模式消除动力学统计矩模型（statistical moment theory）中，均有重要意义。AUC 常用积分法公式 $AUC_{0\to\infty}$=C_0/k 计算。

（5）清除率（clearance，Cl）：表示单位时间内机体可将多少体积中血浆中的药物完全消除。单位为 ml/min 或 ml/min/kg 体重。由于体内药物视为按血浆浓度均匀分布时的总体积为表观分布容积 V，故 Cl=V/k。药物的清除率即总清除率（$Cl_总$）为各器官清除率的总和，即：$Cl_总$ = $Cl_肝$ + $Cl_肾$ + $Cl_肺$ + $Cl_其$。

2. 恒速静脉滴注　恒速静脉滴注用药在危重病症治疗中常用。与单剂静脉注射不同，此时药物一方面以零级动力学的恒速方式进入体内，另一方面又按一级动力学的方式从体内恒比消除。其药 - 时关系表达式为：

$$C = \frac{R_0}{Vk}(1 - e^{-kt}) \tag{3}$$

R_0 为滴注速度，k 为消除速率常数，t 为滴注时间。

3. 稳态血药浓度　稳态血药浓度（steady state plasma concentration，C_{ss}）是指单位时间内从体内消除的药量与进入体内药量相等时的血药浓度。若为恒速静脉滴注，C_{ss} 将维持在一坪值（Fig. 24-1），多剂间隔用药则波动在一定范围内（图 24-2）。恒速静脉滴注时，只要滴注速度（R_0）能使体内药量保持在一级消除动力学范围内，当滴注时间 t →∞时，（3）式中 e^{-kt} → 0，则

$$C_{ss} = \frac{R_0}{Vk} \tag{4}$$

Notes

上式中 R_0、k、V 均是常数,故血药浓度亦为常数,即达到了 C_{ss}。从上式可知,欲达所需的 C_{ss},应使用的滴注速度 $R_0=C_{ss} \cdot k \cdot V$。若时间以半衰期数 n 表示,即 $t=n \cdot t_{1/2}=0.693n/k$。当 n= 6 时,(3) 式中 $e^{-kt}=0.0156$,已趋近于 0。所以在临床上恒速静脉滴注时间超过 6 个半衰期后,可视为已达稳态浓度。

4. 血管外单剂用药 包括除直接血管内注射外的肌内、皮下、口服等方式。此时,既存在药物从用药部位以一级动力学方式吸收入血液中,也同时存在药物从血液中以一级动力学方式消除。其药 - 时关系表达式为:

$$C = \frac{F \cdot k_a \cdot X_0}{V(k_a - k)}(e^{-kt} - e^{-k_a t}) \tag{5}$$

式中 F 为生物利用度,k_a 为吸收速率常数,X_0 为用药量,余同前。

(1) 生物利用度 (bioavailability):又称吸收分数 (absorption fraction,F),表示血管外用药时,药物被机体吸收进入体循环的分数。血管外注射时,F 可视做 1。其他血管外用药方式的 F 值,只能根据某药口服等量的 AUC 与该药相同量静脉注射 AUC 的此值计算出。多数口服药说明书中已告知该剂型的 F 值。

(2) 吸收速率常数 (absorption rate constant,k_a):表示单位时间内机体从用药部位吸收的固定比值,单位为时间的倒数。反映药物被吸收的快慢。

(3) 达峰时间 (time of the peak concentration,t_p):血管外用药时,其血药浓度首先上升,达到一定浓度后转为下降,达到该最高血药浓度的时间即 t_p。

$$t_p = \frac{2.303}{k_a - k} \lg \frac{k_a}{k} \tag{6}$$

(4) 峰浓度 (maximum concentration,C_{max}):指血管外用药时所能达到的最大浓度。只需将按上式计算出的 t_p 代入 (5) 式即可求得。

（二）多剂用药

为维持、巩固疗效,常需按恒定剂量和固定间隔时间多次用药,下面将在单剂用药有关药 - 时关系表达式的基础上,介绍多剂用药的药 - 时关系表达式。

多剂量函数及多剂用药的药 - 时关系表达式 多剂量函数 (multiple dose function,r) 表示多剂用药时,固定间隔时间 τ 和用药次数 n,对体内血药浓度影响的通用函数表达式:

$$r = \frac{1 - e^{-nk_i \tau}}{1 - e^{-k_i \tau}}$$

式中 k_i 代表消除速率常数或吸收速率常数。同前可知,当 $n\tau \geqslant 6t_{1/2}$ 时,$e^{-nk_i \tau} \to 0$,则 $r = \frac{1}{1 - e^{-k_i \tau}}$。此即多剂用药稳态函数式。

将不同用药方式单剂的药 - 时关系表达式中含速率常数的对数或指数项,乘以稳态多剂函数式,即可得多剂用药达稳态浓度的药 - 时关系表达式。但要注意:①对数项时,r 应放在对数内与含速率常数的项相乘;②r 中 k_i 应变成该项的 k 或 k_a;③所得表达式中 t 为末次用药后的时间。由此可得:

多剂血管内注射:
$$C_{ss} = C_0\left(\frac{1}{1 - e^{-k\tau}}\right)e^{-kt} = \frac{X_0}{V}\left(\frac{1}{1 - e^{-k\tau}}\right)e^{-kt} \tag{7}$$

多剂血管外用药:
$$C_{ss} = \frac{F \cdot k_a \cdot X_0}{V(k_a - k)}\left(\frac{1}{1 - e^{-k\tau}}e^{-kt} - \frac{1}{1 - e^{-k_a \tau}}e^{-k_a t}\right) \tag{8}$$

多剂稳态达峰时间:
$$t_p' = \frac{2.303}{k_a - k} \lg \frac{k_a(1 - e^{-k\tau})}{k(1 - e^{-k_a \tau})} \tag{9}$$

从 (7)、(8) 式可看出,仅时间 t 在每次用药间隔从 $0 \sim \tau$ 范围内变化,故血药浓度将进入在固定范围内波动的稳态浓度状态(图 24-2)。τ 越大,波动范围越大。从该两式还可看出:无论血管内或血管外用药,最小稳态浓度[minimum steady state concentration,$(C_{ss})_{min}$]总出现在 t = τ 即下次用药前;而最大稳态浓度[maximum steady state concentration,$(C_{ss})_{max}$]静脉注射出现在 t = 0 即注射完毕的瞬间,血管外用药则在按(9)式计算出的 t'_p 时间。

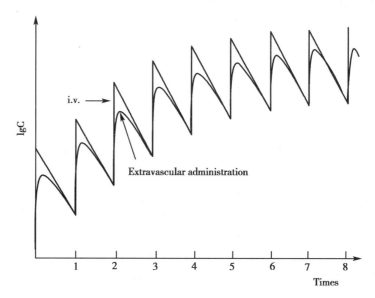

Fig. 24-2　Concentration-time relationship of one-compartment and first order elimination kinetics drug with repeated doses

　　因此,在一级消除动力学范围内,按固定剂量和间隔时间多次用药,用药时间超过 6 个半衰期即可达稳态浓度。而无论达稳态否,如果改变剂量或间隔时间,必须再经过 6 个半衰期以上才能达到新的稳态。

　　对多房室模型药物,在 TDM 中采用将取样时间选在各房室间分布达到平衡后,即可视作单房室模型时,用上述单房室模型的有关公式及参数处理。

三、非线性动力学消除

　　前已介绍非线性动力学消除的产生原因,主要是体内药物浓度超过了生物转化酶系的最大催化能力,故可用酶促反应动力学的米氏方程描述非线性动力学消除速率,即

$$\frac{dC}{dt} = -\frac{V_m \cdot C}{K_m + C}$$

式中 V_m 为最大消除速度;K_m 为米氏常数,相当于产生 $0.5V_m$ 的药物浓度。

　　当 $C \ll K_m$ 时,上式可写作$\frac{dC}{dt} = -\frac{V_m}{K_m}C$,令 $k = \frac{V_m}{K_m}$,则$\frac{dC}{dt} = -kC$。此即前已介绍的一级消除动力学的微分表达式。

　　而当 $C \gg K_m$ 时,可得$\frac{dC}{dt} = -V_m$,符合前述零级消除动力学的微分表达式。

　　所以,用米氏方程描述非线性动力学消除速率,反映了消除动力学方式的转换。其他药动学参数的计算公式为:

$$t_{\frac{1}{2}} = \frac{C_0}{2V_m} + 0.693\frac{K_m}{V_m}; \quad AUC_{0 \to \infty} = \frac{C_0}{K_m}\left(K_m + \frac{C_0}{2}\right); \quad V = \frac{X_0 \cdot t_{1/2}}{0.693\,AUC_{0 \to \infty}}$$

　　从以上公式可看出,与一级消除动力学不同,非线性动力学消除时,$t_{1/2}$、V 等参数均是随血

Notes

药浓度而改变的变量。根据稳态浓度 C_{SS} 的定义,只有当用药速度(R)恰等于药物自体内消除的速率时才会出现,由上述米氏方程可得

$$R = \frac{V_m \cdot C_{SS}}{K_m + C_{SS}} \tag{10}$$

或

$$C_{SS} = \frac{K_m \cdot R}{V_m - R} \tag{11}$$

只要知道 V_m 和 K_m,根据(10)、(11)式,便可计算出非线性动力学消除药物需达到稳态浓度 C_{SS} 所需的用药速度 R,或按某用药速度 R 所能达到的稳态浓度 C_{SS}。因此,非线性动力学消除中 V_m 和 K_m 是最重要的两个参数。

虽然非线性动力学消除包括了一级和零级消除动力学两种方式,具有通用性。但上述公式和参数,均建立在假设体内药物是匀速进入和消除的前提下,与真实情况差异大。因此,符合一级消除动力学的药物,仍应该用一级消除动力学的有关公式和参数处理。

第二节　治疗性药物浓度监测的依据和检测方法评价

并非所有药物都需进行 TDM。并且血药浓度是药效的间接指标,当一种药物本身具有可量化的客观效应指标时,用以调整剂量显然优于 TDM,如抗高血压药监测血压、抗凝血药监测凝血酶原时间或活化部分凝血活酶时间等。

一、血药浓度与药物效应

药物效应和靶位药物浓度存在正比例关系。而绝大部分药物都是被动转运方式,它们分布平衡后,其靶位和血浆中的药物浓度总是存在恒定的比例,因此,其血药浓度变化可以反映靶位浓度变化,反映药物可能产生的效应。如果一种药物的治疗作用和毒性反应均呈血药浓度依赖性,其治疗血药浓度范围及中毒浓度已知,建立可靠实用的检测方法,即可开展 TDM。在满足上述前提下,存在下列药效学或药动学原因的药物,应考虑进行 TDM。此外,当涉及药物剂量等医学法律问题时,TDM 可提供客观证据。

二、药效学原因

1. **治疗浓度范围窄和治疗指数低**　一些药物治疗浓度范围和最小中毒浓度接近甚至重叠,极易中毒,如强心苷、多数抗心律失常药、抗癫痫药等。

2. **以控制疾病发作或复发为目的的用药**　此时多需长期用药,如癫痫治疗、器官移植术后抗排斥反应治疗等。由于不是治疗已存在的病症,不进行 TDM,就只能待病症重新出现或复发、毒性反应发生,再经验性地调整剂量。

3. **不同治疗目的需不同的血药浓度**　地高辛对慢性充血性心衰的治疗血药浓度为 0.8~1.6ng/ml。治疗心房纤颤或扑动所需血药浓度为 2ng/ml 左右甚至更高,该浓度在治疗慢性充血性心衰时,多数患者会出现心律失常严重毒性反应。

4. **药物过量中毒**　一些药物毒性反应和其治疗的病症相似,如苯妥英钠治疗癫痫,过量中毒时亦可致抽搐,是剂量不足原有病症未控制,还是过量的毒性反应,仅凭临床表现可能做出完全错误的判断和处置,导致严重后果。此外,任何药物中毒,都可通过 TDM 准确了解中毒程度,监控抢救效果、判断预后。

5. **查找药物治疗无效原因**　对于诊断明确,用药恰当,但病人未获预期疗效时,进行 TDM 可排除是否病人未按医嘱用药、或因药品质量、病人个体差异等,导致未达治疗浓度,区别处理,

Notes

改变传统的一律换药做法。

三、药动学原因

1. **治疗浓度范围内存在消除动力学方式转换的药物**　如果某药按恒量及间隔时间用药,消除动力学可由一级转变为零级,血药浓度将急剧上升,产生中毒乃至死亡。常用药物中仅少数存在这种情况:苯妥英钠抗癫痫和阿司匹林消炎抗风湿时,治疗浓度范围几乎都会出现消除动力学转换;氨茶碱则仅在部分病人中出现。这种情况必须进行 TDM,并按非线性动力学消除处理。

2. **首过消除强及生物利用度差异大的药物**　药物体内过程中生物转化能力个体差异最大。这种差异对首过消除和生物利用度(F),进而对血药浓度的影响显而易见。此外,药物剂型、质量,病人生理、病理状态,均可影响 F。

3. **存在影响药物体内过程的病理情况**　主要有:①腹泻、呕吐可减少口服药物吸收;②肝功能损伤除生物转化能力降低外,还因改变血浆蛋白浓度及比例,影响药物血浆蛋白结合率,导致药效、药物分布及经肾小球滤过排泄改变;③心衰、休克时血流动力学改变,对药物体内过程各环节都产生影响;④肾功能减退对药物排泄,尤其是主要以原型药从肾排泄药物产生明显影响,如肾功能衰竭时,链霉素半衰期可从 2~3h 增加为 50h 以上;⑤烧伤者血浆外渗期、利尿期对药物分布和排泄,以及肌注药物吸收的影响显而易见。而在药物治疗过程中上述病理过程好转或恶化,亦势必产生相应的药动学参数及血药浓度改变。

4. **长期用药及可能产生药动学相互作用的联合用药**　不少药物是肝药酶的诱导剂或抑制剂,较长期使用这些药物对自身及同时使用的其他药物的生物转化都将产生影响;一些药物间在血浆蛋白结合、肾小管排泌上,存在竞争性抑制,合并用药势必产生相互影响。

四、检测方法评价

由于体液中药物均微量存在,并且易受其代谢物及体内有相似结构的内源性物质干扰,因此,对检测方法有较高要求。体液中药物检测方法包括光谱法、色谱法、免疫学方法等。其中光谱法的可见光分光光度法由于检测灵敏性和特异性低,干扰因素多,并需提取、大多还要进行成色反应而操作繁琐,很少采用;紫外光分光光度法和荧光光度法虽然特异性有所提高,但仍存在操作繁琐,灵敏度和特异性有时不能满足要求的问题,也少用。火焰发射光谱法和原子吸收光谱法则为锂等金属离子药物测定的常用方法。

色谱法的气相色谱法(gas chromatograph,GC)和高效液相色谱法(high performance liquid chromatography,HPLC),特别是后者是多数药物 TDM 的推荐方法。其特异性和灵敏性均高,并可对一份样本中的多种药物及其代谢物,同时进行分离和在线检测。近年还发展了 HPLC- 串联质谱(HPLC-tandem mass spectrometers,HPLC-MS-MS)更进一步提高了特异性和灵敏性。但由于需较昂贵的仪器和大多需复杂的样本预处理,限制了其推广普及。

由于不少药物都是半抗原或抗原,可制备相应抗体,建立定量免疫学检测方法。免疫学方法灵敏度高,可达 ng 甚至 pg 水平,可满足所有药物 TDM 要求;并且一般不需样品预处理,操作简便;已有各种商品化药物检测试剂盒,为当前 TDM 最常使用的检测方法。

但是免疫法在 TDM 中应用的主要问题是:由于具有相同抗原性的内源性物质和同时使用的其他药物、抗原性未发生改变的待测药物的代谢物影响,其特异性易受干扰,常出现检测结果假性偏高。对体内较少代谢转化,主要以原型排泄的药物,如氨基糖苷类抗生素等,较适合用免疫学方法检测。

此外,近年毛细管电泳法也应用于药物浓度检测,其性能与 HPLC 相当。离子选择电极法也推荐用于 Li^+ 等金属离子药物测定。

第三节　治疗性药物浓度监测的临床应用

TDM最直接主要的临床应用是指导制定药物剂量方案及调整剂量,实现个体化用药。此外,也由于监测药物中毒、判断药物治疗效果、获取监测个体的药动学参数等方面。

一、指导制定药物剂量方案及调整剂量

至今,临床药物剂量大多仍使用药品使用说明书提供的。事实上,只要应用药动学理论,即可制定出较科学合理的个体化药物剂量方案,并通过TDM调整剂量,实现真正的个体化药物剂量方案。

(一)制定药物剂量方案

合理的个体化剂量方案制定,必须:①首先明确目标血药浓度范围。目标血药浓度范围一般以文献报道或临床治疗指南确定;特殊病人可根据临床观察药物的有效性和毒性反应来确定。②掌握有关药动学参数。药动学参数应尽量使用治疗个体的具体参数,如不能亦应尽量采用同病种、病情、人种、剂型的资料。

根据目标稳态浓度及k、V、k_a、t'_p等药动学参数,并在可调控的剂量X和用药间隔时间τ中,先确定任一个,根据本章第一节介绍的各有关公式,则可计算出另一个参数,形成药物剂量方案。

(二)指导调整剂量

无论何种方法制定的用药方案,一般都不会恰好达所需C_{ss}。即使已达所需C_{ss},在长期用药过程中,任何影响药物体内过程的因素变化,仍可导致其改变。因此,通过TDM调整剂量,是剂量个体化必需步骤。常用方法有以下几种:

1. **比例法**　又称稳态一点法。只要是一级消除动力学药物,若剂量调整期间,监测个体药物体内过程无明显改变,即药动学参数不变。根据前面介绍的(4)、(7)、(8)式,可知稳态浓度与剂量存在正比例关系。因此,按照使用X_1剂量或滴注速度达到稳态后测得的某时点的C_{ss1},以及该时点所需的C_{ss},可方便地计算出调整剂量$X = X_1 \cdot C_{ss}/C_{ss1}$。由于本法简便易行,并且绝大多数药物在常用剂量下,均为一级消除动力学,因此最常使用。

应用该法除满足血药浓度在一级消除动力学范围前提外,还需注意:①取样必须在达到稳态浓度后进行。恒速静脉滴注在达稳态后,任一时间取样均可;而间隔用药通常在下次给药前取样测定稳态谷浓度。②计算出的调整剂量,必须在连续使用6个半衰期以上,即达到新的稳态浓度状态后,才能产生需要的稳态浓度。③若以稳态峰浓度为标准时,取样时间必须是多剂稳态达峰时间t'_p,而不能用文献或药品说明书上介绍的单剂用药t_p。

2. **Bayes法**　该法根据所监测药物的群体药动学参数、影响该药物体内过程的主要因素,编制好电脑程序软件,在输入监测个体相关资料后,即可产生用药方案。在按此方案实施中,分别在不同时间(不论达稳态否)取血2~4次测定血药浓度。将血药浓度及相应的时间输入,电脑程序将修正出所需的剂量调整方案。经几次重复即可逼近最适剂量。但目前仅部分药物有商品化软件供选购。

3. **非线性动力学消除药物**　多采用分别试用两种不同给药速度V_1和V_2(量/日),各自在根据群体消除半衰期计算出的达稳态后的某次用药后的相同时点取血,测得血药浓度C_1和C_2。用下列公式求得较准确的监测个体K_m和V_m,再根据第二节介绍的(10)式,计算出该个体欲达所需C_{ss}应使用的给药速度:

$$K_m = \frac{V_2 - V_1}{\dfrac{V_1}{C_1} - \dfrac{V_2}{C_2}}, \quad V_m = V_1 + K_m\frac{V_1}{C_1}。$$

Notes

二、肝肾功能损伤时剂量的调整

肝脏的生物转化和肾及肝胆系统排泄,是药物消除主要方式。因此,肝、肾功能损伤将显著改变血药浓度;另一方面,不少药物均可致肝、肾损伤,形成恶性循环。因此,肝、肾功能损伤病人的剂量调整,是药物治疗剂量个体化的难题。

肝、肾功能损伤者用下述"重复一点法"调整剂量。即在制定的方案实施中,分别在第一和第二次用药后的相同时点(多房室模型选在分布平衡后的消除相内)采血,测得 C_1 和 C_2。假设该个体药动学参数中,仅消除速率常数 k 因肝、肾功能损伤发生较大改变,其他参数不受影响。由于此两点间仅用药一次,时间间隔恰等于用药间隔 τ,血药浓度则相当于从 C_1 消除到 C_2-C_1(图 24-3)。由此可得:$C_2-C_1 = C_1 \cdot e^{-k\tau}$,整理得

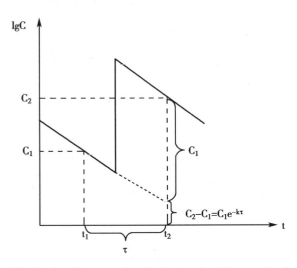

Fig. 24-3　Scheme of a simple k calculation method

$$k = \frac{\ln \dfrac{C_1}{C_2 - C_1}}{\tau}。$$

用上式计算得的患者 k 值,按下式可计算出按此剂量所能达到的稳态谷浓度 $(C_{SS})_{min} = \dfrac{C_1 \cdot e^{-k\tau}}{e^{-kt}(1 - e^{-k\tau})}$,式中 t 为第一次用药后取样时间。如果此 $(C_{SS})min$ 与所需不符,则可用前述比例法调整剂量。但本法仅适用于一级消除动力学药物。

对非肝、肾功能者,用此法亦可较准确和早期调整剂量,故可广泛应用。

三、治疗性药物浓度监测临床应用中应注意的问题

TDM 在药物剂量个体化,确保药物治疗的有效性和安全性等发挥着重要作用,但合理应用 TDM 中还需注意以下问题。

1. **药效学个体差异**　就本质来说,TDM 只是对血液等体液中药动学的监测,不能排除药效学上的高敏性和耐受性,故不能拘泥于 TDM 结果,而应综合分析、正确判断。

2. **检测方法**　不同方法测得的血药浓度存在差异,因此,解释结果时必须严格使用所用方法的参考区间。如用 HPLC 和免疫法检测环孢素浓度,免疫法可为 HPLC 法的 2 倍。

3. **血浆蛋白结合率**　现临床 TDM 使用的检测方法中,免疫学方法以及沉淀离心去蛋白预处理样本后用其他方法进行检测,测定的都是包括游离和与血浆蛋白结合两部分药物的总浓度。对高血浆蛋白结合率药物,若存在血浆药物蛋白(主要是白蛋白)浓度改变、可产生血浆蛋白结合竞争的药物合并使用时,可出现药物总浓度正常,而真正可发挥作用的游离药物浓度明显升高或降低。因此,对血浆蛋白结合率 >90% 的药物分析 TDM 结果时,必须考虑是否存在上述影响药物血浆蛋白结合率的因素,做出正确判断。

4. **其他影响因素**　在 TDM 结果出现异常升高时,排除了过量用药、分析前和分析中的误差后,应考虑是否为存在非线性动力学消除或遗传性代谢缺陷的特殊个体。

Notes

第四节 进行浓度监测的主要药物

下面将分别介绍现已较广泛开展 TDM 的药物及有关事项。

一、强 心 苷 类

强心苷类用于治疗慢性充血性心衰、心房纤颤及心房扑动等。需长期使用时,一般均用地高辛(digoxin)。下面主要介绍与地高辛 TDM 有关的知识。

(一)TDM 理由及药动学和血药浓度参考区间

片剂 F 约 60%~80%,口服 t_p 在 2~3h,血浆蛋白结合率约 25%。分布属二房室模型,约 8~12h 进入消除相,V 约 5L/kg 体重。心肌浓度约为血清的 15~30 倍以上,但只有分布平衡后的消除相,血清与心肌浓度比值才较恒定。故取样应选在消除相内(服药后 12h 以上)。地高辛为一级动力学消除,消除 $t_{1/2}$ 成人约 40h(30~51h),儿童约 30h(11~50h)。肾功能减退时代谢及肠 - 肝循环比率明显升高,致消除 $t_{1/2}$ 延长,血药浓度显著升高。

主要毒性反应为各种心律失常并可因此致死,还有神经系统及消化道症状,心脏毒性与原有症状难以区分。其治疗作用及毒性反应均呈血药浓度依赖性。

地高辛治疗慢性充血性心衰,成人血清治疗浓度参考区间以前定为 0.8~2.0ng/ml。但当超过 1.5ng/ml 便有部分病人出现毒性反应,而超过 2.0ng/ml 后,毒性反应发生率呈指数式急剧增加。现主张其治疗(C_{ss})min 参考区间为 0.5ng/ml~0.8ng/ml 更合适。但治疗心房纤颤和心房扑动时,多数病人可耐受 2.0ng/ml 甚至更高血药浓度。此外,儿童对毒性作用有较高耐受性,在血药浓度≤3.5ng/ml 时,较少发生毒性反应。

地高辛治疗后,伴随心功能改善,其体内过程、血药浓度势必变化。因此,应根据心功能改变,适时再进行 TDM,调整剂量。

(二)其他影响血药浓度及药效学的因素

1. **病理状态** 肾、心、肝及消化系统功能状态,尤其是肾功能损害者,可通过影响其体内过程,产生相应血药浓度改变;甲亢者地高辛吸收减少、血药浓度降低。而甲低者却可出现血药浓度升高,并且因心肌敏感性增高,中毒浓度降低;心肌长期缺氧、低钾、镁血症和高钙血症时,对强心苷敏感性提高,治疗浓度范围内即可能发生严重心脏毒性。

2. **药物相互作用** 同时使用奎尼丁、钙拮抗剂、胺碘酮、普罗帕酮等心血管系统药,可致地高辛血药浓度升高,并可产生心脏毒性上的协同作用。特别是奎尼丁可使 90% 以上患者地高辛血药浓度升高 1 倍以上,二者在治疗心房纤颤时常联合使用,这是极危险的。此外,广谱抗生素、螺内酯和呋塞米等利尿药、环孢素等亦可致地高辛血药浓度升高。而同时使用苯妥英钠等肝药酶诱导剂,则可使地高辛血药浓度下降。

(三)取样时间及检测方法

地高辛 TDM 标本一般均用血清。由于其 $t_{1/2}$ 平均约 40h,只有用药 8~12h 后心肌与血中药物浓度比值才恒定,而现在地高辛多每天一剂,故在连续用药 10d 以上达稳态后某次用药前,即用药后 24h 取样。地高辛血药浓度水平低,免疫法的灵敏度能满足其要求,故一般都采用免疫法测定。前面介绍的参考区间均适用于免疫法。

二、抗 癫 痫 药

抗癫痫药包括苯妥英钠、苯巴比妥、扑米酮、卡马西平、乙琥胺、丙戊酸、拉莫三嗪、氯硝西泮等。其中苯妥英钠为癫痫常见的大发作首选药,并且存在非线性动力学消除,故下面侧重介绍该药 TDM 的有关知识。

Notes

（一）苯妥英钠

1. TDM 理由及药动学和血药浓度参考区间   苯妥英钠（phenytoin sodium）肌肉注射会在注射部位形成沉淀，吸收慢而不规则，并且刺激性大，故只有口服和血管内给药两种剂型。口服后，以被动扩散方式经小肠缓慢吸收，t_p 平均约 6h。其 F 受制剂质量影响存在差异，多数在 0.9左右。血浆中苯妥因 90%~95% 与白蛋白结合，游离药物以单房室模型方式迅速分布至全身。V 约0.6L/kg 体重。其几乎全部都需先经代谢转化为无活性的代谢物后，再由肾脏等排泄。血药浓度在 5~10μg/ml 范围内时，即由一级消除动力学转变为零级消除动力学。因此，其 TDM 必须按非线性动力学方式处理。国人癫痫患者 V_m 均值为 400mg/d，K_m 约 5.6mg/L，由于是非线性动力学消除，其消除 $t_{1/2}$ 随血药浓度变化，成人波动在 15~30h，儿童为 12~22h。苯妥因是肝药酶诱导剂，长期使用可加速自身及同时使用的其他药物的代谢转化。

苯妥英钠为预防性长期使用，并且安全范围窄，为非线性动力学消除。其治疗作用及不良反应中的小脑 - 迷路症状、抽搐、精神失常及昏迷等，都与血药浓度相关，也难以和癫痫发作区别。因此，需进行 TDM。

血清治疗浓度参考区间 10~20μg/ml（游离药物浓度 1~2μg/ml），最小中毒浓度约 20μg/ml。但血药浓度 >20μg/ml 后，治疗作用无明显增加，却出现眼球震颤、焦虑等中枢神经系统症状；血药浓度 >35μg/ml 时，可诱发癫痫发作、抽搐、昏迷等。癫痫治疗多联合用药，由于存在药效学协同作用，宜将各种抗癫痫药浓度都控制在治疗浓度参考区间下限。

2. 其他影响血药浓度因素

（1）血浆蛋白结合率的改变：苯妥因血浆蛋白结合率高，解释结果时须注意有无导致其血浆蛋白结合率改变的情况。

（2）药物相互作用：肝功能状况对苯妥因消除及血药浓度影响显著。苯妥英为肝药酶的强诱导剂，在长期使用中必将导致自身及同时使用的其他药物代谢加速，血药浓度降低。此外，苯妥英钠用药过程中若同时使用了苯巴比妥、卡马西平、利福平等肝药酶诱导剂，亦可使苯妥因血药浓度降低；而西米替丁、异烟肼等肝药酶抑制剂则产生相反的影响。

3. 取样时间及检测方法   由于苯妥英钠在治疗浓度范围下限即出现非线性消除动力学，因此，应按本章第三节中介绍的方法，分别试用两种不同给药速度，求得监测个体 K_m 和 V_m，计算出所需稳态浓度应使用的给药速度，并跟踪监测，调整剂量。苯妥因检测方法推荐用 HPLC，因可同时测定联合应用的其他抗癫痫药。

（二）其他抗癫痫药

与苯妥英钠不同，这些药物在常用治疗剂量时均属一级消除动力学。其中苯巴比妥、卡马西平、朴米酮也为肝药酶诱导剂；而丙戊酸可显著提高同时使用的苯妥英钠、苯巴比妥、氯硝西泮、乙琥胺等抗癫痫药的血药浓度。在联合用药中涉及这些药品时，应考虑上述影响。表 24-1列出了其他常用抗癫痫药的药动学参数及血药浓度参考范围，供参考。

需注意，因扑米酮代谢产物包括苯巴比妥，卡马西平代谢物 10,11- 环氧卡马西平，均和原药有同样药理活性。在儿童应用卡马西平后，血中 10,11- 环氧卡马西平浓度可接近卡马西平。因此，该二药最好同时检测苯巴比妥浓度和 10,11- 环氧卡马西平，综合分析。

三、免疫抑制药

以环孢素为代表的低毒新免疫抑制剂已广泛用于器官移植后长期抗排斥治疗，免疫抑制剂的 TDM，已列为器官移植术后的常规检查项目。

（一）环孢素

环孢素（cyclosporin）曾称环孢素 A（cyclosporin A），为高脂溶性肽类大分子。

1. TDM 理由及药动学和血药浓度参考区间   环孢素药动学独特，并随移植物种类及功能

Notes

Tab. 24-1 Pharmacokinetic parameters and related serum concentrations of other common antiepileptics

	Phenobarbital	Primidone	Carbamazepine	Ethosuximide	Sodium valproate	Lamotrigine	Clonazepam
F (%)	90	92	70	98	100	98	98
plasma protein binding rate (%)	50	20	75	no available data	93	85	85
V (L/kg)	1.0	0.7	1.4	0.7	0.2	1.2	3.2
half life (h)	90 70 (child)	6.5	18	45 33 (child)	15 8 (child)	25	25
therapeutic Concentration (μg/ml)	20~40 15~35 (child)	5~12	4~12	40~100	50~100	1~6	0.015~0.060
minimum toxic concentration (μg/ml)	40 3 (child)	15	15	150	100	8	0.080

Notes

恢复而变。口服及肌肉注射均吸收慢、不完全且不规则,t_p 约 4~6h,F 波动在 5%~40%,故剂量与血药浓度和效应的相关性差。微乳剂可达 40%,并在剂量与血药浓度及效应间相关性较好。血液中 95% 以上和血细胞及血浆蛋白结合,与血细胞(主要是红细胞)结合部分约占 90%。其分布呈多室模型。V 波动大,平均约 17L/kg 体重。消除需代谢转化为 30 余种代谢物,再由肾、胆道排泄。其消除呈双相,首先是 $t_{1/2}$ 约 3~7h 的快消除相,继之因细胞中药物转运出,出现 $t_{1/2}$ 约 18~25h 的慢消除相。

在器官移植后免疫抑制剂需长期使用预防排斥反应发生,本身存在肝、肾损害、震颤、高血压、多毛等不良反应。其治疗作用及毒性反应都与血药浓度相关,在最常见的肾、肝移植时,其肾、肝毒性难以和早期排斥反应区别。

环孢素抗排斥治疗全血稳态谷浓度(免疫法)参考区间:术后第 1 月内为 0.35~0.45μg/ml,第 2 月内为 0.25~0.35μg/ml,第 3 月内为 0.25~0.30μg/ml,第 4 月起维持在 0.15~0.25μg/ml。最小中毒浓度为 0.60μg/ml。肾移植可控制在上述参考区间的下界,而心、肝、胰等移植时,则应控制在上界。若同时使用其他抗排斥药,应将各自浓度控制在参考区间低值。

2. 其他影响血药浓度因素

(1) 药物相互作用:同用促进其吸收或干扰其消除的药物或肝药酶抑制剂,如钙通道阻滞剂、大环内酯类、氨基糖苷类等,血药浓度升高,而苯妥因、利福平等肝药酶诱导剂则降低其血药浓度。

(2) 肝、肾、心脏功能状况:肝、肾、心移植后不同功能恢复期,以及长期用药过程中,体内过程任何环节改变,都将导致血药浓度变化。

3. **取样时间和检测及剂量调整方法** 由于前述血细胞中蛋白结合特点,以及采血后血样中环孢素细胞内、外分布将随温度而变,所以,该药主张进行抗凝全血的药物浓度测定。虽然有主张以血药浓度 - 时间曲线下面积(AUC)为指标,即在达稳态后的一次给药间隔内多次取样测定,梯形法计算取样时间内的 AUC,如 0~12h 的 AUC_{0-12}、0~6h 的 AUC_{0-6} 等,调整剂量。但该法每次均需多点取样检测计算 AUC,成本高,难以推广。也有通过建立与 AUC 相关性最好的单点取样法,如给药后 2h(C2)、3h(C3)等取样,替代 AUC 和 $(CSS)min$,但不同移植物及移植后不同阶段对象的结果差异大,难以统一。目前常用的仍是连续用药 5d 以上,达稳态后某次给药前取血测定全血 $(C_{SS})min$。

该药的测定方法有 HPLC、毛细管电泳和免疫法等,以免疫法常用。但免疫法由于多种无活性的环孢素代谢物干扰,可产生 30% 以上交叉免疫反应,结果较前两法高,甚可高出一倍。必须严格使用所用方法的参考区间。

(二) 他克莫司

他克莫司(tacrolimus,Tac)又称 FK560。其作用及机制与环孢素相近。

1. **药动学及血药浓度参考值** Tac 有口服和静脉注射两种剂型。口服 F 平均值为 25%,但个体差异大(4%~93%),tp 约 1~3h,一些患者会持续一段时间的吸收形成相对平坦的吸收曲线。Tac 和环孢素一样可迅速分布到红细胞内,细胞内浓度为血浆的 15~30 倍,V 约 0.85L/kg 体重。血浆中 Tac 绝大部分和 α_1- 酸性糖蛋白、脂蛋白、白蛋白结合,血浆蛋白结合率为 99%。分布平衡后浓度缓慢下降,近 50% 需代谢成多种有弱药理活性代谢物再经排泄。Tac 属一级消除动力学,消除 $t_{1/2}$ 为 12~19h。

Tac 的全血治疗(C_{SS})min 免疫学方法参考区间为 2~18ng/ml,最小全血中毒浓度为 20ng/ml。

2. **其他影响血药浓度因素** 同环孢素。此外,由于 Tac 有极高的血浆蛋白结合率,在肝移植后早期高胆红素血症期,以及其他可降低其血浆蛋白结合率的情况,均可导致游离浓度升高而全血总浓度不变或反降低,应注意。

3. **取样时间及检测方法** Tac 也为测定全血浓度,取样时间及检测方法同环孢素。

(三) 霉酚酸酯

霉酚酸酯(mycrophenolate mofetil,MMF)为霉酚酸(mycrophenolic acid,MPA)的酯类衍生物。

Notes

MPA 因口服难以吸收,故制成 MMF 供应用。

1. **药动学及血药浓度参考区间**　MMF 口服后吸收较迅速、完全并且稳定,t_p 约 1h,F 约 0.94,但餐后服用 MMF 较空腹服用峰浓度将降低 25%。体内的 MMF 迅速被血浆和组织中广泛存在的酯酶水解,释放出 MPA。血浆中 97%~99% MPA 均和白蛋白等血浆蛋白结合。2~3h 内达分布平衡,V 约 4L/kg 体重。MPA 需在体内代谢为无活性代谢物后,再由肾、胆道排泄。有相当部分处于肝 - 肠循环状态,也因此可在 8h 左右出现第二次峰浓度。常用剂量下,MPA 为一级消除动力学,消除半衰期约 18h。

MMF 的 TDM 实际上是检测的血浆(清)总 MPA,其免疫学方法的 $(C_{SS})min$ 治疗浓度区间为 2~12μg/ml,最小中毒浓度为 12μg/ml。

2. **其他影响血药浓度因素**

(1) 由于 MPA 高血浆蛋白结合率特点,游离药物仅占总浓度的 1%~3%,任何降低其血浆蛋白结合的因素,都会导致游离药物浓度显著升高而总浓度不变。主要见于:①肾移植后肾功能尚未完全恢复的早期,或又出现慢性肾功能损伤。②肝移植后的早期肝功能尚未完全建立阶段。③任何原因所致的低白蛋白血症和高胆红素血症。甚至有人提出慢性尿毒症者引起的游离 MPA 升高,可使其消除动力学模型转换为零级消除动力学。

(2) 同时应用糖皮质激素抗排斥,因其诱导催化 MPA 代谢生成霉酚酸葡萄糖醛酸酯的酶,致 MPA $(C_{SS})min$ 显著降低,需增加约 1/3 MMF 剂量。而同时用环孢素,因其抑制 MPA 主要代谢产物霉酚酸葡萄糖醛酸酯经胆道排泄,干扰 MPA 的肝 - 肠循环,更多从肾排泄,使 MPA 的 AUC 减少约 45%。

(3) 一些药物同时使用可影响 MMF 的吸收或肝 - 肠循环。同时使用含铝或镁的抗酸剂,MPA 峰浓度和 AUC 分别降低 33% 和 17%;合用可阻断肝 - 肠循环的离子交换树脂考来烯胺,使 MPA 的 AUC 降低 40%,特别是同时使用硫酸亚铁将导致 MPA 的 AUC 降低 90%。

3. **样本和取样时间及检测方法**　不同于环孢素和他克莫司,MMF 的 TDM 以血浆或血清为标本。报告的是 MPA。取样时间及检测方法同环孢素。

四、情感性精神障碍药

治疗情感性精神障碍药包括抗抑郁药和抗躁狂药两类,故分别介绍各自 TDM 相关知识。后者主要是碳酸锂,其在体内解离出锂离子(Li^+)发挥作用。

(一)抗抑郁药

包括丙米嗪(imipramine)、地昔帕明(desipramine)、阿米替林(amitriptyline)、多塞平(doxepine)等三环类及马普替林(maprotiline)、氟西汀(floxetine)、帕罗西汀(paroxetine)等非三环类抗抑郁药。该类药物过量可致肌颤、抽搐、体位性低血压、房 - 室传导阻滞等严重心律失常、心衰等毒性反应。抗抑郁药的治疗作用和毒性反应均与血药浓度密切相关。多数抗抑郁药临床疗效和血药浓度存在良好线形关系,但阿米替林血药浓度存在特殊治疗窗(therapeutic window)现象,即低于治疗窗浓度无效,而高于治疗窗浓度不但毒性作用出现,治疗作用反下降。该类药物治疗浓度内均属一级消除动力学,消除主要是经肝脏代谢。

抗抑郁药 TDM 一般均在达稳态后某次用药前取样,检测血清$(C_{SS})min$。抗凝剂、塑料试管及橡胶塞中的增塑剂,可改变这类药物在红细胞和血浆的分配比,应避免使用。玻璃可吸附该类药物,采用同批号玻璃器皿,并置于己烷:正丙烷(99:1)液中超声预处理,可减少吸附及吸附差异的干扰。

该类药物血药浓度低,检测方法有 HPLC、CE、GC、GC-MS、HPLC-MS 和免疫学方法,后法受可发生交叉反应的代谢物干扰大,更不适用于需同时检测去甲基代谢物者。GC-MS 和 HPLC-MS 为推荐方法,但样本需提取减少干扰。

表 24-2 列出常用抗抑郁药主要药动学参数、血药浓度参考值供参考。

Tab. 24-2　Pharmacokinetic parameters and related serum concentrations of antidepressive drugs

	Imipramine	Desipramine	Amitriptyline	Doxepin	maprotiline	fluoxetine	paroxetine
F（%）	40	50	50	27	variant	60	90
plasma protein binding rate（%）	90	90	95	90	88	95	95
V（L/kg）	18	34	15	20	no data	35	13
half life（h）	12	18	21	17	40	55	21
minimum therapeutic concentration（ng/ml）	150*	150	80*	150*	200	90	30
minimum toxic concentration（ng/ml）	250*	300	250*	250*	600	300	70

* Total concentration of parental drug and metabolites with pharmacological activity

抗抑郁药 TDM 结果解释时,应注意西咪替丁、吩噻嗪类等肝药酶抑制剂将影响其终末代谢产物生成,除导致原型药浓度升高外,丙米嗪、阿米替林、多塞平、氟西汀等有相近药理活性的去甲基中间代谢物亦会大量蓄积,如去甲氟西汀的消除半衰期长达 180h。对这些药应同时测定其去甲基化代谢物。

（二）碳酸锂

1. 药动学及血药浓度参考值　碳酸锂（lithium carbonate）口服吸收完全,t_p 约 2~4h。Li^+ 不与血浆蛋白结合,呈二室分布模型,V 约 0.79L/kg 体重。Li^+ 几乎全部从肾脏以 Na^+ 相同方式排泄,消除动力学呈特殊的二相,首先为血浆中半衰期约 24h 的快消除相（约占 30%~40%）;继之因细胞内 Li^+ 转运出,出现半衰期 48~72h 的慢消除相。

Li^+ 过量易产生肌颤、共济失调、抽搐、意识障碍及多种心律失常,严重者可致死。其毒性反应呈血 Li^+ 浓度依赖性。

推荐在达稳态后某次用药后 12h 取血测定血清 Li^+ 浓度,称 12 小时标准血清锂浓度（12h standard serum Li^+ concentration,12h-stS Li^+）。12h-stS Li^+ 治疗浓度参考区间为 0.8~1.2mmol/L,最小 12 h-stS Li^+ 中毒为 1.3mmol/L,Li^+>1.5mmol/L 几乎均出现毒性反应。

2. 其他影响血药浓度因素

（1）肾功能:各种原因致肾功能损伤时,血 Li^+ 浓度明显升高。

（2）钠摄入量:由于 Li^+ 经肾排泄方式与 Na^+ 相同,Na^+ 摄入多或高钠血症时,肾排泄 Na^+ 增加,Li^+ 排泄也增多,血 Li^+ 浓度降低。反之 Na^+ 摄入不足或低钠血症时,可导致血 Li^+ 浓度升高。

（3）其他:失水、发热、呕吐等导致机体失水,近端肾小管重吸收 Li^+、Na^+ 增多,可升高血 Li^+ 浓度。

3. 取样及检测方法　多用血清,取样一般在连续用药 20d 左右达稳态后某次用药后 12h 采集,即测定 12h-stS Li^+。血 Li^+ 推荐用原子吸收光谱法和离子选择电极法,现已有基于离子选择电极法的 POCT 仪器,可快速及时完成检测。

五、抗心律失常药

抗心律失常药（antiarrhythmic）是通过影响心肌细胞膜的不同离子通道或受体,改变心肌自律性、兴奋性、传导性、不应期等电生理特性,发挥作用。显然,上述作用过度,必然产生新的心律失常。因此,这类药物安全范围窄。

心肌血液供应丰富,血药浓度能较好反映心肌药物浓度,与治疗作用和心脏毒性相关。而该类药物治疗中多会发生循环功能改变,影响血药浓度。此外,本类药物中一些存在代谢上遗传性多态性,而普鲁卡因胺、利多卡因等的某些代谢物仍有药理活性。基于上述原因,该类药物

Notes

大多需 TDM。表 24-3 列出该类药物 TDM 有关参数。心电图亦为监测手段,但不能替代 TDM,应联合使用。通常为达稳态后某次用药前取血,检测方法常用免疫学方法。

Tab. 24-3　Pharmacokinetic parameters and related serum concentrations of some antiarrhythmics

	Quinidine	Procainamide	Lidocaine	Lorcainide	Flecainide	Disopyramide
F（%）	80	83	/	90	70	70
plasma protein binding rate（%）	85	16	70	10	45	45
V（L/kg）	2.7	1.9	1.1	3	5	0.6
half life（h）	6	2.7 （fast acetylator） 6 （slow acetylator）	1.8	12	14	7.8
minimum therapeutic concentration（μg/ml）	2.0	6*	1.5	6.0	0.2	2.0
minimum toxic concentration（μg/ml）	5.0	20*	6.0	15.0	1.0	5.0

*Total concentration of parental drug and metabolite N-acetyl-procainamide with pharmacological activity

六、抗 生 素

部分抗生素因特异性作用于病原体特有的结构成分或代谢途径,有较高选择性,如青霉素等,对人体较少或几乎没有直接毒性作用,安全范围较大,不需进行 TDM。但也有不少抗生素在常用治疗剂量下即可对人体产生严重的毒性,如氯霉素（chloramphenicol）、万古霉素（vacomycin）、氨基糖苷类（aminoglycosides）等。对这些抗生素较长期应用时,进行 TDM 是必要的。表 24-4 列出了需进行 TDM 的主要抗生素有关参数,供参考。

Tab. 24-4　Pharmacokinetic parameters and relative serum concentrations of some antibiotics

	Chloramphenicol	Vacomycin	Gentamicin	Amikacin	Tobramycin
F（%）	80	/	/	/	/
plasma protein binding rate（%）	53	<10	70	5	<10
V（L/kg）	0.9	0.5	1.1	0.3	0.3
half life（h）	3	6	2.5	2.5	2
minimum therapeutic concentration（μg/ml）*	10	5~10	<5	25	0.2
minimum toxic concentration（μg/ml））	25	40	8	35	1.0

*There are some differences of minimum therapeutic concentration among various microorganisms.

需要强调的是,表 24-4 中最小有效浓度均为体外试验的数值。这些抗生素的 TDM 一般均是测定的血清或血浆药物浓度,而不同抗生素在体内分布能力不同,感染部位药物浓度往往和血药浓度有差异,如氨基糖苷类因极性大,通过生物膜被动扩散能力差,很难进入关节腔、纤维化病灶、脑脊液等。因此,解释抗生素类 TDM 结果时,应结合具体药物分布特点和感染灶部位,进行考虑。但毒性反应则和血药浓度存在较好相关性。该类药物取样通常均为达稳态后某次

Notes

用药前取血测定血清药物浓度,检测方法常用免疫学方法。

此外,心衰、肝、肾功能损害影响抗生素消除,是影响血药浓度的主要因素。如肾功能减少10%即可显著延长氨基糖苷类消除半衰期,肾衰者可为正常的数十倍,而该类药物又有肾毒性,将加重肾衰,形成恶性循环,尤应重视。

七、茶　碱

茶碱为甲基黄嘌呤衍生物,需制成水溶性较高的盐类供药用,国内用2分子茶碱与1分子乙二胺生成的氨茶碱。

1. TDM 理由及药动学和血药浓度参考区间　口服吸收迅速完全,t_p约2h,F接近1,血浆蛋白结合率约55%。多数呈单室分布模型,成人V约0.5L/kg,新生儿及早产儿增大。90%经肝脏代谢,仅8%左右原型从肾排泄。成人消除半衰期约9h,儿童为5h,新生儿尤其是未成熟儿可长达20h~30h。在治疗浓度上限约15%个体出现非线性动力学消除。

血清治疗浓度参考区间:成人及少年为8~20μg/ml,对运动诱发哮喘的最适治疗浓度为15μg/ml;新生儿约5~10μg/ml。成人及少年最小中毒浓度为20μg/ml,新生儿则为15μg/ml。当>35μg/ml可出现严重心律失常、抽搐乃至死亡。

茶碱 TDM 一般按一级消除动力学处理,若血药浓度明显高于预测值时,需考虑为非线性动力学消除个体,按非线性动力学消除模式处理。静脉注射茶碱,即便稀释后缓慢推注,血药浓度均很易转入零级消除动力学,迅速超过中毒浓度,产生严重毒性反应,需慎用。

2. 其他影响血药浓度因素

(1) 药物相互作用:同时使用异烟肼、西咪替丁等肝药酶抑制剂,可使茶碱血药浓度升高;而苯妥英钠等肝药酶诱导剂则降低茶碱血药浓度。

(2) 其他:吸烟、长期进食高蛋白低糖饮食者,茶碱消除半衰期显著缩短;肝功能减退、慢性充血性心衰、肺心病者,茶碱消除半衰期可延长数倍。

3. 取样及检测方法　茶碱 TDM 多用血清为标本。取样多在稳态后某次用药前采样。测定方法包括 HPLC、免疫学方法等,以免疫学方法常用。

八、其　他

抗恶性肿瘤药也推荐进行 TDM,区分疗效不佳是肿瘤细胞产生抗药性还是未达有效治疗浓度,以及监测和减少毒性反应的发生。特别是抗代谢药甲氨蝶呤(methotrexate,MTX)的救援疗法,是在大剂量用 MTX 后,再用甲酰四氢叶酸减少骨髓造血细胞毒性。该疗法应根据 MTX 血药浓度,确定使用甲酰四氢叶酸的合适时机,获取最佳疗效和减少造血抑制。

用大剂量 MTX($>50mg/m^2$体表面积)后24h、48h 及72h 采血测定血清 MTX 浓度,其最小中毒浓度分别为10μmol/L、1μmol/L 和0.1μmol/L。任一时点浓度超过相应最小中毒浓度,应立即开始用甲酰四氢叶酸补救。

本 章 小 结

科学地开展和应用 TDM,必须掌握药动学基本理论和公式,根据监测药物药动学特点,确定取样时间及剂量调整方法。在结果解释及剂量调整中,还应考虑影响其血药浓度的各种因素。严格讲,TDM 仅是监测药物的代谢动力学过程,不能反映药效学上的高敏性和耐受性差异,因此,TDM 结果解释应结合各种临床资料,综合分析判断。

Notes

(涂植光)

参考文献

1. Carl A. Burtis，Edward R. Ashwood，David E. Bruns. Tietz Textbook of Clinical Chemistry and Molecular Diagnosis. 5th edition，St，Louis：Elsevier Inc. 2012.

2. Michael L. Bishop，Edward P. Fody，Larry E. Clinical Chemistry. 6th ed. Philadelphia：Lippincott Williams & Wilkins. 2010.

3. Morris RG，Holt DW，Armstrong VW，et al. Analytic aspects of cyclosporine monitoring，on behalf of the IFCC/IATDMCT Joint Working Group. Ther Drug Monit，2004，26：227~230.

第二十五章 急重症实验诊断

内容提要

　　急重症多来势凶猛,病情瞬息多变,对急重症能否迅速作出准确的判断和及时采取妥善的处置尤为重要。本章主要对急重症常用的的实验室检测项目的临床意义和临床评价进行介绍,对常见急重症的实验诊断进行阐述。旨在更好地发挥这些实验室检测项目在急重症诊治中的作用。

第一节 概 述

　　本章所指的急重症,主要包括危重症和某些急性理化因素所致的疾病。本章仅就急重症的常用实验室检测和常见急重症的实验诊断作一简述。

一、危 重 症

　　危重症(critical disease)的研究对象是急性发生的严重威胁生命的疾病或事件,包括严重创伤、重度感染、心脏骤停、重度烧伤、麻醉意外、各种休克(急性心肌梗死、糖尿病酮症酸中毒、急性胰腺炎等在相应章节有论述)以及与其相关的多器官功能障碍综合征(multiple organ dysfunction syndrome,MODS)或衰竭。然而对于一些慢性病虽然病情危重一般不列于危重症范畴。

二、理化因素所致疾病

　　本类疾病,包括急性中毒/事件,如一氧化碳(CO)、药物(镇静催眠药、抗精神病药)、农药(有机磷杀虫剂、毒鼠药)、食物(有毒食品、酒精)和动物咬伤(毒蛇、毒虫)等中毒;还有某些物理因素所致的急性放射病、高原病、中暑、淹溺、电击和窒息等。然而对于慢性理化因素所致疾病一般不包括在急重症范畴内。

　　罹患上述疾病/事件的患者,主要就诊于急诊科或住院于重症监护治疗病房(intensive care unit,ICU),共同特点是起病急、病情重、演变快和生命体征不稳定。医生必须根据病史(接触史)、临床表现(流行病学)和辅助检查(实验检测、影像学)等快速做出准确的诊断和紧急的处理。

　　急重症除持续监测常规的生命体征外,尚需动态地监测血尿常规、肝肾功能、水电解质、血气分析以及作呼吸、循环、凝血、感染等监测,以观察病情变化或病程进展的情况,并及时调整抢救的措施和方案。此外,在条件允许的情况下,尚需以中毒物质为样本做特殊的鉴定、实验监测或病原体的培养,以明确中毒的原因。在抢救过程中,先是抢救生命后是解除病因,或同时二者兼顾进行检测和处理。

第二节 急重症常用的实验检测

一、常 用 检 测

(一)血常规(详见第二章临床一般检验与疾病第二节)

1. **白细胞和中性粒细胞** 急性重症感染,特别是革兰阳性球菌(如金黄色葡萄球菌、肺炎链球菌、肠球菌等)感染,可使白细胞($>20\times10^9$/L)和中性粒细胞明显增多($>90\%$),中性粒细胞增高常伴有中毒性改变,甚至出现类白血病反应。但在机体反应性差、少数革兰阴性杆菌及某些极重度感染时,白细胞总数也可正常/降低,但中性粒细胞仍可增高,此类患者预后较差。某些革兰阴性杆菌导致的血流感染及严重的脓毒症,白细胞总数减少并有显著的粒细胞缺乏时,提示病情危重。严重损伤及大量血细胞破坏(重度烧伤、急性心梗、急性溶血等)、急性中毒如药物中毒(安眠药中毒)、代谢紊乱(如糖尿病酮症酸中毒)以及急性大出血时,白细胞数和中性粒细胞可明显增多。

2. **红细胞和血红蛋白** 常需要动态观察其变化。重症感染(特别是血行播散感染、脓毒症及脓毒性休克)常伴有严重贫血;在急性溶血、严重创伤、毒蛇咬伤、药物中毒等伴有/不伴有 DIC 时,也可出现进行性贫血(进行性的 RBC、Hb 及 Hct 减少)并可见破碎 RBC。大出血时,除观察失血的程度外,尚可观察有无活动性出血,了解血液有无浓缩或稀释,对低血容量性休克的诊断有参考价值。大面积烧伤、严重腹泻等导致的严重脱水,都会出现血液浓缩,表现为 RBC 计数及 Hb 浓度增高。

(二)尿常规(详见第二章临床一般检验与疾病第二节)

1. **尿量** 每小时尿量是急重症监测的重要指标,正常成人尿量 1000~2000ml/24h 或 1ml/h·kg。成人尿量 <400ml/24h 或 <17ml/h 为少尿,<100ml/24h 为无尿;对于怀疑急性肾损伤的患者,应监测每小时尿量:0.5~1ml(kg·h)为尿量减少,<0.5 ml(kg·h)为严重减少。尿量的急剧减少或增多(大于 2500ml)是提示急性肾损伤和急性肾衰竭的重要指标。尿量与血肌酐的变化可用于判断肾功能损伤的程度。

2. **尿外观** 血尿(尿中有红细胞)多见尿路疾病;浓茶色尿见于胆红素增高;血红蛋白尿和肌红蛋白尿呈酱油色尿,前者见于溶血性疾病、血型不合输血、大面积烧伤等,后者见于挤压综合征、缺血性肌坏死等;云雾状尿见于尿结石和尿路感染等;絮状尿见于细菌感染;管型尿见于肾实质病变。

3. **尿比密** 每小时尿比重也是监测急性肾损伤或肾衰竭的重要指标,当尿比重突然降低时,特别是尿肌酐等明显减少时,提示急性肾损伤或衰竭。

4. **尿 pH** 病理性酸性尿(又称反常性酸性尿)见于酸中毒、高热、脱水患者;病理性碱性尿(又称反常性碱性尿)见于碱中毒、Ⅰ型肾小管性酸中毒、使用保钾利尿药、碳酸氢钠等碱性药物时。

5. **尿酮体** 阳性常见于糖尿病酮症酸中毒、高热、严重呕吐、长期饥饿等。

(三)动脉血气分析

血气分析(blood gases analysis)是主要反映体内酸碱平衡状态以及呼吸功能/肾调节功能的必要指标,对判断 MODS 和急性中毒等急重症有重要的临床意义。

指标的选择和临床意义见表 25-1。

此外,阴离子间隙(AG)是评价体液酸碱平衡状态的另一项重要指标,且与体内[H^+]、HCO_3^- 和电解质代谢有关。

临床上利用上述指标除判断单纯型酸碱平衡失调,即代谢性酸、碱中毒或呼吸性酸、碱中毒

Notes

Tab. 25-1 Reference interval and clinical significance of common arterial blood gas indicators

	Reference interval	Metabolic		Respiratory	
		Acidosis	Alkalosis	Acidosis	Alkalosis
pH	7.35~7.45	↓	↑	↓	↑
CO_2 Partial Pressure（$PaCO_2$）（mmHg）	35~45	↓	↑	↓	↓
bicarbonate（HCO_3^-）(mmol/L)	22~27	↓	↑	↑	↓
buffer Base（BB）(mmol/L)	45~55 (whole blood)	↓	↑		
base Excess（BE）	−3~+3	↓	↑		
total CO_2（TCO_2)(mmol/L)	23~28	↓	↑	↑	↓
CO_2 Combining Power（CO_2CP）(mmol/L)	22~31	↓	↑	↑	↓

外;更重要的是判断混合型酸碱平衡失调,如代谢性伴呼吸性酸中毒、代谢性伴呼吸性碱中毒、代谢性酸中毒伴呼吸性碱中毒、代谢性碱中毒伴呼吸性酸中毒以及其他混合型酸碱失调。必须强调,在判断酸碱平衡失调时,必须结合病因和临床表现作动态判断和分析,才可得出较为正确地诊断。

（四）呼吸功能检测

特别是现代应用呼吸监测仪、脉搏血氧仪、血液气体监测、呼吸动力学监测等进行呼吸功能监测(ventilatory monitering),其中动脉血气分析对维护呼吸功能仍是目前常用的指标之一。

1. **酸碱度(pH)和碳酸氢盐(HCO_3^-)检测**　参考区间为7.35~7.45,当$PaCO_2$急剧上升或下降、肾来不及调解 HCO_3^- 的释放以代偿时,pH 会随之下降或上升;HCO_3^- 参考区间为 22~27mmol/L,有利于判断高碳酸血症或低碳酸血症是否合并酸中毒或碱中毒,以及酸中毒或碱中毒是急性或慢性。

2. **PaO_2**　是动脉血氧合程度的指标,反应肺通气和换气功能。参考区间 PaO_2 为100mmHg。PaO_2<80mmHg(10.67kpa)为低氧血症;<60mmHg(8.0kpa)为急性呼吸衰竭;<50mmHg(6.67kpa)为慢性呼吸衰竭。指导氧气疗法(氧疗):Ⅰ型呼吸衰竭时,氧疗应使 PaO_2>60mmHg(8.0kpa);Ⅱ型呼吸衰竭时,氧疗应使 PaO_2 介于 50~60mmHg(6.67~8.0kpa)。

3. **$PaCO_2$**　反映通气功能。参考区间为35~45mmHg(4.67~6.0kpa)。$PaCO_2$<35mmHg(<4.6kpa)示通气过度;$PaCO_2$<25mmHg(3.33kpa)为严重低碳酸血症和呼吸性碱中毒;$PaCO_2$>45mmHg(6.0kpa)示通气不足,为高碳酸血症和呼吸性酸中毒;$PaCO_2$>50mmHg(6.67kpa)是诊断Ⅱ型呼吸衰竭的指标之一。

（五）肾功能监测(详见第十章肾脏疾病实验诊断第二节)

1. **肾小球功能检测**　主要反映肾小球滤过(GFR)功能。

（1）血肌酐(Cr):血肌酐浓度与肾小球滤过率并不具有很好的相关性,只有肾小球滤过率降至正常的 30% 以下时血肌酐浓度才有明显的变化。

升高见于重症感染、休克、急性中毒、急慢性肾衰竭等。可鉴别肾前性和肾性少尿:肾性少尿时血肌酐常超过 200μmol/L,肾前性少尿时血肌酐多数不超过 200μmol/L。

（2）血清尿素(SU):SU 与 Cr 同样在 GFR 降至正常 30% 以下时才会明显升高,只能作为初筛指标;升高见于急性失血、休克、脱水、烧伤、充血性心力衰竭以及尿路梗阻等;氮质血症鉴别:肾前性主要表现为 SU 升高,Cr 不升高;肾后性则为 SU 和 Cr 同时升高,但 SU 升高更为明显。

（3）血尿素氮与肌酐比值(BUN/Cr):①肾性少尿时,BUN 与 Cr 同时增高,BUN/Cr≤10∶1;

Notes

②肾前性少尿,肾外因素所致的氮质血症时 BUN 可较快上升,但 Cr 不相应上升,此时 BUN/Cr>10∶1。

(4) 内生肌酐清除率(Ccr):降低见于早期肾小球损害,而且可以根据其降低的水平来评估肾小球滤过功能受损程度。常用 Cockcroft 推算法算出肌酐清除率与实际测定的肌酐相比可更好地反映 GFR。

(5) 血清胱抑素(cysC):是反映内生性 GFR 的指标。在肾功能轻度受损、且血肌酐尚正常时,血清 cysC 就已升高。是早期发现肾损伤或肾衰竭的判断指标。cysC 与 GFR 有很好的相关性。当 GFR 下降时,cysC 先于 GFR 和 Ccr 的升高,且不受饮食、年龄、身高、体重和恶性肿瘤等影响,是目前推荐判断肾小球功能的首选指标,敏感性高。

2. **肾小管功能检测**　主要是观察肾小球重吸收功能。

(1) 近端小管重吸收功能减退:常见于:用氨基酸分析仪定量检测尿氨基酸含量增高;尿 β_2-微球蛋白增高(血 β_2-MG 正常)等。

(2) 远端肾小管功能检测:当尿渗透压与血渗透压相当时(等渗尿)示肾浓缩功能减退;滤过钠排泄指数(FENa$^+$,FENa$^+$(%)= [(尿 Na$^+$/ 血 Na$^+$)/(尿肌酐 / 血肌酐)]×100 %)>2 示肾小管重吸收 Na$^+$ 减低,FENa$^+$<1 示肾小管重吸收 Na$^+$ 增加;肾衰竭指数(RFI)= 尿钠 /(尿肌酐 / 血肌酐),急性肾小管坏死 RFI>2,肾前性氮质血症 RFI<1 等。

(六) 心功能检测(详见第八章心脑血管疾病的实验诊断第二节)

急性心肌梗死(AMI)/ 急性冠脉综合征(ACS)、重症感染、休克、急性中毒和 MODS 等多种急重症可导致或合并心肌损伤或心力衰竭(HF)。临床上常需及时、动态地检测下列标志物。

1. **心肌损伤标志物**　常用的有:①心肌肌钙蛋白 I/T(cTn I/T):它们的半衰期为 2~4 小时,增高时间为 3~8 小时,恢复时间为 7~10 天,对 AMI(6~12 小时) 的敏感性为 100%,特异性为 4%~98%;②肌酸激酶(CK) 及其同工酶(CK-MB):它们的半衰期为 17~13 小时,增高时间为 3~8 小时,恢复时间为 2~4 天;对 AMI 而言,其敏感性和特异性 CK-MB 高于 CK,对于心肌再梗的判断 CK-MB 具有意义;③其他:如肌红蛋白(Mb)、乳酸脱氢酶(LDH) 及其同工酶(LDH1~5)等。

2. **心力衰竭(HF)标志物**　常用的有①B 型利钠肽(BNP):参考区间为 1.5~9.0pmol/L,判断(临界) 值为 >22pmol/L。HF 患者无论有无症状,其 BNP 水平均可升高,且升高的水平与 HF 的严重程度呈正比,其敏感性为 97%,阴性预测值为 95%;②N 末端 B 型利钠肽原(NT-pro-BNP) 临界值与年龄相关;但 <300pg/mL(非年龄依赖性)可以基本排除 HF;此外对于呼吸困难的鉴别:BNP/NT-pro-BNP 水平肺源性不升高,而心源性则升高。

(七) 肝功能检测(详见第九章肝、胆、胰疾病实验诊断第二节)

1. **血清胆红素(STB)**　是诊断各种原因所致的急性肝功能损伤的重要指标,STB 的升高程度与肝损伤和 MODS 的严重程度成正比。

2. **丙氨酸氨基转移酶(ALT)和门冬氨酸氨基转移酶(AST)**　ALT 升高是急性肝损伤的敏感指标。①轻、中度肝损伤:ALT 的升高远大于 AST 的升高;②重症肝损伤:AST 升高比 ALT 更明显;③急性肝功能衰竭或急性重症肝炎病情恶化时:可出现胆红素明显升高,但转氨酶却减低,即"胆 - 酶分离"现象,提示肝细胞严重坏死,预后不佳。

3. **血清总蛋白(TP)、白蛋白(Alb)、球蛋白(G)和血清前白蛋白(PAB)**　血清蛋白质主要反映慢性肝损害和肝实质细胞的合成和储备功能的降低。急重症患者常出现 TP 和 Alb 含量减低 G 升高,PAB 是反映肝脏损害和营养状况的早期灵敏指标,PAB 半寿期仅为 2 天,比 Alb 更能反映早期肝细胞损害,其减低在诊断早期肝损伤和急性重症肝炎时有特殊的价值。

4. **凝血酶原时间**　当肝脏功能严重损伤或急性肝功能衰竭时,凝血酶原时间明显延长。是肝功能衰竭的重要指标。

Notes

（八）凝血功能检测

DIC 是由于多种病因所引起的一种获得性血栓-出血综合征,常由严重感染、严重组织损伤、恶性肿瘤和 MODS 等所致。临床表现除全身性微血管血栓所引起的症状外,尚伴广泛性皮肤、黏膜、内脏出血,难以解释的循环衰竭和微血管病性溶血性贫血等。实验诊断指标是以进行性变化为特征的 PLT 和纤维蛋白原(Fg)减低,APTT 和 PT 延长,以及纤维蛋白(原)降解产物(FDP)和 D- 二聚体(D-D)增高。诊断 DIC 时,必须结合病因和临床表现,也需排除严重肝病和原发性纤维蛋白溶解亢进症。

二、常用急重症检测项目的危急值

危急值(critical value)是指某些检验结果出现异常(过高或过低),可能危及患者生命的检验数值。

各医院制定的危急值不尽相同,不同科室相同检测项目的危急值也可能不一样,主要由临床科室的病种决定。表 25-2 为常用的危急值示例。

Tab. 25-2　Sample report of critical values

Name	Unit	Low	High	Note
white Blood Cell（WBC）	$\times 10^9/L$	2.5	30	venous peripheral blood
platelet（PLT）	$\times 10^9/L$	50		venous peripheral blood
hemoglobin（Hb）	g/L	50	200	venous peripheral blood
hematocrit（Hct）	%	15	60	venous peripheral blood
prothrombin Time（PT）	S		30	under anticoagulation treatment
activated partial thromboplastin Time（APTT）	S		70	serum
glucose	mmol/L	2.2	22.2	serum
potassium（K^+）	mmol/L	2.8	6.2	serum
sodium（Na^+）	mmol/L	120	160	serum
calcium（Ca^{2+}）	mmol/L	1.75	3.50	serum
total bilirubin	μmol/L		307.8	serum
amylase（AMY）	U/L		Greater than Triple Higher Limit of Reference Interval	newborn、serum
carboxyhemoglobin（COHb）	%		50	
blood Gases				
pH		7.25	7.55	arterial blood
CO_2 partial pressure（PCO_2）	mmHg	20		arterial blood
O_2 partial pressure（PO_2）	mmHg	45		arterial blood
bicarbonate（HCO_3）	mmol/L	10	40	arterial blood
O_2 saturation	%	75		arterial blood

Notes

三、特 殊 检 测

（一）有机磷农药中毒的血胆碱酯酶（Cholinesterase, ChE）活性检测

【原理】 包括分布于红细胞和脑灰质中的乙酰胆碱酯酶（AChE，又称真胆碱酯酶）和分布于肝、脑白质和血清中的丁酰胆碱酯酶（SChE，又称假胆碱酯酶）。两种 ChE 均可催化酰基胆碱水解，有机磷对它们有强烈的抑制作用，致使血清胆碱酯酶活性降低，是有机磷中毒的指标；SChE 也是肝脏合成功能的标志之一。

【检测方法】 血清 CHE 测定主要采用速率法（Ellman 动力学法）。

【参考区间】 成人血清 CHE：1900~3800μ/L。不同方法检测的结果有一定差异。

【临床意义与评价】 血清 ChE 是反映肝脏合成功能的重要指标，临床主要用于肝实质损害和有机磷农药中毒的诊断，也作为有机磷农药接触的监测指标。

减低见于：①肝实质损害时（ChE 合成减低）；②有机磷中毒（酶活性受抑制）等。

增高见于：①肾脏疾病（排泄障碍或合成亢进）；②脂肪肝（营养过低性或酒精性）等；③肥胖、甲亢、遗传性高 CHE 血症等。

标本溶血使 SChE 假性增加；怀孕时 SChE 下降；SChE 稳定性好，室温（20℃）和冰冻状态（-25℃）下，SChE 可在血清中稳定 1 年。

（二）CO 中毒的血碳氧血红蛋白（Carboxyhemoglobin, COHb）检测

【原理】 碳氧血红蛋白（COHb）是由一氧化碳（CO）与血红蛋白（Hb）结合而形成。此结合力比氧与血红蛋白的结合力大 200~300 倍；COHb 的解离速度只有氧合血红蛋白的 1/3600。因此 COHb 不仅减少了红细胞的携氧能力，而且抑制、减慢氧合血红蛋白的解离和氧的释放。血中 COHb 的浓度与空气中 CO 的浓度成正比。

【检测方法】 生物化学法

【参考区间】 动脉血 COHb 为 0%~2%。

【临床意义与评价】 中毒症状取决于血中 COHb 的浓度：>2% 时即可引起神经系统反应；达 5% 时，冠状动脉血流量显著增加；达 10% 时，冠状动脉血流量可增加 25%，这是一种代偿功能。但冠心病患者则没有这种代偿能力，因而导致心肌缺氧、损伤。当血中 COHb 为 2.5% 时就可缩短心绞痛患者的发作时间。同时血中 COHb 浓度也是大气污染或室内空气污染生物材料监测的重要指标。

急性一氧化碳中毒后检测越早越易阳性。一般情况下，吸氧后检测易致阴性结果；急性一氧化碳中毒存活患者脱离中毒环境 >8h 者，COHb 浓度一般 <10%。

（三）铅（blood lead）中毒的血液检测

【原理】 铅（pb）是一种具有神经毒性重金属元素，主要经呼吸道、消化道及皮肤吸收，入血后随血流分布进全身各器官和组织。铅中毒可致卟啉代谢紊乱和使大脑功能失常，也可致全身非特异性的其他表现。

【检测方法】 有原子吸收分光光谱法、电感耦合等离子体 - 质谱法（ICP-MS）和原子荧光测定法等。

【参考区间】 环境接触限值：血液 0~190μg/L。

【临床意义与评价】 铅对神经、血液、心血管、消化、泌尿和生殖等系统和器官都有毒性作用。①急性铅中毒：常见胃肠炎、痉挛、溶血、肝损、呼吸失调等；②慢性铅中毒：如头痛、疲劳、烦躁、厌食等典型症状。口服铅达 5mg/kg 可致中毒死亡。

首选静脉全血检测，少用毛细血管血（防止皮肤铅污染）和尿铅（干扰因素多）。铅在体内的半衰期很长，因此采血的时间不受限制。

（四）苯（urine bemzene）中毒的尿液检测

【原理】　苯（C_6H_6）是一种无色的透明液体，有强烈的芳香气味，发挥性大，易扩散。吸入或皮肤接触进入体内，可引起中毒。一部分由尿直接排出，另一部分经肝细胞色素 P450 在单加氧酶作用下氧化为环氧苯继续代谢，最后以葡萄糖苷酸 / 硫酸盐结合物形式随尿排出。

【检测方法】　目前多以顶空固相微萃取气相色谱法检测较为理想。

【参考区间】　尿液 <20.0mg/L。

【临床意义与评价】　①急性中毒：轻者有头痛、头晕、咳嗽、胸闷兴奋或黏膜刺激症状；重者视物模糊、震颤、呼吸加快、心律不齐、抽搐、谵忘和昏迷。②慢性中毒：长期接触，表现为全血细胞减少、头昏、头痛、乏力、记忆力减退、失眠等，严重者可致再生障碍性贫血。国际卫生组织确定芳香烃类化合物为强烈致癌物质。

尿液标本不加防腐剂，室温保存 7 天，冷藏（4℃）/冷冻（-20℃）稳定 14 天，可反复冻融 3 次。

（五）乙醇（blood ethanol）中毒的血液检测

【原理】　饮乙醇（酒）后，乙醇很快由胃、小肠黏膜吸收进入血液。在体内，乙醇先经乙醇脱氢酶氧化为乙醛，再经乙醛脱氢酶生成乙酸，最后代谢为二氧化碳和水。

【检测方法】　目前多用全自动乙醇监 / 检测仪（主要是气相色谱法）检测。

【参考区间】　未检出

【临床意义】　酒精中毒对个体和群体的危害极大。我国交通法规规定：血液酒精浓度 20~80mg/100ml 为酒后驾车；≥80mg/100ml 为醉酒驾车；无成瘾者 >100mg/100ml 可致呼吸衰竭而死亡。

（六）乳酸中毒的血浆乳酸检测

【原理】　乳酸（lactate）是糖代谢的中间产物，主要来源于骨骼肌、脑、皮肤、肾髓质和红细胞。血液中乳酸浓度和这些组织产生乳酸的速率以及肝脏对乳酸的代谢速度有关，约 65% 的乳酸由肝脏代谢。测定血浆中的乳酸浓度对乳酸性酸中毒有重要的诊断意义。

【检测方法】　酶催化法灵敏度高，线性范围宽且适用于自动化分析仪，是乳酸测定较理想的常用方法。

【参考区间】　成年人空腹静脉血乳酸浓度：0.6~2.2mmol/L。动脉血乳酸水平为静脉血的 1/2~2/3。餐后乳酸水平比基础空腹值高 20%~50%。新生儿毛细血管中的乳酸水平比成年人平均高 50%。

【临床意义与评价】　血浆乳酸升高可见于：

（1）休克、心力衰竭、血液病和肺功能不全：此时出现组织严重缺氧，导致丙酮酸还原成乳酸的酵解作用增加，促使乳酸水平升高。

（2）某些肝脏疾病：由于肝脏对乳酸的清除率减低，可出现血乳酸升高。

（3）糖尿病患者胰岛素绝对或（和）相对不足：机体不能有效利用血糖，丙酮酸大量还原成乳酸，导致体内乳酸堆积，出现乳酸酸中毒。

（4）服用某些药物或毒物：服用某些药物或毒物如乙醇、甲醇、水杨酸等亦可引起血乳酸增高。

对乳酸检测应注意：

（1）抗凝剂：要选择肝素 - 氟化钠，尽快分离出血浆。为避免分析前其他因素对乳酸检测结果的影响，患者在采血前应保持空腹和完全静息至少 2h，以使血中乳酸浓度达到稳态。

（2）动脉血乳酸检测：动脉血乳酸浓度是反映组织缺氧的高度敏感的指标之一。动脉血乳酸增高较其他休克征象先出现。持续动态的监测动脉血乳酸，对休克的早期诊断、判断组织缺氧状况、指导液体输入量及预后评估具有重要意义。是反映休克程度和组织灌注障碍的重要指标。对于动脉血乳酸浓度升高的患者，应每 2~4 小时监测一次，直至恢复正常。

Notes

（七）毒蛇咬伤的蛇毒检测

【原理】　蛇毒分为神经毒类（金环蛇、银环蛇和海蛇等）、血循环毒类（蝰蛇、五步蛇、竹叶青和烙铁头等）和混合毒类（蝮蛇、眼镜蛇、眼镜王蛇等）三种，各有其不尽相同的临床表现。

【检测方法】　采取免疫学方法检测：①乳胶凝集抑制试验：筛查试验，是蛇毒抗原-抗体反应试验，呈均匀混浊者为阳性，呈凝集反应者为阴性，可能提示为何种毒蛇咬伤；②蛇毒抗原检测：用 ELISA 法检测被蛇咬伤患者血液或尿液中的特异抗原以确定诊断。

【参考区间】　①乳胶凝集抑制试验：阴性；②蛇毒抗原检测：阴性。

【临床意义与评价】　①根据上述检测结果，结合蛇咬伤牙痕形态呈"八字"形者和临床以肌肉麻痹症状为主可诊断为神经毒类毒蛇咬伤；②根据上述检测结果，结合蛇咬伤牙痕形态呈"圆形…………或∷"者和临床以出血难止症状为主可诊断为血循环毒类蛇咬伤；③若牙痕形态呈逗号斑点"ʾ"状和临床以肌肉麻痹和出血难止症状并存可诊断为混合毒类蛇咬伤。

无论何种毒蛇咬伤，临床抢救患者生命是第一位的，蛇毒大体分类也是为了应用特异性的相应抗血清治疗有效地抢救；对症治疗和伤口处理也十分重要。

四、相 关 检 查

对于急重症的诊断，除了急重症相关的实验检测，其他一些辅助检查如心电图、中心静脉压、CT、超声、超声心动图、内镜等等在诊断中也起到了相当重要的作用。

第三节　常见急重症的实验诊断

本节对临床常见急重症的实验诊断（包括检测项目选择和实验诊断路径、临床应用及评价），进行重点讨论和阐述。

一、脓毒性休克

脓毒性休克（septic shock）是继发于释放内毒素的革兰阴性杆菌为主的感染，如急性腹膜炎、胆道及泌尿系感染等，称为内毒素性休克。内毒素与体内的补体、抗体或其他成分结合后，可刺激交感神经引起血管痉挛并损伤血管内皮细胞；同时，内毒素可促使组胺、激肽、前列腺素及溶酶体酶等炎症介质释放，引起全身性炎症反应，结果导致微循环障碍、代谢紊乱及器官功能不全等。

检测项目选择　实验室检测包括血液学、动脉血气分析、病原学、凝血功能、动脉血乳酸测定等。

实验诊断路径

1. **血液学检测**　包括血尿常规、C 反应蛋白、血生化（肝功能、肾功能、血糖等）、水电解质、前降钙素原等。评估患者的一般状况以及一些器官的继发性损伤情况。

2. **动脉血气分析仪**　通过监测 PH、碱剩余（BE）、缓冲碱（BB）和标准重碳酸盐（SB）的动态变化有助于了解休克时酸碱平衡的情况。碱缺失（BD）可反映全身组织的酸中毒情况，反映休克的严重程度和复苏状况。

3. **凝血功能检测**　血小板、PT、APTT、纤维蛋白质、纤维蛋白降解产物（FDP/D-D）、3P 试验等，有助于判断有无 DIC 的可能。

4. **病原学和药物敏感性检测**　脓液、脑脊液、胸腹水、淤点等直接涂片检查病原菌对脓毒症的快速诊断有参考价值；细菌分离培养鉴定与药物敏感性试验有助于选择有效抗菌药物。

5. **动脉血乳酸测定**　缺氧所致的高乳酸血症常伴有代谢性酸中毒（乳酸酸中毒），因此，测定血中乳酸浓度对判断休克和评估治疗效果有重要价值。

临床应用　临床上有明确的重度感染或感染的证据(血常规、病原学检测等);临床观察中,对于有出汗、兴奋、心率加快、脉压小或尿少等症状者,结合血气分析、凝血功能、肝功能、肾功能、动脉血乳酸等改变,应疑有休克。若患者出现神志淡漠、反应迟钝、皮肤苍白、呼吸浅快、收缩压降至 90mmHg 以下及尿少者,上述检测结果的进一步加重,则标志患者已进入休克抑制期。

应与其他休克,如心源性休克、低血容量性休克等作鉴别诊断。

二、多器官功能障碍综合征

多器官功能障碍综合征(multiple organ dysfunction syndrome,MODS)是指急性疾病过程中两个或两个以上的器官或系统同时或序贯发生功能障碍,如急性呼吸窘迫综合征(ARDS)、急性肾衰竭(ARF)、急性肝衰竭(AHF)、心功能衰竭(HF)等。随着对发病机制的研究进展,现在已经认识到,MODS 的发病基础是全身炎症反应综合征(systemic inflammatory response syndrome,SIRS),也可由非感染性疾病诱发,如果得到及时合理的治疗,仍有逆转的可能。

检测项目选择　实验室检测包括血尿常规、动脉血气分析、心功能、肝肾功能、凝血功能等。

实验诊断路径

1. **血细胞计数**　了解机体的感染状况。

2. **动脉血气分析**　动脉血气分析有助于早期发现和处理低氧血症。

3. **肝功能障碍**　黄疸持续 >5 天;血 ALT、AST、LDH 水平 > 正常上限 2 倍。I 级:胆红素 >34.2μmol/L;II 级:胆红素 >68.4μmol/L;III 级:胆红素 >136.8μmol/L。

4. **肺功能障碍**　I 级:PaO_2>60mmHg,$PaCO_2$<33mmHg;II 级:PaO_2<60mmHg;III 级:PaO_2<50mmHg,$PaCO_2$ 升高。

5. **肾功能障碍**　出现少尿 / 无尿、BUN 和尿 Na^+ 升高、水电解质和酸碱平衡失常。I 级:血肌酐(Cr)>160μmol/L;II 级:Cr>220μmol/L;III 级:Cr>442μmol/L。

6. **心功能障碍**　心脏指数(CI)下降。I 级:CI<3.0L/min·m²;II 级:CI<2.0L/min·m²;III 级:CI<1.5L/min·m²。

7. **凝血功能障碍**　主要出现 DIC。进行性的 PLT 和 Fg 降低,APTT 和 PT 延长,FDP 和 D-D 升高等。

8. **消化道功能障碍**　消化道出血 >600ml/24h。

9. **脑功能障碍**　出现烦躁不安、反应迟钝、定向障碍或昏迷等。

临床应用　MODS 的诊断标准几乎包括了所有可能累及的器官或系统。循环系统:收缩压低于 90mmHg,并持续 1 小时以上;呼吸系统:动脉血氧分压 / 吸入氧浓度≤200mmHg,肺动脉嵌顿压≤18mmHg;肾脏:血肌酐 >177.3μmol/L 并伴有少尿或多尿;肝脏:血胆红素 >35μmol/L 并伴有转氨酶升高,大于正常值 2 倍以上;胃肠:上消化道出血,24 小时出血量超过 400ml;血液:血小板 <50×10⁹/L 或降低 25%;代谢:糖耐量降低,需要用胰岛素等。需要结合多项指标综合判断。

三、急　性　中　毒

由于外源性化学物的毒性作用,导致机体功能障碍,引起疾病或死亡称为中毒。毒物来源包括化学毒物与生物毒物,以下对临床比较常见的四种急性中毒予以简述。

(一)急性有机磷农药中毒

该类农药常因误服、自服或接触过多而中毒。因此,除应首先做好预防中毒外,不断提高中毒救治水平至关重要。

检测项目选择　实验室检测包括血胆碱酯酶活性测定、尿中有机磷农药代谢产物测定及有机磷毒物鉴定等;此外尚需检测血尿常规、血液生化、肝肾功能和动脉血气分析等。

实验诊断路径

1. 血胆碱酯酶活性测定　有机磷中毒时,血胆碱酯酶(ChE)活性减低。以正常人血 ChE 的活性作为 100%,急性有机磷中毒时,ChE 活性在 70%~50% 为轻度中毒,50%~30% 为中度中毒,30% 以下为重度中毒;对长期有机磷农药接触者,ChE 活性测定可作为是否中毒的指标。

2. 尿中有机磷代谢产物测定　有助于诊断有机磷中毒,一般只能作为接触指标。如接触美曲膦酯时,尿中三氯乙醇含量增高;接触对硫磷、甲基对硫磷、氯硫磷,苯硫磷时,尿中可发现对硝基酚等。

3. 有机磷毒物鉴定　血、胃内容物及可疑污染物中有机磷检测,有时也作为诊断手段。

临床应用　急性有机磷中毒的诊断主要依据确切的有机磷农药接触史,呼出气大蒜味、瞳孔缩小、多汗、肌纤维颤动和意识障碍等,结合血胆碱酯酶活性测定等进行综合分析,做出临床诊断。

本症必须注意与急性胃肠炎、食物中毒、中暑及其他种类农药中毒等疾病相鉴别。

（二）急性药物中毒

药物中毒病因多为自杀、误服、误吸、用药剂量过大等。

检测项目选择与实验诊断路径　检测血、尿常规,肝、肾功能,血清电解质、血气分析、血糖等有关的实验检测项目有助于了解器官受损情况。有条件的情况下,可针对可能过量的药物做相应血药浓度测定或鉴定,了解药物的种类和中毒的程度。应用抗凝药和溶栓药过量,应以 APTT/PT(INR)等作监测。例如灭鼠药(敌鼠)中毒 / 华法林中毒,监测 APTT/PT 延长或凝血因子促凝活性(FII、FVII、FIX、FX)减低或 INR 增高等。

临床应用　临床用药史是诊断药物中毒的重要依据。结合临床用药史及临床表现,选择肝功、肾功、血尿药物浓度检测等有关的实验检测项目可以辅助其诊断。

本症必须注意与其他昏迷及神经精神病等相鉴别。

（三）急性毒蛇咬伤中毒

有被毒蛇咬伤史,留下一对较深齿痕,蛇毒进入体内,引起严重急性中毒反应。临床表现可归纳为神经毒损害、血循环毒损害和混合毒损害三种。

检测项目选择　实验室检测包括血尿常规、凝血功能检测、生化及免疫学检测等。

实验诊断路径

1. 血常规　各型毒蛇咬伤均可出现白细胞明显增高。

2. 尿常规　神经毒蛇伤可见尿蛋白明显升高,血循环毒蛇伤可有血尿、血红蛋白尿。

3. 凝血功能检测　血循环毒类毒蛇咬伤时,广泛出血和 DIC 指标异常。

4. 生化检测　毒蛇可致 cTnT/I、CK、CK-MB、总胆红素、ALT、AST、LDH、谷氨酰转肽酶、碱性磷酸酶以及血肌酐、血尿素增高。

5. 免疫学检测　蛇咬伤者的血清、尿液或伤口取样作为检测标本,通过免疫学检查可判断毒蛇种类:①乳胶凝集抑制试验:应用蛇毒抗原抗体反应,呈现均匀混浊时为阳性,提示何种蛇咬伤;②酶联免疫吸附试验(ELISA)也可用于蛇毒抗原诊断。

6. 诊断型治疗　用已知的蛇毒抗血清中和蛇毒有效。

临床应用　如果确定被蛇咬伤的蛇,根据病史、牙痕形态、局部和全身症状以及有关实验室检测,做出诊断。

应将毒蛇咬伤与非毒蛇(如毒蜘蛛或其他昆虫咬伤)咬伤相鉴别。

（四）急性一氧化碳中毒

误吸或自杀吸入过量 CO 引起的中毒称急性一氧化碳中毒(acute carbon monoxide poisoning),俗称煤气中毒。

检测项目选择　包括血碳氧血红蛋白(COHb)、动脉血气分析以及脑电图、头部 CT 检查等。

实验诊断路径

1. COHb 检测   血 COHb 浓度达 10% 以上呈阳性,不仅能明确诊断,而且有助于分型和估计预后。

2. 动脉血气分析 PaO_2 降低,血氧饱和度可能正常;血 pH 降低或正常;$PaCO_2$ 可有代偿性下降。

3. 脑电图和颅脑检查   有助于脑缺氧和脑水肿的判断。

临床应用   根据 CO 吸入病史,急性发生的中枢神经损害的症状和体征,结合及时血液 COHb 测定的结果,可作出急性 CO 中毒的临床诊断。中毒症状和体征主要与吸入空气中的一氧化碳的浓度及血循环中 COHb 浓度有关。此外,与个体差异、机体健康状态及持续中毒时间有关。对一氧化碳中毒病史不确切,昏迷或离开中毒环境 8 小时以上的患者,应注意与急性脑血管病、糖尿病酮症酸中毒、尿毒症、肝性脑病、肺性脑病、及其他急性中毒引起的昏迷相鉴别。

四、物理因素引起急重症

(一) 中暑

中暑(heat illness)是在暑热天气、湿度大和无风的环境条件下,表现为温度调节中枢功能障碍、汗腺功能衰竭和水电解质丧失过多为特征的急性热损伤疾病。通常将中暑分为热痉挛(Heat cramp)、热衰竭(heat exhaustion)和热(日)射病(heatstroke,sun stroke)。

检测项目选择   实验室检测包括血尿常规、血生化、动脉血气分析、水电解质、肝肾功能和心肌酶等。

实验诊断路径   严重病例常出现肝、肾、胰和横纹肌损伤的实验室指标改变。热痉挛常见实验室异常为血钠、血氯降低,血细胞比容增高,低钾、轻度氮质血症或肝功能异常。热射病实验室检测包括血液浓缩,也可出现 DIC 的表现。热射病患者突出的表现是严重肝脏损伤,血 ALT 升高;横纹肌溶解可出现急性肾衰竭引起高钾血症,患者可出现尿浓缩、蛋白尿、管型尿、肌红蛋白尿等。

临床应用   在炎热夏季期,遇有体温过高伴有昏迷患者结合血液浓缩、血生化及水电解质检测结果,首先应考虑到中暑的诊断。热痉挛和热衰竭一般要有高温接触史并有大量出汗、伴有肌痉挛及直立性晕厥、短暂血压下降。过高热、干热皮肤和严重的中枢神经系统症状,是热射病的三大特征。

应注意与脑炎、脑膜炎、脑血管意外、脓毒血症、甲状腺危象、伤寒及抗胆碱能药物中毒相鉴别。

(二) 淹溺

人浸没于水或其他液体后,液体充塞呼吸道及肺泡或反射性引起喉痉挛发生窒息和缺氧,处于临床死亡、呼吸和(或)心搏停止状态称为淹溺(drowing)。人体溺水后数秒钟内,本能地屏气,引起潜水反射(呼吸暂停、心动过缓和外周血管剧烈收缩),保证心脏和大脑血液供应。继而,出现高碳酸血症和低氧血症,刺激呼吸中枢,进入非自发性吸气期,随着吸气水进入呼吸道和肺泡,充塞气道导致严重缺氧、高碳酸血症和代谢性酸中毒。

检测项目选择   实验室检测包括血液学和动脉血气分析等。

实验诊断路径

1. 血液检测   外周血白细胞轻度增高。淡水淹溺者,血和尿液中能检测出游离血红蛋白,血钾升高;海水淹溺者,轻度高钠血症或高氯血症。严重者,出现 DIC 的实验表现。

2. 动脉血气分析   有 75% 的病例有严重混合性酸中毒;有 100% 患者都有不同程度的低氧血症。

临床应用   ①有溺水史;②面部肿胀,双眼充血;③口鼻及气道外溢血性泡沫;④上腹膨胀,

Notes

双肺布满湿啰音;⑤神志不清,抽搐;⑥血压下降,四肢厥冷;⑦重者出现室颤、心跳停止。结合血液学和动脉血气分析进行抢救治疗。

(三) 高原病

海拔 3000 米以上的地区称为高原。由平原移居到高原或短期在高原逗留的人,因对高原环境适应能力不足引起以缺氧为突出表现的一组疾病称为高原病(diseases of high altitude)。高原病也可发生于海拔 3000 米以下地区。高原病是高原旅行者常见病死原因。低压型低氧血症是急性高原病的主要原因。

检测项目选择　实验室检测包括血常规、动脉血气分析、肝肾功能和心肌酶等。

实验诊断路径

1. **血常规**　急性高原病患者可有轻度白细胞增多;慢性者红细胞计数超过 $7.0×10^{12}$/L,血红蛋白浓度超过 180g/L,血细胞比容超过 60%,呈红细胞增多症表现。

2. **动脉血气分析**　高原肺水肿患者表现低氧血症、低碳酸血症和呼吸性碱中毒;高原心脏病者表现为 $PaCO_2$ 增高和低氧血症。

临床应用　①进入海拔较高或高原地区后发病;②其症状与海拔高度、攀登速度及有无适应明显相关;③除外类似高原病表现的相关疾病;④氧疗明显有效。结合血常规、动脉血气分析、肝肾功能和心肌酶等判断病情并抢救治疗。

急性高原反应应与晕车、急性肠胃炎等鉴别;高原肺水肿应与肺炎、高原支气管炎、肺栓塞和气胸相鉴别;高原脑水肿应与代谢性或中毒性脑病、脑血管意外和颅脑创伤相鉴别;高原红细胞增多症应与真性红细胞增多症相鉴别等。

本 章 小 结

本章按三个方面内容进行简述:概述、急重症常用实验检测项目(原理、参考区间、临床意义与评价)、常见危重症的实验诊断(检测项目选择与实验诊断路径、临床应用及评价)。其中以后两部分内容为重点。在第二部分中还归纳性地介绍了急重症实验诊断中常用实验检测项目在临床应用中的合理组合;在第三部分中主要介绍了常用检测项目在常见急重症和症状实验诊断中的具体应用和评价。

(郭晓临)

参考文献

1. 王鸿利.实验诊断学.第 2 版.北京:人民卫生出版社,2010.
2. 王吉耀.内科学.第 2 版.北京:人民卫生出版社,2010.
3. 刘大为.实用重症医学.北京:人民卫生出版社,2010.
4. 李春盛主译.罗氏急诊医学.第 7 版.北京:北京大学医学出版社,2013.

第二章　临床一般检验与疾病

	检测项目	方法		参考区间	单位
血	红细胞（RBC）计数	人工镜检法 / 仪器法	成人	男 4.3~5.8	$\times10^{12}$/L
				女 3.8~5.1	$\times10^{12}$/L
	血红蛋白（Hb）浓度	人工镜检法 / 仪器法	成人	男 130~175	g/L
				女 115~150	g/L
	红细胞比容（Hct）	手工法	成人	男 40~50	%
				女 35~45	%
	平均红细胞容积（MCV）	仪器法	成人	82~100	fl
	平均红细胞血红蛋白量（MCH）	仪器法	成人	27~34	pg
	平均红细胞血红蛋白浓度（MCHC）	仪器法	成人	316~354	g/L
	红细胞容积分布宽度（RDW）	仪器法	成人	<15.4	%
	白细胞（WBC）计数	人工镜检法 / 仪器法	成人	3.5~9.5	$\times10^9$/L
	中性粒细胞计数相对值（Neut%）	人工镜检法 / 仪器法	成人	40~75	%
	淋巴细胞计数相对值（Lymph%）	人工镜检法 / 仪器法	成人	20~50	%
	单核细胞计数相对值（Mono%）	人工镜检法 / 仪器法	成人	3~10	%
	嗜酸性粒细胞计数相对值（Eos%）	人工镜检法 / 仪器法	成人	0.4~8.0	%
	嗜碱性粒细胞计数相对值（Baso%）	人工镜检法 / 仪器法	成人	0~1	%
	中性粒细胞计数绝对值（Neut#）	人工镜检法 / 仪器法	成人	1.8~6.3	$\times10^9$/L
	淋巴细胞计数绝对值（Lymph#）	人工镜检法 / 仪器法	成人	1.1~3.2	$\times10^9$/L
	单核细胞计数绝对值（Mono#）	人工镜检法 / 仪器法	成人	0.1~0.6	$\times10^9$/L
	嗜酸性粒细胞计数绝对值（Eos#）	人工镜检法 / 仪器法	成人	0.02~0.52	$\times10^9$/L
	嗜碱性粒细胞计数绝对值（Baso#）	人工镜检法 / 仪器法	成人	0~0.06	$\times10^9$/L
	血小板（PLT）计数	人工镜检法 / 仪器法	成人	125~350	$\times10^9$/L
	平均血小板体积（MPV）	仪器法	成人	7~13	fl
	血小板比容（PCT）	仪器法	成人	0.11~0.28	%
	血小板体积分布宽度（PDW）	仪器法	成人	10~18	%
	网织红细胞计数相对值（Ret%）	人工镜检法	成人	0.5~1	%
		仪器法	成人	0.8~2.0	%
	网织红细胞计数绝对值（Ret#）	人工镜检法	成人	24~84	$\times10^9$/L
	网织红细胞血红蛋白含量（CHr#）	仪器法	成人	29.0~35.0	pg
	红细胞沉降率（ESR）	魏氏法		男 0~15	mm/h
				女 0~20	mm/h

续表

检测项目		方法		参考区间	单位
尿	24h 尿量	目测法	成人	1000~2000	ml/24h
	尿红细胞（RBC）	人工镜检法	成人	0~3	个 /HP
		仪器法		0~5	个 /μl
	尿白细胞（WBC）	人工镜检法	成人	0~5	个 /HP
		仪器法		0~10	个 /μl
	尿比密	仪器法	成人	1.015~1.025	
	尿酸碱度（pH）	仪器法	成人	6.0~6.5	
	尿蛋白（Pro）	仪器法	成人	0~80	mg/24h
		定性试验		阴性	
脑脊液	脑脊液白细胞计数	仪器法	成人	0~5	$\times 10^6$/L
			儿童	0~7	$\times 10^6$/L
			新生儿	0~27	$\times 10^6$/L
	肺泡灌洗液				
	肺泡灌洗液有核细胞总数	人工镜检法		5~10	$\times 10^6$/L

第三章　贫血及相关红细胞疾病实验诊断

检测项目	方法		参考区间	单位	备注
粒 - 单系祖细胞含量	琼脂培养	成人	CFU-GM 集落（178.5 ± 9.5）/2×10^5		
			簇与集落比约为 3~5		
		儿童	CFU-GM 集落（170.5 ± 23.6）/2×10^5		
			簇与集落比 <1		
红系祖细胞含量	甲基纤维素培养	成人	BFU-E（137.0 ± 17.3）/ 5×10^4		
			CFU-E（234.3 ± 6.6）/ 5×10^4		
		儿童	BFU-E>20/1×10^5		
			CFU-E>400/1×10^5		
巨核系祖细胞含量	甲基纤维素培养		CUF-Meg（1~35）/1×10^5		
多向性造血祖细胞（GEMM—CFU）含量			CUF-Mix（10.8~30.6）/（2~8）$\times 10^5$		
红细胞生成素（EPO）	RIA	成人	12.5~34.5	u/L	
铁（SI）	亚铁嗪显色法	男性	11.6~31.3	μmol/L	血清
		女性	9~30.4		
		儿童	12		
总铁结合力（TIBC）	亚铁嗪显色法	男性	50~77	μmol/L	血清
		女性	54~77		
转铁蛋白饱和度（TS）	（血清铁 / 总铁结合力）×100%		20~50	%	血清
转铁蛋白浓度	免疫散射比浊法		28.6~51.9	μmol/L	血清

续表

检测项目	方法		参考区间	单位	备注
铁蛋白测定(SF)	RIA 法	男性	15~200	μg/L	血清
		女性	12~150		
可溶性转铁蛋白受体(sTfR)	酶联免疫测定	成人	3.0~8.5	mg/L	血清
叶酸(FA)	放射免疫法	男性	8.61~23.8	nmol/L	血清
		女性	7.93~20.4		
红细胞叶酸	放射免疫法		成人 340~1020	nmol/L	红细胞
维生素 B$_{12}$	放射免疫法		148~660	pmol/L	血清
游离血红蛋白(FHb)	过氧化物酶法		0~40	mg/L	血浆
结合珠蛋白(Hp)	电泳法/免疫比浊法或比色法		0.5~1.5	g/L	血清
尿含铁血黄素	铁染色法		阴性		尿
血浆高铁血红素白蛋白			阴性		血浆
血红蛋白尿			阴性		尿
红细胞寿命	放射核素示踪红细胞(51Cr-RBC)	正常人 T50 半衰期	25~40	天	循环血液中
		缩短	<20		
		明显缩短	<17		
红细胞渗透脆性		开始溶血	3.8~4.6	g/L Nacl 液	
		完全溶血	2.8~3.2		
红细胞孵育渗透脆性		未孵育:50% 溶血	4.00~4.45	g Nacl/L	
		37℃孵育24h:50%溶血	4.65~5.9		
红细胞膜蛋白	SDS-PAGE		红细胞各种膜蛋白组分百分含量变化较大,应同时做正常红细胞膜蛋白电泳图谱作对照比较。各实验室应建立本实验室的参考范围 红细胞各种膜蛋白组分百分含量变化较大,应同时做正常红细胞膜蛋白电泳图谱作对照比较。各实验室应建立本实验室的参考范围。		
高铁血红蛋白还原试验	比色法		高铁血红蛋白还原率≥75%		外周血
葡萄糖-6-磷酸脱氢酶活性测定	比色法		12.1±2.09	U/g Hb	
丙酮酸激酶(PK)活性	比色法		15.0±1.99	U/g Hb	
PK 荧光斑点试验			正常人 37℃,25min 内荧光消失。 PK 缺乏症杂合子荧光在 25~60min 消失 纯合子荧光在 60min 内仍不消失		

续表

检测项目	方法		参考区间	单位	备注
变性珠蛋白小体(Heinz body)生成试验		正常人	Heinz 小体阳性细胞 0~28%(均值11.9%)		
			正常与异常的界值定为 33%		
异丙醇沉淀试验	17% 异丙醇溶液中后观察沉淀出现时间	正常人	40min 后开始沉淀		
热不稳定(热变性)试验	加热法		热沉淀的血红蛋白 <5%		
冷凝集试验(CAT)	肉眼或显微镜观察红细胞凝集		<1 : 16	血清抗红细胞抗原的IgM冷凝集素效价	血清
冷热双相溶血试验(Donath-Landsteiner's test)			阴性		血清
蔗糖溶血试验(SHT)			定性试验:阴性;定量试验:溶血率<5%		
酸溶血试验(Ham's test)			阴性		
蛇毒因子溶血试验			溶血度 <5%		
CD55 阴性、CD59 阴性的红细胞和中性粒细胞检测		正常人	<5%		外周血
		PNH 患者	>10%		

第五章　出血性与血栓性疾病实验诊断

检测项目	方法	参考区间	单位	备注
出血时间(BT)	模板刀片法	4.8~9.0	min	
凝血酶原时间(PT)	血浆凝固法(自动凝血分析仪或手工法检测)	11~13 秒,与对照血浆比较大于 3 秒以上有意义	s	
凝血酶原时间比值(PTR)	血浆凝固法	0.86~1.15		
国际标准化比值(INR)	血浆凝固法	0.9~1.3		
活化部分凝血活酶时间(APTT)	血浆凝固法(自动凝血分析仪或手工法检测)	26~36 秒(仪器法),32~43 秒(手工法);与对照血浆比较大于 10 秒以上有意义	s	
血浆纤维蛋白原定量(FIB)	Clauss 法	2.0~4.0	g/L	血浆
凝血酶时间(TT)	血浆凝固法(全自动凝血分析仪或手工法检测)	16~18 秒,比对照血浆延长 3 秒有意义	s	血浆

续表

检测项目	方法		参考区间	单位	备注
抗凝血酶(AT)	发色底物法检测活性(AT:A),免疫分析法检测含量(AT:Ag)		AT:A　80~120	%	
β-血小板球蛋白	ELISA法		19.4~31.2	μg/L	
血浆因子XIII定性试验	凝块溶解法		24小时内纤维蛋白凝块不溶解(5 mol/L 尿素)		
凝血因子VIII促凝活性	全自动凝血分析仪检测		70~150	%	
凝血因子IX促凝活性			70~120	%	
凝血因子XI促凝活性			70~120	%	
凝血因子XII促凝活性			70~150	%	
凝血因子II促凝活性			70~120	%	
凝血因子V促凝活性			70~120	%	
凝血因子VII促凝活性			70~120	%	
凝血因子X促凝活性			70~120	%	
凝血酶原片段1+2	ELISA法		0.48~0.87	nmol/L	
纤维蛋白肽A	ELISA法	男性不吸烟者	1.22~2.44	μg/L	
		女性不吸烟者	1.18~3.26	μg/L	
蛋白C抗原	发色法		(PC:A)70~140	%	
	免疫火箭电泳法		(PC含量)70~140	%	
蛋白S抗原	凝固法		(PS:A)65~140	%	
	免疫火箭电泳法	总(TPS)含量	70~140	%	
		游离(FPS)含量	70~140	%	
凝血酶-抗凝血酶复合物	ELISA法		1.05~1.85	μg/L	
组织型纤溶酶原激活剂(t-PA)活性	发色法		0.3~0.6	活化单位/ml	
纤溶酶原(PLG)活性	活性检测:发色底物法		75~140	%	
	含量检测:ELISA		0.16~0.28	g/L	
α2-抗纤溶酶活性	发色法		0.8~1.2	%	
纤溶酶-抗纤溶酶复合物	ELISA法		<0.8	mg/L	
血块收缩试验			收缩时间　2h开始收缩,18~24h完全收缩		
			收缩率48%~64%		
3P试验(血浆鱼精蛋白副凝固试验)	手工法		阴性		
全血黏度	旋转式黏度计法	男	200s^{-1}　3.84~5.30	mPa·s	
		女	3.39~4.41		

续表

检测项目	方法			参考区间	单位	备注
		男	$50s^{-1}$	4.94~6.99		
		女		4.16~5.62		
		男	$5s^{-1}$	8.80~16.05		
		女		6.56~11.99		
血浆黏度	毛细管式黏度计法			1.12~1.64	mPa·s	
血小板聚集试验	透光度聚集检测法(LTA):光学法或电阻抗法			最大聚集率(MA%)	%	
				腺苷二磷酸(ADP):53%~87%(11.2μmol/L)		
				花生四烯酸 AA:56%~82%(20mg/L)		
				胶原:47%~73%(20mg/L)		
				瑞斯托霉素(Ris):60%~78%(1.5g/L)		
血小板 AA 代谢和释放功能试验	ELISA			TXB_2 28.2~124.4	ng/L	血浆
				11-DH-TXB2 9.1~33.5	ng/L	尿液
血小板释放功能试验	ELISA			β-TG:19.4~31.2;	μg/L	血浆
				P 选择素:3.4~8.9	ng/L	血浆
血浆 vWF:Ag 平均	胶乳颗粒浊度免疫分析(LPTIA)			79~117	%	血浆
PGI2 代谢产物检测	ELISA			6-keto-PGF1α:16.6~39.2	ng/L	血浆
				DM-6-keto-PGF1α:10.9~43.3	ng/L	血浆
血栓调节蛋白检测(TM:Ag)	放射免疫分析法(RIA)			20~50	μg/L	血浆
静止血小板膜糖蛋白(GP)阳性百分率	流式细胞术			质膜 GP:95~99;颗粒膜 GP:<2	%	外周血
纤维蛋白原降解产物(FDP)	乳胶凝集试验(LAT)			<5	mg/L	血浆
	胶乳颗粒浊度免疫分析(LPTIA)			0~3.2,FDP>10(临界值)有临床意义	mg/L	血浆
可溶性纤维蛋白单体复合物	放免法			50.5±26.1	mg/L	
	ELISA 法			48.5±15.6	mg/L	
血浆普通肝素定量	发色底物法			0.005~0.1	U/ml	
狼疮抗凝物质(LAC)	改良 Russell 蝰蛇毒稀释试验			阴性		血浆
D-二聚体	胶乳凝集法			阴性		
				0.5	mg/L	

第六章　输血不良反应与新生儿溶血病实验诊断

检测项目	方法	参考区间
RhD 血型鉴定		我国汉族人群中,Rh 阳性占 99.66%,Rh 阴性占 0.34%。
弱 D 型鉴定		阴性
血小板血型检测	免疫荧光试验、简易致敏红细胞血小板血清学技术、流式细胞仪检测技术	健康人群中 HPA-1、HPA-2、HPA-3 和 HPA-4 的表达率分别为 97.90%、99.9%、80.95% 和 99.99%。
血小板交叉配血试验	血小板免疫荧光试验	阴性
红细胞交叉配血试验	微柱凝胶介质交叉配血试验	阴性
产前母体内 IgG 类抗 -A(抗 -B)效价检测	抗人球蛋白试验	IgG 类抗 -A(抗 -B)效价≤32
直接抗球蛋白试验(新生儿血型血清学检查)	直接抗人球蛋白试验	阴性
游离试验	间接抗人球蛋白试验	阴性
释放试验	放散方法与间接抗人球蛋白试验结合	阴性
意外抗体筛查	盐水介质法、聚凝胺法、酶法、间接抗人球蛋白试验、微柱凝胶法等	阴性
意外抗体鉴定	盐水介质法、聚凝胺法、酶法、间接抗人球蛋白试验、微柱凝胶法等	我国人群中最常见的意外抗体为 Rh 系统抗体,包括抗 -E、抗 -D 等

第七章　糖代谢紊乱及代谢性疾病实验诊断

检测项目	方法		参考区间	单位	
葡萄糖(FPG)	葡萄糖氧化酶法	成人	3.5~5.3	mmol/L	全血(肝素)
		成年	4.1~5.6	mmol/L	空腹血清 / 血浆
		>60 岁	4.6~6.4	mmol/L	空腹血清 / 血浆
		>90 岁	4.2~6.7	mmol/L	空腹血清 / 血浆
口服葡萄糖耐量试验(OGTT)	酶法	血浆	2h　PG<7.8	mmol/L	
糖化血红蛋白	离子交换层析		5.0~8.0	%	GHb 占总 Hb 的百分比
果糖胺	分光光度法		205~285	μmol/L	血清
β- 羟丁酸(β-HB)	β- 羟丁酸脱氢酶法		0.02~0.27	mmol/L	空腹血清
乳酸	酶法		0.56~1.39	mmol/L	全血乳酸,静脉血
丙酮酸	酶法	血清	0.03~0.10	μmol/L	成人全血静脉血

续表

检测项目	方法		参考区间	单位	
酮体	酮体	血清	<0.05	mmol/L	
	定性	尿	阴性		
胰岛素	RIA 法		5~20	mU/L	血浆
	CLIA 法		4.0~15.6	U/L	血浆
	ECLIA 法		12~150	pmol/L	血浆
胰岛素释放试验	同 OGTT		糖负荷 0.5~1 小时,胰岛素达最高峰,为空腹的 5~10 倍;之后开始下降,3 小时后达到空腹时水平		血浆
C 肽	RIA 法	血浆	0.25~0.6	nmol/L	空腹血清
胰岛素原(PI)	RIA 法		1.1~6.9	pmol/L	血浆
胰高血糖素	RIA 法		70~180	ng/L	空腹血浆
胰岛素自身抗体(IAA)	RIA 法		IAA 结合率 <5% 为阴性;5%~7% 为可疑;>7% 为阳性		血清
胰岛细胞自身抗体(ICA)	间接免疫荧光法		正常人为阴性		血清
谷氨酸脱羧酶(GADA)自身抗体	放射配体结合分析		正常人为阴性		血清
胰岛瘤相关抗原 -2(IA-2)自身抗体	放射配体结合分析		正常人为阴性		血清
尿酸	酶法	成年男性	150~416	umol/L	血清
		成年女性	89~357	umol/L	血清

第八章　心脑血管疾病实验诊断

检测项目	方法		参考区间	单位	备注
总胆固醇(TC)	酶法	成人	合适范围 <5.18	mmol/L	血清
			边缘性增高 5.18~6.19		
			升高 ≥6.22		
甘油三酯(TG)	酶法	成人	合适范围 <1.7	mmol/L	血清
			边缘性增高 1.7~2.25		
			升高 ≥2.26		
高密度脂蛋白胆固醇(HDL-C)	沉淀法	成人	合适范围:≥1.04;升高:≥1.55	mmol/L	血清
	酶法				
低密度脂蛋白胆固醇(LDL-C)	沉淀法	成人	合适范围:<3.37;边缘升高:3.37~4.12;升高:≥4.14	mmol/L	血清
	酶法				

续表

检测项目	方法		参考区间	单位	备注
非高密度脂蛋白胆固醇	酶法	成人	<3.36	mmol/L	血清
小而密低密度脂蛋白（sd LDL）	沉淀法、均相法	成人	10.2~44.8	mg/dl	血清
载脂蛋白（Apo）	免疫透射比浊法、免疫散射比浊法	成人	ApoAⅠ 1.2~1.6，ApoB 0.8~1.1	g/L	血清
脂蛋白（Lp（a））	免疫透射比浊法	成人	<300	mg/L	血清
	免疫散射比浊法				
过氧化脂质（LPO）	荧光法	成人	男女:2~4	μmol/L	血浆
	比色法		男:4.14 ± 0.78	μmol/L	
			女:3.97 ± 0.77	μmol/L	
卵磷脂胆固醇脂酰转移酶（LCAT）	微脂粒底物法	成人	262~502	U/L	血浆
	放免疫分析法	成人	5.19~7.05	mg/L	血浆
肌钙蛋白（cTnT）	放射免疫法或化学发光法	正常	< 0.1	μg/L	血清
		临界值	> 0.2		
		诊断急性心肌梗死	> 0.5		
cTnI		正常	0.2	μg/L	
		临界值	> 1.5	μg/L	
血肌红蛋白	荧光免疫测定法、化学发光及电化学发光法		男性:28~72;女性:25~58	μg/L	血清
肌酸激酶（CK）总活性	速率法	男性	80~200	U/L	血清
		女性	60~140	U/L	
CK-MB	质量测定	CK-MBmass	<5	μg/L	
脂肪酸结合蛋白（FABP）	酶联免疫法		<5	μg/L	
同型半胱氨酸（HCY）	酶联免疫法		5~15	μmol/L	
超敏 C- 反应蛋白(hs-CRP)	酶联免疫法	成人和儿童	0.068~8.2，中值 0.58	mg/L	
		分娩母亲	≤47	mg/L	
B 型利钠肽（BNP）	免疫化学发光法	<65 岁者	<50	ng/L	
		>65 岁者	<100	ng/L	

第九章　肝、胆、胰疾病实验诊断

检测项目	方法		参考区间	单位	备注
血氨	谷氨酸脱氢酶法	成人	18~72	μmol/L	血清
铜蓝蛋白（CP）	免疫比浊法	男性	0.15~0.30	g/L	
		女性	0.16~0.45	g/L	
清蛋白（ALB）	溴甲酚绿法	成人	40~50	g/L	血清
总蛋白（TP）	双缩脲法	成人	65~85	g/L	血清（浆）
前白蛋白（PAB）	免疫透射比浊法	成人	250~400	mg/L	
		儿童	成人 1/2		
血清 α_1- 微球蛋白（α_1-MG）	透射浊度法	成人	10~30	mg/L	血清
α_1- 抗胰蛋白酶（α_1-AT 或 AAT）	透射浊度法	成人	0.9~2.0	g/L	血清
血清总胆红素（STB）	自动分析仪重氮法和胆红素氧化酶法测定	成人	3.4~17.1	μmol/L	血清
结合胆红素（CB）		成人	(10min)0~3.4	μmol/L	血清
非结合胆红素（UCB）		成人	1.7~10.2	μmol/L	血清
尿胆原（URO）	试纸法和尿液自动分析仪测定	成人	定量 0.84~4.2	μmol/L	尿
胆汁酸（BA）	自动生化分析仪酶法	成人	0~10	μmol/L	血清
α_2 巨球蛋白（α_2-M）	免疫散射比浊法	成人	1.3~3.0	g/L	血清
丙氨酸氨基转移酶（ALT）	连续监测法（试剂中不含磷酸吡哆醛）	成人	男性 9~50,女性 7~40	U/L	血清
门冬氨酸氨基转移酶（AST）	连续监测法（试剂中不含磷酸吡哆醛）	成人	男性 15~40,女性 13~35	U/L	血清
γ- 谷氨酰转移酶（γ-GT 或 GGT）	自动分析仪,速率法	成人	男性 10~60,女性 7~45	U/L	血清
碱性磷酸酶（ALP）	自动分析仪（速率法）	成人	男性 45~125；女性 20~49 岁 35~100,50~79 岁 50~135	U/L	血清
淀粉酶（AMY/AMS）	修饰麦芽七糖为底物法	成人	35~135	U/L	血清
		成人	P 型 50%~80%,S 型 20%~50%		尿液
脂肪酶（LPS/LIP）	色原底物速率法和酶比色法	成人	建立本实验室的适宜参考区间		血清
α-L- 岩藻糖苷酶（AFU）	速率法	成人	<40	U/L	血清
亮氨酸氨基肽酶（LAP）	比色法	成人	27~50	U/L	血清
	连续监测法	成人	11~30	U/L	
5'- 核苷酸酶（5'-NT）	自动分析仪速率法	成人	(37℃):0~11	U/L	血清

第十章　肾脏疾病实验诊断

检测项目	方法		参考区间	单位	备注
肌酐（Cr）	苦味酸法或酶法	男	44~132	μmol/L	血清（浆）
		女	70~106	μmol/L	
尿素（SU）	尿素酶法	成人	1.8~7.1	mmol/L	
		儿童	1.8~6.5	mmol/L	
尿微量白蛋白（MA）	免疫比浊法		20m	μg/min	定时留尿
			<30	mg/24h	尿
内生肌酐清除率（Ccr）	苦味酸法或酶法	成人	80~120	ml/min·1.73m²	
菊粉清除率（CIn）	蒽酮法	男	120~138	ml/min·1.73m²	
		女	110~138	ml/min·1.73m²	
尿蛋白选择性指数（SPI）			正常电荷 SPI<1		
胱抑素（Ccys C）	免疫比浊法		0.6~2.5	mg/L	
尿 α1 微球蛋白（α1-MG）	免疫比浊法	成人	<15	mg/24h 尿	尿
血 α1 微球蛋白	免疫比浊法	成人	10~30	mg/L	血清
尿 β2 微球蛋白（β2-MG）	免疫比浊法		<0.3	mg/L	尿
血 β2 微球蛋白	免疫比浊法		1~2	mg/L	血清
血视黄醇结合蛋白（RBP）	免疫比浊法		45	mg/L	血清
尿视黄醇结合蛋白	免疫比浊法		0.11 ± 0.07	mg/L	尿
尿钠排出量			130~260	mmol/24h 尿	尿
尿钠排泄分数（FeNa）			1%		
肾小管葡萄糖最大重吸收量（TmG）		男	300~450	mg/min	血浆和尿液
		女	250~350	mg/min	
N- 乙酰 -β- 氨基葡萄糖苷酶（NAG）	速率法		<2.37	U/mmol Ucr	
			<21	U/g Ucr	
	终点法		<1.81	U/mmol Ucr	
			<16	U/g Ucr	
酚红排泄试验（PSP）			>25%	15min	
			>55%	2h	
肾小管对氨基马尿酸最大排泌量试验（TmPAH）			60~90	mg/(min·1.73m²)	
尿渗量（Uosm）			600~1000	mosm/Kg H₂O	
自由水清除率			-0.4~-1.7	ml/min	
尿量			1000~2000	ml/d	

续表

检测项目	方法	参考区间	单位	备注
夜尿量		<750	ml	
3 小时尿比密试验		1000~2000ml/24h,昼尿:夜尿 = 3~4:1,至少一次尿比重 >1.020,1 次 <1.003		
昼夜尿比密		1000~2000ml/24h,昼尿:夜尿 = 3~4:1,至少一次尿比重 >1.018,昼尿最高与最低尿比重差值 >0.009		
尿浓缩试验	成人	>1.025		
	儿童	>1.022		
尿 T-H 糖蛋白(THP)	成人	29.8~43.9	mg/24h 尿	
	随机尿	0.9~1.7	μg/μmol 肌酐	
氯化铵负荷试验(酸负荷试验)		<5.5		口服氯化铵之前,晨尿 pH
		<5.3		口服氯化铵 2h 之后,尿 pH
尿碳酸氢根部分排泄率(碱负荷试验)		≤1%		

第十一章 水、电解质与酸碱平衡失调实验诊断

检测项目	方法	参考区间	单位	备注
血清钾	离子选择电极法(ISE)	3.5~5.5	mmol/L	血清
尿钾	ISE	25~100	mmol/24h	尿液
血清钠	ISE	137~147	mmol/L	血清
尿钠	ISE	130~260	mmol/24h	尿液
血氯	ISE	96~108	mmol/L	血清
尿氯	ISE	100~250	mmol/24h	尿液
血浆渗量	冰点渗透压仪	275~300	mOsm/kg H_2O	血浆
		600~1000	mOsm/kg H_2O	
pH	血气分析仪(电极法)	7.35~7.45		动脉血
		7.31~7.42		静脉血
PCO_2	血气分析仪(电极法)	4.66~6.11	kPa	动脉血
		35~46	mmHg	
		4.92~6.65	kPa	静脉血
		37~50	mmHg	
AB(cHCO_3^-)	血气分析仪(计算法)	21~26	mmol/L	动脉血
		22~28	mmol/L	静脉血

续表

检测项目	方法	参考区间	单位	备注
SB	血气分析仪(计算法)	21~25	mmol/L	全血
BB	血气分析仪(计算法)	41~43	mmol/L	血浆
		45~52	mmol/L	全血
BE	血气分析仪(计算法)	−3~+3(0±3)	mmol/L	全血
TCO_2	血气分析仪(计算法)	23~28	mmol/L	动脉血
		22~29	mmol/L	静脉血
CO_2CP	血气分析仪(计算法)	22~31	mmol/L	动脉血
		50~70	vol %	
PO_2	血气分析仪(电极法)	9.98~13.97	kPa	动脉血
		75~105	mmHg	
		3.99~6.78	kPa	静脉血
		30~51	mmHg	
sO_2	血气分析仪(计算法)	90~98	%	动脉血
		60~80	%	静脉血
AG	血气分析仪(计算法)	$Na^+-[Cl^-+HCO_3^-]$计算:7~14	mmol/L	血清
		$Na^++K^+-[Cl^-+HCO_3^-]$计算:10~18	mmol/L	

第十二章　骨代谢紊乱实验诊断

检测项目	方法		参考区间	单位	血清
总钙	邻甲酚酞络合酮法(O-CPC)	成人	2.10~2.55	mmol/L	血清
		儿童	2.20~2.70		
离子钙	离子选择电极法(ISE)	成人	1.16~1.32		
		儿童	1.20~1.38		
尿钙	邻甲酚酞络合酮法	成人	2.5~7.5	mmol/24h	24h 尿
无机磷	磷钼酸法和酶法	成人	0.87~1.45	mmol/L	血浆
		儿童	1.15~1.78		
镁	分光光度法	成人	0.80~1.20	mmol/L	血清
甲状旁腺素(PTH)	电化学发光法	成人	0.5~1.9	pmol/L	
	免疫化学发光法	成人	1~10	pmol/L	
1,25-羟化维生素 D_3	HPLC 法	成人	40~160	pmol/L	血清
25-羟维生素 D_3	HPLC 法	成人	35~150	pmol/L	血清
降钙素	免疫化学发光法	男	0.56~13.4	pmol/L	
		女	0.56~2.8		
骨碱性磷酸酶(B-ALP)	免疫化学法	男	15.0~41.5	U/L	
		女	11.6~30.6		

续表

检测项目	方法		参考区间	单位	血清
骨钙素	放射免疫法	成人	4~10	μg/L	
	ELISA 法	成人	0.8~2.2	nmol/L	
	化学发光免疫法	男	1.71~4.51	nmol/L	
		女	1.33~2.87		
	ELISA 法		1.71~7.91		
Ⅰ型前胶原羧基端前肽(PICP)	RIA 法	男	38~202	μg/L	
		女	50~170		
		新生儿	2000		
	ELISA 法	男	76~163	μg/L	
		女	69~147		
		儿童	110~961		
		儿童	10.6~49.4		
抗酒石酸酸性磷酸酶	ELISA 法	男	61~301	μg/L	
		女(绝经前)	41~288		
		女(绝经后)	129~348		
		儿童(7-15 岁)	401~712		

第十三章　内分泌疾病实验诊断

检测项目	方法		参考区间	单位	备注
生长激素(GH)	化学发光法	婴幼儿	15~40	μg/L	血清(浆)
		2 岁儿童	4		
		成人	0~5		
促肾上腺皮质激素(ACTH)	化学发光法	早晨(8:00~9:00)	1.1~13.3(5~60)	pmol/L(ng/L)	血浆
		夜间(午夜)	<2.2(<10)	pmol/L(ng/L)	
β- 内啡肽	放射免疫法	晨 6:00~10:00	5~30(16~48)	pmol/L(ng/L)	血浆
促甲状腺激素(TSH)	化学发光法	成人	0.27~4.2	mU/L	血清(浆)
促黄体生成激素(LH)	化学发光法	男性	1.2~7.8	U/L	血清
		女性　卵泡期	1.7~15.0	U/L	
		排卵期	21.9~56.6	U/L	
		黄体期	0.6~16.3	U/L	
		停经后	14.2~52.3	U/L	
卵泡刺激素(FSH)	化学发光法	男性	1.4~15.4	U/L	血清

续表

检测项目	方法			参考区间	单位	备注
		女性	卵泡期	1.4~9.9	U/L	
			排卵期	0.2~17.2	U/L	
			黄体期	1.1~9.2	U/L	
			停经后	19.3~100.6	U/L	
泌乳素(PRL)	化学发光法	男性		4.1~18.4	μg/L	血清
		女性		3.4~24.1	μg/L	
抗利尿激素(ADH)	化学发光法	成人		0.35~11.94(0.32~11.80)	ng/L(pmol/L)	血浆
催产素	放射免疫法	男性		1.1~1.9	mU/L	血浆
		女性	非妊娠时	1.0~1.8	mU/L	
			分娩第二阶段	3.1~5.3	mU/L	
甲状腺素(T4)	化学发光法	<1 岁		124~244	nmol/L	血清(浆)
		1~6 岁		118~194	nmol/L	
		7~12 岁		97~175	nmol/L	
		13~17 岁		82~171	nmol/L	
		成人		66~181	nmol/L	
游离甲状腺素(fT4)	化学发光法	<1 岁		13.9~26.1	pmol/L	血清(浆)
		1~6 岁		12.1~22.0	pmol/L	
		7~12 岁		13.9~22.1	pmol/L	
		13~17 岁		13.6~23.2	pmol/L	
		成人		12.0~22.0	pmol/L	
三碘甲状腺原氨酸(T3)	化学发光法	<1 岁		1.2~5.0	nmol/L	血清(浆)
		1~6 岁		1.3~6.1	nmol/L	
		7~12 岁		1.2~5.4	nmol/L	
		13~17 岁		1.8~4.0	nmol/L	
		成人		1.3~3.1	nmol/L	
游离三碘甲状腺原氨酸(fT3)	化学发光法	<1 岁		4.5~10.5	pmol/L	血清(浆)
		1~6 岁		3.8~8.2	pmol/L	
		7~12 岁		3.8~8.6	pmol/L	
		13~17 岁		3.7~7.7	pmol/L	
		成人		2.8~7.1	pmol/L	
反三碘甲状腺原氨酸(rT3)	放射免疫法			0.54~1.46	nmol/L	血清(浆)
甲状腺球蛋白(TG)	化学发光法			<85	μg/L	血清(浆)
甲状腺素结合球蛋白(TBG)	化学发光法			13~30(220~510)	mg/L(nmol/L)	血清(浆)

续表

检测项目	方法		参考区间	单位	备注
甲状腺素结合力（TBC）	化学发光法		TBI：0.8~1.3		血清（浆）
			fT₄I：62~164（48~127）	nmol/l（μg/L）	
抗甲状腺过氧化物酶抗体（TPOAb）	化学发光法		<2	U/ml	血清
抗甲状腺球蛋白抗体（TGAb）	化学发光法		阴性		血清
促甲状腺素受体抗体（TRAb）	化学发光法		阴性		血清
醛固酮	放射免疫法		100~1000	pmol/L	血浆
17-羟类固醇（17-OH）	分光光度法	儿童	2.8~15.5	μmol/24h	尿液
		成人 男	8.3~27.6	μmol/24h	
		成人 女	5.5~22.1	μmol/24h	
17-酮类固醇（17-KS）	分光光度法	成人 男	28.5~47.2	μmol/24h	尿液
		成人 女	20.8~34.7	μmol/28h	
皮质醇	化学发光法	脐血	50~170（138~469）	μg/L（nmol/L）	血清（浆）
		婴儿（1~7 天）	20~110（53~304）		
		儿童（1~16 岁）08：00	30~210（83~580）		
		成人 08：00	50~230（138~635）		
		16：00	30~160（83~441）		
		20：00	<50% of 08：00 值		
		儿童 1~10 岁	2~27（6~74）	μg/24h（nmol/24h）	尿液
		11~20 岁	5~55（14~152）	μg/24h（nmol/24h）	
		成人	20~90（55~248）	μg/24h（nmol/24h）	
11-脱氧皮质醇	放射免疫法	脐血	295~554（9~16）	ng/dl（nmol/L）	血清（浆）
		儿童及成人	20~158（0.6~4.6）	ng/dl（nmol/L）	
17-羟孕酮	放射免疫法	脐血	900~5000（27.3~151.5）	ng/dl（nmol/L）	血清（浆）
		早产儿	26~586（0.8~17.0）	ng/dl（nmol/L）	
		新生儿，3 天	7~77（0.2~2.7）	ng/dl（nmol/L）	
		青春期前儿童	3~90（0.1~2.9）	ng/dl（nmol/L）	
		青春期 男	3~180（0.1~5.4）	ng/dl（nmol/L）	
		女	3~265（0.1~8.0）	ng/dl（nmol/L）	
		成年 男	27~199（0.8~6.0）	ng/dl（nmol/L）	
		成年 女 卵泡期	15~70（0.4~2.1）	ng/dl（nmol/L）	
		黄体期	35~290（1.0~8.7）	ng/dl（nmol/L）	

续表

检测项目	方法			参考区间	单位	备注
			妊娠	200~1200(6.0~36.0)	ng/dl(nmol/L)	
			绝经后	70(<2.1)	ng/dl(nmol/L)	
肾上腺素(E)	HPLC-ECD法		成人上限值	420(2.49)	ng/L(nmol/L)	血浆
			成人上限值	97(0.57)	μg/24h(μmol/24h)	尿液
3-甲氧基-4-羟苦杏仁酸(VMA)	HPLC-ECD法			10~35(4~7)	mol/24h(mg/24h)	尿液
孕酮	化学发光法		1~10岁	70~520(0.2~1.7)	ng/L(nmol/L)	血清(浆)
			成年男性	130~970(0.4~3.1)	ng/L(nmol/L)	
		成年女性	卵泡期	150~700(0.5~2.2)	ng/L(nmol/L)	
			黄体期	2000~25 000(6.4~79.5)	ng/L(nmol/L)	
			妊娠早期:第一三月期	7250~44 000(23.0~139.9)	ng/L(nmol/L)	
			妊娠中期:第二三月期	19 500~82 500(62.0~262.4)	ng/L(nmol/L)	
			妊娠晚期:第三三月期	65 000~229 000(206.7~728.2)	ng/L(nmol/L)	
雌二醇(E2)	化学发光法	1~10岁	男	5~20(18~73)	ng/L(pmol/L)	血清(浆)
			女	6~27(22~98)	ng/L(pmol/L)	
			成年男性	10~50(37~184)	ng/L(pmol/L)	
		成年女性	卵泡早期	20~150(147~1285)	ng/L(pmol/L)	
			卵泡晚期	40~350(206.7~728.2)	ng/L(pmol/L)	
			排卵期	150~750(550~2753)	ng/L(pmol/L)	
			黄体期	30~450(110~1652)	ng/L(pmol/L)	
			绝经后	≤20(≤73)	ng/L(pmol/L)	
睾酮(T)	电化学发光法	男性	1~5月	9~1770	ng/L	血清(浆)
			6~11月	20~70	ng/L	
			1~5岁	20~250	ng/L	
			6~9岁	30~300	ng/L	
			成人	2600~10 000	ng/L	
		女性	1~5月	9~50	ng/L	
			6~11月	19~49	ng/L	
			1~5岁	20~100	ng/L	
			6~9岁	20~200	ng/L	
			成人	150~700	ng/L	
硫酸脱氢表雄酮(DHEAS)	化学发光法	男性	1~5 day	120~2540	μg/L	血清(浆)
			1月~5岁	10~41	μg/L	
			6~9岁	25~1450	μg/L	

续表

检测项目	方法			参考区间	单位	备注
			10~11 岁	150~1150	μg/L	
			12~17 岁	200~5550	μg/L	
			18~30 岁	1250~6190	μg/L	
			31~50 岁	590~4520	μg/L	
		女性	1~5 day	100~2480	μg/L	
			1 月 ~5 岁	50~550	μg/L	
			6~9 岁	25~1400	μg/L	
			10~11 岁	150~2650	μg/L	
			12~17 岁	200~4350	μg/L	
			18~30 岁	450~3800	μg/L	
			31~50 岁	120~3790	μg/L	
人绒毛膜促性腺激素(hCG)	化学发光法	女性	非怀孕期	≤4	U/L	血清
		男性		≤3	U/L	

第十四章　风湿性疾病实验诊断

检测项目	方法	参考区间
抗核抗体(ANA)	间接免疫荧光法	阴性
抗 dsDNA 抗体	间接免疫荧光法	阴性
抗 Sm 抗体	免疫印迹法	阴性
抗 RNP 抗体	免疫印迹法	阴性
抗 SSA 抗体	免疫印迹法	阴性
抗 SSB 抗体	免疫印迹法	阴性
抗 Scl-70 抗体	免疫印迹法	阴性
抗 Jo-1 抗体	免疫印迹法	阴性
抗核糖体 P 蛋白抗体(抗 rRNP 抗体)	免疫印迹法	阴性
抗核小体抗体(AnuA)	ELISA 法	阴性
抗平滑肌抗体(ASMA)	间接免疫荧光法	阴性
抗角蛋白抗体(AKA)	间接免疫荧光法	阴性
抗中性粒细胞胞浆抗体(ANCA)	间接免疫荧光法	阴性
	ELISA	阴性
抗磷脂抗体(APLA)	ELISA	阴性
类风湿因子(RF)	散射比浊法	<20U/ml
抗环瓜氨酸多肽抗体(CCP)	ELISA	阴性
抗 O(ASO)	免疫散射比浊法	<116U/ml
HLA-B27	流式细胞术	阴性

第十五章　免疫缺陷病与免疫增殖病实验诊断

检测项目		方法	参考区间	单位
免疫球蛋白测定	IgG	免疫散射比浊法	8.0~15.0	g/L
	IgM	免疫散射比浊法	0.50~2.50	g/L
	IgA	免疫散射比浊法	0.90~3.00	g/L
	IgE 测定	ELISA 法	0.0001~0.0009	g/L
总补体溶血活性（CH50）		平皿法	50~100（50 000~100 000 U/L）	kU/L
C3 测定		免疫比浊法	0.85~1.70	g/L
C4 测定		免疫比浊法	0.22~0.34	g/L
C1q 测定		单向免疫扩散法	0.197 ± 0.04	g/L
B 因子测定		单向免疫扩散法	0.1~0.4	g/L
T 细胞亚群测定		流式细胞术		
CD3$^+$ T 细胞			69.40 ± 4.86	%
CD4$^+$ T 细胞			41.17 ± 5.28	%
CD8$^+$ T 细胞			24.58 ± 4.02	%
B 细胞膜表面免疫球蛋白（SmIg）测定		流式细胞术		
SmIg$^+$ 细胞总数			16~28	%
SmIgG$^+$ 细胞			4~13	%
SmIgM$^+$ 细胞			7~13	%
SmIgA$^+$ 细胞			1~4	%
SmIgD$^+$ 细胞			5~8	%
SmIgE$^+$ 细胞			0~1.5	%
B 细胞 CD19$^+$ 测定		流式细胞术	11.74 ± 3.73	%
淋巴细胞转化试验		形态学法	60.1 ± 7.6	%
		3H-TdR 掺入法	SI>2 为有意义,SI<2 为淋巴细胞转化率降低	
		MTT 法	SI>2 为有意义	
混合淋巴细胞反应		形态学法	淋巴细胞转化率 < 5% 为阴性;>10% 为阳性	
		^{3}H-TdR 掺入法	实验组 cpm 值 > 对照组 cpm 值的 10% 为阳性	
NK 细胞活性测定		乳酸脱氢酶释放法	细胞毒指数:27.5~52.5	%
		^{51}Cr 释放法	自然杀伤率:47.6~76.8	%
		FACS	8.1~25.6	%
抗体依赖性细胞介导的细胞毒（ADCC）		同位素释放法、溶血空斑法、^{51}Cr 释放法	阴性	

续表

检测项目	方法	参考区间	单位
IL-2	生物细胞法、酶联免疫法	目前尚无统一的参考值	
IL-6	MTT 法、ELISA	<10	ng/L
IL-8	ELISA	<10	ng/L
IL-10	生物活性测定、ELISA	目前尚无统一的参考值	
肿瘤坏死因子(TNF)	酶免疫测定法	总 TNFα<20	ng/L

第十六章　变态反应性疾病实验诊断

检测项目	方法		参考区间	单位
血清总 IgE	散射比浊法	成人	<100	U/ml
特异性 IgE	免疫印迹法		阴性	
食物特异性 IgG 检测	间接酶联免疫吸附法		阴性	
Ⅰ型超敏反应的皮肤试验	点刺试验、斑贴试验、皮内注射试验		阴性	
Ⅳ型超敏反应的皮肤试验	PPD 皮内注射试验		阴性	

第十七章　恶性肿瘤实验诊断

检测项目	方法	参考区间	单位	备注
甲胎蛋白测定(AFP)	CLIA,RIA,ELISA	<25	μg/L	血清
癌胚抗原测定(CEA)	CLIA,RIA,ELISA	<5	μg/L	血清
前列腺特异性抗原测定(PSA)	RIA,ELISA	t-PSA <4.0	μg/L	血清
		f-PSA <0.8	μg/L	
		f-PSA / t-PSA 比值 >0.25	μg/L	
组织多肽抗原测定(TPA)	RIA,ELISA	<80	U/L	血清
鳞状细胞癌抗原测定(SCC)	RIA,ELISA	<1.5	μg/L	血清
糖链抗原 15-3(CA 15-3)	CLIA,ELISA	<25	KU/L	血清
糖链抗原 125(CA 125)	CLIA,ELISA	<35	KU/L	血清
糖链抗原 19-9(CA 19-9)	CLIA,ELISA	<37	KU/L	血清
糖链抗原 72-4(CA72-4)	CLIA,ELISA	<4	KU/L	血清
前列腺酸性磷酸酶(PAP)	ELISA	<4	U/L	血清
α-L- 岩藻糖苷酶(AFU)	比色法	3~11	U/L	血清
神经元特异性烯醇化酶(NSE)	CLIA、ELISA	<15	μg/L	血清
人绒毛膜促性腺激素(hCG)	CLIA	男：5	U/L	
		女：7.0(绝经前),10.0(绝经后)	U/L	

第二十二章　出生缺陷实验诊断

检测项目	方法		参考区间	单位	备注
中孕期母体外周血 AFP、free β-hCG（或 hCG）二联筛查试验	时间分辨荧光免疫分析法及风险计算软件	孕 15~20⁺⁶ 周	筛查 NTD：一般 AFP MoM≥2.5 为高风险；		血清
			筛查 DS：风险率≥1/270 为高风险；		
			筛查 18-三体：风险率≥1/350 为高风险。		
早孕期母体外周血 PAPP-A、free β-hCG（或 hCG）二联筛查试验	时间分辨荧光免疫分析法及风险计算软件	孕 9~13⁺⁶ 周	筛查 DS 风险率≥1/270 为高风险。		血清
TORCH 综合征的孕前和产前筛查试验	化学发光法;ELISA	孕妇	未感染者:IgG、IgM 均阴性		血清
			感染窗口期:IgG、IgM 均阴性		
			曾经感染或曾接种疫苗（如风疹病毒疫苗）获得免疫力:IgG 阳性,IgM 阴性		
			近期感染:IgM 阳性,或 IgM、IgG 均阳性		
TSH	化学发光等标记免疫学方法	新生儿	临界值为 9（干血片法）,<9 为正常,9~18 为可疑区间,>18 为甲状腺功能减退（仅适用于新生儿出生 2~6 天内采集足跟血样的干血片样品）。	mU/L	全血
苯丙氨酸	荧光测定法	新生儿	临界值为 120（血片法）,<120 为正常,120~180 为可疑区间,>180 为阳性（采血应当在婴儿出生 72 小时并充分哺乳后进行）。	μmol/L	全血
葡萄糖 6 磷酸脱氢酶	定量测定全血（干血片）中的 G6PD 含量	新生儿	临界值2.2,≤ 2.2 为缺乏,>2.2 为正常。	U/g Hb	全血
17α-羟孕酮	标记免疫学方法定量测定新生儿血浆（干血片）中的 17α-羟孕酮的含量。	新生儿	临界值（血片法）:足月儿为 30;低体重儿为 40;极低体重儿（<1500g）为 50。	nmol/L	全血
			出生后 3~5 天采血的足月儿:30 作为临床临界值,30~60nmol/L 需要跟踪调查,>60 高度可疑 CAH。		

第二十四章　治疗性药物浓度监测及其临床应用

检测项目	方法		参考区间	单位	备注
地高辛	放免法	成人	0.5~0.8(慢性充血性心衰)	ng/ml	血清治疗(CSS)min
			1.5(慢性充血性心衰)	ng/ml	血清最小中毒浓度
			2.0~3.5(心房纤颤和心房扑动)	ng/ml	血清治疗(CSS)min
			3.5(心房纤颤和心房扑动)	ng/ml	血清最小中毒浓度
苯妥英钠	荧光偏振免疫法	成人	10~20	μg/ml	血清治疗浓度
			20	μg/ml	血清最小中毒浓度
朴米酮	荧光偏振免疫法	成人	5~12	μg/ml	血清治疗浓度
			15	μg/ml	血清最小中毒浓度
卡马西平	荧光偏振免疫法	成人	4~12	μg/ml	血清治疗浓度
			15	μg/ml	血清最小中毒浓度
乙琥胺	荧光偏振免疫法	成人	40~100	μg/ml	血清治疗浓度
			150	μg/ml	血清最小中毒浓度
丙戊酸钠	荧光偏振免疫法	成人	50~100	μg/ml	血清治疗浓度
			100	μg/ml	血清最小中毒浓度
环孢素	荧光偏振免疫法	成人	0.35~0.45	μg/ml	术后第一月全血稳态谷浓度
			0.25~0.35	μg/ml	术后第二月全血稳态谷浓度
			0.25~0.30	μg/ml	术后第三月全血稳态谷浓度
			0.15~0.25	μg/ml	术后第四月起全血稳态谷浓度
			0.6	μg/ml	全血最小中毒浓度
他克莫司	荧光偏振免疫法	成人	2~18	ng/ml	全血最小稳态治疗浓度
			20	ng/ml	全血最小中毒浓度
霉酚酸酯	荧光偏振免疫法	成人	2~12	μg/ml	血清最小稳态治疗浓度
			12	μg/ml	血清最小中毒浓度
丙米嗪	荧光偏振免疫法	成人	150	ng/ml	血清最小治疗浓度
			250	ng/ml	血清最小中毒浓度
地昔帕明	荧光偏振免疫法	成人	150	ng/ml	血清最小治疗浓度
			300	ng/ml	血清最小中毒浓度
阿米替林	荧光偏振免疫法	成人	80	ng/ml	血清最小治疗浓度
			250	ng/ml	血清最小中毒浓度
多塞平	荧光偏振免疫法	成人	150	ng/ml	血清最小治疗浓度
			250	ng/ml	血清最小中毒浓度

续表

检测项目	方法		参考区间	单位	备注
氟西汀	荧光偏振免疫法	成人	90	ng/ml	血清最小治疗浓度
			300	ng/ml	血清最小中毒浓度
帕罗西汀	荧光偏振免疫法	成人	30	ng/ml	血清最小治疗浓度
			70	ng/ml	血清最小中毒浓度
碳酸锂	离子选择电极法	成人	0.8~1.2	mmol/L	12 小时标准血清锂治疗浓度
			1.3	mmol/L	12 小时标准血清锂最小中毒浓度
奎尼丁	荧光光度法	成人	2	μg/ml	血清最小治疗浓度
			5	μg/ml	血清最小中毒浓度
普鲁卡因胺	荧光偏振免疫法	成人	6	μg/ml	血清最小治疗浓度
			20	μg/ml	血清最小中毒浓度
利多卡因	荧光偏振免疫法	成人	1.5	μg/ml	血清最小治疗浓度
			6	μg/ml	血清最小中毒浓度
哌苯醋胺	电化学发光法	成人	6	μg/ml	血清最小治疗浓度
			15	μg/ml	血清最小中毒浓度
氟卡尼	荧光偏振免疫法	成人	0.2	μg/ml	血清最小治疗浓度
			1	μg/ml	血清最小中毒浓度
氯霉素	荧光偏振免疫法	成人	10	μg/ml	血清最小治疗浓度
			25	μg/ml	血清最小中毒浓度
万古霉素	化学发光法	成人	5~10	μg/ml	血清最小治疗浓度
			40	μg/ml	血清最小中毒浓度
庆大霉素	化学发光法	成人	5	μg/ml	血清最小治疗浓度
			8	μg/ml	血清最小中毒浓度
阿米卡星	荧光偏振免疫法	成人	25	μg/ml	血清最小治疗浓度
			35	μg/ml	血清最小中毒浓度
妥布霉素	荧光偏振免疫法	成人	0.2	μg/ml	血清最小治疗浓度
			1	μg/ml	血清最小中毒浓度
氨茶碱	化学发光法	成人	8~20	μg/ml	血清治疗浓度
			20	μg/ml	血清最小中毒浓度
		新生儿	5~10	μg/ml	血清治疗浓度
			15	μg/ml	血清最小中毒浓度
甲氨蝶呤	荧光偏振免疫法	成人	10	μmol/L	大剂量单剂($>50mg/m^2$ 体表面积)后 24h 血清最小中毒浓度
			1	μmol/L	大剂量单剂($>50mg/m^2$ 体表面积)后 48h 血清最小中毒浓度
			0.1	μmol/L	大剂量单剂($>50mg/m^2$ 体表面积)后 72h 血清最小中毒浓度

第二十五章　急重症实验诊断

检测项目	方法		参考区间	单位	备注
有机磷农药中毒的血胆碱酯酶 (ChE) 活性	速率法	成人	1900~3800	μ/L	血清
CO 中毒的血碳氧血红蛋白 (COHb)	生物化学法		0~2	%	动脉血
铅中毒	原子吸收分光光谱法	环境接触限值	0~190	μg/L	血液
苯中毒	顶空固相微萃取气相色谱法		<20.0	mg/L	尿液
乙醇中毒	气相色谱法		未检出		血液
毒蛇咬伤的蛇毒	毒抗原检测		阴性		血液或尿液

中英文对照索引

Y

致　谢

　　继承与创新是一本教材不断完善与发展的主旋律。在该版教材付梓之际,我们再次由衷地感谢那些曾经为该书前期的版本作出贡献的作者们,正是他们辛勤的汗水和智慧的结晶为该书的日臻完善奠定了坚实的基础。以下是该书前期的版本及其主要作者:

7 年制规划教材
全国高等医药教材建设研究会规划教材
全国高等医药院校教材·供 7 年制临床医学等专业用

《实验诊断学》(人民卫生出版社,2001)

主　编　王鸿利

普通高等教育"十五"国家级规划教材
全国高等医药教材建设研究会·卫生部规划教材
全国高等学校教材·供 8 年制及 7 年制临床医学等专业用

《实验诊断学》(人民卫生出版社,2005)

主　编　王鸿利
副主编　尚　红　王兰兰

普通高等教育"十一五"国家级规划教材
全国高等医药教材建设研究会规划教材·卫生部规划教材
全国高等学校教材·供 8 年制及 7 年制临床医学等专业用

《实验诊断学》(第 2 版,人民卫生出版社,2010)

主　编　王鸿利
副主编　尚　红　王兰兰
编　者(按章节出现先后顺序排序)

王鸿利(上海交通大学医学院)　　　　周汉建(中山大学)
秦　莉(四川大学华西临床医学院)　　张丽霞(中国医科大学)
崔　巍(中国协和医科大学)　　　　　李　艳(武汉大学医学院)
陈丽梅(西安交通大学医学院)　　　　徐克前(中南大学湘雅医学院)
王建中(北京大学医学部)　　　　　　张桂珍(吉林大学)
胡翊群(上海交通大学医学院)　　　　王　前(南方医科大学)
胡丽华(华中科技大学同济医学院)　　府伟灵(第三军医大学)
涂建成(武汉大学医学院)　　　　　　王兰兰(四川大学华西临床医学院)

仲人前（第二军医大学）　　　　　童明庆（南京医科大学）

欧启水（福建医科大学）　　　　　辛晓敏（哈尔滨医科大学）

吕时铭（浙江大学医学院）　　　　涂植光（重庆医科大学）

洪秀华（上海交通大学医学院）　　邹　雄（山东大学医学院）

尚　红（中国医科大学）

学术秘书　洪秀华（上海交通大学医学院）

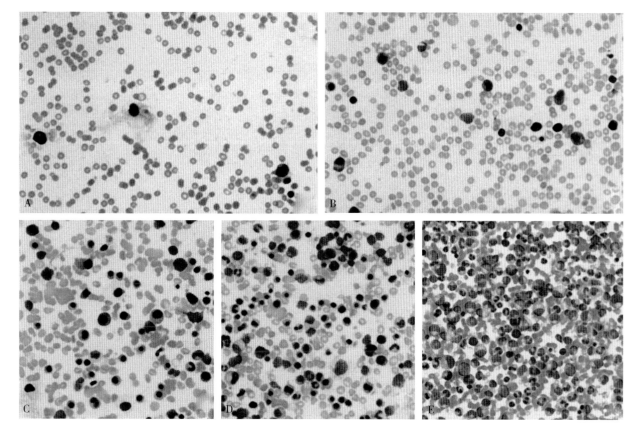

Fig. 4-1   The proliferation degree of bone marrow nucleated cells

（A）Extreme hypoplasia.（B）Hypoplasia.（C）Active proliferation.（D）Obvious proliferation.（E）Extreme active proliferation.

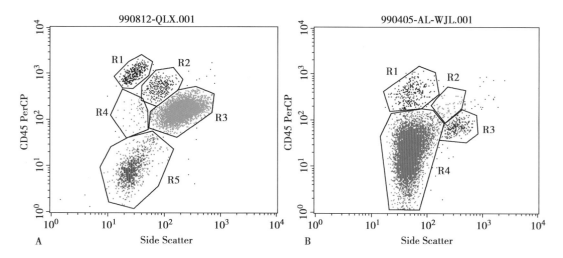

Fig. 4-2   Flow cytometric gating by CD45/sider scatter

（A）Normal specimen of bone marrow：R1-lymphocyte region. R2-monocyte region. R3-granulocyte region. R4-blast region. R5-Nucleated erythrocyte region.（B）The marrow specimen of acute T-lymphoblastic leukemia：R1-lymphocyte region. R2-monocyte region. R3-granulocyte region. R4-leukemic T-lymphoblasts.

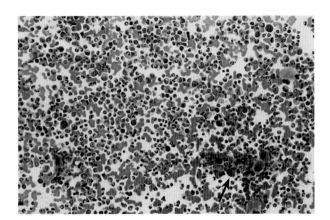

Fig. 4-3　The bone marrow smear of chronic myeloid leukemia in chronic phase
Nucleated cells are active proliferation extremely, and megakaryocytes increase in arrow direction.

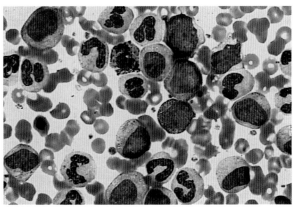

Fig. 4-4　The bone marrow smear of chronic myeloid leukemia in chronic phase
The main nucleated cells are immature and mature neutrophils, myeloblasts and promyelocytes may be found. Eosinophils and basophils increase.

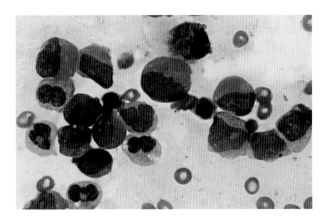

Fig. 4-5　The bone marrow smear of acute myeloid leukemia with t(8;21)(q22;q22);RUNX-RUNX1T1
The blasts increase and show abundant cytoplasm with orange-pink granules. Mature neutrophils show abnormal nuclear segmentation (pseudo-Pelger-Huët nuclei).

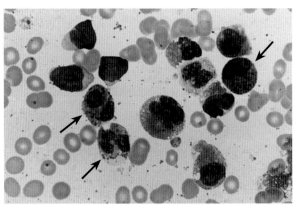

Fig. 4-6　The bone marrow smear of acute myeloid leukemia with inv(16)(p13.1q22) or t(16;16)(p13.1;q22);CBFB-MYH11
The blasts of acute myelomonocytic leukemia with abnormal eosinophils increase in bone marrow.

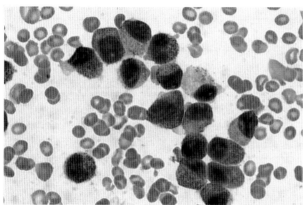

Fig. 4-7　The bone marrow smear of acute promyelocytic leukemia with t(15;17)(q22;q12);PML-RARA

Abnormal promyelocytes with abundant coarse azurophilic granules.

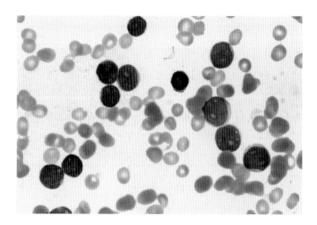

Fig. 4-8　The bone marrow smear of acute myeloid leukemia with minimal differentiation

The blasts with prominence of nucleoli and high nuclear/cytoplasmic ratio do not show differentiating features in morphology.

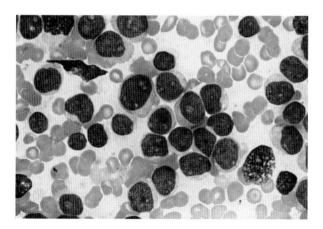

Fig. 4-9　The bone marrow smear of acute myeloid leukemia without maturation

All of blasts are predominantly myeloblasts without mature neutrophils.

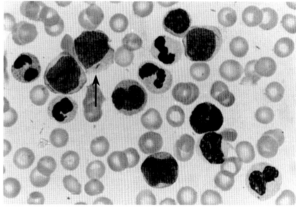

Fig. 4-10　The bone marrow smear of acute myeloid leukemia with maturation

In addition to the myeloblasts, which occasionally contain Auer rods (arrowhead), and an increase in immature and mature neutrophils.

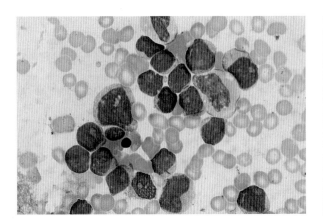

Fig. 4-11　The bone marrow smear of acute myelomonocytic leukemia

There are two kinds of the blasts, the large blasts are monoblasts and promonoblasts, the medium sized blasts are myeloblasts, and some of them contain Auer rods.

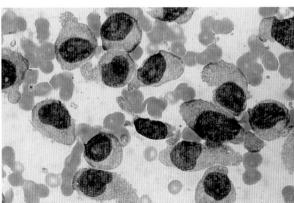

Fig. 4-12　The bone marrow smear of acute monoblastic leukemia

The majority of monoblasts with abundant cytoplasm and one or more large prominent nucleoli.

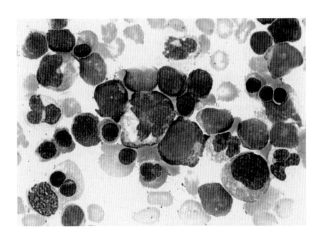

Fig. 4-13　The bone marrow smear of acute erythroid leukemia

Myeloblasts and erythroid precursors with dyserythropoietic changes.

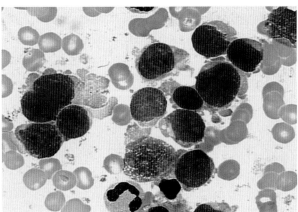

Fig. 4-14　The bone marrow smear of acute megakaryoblastic leukemia

The majority of blasts are megakaryoblasts with cytoplasmic pseudopod formation and nucleoli not obviously.

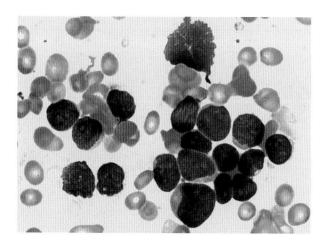

Fig. 4-15   The bone marrow smear of B lymphoblastic leukemia/lymphoma

A large numbers of lymphoblasts with differing in size, and basket cells increase.

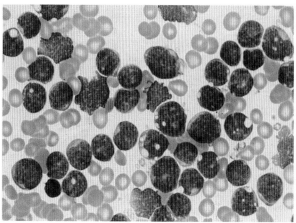

Fig. 4-16   The bone marrow smear of T lymphoblastic leukemia/lymphoma

The lymphoblasts in T-ALL/LBL are of medium size with high nuclear/cytoplasmic ratio and no evident nucleoli, cytoplasmic and nuclear vacuoles can be seen.

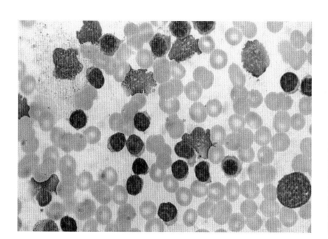

Fig. 4-17   The bone marrow smear of chronic lymphocytic leukemia/small lymphocytic lymphoma (CLL/SLL)

A large numbers of CLL cells with basket cells increase.

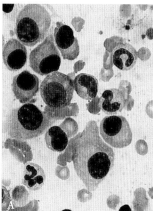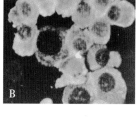

Fig. 4-18   The bone marrow smear of plasma cell myeloma

(A) a large numbers of myeloma plasma cells. (B) Myeloma plasma cells show IgG positive in cytoplasm by immunofluorescence staining.

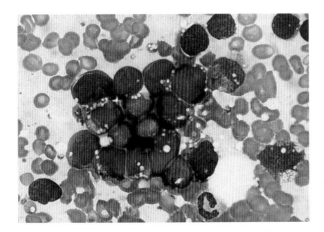

Fig. 4-19　The bone marrow smear of Burkitt lymphoma A large numbers of lymphoblasts with cluster distribution, strongly basophilic cytoplasm and lipid vacuoles in the cytoplasm.

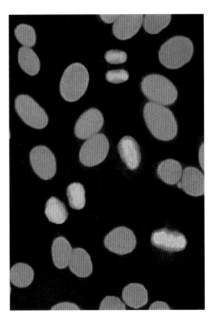

Fig. 14-1　Typical diagram of homogeneous antinuclear antibodies

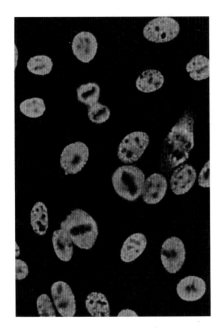

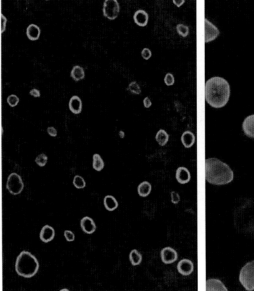

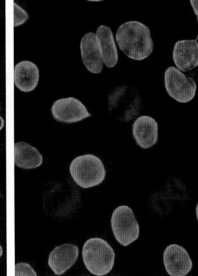

Fig. 14-2　Typical diagram of spec-kled antinuclear antibodies

Fig. 14-3　Typical diagram of membranous antinuclear antibodies

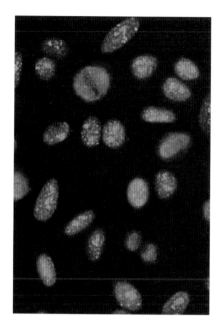

Fig. 14-4　Typical diagram of nucle-
olar antinuclear antibodies

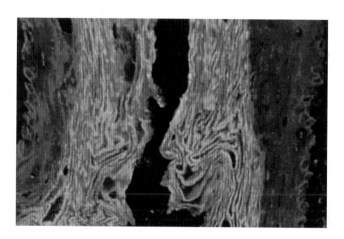

Fig. 14-5　Positive diagram of anti-keratin antibody

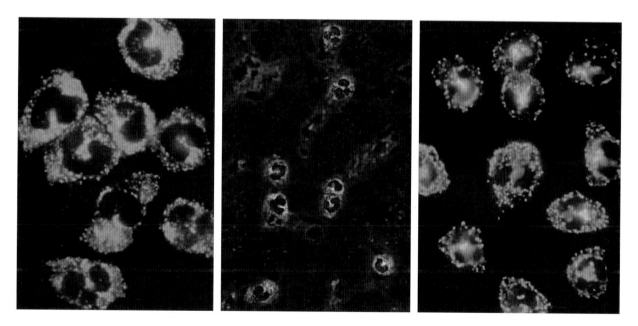

Fig. 14-6　Positive diagram of cANCA

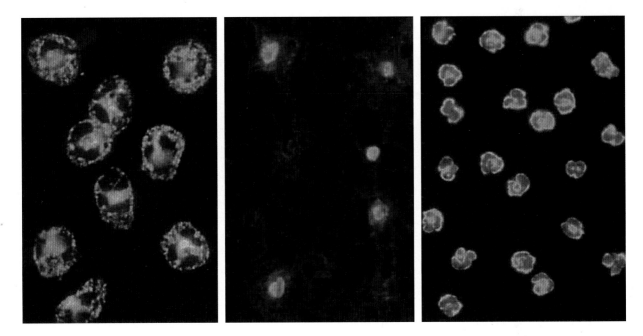

Fig. 14-7   Positive diagram of pANCA